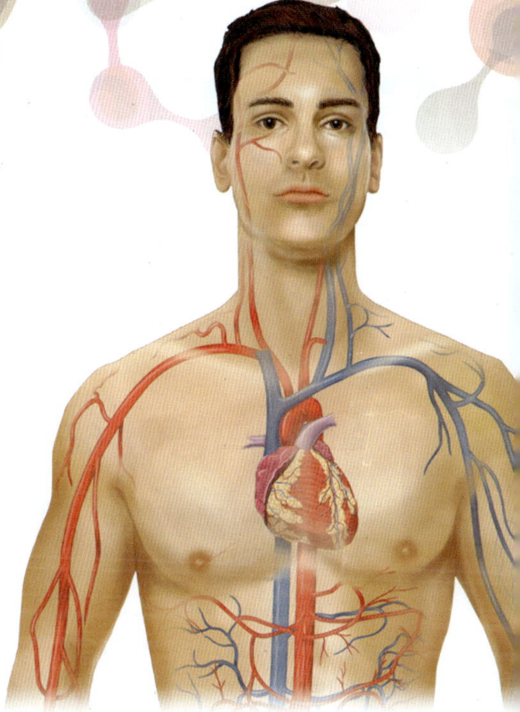

Medical Terminology

A Living Language

Bonnie F. Fremgen Suzanne S. Frucht

실전 의학용어

6판

한재희 · 장인석 · 강다원 공역

(주)바이오사이언스출판

이 도서의 국립중앙도서관 출판예정도서목록(CIP)은 서지정보유통지원시스템 홈페이지(http://seoji.nl.go.kr)와 국가자료공동목록시스템(http://www.nl.go.kr/kolisnet)에서 이용하실 수 있습니다.
(CIP제어번호 : CIP2017016529)

실전 의학용어 6판

초판 인쇄: **2017년 8월 21일**　　2쇄 인쇄: **2019년 2월 28일**
초판 발행: **2017년 8월 30일**　　2쇄 발행: **2019년 3월 5일**

저　자: Bonnie F. Fremgen/Suzanne S. Frucht
역　자: 한재희 · 장인석 · 강다원
발행인: 문 정 구
발행처: (주)바이오사이언스출판
본　사: **14040 경기도 안양시 동안구 전파로 107(호계동)**
서울 사무소: **06569 서울특별시 서초구 도구로 115, 1층(방배동)**
전　화: (02)581-4057~8
팩　스: (02)581-4059
이메일: inquiry@biosciencepub.com
홈페이지: http://www.biobooks.co.kr
ISBN: 978-89-6824-069-0

등록번호: 제22-3079호
값 35,000원

(주)바이오사이언스출판

인사말

의사와 간호사, 보건기사 등의 모든 보건의료인들에게 꼭 필요한 매력적인 의학용어의 세계를 여행하게 될 여러분을 환영한다. 우리는 바로 이 책을 통해 여러분이 의학용어를 공부하게 된 것을 기쁘게 생각한다. 여러분은 장차 보건의료인으로 활동하는 동안 다른 보건의료인 및 환자들과의 의사소통을 위해 의학용어를 사용하게 될 것이다. 심혈을 기울여 저술한 **실전 의학용어**는 여러분에게 의학용어를 성공적으로 익힐 기회를 제공할 것이다.

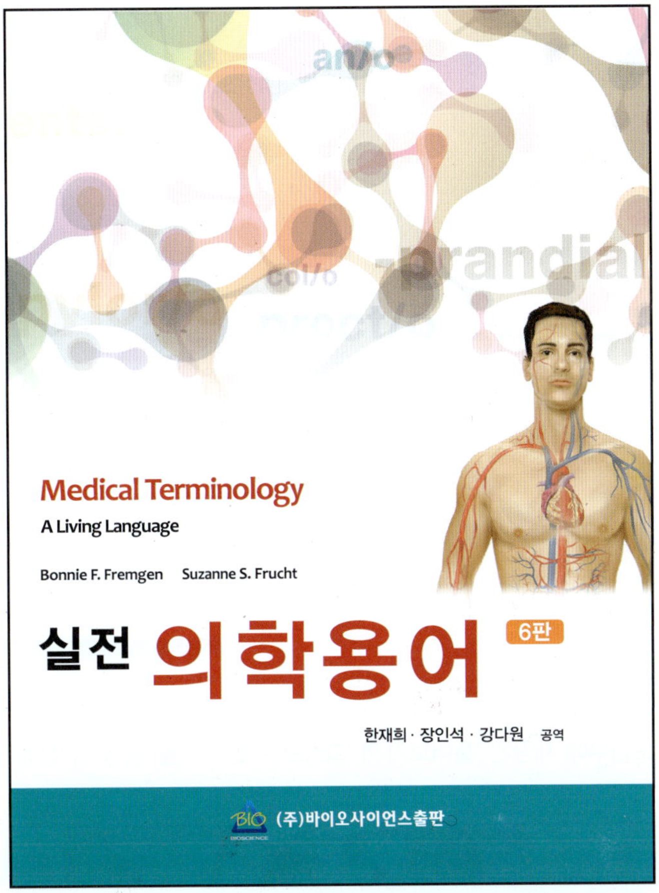

책을 저술하면서 저자는 여러분이 다음의 목표를 달성할 수 있도록 노력하였다.

의학용어를 공부한 학습자들은

1. 의학용어를 생성하는 기본 원칙을 명쾌하게 설명할 수 있다.
2. 의학용어를 쉽게 발음할 수 있다.
3. 각 계통에서 등장하는 의학용어를 이해할 수 있다. 이를 위해 이 책에서는 해부생리학 자체가 아닌 의학용어에 집중할 수 있도록 배려하였다.
4. 의학용어를 구성하는 라틴어와 그리스어 어원을 익힘으로써 장차 여러분이 낯선 용어를 접하게 될 때 그 용어들을 이해할 수 있다.
5. 다양한 사진과 적절한 설명을 통해 학습함으로써 의학용어를 명확히 이해할 수 있다.
6. 연습문제를 통해 학습함으로써 각 장에서 다룬 내용을 복습하고 숙달할 수 있다.

그럼, 이제 책을 펼치고 흥미로운 의학용어의 세계로 들어가 보자.

이 책의 특징

내용의 간소화

이 책은 한 학기 과정에 적합하도록 14장으로 이루어져 있고, 해부생리학 중 필수적인 내용만을 다룬다.

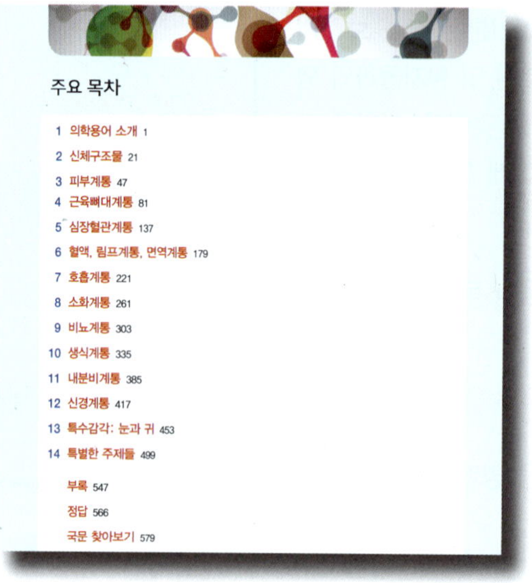

주요 목차

각 장 도입부의 전개

도입부에 제공된 '훑어보기'와 '그림으로 살펴본'을 통해 각 장에서 다루는 내용을 시각적으로 신속하게 파악할 수 있다.

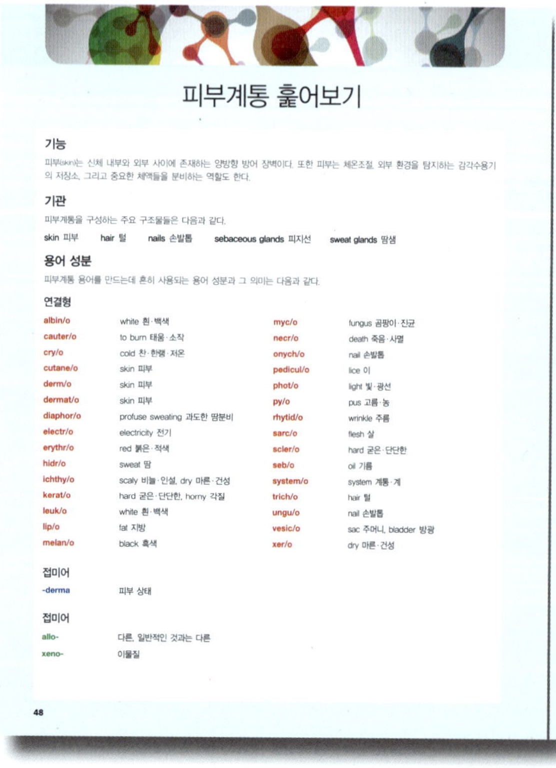

피부계통 훑어보기

기능

피부(skin)는 신체 내부와 외부 사이에 존재하는 양방향 방어 장벽이다. 또한 피부는 체온조절, 외부 환경을 탐지하는 감각수용기의 저장소, 그리고 중요한 체액들을 분비하는 역할도 한다.

기관

피부계통을 구성하는 주요 구조물들은 다음과 같다.

skin 피부 hair 털 nails 손발톱 sebaceous glands 피지선 sweat glands 땀샘

용어 성분

피부계통 용어를 만드는데 흔히 사용되는 용어 성분과 그 의미는 다음과 같다.

연결형

albin/o	white 흰·백색	myc/o	fungus 곰팡이·진균
cauter/o	to burn 태움·소작	necr/o	death 죽음·사멸
cry/o	cold 찬·한랭·저온	onych/o	nail 손발톱
cutane/o	skin 피부	pedicul/o	lice 이
derm/o	skin 피부	phot/o	light 빛·광선
dermat/o	skin 피부	py/o	pus 고름·농
diaphor/o	profuse sweating 과도한 땀분비	rhytid/o	wrinkle 주름
electr/o	electricity 전기	sarc/o	flesh 살
erythr/o	red 붉은·적색	scler/o	hard 굳은·단단한
hidr/o	sweat 땀	seb/o	oil 기름
ichthy/o	scaly 비늘·인설, dry 마른·건성	system/o	system 계통·계
kerat/o	hard 굳은·단단한, horny 각질	trich/o	hair 털
leuk/o	white 흰·백색	ungu/o	nail 손발톱
lip/o	fat 지방	vesic/o	sac 주머니, bladder 방광
melan/o	black 흑색	xer/o	dry 마른·건성

접미어

-derma 피부 상태

접미어

allo- 다른, 일반적인 것과는 다른

xeno- 이물질

48

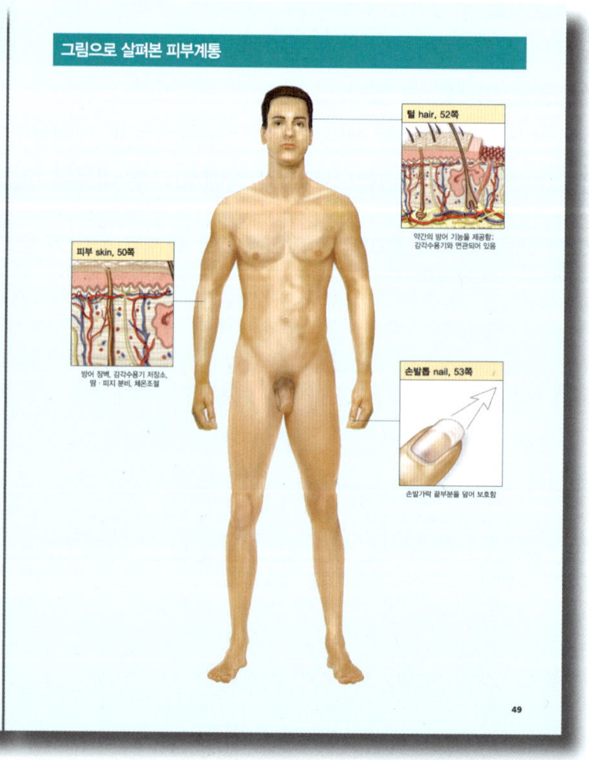

핵심 의학용어와 발음

각 소단락은 각 단락에서 다루는 핵심 용어의 목록과 발음으로 시작한다. 이를 통해 의학용어를 이해하고 숙달할 수 있다.

용어 성분을 특정 색깔로 나타냄—각 용어의 연결형은 적색으로, 접미어는 청색으로, 접두어는 녹색으로 나타내 각 용어 성분을 쉽고 빠르게 인식할 수 있다.

유익하고 재미있는 정보를 제공하는 사이드바

'알아두기'를 통해 의학용어와 연관된 재미있는 정보를 제공한다. 또한 이번 판에서 새로이 시도한 '주의하기'를 통해 유사한 용어를 사용할 때 혼동하지 않도록 용어 성분의 의미를 한 번 더 강조한다.

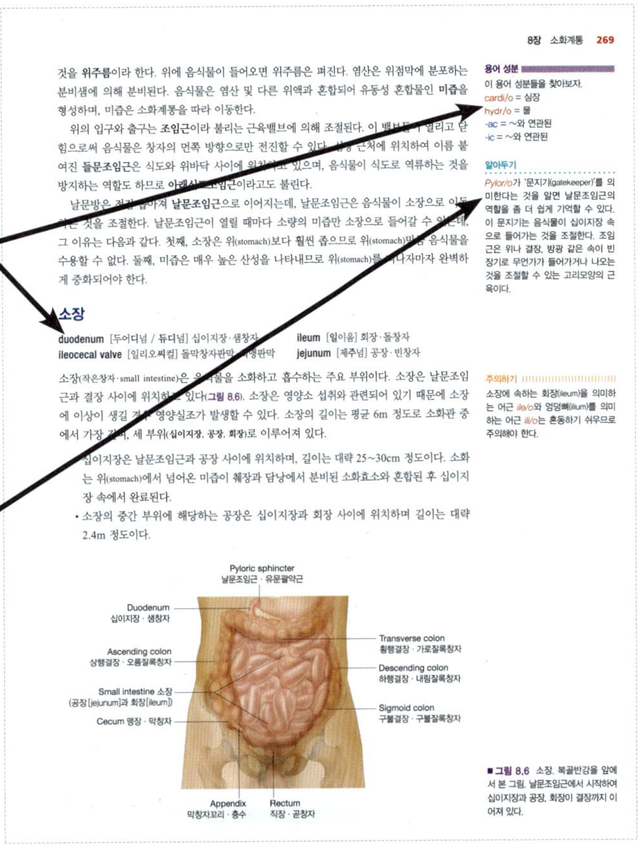

8장 소화계통 269

것을 **위주름**이라 한다. 위에 음식물이 들어오면 위주름은 펴진다. 염산은 위점막에 분포하는 분비샘에 의해 분비된다. 음식물은 염산 및 다른 위액과 혼합되어 유동성 혼합물인 **미즙**을 형성하며, 미즙은 소화계통을 따라 이동한다.

위의 입구와 출구는 **조임근**이라 불리는 근육밸브에 의해 조절된다. 이 밸브들이 열리고 닫힘으로써 음식물은 창자의 먼쪽 방향으로만 전진할 수 있다. 심장 근처에 위치하여 이름 붙여진 **들문조임근**은 식도와 위바닥 사이에 위치하고 있으며, 음식물이 식도로 역류하는 것을 방지하는 역할도 하므로 **아래식도조임근**이라고도 불린다.

날문방은 점점 좁아져 **날문조임근**으로 이어지는데, 날문조임근은 음식물이 소장으로 이동하는 것을 조절한다. 날문조임근이 열릴 때마다 소량의 미즙만 소장으로 들어갈 수 있는데, 그 이유는 다음과 같다. 첫째, 소장은 위(stomach)보다 훨씬 좁으므로 위(stomach)만큼 음식물을 수용할 수 없다. 둘째, 미즙은 매우 높은 산성을 나타내므로 위(stomach)를 떠나자마자 완벽하게 중화되어야 한다.

소장

duodenum [두어디넘 / 듀디넘] 십이지장·샘창자
ileocecal valve [일리오씨컬] 돌막창자판막·회맹판막
ileum [일이움] 회장·돌창자
jejunum [제주넘] 공장·빈창자

소장(작은창자·small intestine)은 음식물을 소화하고 흡수하는 주요 부위이다. 소장은 날문조임근과 결장 사이에 위치하고 있다(그림 8.6). 소장은 영양소 섭취와 관련되어 있기 때문에 소장에 이상이 생길 경우 영양실조가 발생할 수 있다. 소장의 길이는 평균 6m 정도로 소화관 중에서 가장 길며, 세 부위(**십이지장, 공장, 회장**)로 이루어져 있다.

- 십이지장은 날문조임근과 공장 사이에 위치하며, 길이는 대략 25~30cm 정도이다. 소화는 위(stomach)에서 넘어온 미즙이 췌장과 담낭에서 분비된 소화효소와 혼합된 후 십이지장 속에서 완료된다.
- 소장의 중간 부위에 해당하는 공장은 십이지장과 회장 사이에 위치하며 길이는 대략 2.4m 정도이다.

용어 성분
이 용어 성분들을 찾아보자.
cardi/o = 심장
hydr/o = 물
-ac = ~와 연관된
-ic = ~와 연관된

알아두기
*Pylor/o*가 '문지기(gatekeeper)'를 의미한다는 것을 알면 날문조임근의 역할을 좀 더 쉽게 기억할 수 있다. 이 문지기는 음식물이 십이지장 속으로 들어가는 것을 조절한다. 조임근은 위나 결장, 방광 같은 속이 빈 장기로 무언가가 들어가거나 나오는 것을 조절할 수 있는 고리모양의 근육이다.

주의하기
소장에 속하는 회장(ileum)을 의미하는 어근 *ile/o*와 엉덩뼈(ilium)를 의미하는 어근 *ili/o*는 혼동하기 쉬우므로 주의해야 한다.

■ 그림 8.6 소장. 복골반강을 앞에서 본 그림. 날문조임근에서 시작하여 십이지장과 공장, 회장이 결장까지 이어져 있다.

뛰어난 그림

선명하고 명확하며 일관성 있는 정교한 그림을 제공한다.

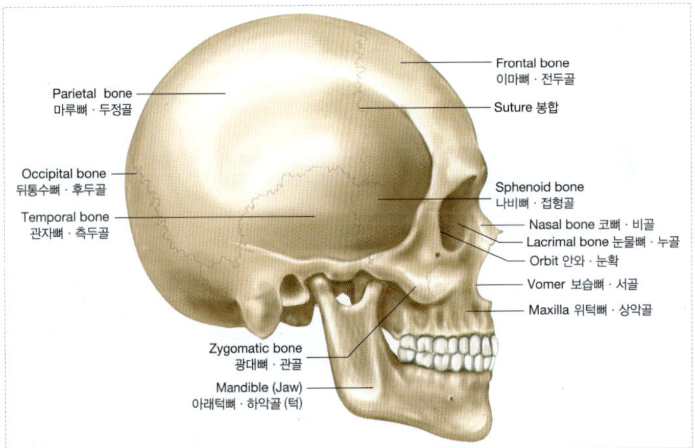

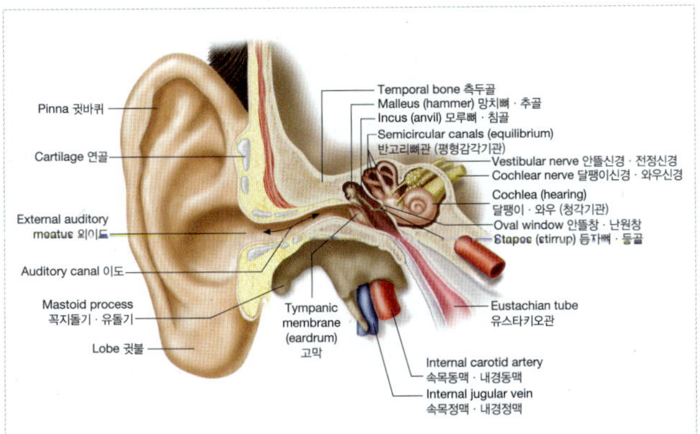

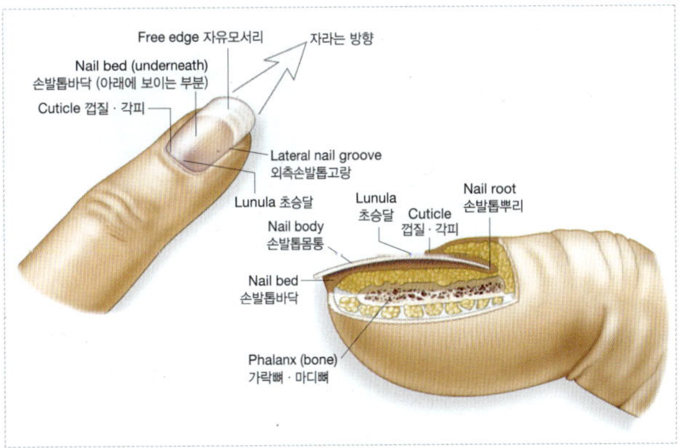

용어표

공부할 내용을 주제별로 모아 특정 색으로 명확하고 논리적으로 나타냄으로써 학습과정을 돕는다. 병리학 용어표의 징후와 증상 단락에는 질병과 연관된 용어들이 각 기관별로 제시된다. 이를 통해 용어를 더 작은 그룹으로 분류할 수 있게 되므로 학습이 쉬워진다. 또한 3열로 구성된 용어 단락에는 용어의 발음과 약어, 용어 성분(필요한 경우), 용어 설명이 제공된다. 약리학 용어표는 4열로 구성되어 있으며 이곳에도 용어 성분이 제공된다.

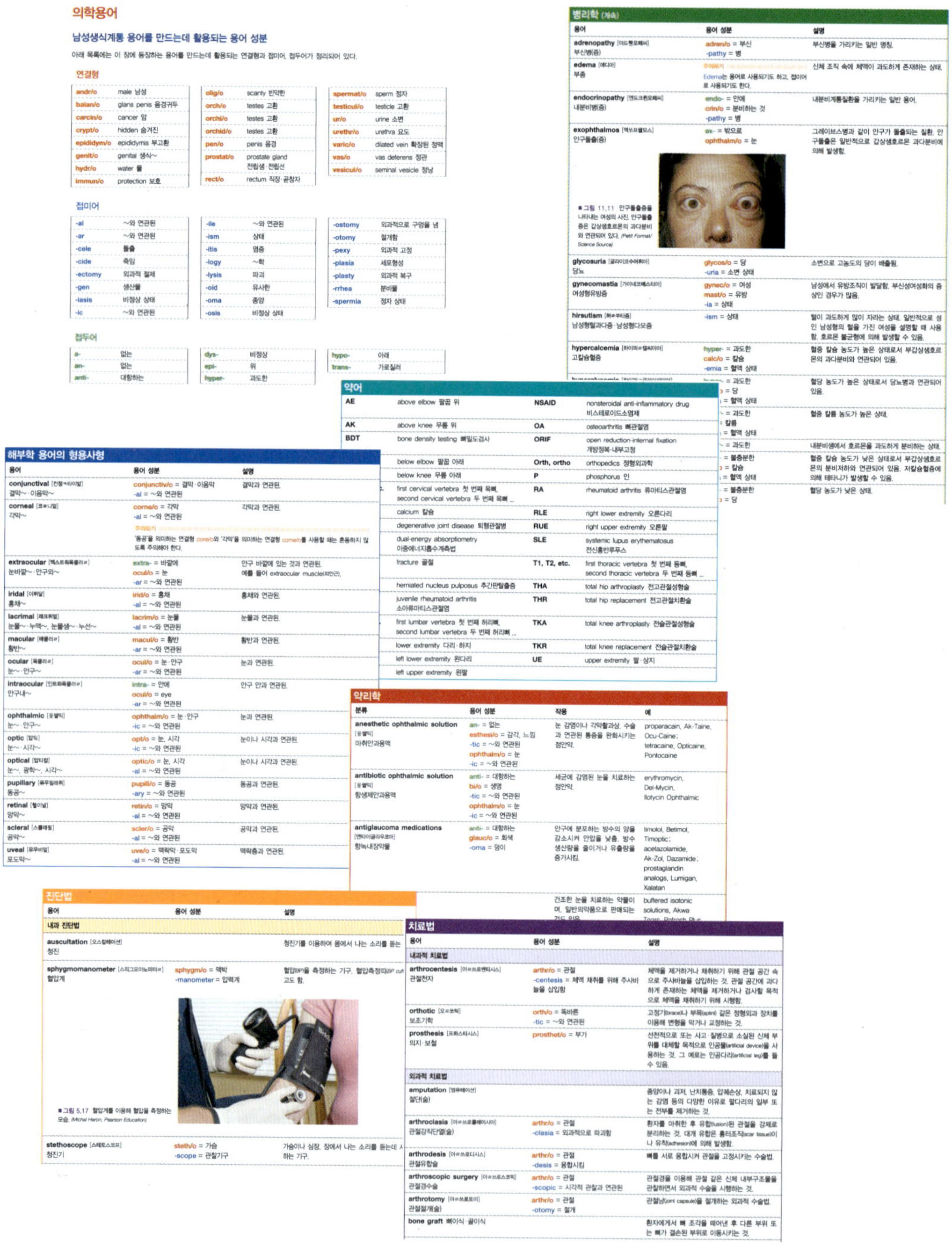

New! 자습하기

여러 형태의 자습하기를 통해 각 단락에서 다룬 내용을 학습자가 얼마나 이해하고 있는지 스스로 평가할 수 있게 한다.

자습하기

C. 의학용어 짝짓기

의학용어와 그 설명을 짝지어라.

1. ________ Wilms' tumor	a. 신장 결석
2. ________ azotemia	b. 즉각 배뇨를 해야 할 것 같은 느낌
3. ________ urinary retention	c. 어린이에서 발생하는 악성 신종양
4. ________ nephroptosis	d. 신우에 소변에 축적됨으로써 신장이 부어오른 것
5. ________ nocturia	e. 불수의적으로 소변이 배출되는 것
6. ________ incontinence	f. 밤에 자주 소변을 보는 것
7. ________ hydronephrosis	g. 혈액 속에 질소폐기물이 과도하게 분포하는 상태
8. ________ urgency	h. 방광을 완전히 비우지 못하는 상태
9. ________ nephrolithiasis	i. 부유신장
10. ________ polycystic kidney disease	j. 신장에 여러 개의 주머니가 존재하는 상태

자습하기

A. 빈칸 채우기

1. 심장을 연구하는 학문을 ________________이라 한다.
2. 심장을 이루고 있는 세 층은 ________________, ________________, ________________이다.
3. 심장 활동전위는 ________________에서 기원한다.
4. 동맥은 심장________________ 혈액을 운반한다.
5. 심장에 존재하는 4개의 판막은 ________________, ________________, ________________, ________________이다.
6. 심장으로 들어오는 혈액을 받아들이는 심장 구조물은 ________________이고, 심장 밖으로 혈액을 퍼내는 심장 구조물은 ________________이다.
7. 심장과 폐 사이에서 혈액을 운반하는 순환을 ________________이라 한다.
8. 심장의 뾰족하게 생긴 끝 부위를 ________________이라 한다.
9. 심장을 우측부분과 좌측부분으로 구분하는 구조물을________________이라 한다.
10. 심장이 수축하는 시기를 ________________라 하고, 심장이 확장하는 시기를 ________________라 한다.

자습하기

B. 형용사형 만들기

1. Blood ________________
2. White cell ________________
3. Clotting cell ________________
4. Fibers ________________
5. Red cell ________________

자습하기

E. 약어 풀어쓰기

1. KUB ________________
2. cath ________________
3. cysto ________________
4. GU ________________
5. ESWL ________________
6. UTI ________________
7. UC ________________
8. RP ________________
9. ARF ________________
10. BUN ________________
11. CRF ________________
12. H_2O ________________

복습하기

연습하기—각 장 끝부분에 다양한 형태의 연습문제를 제공함으로써 각 장에서 다루었던 주제를 복습할 수 있게 한다.

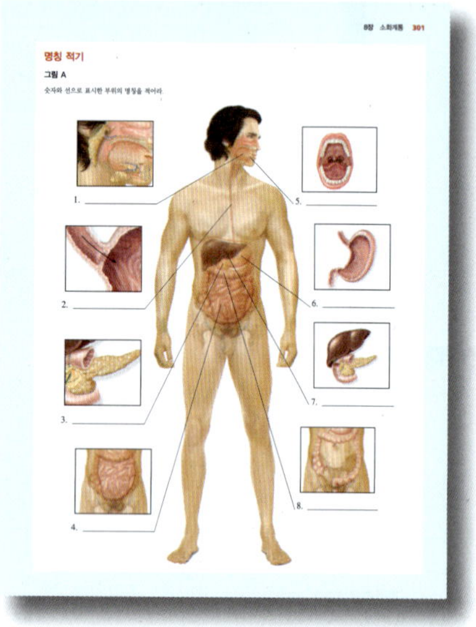

'명칭 적기'를 통해 학습자들에게 해부생리학적 개념을 확인해 볼 수 있는 기회를 제공한다.

적용하기—세 가지 형태로 사고력을 평가함으로써 의학지식을 실제 상황에 적용할 수 있게 한다.

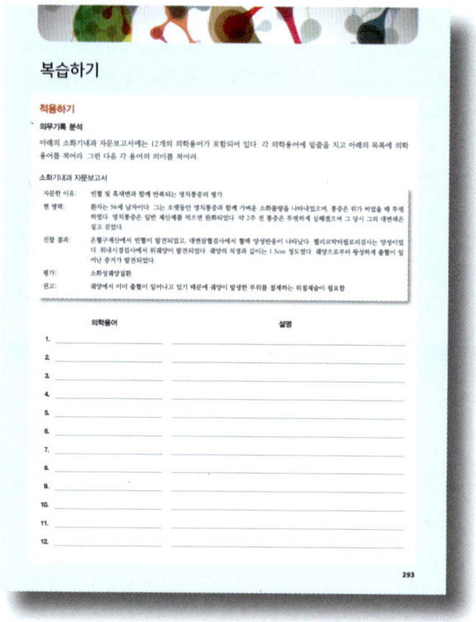

1) 의무기록 분석

학습자들은 제공된 의무기록을 분석한 후 관련된 질문에 답할 수 있다.

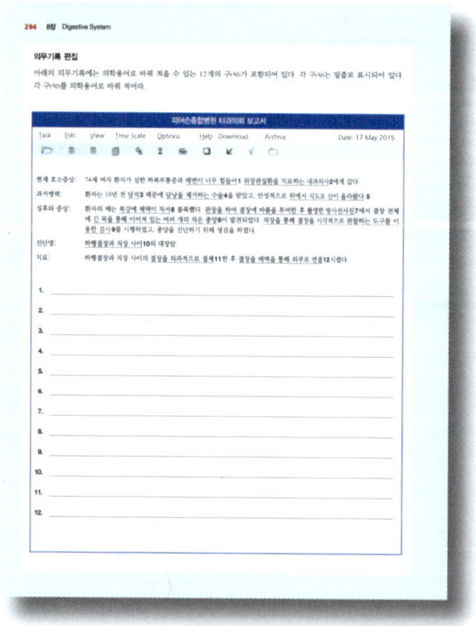

2) 의무기록 편집

학습자들은 일반 용어로 기록된 의무기록을 적절한 의학용어로 바꿔 적을 수 있다.

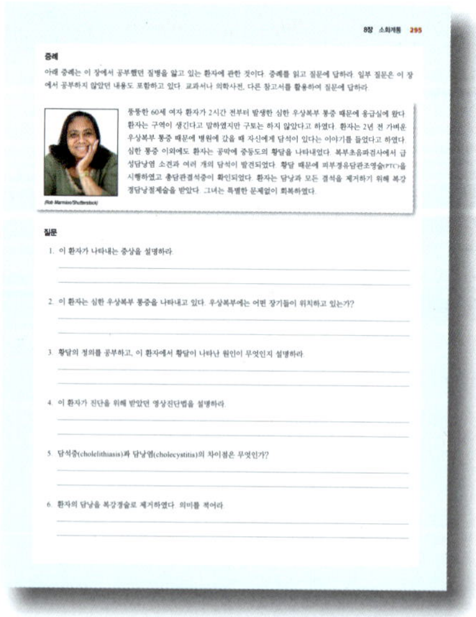

3) 증례

사고력을 기를 수 있는 증례를 통해 학습자들은 의학용어를 좀 더 명확하게 이해할 수 있다.

저자 서문

실전 의학용어 1판이 출간된 이후 명확하고 논리적인 전개 방식으로 인해 학습자들이 의학용어를 공부하는데 많은 도움을 받고 있다. 6판은 기존에 이 책이 가지고 있던 장점을 강화하고, 한 학기나 반 학기 동안 진행하는 강의의 교재로 사용할 수 있도록 내용을 간추렸다.

이 판의 특징

새롭게 출간된 6판은 기존에 이 책이 가졌던 장점을 유지하면서 학습자들이 내용을 숙달할 수 있게 하였다. 각 장은 비슷한 형태로 구성하였고, 내용은 일관성과 정확성을 유지하는데 중점을 두어 구성하였다. 제시한 모든 용어들은 실제로 사용하는 용어로서 새로운 기법이나 술기를 반영한 용어들도 포함하였다.

저자들은 **실전 의학용어**를 더욱 가치 있는 교육 및 학습 경험을 제공할 수 있도록 개정하였다. 6판에서 개정된 내용은 다음과 같다.

- 용어 단락에는 해당 장에서 등장하는 용어를 생성하는데 활용되는 모든 연결형과 접미어, 접두어가 열거되어 있다.
- 본문 옆 공간에는 기존에 제공하였던 **'알아두기'** 이외에도 **'용어 성분'**과 **'주의하기'**를 추가하였다. 주의하기에는 발음이나 철자가 유사하여 학습자들이 혼동할 수 있는 용어에 대해 설명하였고, 용어 성분에는 용어의 세부 성분에 대해 설명하였다.
- 각 장의 여러 곳에 제시한 자습하기는 학습속도를 조절하는 역할을 하며, 제시된 질문에 대해 짤막하게 답하는 훈련을 통해 학습자가 학습한 내용을 파악하는데 도움을 준다. 자습하기에 대한 답은 책 뒷부분에 정리되어 있다.

이 책의 구성

서론: 1~2장

1장에서는 의학용어의 생성 원리에 대해 설명하였다. 그리고 어근과 결합형, 접두어, 접미어뿐만 아니라 의학용어를 생성하는 일반적인 원칙에 대해서도 설명하였다. 또한 1장에서는 의무기록에 사용되는 용어와 다양한 의료기관에 대해서도 설명하였다. 2장에서는 기관과 기관계통을 포함한 신체구조물과 연관된 용어들에 대해 설명하였다. 학습자들은 이 장에서 처음으로 용어성분표를 접하게 되며, 이러한 용어성분표의 양식은 나머지 장에서도 계속 동일한 방식으로 전개하였다.

본론: 3~13장

3장에서 13장까지는 각 신체계통에 대해 설명하였다. 각 장은 '훑어보기'와 '그림으로 살펴본'으로 시작하며, 훑어보기에는 다양한 연결형과 접두어, 접미어를 그 뜻과 함께 열거하였다. 해부생리학 단락은 몇 개의 세부 주제로 나눠 설명하였는데, 세부 주제는 먼저 핵심 의학용어를 열거한 후 설명하였고 필요한 경우 발음을 적었다. 각 장의 용어 단락은 해당 장에서 등장하는 용어성분표로 시작하였다. 학습을 돕기 위해 의학용어는 5가지 부분, 즉 해부학 용어의 형용사형, 병리학, 진단법, 치료법, 약리학으로 나누어 설명하였다. 각 표에서 의학용어를 생성하는데 사용되는 용어 성분은 잘 보이게 표시하였다. 이어서 약어를 설명하고 해당 장의 설명을 마무리하였다.

특별한 주제들: 14장

14장에서는 약리학, 정신건강, 진단영상, 재활서비스, 수술, 그리고 종양학과 연관된 적절한 정보와 의학용어에 대해 설명하였다. 유능한 보건의료종사자로 발전하기 위해서는 이 주제들에 대해 잘 알고 있어야 한다.

부록

부록에는 용어 성분 목록과 그 뜻이 정리되어 있다. 부록은 필요한 내용을 신속하게 찾는데 매우 유용하다. 세 종류의 부록이 제공되어 있다. 첫째는 용어 성분을 알파벳순으로 정리한 것이고, 둘째는 용어 성분의 뜻을 알파벳순으로 정리한 것이며, 셋째는 약어를 나타낸 것이다. 마지막으로 모든 핵심 용어들을 다시 찾아볼 수 있는 즐겨찾기가 제공되어 있다.

저자 소개

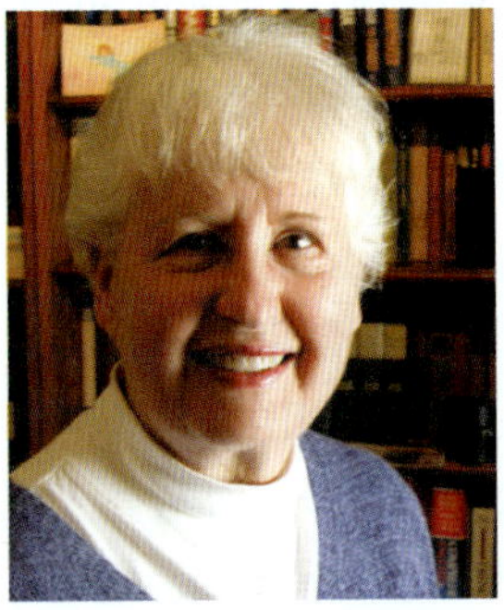

Bonnie F. Fremgen

Fremgen 박사는 로버트 모리스대학(Robert Morris College)에서 부학장을 역임하였다. 그녀는 대학에서 의료법과 의료윤리, 임상교과목, 행정교과목을 가르치고 있다. 또한 Fremgen 박사는 학생진로상담에도 관여하고 있다. 그녀는 병원과 요양원, 의원을 포함한 다양한 보건 분야에 관심과 경험을 가지고 있다.

Fremgen 박사는 간호학사와 보건관리학 석사학위를 받았다. 그녀는 일리노이대학교(University of Illinois)에서 박사학위를 받았다. Fremgen 박사는 시카고 로욜라대학교 법학전문대학원(Loyola University Law School)에서 박사후 과정을 밟았다. 그녀는 피어슨출판사를 통해 다섯 권의 교과서를 저술하였다.

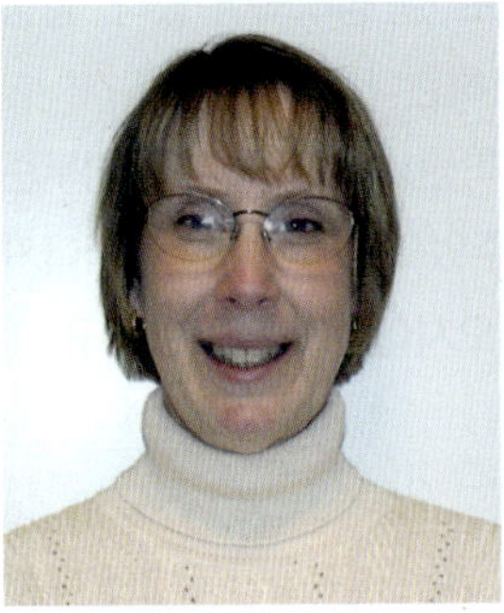

Suzanne S. Frucht

Frucht 박사는 Northwest Missouri State University (NWMSU)의 해부생리학 명예부교수이다. 그녀는 인디애나대학교(Indiana University)에서 생물학 및 물리치료학 학사학위를 받았고, NWMSU에서 생물학 석사학위를 받았으며, 미주리-캔자스시티대학교(University of Missouri-Kansas city)에서 분자생물학 및 생화학 박사학위를 받았다.

Frucht 박사는 14년 동안 급성기병원과 장기요양시설, 가정간호를 비롯한 다양한 보건의료시설에서 물치치료사로 근무하였다. 교육 및 임상 경험을 살려 그녀는 1988년부터 비전임으로 의학용어를 가르치기 시작하였고, 3년 후 전임교수가 되었다. Frucht 박사는 의학용어와 해부학, 생리학 등 다양한 강의를 진행하였다. 그녀는 2003년 교육우수상(Governance's Award for 2003)을 수상했다. 2008년 은퇴한 후 그녀는 계속 온라인을 통해 의학용어를 가르치고 있고, 의학용어와 해부학 실습서, 생리학 실습서를 저술하면서 열정적으로 교육에 기여하고 있다.

역자 서문

의학용어는 의학뿐 아니라 다양한 보건계열 학문을 공부하는데 기본이 된다. 의학용어는 보건의료인들의 의사소통뿐만 아니라 환자와의 의사소통에도 매우 중요하다. 따라서 의학, 치의학, 간호학 등을 전공하는 학생들은 반드시 올바른 의학용어를 익혀야 한다. 또한 새로운 술기나 기법이 도입되면 새로운 의학용어가 생성된다. 따라서 오랫동안 해당 분야에서 종사한 사람들 조차도 종종 낯선 의학용어를 만나는 경험을 하게 된다.

이 책은 의학용어의 생성원리에 대해 설명한다. 또한 의학용어를 구성하는 성분인 어근, 연결형, 접두어, 접미어에 대해서도 자세히 설명한다. 이 순간에도 새로운 의학용어가 생성되고 있을 것이므로 모든 의학용어를 암기하는 것은 불가능하다. 의학용어의 생성원리와 구성 성분을 알고 있으면 낯선 의학용어를 접했을 때 그 용어의 의미를 파악하는 것은 그리 어렵지 않을 것이다. 의학용어는 라틴어와 그리스어에서 기원한 경우가 많다. 따라서 이러한 의학용어의 어원을 익히게 되면 처음 접하는 용어라 할지라도 그 의미를 파악하는 것은 어렵지 않다. 또한 반복적으로 사용되는 접두어나 접미어가 많이 있으므로 이를 알고 있으면 용어의 의미를 쉽게 파악할 수 있다.

이 책은 의학용어를 신체계통별로 나누어 설명하고 있다. 의학용어는 다시 해부학과 병리학, 진단법, 치료법, 약리학 용어로 나뉘어 체계적으로 정리되어 있다. 책 끝부분에 정리되어 있는 용어성분표와 약어표 등도 알파벳순으로 잘 정리되어 있다. 임상실습을 할 때 많은 도움이 될 것으로 생각한다. 재미있는 의학용어의 세계에 입문한 것을 환영하고 축하한다.

이 책이 번역되어 나오기까지 친절한 많은 사람들의 도움이 있었다. 특히 경상대학교 의학전문대학원 3학년 학생인 김무준과 안영주의 도움은 잊지 못할 것이다. 이들은 최선을 다해 문장을 다듬어 주었고, 오탈자를 찾아 주었으며, 오역이나 의미가 잘 통하지 않는 부분을 꼼꼼하게 지적해 주었다. 또한 좋은 책을 출판하기 위해 노력하시는 (주)바이오사이언스출판 문정구 대표님께도 감사드린다.

2017년 7월 칠암동 교정에서

대표역자 한 재 희

jheehan@gnu.ac.kr

역자 소개

대표역자 **한재희**

경상대학교 의과대학 생리학교실

역자 **장인석**

경상대학교 의과대학 흉부외과학교실

강다원

경상대학교 의과대학 생리학교실

주요 목차

차 례

7 호흡계통 221

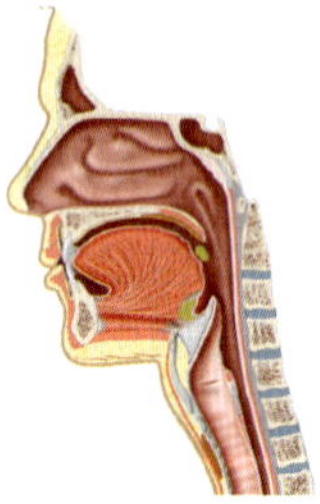

8 소화계통 261

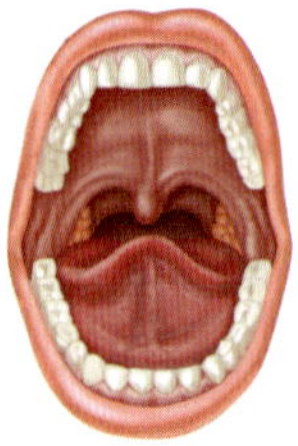

1
의학용어 소개
Introduction to Medical Terminology

학습목표

이 장을 공부한 학생들은

- 의학용어의 4가지 성분을 설명할 수 있다.
- 어근과 연결형을 구별할 수 있다.
- 흔히 사용되는 접두어와 접미어를 설명할 수 있다.
- 조어법을 정의할 수 있고, 의학용어를 해석하는 방법을 설명할 수 있다.
- 의학용어 철자를 틀리지 않게 적어야 하는 이유를 설명할 수 있다.
- 단어 끝을 변화시켜 단수와 복수를 만드는 원칙에 대해 설명할 수 있다.
- 약어를 신중하게 사용해야 하는 이유에 대해 설명할 수 있다.
- 의무기록에 해당하는 문서에 대해 설명할 수 있다.
- 보건의료시설의 종류에 대해 설명할 수 있다.
- 비밀유지의 중요성을 이해할 수 있다.

의학용어 훑어보기

의학용어(medical terminology)를 처음 접하는 이들은 완전히 새로운 언어를 공부하는 것 같다고 느낄 수 있다. 그렇지만 여러분이 의학용어와 연관된 몇 가지 기본 원리를 이해하게 되면 몇 개의 조각들이 합쳐져 용어를 구성하고 있다는 것을 알게 될 것이다. 이 장에서는 의학용어가 만들어지는 일반적인 원리, 어근·연결형·접두어·접미어, 발음, 그리고 철자를 다룬다. 2장에서는 신체를 설명할 때 사용하는 용어를 소개한다. 3~13장에서는 각 신체계통과 연관된 용어를 중점적으로 다루며, 각 장에서는 새로운 연결형과 접두어, 접미어를 다룰 뿐만 아니라 새로운 의학용어를 조합할 수 있는 훈련 기회도 제공한다. 마지막으로 14장에서는 환자를 진료하고 간호할 때 사용하는 용어를 다룬다. 또한 적재적소에 위치한 '알아두기'를 통해 더욱 쉽게 의학용어를 이해할 수 있으며, '주의하기'를 통해 많은 사람들이 쉽게 혼동하는 용어를 살펴볼 수 있고, '용어 성분'을 통해 본문에 있는 의학용어의 성분을 확인할 수 있다. 각 단락에 새롭게 등장하는 의학용어들은 단락 시작부에 별도로 정리되어 있으며, 각 장에는 질병명과 진단명, 치료명, 수술명을 나타내는 수많은 용어들이 정리되어 있다. 여러분은 이러한 용어 목록을 활용하여 예습과 복습을 할 수 있다.

의학용어를 이해하기 위해서는 용어를 구성하는 성분들을 알아야 한다. 수천 개의 의학용어를 모두 암기하는 것은 불가능하지만, 의학용어를 만드는 원리를 이해한다면 의학용어의 접두어, 접미어, 어근을 분석함으로써 용어의 의미를 쉽게 알 수 있다. 여러분도 알다시피 모든 규칙에는 예외가 있는데, 이러한 예외는 의학용어에도 적용된다. 이 책에서는 예외에 해당하는 용어가 등장할 때 그 용어를 살펴보고 예외적 상황에 대해 설명한다. 그렇지만 대부분의 의학용어는 일반적 원리를 따르는데, 일반적 원리란 의학용어가 핵심적인 의미를 나타내는 **어근**(word root; 적색으로 나타냄)과 어근의 의미를 변형시키는 **접두어**(prefix; 녹색으로 나타냄), **접미어**(suffix; 청색으로 나타냄), 그리고 용어 성분을 연결하는 **연결모음**(combining vowel)으로 이루어져 있는 것을 말한다. 의학용어가 생성되는 원리를 공부한 후에는 아무리 길고 어려운 용어를 만나더라도 쉽게 이해할 수 있게 된다(**그림 1.1**).

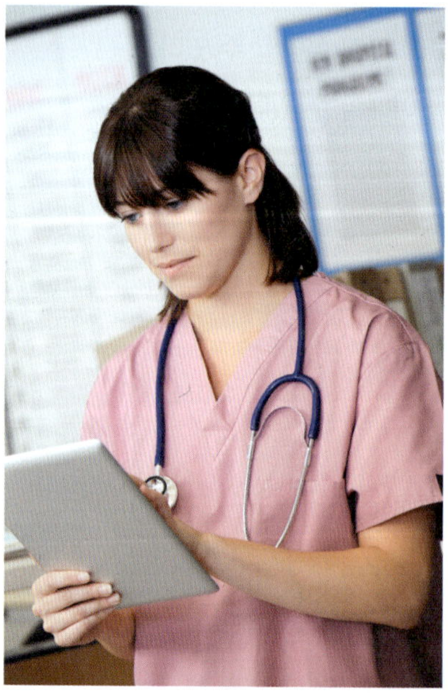

■ **그림 1.1** 병력지를 작성하고 있는 간호사. 보건의료종사자들은 정확하게 그리고 효과적으로 환자의 정보를 전달하기 위해 의학용어를 사용한다. *(Monkey Business Images/Shutterstock)*

용어 성분을 활용한 의학용어 만들기

네 가지 용어 성분을 활용하여 의학용어를 만들 수 있다.

1. **어근**(word root)은 용어의 핵심어이다. — **cardi** ogram = 심장 기록물 (심장도)
2. **접두어**(prefix)는 용어의 시작부분에 위치한다. — **peri** cardium = 심장의 주변 (심낭·심장막)
3. **접미어**(suffix)는 용어의 끝부분에 위치한다. — card **itis** = 심장의 염증 (심장염)
4. **연결모음**(combining vowel)은 두 개 이상의 어근을 연결하거나, 어근과 접미어를 연결할 때 사용하는 모음(대개 *o*)이다. — cardi **o** my **o** pathy = 심근의 병 (심근병·심장근육병)

이어지는 단락에서 용어를 구성하는 어근과 연결모음, 연결형(combining form), 접두어, 접미어에 대해 자세히 다룬다.

알아두기

의학용어는 용어 성분을 활용하여 만든다.

용어 성분	예 (뜻)
어근	*cardi* (심장)
접두어	*peri-* (주변)
접미어	*-itis* (염증)

이 용어 성분들이 조합되어 *pericarditis* (심낭염·심장막염)가 생성되며, 이 용어는 심장 주변에 생긴 염증을 의미한다.

자습하기

A. 문장 완성하기

1. 의학용어를 구성하는 네 가지 성분은 ______________, ______________, ______________, ______________이다.
2. 하나의 어근과 연결모음의 조합을 ______________이라 한다.
3. 어근과 어근, 또는 어근과 접미어를 연결하는 모음은 대개 ______________이다.
4. 어근의 끝부분에 붙어 어근의 의미를 변형시키는 용어 성분은 ______________이다.
5. 숫자나 위치, 시간을 나타내기 위해 용어의 시작부분에 사용하는 용어 성분은 ______________이다.

어근

어근(語根·word root)은 의학용어의 핵심어로서 전반적인 의미를 부여한다. 이미 설명한 바와 같이, 어근은 대개 신체부위나 신체계통(예, *cardi*는 심장[heart]을 의미함)을 가리킨다. 어근은 행위나 동작을 나타내기도 한다. 예를 들어 어근 *cis*는 자르는 행위(예, incision[절개])를 나타낸다.

일부 의학용어는 하나 이상의 어근으로 이루어져 있다. 예를 들면 **osteoarthritis**(뼈관절염·골관절염) [오스티오아ㄹ쓰롸이티스]는 어근 *oste*(뼈[bone]를 의미함)와 어근 *arthr*(관절[joint]을 의미함)를 포함하고 있다. 여기에 염증을 의미하는 접미어 *-itis*가 더해져 이 용어는 관절 부위의 뼈에 생긴 염증을 나타내게 된다.

연결모음과 연결형

긴 의학용어를 쉽게 발음하기 위해 그리고 여러 용어 성분들을 결합하기 위해 **연결모음**(combining vowel)을 사용한다. 가장 흔히 사용하는 연결모음은 *o*이다. 연결모음은 어근과 접미어 사이, 그리고 어근과 어근 사이에 사용한다.

어근과 접미어 사이에 연결모음을 추가할지 말지는 따라오는 접미어에 의해 결정된다. 만일 접미어가 모음으로 시작한다면 연결모음을 추가하지 않는다. 그러나 접미어가 자음으로 시작한다면 연결모음을 추가한다. 예를 들면 *arthr*와 *-scope* 사이에는 연결모음이 필요하므로 **arthroscope**(관절경) [아ㄹ쓰로스코프]로 적게 된다. 그렇지만 *arthr*와 *-itis* 사이에는 연결모음이 필요하지 않으므로 **arthritis**(관절염) [아ㄹ**쓰롸이**티스]로 적게 된다.

연결모음은 어근과 어근을 연결할 때도 추가하는데, 이때 뒤따라 오는 어근이 모음으로 시작하는 경우에도 이 규칙은 적용된다. 예를 들어 **gastroenteritis**(위창자염·위소장염·위장염) [개스트로엔테**롸이**티스]를 만들 때 어근 *gastr*와 *enter* 사이에는 반드시 연결모음을 넣어야 한다 (gastrenteritis는 잘못된 조어[造語]임). 두 용어를 발음해 보면 연결모음이 들어간 용어가 발음하기 편하다는 것을 느낄 수 있다.

어근을 단독으로 나타낼 때는 대개 **연결형**(combining form)을 사용한다. 연결형은 어근과 연결모음으로 이루어져 있는데, *cardi/o*가 그 예이다. 어근을 발음할 때 연결형으로 나타내는 것이 더 쉽기 때문에 이 책에서는 연결형을 많이 사용하고 있다.

알아두기

의학용어를 공부할 때 모든 용어를 개별 성분(접두어, 어근/연결형, 접미어)으로 나누어 기억하는 습관을 기르자. 모든 의학용어를 기억하려 하지 말고, 용어가 어떤 성분에 의해 만들어지는지 살펴보는 습관을 기르자. 그렇게 하면 여러분은 새로운 용어를 접했을 때 자동적으로 용어가 어떤 용어 성분으로 이루어져 있는지 그리고 어떤 의미를 나타내는지 곧바로 알게 될 것이다.

흔히 사용하는 연결형

흔히 사용하는 연결형, 연결형의 의미, 그리고 연결형을 포함하고 있는 용어의 예는 다음과 같다. 아래의 용어에서 어떤 경우에 연결모음이 추가되고 어떤 경우에 연결모음이 추가되지 않는지 앞서 설명한 규칙을 상기하면서 살펴보자.

연결형	의미	예 (뜻)
bi/o	life 생명	biology 생물학
carcin/o	cancer 암	carcinoma 암종
cardi/o	heart 심장	cardiac 심장~
chem/o	chemical 화학	chemotherapy 화학요법
cis/o	to cut 자르기·절개하기	incision 절개
dermat/o	skin 피부	dermatology 피부과학
enter/o	small intestine 소장	enteric 소장~
gastr/o	stomach 위	gastric 위~
gynec/o	female 여성	gynecology 부인과학
hemat/o	blood 혈액	hematic 혈액~
immun/o	immunity 면역	immunology 면역학
laryng/o	larynx 후두	laryngeal 후두~
nephr/o	kidney 신장·콩팥	nephromegaly 신장비대
neur/o	nerve 신경	neural 신경~
ophthalm/o	eye 눈·안구	ophthalmic 눈~·안구~
ot/o	ear 귀	otic 귀~
path/o	disease 병	pathology 병리학
pulmon/o	lung 폐·허파	pulmonary 폐~
rhin/o	nose 코	rhinoplasty 코성형(술)

자습하기

B. 알맞은 용어 적기

접미어 **-ology**를 사용하여 의학 분야를 나타내는 용어로 나타내어라.

1. heart ____________________
2. stomach ____________________
3. skin ____________________
4. eye ____________________
5. immunity ____________________
6. kidney ____________________
7. blood ____________________
8. female ____________________
9. nerve ____________________
10. disease ____________________

접두어

의학용어의 앞부분에 접두어(prefix)를 추가하면 새로운 의학용어가 만들어진다. 흔히 접두어는 장기의 위치나 부속물의 개수, 시간(빈도)에 대한 정보를 나타낸다. 예를 들어 접두어 *bi-*는 어떤 것이 두 개라는 것을 나타내므로 **bilateral** [바이래터뤌]은 양쪽을 의미하게 된다. 그러나 모든 의학용어에 접두어가 존재하는 것은 아니다.

자주 사용하는 접두어

자주 사용하는 접두어의 의미와 예가 아래에 정리되어 있다. 접두어를 단독으로 나타낼 때는 접두어 뒤에 하이픈(-)을 넣는다.

접두어	의미	예 (뜻)
a-	없는	aphasia 실어증·언어상실증
an-	없는	anoxia 무산소증
anti-	대항하는	antibiotic 항생제
auto-	자기, 자가, 자신	autograft 자가이식, 자가이식편
brady-	느린	bradycardia 느린맥·서맥
de-	없는, 탈~	depigmentation 탈색소
dys-	고통스런, 어려운, 비정상적인	dysuria 배뇨통, 배뇨장애, dyspnea 호흡곤란, dystrophy 이상증·디스트로피

접두어	의미	예 (뜻)
endo-	내에, 내면의	endoscope 내시경, endocardium 심내막
epi-	위에	epigastric 명치~·상복부~
eu-	정상	eupnea 정상호흡
ex-	바깥으로	exostosis 뼈돌출증·외골증
extra-	밖에	extracorporeal 체외~
hetero-	다른	heterograft 이종이식, 이종이식편
homo-	같은	homograft 동종이식, 동종이식편
hyper-	과도한	hypertrophy 비대
hypo-	아래에, 부족한	hypodermic 피부밑~·피하~
in-	않은, 없는, 안쪽으로	infertility 불임, inhalation 흡입
inter-	사이	intervertebral 척추사이~·추간~
intra-	내에	intravenous 정맥내~
macro-	큰	macrotia 큰귀증·대이증
micro-	작은	microtia 작은귀증·소이증
neo-	새로운	neonatology 신생아학
para-	곁에, 비정상, 한 쌍을 이루고 있는 두 부위	paranasal 코곁~·부비~, paresthesia 감각이상, paraplegia 한 쌍을 이루고 있는 두 부위(예, 다리)의 마비, 하반신마비
per-	~을 통해	percutaneous 피부경유~·경피~
peri-	주위에	pericardial 심장막~·심낭~
post-	이후에	postpartum 분만후~
pre-	이전에	preoperative 수술전~
pro-	이전에	prolactin 프로락틴
pseudo-	거짓	pseudocyesis 거짓임신·상상임신
re-	다시	reinfection 재감염
retro-	뒤쪽으로, 뒤	retrograde 역행~·역방향~·퇴행, retroperitoneal 복막뒤~·후복막~
sub-	아래에	subcutaneous 피부밑~·피하~
tachy-	빠른	tachycardia 빠른맥·빈맥
trans-	경유하여	transurethral 요도경유~·경요도~
ultra-	초과한	ultrasound 초음파
un-	없는	unconscious 무의식

주의하기

철자는 유사하지만 뜻이 완전히 다른 접두어들이 많이 있으므로 사용할 때 주의해야 한다.
예를 들어
*inter-*는 '사이'를 의미하고, *intra-*는 '안'을 의미한다.
그리고
*per-*는 '통과하다'를 의미하고, *peri-*는 '주위에'를 의미한다.
그리고
*re-*는 '다시'를 의미하고, *retro-*는 '뒤에'를 의미한다.

숫자를 나타내는 접두어

자주 사용하는 숫자와 연관된 일부 접두어의 의미와 예는 다음과 같다.

접두어	의미	예 (뜻)
bi-	둘	bilateral 양측·양쪽
hemi-	절반	hemiplegia 반신마비
mono-	하나	monoplegia 단일마비·홑팔다리마비
multi-	다수	multigravida 다임신부·경임부
nulli-	없는	nulligravida 미산부
pan-	모두	pansinusitis 전부비동염
poly-	다수	polymyositis 다발근육염
quadri-	넷	quadriplegia 사지마비
semi-	부분적	semiconscious 반의식~
tetra-	넷	tetraplegia 사지마비
tri-	셋	triceps 상완삼두근·위팔세갈래근

자습하기

C. 접두어 연습하기

다음 용어에서 접두어를 동그라미로 표시하고 그 의미를 적어라.

1. tachycardia ______________________
2. pseudocyesis ______________________
3. hypoglycemia ______________________
4. intercostal ______________________
5. eupnea ______________________
6. postoperative ______________________
7. monoplegia ______________________
8. subcutaneous ______________________

접미어

접미어(suffix)는 용어에 상태나 질병, 처치 등의 의미를 부여하기 위해 용어 끝부분에 추가하는 성분이다. 예를 들어 염증을 의미하는 접미어 *-itis*를 심장을 의미하는 *cardi-*에 추가하면 심장의 염증을 의미하는 새로운 용어인 **carditis** [카ㄹ**다이**티스]가 생성된다. 모든 의학용어는 접미어를 포함하고 있다. 접미어는 앞서 본 carditis에서처럼 어근 뒤에 추가하는 경우가 가

알아두기

접미어가 모음으로 시작하는 경우 연결모음을 넣지 않는다는 점을 기억하자. 예를 들어 *mast**o**itis*가 아니라 *mastitis*(유방염)라고 적는다.

장 흔하지만, 접두어 다음에 바로 접미어를 추가할 수도 있다. 예를 들어 비정상 발달을 의미하는 **dystrophy** [디스트로피]는 접두어 *dys-* (비정상)와 접미어 *-trophy* (발달)로 이뤄져 있다.

흔히 사용하는 접미어

흔히 사용하는 접미어의 의미와 예가 아래에 정리되어 있다. 접미어를 단독으로 나타낼 때는 접미어 앞에 하이픈(-)을 넣는다.

접미어	의미	예 (뜻)
-algia	통증	gastralgia 위통증·복통
-cele	탈출, 튀어나옴	cystocele 방광탈출·방광류
-cyte	세포	erythrocyte 적혈구
-dynia	통증	cardiodynia 심장통증
-ectasis	확장	bronchiectasis 기관지확장증
-gen	일으키는 원인	pathogen 병원체
-genic	일으키는	carcinogenic 발암~·암형성~
-ia	상태, 조건	bradycardia 느린맥·서맥
-iasis	비정상 상태	lithiasis 결석증·돌증
-ism	상태	hypothyroidism 갑상샘저하증
-itis	염증	dermatitis 피부염
-logist	전문의, 전문가, 학자	cardiologist 심장전문의
-logy	학문	cardiology 심장학
-lytic	용해하는	thrombolytic 혈전용해~
-malacia	비정상적으로 무른	chondromalacia 연골연화증
-megaly	커짐	cardiomegaly 심장비대
-oma	종양, 종괴	carcinoma 암종
-opsy	관찰함	biopsy 생검
-osis	비정상 상태	cyanosis 청색증
-pathy	질병	myopathy 근육병
-plasm	생성	neoplasm 신생물·종양
-plegia	마비	laryngoplegia 후두마비
-ptosis	처짐	blepharoptosis 눈꺼풀처짐·안검하수
-rrhage	과도한 유출	hemorrhage 출혈
-rrhagia	비정상적으로 유출되는 상황	cystorrhagia 방광출혈
-rrhea	분비물	rhinorrhea 코에서 나오는 분비물, 콧물, 비루
-rrhexis	파열	hysterorrhexis 자궁파열

접미어	의미	예 (뜻)
-sclerosis	딱딱해짐	arteriosclerosis 동맥이 딱딱해짐, 동맥경화증
-stenosis	좁아짐	angiostenosis 혈관이 좁아짐, 혈관협착
-therapy	치료	chemotherapy 화학물질을 이용한 치료법, 화학요법
-trophy	발달	hypertrophy 과도한 발달, 비대

형용사형 접미어

아래에 있는 접미어는 어근을 형용사로 바꿀 때 사용한다. 이와 같은 접미어들은 대개 '~와 연관된'으로 번역한다.

접미어	의미	예 (뜻)
-ac	~와 연관된	cardiac 심장~
-al	~와 연관된	duodenal 십이지장~
-an	~와 연관된	ovarian 난소~
-ar	~와 연관된	ventricular 심실~
-ary	~와 연관된	pulmonary 폐~
-atic	~와 연관된	lymphatic 림프~, 림프관~
-eal	~와 연관된	esophageal 식도~
-iac	~와 연관된	chondriac 연골~
-ic	~와 연관된	gastric 위~
-ile	~와 연관된	penile 음경~
-ine	~와 연관된	uterine 자궁~
-ior	~와 연관된	superior 상~·위~
-nic	~와 연관된	embryonic 배아~
-ory	~와 연관된	auditory 청각~
-ose	~와 연관된	adipose 지방~
-ous	~와 연관된	intravenous 정맥내~
-tic	~와 연관된	acoustic 청각~, 소리~. 음향~

수술과 연관된 접미어

아래에 있는 접미어는 수술방법을 나타낸다.

접미어	의미	예 (뜻)
-centesis	몸속으로 바늘을 찔러 넣어 체액을 뽑음	arthrocentesis 관절천자
-ectomy	외과적으로 잘라서 제거함	gastrectomy 위절제(술)
-ostomy	외과적으로 구멍을 냄	colostomy 대장창냄술
-otomy	자름, 절개함	thoracotomy 개흉(술)

알아두기

수술과 연관된 접미어는 매우 구체적인 의미를 담고 있다.
*-otomy*는 '자름' 또는 '절개함'을 나타내고,
*-ostomy*는 '구멍을 냄'을 나타내며,
*-ectomy*는 '잘라냄' 또는 '제거함'을 나타낸다.

접미어	의미	예 (뜻)
-pexy	외과적으로 고정함	nephropexy 신장고정(술)
-plasty	외과적으로 복구(복원)함	dermatoplasty 피부성형(술)
-rrhaphy	봉합함	myorraphy 근육봉합(술)
-tome	자르는 기구	dermatome 피부절편기

검사와 연관된 접미어

아래에 있는 접미어는 검사 방법이나 기구를 나타낸다.

접미어	의미	예 (뜻)
-gram	기록된 그림	electrocardiogram 심전도
-graphy	기록하는 방법이나 과정	electrocardiography 심전도법
-meter	측정 기구	audiometer 청력계
-metry	측정 방법이나 과정	audiometry 청력검사
-scope	시각적 관찰 기구	gastroscope 위내시경
-scopic	시각적 검사와 연관된	endoscopic 내시경~
-scopy	시각적으로 검사하는 방법	gastroscopy 위내시경검사(법)

자습하기

D. 연결형과 접미어 연습하기

연결형과 접미어를 활용하여 아래에 적힌 의미를 갖는 의학용어를 적어라.

1. 폐(허파)를 공부하는 학문 __________
2. 코 분비물 __________
3. 콩팥이 비정상적으로 무른 상태 __________
4. 심장이 커진 상태 __________
5. 위를 절개함 __________
6. 피부의 염증 __________
7. 성대를 외과적으로 절제함 __________
8. 관절을 외과적으로 복원함 __________

용어생성법

용어생성법(word building)은 두 개 이상의 용어 성분을 함께 나타냄으로써 다양한 용어를 만드는 과정을 말한다. 새로운 용어를 만들 때에는 연결형에 접미어나 접두어를 덧붙인다. 예를 들어 연결형인 *derm/o* (피부)에 접두어인 *hypo-* (아래에)와 접미어인 *-ic* (~와 연관된)을 덧붙여 **hypodermic** [하이포더ㄹ믹]이라는 용어를 생성할 수 있으며, 이 용어는 '피부 아래와 연관된'이라는 의미를 나타낸다.

의학용어 해석하기

모르는 의학용어를 접했을 경우 아래 순서대로 용어를 분석하면 그 의미를 쉽게 알아낼 수 있다.

단계	예
1. 용어를 용어 성분으로 분리한다.	gastr/o/enter/o/logy
2. 각 용어 성분의 의미를 적는다.	**gastr** = stomach (위) **o** = 연결모음, 뜻은 없음 **enter** = small intestine (소장) **o** = 연결모음, 뜻은 없음 **-logy** = 학문
3. 용어 성분의 의미를 결합시킨다.	위, 소장, 학문

알아두기

모르는 용어를 접했을 경우 용어의 마지막 부분(또는 접미어)을 먼저 읽고 이어서 첫 부분(또는 접두어)을 읽은 다음 어근을 찾는 것이 용어의 의미를 빠르게 이해하는데 도움이 된다. 예를 들어 *pericarditis*는 염증 (*-itis*), 주위에 (*peri-*), 심장 (*cardi/o*) 순으로 읽는다.

의학용어 발음

여러분은 말하는 사람이 어디서 태어났는지 또는 어느 곳에서 공부했는지에 따라 동일한 용어를 서로 다르게 발음하는 것을 들은 적이 있을 것이다. 말하는 용어가 무엇인지 확실히 알 수 있다면 발음 차이는 큰 문제가 되지 않을 수도 있다. 그렇지만 일부 사람들은 전화나 녹음된 음성을 이해하는데 어려움을 나타낼 수도 있다. 대화하는 도중 상대방이 어떤 용어를 말하는지 명확하지 않을 경우에는 용어의 철자를 물어봐야 한다. 예를 들어 **abduction**과 **adduction**을 구별하는 것은 쉽지 않다. 그런데 이 용어들이 서로 반대 방향으로 향하는 운동을 나타내기 때문에 어떤 용어를 말한 것인지 명확하지 않을 경우에는 꼭 철자를 확인해야 한다.

이 책에 등장하는 새 용어들은 모두 **볼드체**(boldface type)로 표시되어 있고, 해당 용어 바로 뒤에는 [발음기호]가 적혀 있다. 용어를 발음할 때 강세를 주어야 하는 부분은 발음기호에 **진하게** 표시하였다(예, **pericarditis** [페뤼카ㄹ**다이**티스]). 이 책에 등장하는 각 용어의 발음은 웹 사이트(*www.mymedicalterminologylab.com*)을 통해서도 제공되고 있다. 여러분은 각 의학용어의 발음을 들은 다음 속으로 또는 소리 내어 연습함으로써 발음을 익혀야 한다.

철자

여러분은 다른 사람들이 동일한 용어를 서로 다르게 발음하는 것을 듣게 되겠지만, 올바른 철자(spelling)는 한 가지 뿐이다. 용어의 철자나 뜻이 잘 떠오르지 않을 경우 여러분은 항상 용어 사전을 참고해야 한다. 의학용어 중 한 글자만 바뀌더라도 경우에 따라서는 매우 다른 상황으로 해석될 수 있다. 예를 들어 수술로 **ilium**(엉덩뼈) 일부를 절제한 환자를 **ileum**(회장: 소장의 일부) 일부를 절제하였다고 보험 회사에 통보함으로써 야기되는 문제들에 대해 상상해 보라.

알아두기

의학용어의 의미나 철자에 대해 의문이 생길 때는 꼭 의학용어 사전을 참고하는 습관을 기르도록 하자. 숙련된 의료인조차도 몇몇 용어에 대해서는 여전히 사전을 참고한다.

일부 용어들은 동일한 발음으로 시작되지만 철자는 서로 다른 경우가 있다. 그러한 경우에 해당되는 예는 다음과 같다.

***[싸이]*로 발음되는 경우**

psy	**psychiatry** [싸이키에트뤼] 정신의학, 정신과학
cy	**cytology** [싸이톨오지] 세포학

***[디스]*로 발음되는 경우**

dys	**dyspepsia** [디스펩씨아] 소화불량
dis	**dislocation** [디스로우케이션] 탈구

단수형 어미와 복수형 어미

많은 의학용어들은 그리스어 및 라틴어에 기반을 두고 있다. 일부 용어에서 단수형과 복수형을 나타내는 규칙들은 영어가 아니라 그리스어 및 라틴어의 규칙을 따른다. 예를 들어 심장은 left atrium(좌심방)과 right atrium(우심방)을 포함하고 있으므로 좌우심방을 함께 말할 때는 *atriums*가 아니라 *atria*라고 적는다. 다른 용어를 예로 들면 *virus*를 단수형에서 복수형으로 바꿀 때는 영어의 규칙에 따라 *viruses*로 적는다. 각 의학용어를 단수형에서 복수형으로 바꿀 때는 각 용어별로 적용되는 규칙을 기억해 두어야 한다. 아래의 예는 복수형을 만드는 방법을 설명한 것이다.

어미	단수형	복수형
-a	vertebra 척추	vertebrae
-ax	thorax 가슴·흉부	thoraces
-ex or -ix	appendix 충수	appendices
-is	metastasis 전이	metastases
-ma	sarcoma 육종	sarcomata
-nx	phalanx 가락뼈·마디뼈	phalanges
-on	ganglion 신경절	ganglia
-us	nucleus 핵	nuclei
-um	ovum 난자, 충란	ova
-y	biopsy 생검	biopsies

자습하기

E. 복수형 바꾸기

아래의 단수형 용어를 복수형으로 바꿔라.

1. metastasis ____________
2. ovum ____________
3. diverticulum ____________
4. atrium ____________
5. diagnosis ____________
6. vertebra ____________

약어

보건의료종사자들은 시간을 절약하기 위해 흔히 약어(abbreviation)를 사용하곤 한다. 그러나 simple mastectomy(단순유방절제[술])를 줄인 *SM*과 small을 줄인 *sm* 같은 일부 약어는 혼동을 일으킬 수 있다. 부정확한 약어를 사용할 경우에는 환자에게 뿐만 아니라 의무기록과 보험 처리에도 문제를 야기할 수 있다. 여러분이 약어를 사용할 때 다른 사람들을 혼동시킬 염려가 있다고 생각할 경우에는 용어의 철자를 말해줘야 한다. 승인되지 않은 약어 사용은 엄격히 제한된다. 모든 의료기관에는 승인된 약어 목록이 있을 것이므로 이 목록을 가까이 두고 사용하면서 익숙해지는 것이 중요하다. 이 책에서 약어를 사용할 경우에는 가능한 한 용어 다음에 약어를 나타내었다. 또한 각 신체계통에서 흔히 사용하는 약어 목록을 각 장에 정리해 놓았다. 마지막으로 부록 III에 이 책에서 사용한 모든 약어를 알파벳순으로 정리해 놓았다.

의무기록

의무기록(medical record or chart)은 환자가 병원에 체류하는 기간 동안 일어난 일들을 상세하게 기록한 문서를 말한다. 환자와 접촉한 모든 보건의료종사자(healthcare professional)들은 환자와 접촉한 내역과 자신이 행한 의료행위를 의무기록에 추가하여야 한다. 그렇게 함으로써 환자의 매일 매일의 상태, 환자가 받은 처치·치료의 시간·종류, 그리고 그 처치·치료에 대한 환자의 반응 등이 영구적인 기록으로 남게 된다. 각 의료기관은 특정 서식을 가지고 있으며, 의무기록에 해당 서식의 위치도 정해 놓고 있다. 그렇게 하는 이유는 각 보건의료종사자들이 환자를 적절하게 치료·처치하기 위해 빠르고 효율적으로 해당 서식을 찾을 수 있도록 하기 위해서이다. 또한 의무기록은 법적인 문서이기도 하다. 따라서 모든 의무기록 내용은 완전하게 작성되어야 하며, 작성자는 반드시 자신이 작성한 문서에 서명하여야 한다. 의무기록의 각 페이지에는 환자의 식별정보(이름, 나이, 성별, 담당의사, 입원일자, 식별번호)가 표시되어 있어야 한다.

환자가 입원하는 동안에는 의무기록지는 정해진 장소에 비치되어 있어야 하는데, 대개 각 병원에서는 의무기록 관리자를 지정하여 의무기록지를 관리한다. 퇴원한 후에는 의무기록실에서 모든 문서가 빠짐없이 존재하는지, 완전한지, 서명이 되어 있는지, 그리고 문서 배치가 올바른지 등을 확인해야 한다. 환자가 다시 입원할 경우, 특히 동일한 진단명으로 입원할 경우에는 이렇게 기록된 과거 의무기록을 꺼내 참고용으로 현재 의무기록에 추가할 수 있다(그림 1.2). 의원(physician's offices)이나 기타 외래의료제공자(outpatient care providers; 임상의사나 치료사 등)도 마찬가지로 해당 기관을 방문한 환자의 의무기록을 상세하게 기록하고 보관하여야 한다.

디지털혁명이 의료계에도 영향을 미침으로써 최근에는 **전자의무기록**(electronic medical record [EMR])을 도입한 의료기관들이 증가하고 있다. 컴퓨터나 태블릿을 통해 환자의 정보에 접근할 수 있는 소프트웨어 프로그램들이 개발되어 있으며, 이러한 프로그램을 활용하여 의무기록을 검토하고 작성하고 저장할 수 있다. 여러분은 환자와의 접점에서 중앙전산망에 연결된 컴퓨터나 모바일 디바이스를 이용하여 환자의 의무기록에 접근할 수 있다. 일단 전산망에 저장된 정보의 오류 발생 가능성을 탐지하고 예방하기 위해 저장된 정보는 분석되고 관찰되어야 할 것이다. 전산망에 의무기록이 저장된 후에는 여러 보건의료종사자들이 쉽게 의무기록에 접근할 수 있고 공유할 수 있기 때문에 불필요한 검사를 반복하는 것과 부주의에 의한 의료과실을 줄일 수 있다. 이어서 설명하는 내용은 의무기록에 가장 흔히 포함되는 요소들과 그 요소들에 대한 개략적인 설명이다.

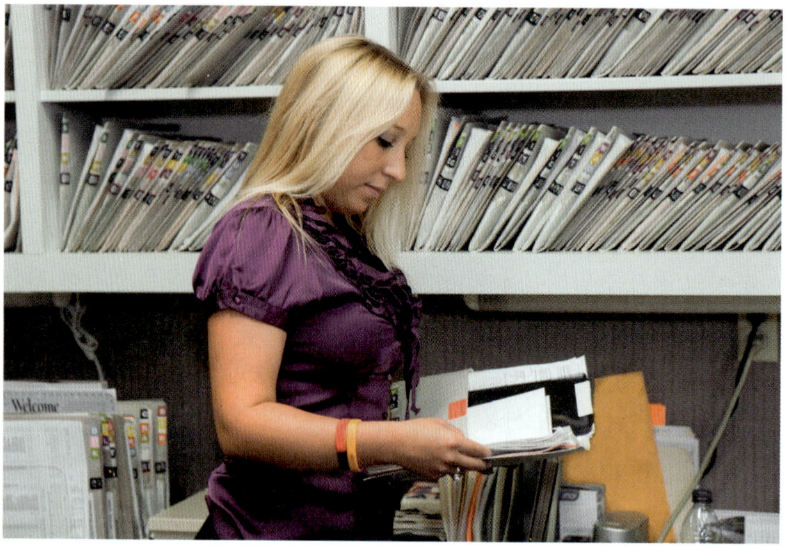

■ 그림 1.2 의료정보담당자들이 환자의 의무기록을 정확하게, 정돈된 상태로, 그리고 영구적으로 보존한다. 의무기록은 나중에 참고할 수 있도록 안전하게 보관되어야 한다.

병력과 진찰 소견(History and Physical)—입원을 결정한 의사가 환자의 자세한 병력과 진찰 소견, 초기 진단명, 치료 계획 등을 기록한 것.

의사지시서(Physician's Order)—환자에게 시행할 간호, 약물투여, 검사, 치료에 대한 의사의 지시 내용을 기록한 것.

간호기록(Nurse's Notes)—간호사가 간호 내용, 활력징후, 구체적인 치료, 치료에 대한 환자의 반응, 그리고 환자의 상태에 대해 매일 기록한 것.

의사경과기록(Physician's Progress Notes)—의사가 환자의 상태, 검사 결과, 검사 결과 요약, 갱신된 평가·진단, 그리고 추가적 치료 계획에 대해 매일 기록한 것.

타과자문보고서(Consultation Reports)—환자의 상태에 대한 평가를 의뢰받은 다른 진료과의 전문의가 작성한 보고서.

기타 보고서(Ancillary Reports)—환자에게 행한 재활이나 사회복지서비스, 호흡 치료와 같은 다양한 치료 및 처치에 대한 보고서.

진단검사결과지(Diagnostic Reports)—환자에게 행한 진단검사 결과로서 주로 진단의학검사(예, 혈액검사)와 영상의학검사(예, 방사선검사와 초음파검사)의 결과지.

환자동의서(Informed Consent)—환자나 그 보호자가 진단방법이나 치료법의 목적·방법·절차·이익·위험성에 대해 명확한 설명을 들은 후 자발적으로 서명한 서류.

수술기록지(Operative Report)—수술한 의사가 작성한 수술에 대한 자세한 보고서로서 수술 전후의 진단명, 자세한 수술방법, 환자가 수술에 얼마나 잘 견뎠는지 등을 기록함.

마취기록지(Anesthesiologist's Report)—환자에게 투여한 약물(예, 약물과 수액)의 상세 내역, 마취에 대한 환자의 반응, 그리고 수술하는 동안의 활력징후를 기록한 보고서.

병리결과보고서(Pathologist's Report)—환자로부터 절제한 조직(예, 골수, 혈액, 조직)을 검사한 병리전문의가 작성한 진단보고서(역자 주: 우리나라에서는 조직은 병리전문의가 진단하고, 골수와 혈액은 진단검사의학전문의가 진단함).

퇴원요약지(Discharge Summary)—환자가 입원한 기간 동안 일어난 사실을 포괄적으로 간추린 문서로서 입원할 당시의 환자 상태, 입원 시 진단명, 검사 결과, 치료 및 치료에 대한 환자의 반응, 최종 진단명, 추적관찰 계획 등을 기록한 것.

의료기관 (역자 주: 우리나라와 미국은 의료법이 다르므로 주의할 것)

의학용어는 다양한 곳에서 사용되고 있다. 의학용어는 보건의료종사자들이 다른 의료기관에 근무하는 보건의료종사자와 특정 환자의 정보를 주고받을 때 정확하고 효율적으로 의사소통하는 데 기여한다(그림 1.3). 이어서 의학용어를 사용하는 여러 형태의 의료기관에 대해 설명한다.

급성치료병원 또는 종합병원(Acute Care or General Hospitals)—단기간 동안 질병의 진단(혈액검사, 영상의학검사)과 치료(수술, 약물치료, 처치) 서비스를 제공하는 기관으로서 일반적으로 응급의료와 산과 진료도 함께 제공함.

전문병원(Specialty Care Hospitals)—특정 유형의 질병에 대한 서비스를 제공하는 기관(예, 정신병원).

요양원(Nursing Homes or Long-Term Care Facilities)—질병 또는 부상 치료를 받은 후 일상으로 돌아갈 때까지 상당한 시간이 필요한 환자나 스스로 생활할 수 없는 사람에게 장기간 서비스를 제공하는 기관.

외래진료소(Ambulatory Care Centers, Surgical Centers, or Outpatient Clinics)—주간에만 서비스를 제공하는 기관으로서 제공하는 서비스 범위는 단순 외과수술부터 진단 검사·치료까지를 포함함.

의원(Physician's Offices)—개인이 진료하는 기관으로서 진단과 치료를 담당함.

건강유지기구(Health Maintenance Organization [HMO])—일차진료의(primary-care physicians), 전문의(specialists), 보건의료종사자(healthcare professionals)가 공동으로 서비스를 제공하는 선불제로 운영되는 기관(역자 주: 우리나라에는 이런 형태의 의료기관이 존재하지 않음).

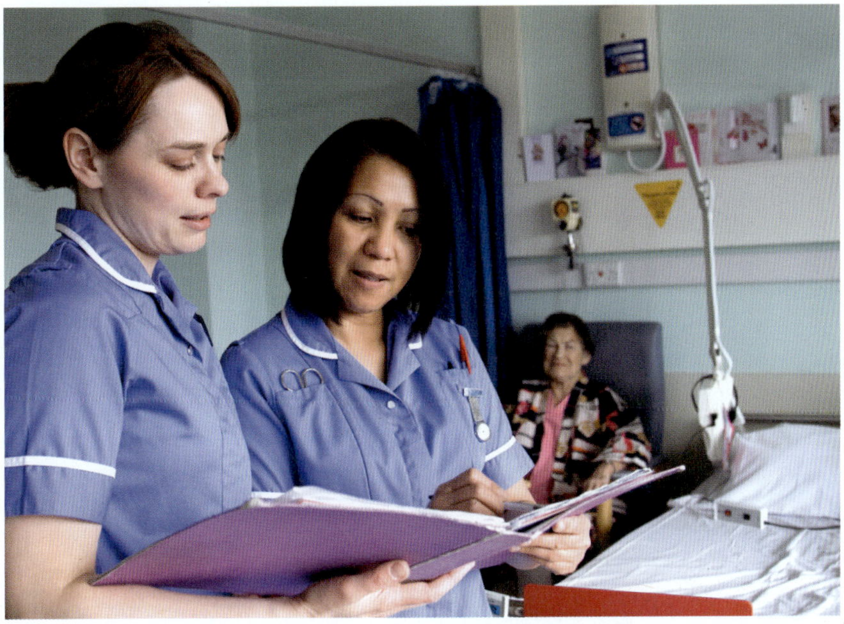

■ **그림 1.3** 간호사 등이 환자의 의무기록을 살펴보면서 그날 할 일을 계획하고 있다. *(Life in View/Science Source)*

가정간호(Home Health Care)—환자의 집에서 간호나 치료, 일상적 돌봄(세탁, 옷 입히기, 식사 도와주기 등), 가사 서비스를 제공하는 것(역자 주: 우리나라에서는 방문간호사가 신체 진찰과 처치를 담당함).

재활센터(Rehabilitation Centers)—물리치료와 작업치료를 집중적으로 제공하는 기관으로서 입원환자와 외래환자 치료를 포함함(역자 주: 우리나라에는 이런 형태의 의료기관이 활성화되어 있지 않음).

호스피스(Hospices)—죽음을 앞둔 말기 환자와 그들의 가족을 신체적·정신적으로 도와주는 역할을 하는 기관(역자 주: 우리나라에서는 대형병원을 중심으로 시행하고 있음).

비밀유지

의학용어를 사용하는 사람들 및 의료에 관여하는 사람들은 반드시 비밀유지(confidentiality)에 대해 확실하게 이해하고 있어야 한다. 환자와 관련된 어떤 정보나 기록이라도 반드시 비밀이 지켜져야 한다. 비밀을 유지해야 한다는 것은 여러분이 알게 된 환자와 연관된 모든 정보에 대해 비밀을 지켜야 할 도덕적·법적 책임을 지닌다는 것을 의미한다. 만일 여러분이 환자와 관련된 서류를 제공하려면 반드시 환자가 서명한 위임장이 제출되어야 한다. 이때에도 오직 환자가 승인한 정보만 제공할 수 있다. 환자의 의무기록과 건강정보에 대한 보호를 강화하고, 자신의 건강정보에 좀 더 쉽게 접근할 수 있게 하며, 자신의 건강정보가 어떻게 사용되고 누구에게 노출될 것인지를 더 강력하게 통제하는 연방 표준을 제공하기 위해 HIPAA (Health Insurance Portability and Accountability Act of 1996, '건강보험의 이전과 책임에 관한 법')가 제정되었다.

복습하기

연습하기

A. 용어 짝짓기

설명과 용어를 짝지어라.

1. ________	단기간 의료서비스를 제공하는 기관	a. 재활센터
2. ________	환자가 입원한 기간 동안 일어난 사실을 포괄적으로 간추려 기록한 문서	b. 간호기록
3. ________	처치의 목적과 방법, 이익, 위험성을 설명한 문서	c. 기타 보고서
4. ________	갱신된 평가·진단과 추가적 치료 계획에 대해 기록한 문서	d. 호스피스
5. ________	죽음을 앞둔 말기 환자와 그 가족을 지지하는 역할을 하는 기관	e. 퇴원 요약
6. ________	입원을 결정한 의사가 적은 내용	f. 의사경과기록
7. ________	환자로부터 얻은 조직을 검사한 후 작성한 진단 보고서	g. 외래진료소
8. ________	수술한 의사가 작성한 문서	h. 진단검사 결과지
9. ________	낮에만 서비스를 제공하는 기관	i. 요양원
10. ________	전문의에 의해 작성된 보고서	j. 환자동의서
11. ________	환자의 상태와 처치 내역에 대해 매일 매일 기록한 문서	k. 병력 및 진찰 소견
12. ________	진단의학검사 및 영상의학검사의 결과 보고서	l. 급성치료병원
13. ________	물리치료와 작업치료를 집중적으로 제공하는 기관	m. 병리결과보고서
14. ________	환자가 받은 치료·처치를 기록한 보고서	n. 타과자문보고서
15. ________	환자가 회복할 때까지 장기간 서비스를 제공하는 기관	o. 수술기록지

B. 접미어의 의미 적기

1. **-plasty** ____________________
2. **-stenosis** ____________________
3. **-itis** ____________________
4. **-al** ____________________
5. **-algia** ____________________
6. **-otomy** ____________________
7. **-megaly** ____________________

8. **-ectomy** ____________________
9. **-rrhage** ____________________
10. **-centesis** ____________________
11. **-gram** ____________________
12. **-ac** ____________________
13. **-malacia** ____________________
14. **-ism** ____________________
15. **-rrhaphy** ____________________
16. **-ostomy** ____________________
17. **-pexy** ____________________
18. **-rrhea** ____________________
19. **-scopy** ____________________
20. **-oma** ____________________

C. 접두어로 바꿔 적기

1. inner ____________________
2. large ____________________
3. before ____________________
4. around ____________________
5. new ____________________
6. without ____________________
7. half ____________________
8. painful, difficult ____________________
9. excessive ____________________
10. above ____________________
11. many ____________________
12. slow ____________________
13. self ____________________
14. across ____________________
15. two ____________________

D. 의학용어로 바꿔 적기

각 문항에 적혀 있는 용어 성분을 결합시켜 의학용어로 바꾸어 적어라.

예를 들면 *spleen*(비장)을 의미하는 연결형과 *enlargement*(비대)를 의미하는 접미어를 이용하여 *enlargement of the spleen*(비장비대)을 의미하는 의학용어로 바꾸어 적어라(정답: *splenomegaly*).

1. *heart*를 의미하는 연결형 ______
   abnormal softening을 의미하는 접미어 ______
   ______ *softening of the heart*를 의미하는 용어

2. *stomach*을 의미하는 어근 ______
   *surgically create an opening*을 의미하는 접미어 ______
   ______ *creating an opening into the stomach*를 의미하는 용어

3. *nose*를 의미하는 연결형 ______
   *surgical repair*를 의미하는 접미어 ______
   ______ *surgical repair of the nose*를 의미하는 용어

4. *excessive*를 의미하는 접미어 ______
   *development*를 의미하는 접두어 ______
   ______ *excessive development*를 의미하는 용어

5. *disease*를 의미하는 연결형 ______
   *the study of*를 의미하는 접미어 ______
   ______ *the study of disease*를 의미하는 용어

6. *nerve*를 의미하는 어근 ______
   *tumor/mass*를 의미하는 접미어 ______
   ______ *nerve tumor*를 의미하는 용어

7. *stomach*을 의미하는 연결형 ______
   *small intestine*을 의미하는 연결형 ______
   study of 를 의미하는 접미어 ______
   ______ *study of stomach and small intestine*을 의미하는 용어

8. *ear*를 의미하는 어근 ______
   *inflammation*을 의미하는 접미어 ______
   ______ *ear inflammation*을 의미하는 용어

9. *chemical*을 의미하는 접두어 ______
   *treatment*를 의미하는 접미어 ______
   ______ *chemical treatment*를 의미하는 용어

10. *cancer*를 의미하는 어근 ______
    *that which produces*를 의미하는 접미어 ______
    ______ *that which produces cancer*를 의미하는 용어

E. 연결형의 의미 적기

1. bi/o ______
2. carcin/o ______
3. cardi/o ______
4. chem/o ______
5. cis/o ______
6. dermat/o ______
7. enter/o ______
8. gastr/o ______
9. gynec/o ______
10. hemat/o ______
11. immun/o ______
12. laryng/o ______
13. path/o ______
14. nephr/o ______
15. neur/o ______
16. ophthalm/o ______
17. ot/o ______
18. pulmon/o ______
19. rhin/o ______

2

신체구조물

Body Organization

학습목표

이 장을 공부한 학생들은

- 이 장에서 다룬 연결형의 의미를 설명할 수 있다.
- 신체구조물의 명칭과 의학용어의 철자를 바르게 적고 발음할 수 있다.
- 세포와 조직, 기관, 계통 수준에서 신체의 구성에 대해 설명할 수 있다.
- 세포의 일반적 특징에 대해 설명할 수 있다.
- 조직을 4가지 유형으로 분류할 수 있다.
- 12개의 장기계통에 속하는 주요 장기를 열거할 수 있고 이들의 의학적 특성을 설명할 수 있다.
- 해부학적 자세를 정의할 수 있다.
- 신체 단면을 정의할 수 있다.
- 신체 부위를 나누어 설명할 수 있다.
- 체강과 그 속에 포함되어 있는 장기를 열거할 수 있다.
- 복부를 해부학적으로 9구획으로, 임상적으로 4구획으로 나누어 설명할 수 있다.
- 방향을 나타내는 용어와 위치를 나타내는 용어를 설명할 수 있다.
- 용어 성분을 이용하여 신체구조물을 나타내는 의학용어를 생성할 수 있다.
- 신체구조물과 연관된 약어를 해석할 수 있다.

신체구조물 훑어보기

배열

우리 몸은 몇 단계의 수준(level)으로 이루어져 있고, 각 수준은 한 단계 더 낮은 수준으로 구성되어 있다. 다시 말해 전체적으로 볼 때 신체(body)는 계통(system)으로 이루어져 있고, 계통은 장기(organ)로 이루어져 있으며, 장기는 조직(tissue)으로 이루어져 있고, 조직은 세포(cell)로 이루어져 있다.

신체구조물의 수준

cells 세포 **tissues** 조직 **organs** 기관·장기 **systems** 계(통) **body** 신체

용어 성분

여기서 설명하는 용어는 신체구조물의 명칭을 나타내는데 흔히 사용되는 일부 연결형(combining form)이다.

연결형

연결형	의미
abdomin/o	abdomen 배·복부
adip/o	fat 지방
anter/o	front 앞쪽·전방
brachi/o	arm 위팔·상완
cardi/o	heart 심장
caud/o	tail 꼬리
cephal/o	head 머리
cervic/o	neck 목
chondr/o	cartilage 연골
crani/o	skull 머리뼈·두개골
crin/o	to secrete 분비
crur/o	leg 다리
cyt/o	cell 세포
dermat/o	skin 피부
dist/o	away from ~에서 떠나서
dors/o	back 등
enter/o	small intestine 소장
epitheli/o	epithelium 상피
gastr/o	stomach 위
glute/o	buttock 볼기·궁둥이
gynec/o	woman 여성
hemat/o	blood 혈액
hist/o	tissue 조직
immun/o	protection 방어
infer/o	below 아래·하
inguin/o	groin 샅굴부위·서혜부
laryng/o	larynx 후두
later/o	side 옆·측면
lumb/o	loin·low back 허리
lymph/o	lymph 림프
medi/o	middle 중간
muscul/o	muscle 근육
nephr/o	kidney 신장·콩팥
neur/o	nerve 신경
ophthalm/o	eye 눈·안구
orth/o	straight 똑바른, upright 수직으로 세워진
ot/o	ear 귀
pariet/o	cavity wall 체강 벽
ped/o	foot 발
pelv/o	pelvis 골반
peritone/o	peritoneum 복막
pleur/o	pleura 가슴막·흉막
poster/o	back 뒤·등
proct/o	rectum and anus 직장과 항문
proxim/o	near to ~에 가까운
pub/o	genital region 생식기 부위
pulmon/o	lung 폐·허파
rhin/o	nose 코
spin/o	spine 가시·척추
super/o	above 위·상
thorac/o	chest 가슴·흉부
ur/o	urine 소변·요
urin/o	urine 소변·요
vascul/o	blood vessel 혈관
ventr/o	belly 배
vertebr/o	vertebra 척추뼈·척추골
viscer/o	internal organ 내장

그림으로 살펴본 신체 구성

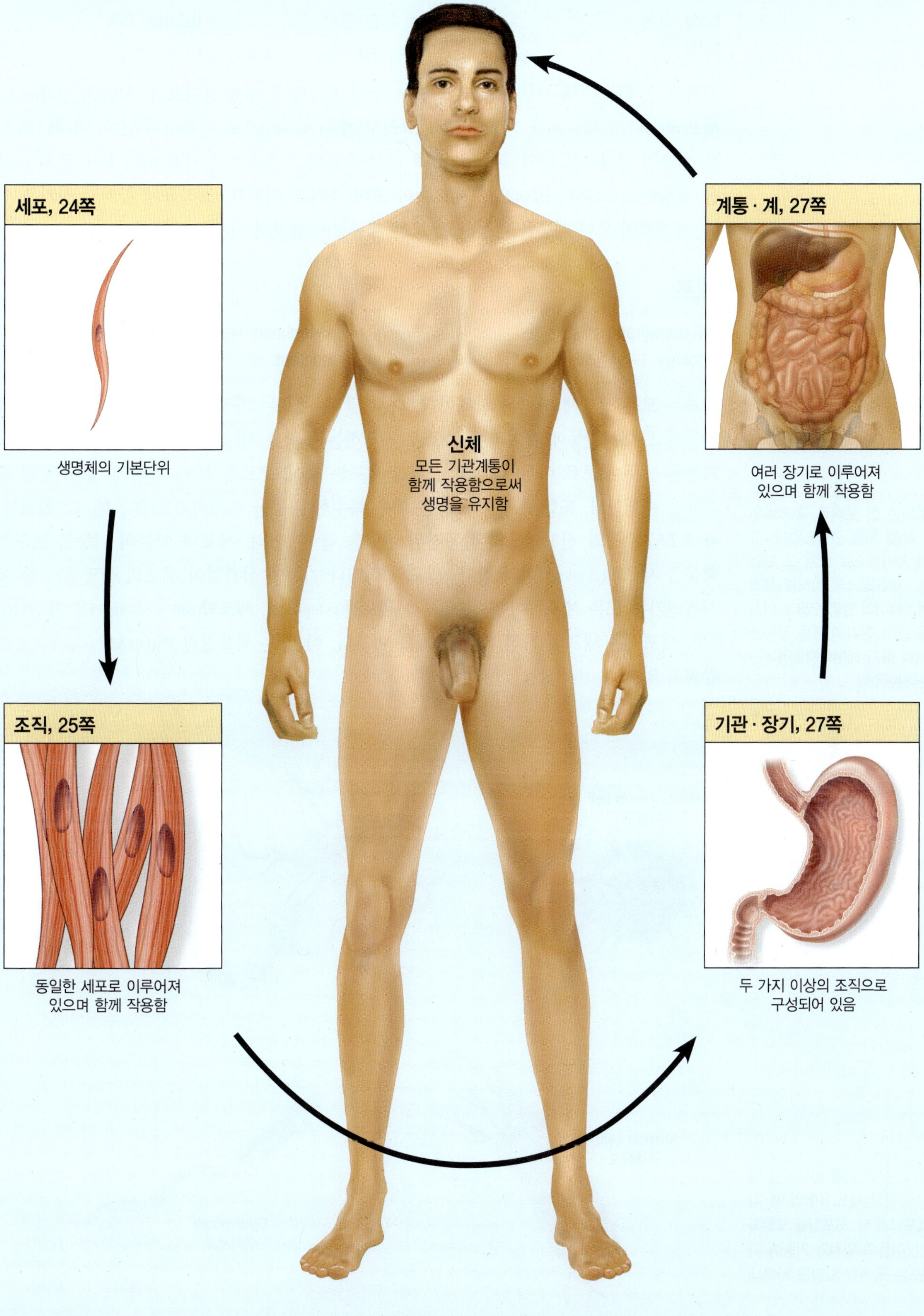

신체구조물의 수준

body 신체 **organs** 기관·장기 **tissues** 조직
cells 세포 **systems** 계통·계

사람의 신체에 대해 공부하기 전에 먼저 구성 요소들에 대해 살펴보자. 사람의 **신체**(body)는 **세포**(cells)와 **조직**(tissues), **기관**(organs), 그리고 **계통**(systems)으로 이루어져 있다. 이러한 요소들은 계층적 방식으로 배열되어 있다. 즉 하위 수준의 요소들이 합쳐져 바로 위 수준의 구조물을 형성한다. 그러한 방식으로 세포들이 모여 조직을 이루고, 조직들이 합쳐져 장기를 이루며, 장기들이 모여 계통을 형성하고, 모든 계통들이 합쳐져 신체를 구성한다.

세포

cell membrane 세포막 **cytoplasm** [싸이토플라즘] 세포질
cytology [싸이톨오지] 세포학 **nucleus**

용어 성분

이 용어 성분들을 찾아보자.
cyt/o =세포
-logy = ~학
-plasm = 형성

알아두기

세포는 300년 전 로버트 훅(Robert Hooke)에 의해 처음 관찰되었다. 그는 세포가 사각형으로 생겨 그 모양이 prison cell(교도소의 방)처럼 생겼다고 하여 cell이라 명명하였다. 이처럼 모양을 보고 장기 이름을 정하는 것은 당시의 초기 해부학자들에게는 흔히 있는 일이었다.

세포는 모든 생명체의 기본 단위이다. 다시 말해, 세포는 가장 작은 신체구조물로서 자극에 반응하고, 대사활동에 관여하며, 스스로 재생하는 능력을 지니고 있다. 신체를 이루는 조직과 기관은 모두 세포로 이루어져 있다. 개별 세포는 생식, 호르몬 분비, 에너지 생산, 배설 같은 기능을 수행한다. 또한 특정 세포들은 매우 특수한 기능을 수행하기도 하는데, 그 예로는 근육세포의 수축과 신경세포의 활동전위 전달을 들 수 있다. 세포와 이들의 기능을 연구하는 학문을 세포학(cytology)이라 한다. 세포의 형태나 기능에 상관없이 세포의 생명주기 중 어느 시점엔가는 모든 세포들이 **핵**(nucleus)과 **세포질**(cytoplasm), **세포막**(cell membrane)을 가진다(그림 2.1). 세포막은 세포의 가장 바깥 경계를 이룬다. 이 막은 세포질과 핵(DNA를 포함하고 있음)을 감싸고 있다.

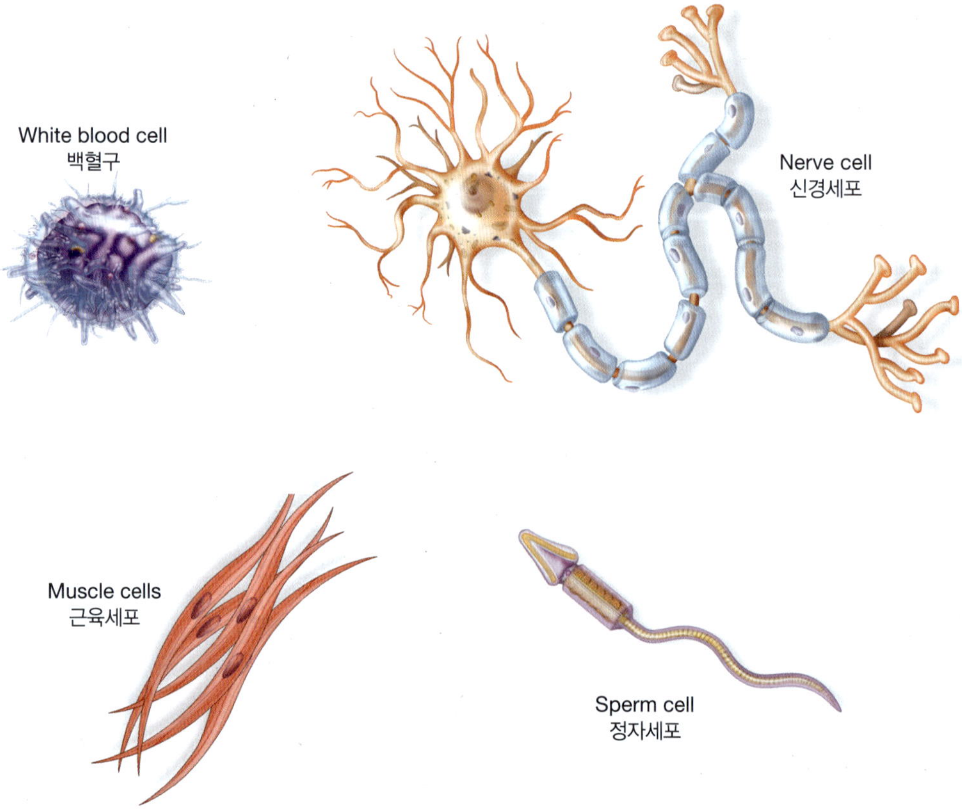

■ **그림 2.1** 우리 몸에 분포하는 네 종류의 서로 다른 세포 유형의 예. 각 세포는 세포막과 핵, 세포질을 포함하고 있지만, 이들의 위치와 기능에 따라 각 세포는 독특한 모양을 나타내게 된다.

조직

connective tissue 결합조직
epithelial tissue [에퍼씰리얼] 상피조직
histology [히스톨오지] 조직학
muscular tissue 근육조직
nervous tissue 신경조직

조직학은 조직에 대해 연구하는 학문이다. 조직은 세포들이 모여 형성되며 특정 역할을 수행하기 위해 함께 기능을 나타낸다. 우리 몸에는 4가지 유형의 조직, 즉 **근육조직**과 **상피조직**, **결합조직**, **신경조직**이 존재한다(그림 2.2).

용어 성분
이 용어 성분들을 찾아보자.
epitheli/o = 상피
hist/o = 조직
muscul/o = 근육
-al = ~와 연관된
-ar = ~와 연관된
-logy = ~학
-ous = ~와 연관된

근육조직

cardiac muscle 심근·심장근육
smooth muscle 평활근·민무늬근육
muscle fibers 근섬유
skeletal muscle 골격근·뼈대근육

근육조직은 수축함으로써 신체를 움직이는 역할을 하며, 개별 근육세포는 **근섬유**로 이루어져 있다. 근육조직은 **골격근**이나 **평활근**, **심근** 중 한 종류의 근육을 이룬다. 골격근은 뼈(bone; 뼈를 골격[skeleton]이라고도 함)에 부착되어 있다. 평활근은 창자(intestine)나 자궁(uterus), 혈관(blood vessel) 같은 내부 장기에 분포한다. 심근은 오직 심장(heart)에만 분포한다.

용어 성분
이 용어 성분들을 찾아보자.
cardi/o = 심장
-ac = ~와 연관된
-al = ~와 연관된

상피조직

epithelium [에퍼씰리움] 상피

상피조직(또는 **상피**)은 신체 곳곳에 분포하며 신체구조물을 감싸 덮고 있는 촘촘하게 배열된 세로로 이루어져 있다. 예를 들어 상피조직은 피부(skin)의 최상층과 위(stomach)를 덮고 있다(그림 2.2). 상피조직은 방어 장벽 역할 뿐만 아니라 물질 흡수(예, 창자로부터의 영양분 흡수)나 물질 분비(예, 땀샘), 노폐물 배설(예, 신세뇨관)에도 관여한다.

알아두기
상피를 의미하는 '*epithelium*'은 '~위'를 의미하는 접미어 *epi*-와 'nipple(표면으로부터 튀어 나온 구조물)'을 의미하는 연결형 *theli/o*로부터 기원한 용어이다.

결합조직

adipose [애디포스] 지방
bone 뼈
cartilage [카ㄹ틸이지] 연골
tendons 힘줄·건

결합조직은 신체구조물에 분포하는 지지 및 방어에 관여하는 조직이다. 결합조직은 분포하는 위치에 따라 매우 다른 기능을 수행하므로 해당 부위에서 필요로 하는 역할을 할 수 있도록 다양한 형태를 가진다. 예를 들어 **뼈**는 전신을 구조적으로 지지하는 역할을 한다. **연골**은 관절에 가해지는 충격을 흡수하는 역할을 한다. **힘줄**은 골격근을 뼈에 단단하게 연결하는 역할을 한다. **지방**은 신체구조물의 손상을 방지하는 충전재 역할을 한다(그림 2.2).

용어 성분
이 용어 성분들을 찾아보자.
adip/o = 지방
-ose = ~와 연관된

신경조직

brain 뇌
nerves 신경
neurons 신경세포·뉴런
spinal cord 척수

신경조직은 **신경세포**라 불리는 세포로 이루어져 있다(그림 2.2). 이 조직은 뇌와 척수를 형성할 뿐만 아니라 전신에 분포하는 **신경망**(network of nerves; 뇌와 다른 신체 부위 사이에서 정보를 싣고 다니는 활동전위를 전달함)도 형성한다.

용어 성분
이 용어 성분들을 찾아보자.
neur/o = 신경
spin/o = 가시, 척추, 척주
-al = ~와 연관된

■ 그림 2.2 근육조직과 상피조직, 결합조직, 신경조직의 모양과 이들 조직의 신체 내 분포 위치.

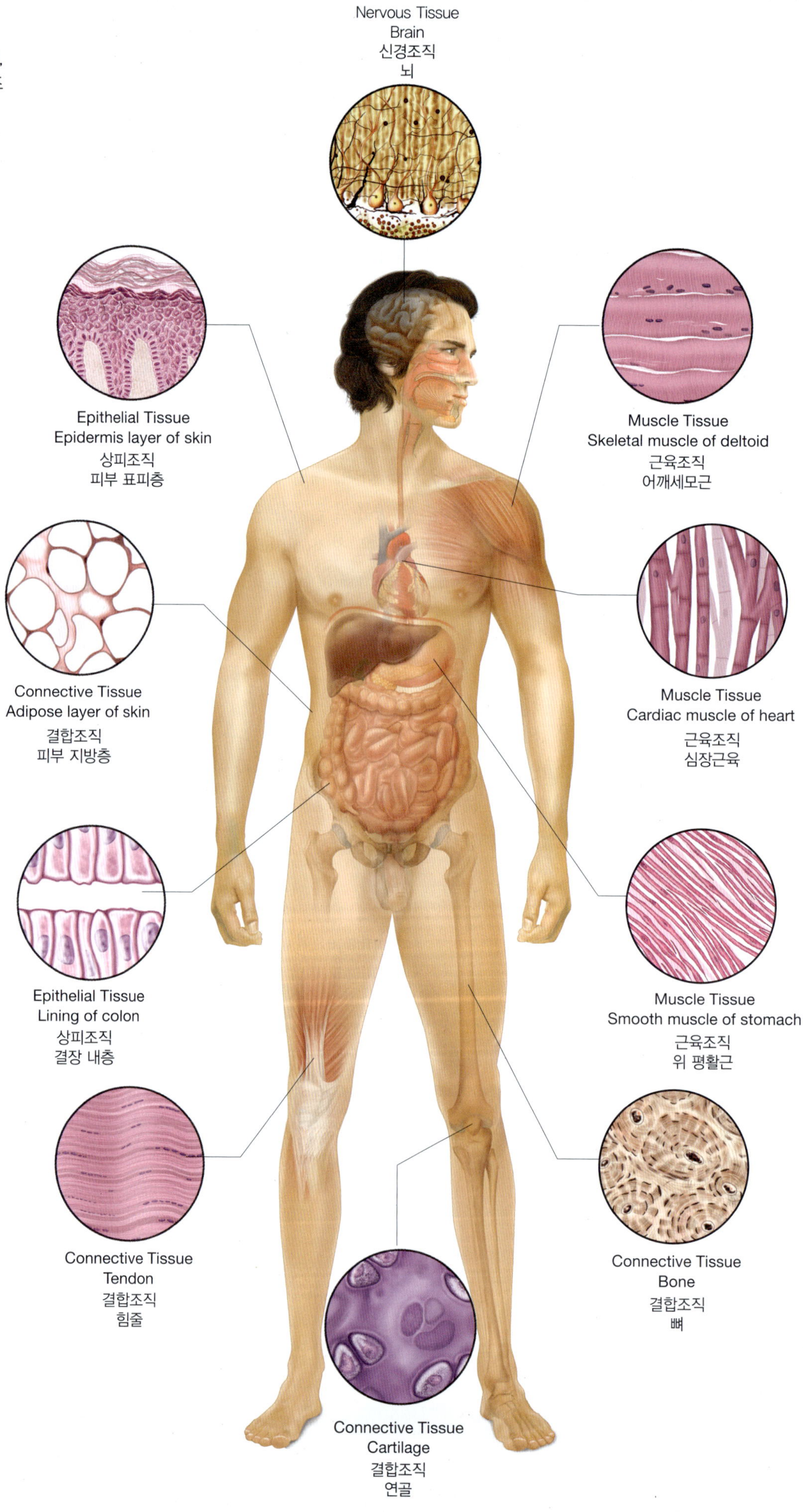

자습하기

A. 문장 완성하기

1. 신체구조물의 위계 수준을 가장 작은 것으로부터 큰 것 순으로 적어라.

    ________________, ________________, ________________, ________________, ________________

2. 모양에 상관없이 모든 세포는 ________________, ________________, ________________을 포함하고 있다.

3. ________________ 조직은 내부 장기의 내벽을 형성하고, 피부의 외피를 형성한다.

4. ________________ 근은 심장에 분포하고, ________________ 근은 뼈에 붙어 있으며, ________________ 근은 내부 장기에 분포한다.

5. 연골과 힘줄은 ________________ 조직에 해당한다.

6. 신경조직은 ________________로 이루어져 있다.

기관과 계통

기관(장기라고도 함)은 몇 종류의 조직으로 이루어져 있으며, 기관을 이루는 조직들은 특정 기능을 수행하기 위해 함께 작용을 나타낸다. 예를 들어 위(stomach)에는 평활근조직과 신경조직, 상피조직이 분포하며, 이 조직들은 음식물이 소화액과 접촉할 수 있도록 해준다.

계통은 복잡한 기능을 수행할 수 있도록 협동적으로 작동하는 여러 기관으로 구성되어 있다. 앞서 설명한 예를 계통에 적용하면, 위(stomach)와 다른 소화계통 기관들(구강[oral cavity], 식도[esophagus], 간[liver], 췌장[pancreas], 소장[small intestine], 결장[colon])은 함께 작용하여 음식물을 섭취하고, 소화하고, 흡수하는 역할을 한다.

표 2.1에는 각 계통에 속하는 주요 장기와 그들의 기능, 그리고 질병을 다루는 전문분야가 정리되어 있다.

표 2.1 인체의 기관계통

기관계통과 전문분야	용어 성분	구조물		기능
Integumentary System [인테규멘터뤼] 피부계통·외피계 dermatology [더ㄹ마톨오지] 피부과학	-ary = ~와 연관된 dermat/o = 피부 -logy = ~학	• 피부 • 털 • 손발톱 • 땀샘 • 피지선	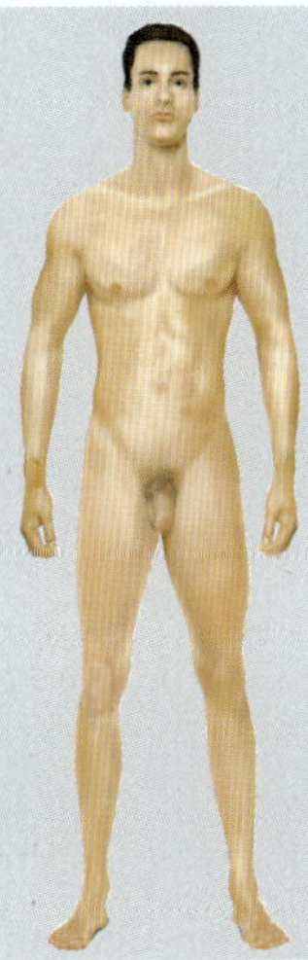	쌍방향 장벽을 형성하여 신체를 보호하고 체온 조절을 도움.

표 2.1 인체의 기관계통 (계속)

기관계통과 전문분야	용어 성분	구조물	기능
Musculoskeletal System (MS) [머스큘로우 스켈에탈] 근육뼈대계통·근골격계 orthopedics [오ㄹ쏘피딕스] 정형외과학 orthopedic surgery [오ㄹ쏘피딕]	musculo/o = 근육 -al = ~와 연관된 orth/o = 똑바른 ped/o = 발 -ic = ~와 연관된	• 뼈 • 관절 • 근육 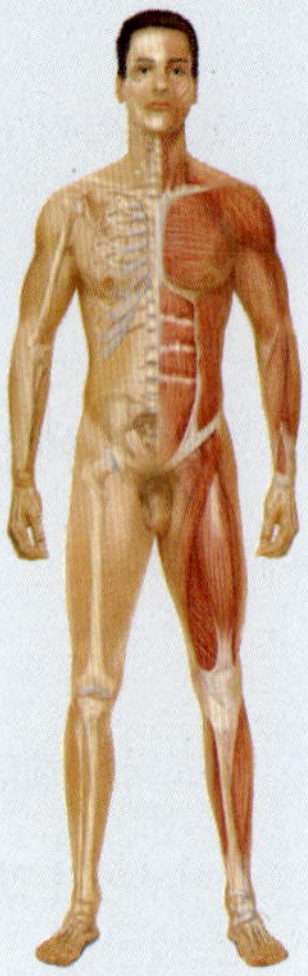	뼈는 신체를 지지하고 보호하며, 혈액을 생성하고, 무기질을 저장함. 근육은 신체 움직임을 유발함.
Cardiovascular System (CV) [카ㄹ디오배스큘러ㄹ] 심장혈관계통·심혈관계 cardiology [카ㄹ디알어지] 심장학·심장병학	cardi/o = 심장 vascul/o = 혈관 -ar = ~와 연관된 -logy = ~학	• 심장 • 동맥 • 정맥 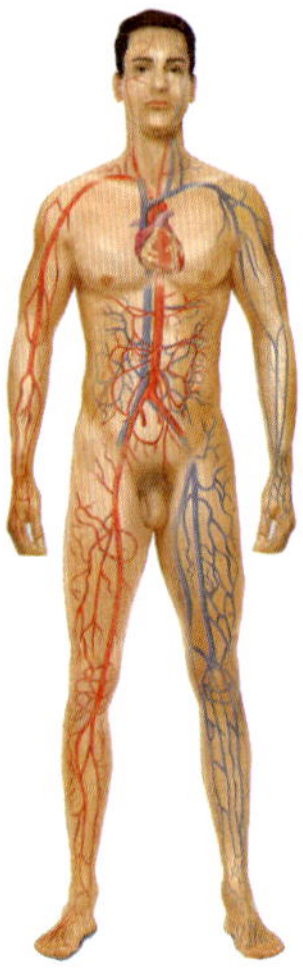	혈액을 짜내어 전신을 순환하게 함으로써 영양분과 산소, 노폐물을 운반함.
Blood (Hematic System) [히매틱] 혈액 hematology [히마톨오지] 혈액학	hemat/o = 혈액 -ic = ~와 연관된 -logy = ~학	• 혈장 • 적혈구 • 백혈구 • 혈소판 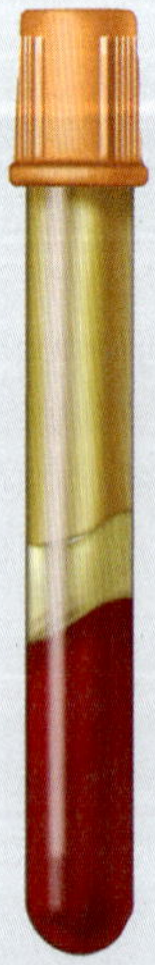	산소를 운반하고, 병원체를 방어하며, 출혈을 억제함.

표 2.1 인체의 기관계통 (계속)

기관계통과 전문분야	용어 성분	구조물	기능
Lymphatic System [림패틱] 림프계(통) immunology [임뮤놀오지] 면역학	lymph/o = 림프 -atic = ~와 연관된 immun/o = 방어 -logy = ~학	• 림프절 • 림프관 • 비장 • 흉선 • 편도 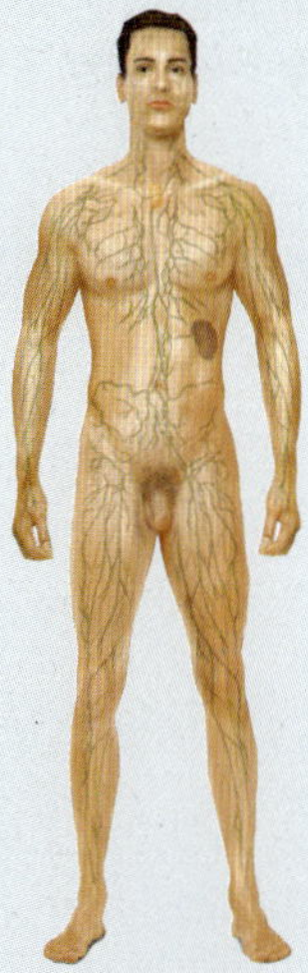	질병과 병원체 침입으로부터 신체를 방어함.
Respiratory System 호흡계(통) otorhinolaryngology (ENT) [오토롸이노래링골오지] 이비인후과학 pulmonology [풀모날러지] 호흡기학 thoracic surgery [쏘랫식] 흉부외과학	-ory = ~와 연관된 ot/o = 귀 rhin/o = 코 laryng/o = 후두 pulmon/o = 폐 thorac/o = 가슴·흉부 -ic = ~와 연관된 -logy = ~학	• 비강 • 인두 • 후두 • 기관 • 기관지 • 폐 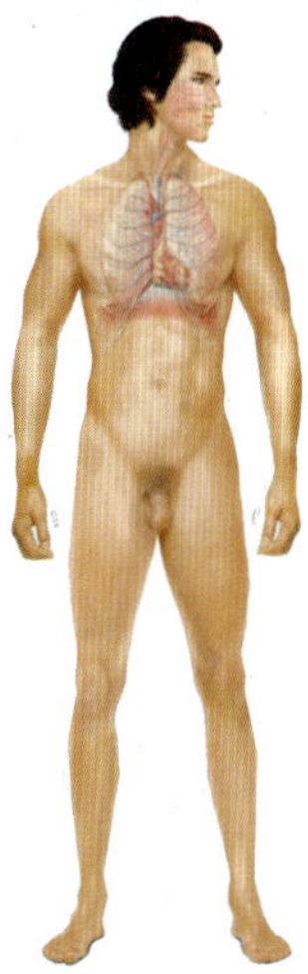	외기로부터 산소를 획득하고, 신체로부터 이산화탄소를 배출함.
Digestive or Gastrointestinal System (GI) 소화계(통), 위장관계(통) gastroenterology [개스트로엔테롸오지] 위장병학 proctology [프록톨오지] 직장항문학	gastr/o = 위 enter/o = 소장 proct/o = 직장 및 항문 -al = ~와 연관된 -logy = ~학	• 구강 • 인두 • 식도 • 위 • 소장 • 결장 • 간 • 담낭 • 췌장 • 침샘 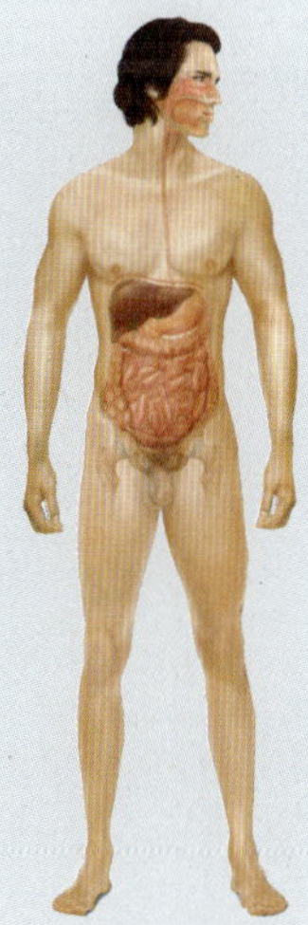	신체가 필요로 하는 영양분을 섭취·소화·흡수함.

표 2.1 인체의 기관계통 (계속)

기관계통과 전문분야	용어 성분	구조물		기능
Urinary System [유뤼내뤼] 비뇨계(통) nephrology [네프롸알오지] 신장학 urology [유롸알오지] 비뇨기과학	urin/o = 소변 -ary = ~와 연관된 nephr/o = 신장 ur/o = 소변 -logy = ~학	• 신장 • 요관 • 방광 • 요도	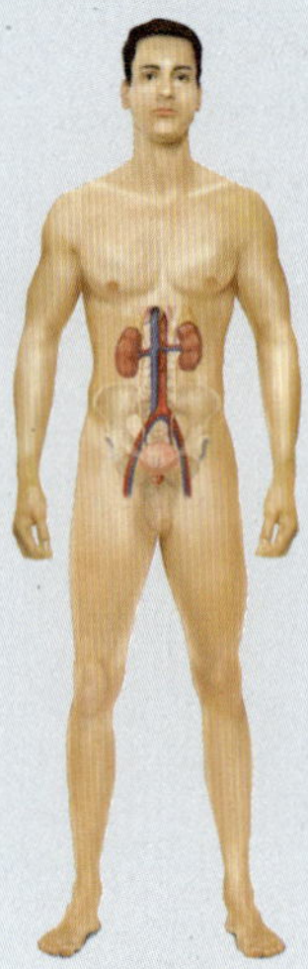	혈액으로부터 노폐물을 여과하여 몸 밖으로 배출함.
Female Reproductive System 여성생식계(통) gynecology (GYN) [가이네콜오지] 부인과학 obstetrics (OB) [옵스테트뤽스] 산과학	gynec/o = 여성 -logy = ~학	• 난소 • 자궁관·난관 • 자궁 • 질 • 외음·음문 • 유방	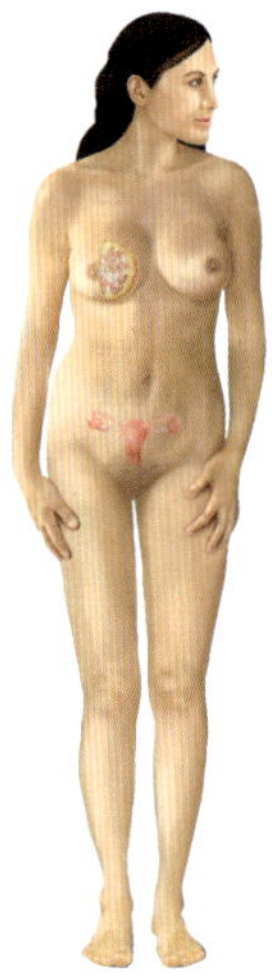	생식에 필요한 난자를 생산하고, 태아가 자랄 수 있는 장소를 제공함.
Male Reproductive System 남성생식계(통) urology [유롸알오지] 비뇨기과학	ur/o = 소변 -logy = ~학	• 고환 • 부고환 • 정관 • 음경 • 정낭 • 전립샘 • 망울요도샘	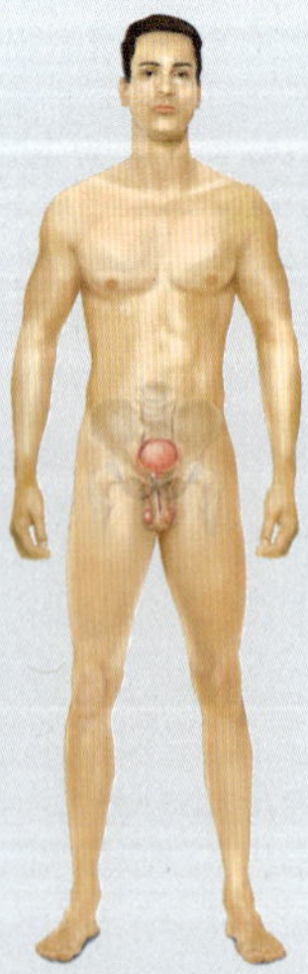	생식에 필요한 정자를 생산함.

표 2.1 인체의 기관계통 (계속)

기관계통과 전문분야	용어 성분	구조물	기능
Endocrine System [엔도크륀] 내분비계(통) endocrinology [엔도크뤼놀오지] 내분비학	endo- = ~내에 crin/o = 분비 -ine = ~와 연관된 -logy = ~학	• 뇌하수체 • 솔방울샘·송과체 • 갑상샘·갑상선 • 부갑상샘·부갑상선 • 가슴샘·흉선 • 부신 • 췌장 • 난소 • 고환 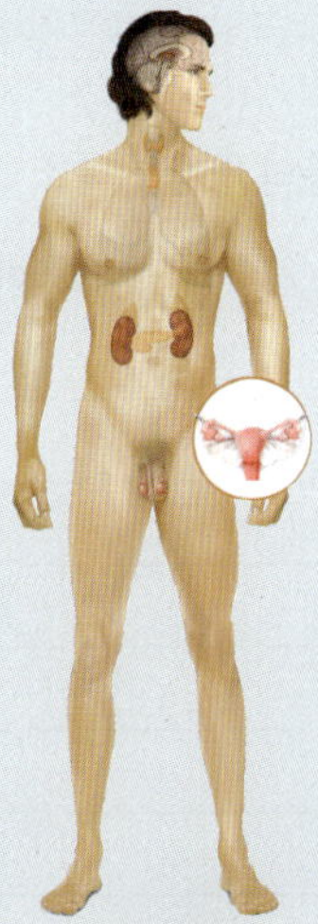	신체 대사활동을 조절함.
Nervous System 신경계(통) neurology [뉴랄오지] 신경학 neurosurgery [뉴로써ㄹ저뤼] 신경외과(학)	-ous = ~와 연관된 neur/o = 신경 -logy = ~학	• 뇌 • 척수 • 신경 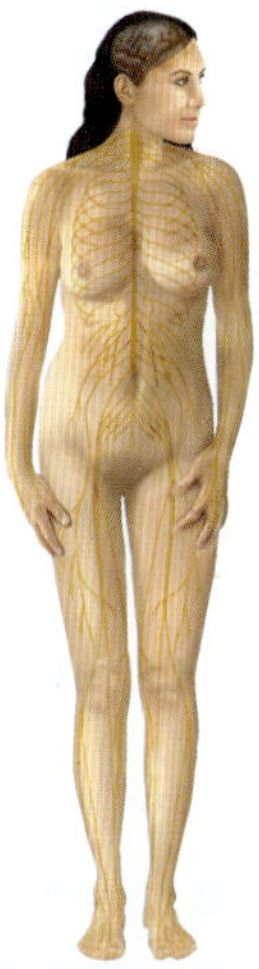	감각 정보를 받아들이고 신체 반응을 조정함.
Special Sense 특수감각 ophthalmology [옾쌀몰오지] 안과학	ophthalm/o = 눈·안구 -logy = ~학	• 눈 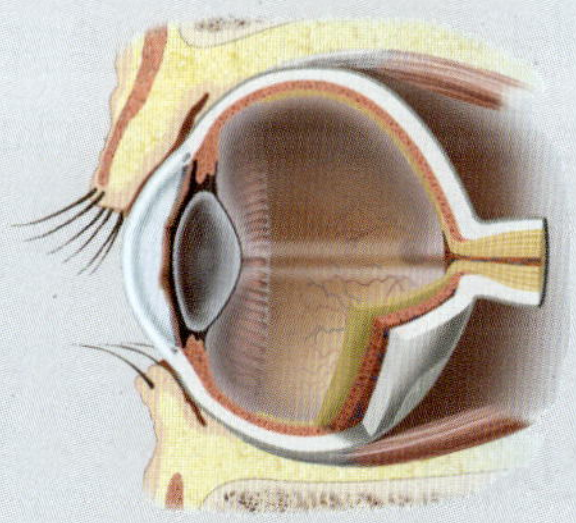	시각
otorhinolaryngology (ENT) [오토롸이노뢔린골오지] 이비인후과학	ot/o = 귀 rhin/o = 코 laryng/o = 후두 -logy = ~학	• 귀 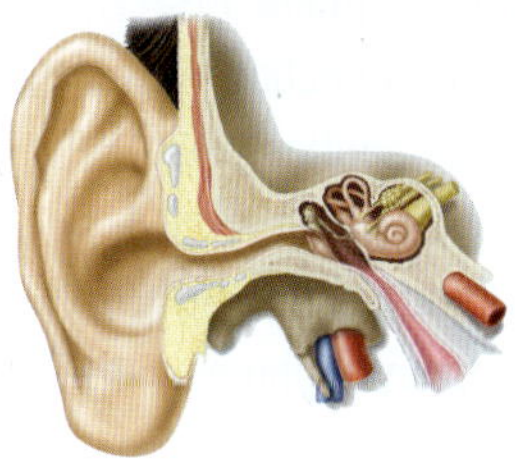	청각 및 평형감각

자습하기

B. 기관계통과 그 기능 짝짓기

아래에 나열된 각 장기가 속한 기관계통의 명칭을 적고, 그 기능과 짝지어라.

기관	기관계통	기능
1. ________ 피부(skin)	____________	a. 신체를 지지함
2. ________ 심장(heart)	____________	b. 태아가 자랄 수 있는 공간을 제공함
3. ________ 위(stomach)	____________	c. 혈액 속의 노폐물을 여과함
4. ________ 자궁(uterus)	____________	d. 양방향 장벽을 제공함
5. ________ 뼈(bone)	____________	e. 움직임을 유발함
6. ________ 폐(lung)	____________	f. 정자를 생산함
7. ________ 신장(kidney)	____________	g. 영양분을 섭취·소화·흡수함
8. ________ 고환(testis)	____________	h. 신체 반응을 조정함
9. ________ 뇌(brain)	____________	i. 혈액을 혈관 속으로 짜냄
10. ________ 근육(muscle)	____________	j. 산소를 획득함

신체

anatomical position 해부학적 자세

신체는 모든 기관계통들이 합쳐져 구성된다. 환자에 대해 설명할 때, 특정 신체의 위치와 방향을 올바르게 서술하기 위해서는 해부학적 용어를 알아야만 한다. **해부학적 자세**(anatomical position)는 인체에서 구조물 위치와 상관관계를 설명할 때 기준이 되는 자세이다. 해부학적 자세란 똑바로 서서 정면을 주시한 상태에서 팔은 몸통 양쪽에 내리고, 손바닥은 정면을 향하는 자세를 말한다. 또한 다리는 발과 나란히 두고, 발가락은 정면을 향한 상태를 말한다(그림 2.3). 어떤 구조물을 설명할 때, 그 구조물은 항상 해부학적 자세를 취했을 때의 위치와 방향에 있다고 가정한다.

용어 성분

이 용어 성분들을 찾아보자.
-al = ~와 연관된

신체면

coronal plane [코론얼] 관상면
coronal section 관상단면
cross-section 가로단면
frontal plane 이마면
frontal section 이마단면
horizontal plane 수평면
longitudinal section 세로단면
median plane 정중면
sagittal plane [쌔지털] 시상면
sagittal section 시상단면
transverse plane 가로면
transverse section 가로단면

신체면(身體面·body plane)을 나타내는 용어는 의료인들이 신체와 신체구조물을 설명할 때 큰 도움이 된다. 신체면을 이해하기 위해 신체를 다양한 각도에서 **얇게 절단**(절편뜨기[slicing])한다고 가정하자. 이 가상의 절편뜨기를 통해 우리들은 신체 부위를 설명할 때 좀 더 정교한 용어를 사용할 수 있게 된다. 그림 2.4에 나타낸 대로 신체면의 종류는 다음과 같다.

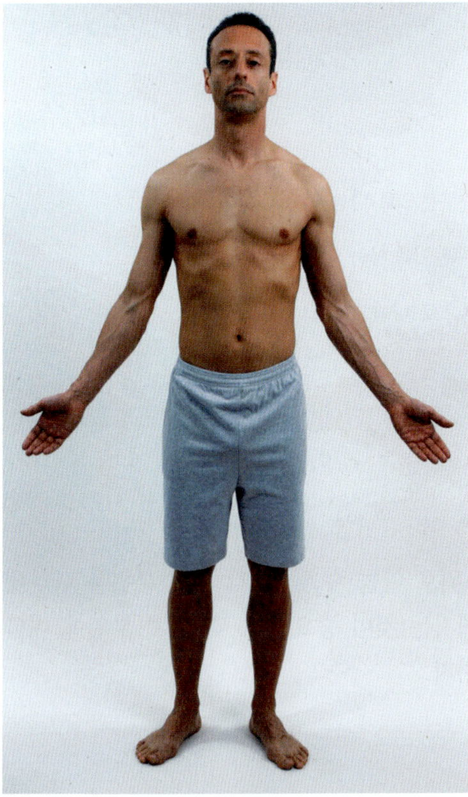

■그림 2.3 해부학적 자세. 똑바로 서서 정면을 주시한 상태에서 팔은 몸통 양옆에 내리고, 손바닥은 정면을 향한 상태에서 손가락은 펴고, 다리는 모은 상태에서 발가락은 정면을 향하게 한다. *(Patrick Watson, Pearson Education)*

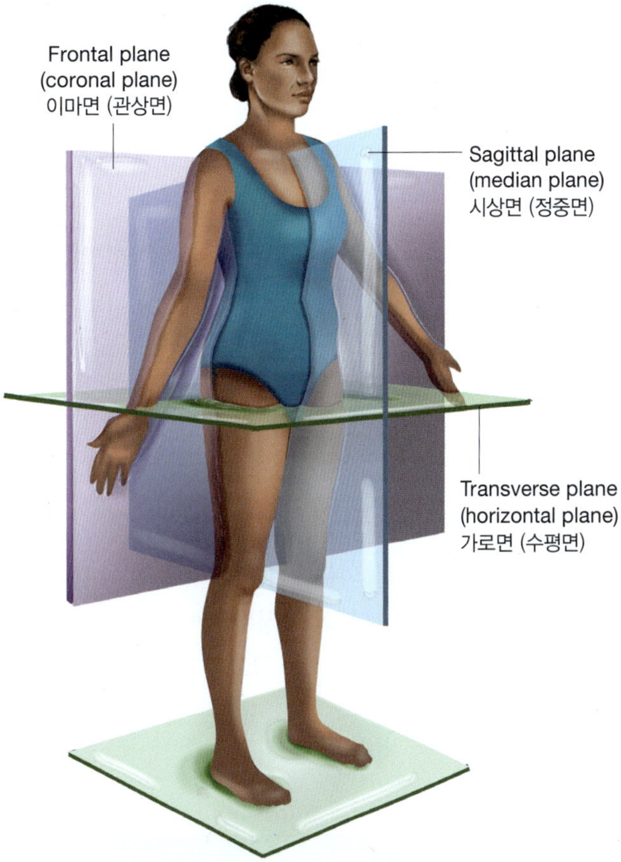

■그림 2.4 신체면. 시상면은 앞뒤 방향으로 자른 수직면이고, 이마면은 좌우 방향으로 자른 수직면이며, 가로면은 수평면이다.

1. **시상면**(sagittal plane): 이 면은 신체 앞뒤를 수직으로 관통하는 면으로서 신체 또는 신체구조물을 우측 부분과 좌측 부분으로 나눈다. 우측과 좌측은 똑같지 않아도 상관없다. 시상면이 신체 중앙을 지날 경우에는 우측 절반과 좌측 절반은 똑같게 되는데, 이것을 **정중시상면**(midsagittal plane) 또는 **정중면**(median plane)이라 한다. 시상면을 따라 신체 내부를 절단한 단면을 시상단면(sagittal section)이라 한다.
2. **이마면**(frontal plane): 이 면은 **관상면**(coronal plane)이라고도 하며, 신체 좌우를 수직으로 관통하는 면으로서 신체 또는 신체구조물을 앞부분과 뒷부분으로 나눈다. 이마면을 따라 신체 내부를 절단한 단면을 **이마단면**(frontal section) 또는 **관상단면**(coronal section)이라 한다.
3. **가로면**(transverse plane): 이 면은 **수평면**(horizontal plane)이라고도 하며, 지면(ground)과 평행하게 신체 내부를 절단한 면이다. 이 가상의 절단면은 신체 또는 신체구조물을 윗부분과 아랫부분으로 나눈다. 가로면을 따라 신체 내부를 절단한 면을 **가로단면**(transverse section)이라 한다.

용어 성분

이 용어 성분들을 찾아보자.
medi/o = 중앙, 중간
trans- = 가로질러
-al = ~와 연관된
-an = ~와 연관된

횡단면(가로면 · cross-section)과 **종단면**(수직면 · longitudinal section)은 신체구조물의 내부를 설명할 때 자주 이용된다. 구조물의 장축을 따라 길이 방향으로 길게 절단하면 종단면이 만들어진다. 구조물의 장축에 대해 직각 방향으로 절단하면 횡단면이 만들어진다.

자습하기

C. 신체면과 그 설명을 짝지어라.

1. __________ 이마면(frontal plane)
2. __________ 시상면(sagittal plane)
3. __________ 가로면(transverse plane)

a. 신체를 우측부분과 좌측부분으로 나눔

b. 신체를 윗부분과 아랫부분으로 나눔

c. 신체를 앞부분과 뒷부분으로 나눔

알아두기

의학용어를 배우는 동안에는 일반적인 문구나 일반 용어를 사용하지 않는 것이 바람직하다. 실제로 많은 사람들은 복부(*abdomen*; 신체 부위)를 나타낼 때 위(*stomach*; 기관 명칭)라는 용어를 자주 사용한다.

신체 부위

신체를 외부에서 쉽게 구분할 수 있는 큰 신체 부위로 나눌 수 있다. 각 신체 부위를 나타내는 해부학적 명칭뿐 아니라 일반 명칭에도 익숙해지는 것이 중요하다. 각 신체 부위에 대한 설명은 표 2.2를 참고하고, 위치는 그림 2.5를 참고하자.

표 2.2 신체 부위를 나타내는 용어

신체부위	용어 성분	설명
abdominal region [애ㅂ돔이널] 배부위·복부	abdomin/o = 배·복부 -al = ~와 연관된	배; 몸통의 앞면에 위치
brachial region [브뤠키얼] 팔부위	brachi/o = 위팔·상완 -al = ~와 연관된	위팔·상완
cephalic region [쎄팔릭] 머리부위·두부	cephal/o = 머리 -ic = ~와 연관된	머리
cervical region [써ㄹ비컬] 목부위·경부	cervic/o = 목 -al = ~와 연관된	목; 머리와 몸통을 연결함.
crural region [크루뤌] 다리부위	crur/o = 다리 -al = ~와 연관된	다리
dorsum [도ㄹ섬] 등	dors/o = 등	등; 몸통의 뒷면에 위치
gluteal region [글루티얼] 볼기부위·둔부	glute/o = 볼기·궁둥이 -al = ~와 연관된	볼기; 몸통의 뒷면에 위치
pelvic region [펠빅] 골반부위·골반부	pelv/o = 골반 -ic = ~와 연관된	골반; 몸통의 앞면에 위치
pubic region [퓨빅] 두덩부위·치골부	pub/o = 생식·생식기 -ic = ~와 연관된	외부생식기를 포함하고 있는 부위; 몸통의 앞면에 위치
thoracic region [쏘랫식] 가슴부위·흉부	thorac/o = 가슴·흉부 -ic = ~와 연관된	가슴·흉부; 몸통의 앞면에 위치
trunk 몸통		머리와 목, 팔다리를 제외한 모든 신체를 함께 이르는 말; torso라고도 함.
vertebral region [버ㄹ테브뤌] 척주부위	vertebr/o = 척추뼈 -al = ~와 연관된	척주를 덮고 있는 부위; 몸통의 뒷면에 위치

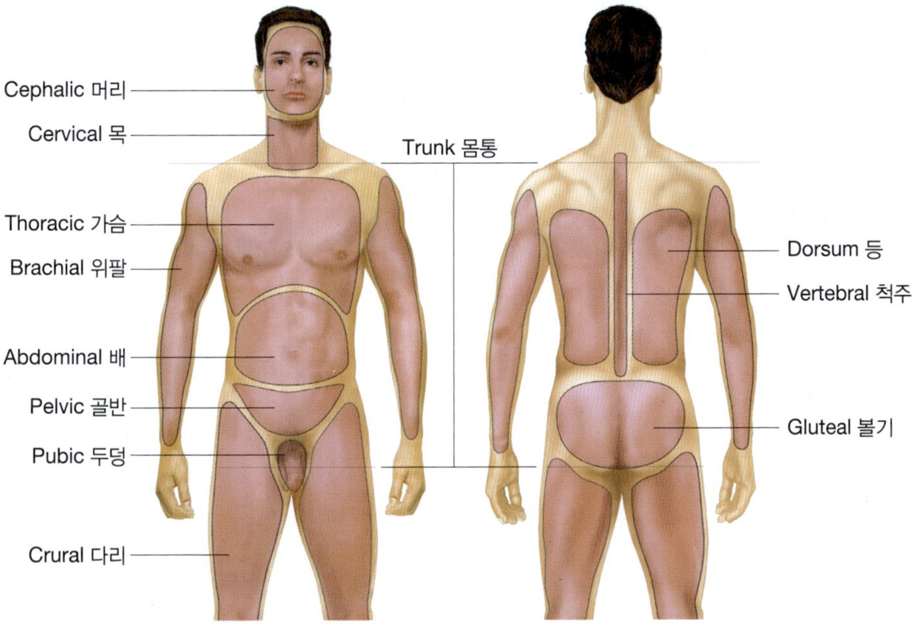

■그림 2.5 여러 신체 부위의 위치를 나타낸 신체의 앞면과 뒷면.

자습하기

D. 신체 부위 연습하기

각 용어에 해당하는 신체 부위의 명칭을 적어라.

1. 머리(head) ______________________
2. 생식기(genital) ______________________
3. 다리(leg) ______________________
4. 볼기(buttock) ______________________
5. 목(neck) ______________________
6. 위팔(arm) ______________________
7. 등(back) ______________________
8. 가슴(chest) ______________________

체강

abdominal cavity 배안·복강
abdominopelvic cavity [애ㅂ돔이노**펠**빅] 복골반강
cranial cavity [**크뤠**니얼] 머리안·두개강
diaphragm [**다이**아프램] 가로막·횡격막
mediastinum [미디애스**타이**넘] 종격·가슴세로칸
parietal layer [퍼**롸이**에털] 벽쪽층
parietal peritoneum 벽쪽배막·벽쪽복막
parietal pleura 벽쪽가슴막·벽쪽흉막
pelvic cavity 골반안·골반강
pericardial cavity 심장막안·심낭

peritoneum [페뤼토니엄] 복막·배막
pleura [푸루롸] 가슴막·흉막
pleural cavity [푸루뤌] 가슴막안·흉막강
spinal cavity 척수강
thoracic cavity 가슴안·흉강
viscera [비쎄롸] 내장
visceral layer 내장쪽층
visceral peritoneum 내장쪽복막·내장쪽배막
visceral pleura 내장쪽가슴막·내장쪽흉막

우리 몸은 딱딱한 구조물이 아니므로 체내에는 개방된 공간인 체강(body cavity)이 존재한다. 체강은 정상 신체구조물의 일부이며 그림 2.6에서 요약되어 있다. 우리 몸에는 4개의 주요 체강, 즉 2개의 등쪽 체강과 2개의 배쪽 체강이 존재한다.

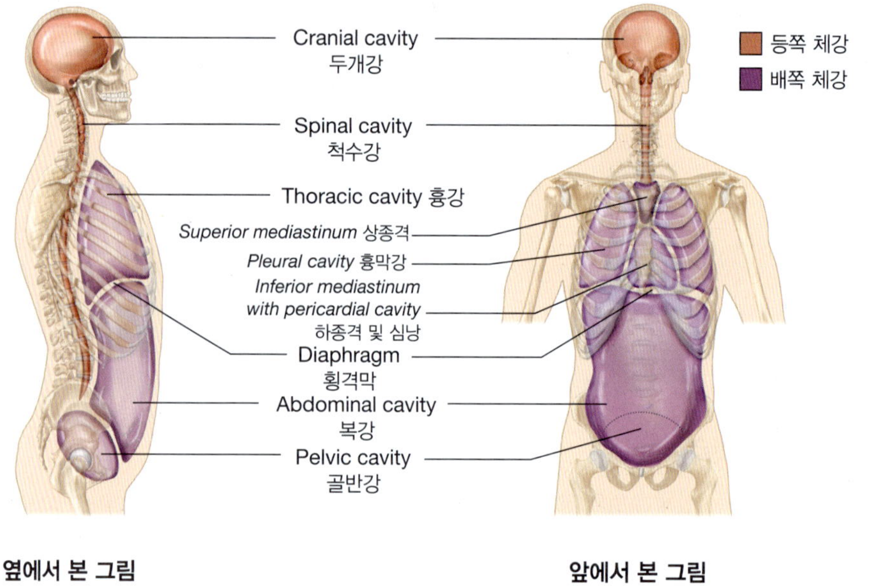

■ **그림 2.6** 등쪽 체강(빨간색으로 나타냄)과 배쪽 체강(보라색으로 나타냄).

용어 성분

이 용어 성분들을 찾아보자.
abdomin/o = 배·복부
crani/o = 머리뼈·두개골
pelv/o = 골반
pariet/o = 체강 벽
pleur/o = 가슴막·흉막
spin/o = 척추, 척주
thorac/o = 가슴·흉부
viscer/o = 내장
peri- = ~주위에
-al = ~와 연관된
-ic = ~와 연관된

알아두기

신장은 복막강 바깥에 위치하는 유일한 주요 복골반강 장기이다. 이 장기는 복막강 뒤에 위치하므로 신장이 위치한 부위를 *retroperitoneal* (후복강; retro- = ~뒤; peritone/o = 복막 [peritoneum]; -al = ~와 연관된)이라 한다.

등쪽 체강(dorsal cavity)은 뇌를 포함하고 있는 **두개강**과 척수를 포함하고 있는 **척수강**을 말한다. 배쪽 체강(ventral cavity)은 **흉강**과 **복골반강**을 말한다. 흉강에는 두 개의 허파 그리고 허파 사이 공간인 **종격**이 위치하고 있다. 종격 속에는 심장(heart), 대동맥(aorta), 식도(esophagus), 기관(trachea), 흉선(thymus) 등이 위치하고 있다. 흉강과 복골반강 사이에는 실제적인 물리적 장벽이 존재하는데, 이를 **횡격막**이라 부른다. 횡격막은 호흡에 관여하는 근육이다. 복골반강은 일반적으로 상부의 **복강**과 하부의 **골반강**으로 나뉜다. 복골반강에는 소화계통과 배설계통, 생식계통의 장기들이 위치하고 있다. 배쪽 체강에 위치한 장기들을 합쳐서 **내장**이라 부른다. 표 2.3에 체강 및 각 체강에 위치하는 주요 장기들이 요약되어 있다.

모든 배쪽 체강은 2층으로 이루어진 막에 의해 싸여 있으며, 이 막을 흉강에서는 **흉막**이라 하고, 복강에서는 **복막**이라 한다. 체강을 덮고 있는 바깥층을 **벽쪽층**(**벽쪽흉막, 벽쪽복막**)이라 하고, 내장을 감싸고 있는 안쪽층을 **내장쪽층**(**내장쪽흉막, 내장쪽복막**)이라 한다.

흉강에 분포하는 **흉막**은 나뉘어져 폐를 둘러싸고 있는 **흉막강**과 심장을 둘러싸고 있는 **심낭**을 형성한다. 좀 더 큰 복골반강은 다시 여러 부위로 나뉜다. 복골반강을 나누는 방식은 두 가지인데, 한 가지 방식은 해부학적으로 나누는 것이고, 다른 한 가지 방식은 임상적으로 나누는 것이다. 어느 방식을 이용할지는 사용하는 사람들의 선호도와 어느 방식이 환자의 상태를 설명하기에 적합한지에 따라 결정된다. 복골반강을 나누는 방식에 대해서는 표 2.4를 참고하자.

표 2.3 체강 및 각 체강 속에 위치하는 주요장기들

체강	주요 장기
등쪽 체강	
두개강 cranial cavity	뇌 (brain)
척수강 spinal cavity	척수 (spinal cord)
배쪽 체강	
흉강 thoracic cavity	흉막강 (pleural cavity): 폐 심낭 (pericardial cavity): 심장 종격 (mediastinum): 심장, 식도, 기관, 흉선, 대동맥
복골반강 abdominopelvic cavity	
복강 abdominal cavity	위, 비장, 간, 담낭, 췌장, 일부 소장, 일부 결장
골반강 pelvic cavity	방광, 요관, 요도, 일부 소장, 일부 결장 여성: 자궁, 난소, 자궁관(난관), 질 남성: 전립샘, 정낭, 일부 정관

표 2.4 복골반강을 나누는 방식

복부의 해부학적 구획

- 오른쪽 갈비밑부위 (right hypochondriac [하이포콘드뤼앸]): 갈비뼈 하부의 윗줄 우외측 부위
- 명치부위 (epigastric [에피개스트뤽]): 윗줄 중간부위(명치부위 아래의 복강에 위[stomach]가 위치함)
- 왼쪽 갈비밑부위 (left hypochondriac): 갈비뼈 하부의 윗줄 좌외측 부위
- 오른쪽 허리부위 (right lumbar): 가운데 줄 우외측 부위
- 배꼽부위 (umbilical [엄빌리컬]): 가운데 줄 중간부위로서 배꼽과 그 주변을 포함하고 있음
- 왼쪽 허리부위 (left lumbar): 가운데 줄 좌외측 부위
- 오른쪽 샅굴부위 (right inguinal [잉귀널]): 아랫줄 우외측 부위
- 아랫배부위 (hypogastric [하이포개스트뤽]): 아랫줄 중간부위
- 왼쪽 샅굴부위 (left inguinal): 아랫줄 좌외측 부위

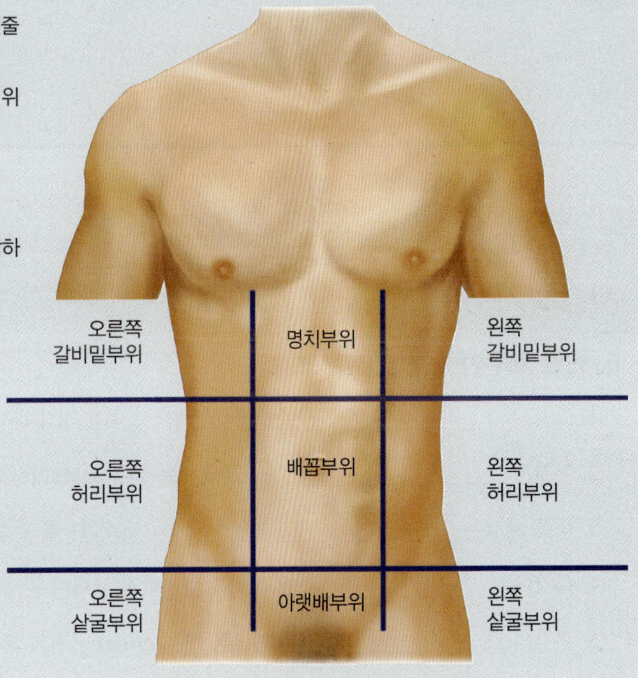

용어 성분

이 용어 성분들을 찾아보자.
chondr/o = 연골
gastr/o = 위
inguin/o = 샅굴부위·서혜부
lumb/o = 허리
epi- = ~위에
hypo- = ~아래에
-al = ~와 연관된
-ar = ~와 연관된
-iac = ~와 연관된
-ic = ~와 연관된

알아두기

9부위로 나누는 해부학적 분류는 3목두기 도형(tic-tac-toe diagram)을 상상하면 이해하기 쉽다.

알아두기

문자적으로 '(갈비뼈의) 연골 아래'를 의미하는 *hypochondriac*은 어딘가가 아프다고 혹은 아플까봐 걱정하는 증세를 말한다. 이러한 환자들은 흔히 갈비밑부위에서 아픔을 호소한다.

표 2.4 복골반강을 나누는 방식 (계속)

복부의 임상적 구획

- 우상사분역 (right upper quadrant [RUQ]): 간(대부분), 담낭, 췌장(일부분)을 포함하는 부위
- 우하사분역 (right lower quadrant [RLQ]): 소장, 결장, 오른쪽 난소·자궁관, 충수, 오른쪽 요관을 포함하는 부위
- 좌상사분역 (left upper quadrant [LUQ]): 간(일부분), 비장, 위, 췌장(대부분), 왼쪽 신장, 소장, 결장을 포함하는 부위
- 좌하사분역 (left lower quadrant [LLQ]): 소장, 결장, 왼쪽 난소·자궁관, 왼쪽 요관을 포함하는 부위
- 중간선 부위 (midline area): 자궁, 방광, 전립샘을 포함하는 부위

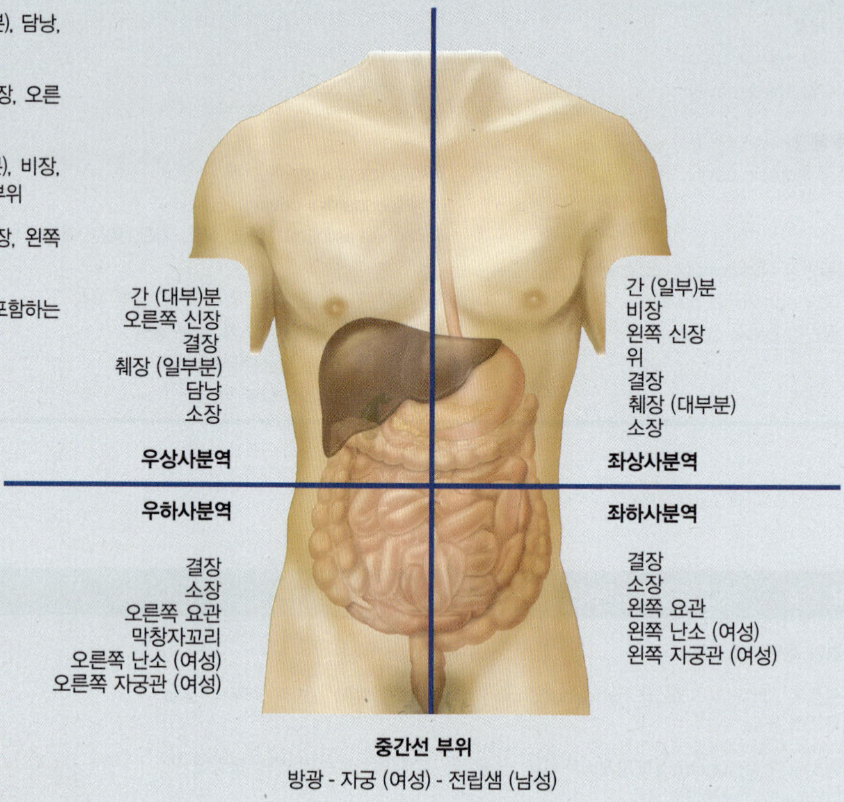

자습하기

E. 빈칸 채우기

1. ________________ 자세는 신체를 똑바로 세운 상태에서 팔은 몸통 옆에 붙이고 손바닥은 정면을 향한 상태를 말한다.
2. 복부의 ________________ 사분역에는 충수(appendix)가 위치하고 있다.
3. 등쪽 체강은 ______________ 과 ______________ 을 말한다.
4. 복강에는 ______________ 개 부위의 해부학적 구획이 존재한다.
5. 복강의 ______________ 부위는 샅굴부위(groin) 근처의 오른쪽 외측 하부에 위치한다.
6. 흉강 속에서 폐는 ______________ 에 위치하며, 심장은 ______________ 에 위치한다.

방향 및 위치를 나타내는 용어

방향 및 위치를 나타내는 용어는 어떤 돌출물(process)이나 기관(organ), 기관계통(system)의 위치를 다른 것과 비교할 때 사용된다. 표 2.5에는 신체 또는 신체 부위의 위치를 설명할 때 흔히 사용하는 용어들이 정리되어 있다. 신체 부위의 상대적 위치와 방향을 나타내는 이 용어

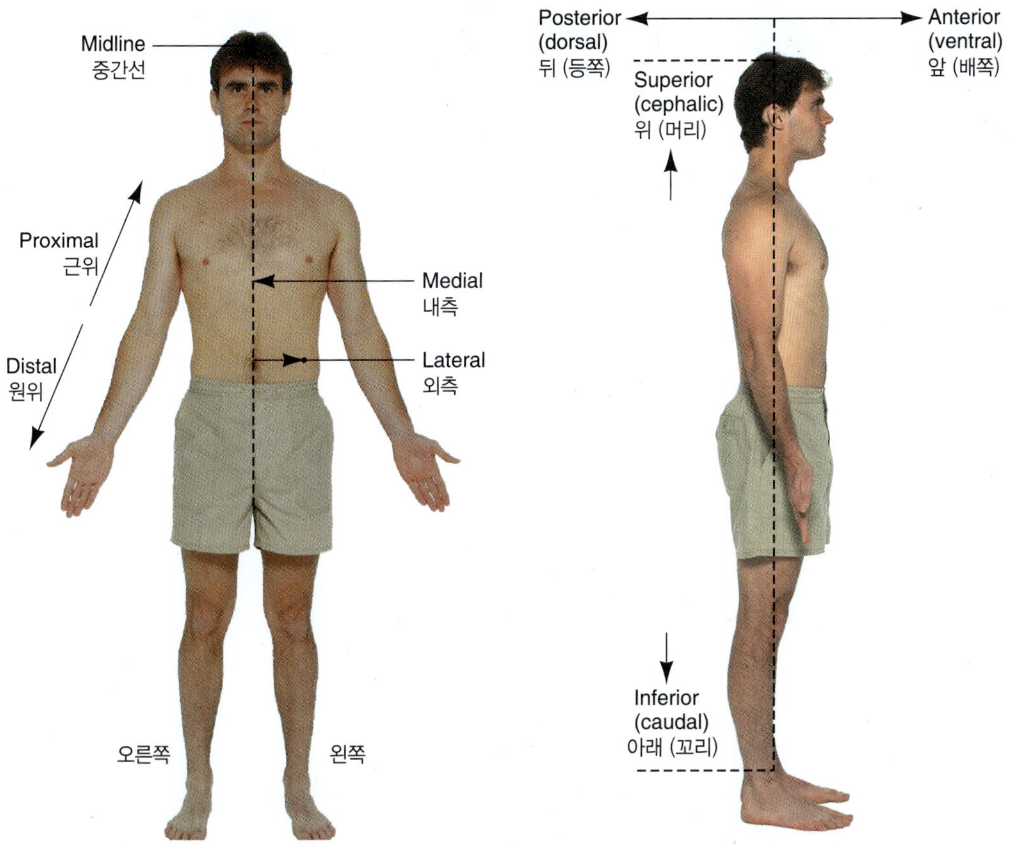

■**그림 2.7** 신체의 방향을 나타내는 용어를 표시한 신체 앞면과 외측면. *(Michal Heron, Pearson Education)*

들은 서로 반대 의미를 갖는 용어들, 즉 위(superior)와 아래(inferior), 앞(anterior)과 뒤(posterior), 내측(안쪽·medial)과 외측(가쪽·lateral), 근위(몸쪽·proximal)와 원위(먼쪽·distal), 표재(얕은·superficial)와 심부(깊은·deep), 바로누운(앙와위·supine)과 엎드린(엎침·prone)으로 짝지어져 있다. 이 용어들은 그림 2.7에도 표시되어 있다.

표 2.5 신체의 방향과 위치를 나타내는 용어

용어	용어 성분	설명
위 superior [수**피**뤼어ㄹ] 또는 머리 cephalic [**쎄팔**릭]	super/o = 위 -ior = ~와 연관된 cephal/o = 머리 -ic = ~와 연관된	좀 더 머리쪽을 향함 또는 다른 구조물의 위쪽을 향함 예: 부신은 신장의 superior에 위치함
아래 inferior [인**피**뤼어ㄹ] 또는 꼬리 caudal [**쿼**덜]	infer/o = 아래 -ior = ~와 연관된 caud/o = 꼬리 -al = ~와 연관된	좀 더 발쪽이나 꼬리쪽을 향함 또는 다른 구조물의 아래쪽을 향함 예: 창자는 심장의 inferior에 위치함
앞 anterior [앤**티**뤼어ㄹ] 또는 배쪽 ventral [**벤**트뤌]	anter/o = 앞 -ior = ~와 연관된 ventr/o = 배 -al = ~와 연관된	좀 더 앞쪽을 향함 또는 신체의 배쪽을 향함 예: 배꼽은 신체의 anterior surface에 위치함
뒤 posterior [포스**티**뤼어ㄹ] 또는 등쪽 dorsal [**도**ㄹ설]	poster/o = 등 -ior = ~와 연관된 dors/o = 등 -al = ~와 연관된	신체의 좀 더 등쪽 또는 척수 쪽을 향함 예: 오른쪽 신장의 posterior wall을 절제함

표 2.5 신체의 방향과 위치를 나타내는 용어 (계속)

용어	용어 성분	설명
내측·안쪽 medial [미디얼]	medi/o = 중간 -al = ~와 연관된	신체 또는 어떤 구조물의 중간 부위에 더 가까이 위치함 예: 심장은 흉강의 medial에 위치함
외측·가쪽 lateral [래터뤌]	later/o = ~옆에 -al = ~와 연관된	옆을 의미함 예: 난소는 자궁의 lateral에 위치함
근위·몸쪽 proximal [프록시멀]	proxim/o = ~에 가까운 -al = ~와 연관된	신체 부착 지점에 더 가까이 위치함 예: 해부학적 자세에서 팔꿉(elbow)은 손과 비교해 proximal에 위치함
원위·먼쪽 distal [디스털]	dist/o = ~에서 떠나서 -al = ~와 연관된	신체 부착 지점으로부터 더 멀리 위치함 예: 손은 팔꿉보다 distal에 위치함
꼭대기 apex [에이펙스]		장기의 뾰족한 끝부분 또는 꼭대기 예: 심장의 apex에서 심음을 들을 수 있음
바닥·기저 base		어떤 장기의 바닥 또는 하부 예: X선 사진을 보니 골절이 머리뼈 base에서 관찰됨
표재·얕은 superficial		신체 표면에 더 가까움 예: superficial 부위가 잘림
심부·깊은 deep		신체 표면에서 멀리 떨어져 있음 예: 복부 장기까지 절개한 것은 deep 절개에 해당함
바로누운·앙와위 supine [수파인]		얼굴을 위로 향한 채 신체를 수평으로 눕힘 예: 환자가 복부수술을 위해 supine position을 취하고 있음 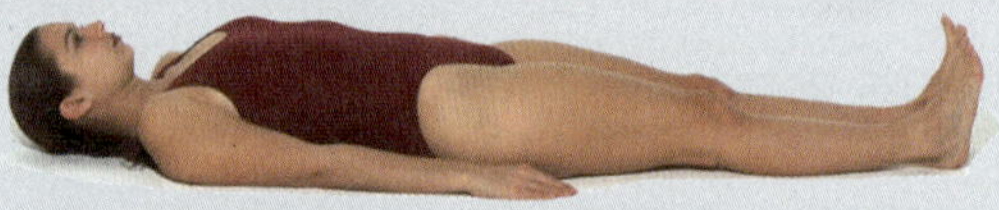 ■그림 2.8A 바로누운자세(supine position). *(Richard Logan, Pearson Education)*
엎드린·엎침 prone [프로온]		얼굴을 아래로 향한 채 수평으로 엎드림 예: 환자가 척추수술을 받기 위해 prone position을 취하고 있음 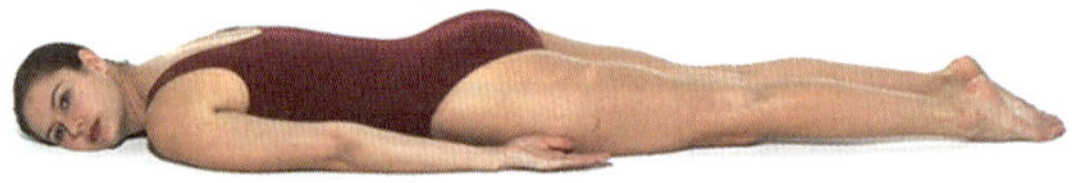 ■그림 2.8B 엎드린자세(prone position). *(Richard Logan, Pearson Education)*

약어

AP	anteroposterior 앞뒤·전후	**LUQ**	left upper quadrant 좌상사분역
CV	cardiovascular 심장혈관·심혈관	**MS**	musculoskeletal 근골격·근육뼈대
ENT	ear, nose, and throat 귀-코-목구멍	**OB**	obstetrics 산과학
GI	gastrointestinal 위창자·위장관	**PA**	posteroanterior 뒤앞
GYN	gynecology 부인과학	**RLQ**	right lower quadrant 우하사분역
lat	lateral 외측·가쪽	**RUQ**	right upper quadrant 우상사분역
LE	lower extremity 다리·하지	**UE**	upper extremity 팔·상지
LLQ	left lower quadrant 좌하사분역		

복습하기

연습하기

A. 접두어 연습

다음 용어에서 접두어를 동그라미로 표시한 후 그 의미를 적어라.

1. epigastric ______________________
2. pericardium ______________________
3. hypochondriac ______________________
4. retroperitoneal ______________________

B. 용어 짝짓기

용어와 설명을 짝지어라.

1. ________ distal	a. 표면에서 멀리 떨어진
2. ________ prone	b. 표면에 가까운
3. ________ lateral	c. 신체 부착 지점에 더 가까이 위치함
4. ________ inferior	d. 꼬리(caudal)
5. ________ deep	e. 장기의 정상부 또는 꼭대기
6. ________ apex	f. 얼굴을 아래로 향한 채 엎드림
7. ________ base	g. 머리(cephalic)
8. ________ posterior	h. 배쪽(ventral)
9. ________ superficial	i. 등쪽(dorsal)
10. ________ supine	j. 얼굴을 위로 향한 채 누움
11. ________ anterior	k. 신체 옆
12. ________ medial	l. 중간
13. ________ proximal	m. 장기의 바닥 또는 하부
14. ________ superior	n. 신체 부착 지점으로부터 더 멀리 떨어져 위치함

C. 약어 적기

1. musculoskeletal ____________________
2. lateral ____________________
3. right upper quadrant ____________________
4. cardiovascular ____________________
5. gastrointestinal ____________________
6. anteroposterior ____________________
7. obstetrics ____________________
8. left lower quadrant ____________________

D. 의학용어 적기

다음 내용을 연결형과 접미어를 이용하여 의학용어로 적어라.

1. 척수쪽과 연관된 ____________________
2. 가슴과 연관된 ____________________
3. 위쪽과 연관된 ____________________
4. 꼬리쪽과 연관된 ____________________
5. 내장과 연관된 ____________________
6. 신체 옆과 연관된 ____________________
7. 먼쪽과 연관된 ____________________
8. 신경과 연관된 ____________________
9. 폐를 다루는 학문 ____________________
10. 근육과 연관된 ____________________
11. 배쪽과 연관된 ____________________
12. 정면과 연관된 ____________________
13. 머리와 연관된 ____________________
14. 중간과 연관된 ____________________

E. 연결형의 의미 적기

1. **viscer/o**
2. **poster/o**
3. **abdomin/o**
4. **thorac/o**
5. **medi/o**

6. **ventr/o**
7. **anter/o**
8. **hist/o**
9. **epitheli/o**
10. **crani/o**
11. **cyt/o**
12. **proxim/o**
13. **cephal/o**

F. 용어 짝짓기

각 장기를 그 장기가 위치하는 체강과 짝지어라.

1. ________ 담낭(gallbladder)
2. ________ 충수(appendix)
3. ________ 방광(urinary bladder)
4. ________ 소장(small intestines)
5. ________ 오른쪽 신장(right kidney)
6. ________ 왼쪽 난소(left ovary)
7. ________ 위(stomach)
8. ________ 결장(colon)
9. ________ 오른쪽 요관(right ureter)
10. ________ 대부분의 췌장(pancreas [majority])

a. 우상사분역(right upper quadrant)
b. 좌상사분역(left upper quadrant)
c. 우하사분역(right lower quadrant)
d. 좌하사분역(left lower quadrant)
e. 모든 사분역(all quadrants)
f. 중간선에 위치한 구조물(midline structure)

G. 빈칸 채우기

cardiology	otorhinolaryngology	urology	gynecology
ophthalmology	gastroenterology	dermatology	orthopedics

1. 베이스 전자기타를 연주하는 존(John)은 저음의 목소리를 듣는데 어려움을 나타내고 있다. 이 사람은 어느 진료과에 가야 할까?
2. 루스(Ruth)는 시카고상품거래소에서 중개인으로 일하고 있다. 그녀는 심장이 쿵쾅거리면서 빨리 뛰는 것을 느꼈다. 이 사람은 어느 분야를 전공한 내과의사에게 가야 할까? ______
3. 메리 앤(Mary Ann)이 심한 자궁출혈을 나타냈다. 이 사람은 어느 진료과에 가야 할까? ______
4. 호세(José)는 넘어져 손목이 골절되었다. 이 사람은 어느 진료과에 가야 할까? ______
5. 눈 검사를 위해서는 어느 진료과에 가야 할까? ______
6. 코르테즈(Cortez)의 딸이 반복적으로 방광 감염을 나타낸다. 이 사람의 딸은 어느 진료과에 가야 할까? ______
7. 마르다(Martha)는 지속적으로 피부 발진이 발생하며, 이 발진은 처방전 없이 살 수 있는 약으로는 해결되지 않고 있다. 이 사람은 어느 진료과에 가야 할까? ______
8. 스파크(Sparks)의 X-선 사진을 검토한 후 의사는 그에게 위궤양이 생겼다고 말했다. 이 의사의 전공은 무엇일까? ______

명칭 적기

그림 A

숫자와 선으로 나타낸 부위의 명칭을 적어라.

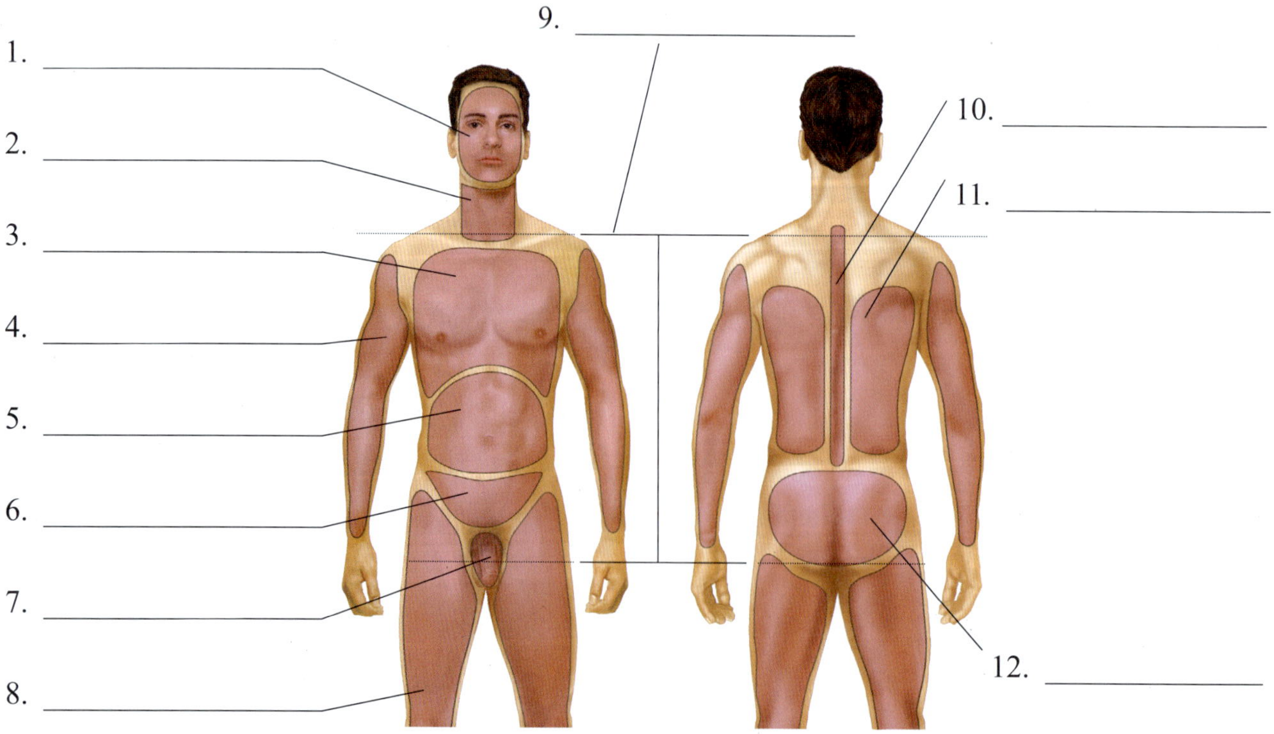

그림 B

숫자와 선으로 나타낸 절단면의 명칭을 적어라.

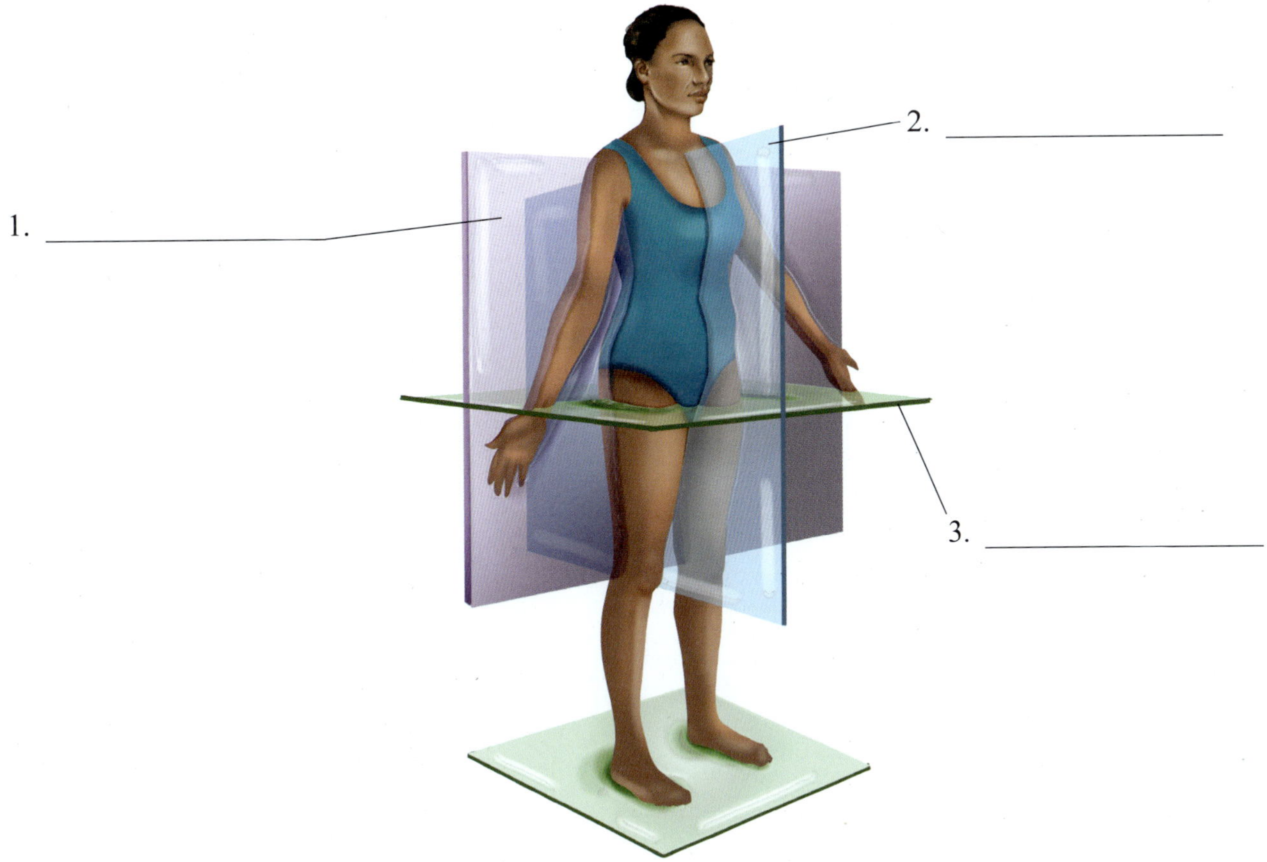

3
피부계통
Integumentary System

학습목표

이 장을 공부한 학생들은

- 이 장에서 소개하는 연결형과 접두어, 접미어를 식별하고 그 의미를 설명할 수 있다.
- 피부계통과 연관된 의학용어들과 주요 구조물들의 철자를 바르게 적고 발음할 수 있다.
- 피부의 4가지 목적을 열거하고 설명할 수 있다.
- 피부층과 피하층, 그리고 이들의 기능을 설명할 수 있다.
- 피부의 부속기관을 열거하고 설명할 수 있다.
- 피부계통의 해부학 용어를 식별하고 설명할 수 있다.
- 피부계통의 일부 병리학 용어를 식별하고 설명할 수 있다.
- 피부계통의 일부 진단법을 식별하고 설명할 수 있다.
- 피부계통의 일부 치료법을 식별하고 설명할 수 있다.
- 피부계통과 연관된 일부 약물을 식별하고 설명할 수 있다.
- 피부계통과 연관된 일부 약어의 의미를 설명할 수 있다.

피부계통 훑어보기

기능

피부(skin)는 신체 내부와 외부 사이에 존재하는 양방향 방어 장벽이다. 또한 피부는 체온조절, 외부 환경을 탐지하는 감각수용기의 저장소, 그리고 중요한 체액들을 분비하는 역할도 한다.

기관

피부계통을 구성하는 주요 구조물들은 다음과 같다.

skin 피부 **hair** 털 **nails** 손발톱 **sebaceous glands** 피지선 **sweat glands** 땀샘

용어 성분

피부계통 용어를 만드는데 흔히 사용되는 용어 성분과 그 의미는 다음과 같다.

연결형

albin/o	white 흰·백색
cauter/o	to burn 태움·소작
cry/o	cold 찬·한랭·저온
cutane/o	skin 피부
derm/o	skin 피부
dermat/o	skin 피부
diaphor/o	profuse sweating 과도한 땀분비
electr/o	electricity 전기
erythr/o	red 붉은·적색
hidr/o	sweat 땀
ichthy/o	scaly 비늘·인설, dry 마른·건성
kerat/o	hard 굳은·단단한, horny 각질
leuk/o	white 흰·백색
lip/o	fat 지방
melan/o	black 흑색
myc/o	fungus 곰팡이·진균
necr/o	death 죽음·사멸
onych/o	nail 손발톱
pedicul/o	lice 이
phot/o	light 빛·광선
py/o	pus 고름·농
rhytid/o	wrinkle 주름
sarc/o	flesh 살
scler/o	hard 굳은·단단한
seb/o	oil 기름
system/o	system 계통·계
trich/o	hair 털
ungu/o	nail 손발톱
vesic/o	sac 주머니, bladder 방광
xer/o	dry 마른·건성

접미어

-derma	피부 상태

접미어

allo-	다른, 일반적인 것과는 다른
xeno-	이물질

그림으로 살펴본 피부계통

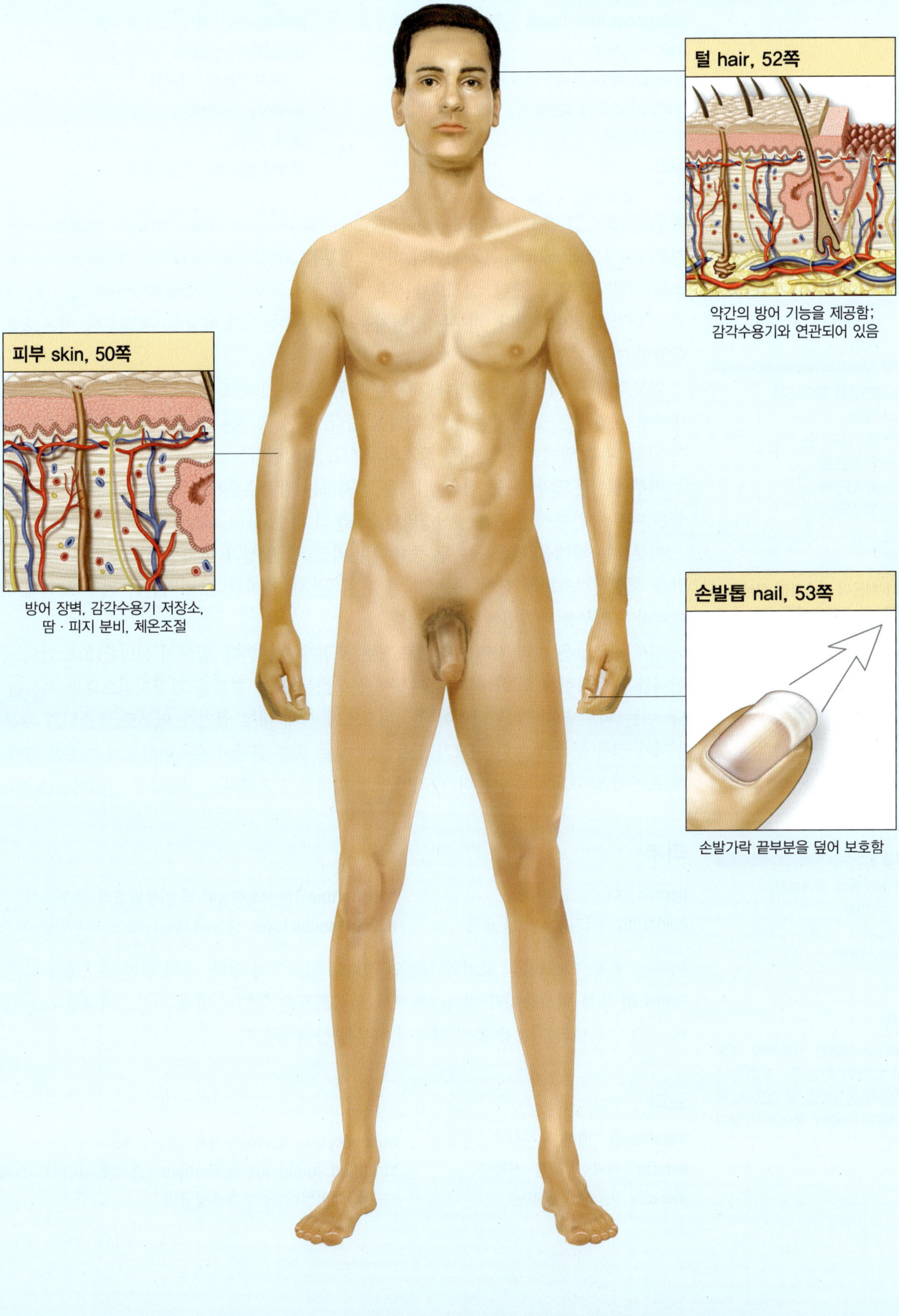

피부계통의 해부생리학

cutaneous membrane [큐**테**이니어스] 피부막
hair 털·모발
integument [인**테**규먼트] 외피·덮개, 층
integumentary system [인테규**멘**터뤼] 피부계통
nails 손발톱
pathogens [**패써**즌즈] 병원체
sebaceous glands [서**베**이셔스] 피부기름샘·피지선
sensory receptors 감각수용기
skin 피부
sweat glands 땀샘·한선

피부(skin)와 그 부속기관(**땀샘**[sweat glands], **피지선**[sebaceous glands], **털**[hair], **손발톱**[nails])을 **피부계통**(외피계·integumentary system)이라 하며, 피부를 **외피**(integument) 또는 **피부막**(cutaneous membrane)이라 부르기도 한다. 실제로 피부는 신체에서 가장 큰 장기에 해당하며, 성인의 피부 무게는 대략 9kg 이상이다. 피부는 방어기능과 신경수용기의 저장소, 체액분비, 체온조절 같은 다양한 기능을 수행한다.

피부의 주요 기능은 방어이다. 피부는 **병원체**(병을 일으키는 생물체) 및 독성 화학물질이 신체 내부로 침입하는 것을 막는 장벽 역할을 한다. 또한 피부는 신체로부터 체액이 증발하는 것을 막고, 피부 밑에 위치한 내부 장기의 손상을 방지한다.

피부에는 온도와 통증, 접촉, 압력을 감지하는 **감각수용기**가 위치하고 있다. 이러한 감각들은 피부 중간층에 분포하는 신경말단으로부터 척수(spinal cord)와 뇌(brain)로 전달된다.

피부에는 체액을 생산하는 두 종류의 분비샘, 즉 **땀샘**과 **피지선**이 분포하고 있다. 땀샘은 땀을 증발시킴으로써 신체 내부온도를 유지하는데 기여한다. 피지선은 피부 표면에 기름을 분비하여 피부를 매끄럽게 유지시킨다.

피부 구조물은 여러 가지 방식으로 체온 조절에 기여한다. 앞에서 설명한대로, 땀의 증발은 신체를 냉각시킨다. 또한 신체는 피부에 분포하는 표층 혈관을 확장시킴으로써 체온을 낮춘다. 이는 피부에 더 많은 혈액이 공급됨으로써 신체 내부 열기가 외부로 배출되기 때문이다. 신체가 열을 보존해야 할 필요가 있을 경우에는 표층 혈관이 수축함으로써 따뜻한 혈액이 신체 표면에 덜 도달하게 만든다. 마지막으로, 피하층에 존재하는 지방층은 단열작용을 한다.

용어 성분

이 용어 성분들을 찾아보자.
path/o = 질병
-gen = ~을 일으키는
-ary = ~와 연관된
-ory = ~와 연관된
-ous = ~와 연관된

알아두기

기온이나 체온이 상승하면 정상적으로 얼굴과 목 피부의 혈류량이 증가한다(이것을 flushing, 즉 홍조라 함). 그러나 일부 사람들은 당황하였을 때도 이러한 반응을 나타내며 수의적으로 쉽게 조절할 수 없다(이것을 blushing, 즉 안면홍조라 함).

피부

dermis [**더**ㄹ미스] 진피
epidermis [에피**더**ㄹ미스] 표피
hypodermis [하이포**더**ㄹ미스] 피부밑조직·피하조직
subcutaneous layer [써ㅂ큐**테이**니어스] 피부밑층·피하층

피부는 두 층, 즉 표층인 **표피**와 심층인 **진피**로 이루어져 있다. 진피 밑에 분포하는 다른 층을 **피하조직** 또는 **피하층**이라 한다(그림 3.1). 피하조직은 엄밀히 말해 피부층에 속하지는 않지만 이 조직이 피부의 기능을 돕기 때문에 피부와 함께 다룬다.

용어 성분

이 용어 성분들을 찾아보자.
derm/o = 피부
epi- = ~ 위
hypo- = ~ 아래

알아두기

보건의료종사자들은 피부층에 대해 잘 알고 있어야 하는데, 그 이유는 여러 종류의 주사방법 및 질병(예, 화상)과 연관된 다양한 용어들이 있기 때문이다.

표피

basal layer [**베이**설] 바닥층·기저층
keratin [**케**롸틴] 각질·케라틴
melanin [**멜**라닌] 멜라닌
melanocytes [멜**라노**싸이츠] 멜라닌세포
stratified squamous epithelium [**스트랫**티퐈이드 **스퀘이**머스 에퍼**씰**리움] 중층편평상피

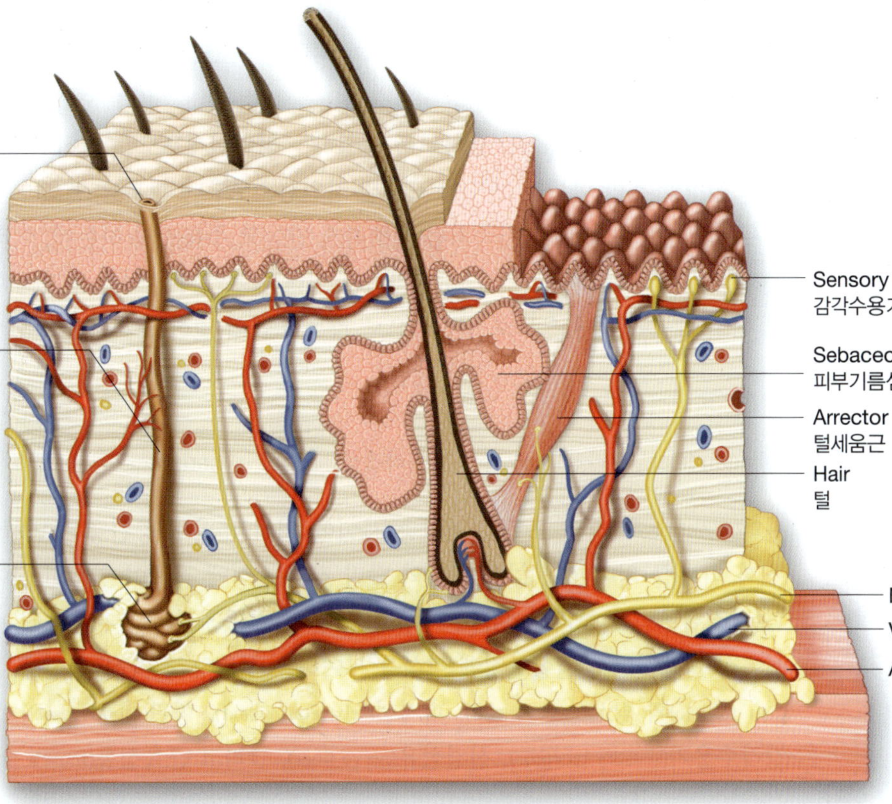

■**그림 3.1** 피부구조물은 피부층과 피하층, 부속기관(땀샘, 피지선, 털)으로 이루어져 있다.

표피는 **중층편평상피**로 이루어져 있다(그림 3.2). 이 상피조직은 납작한 비늘 모양의 세포들이 몇 층으로 겹쳐져 형성된다. 표피에는 혈관이나 결합조직이 분포하지 않으므로 영양분을 표피 하부에 위치한 심층부로부터 공급받는다.

표피의 최하층을 **기저층**이라 한다. 기저층에 위치한 세포는 계속해서 증식한다. 새로 생성된 세포들은 오래된 세포들을 표피 바깥층으로 밀어낸다. 이러한 과정을 거치면서 세포들은

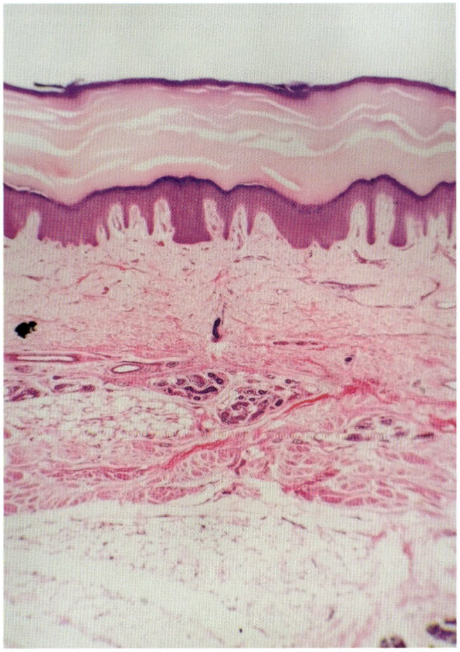

■**그림 3.2** 세 개의 피부층을 볼 수 있는 현미경사진. *(Jubal Harshaw/Shuterstock)*

크기가 줄어들어 죽게 되며, 그 공간은 **각질**이라 불리는 단단한 단백질로 채워지게 된다. 이렇게 죽어 차곡차곡 쌓인 각질세포는 피부를 감염으로부터 방어하고 방수작용을 담당하는 효과적인 장벽이 된다.

기저층은 검은색 색소인 **멜라닌**을 생성하는 **멜라닌세포**도 포함하고 있다. 이 색소는 피부색을 결정할 뿐만 아니라 햇빛에 포함된 자외선으로부터 피부를 보호하는 역할도 한다. 멜라닌세포의 손상은 피부를 가죽처럼 뻣뻣하게 만들고 주름지게 하는데, 이러한 변화는 대개 큰 문제를 일으키지 않지만, 경우에 따라서는 여러 피부암의 원인이 되기도 한다. 흑인들은 멜라닌 색소 함량이 더 높으므로 일반적으로 피부 주름이 덜하고 피부암도 덜 걸린다.

용어 성분

이 용어 성분들을 찾아보자.
bas/o = 바닥·기저
melan/o = 흑색
-al = ~와 연관된
-cyte = 세포
-ous = ~와 연관된

알아두기

우리는 1분에 3만~5만 개의 오래되어 죽은 피부세포를 소실하고 새로 생성된 세포로 대체한다. 실제로 이러한 과정을 통해 표피는 25일마다 완전히 교체된다.

진피

collagen fiber [콜라젠] 아교질섬유·콜라겐섬유
corium [코뤄움] 진피

진피(dermis·corium)는 표피와 피하층 사이에 위치한 피부 중간층을 말한다(그림 3.2). 진피는 '진짜 피부'를 의미한다. 얇은 표피와 달리 진피는 혈액 공급이 왕성한 살아있는 조직이다. 진피는 결합조직과 **콜라겐섬유**로 이루어져 있다. 콜라겐섬유는 결합조직 속에 존재하는 강한 섬유성 단백질로서 결합조직에 강성을 부여하는 신축성 '접착제' 역할을 한다. 진피에는 모낭(hair follicle)과 땀샘(sweat gland), 피지선(sebaceous gland), 혈관(blood vessel), 림프관(lymph vessel), 감각수용기(sensory receptor), 신경섬유(nerve fiber), 그리고 근육섬유(muscle fiber)가 분포한다.

알아두기

피부를 햇볕에 그을리는 선탠은 햇볕 광선에 대한 보호 반응으로 생각할 수 있다. 그러나 피부에 존재하는 멜라닌이 햇볕에 포함된 광선을 모두 흡수하지 못할 경우 피부는 화상을 입게 되고 DNA는 영구적으로 손상을 입을 수 있다.

알아두기

손가락 끝 진피에서 볼 수 있는 능선에 의해 개인별로 독특한 지문(fingerprint)이 형성된다. 지문은 일생 동안 변하지 않으므로 개인을 식별하는 방법으로 이용되고 있다. 실제로 이집트 미이라에서도 여전히 지문을 확인할 수 있다고 한다.

피하층

lipocytes [리포싸이츠] 지방세포

피하층(피부밑층·subcutaneous layer·hypodermis)은 진피와 진피 하부 심부조직의 경계를 이루는 연속된 지방층이다(그림 3.2). 이 층은 **지방세포**(lipocyte)로 이루어져 있다. 피하층은 외상으로부터 심부조직을 보호하고, 열과 추위를 막으며, 기아(starvation) 상황에서 에너지원으로 이용된다.

용어 성분

이 용어 성분들을 찾아보자.
lip/o = 지방
-cyte = 세포

부속기관

피부 부속기관은 진피 내에 위치한 구조물로서 털(hair)과 손발톱(nail), 피지선(sebaceous gland), 땀샘(sweat gland)을 말한다.

털

arrector pili [어렉터ㄹ 필라이] 털세움근·입모근
hair root 털뿌리·모근
hair follicle [폴리클] 털주머니·모낭
hair shaft 털줄기

털을 형성하는 섬유들은 표피 세포를 구성하는 것과 동일한 단백질인 단단한 케라틴으로 이루어져 있다. 털 형성 과정은 피부 표피층의 성장 과정과 매우 유사하다. **모근**에 분포하는 심부 세포는 오래된 케라틴세포를 위쪽으로 이동시킴으로써 **털줄기**를 형성한다. 털줄기는 모낭 내에서 피부 표면을 향해 자란다. 피지선은 직접 모낭 속으로 기름을 분비한다. 각각의 털에는 **털세움근**이라 불리는 작은 평활근이 존재한다(그림 3.3). 이 근육이 수축하면 털줄기는 똑바로 서게 되며, 이에 따라 '닭살(goose bumps)'처럼 보이게 된다.

알아두기

우리 몸의 털은 정상적 노화 과정에 의해 멜라닌을 생산하지 못하게 됨으로써 회색으로 바뀌게 된다.

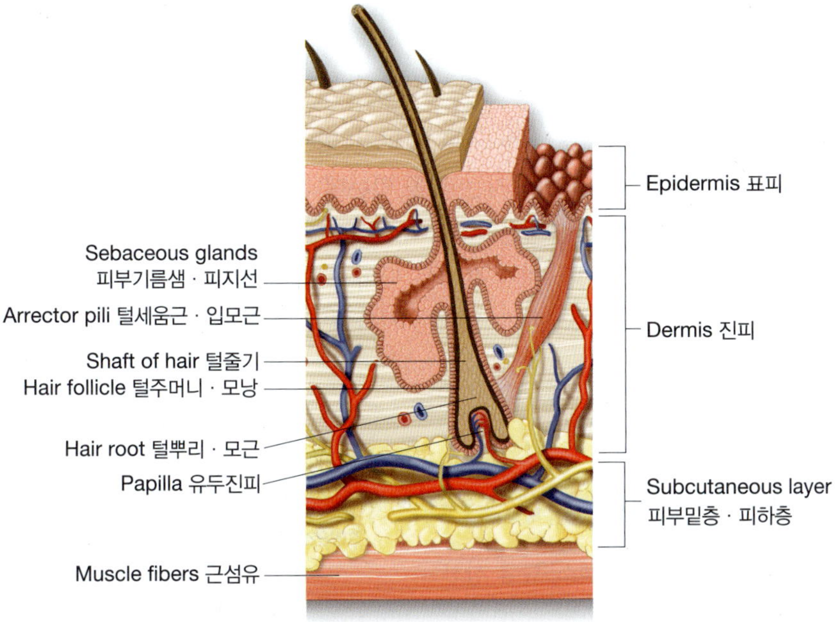

■그림 3.3 털과 피지선의 구조.

손발톱

cuticle [큐티클] 껍질·각피
free edge 자유모서리
lunula [루눌라] 초승달
nail bed 손발톱바닥
nail body 손발톱몸통
nail root 손발톱뿌리

손발톱(nail)은 손가락과 발가락 끝을 덮고 있는 납작한 케라틴 판(keratin plate)이며 **손발톱몸통**이라 불린다. 손발톱몸통은 **손발톱바닥**를 통해 하부 조직과 연결되어 있다. 손발톱은 **손발톱뿌리**로부터 자라며, 손발톱뿌리는 손발톱 기저부에 위치하며, **각피**라 불리는 연조직에 의해 보호되고 있다. **자유모서리**는 손발톱이 너무 길어졌을 때 잘라내는 부위를 말한다. 손발톱 기저부에 있는 밝은 반달영역은 **초승달**이라 불린다(그림 3.4).

알아두기

손발톱바닥은 혈액 공급이 풍부하고 밝은 색을 띄고 있으므로 혈액 속 산소 농도를 감시하기 좋은 부위이다. 탈산소화된 혈액은 매우 어두운 자주색을 띄므로 피부색을 푸르스름하게 변색시킨다(*cyanosis*[청색증]라 함).

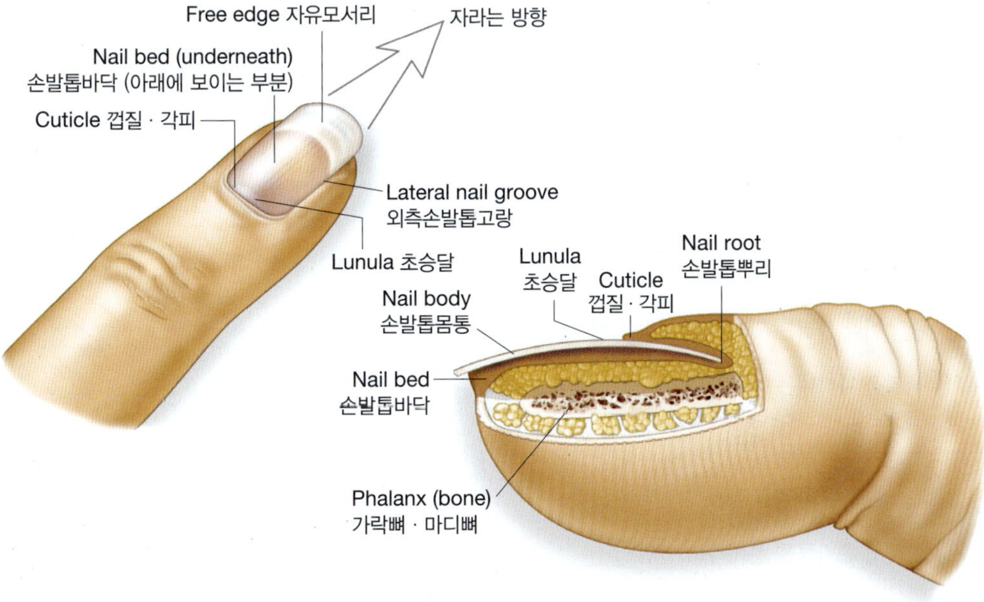

■그림 3.4 손발톱의 외부 및 내부 구조물.

피지선

sebum 피지 · 피부기름

진피에 분포하는 피지선(피부기름샘 · sebaceous gland)은 **피지**를 분비하여 털과 피부에 윤활작용을 하므로 피부가 건조해지거나 갈라지는 것을 막는데 기여한다. 피지선은 분비관(duct)을 통하지 않고 직접 모낭에 피지를 분비한다(그림 3.1). 피지선 분비물은 청소년기에 증가하며, 여드름(acne) 발생과 연관되어 있다. 피지 분비는 나이가 증가함에 따라 감소하게 된다. 노화에 의해 피지 분비가 감소하고, 햇볕에 노출되는 시간이 증가할 경우 피부에 주름살이 생기고 건조해질 수 있다.

땀샘

apocrine glands [**애**퍼크륀] 부분분비샘 · 아포크린샘
perspiration 땀남 · 발한
sudoriferous glands [수도**뤼풔**뤄스] 땀샘 · 한선
sweat duct 땀관
sweat pore 땀구멍

용어 성분

이 용어 성분들을 찾아보자.
crin/o = 분비
-ous = ~와 연관된

주의하기

물을 의미하는 *hydr/o*와 땀을 의미하는 *hidr/o*를 사용할 때는 혼동하지 않도록 주의해야 한다.

우리 몸에는 대략 2백만 개의 **땀샘**(한선 · sweat gland · sudoriferous gland)이 분포하고 있다. 땀샘은 코일처럼 꼬여 있으며 진피에 위치한다. 땀은 **땀관**을 통해 피부 표면으로 운반된다. 땀관의 피부 표면 쪽 구멍을 **땀구멍**이라 한다(그림 3.1).

땀샘은 땀을 증발시킴으로써 신체를 냉각시키는 역할을 한다. 땀 속에는 소량의 노폐물이 포함되어 있기는 하지만 땀은 색깔도 없고 냄새도 없다. 그러나 치골부위(pubic area)와 겨드랑부위(underarm area)에는 끈적이는 땀을 분비하는 **아포크린샘**이라 불리는 땀샘이 분포하고 있으며, 이곳에서 분비되는 분비물은 피부에 있는 세균들과 접촉할 경우 냄새를 생성할 수 있다. 이 냄새를 우리는 체취(body odor)로 인식한다.

자습하기

A. 빈칸 채우기

1. 피부는 두 층으로 이루어져 있으며, 표층을 ____________________라 하고, 심층을 ____________________라 한다.
2. ____________________은 진피와 진피 하부의 조직을 경계 짓는 역할을 한다.
3. ____________________층은 유일한 살아있는 표피층이다.
4. 피하층은 주로 ____________________으로 이루어져 있다.
5. 감각수용기는 피부의 ____________________층에 위치하고 있다.
6. 손발톱과 털은 ____________________이라 불리는 단단한 단백질로 이루어져 있다.
7. ____________________은 피부의 색깔을 나타내는 색소이다.
8. Dermis의 다른 영문 명칭은 ____________________이다.
9. 손발톱몸통은 ____________________을 통해 하부 조직과 연결되어 있다.
10. ____________________샘은 모낭에 직접 분비물을 분비하는 반면, ____________________샘은 분비관을 통해 분비물을 분비한다.

용어

피부계통에 사용하는 의학용어의 용어 성분

아래에는 이 장에 등장하는 의학용어를 만드는데 활용되는 연결형과 접미어, 접두어가 나열되어 있다.

연결형

albin/o	white 백색
angi/o (5장 참조)	vessel 혈관
bas/o	base 바닥·기저
bi/o	life 생명
carcin/o	cancer 암
cauter/o	to burn 지짐·소작
chem/o	chemical 화학~
cis/o	to cut 자름
cortic/o (4장 참조)	outer layer 바깥층
cry/o	cold 한랭·저온
cutane/o	skin 피부
cyt/o	cell 세포
derm/o	skin 피부
dermat/o	skin 피부

diaphor/o	profuse sweating 과도한 발한
electr/o	electricity 전기
erythr/o	red 적색
esthesi/o (12장 참조)	feeling 감각
hem/o (6장 참조)	blood 혈액
hidr/o	sweat 땀
ichthy/o	scaly 비늘, dry 건조
kerat/o	hard 단단한, horny 각질
leuk/o	white 백색
lip/o	fat 지방
melan/o	black 흑색
myc/o	fungus 곰팡이
necr/o	death 죽음

onych/o	nail 손발톱
pedicul/o	lice 이
phot/o	light 빛
py/o	pus 고름
rhytid/o	wrinkle 주름
sarc/o	flesh 살
scler/o	hard 단단한
seb/o	oil 기름
septic/o (6장 참조)	infection 감염
system/o	system 계통
trich/o	hair 털
ungu/o	nail 손발톱
vesic/o	sac 주머니
xer/o	dry 건조·건성

접미어

-al	~와 연관된
-derma	피부 상태
-ectomy	외과적으로 잘라냄
-emia (6장 참조)	혈액 상태
-ia	상태, 상황
-iasis	비정상 상태
-ic	~와 연관된

-ism	상태
-itis	염증
-logy	~을 연구하는 학문
-malacia	비정상적으로 연한
-oma	종괴, 종양
-opsy	관찰하기
-osis	비정상 상태
-ous	~와 연관된

-phagia (8장 참조)	먹다, 삼키다
-plasty	외과적으로 복원함
-rrhea	분비물
-tic	~와 연관된
-tome	자르는 기구
-ule	작은

접두어

allo-	다른
an-	없는
anti-	대항하는
auto-	자기

de-	없는
epi-	위
hyper-	고
hypo-	저

intra-	속
para-	옆에
sub-	하
xeno-	이물질

해부학 용어의 형용사형

용어	용어 성분	의미
cutaneous [큐테이니어스] 피부~	cutane/o = 피부 -ous = ~와 연관된	피부와 연관된.
dermal [더ㄹ멀] 진피~, 피부~	derm/o = 피부 -al = ~와 연관된	피부와 연관된.
epidermal [에피더ㄹ멀] 표피~	epi- = 위 derm/o = 피부 -al = ~와 연관된	피부 위와 연관된.
hypodermic [하이포더ㄹ믹] 피부밑~·피하~	hypo- = 아래 derm/o = 피부 -ic = ~와 연관된	피부 아래와 연관된.
intradermal (ID) [인트롸더ㄹ멀] 진피내~·피내~	intra- = 내에 derm/o = 피부 -al = ~와 연관된	피부 속과 연관된.
subcutaneous (Subc, Subq) [써ㅂ큐테이니어스] 피하~, 피부밑~	sub- = 아래 cutane/o = 피부 -ous = ~와 연관된	피부 아래와 연관된.
ungual [엉궐] 손발톱~	ungu/o = 손발톱 -al = ~와 연관된	손발톱과 연관된.

자습하기

B. 해부학 구조물의 형용사형 적기

1. A nail ____________________
2. The skin ____________________ 또는 ____________________
3. Above the skin ____________________
4. Below the skin ____________________ 또는 ____________________
5. Within the skin ____________________

병리학

용어	용어 성분	의미
전문 분야		
dermatology (Derm, derm) [더ㄹ마톨오지] 피부과학	dermat/o = 피부 -logy = ~학	피부계통의 질병을 진단하고 치료하는 의학 분야. 이 분야를 담당하는 의사를 피부과의사(피부과전문의, *dermatologist*)라 함.
plastic surgery 성형외과학		신체 구조물에 손상이나 소실, 기형이 있을 때 이러한 이상의 복구나 재건, 개선을 담당하는 외과 분야. 이 분야를 담당하는 의사를 성형외과의사(성형외과전문의, *plastic surgeon*)라 함.
징후와 증상		
abrasion [아ㅂ뤠이전] 찰과상		마찰에 의해 피부 표면이 벗겨진 것.
anhidrosis [앤하이드로시스] 땀없음(증)·무한증	an- = 없는 hidr/o = 땀 -osis = 비정상 상태	땀이 나지 않는 비정상 상태.
comedo [코미도] 면포·여드름집		모낭에 형성된 단단한 피지 덩어리. *Blackhead*라고도 함.
contusion 타박상		신체에 충격이 가해져 생긴 손상으로 붓고 아프고 멍이 든 상태. 피부는 찢어지지 않은 상태임.
cyst [씨스트] 낭·주머니, 낭종 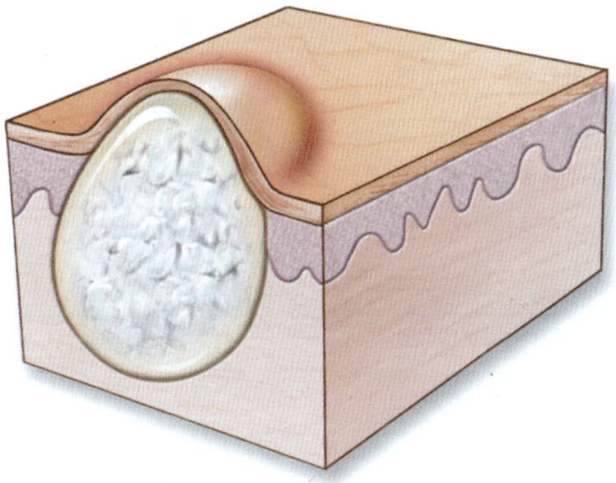 ■그림 3.5 낭종.		피하에 생긴 체액이 채워진 주머니.
depigmentation [디피그멘테이션] 탈색소	de- = 탈~	정상적인 피부색이나 피부색소를 소실함.
diaphoresis [다이아포뤼시스] 땀남·발한	diaphor/o = 과도한 발한	과도하게 땀이 나는 상태.
ecchymosis [에키모시스] 반(상)출혈·얼룩출혈 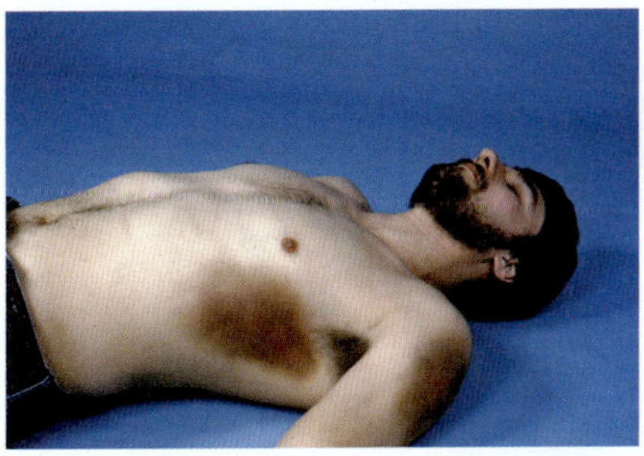 ■그림 3.6 외측 흉곽과 어깨에 커다란 반상출혈이 보인다. *(Michal Heron, Pearson Education)*	-osis = 비정상 상태	피부에 둔한 외상이 가해져 피하에 혈액이 새어나온 후 모여 피부색이 변한 것. 멍(bruise).

병리학 (계속)

용어	용어 성분	의미
erythema [에뤼씨마] 홍반	erythr/o = 적색 hem/o = 혈액	피부가 붉어짐.
erythroderma [에뤼쓰로더ㄹ마] 홍색피부(증)	erythr/o = 적색 -derma = 피부 상태	피부가 붉어진 상태.
eschar [에스까ㄹ] 괴사딱지·가피		심층부 화상부위에 형성되는 죽은 조직과 간질액으로 이루어진 두꺼운 껍질.
fissure [퓌셔ㄹ] 열창 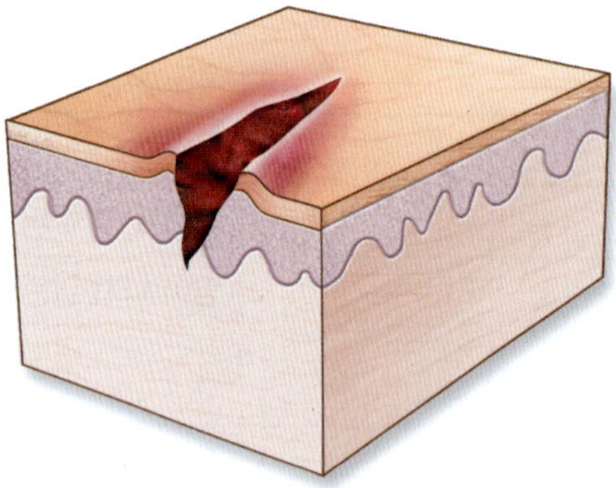 ■그림 3.7 열창.		피부가 갈라진 것.
hirsutism [허ㄹ쑤티즘] 남성형털과다증·남성형다모증	-ism = 상태	신체에 과도하게 털이 자람.
hyperemia [하이퍼ㄹ이미아] 충혈	hyper- = 과도한 -emia = 혈액 상태	혈류량이 과도하여 피부가 붉어진 것.
hyperhidrosis [하이퍼ㄹ하이드로시스] 땀과다증·다한증	hyper- = 과도한 hidr/o = 땀 -osis = 비정상 상태	땀이 과도하게 분비되는 비정상 상태.
hyperpigmentation [하이퍼ㄹ피그멘테이션] 과다색소침착	hyper- = 과도한	피부에 색소가 과도하게 침착된 상태.
ichthyoderma [익씨오더ㄹ마] 비늘피부증	ichthy/o = 비늘, 건조한 -derma = 피부 상태	피부에 비늘이 덮여 있고 건조한 상태.
lesion [리즌] 병터·병변		상처, 손상, 이상을 나타내는 일반 용어.
leukoderma [루코더ㄹ마] 백색피부증·백피증	leuk/o = 백색 -derma = 피부 상태	정상적으로 존재해야 할 색소가 존재하지 않아 피부가 백색으로 보임. 피부 전체가 백색으로 보일 수도 있고, 일부만 그럴 수도 있음.
lipoma [리포마] 지방종	lip/o = 지방 -oma = 종괴	지방 덩이.
macule [매큘] 반·반점 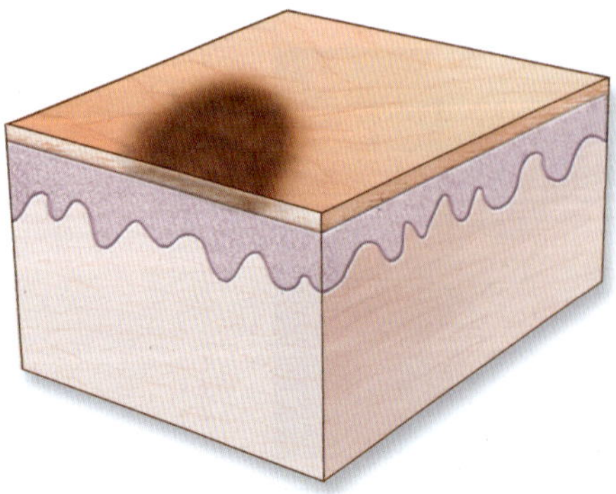 ■그림 3.8 반점.	-ule = 작은	피부에 생긴 변색 부위로서 돌출되거나 함몰되어 있지 않음. 주근깨(freckle)나 모반(birthmark)을 예로 들 수 있음.

병리학 (계속)

용어	용어 성분	의미
necrosis [네크로시스] 괴사	necr/o = 죽음 -osis = 비정상 상태	죽음에 이른 비정상 상태.
nevus [니부스] 모반·점		피부에 생긴 착색된 점. 대개 양성이지만 암으로 바뀔 수도 있음.
nodule [나쥴] 결절 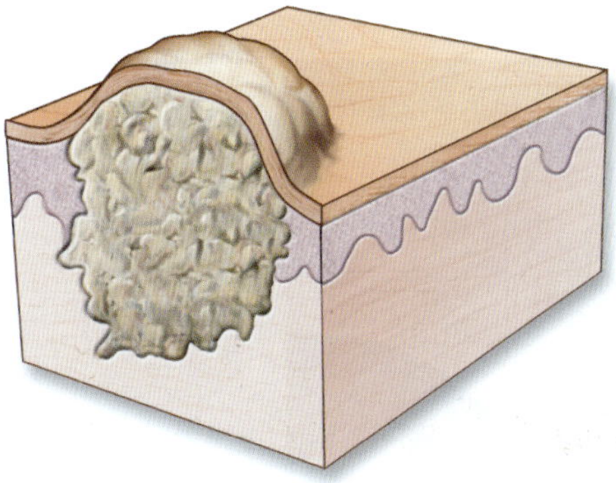 ■그림 3.9 결절.	-ule = 작은	피부에 생긴 직경 0.5cm 이상인 단단한 덩어리.
onychomalacia [온이코말레이시아] 손발톱연화(증)	onych/o = 손발톱 -malacia = 비정상 연화	손발톱의 연화(부드러움).
pallor [팰러ㄹ] 창백		피부가 비정상적으로 창백함.
papule [패퓰] 구진·솟음 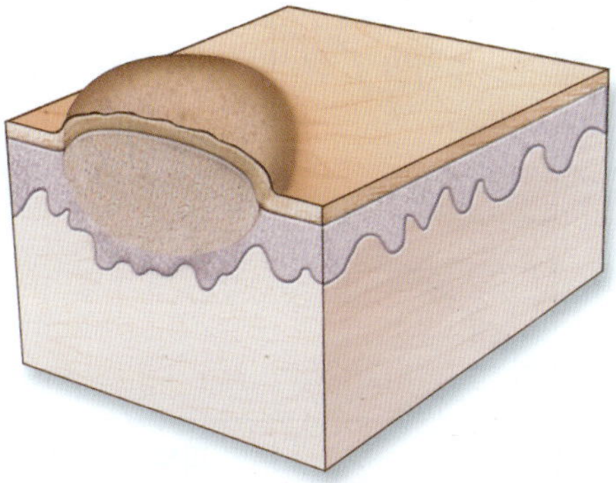 ■그림 3.10 구진.	-ule = 작은	피부에 돌출되어 있는 직경 0.5cm 미만의 작고 단단하며 둥근 점
petechiae [페티키아이] 출혈점 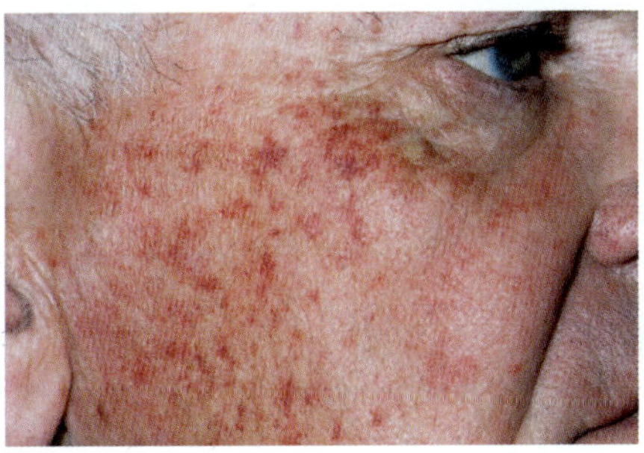 ■그림 3.11 출혈점. *(Dr. P. Marazzi/Science Source)*		피부 아래에서 일어난 미세한 출혈에 의해 생긴 자색 또는 적색의 점.

병리학 (계속)

용어	용어 성분	의미
photosensitivity [포토쎈시티비티] 광선민감도	phot/o = 빛	자외선 같은 빛에 노출되었을 때 피부가 비정상적으로 반응하는 상태.
pruritus [프루롸이투스] 가려움(증)		심한 가려움.
purpura [퍼ㄹ퓨롸] 자색반(증)·자반(증)	*Purpura*는 자색(purple)을 의미하는 라틴어임. 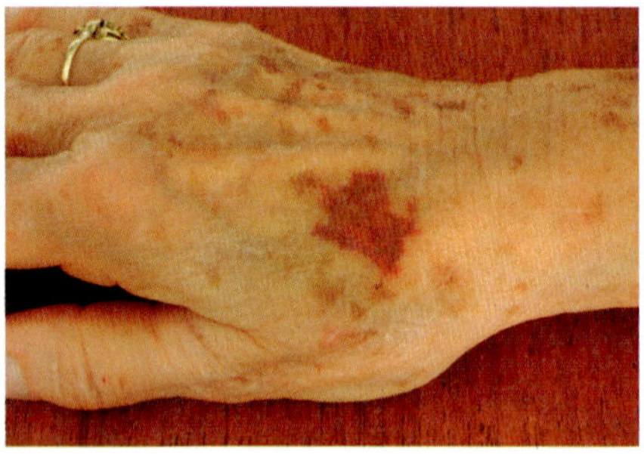 ■ 그림 3.12 약한 혈관들의 파열에 의해 발생한 자색반.	약한 혈관들이 파열되어 피부로 출혈이 일어나면 짙은 갈색이나 자색으로 보이게 됨. 흔히 노인에게서 관찰됨.
purulent [퓨루런트] 고름형성·화농		고름이 형성되어 있는 상태나 고름을 형성하는 감염 상태.
pustule [퍼스츌] 농포·고름물집	-ule = 작은 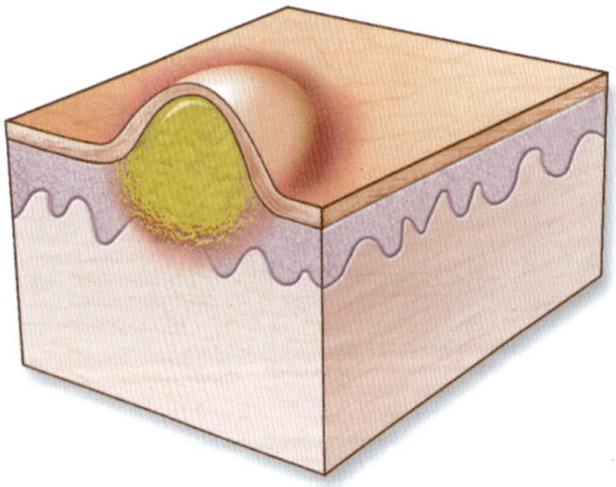 ■ 그림 3.13 농포.	고름을 포함하고 있는 피부의 돌출된 작은 점.
pyoderma [파이오더ㄹ마] 고름피부증·화농피부증	py/o = 고름 -derma = 피부 상태	피부나 피부층 사이에 고름이 존재하는 상태. 세균 감염의 징후.
scleroderma [스클레로더ㄹ마] 피부경화증·피부굳음증	scler/o = 단단한 -derma = 피부 상태	피부의 탄력이 소실되어 피부가 단단해진 상태.
seborrhea [쎄보뤼아] 지루, 지루피부염	seb/o = 기름 -rrhea = 분비물	기름기가 함유된 분비물.
suppurative [쑤퓌뤠어티브] 고름·화농		고름을 포함한 또는 고름을 만드는.

병리학 (계속)

용어	용어 성분	의미
ulcer [얼써ㄹ] 궤양 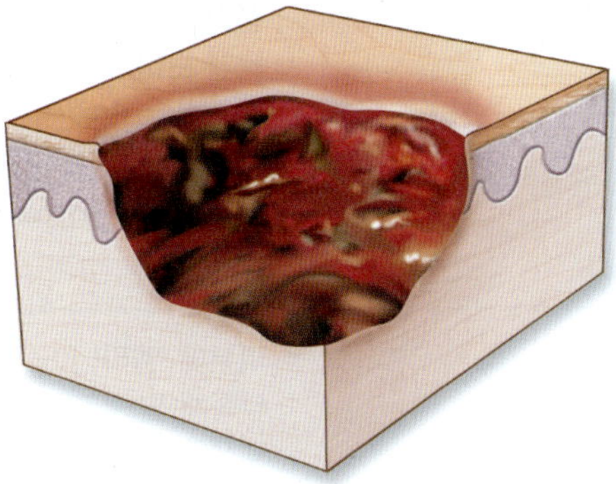 ■그림 3.14 궤양.		피부나 점막에 생긴 개방된 상처 또는 병변.
urticaria [어ㄹ티케이뤼아] 두드러기	-ia = 상태, 상황	*Hives*(두드러기)라고도 하며, 심한 가려움을 동반한 연하게 붉은 피부 발진을 말함.
vesicle [베씨클] 잔물집·소수포 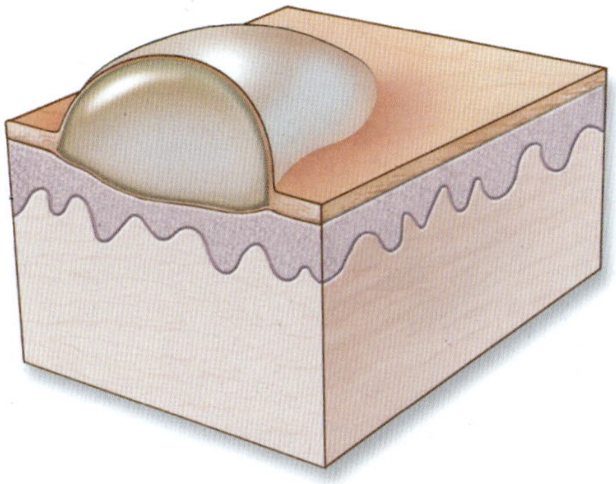 ■그림 3.15 잔물집.	vesic/o = 주머니	피부에 생긴 체액으로 채워진 볼록하게 돌출된 작은 물집.
wheal [휘일] 두드러기 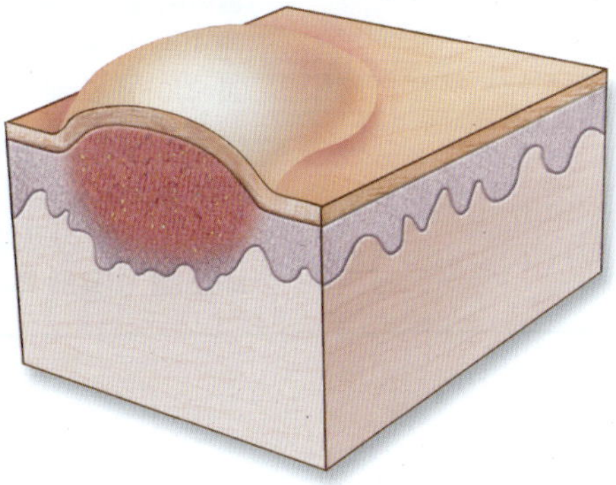 ■그림 3.16 두드러기.		피부에 생긴 작고 둥글게 돌출된 부위로서 전형적으로 피부의 알레르기 반응으로 나타나며 대개 가려움을 동반함.
xeroderma [지로더ㄹ마] 피부건조증·피부마름증	xer/o = 건조한 -derma = 피부 상태	피부가 비정상적으로 건조한 상태.
피부		
abscess [앱쎄스] 고름집·농양		피부에 고름이 모여 있는 것.
acne [애크니] 여드름		피지선과 모낭의 염증성 질환으로 구진(papule)과 농포(pustule)를 형성함.

병리학 (계속)

용어	용어 성분	의미
acne rosacea [애크니 로제이시아] 여드름장미증		성인의 코와 뺨에서 주로 발견되는 만성 여드름으로 붉게 보이며, 작은 여드름과 파괴된 혈관이 보임.
acne vulgaris [애크니 벌개뤄스] 보통여드름·여드름		십대들에게서 관찰되는 일반적인 여드름. 면포(comedo)와 구진(papule), 농포(pustule)를 관찰할 수 있음.
albinism [알비니즘] 백색증	albin/o = 백색 -ism = 상태	피부에 멜라닌이 생성되지 않는 유전질환. 색소가 부족해 털과 피부가 희고, 동공이 빨간 것이 특징임. 백색증 환자를 *albino*라 함.
basal cell carcinoma (BCC) [베이살 셀 카르씨노마] 바닥세포암종·기저세포암종	bas/o = 바닥·기저 -al = ~와 연관된 carcin/o = 암 -oma = 종양	표피 기저층에 생긴 암종. 흔한 피부암 유형이지만 전이(metastasis)하는 경우는 드묾. 햇빛에 노출된 피부에서 생길 수 있음.

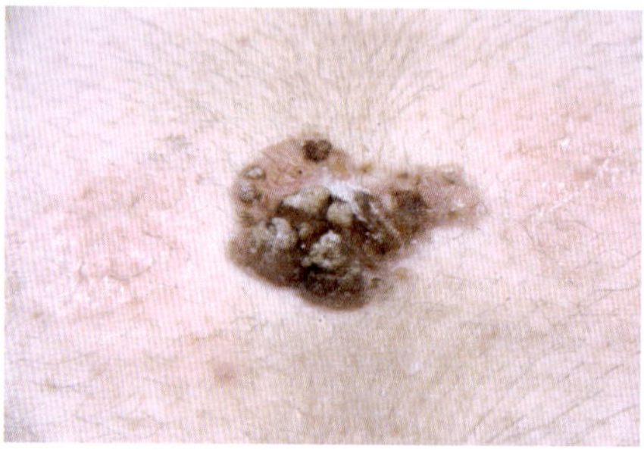

■ **그림 3.17** 기저세포암종. 피부에서 가장 흔한 암으로 거의 전이하지 않는다. *(Center for Disease Control)*

용어	용어 성분	의미
burn 화상		불이나 전기, 태양의 자외선, 부식성 화학물질에 의해 피부가 손상되어 발생함. 화상 정도는 화상 면적과 깊이에 의해 결정된다. 피부 화상은 일도화상(first degree burn), 이도화상(second degree burn), 삼도화상(third degree burn)으로 구분함. 각 등급의 피부화상은 **그림 3.18**을 참고할 것. 화상 면적은 9의 법칙(Rule of Nines)을 이용해 추산함(**그림 3.19**).

병리학 (계속)

용어	용어 성분	의미

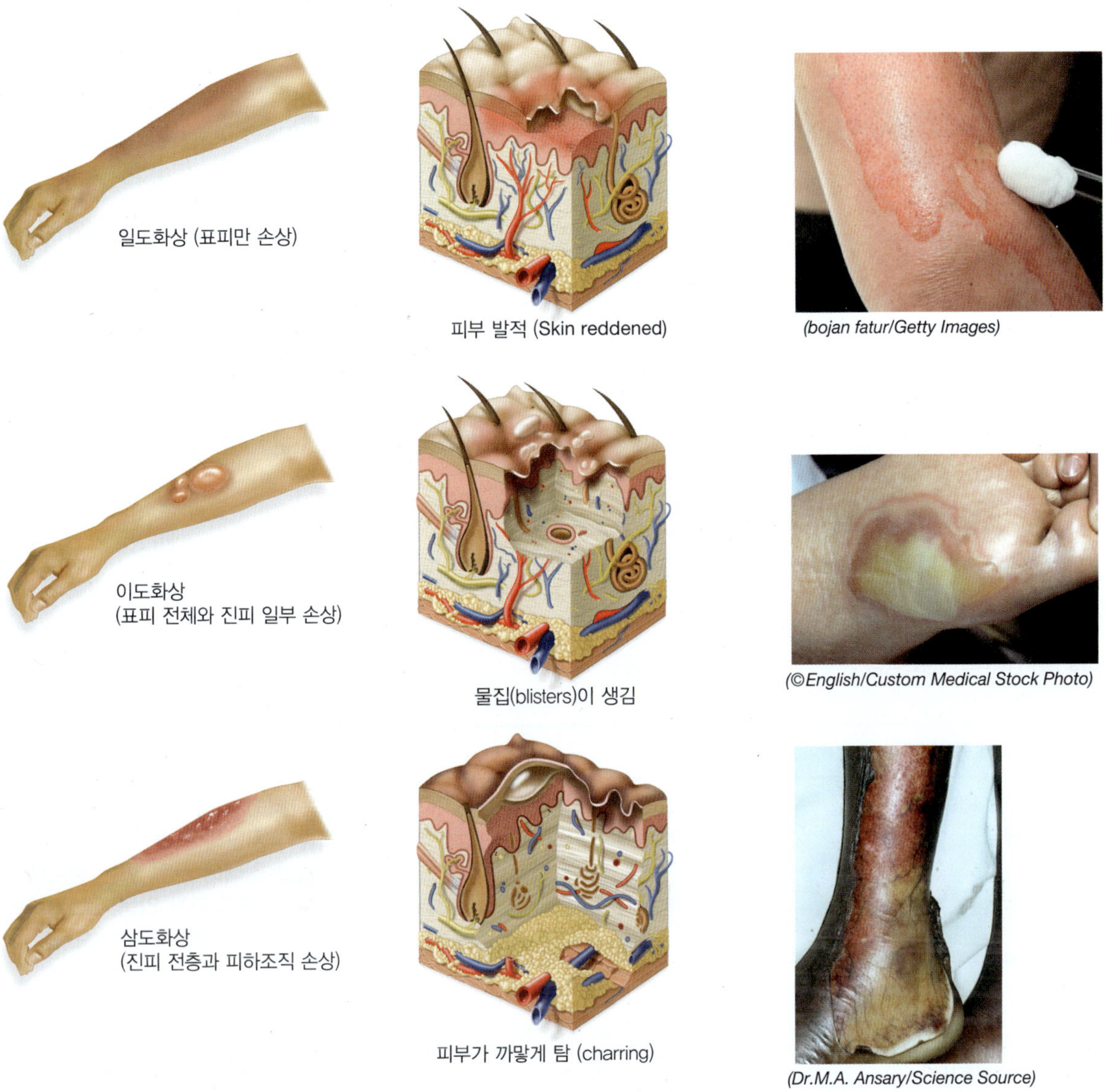

■**그림 3.18** 피부의 3가지 화상 등급과 각 등급별 피부 손상 정도 비교.

병리학 (계속)

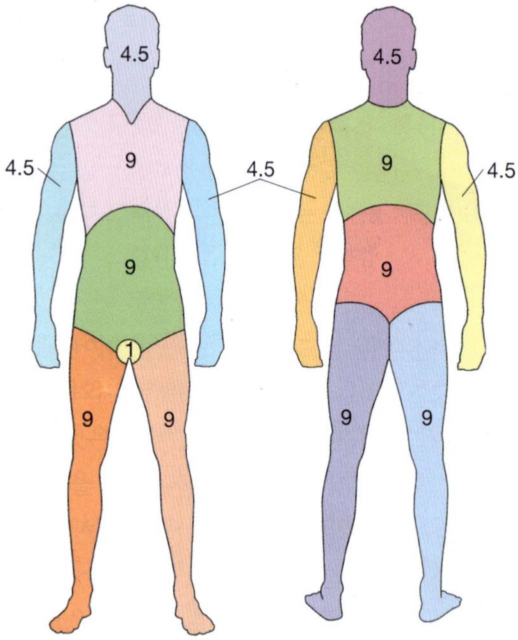

■ 그림 3.19 9의 법칙. 화상을 입은 신체의 백분율을 추산하는 방법. 각각의 색으로 칠한 부위는 각 신체 부위의 백분율을 나타낸다. 모든 부위를 합치면 100%가 된다.

용어	용어 성분	의미
cellulitis [셀유라이티스] 연조직염	-itis = 염증	피부 결합조직에서 급성으로 발생한 광범위한 감염 및 염증.
cicatrix [씩아트뤽스] 흉터		흉터(scar).
decubitus ulcer (decub) [딕휴비터스] 욕창궤양	'누워 있음'을 의미하는 라틴어 *decumbo*에서 기원함.	튀어 나온 뼈에 의해 피부에 압력이 가해져 피부로 가는 혈류가 차단되어 발생한 개방성 궤양. 자세를 바꾸지 않고 침대에 누워 있는 환자에게서 발생할 수 있으며 잘 치료되지 않음. *Bedsore*(욕창) 또는 *pressure sore*(압박궤양·욕창)라고도 함.
dermatitis [더ㄹ마타이티스] 피부염	dermat/o = 피부 -itis = 염증	피부의 염증.
dermatosis [더ㄹ마토시스] 피부병	dermat/o = 피부 -osis = 비정상 상태	피부 상태가 비정상이라는 것을 나타내는 일반 용어.
dry gangrene [갱그린] 건성괴저		침범된 부위가 건조해지고, 시꺼멓게 변하며, 쪼글쪼글해지는 괴저의 최종 단계로써 *mummified*(미라화)라고도 함.
eczema [엑제마] 습진		발적(redness)과 소수포(vesicle), 가려움(itching), 딱딱해짐(crusting)을 동반하는 원인 불명의 표층 피부염.
gangrene [갱그린] 괴저		일반적으로 혈류량 부족에 의해 발생하는 피부괴사.
ichthyosis [익티오시스] 비늘증	ichthy/o = 비늘로 뒤덮인 -osis = 비정상 상태	피부가 건조해지고, 비늘로 덮이고, 각질이 생긴 상태.

병리학 (계속)

용어	용어 성분	의미
impetigo [임페타이고] 농가진·고름딱지증		전염성이 매우 높은 세균에 의해 발생한 피부 감염을 말하며, 농포(pustule)가 터지고 그 위에 딱지가 앉는 일이 반복됨.

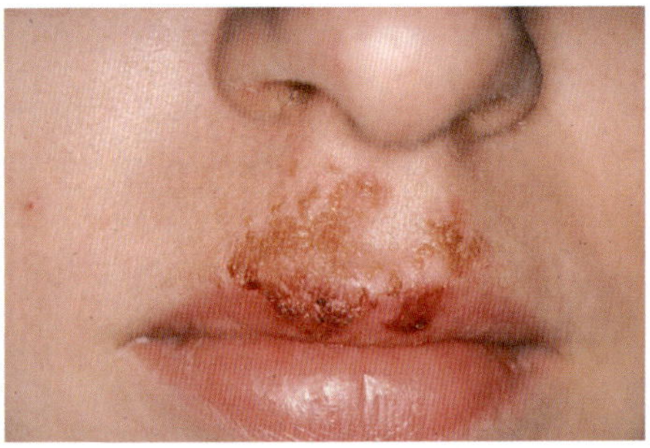

■ 그림 3.20 전염성이 매우 높은 세균 감염에 의한 농가진. *(Biophoto Associates)*

용어	용어 성분	의미
Kaposi's sarcoma [카포시스 싸ㄹ코마] 카포시육종	**sarc/o** = 살 **-oma** = 종양	에이즈 환자에게서 흔히 발생하는 피부암 유형. 갈색을 띤 자색 구진(papule)으로 이루어져 있으며 피부를 따라 퍼져 내부 장기로 전이함.
keloid [킬로이드] 흉터종·켈로이드		손상이나 수술 후 피부가 돌출되고 두꺼워져 비후흉터(hypertrophic scar)를 형성하는 것.

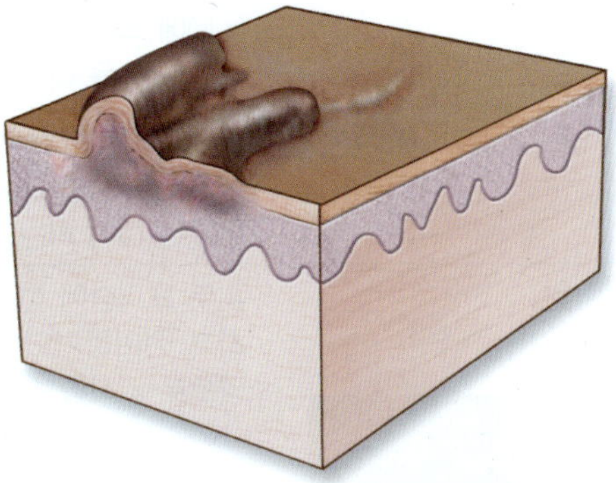

■ 그림 3.21 흉터종.

용어	용어 성분	의미
keratosis [케롸토시스] 각화증	**kerat/o** = 딱딱한, 각질의 **-osis** = 비정상 상태	표피층이 과도하게 자라 두꺼워져 발생한 피부 상태를 나타내는 용어.
laceration 찢김·열상		찢기거나 들쭉날쭉한 상처를 말하며, 이 경우 '절단'이라는 표현을 쓰는 것은 부적절함.
malignant melanoma (MM) [말리그넌트 멜라노마] 악성흑색종	**melan/o** = 흑색 **-oma** = 종양	멜라닌세포(melanocyte)가 제멋대로 자라 생성되는 위험한 피부암 유형. 빠르게 내부 장기로 전이 또는 전파됨.

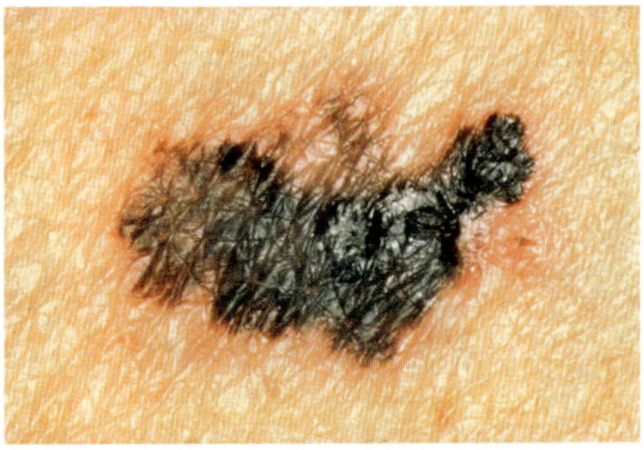

■ 그림 3.22 악성흑색종. 악성흑색종의 특징적 색깔을 볼 수 있는 사진. *(National Cancer Institute)*

용어	용어 성분	의미
pediculosis [퍼디큘로시스] 이감염증	**pedicul/o** = 이 **-osis** = 비정상 상태	이(lice)에 감염(infestation)된 상태. 서캐(nit)라 불리는 이의 충란이 털에 딱 달라붙어 있음.

병리학 (계속)

용어	용어 성분	의미
psoriasis [쏘롸이아시스] 건선·마른비늘증	-iasis = 비정상 상태	둥근 경계를 가진 '은빛 비늘'의 조각들로 이루어진 구진(papule)을 나타내는 만성 염증 상태.
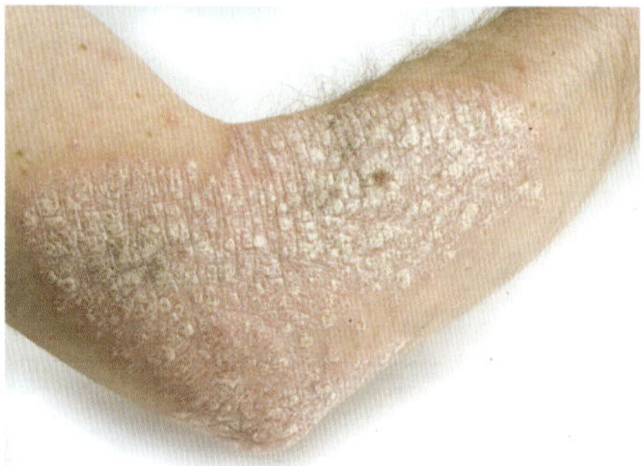 ■그림 3.23 건선. 이 사진은 건선에서 나타나는 독특한 하얀 조각들을 보여주고 있다. *(phasinphoto/Shutterstock)*		
rubella [루벨라] 풍진		전염성 바이러스 피부 감염. 일반적으로 *German measles*이라 함.
scabies [스케이비스] 옴		피부 아래에 굴을 뚫고 이동하는 산란하는 좀진드기(mite)에 의해 발생하는 전염성 피부병으로 발적과 심한 가려움을 나타냄. 흔히 어린이에게서 관찰됨.
sebaceous cyst [씨베이셔스 씨스트] 피지낭	seb/o = 기름	피지샘 분비물인 피지나 기름으로 채워진 피부 아래에 생긴 주머니. 피지낭은 커질 수 있으며 그럴 경우 절제해야 하는 경우도 있음.
squamous cell carcinoma (SCC) [스케이머스 셀 카르씨노마] 편평세포암종	carcin/o = 암 -oma = 종양	피부 표피층에 생긴 암으로 더 심층부를 침범하기도 하고 전이하기도 함. 대개 치료가 잘 되지 않는 궤양으로 시작함.
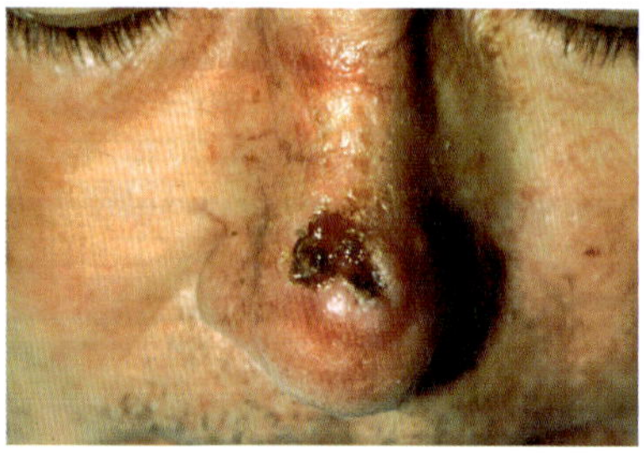 ■그림 3.24 편평세포암종. *(National Cancer Institute)*		
strawberry hemangioma [히만지오마] 딸기혈관종	hem/o = 혈액 angi/o = 혈관 -oma = 종괴	선천적으로 확장된 혈관이 모여 형성된 적색 모반으로 출생 후 몇 달 이내에 사라짐.
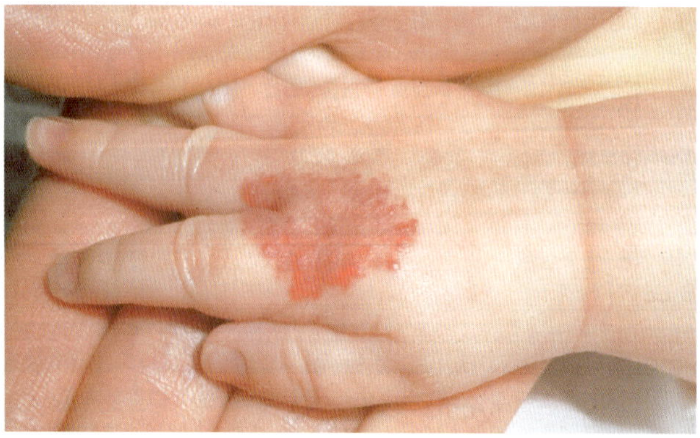 ■그림 3.25 피부에 혈관이 모여 생긴 모반인 딸기혈관종. *(SPL/Science Source)*		

병리학 (계속)

용어	용어 성분	의미
systemic lupus erythematosus (SLE) [씨스테믹 루푸스 에뤼쎄마토시스] 전신홍반루푸스	system/o = 전신 -ic = ~와 연관된 erythr/o = 적색	피부, 관절, 신장, 신경계, 점막을 손상시키는 결합조직의 만성질환. 면역계가 자신의 정상 조직을 공격하는 자가면역질환임. 뺨과 코에 비늘로 덮인 나비 모양의 붉은 발진이 나타날 수 있음.
tinea [틴이아] 백선(증)		가려움과 비늘성 병변을 초래하는 곰팡이에 의한 피부병.
tinea capitis [틴이아 캐피티스] 머리백선증	*Capitis*는 머리(head)를 의미하는 라틴어임.	두피의 곰팡이 감염. 흔히 백선(버짐, *ringworm*)이라 함.
tinea pedis [틴이아 페디스] 무좀	*Pedis*는 발(foot)을 의미하는 라틴어임.	발의 곰팡이 감염. 흔히 운동선수발(발백선증·무좀, *athlete's foot*)이라 함.
varicella [배뤼쎌라] 수두 ■ 그림 3.26 바이러스 피부 감염에 의해 발생하는 수두. 사진에서 보이는 발진은 딱지를 형성하기 시작하고 있다. *(Beneda Miroslav/Shutterstock)*	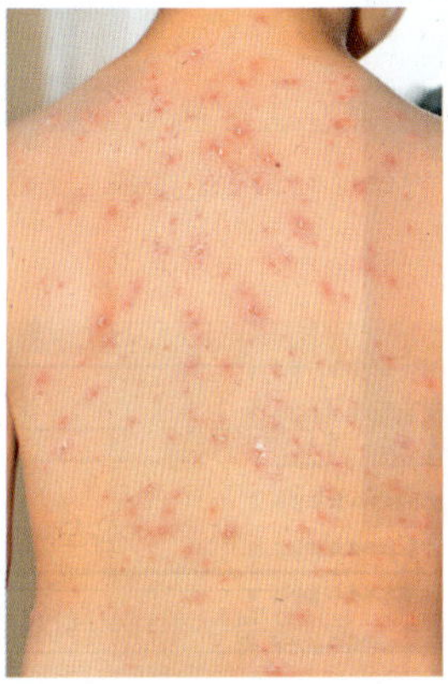	바이러스에 의한 전염성 피부감염. 흔히 chickenpox(수두)라 함.
verruca [버ㄹ루카] 사마귀		흔히 *warts*(사마귀)라고 부르며 바이러스에 의해 생기는 양성질환임. 표면은 거칠며 화학물질이나 레이저요법 또는 둘 모두를 사용해 치료함.
vitiligo [비틸아이고] 백반증		피부 색소가 드문드문 소실됨으로써 유백색으로 보이는 것. *Leukoderma* (백색피부증·백피증)라고도 함.
wet gangrene [갱그린] 습성괴저		고름을 형성하는 세균에 의해 이차적으로 감염된 괴저 부위.
털		
alopecia [알로피시아] 탈모(증)·털빠짐(증)		특히 머리 부위의 털이 소실된 것. 흔히 *baldness*(대머리)라고 함.
carbuncle [카ㄹ붕클] 큰종기		여러 개의 모낭에 형성된 종기(furuncle).
furuncle [퓨뤙클] 종기		모낭의 세균 감염. 특징적으로 발적(redness)과 통증(pain), 부기(swelling)를 나타냄. *Boil*(종기)이라고도 함.
trichomycosis [트뤼코마이코시스] 털진균증	trich/o = 털 myc/o = 진균 -osis = 비정상 상태	털에 곰팡이 자라는 비정상 상태.

병리학 (계속)

용어	용어 성분	의미
손발톱		
onychia [오니키아] 손발톱염	onych/o = 손발톱 -ia = 상태, 질병	손발톱바닥(nail bed)의 감염.
onychomycosis [오니코마이코시스] 손발톱진균증	onych/o = 손발톱 myc/o = 진균 -osis = 비정상 상태	손발톱에 곰팡이가 자라는 비정상 상태.
onychophagia [오니코페쥐아] 손톱물어뜯기	onych/o = 손발톱 -phagia = 먹다, 삼키다	손톱을 물어뜯음.
paronychia [패롸니이키아] 손발톱주위염	para- = ~주위에 onych/o = 손발톱 -ia = 상태, 질병	손발톱 주위에 분포하는 피부주름의 감염.

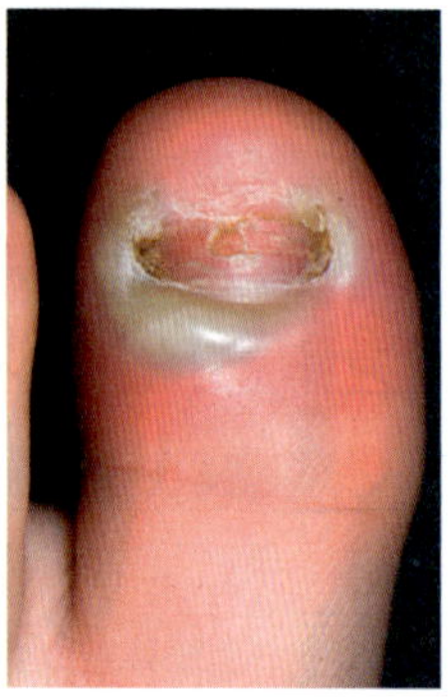

■그림 3.27 손발톱주위염.
(Scott Camazone/Getty Images)

자습하기

C. 병리학 용어와 그 의미 짝짓기

1. ________ eczema
2. ________ nevus
3. ________ lipoma
4. ________ urticaria
5. ________ bedsore
6. ________ acne rosacea
7. ________ acne vulgaris
8. ________ hirsutism
9. ________ alopecia
10. ________ gangrene
11. ________ scleroderma
12. ________ albinism

a. 욕창궤양(decubitus ulcer)
b. 피부색소의 소실
c. 어른에게서 흔히 관찰되는 여드름
d. 딱딱한 피부
e. 발적(redness), 잔물집(vesicles), 가려움(itching), 딱지(crusts)
f. 출생점(birthmark)
g. 털이 과도하게 자람
h. 혈류량 소실에 의해 발생함
i. 지방종양(fatty tumor)
j. 두드러기(hives)
k. 대머리(baldness)
l. 청소년에게서 관찰되는 여드름

진단법

용어	용어 성분	의미
임상검사실 진단법		
culture and sensitivity (C&S) 배양 및 항생제 감수성 검사		감염된 세균을 알아내기 위해 감염된 부위로부터 세균을 채취하여 배양한 다음 그 세균이 어떤 항생제에 민감도를 나타내는지 알아내기 위한 검사.
생검법		
biopsy (BX, bx) 생검	**bi/o** = 생명 **-opsy** = 관찰법	주사기나 칼, 천공기, 솔을 이용하여 조직을 채취한 다음 현미경으로 검사하는 것. 진단법으로 이용함.
주의하기 '둘~'을 의미하는 *bi*-와 '생명'을 의미하는 *bi/o*를 혼동하지 말 것.		
exfoliative cytology [익스포리에이티브 싸이톨오지] 박탈세포학	**cyt/o** = 세포 **-logy** = 학	조직으로부터 세포를 긁어낸 후 현미경으로 검사하는 것.
frozen section (FS) 동결절편		신속한 진단을 위해 냉동한 검체를 얇게 자른 후 현미경으로 검사하는 것.
fungal scrapings 곰팡이찰과표본	**-al** = ~와 연관된	곰팡이가 자라는지 확인하기 위해 긁는 도구를 이용해 병변으로부터 시료를 긁어낸 후 배지에서 키워 현미경으로 검사하는 것.

치료법

용어	용어 성분	의미
피부이식술		
allograft [알로그래프트] 동종이식	**allo-** = 다른	다른 사람의 피부를 이식하는 것으로 공여자는 대개 사망한 사람(cadaver)임. *Homograft*(동종이식)라고도 함.
autograft [오토그래프트] 자가이식	**auto-** = 자기, 자가	자신의 피부를 다른 부위에 이식하는 것.

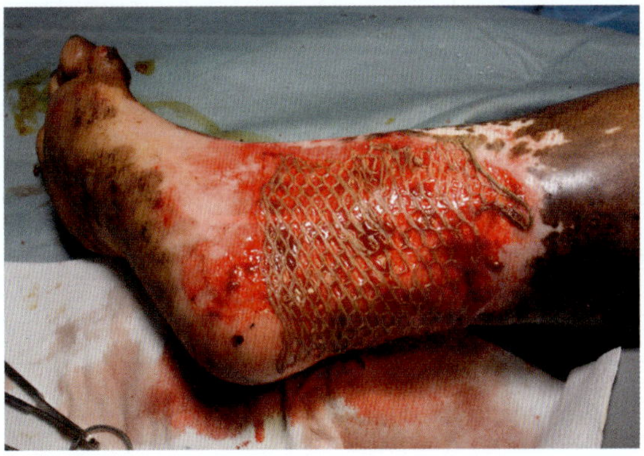

■**그림 3.28** 갓 시행한 자가이식. 이식된 피부에 구멍이 보이는 이유는 넓은 부위를 덮기 위해 피부에 구멍을 낸 후 잡아당겨 이식했기 때문이다. *(Bob Ingelhart/Getty Images)*

용어	용어 성분	의미
dermatome [더ㄹ미톰] 피부절편기	**derm/o** = 피부 **-tome** = 자르는 기구	피부 또는 피부의 얇은 이식편을 자르는 기구.
dermatoplasty [더ㄹ마토플라스티] 피부성형(술)	**dermat/o** = 피부 **-plasty** = 외과적 복원	피부이식술.
skin graft (SG) 피부이식		피부를 떼 내 다른 부위에 옮겨 덮는 것. 화상 환자와 일부 외과수술 후 시행함. *Dermatoplasty*(피부성형)라고도 함.

치료법

용어	용어 성분	의미
xenograft [젠오그래프트] 이종이식	xeno- = 이물질	다른 동물(대개 돼지)의 피부를 사람에게 이식하는 것. *Heterograft*(이종이식; hetero- = 다른)라고도 함.
수술법		
cauterization [쿼터뤼제이션] 지짐술	cauter/o = 지짐·소작	부식성 화학물질이나 전류, 열, 냉기를 이용해 조직을 파괴하는 것.
cryosurgery [크롸이오써ㄹ저뤼] 냉동수술	cry/o = 차가운	매우 낮은 온도로 조직을 얼리거나 파괴하는 것.
curettage [큐뤠타아지] 긁어냄(술)·소파(술)		긁는 도구(curette)로 피부 표층의 병변을 제거하는 것.
debridement [데브리드먼] 죽은조직제거(술)·데브리망		상처로부터 이물질 및 죽거나 손상된 조직을 제거하는 것.
electrocautery [일렉트로콰터뤼] 전기지짐(술)	electr/o = 전기	전류를 이용해 조직을 파괴하는 것.
incision and drainage (I&D) 절개배농(술)·절개배액(술)	cis/o = 자름	고름 같은 물질을 배출시키기 위해 구멍을 만들 목적으로 절개하는 것.
onychectomy [오니켁토미] 손발톱절제(술)	onych/o = 손발톱 -ectomy = 외과적 절제	손발톱을 제거하는 것.
성형외과 수술법		
chemabrasion [키모브뤠이젼] 화학적피부벗김(술)	chem/o = 화학	화학물질을 이용해 피부를 벗기는 것. *Chemical peel*(화학벗김술·화학박피술)이라고도 함.
dermabrasion [더ㄹ마브뤠이션] 박피(술)	derm/o = 피부	와이어 브러쉬(wire brush)나 사포(sandpaper)를 이용해 피부를 벗기는 것. 여드름 흉터와 문신, 흉터조직을 제거하기 위해 시행함.
laser therapy 레이저요법		피부 병변과 출생점(birthmark)을 강력한 열과 일정한 범위의 에너지를 가진 레이저빔을 이용해 제거하는 것. 레이저는 여러 빛 주파수를 하나의 작고 강력한 빔으로 전환함.
liposuction [리포셕션] 지방흡인(술)	lip/o = 지방	흡인(suction)을 통해 피하 지방을 제거하는 것.
rhytidectomy [뤼티덱토미] 주름제거(술), 주름성형(술)	rhytid/o = 주름 -ectomy = 외과적 제거	주름을 제거하기 위해 남아도는 피부를 외과적으로 제거하는 것. 흔히 *face lift*(얼굴올림[술]·얼굴주름성형[술])라 함.

자습하기

D. 치료법과 그 의미 짝짓기

1. _________ debridement
2. _________ cauterization
3. _________ chemabrasion
4. _________ dermatoplasty
5. _________ biopsy
6. _________ rhytidectomy
7. _________ curettage
8. _________ dermabrasion
9. _________ dermatome
10. _________ cryosurgery

a. 주름진 피부를 외과적으로 제거하는 것
b. 피부를 얇은 절편으로 자르는 기구
c. 검사를 위해 조직 조각을 떼어 내는 것
d. 극도로 낮은 온도의 냉기를 이용해 조직을 파괴하는 것
e. 피부이식술
f. 긁어내는 기구로 병변을 제거하는 것
g. 브러쉬로 피부를 제거하는 것
h. 손상된 피부를 제거하는 것
i. 전류로 조직을 파괴하는 것
j. 화학박피술

약리학

용어	용어 성분	작용	예
anesthetic [애네스테틱] 마취제	an- = ~없는 esthesi/o = 느낌, 감각 -tic = ~와 연관된	피부에 도포 했을 때 통증을 줄임.	lidocaine, Xylocaine; procaine, Novocain
antibiotic [앤티바이오틱] 항생제	anti- = ~에 반대하여 bi/o = 생명 -tic = ~와 연관된	피부에 감염된 세균을 죽임.	bacitracin/neomycin/polymixinB, Neosporin ointment
antifungal [앤티풩걸] 항진균제	anti- = ~에 반대하여 -al = ~와 연관된	피부에 감염된 곰팡이를 죽임.	miconazole, Monistat; clotrimazole, Lotrimin
antiparasitic [앤티파롸씨틱] 항기생충제	anti- = ~에 반대하여 -ic = ~와 연관된	좀진드기(mite)나 이(lice)를 죽임.	lindane, Kwell; permethrin, Nix
antipruritic [앤티프루롸이틱] 가려움약	anti- = ~에 반대하여 -ic = ~와 연관된	심한 가려움을 줄임.	diphenhydramine, Benadryl; camphor/pramoxine/zinc, Caladryl
antiseptic [앤타이쎕틱] 살균제	anti- = ~에 반대하여 septic/o = 감염 -tic = ~와 연관된	피부 절단면이나 상처 또는 수술부위에서 세균을 죽임.	isopropyl alcohol; hydrogen peroxide
corticosteroid cream 코르티코스테로이드 크림	cortic/o = 바깥층	부신피질에서 생산되는 매우 강한 항염증작용을 가진 호르몬을 포함하고 있는 크림.	hydrocortisone, Cortaid; triamcinolone, Kenalog

약어

BCC	basal cell carcinoma 기저세포암종	**MM**	malignant melanoma 악성흑색종
BX, bx	biopsy 생검	**SCC**	squamous cell carcinoma 편평세포암종
C&S	culture and sensitivity 배양 및 항생제 감수성 검사	**SG**	skin graft 피부이식
decub	decubitus ulcer 욕창궤양	**SLE**	systemic lupus erythematosus 전신홍반루푸스
Derm, derm	dermatology 피부과학	**STSG**	split-thickness skin graft 부분층피부이식
FS	frozen section 동결절편	**Subc, Subq**	subcutaneous 피부밑·피하
I&D	incision and drainage 절개배농(술)·절개배액(술)	**UV**	ultraviolet 자외선
ID	intradermal 진피내 **주의하기** 'intradermal'을 의미하는 약어 *ID*를 사용할 때는 'incision & drainage'를 의미하는 약어 *I&D*와 혼동하지 않아야 한다.		

자습하기

E. 약어로 나타내기

1. frozen section ____________________
2. incision and drainage ____________________
3. intradermal ____________________
4. subcutaneous ____________________
5. ultraviolet ____________________
6. biopsy ____________________
7. culture and sensitivity ____________________
8. basal cell carcinoma ____________________
9. decubitus ulcer ____________________
10. dermatology ____________________

복습하기

적용하기

의무기록 분석

아래 피부과 자문보고서에는 11개의 의학용어가 포함되어 있다. 각 의학용어에 밑줄을 치고, 보고서 아래에 있는 목록에 의학용어를 적어라. 그런 다음 각 용어의 의미를 설명하라.

피부과 자문보고서

자문을 요청한 이유:	좌측 뺨에 기저세포암종이 재발하였는지 확인하기 위함.
현 병력:	환자는 74세 남자이며, 5년 전부터 얼굴에 지속적으로 생기는 병변 때문에 의사를 찾아왔다. 생검 결과 두 부위에 생긴 병변(코끝과 좌측 뺨)은 기저세포암종으로 확진되었다. 두 부위의 병변들은 성공적으로 절제되었다. 대략 1년 전에 환자는 좌측 뺨에 다시 병변이 생겼다고 말했다. 환자는 병변 부위가 가려우며 점점 더 커진다고 말하였다.
진찰 결과:	귀 앞쪽 20mm 지점의 좌측 뺨에 10×14mm 크기의 병변이 발견되었다. 이 병변은 뚜렷한 홍반을 나타내었고 경계는 불분명하였다. 병변 주위에는 잔물집이 있었으며 탈색되어 있었다.
평가 의견:	기저세포암종이 재발됨.
권고 사항:	병변의 모양과 크기, 그리고 병변이 재발된 점을 고려하였을 때, 암종을 표피와 진피를 포함하여 깊숙이 절제하고 피부성형술을 해야 할 것으로 보임.

	의학용어	설명
1.	______	______
2.	______	______
3.	______	______
4.	______	______
5.	______	______
6.	______	______
7.	______	______
8.	______	______
9.	______	______
10.	______	______
11.	______	______

의무기록 편집

아래의 의무기록에는 의학용어로 바꿔 적을 수 있는 10개의 구(句)가 포함되어 있다. 각 구(句)는 밑줄로 표시되어 있다. 각 구(句)를 의학용어로 바꿔 적어라.

피어슨종합병원 타과자문보고서

Task Edit View Time Scale Options Help Download Archive Date: 17 May 2015

현재 호소증상: 피부질환을 전문적으로 다루는 전문의**1**에게 온 64세 여자가 자신의 오른쪽 다리에 욕창**2**이 생겼다고 말했다.

과거병력: 환자는 약 6개월 전에 자신의 오른쪽 무릎 아랫부위에서 통증이 생긴 다음, 심하게 가렵고**3**, 피부가 붉어졌다**4**고 말했다. 일주일 후 해당 부위에 고름을 포함하는 작은 병변들**5**이 솟아올랐다. 환자는 고름을 포함하고 있던 솟아오른 작은 병변들이 터지고 욕창이 생겼다고 말했다.

징후와 증상: 환자의 욕창 크기는 5×3cm 였다. 욕창은 무릎으로부터 4cm 하부의 오른쪽 다리 외측면에 존재한다. 욕창은 피부 중간층**6**까지 침범하였으며 가장자리에는 조직이 죽은**7** 징후가 보였다. 욕창에는 소량의 분비물이 존재하지만 냄새는 나지 않는다. 분비물을 채취한 후 검사실에서 미생물이 자라는지 그리고 어떤 항생제에 가장 잘 치료되는지를 알아보는 검사**8**를 한 결과, 욕창에서 포도구균(*Staphylococcus*)이 검출되었다.

진단명: 피부 결합조직의 염증**9**.

치료: 욕창 주위에 존재하는 죽은 조직을 제거**10**한 후 항생제 크림을 발랐다. 환자에게 2주 후 피부질환을 치료하는 전문의에게 다시 오라고 말했으며, 욕창이 아물지 않거나 고름이 나올 경우에는 즉시 병원에 오라고 말했다.

1. ______________________

2. ______________________

3. ______________________

4. ______________________

5. ______________________

6. ______________________

7. ______________________

8. ______________________

9. ______________________

10. ______________________

증례

아래 증례는 이 장에서 공부했던 질병을 앓고 있는 환자에 관한 것이다. 증례를 읽은 질문에 답하라. 일부 질문은 이 장에서 공부하지 않았던 내용도 포함하고 있다. 교과서나 의학사전, 다른 참고서를 활용하여 질문에 답하라.

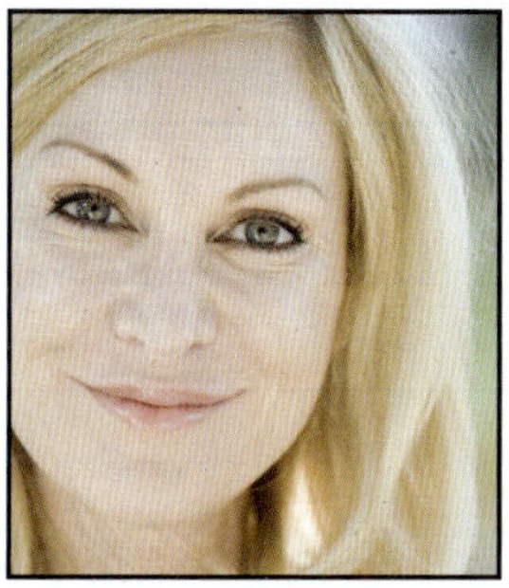

(Monkey Business Images/Shutterstock)

40세 여자가 전신홍반루푸스(SLE)가 의심된다는 내과의사의 권유로 '정확한 진단을 위한 일련의 정밀검사(workup)'를 받기 위해 피부과에 왔다. 환자의 뺨과 코에는 홍반(erythema)이 존재하며, 햇빛에 노출된 부위에는 광과민성에 의한 발진(rash)이 존재하고, 군데군데 탈모(alopecia)가 있으며, 관절은 뻣뻣하고 아프다고 한다. 피부과의사는 환자를 진찰한 후 발진을 일으키는 다른 원인들을 배제하기 위해 박탈세포검사(exfoliative cytology)와 진균찰과표본검사(fungal scraping)를 의뢰하였다. 앞서 내과의사는 관절통을 치료하기 위해 경구용 소염제를 처방하였다. 피부과의사는 발진을 치료하기 위해 코르티코스테로이드 크림을 처방하였다. 환자에게 자외선차단제를 사용할 것을 권고하였고, 생검 결과를 확인하기 위해 진료 날짜를 예약하였다.

질문

1. 내과의사는 이 환자가 어떤 병에 걸렸을 가능성이 있다고 판단하였는가? 참고서를 활용하여 이 질병에 대해 공부한 후 간략하게 설명하라. SLE는 자가면역질환이다. 참고서를 활용하여 다른 자가면역질환의 명칭을 적어라.

2. 환자가 나타내는 증상을 열거하고, 그 의미를 쉽게 풀어 설명하라.

3. 피부과의사가 의뢰한 진단검사는 무엇인가? 쉽게 풀어 설명하라. 이러한 검사가 피부과의사가 진단하는데 중요한 이유는 무엇인가?

4. 내과의사와 피부과의사는 치료를 시작하였다. 치료에 대해 설명하라.

5. '일련의 정밀검사(workup)'는 무엇을 의미하는가?

연습하기

A. 용어 성분의 의미 적기

	의미	이 장에서 등장하였던 예
1. cry/o		
2. cutane/o		
3. diaphor/o		
4. py/o		
5. cauter/o		
6. ungu/o		
7. lip/o		
8. hidr/o		
9. rhytid/o		
10. seb/o		
11. trich/o		
12. necr/o		
13. -derma		
14. allo-		
15. xeno-		

B. 화상 유형 설명하기

1. 일도화상 (first degree burn) ______
2. 이도화상 (second degree burn) ______
3. 삼도화상 (third degree burn) ______

C. 용어의 의미 적기

1. macule (반점) ______
2. papule (구진) ______
3. cyst (주머니) ______
4. fissure (열창) ______

5. pustule (농포) ______________________________

6. wheal (두드러기) ______________________________

7. vesicle (잔물집) ______________________________

8. ulcer (궤양) ______________________________

9. nodule (결절) ______________________________

10. laceration (열상) ______________________________

D. 의학용어 연습하기

연결형인 **dermat/o**는 피부(skin)를 의미한다. 이것을 활용하여 다음의 의미를 갖는 용어를 적어라.

1. 피부의 염증 (inflammation of the skin) ______________________________

2. 피부가 비정상 상태임 (any abnormal skin condition) ______________________________

3. 피부를 자르는 기구 (an instrument for cutting the skin) ______________________________

4. 피부과의사 (specialist in skin) ______________________________

5. 피부를 외과적으로 복구함 (surgical repair of the skin) ______________________________

6. 피부를 전문적으로 다루는 학문 (study of the skin) ______________________________

연결형인 **melan/o**는 흑색(black)을 의미한다. 이것을 활용하여 다음의 의미를 갖는 용어를 적어라.

7. black tumor ______________________________

8. black cell ______________________________

접미어인 **-derma**는 피부상태(skin)를 의미한다. 이것을 활용하여 다음의 의미를 갖는 용어를 적어라.

9. scaly skin ______________________________

10. white skin ______________________________

11. red skin ______________________________

연결형인 **onych/o**는 손발톱(nail)을 의미한다. 이것을 활용하여 다음의 의미를 갖는 용어를 적어라.

12. 손발톱이 비정상적으로 무름 (abnormal softening of the nails) ______________________________

13. 손발톱 주위의 감염 (infection around the nail) ______________________________

14. 손톱 물어뜯기 (nail biting) ______________________________

15. 손발톱 제거하기 (removal of the nail) ______________________________

E. 약어 풀어쓰기

1. C&S ______________________________

2. BCC ______________________________

3. derm ______________________________

4. SG ______________________________

5. decub ______________________________

6. MM ______________________________

F. 빈칸 채우기

impetigo 농가진	tinea 백선증	keloid 켈로이드	exfoliative cytology 박탈세포학
xeroderma 피부건조증	petechiae 출혈점	frozen section 동결절편	paronychia 손발톱주위염
scabies 옴	Kaposi's sarcoma 카포시육종		

1. 추운 날씨는 피부를 건조하게 만들 수 있다. 이것을 나타내는 의학용어는 ______________________이다.
2. 킴(Kim)의 피부밑에는 출혈에 의해 생긴 자주색의 작은 점들이 보인다. 이것을 ______________________이라 한다.
3. 자넷(Janet)의 피부에 곰팡이가 감염되어 있다. 이것을 ______________________이라 한다.
4. 좀진드기(mite)에 의해 발생하는 전염성 피부질환을 ______________________이라 한다.
5. 손발톱 주위의 감염을 ______________________이라 한다.
6. AIDS 환자에게서 잘 발생하는 피부암 유형을 ______________________이라 한다.
7. 라트리비아(Latrivia)의 피부에 세균이 감염되어 농포(pustule)가 보이며, 농포는 터지고 딱지를 이루고 있다. 이것을 ______________________이라 한다.
8. 제임스(James)의 화상 흉터는 비후되어 있으며, 이를 ______________________이라 한다.
9. ______________________ 검사는 피부 세포를 긁어 채취한 후 현미경으로 검사한다.
10. 외과수술 도중에 종양의 일부 조직을 채취하여 긴급한 진단을 위해 의뢰하는 검사를 ______________________이라 한다.

G. 약리학 용어 연습

약물 설명을 보고 약물 종류(classification)를 적은 다음, 상품명(brand name)과 짝지어라.

	약물 설명	약물 종류	상품명
1. ________	곰팡이를 죽임	______________	a. Kwell
2. ________	심한 가려움을 줄임	______________	b. Cortaid
3. ________	좀진드기와 이를 죽임	______________	c. Benadryl
4. ________	강력한 소염제	______________	d. Neosporin
5. ________	통증을 줄임	______________	e. Monistat
6. ________	세균을 죽임	______________	f. Xylocaine

명칭 적기

그림 A

숫자와 선으로 표시한 부위의 명칭을 적어라.

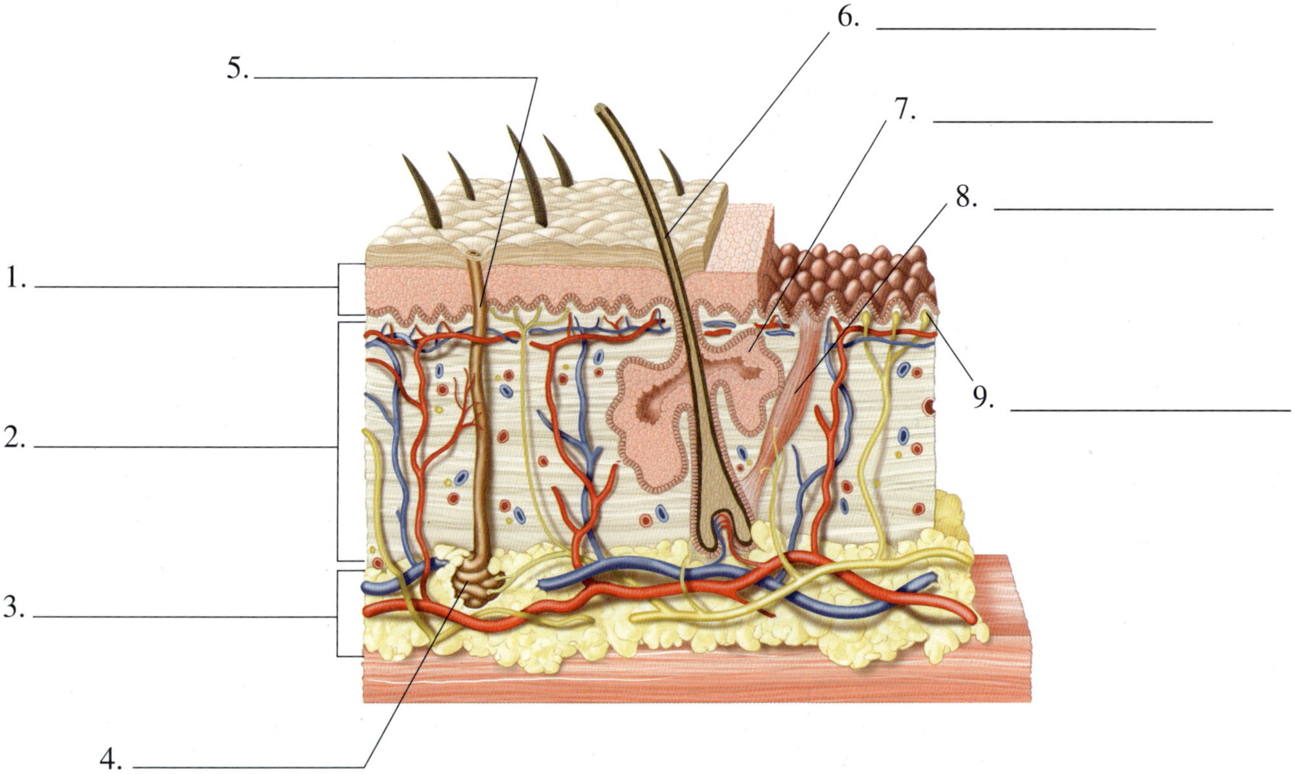

그림 B

숫자와 선으로 표시한 부위의 명칭을 적어라.

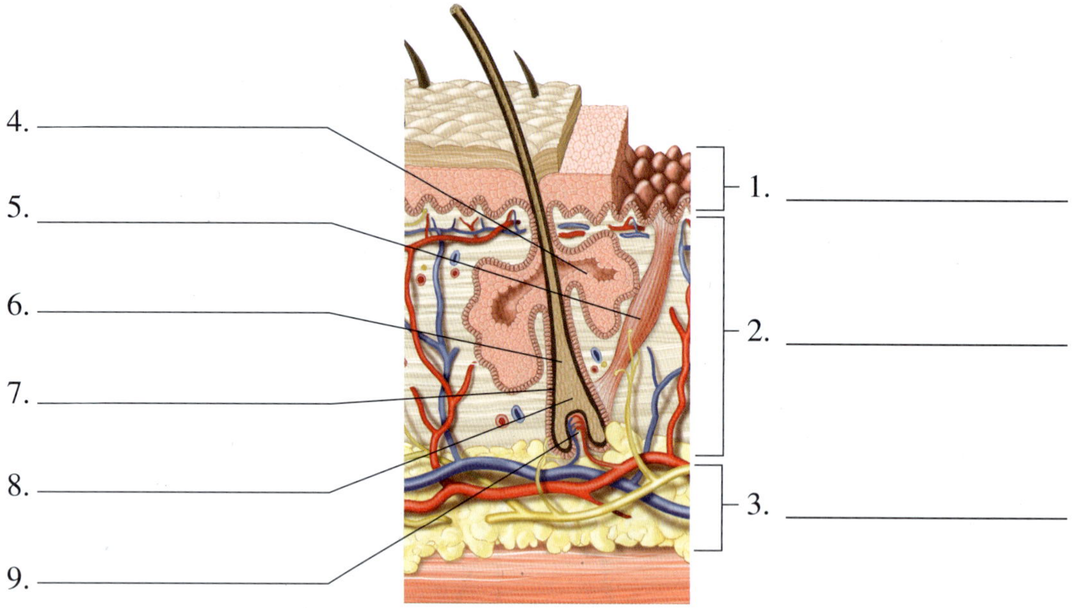

그림 C

숫자와 선으로 표시한 부위의 명칭을 적어라.

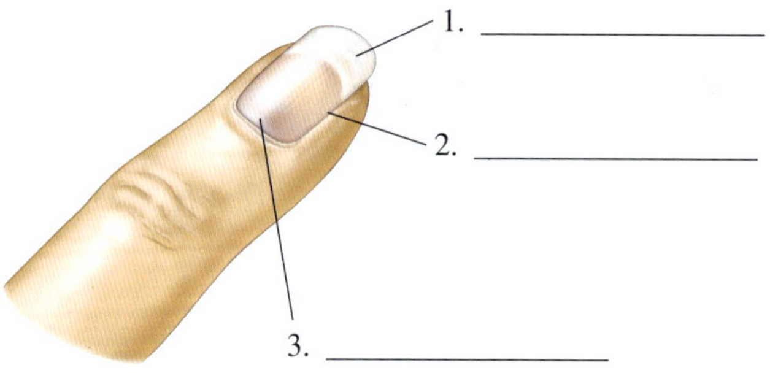

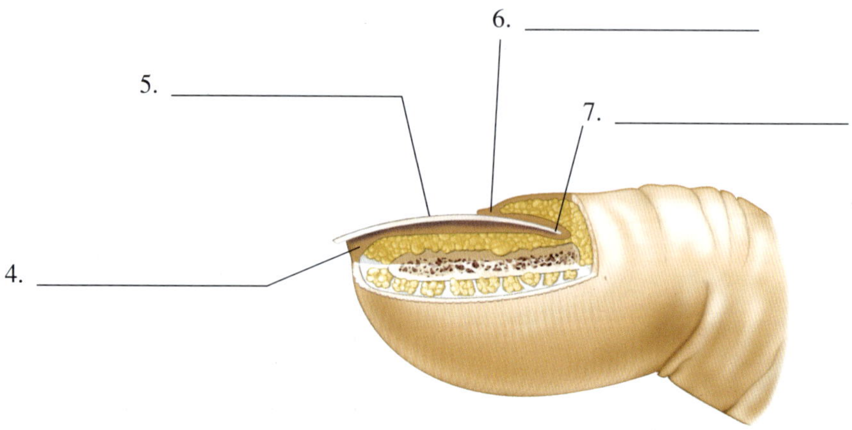

4

근육뼈대계통

Musculoskeletal System

학습목표

이 장을 공부한 학생들은

- 이 장에서 소개하는 연결형과 접두어, 접미어를 식별하고 그 의미를 설명할 수 있다.
- 근육뼈대계통과 연관된 의학용어들과 주요 구조물들의 명칭을 바르게 적고 발음할 수 있다.
- 근육뼈대계통을 구성하는 주요 장기들의 위치와 기능을 설명할 수 있다.
- 몸통뼈대나 팔다리뼈대에서 해당 뼈를 올바르게 배열할 수 있다.
- 긴뼈의 성분을 열거하고 설명할 수 있다.
- 뼈의 융기부위와 함몰부위의 명칭을 설명할 수 있다.
- 윤활관절에서 각 부위의 명칭을 설명할 수 있다.
- 세 가지 근육조직의 특성에 대해 설명할 수 있다.
- 운동과 연관된 용어를 올바르게 사용할 수 있다.
- 근육뼈대계통의 해부학 용어의 명칭과 의미를 설명할 수 있다.
- 근육뼈대계통의 병리학 용어의 명칭과 의미를 설명할 수 있다.
- 근육뼈대계통의 일부 진단법과 연관된 용어의 명칭과 의미를 설명할 수 있다.
- 근육뼈대계통의 일부 치료법과 연관된 용어의 명칭과 의미를 설명할 수 있다.
- 근육뼈대계통과 연관된 일부 약물의 명칭과 효능을 설명할 수 있다.
- 근육뼈대계통과 연관된 일부 약어를 설명할 수 있다.

단원 I: 뼈대계통 훑어보기

기능

뼈대계통(골격계 · skeletal system)은 206개의 뼈로 이루어져 있으며, 뼈대(골격 · skeleton)라 불리는 신체 내부의 골조를 형성하고 있다. 골격은 신체를 지지하고, 내부 장기를 보호하며, 신체 운동에 필요한 골격근의 부착부위가 되고, 혈구(blood cell)를 생산하며, 무기질(mineral)을 저장한다.

기관

뼈대계통을 구성하는 주요 구조물은 다음과 같다.

bones 뼈　　　**joints** 관절

용어 성분

뼈대계통 용어를 만드는데 활용되는 용어 성분들은 다음과 같다. 여기서 제공하는 목록은 간략하게 정리한 것이며, 더 자세한 내용은 이 장의 용어 단락을 참조하기 바란다.

연결형

ankyl/o	stiff joint 관절경직 · 관절강직
arthr/o	joint 관절
articul/o	joint 관절
burs/o	sac 주머니 · 낭
carp/o	carpus 손목
cervic/o	neck 목
chondr/o	cartilage 연골
clavicul/o	clavicle 빗장뼈 · 쇄골
coccyg/o	coccyx 꼬리뼈
cortic/o	outer layer 바깥층
cost/o	rib 갈비뼈 · 늑골
crani/o	skull 머리뼈 · 두개골
femor/o	femur 넙다리뼈 · 대퇴골
fibul/o	fibula 종아리뼈 · 비골
humer/o	humerus 위팔뼈 · 상완골
ili/o	ilium 엉덩뼈 · 장골
ischi/o	ischium 궁둥뼈 · 좌골
kyph/o	hump 봉우리 · 혹
lamin/o	lamina 척추뼈 고리판: 척추의 일부
lord/o	bent backward 후방으로 구부러진
lumb/o	loin 허리: 갈비뼈와 골반 사이에 위치한 부위
mandibul/o	mandible 아래턱뼈 · 하악골
maxill/o	maxilla 위턱뼈 · 상악골
medull/o	inner region 속 부위
metacarp/o	metacarpus 손허리
metatars/o	metatarsus 발허리
myel/o	bone marrow 골수, spinal cord 척수
orth/o	straight 똑바른
oste/o	bone 뼈
patell/o	patella 무릎뼈 · 슬개골
pector/o	chest 가슴 · 흉부
ped/o	child 어린이, foot 발
pelv/o	pelvis 골반
phalang/o	phalanges 가락뼈 · 마디뼈
pod/o	foot 발
prosthet/o	addition 부가물
pub/o	pubis 두덩뼈 · 치골
radi/o	radius 노뼈 · 요골, X-ray X선
sacr/o	sacrum 엉치뼈 · 천골
scapul/o	scapula 어깨뼈 · 견갑골
scoli/o	crooked 비뚤어진, 뒤틀린
spin/o	spin 척추
spondyl/o	vertebrae 척추뼈 · 척추골
stern/o	sternum 복장뼈 · 흉골
synovi/o	synovial membrane 윤활막 · 활막
synov/o	synovial membrane 윤활막 · 활막
tars/o	tarsus 발목
thorac/o	chest 가슴 · 흉부
tibi/o	tibia 정강뼈 · 경골
uln/o	ulna 자뼈 · 척골
vertebr/o	vertebra 척추뼈 · 척추골

(84쪽에 계속)

그림으로 살펴본 뼈대계통

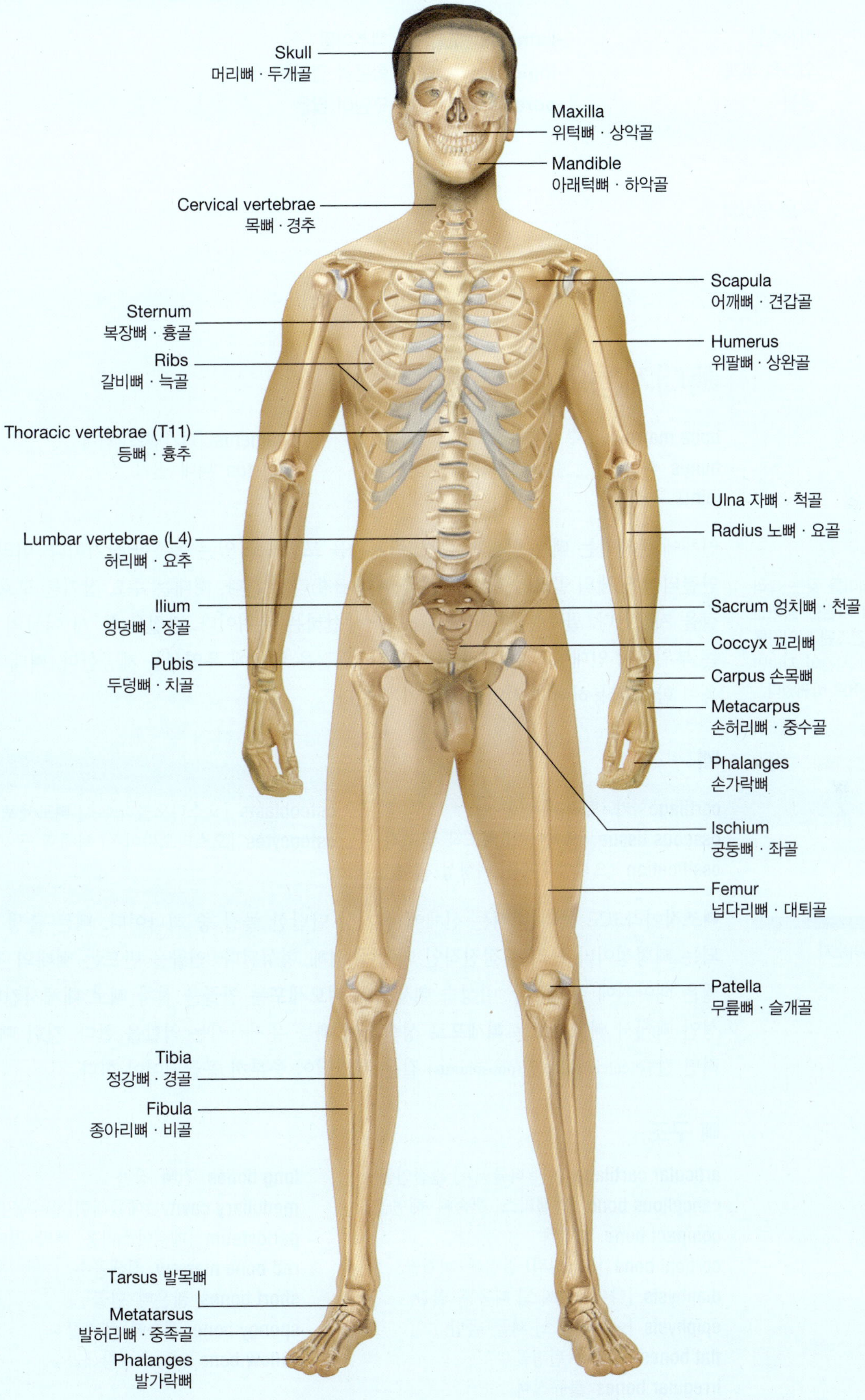

접미어

-blast	미성숙한	-listhesis	척추이탈
-clasia	외과적 파괴	-logic	학문과 연관된
-desis	융합	-porosis	구멍이 많은

접두어

dis-	~와 떨어져
non-	아닌

뼈대계통의 해부생리학

bone marrow 골수
bones 뼈
joints 관절
ligaments [리가멘츠] 인대
skeleton 뼈대·골격

알아두기

'바싹 마르다'라는 의미를 갖는 그리스어 *skeltos*로부터 기원한 용어인 *skeleton*은 원래는 건조된 미이라를 나타내는 용어였지만 시간이 지나면서 뼈를 의미하는 용어로 바뀌었다.

인체에 존재하는 뼈는 혈관과 신경, 림프관을 포함하고 있는 독특한 장기이다. 이러한 뼈들이 연결되어 인체의 골조를 형성한 것을 **뼈대**(골격)라 부른다. 뼈대는 주요 장기를 보호하고 무기질을 저장한다. **골수**는 혈구(blood cell)를 생산하는 부위이다. **관절**은 두 개 이상의 뼈가 만나는 부위로서 **인대**에 의해 서로 묶여 있다. 관절은 뼈대에 유연성을 제공한다. 뼈대와 관절, 근육이 함께 작용하여 움직임을 일으키게 된다.

뼈

cartilage [카ㄹ틸리지] 연골
osseous tissue [오씨어스] 뼈조직·골조직
ossification [오씨피케이션] 뼈형성·골화
osteoblasts [오스티오블라스츠] 뼈모세포·골모세포
osteocytes [오스티오싸이츠] 뼈세포·골세포

용어 성분

이 용어 성분들을 찾아보자.
oste/o = 뼈
-blast = 미성숙한
-cyte = 세포
-ous = ~와 연관된

뼈조직이라고도 불리는 뼈는 신체에서 가장 단단한 물질 중 하나이다. 뼈는 출생 전에 시작되는 뼈형성이라 불리는 점진적인 과정에 의해 형성된다. **연골**을 만드는 뼈대의 첫 번째 모델은 태아기에 형성된다. 미성숙 뼈세포인 **뼈모세포**는 연골을 점차 뼈로 대체시킨다. 완전한 성인 뼈에서 뼈모세포는 **뼈세포**로 성숙하여 뼈를 유지시키는 역할을 한다. 강한 뼈가 형성되려면 칼슘(calcium)과 인(phosphorus) 같은 무기질이 충분히 공급되어야 한다.

뼈 구조

articular cartilage [아ㄹ티큘러ㄹ] 관절연골
cancellous bone [캔셀러스] 갯솜뼈·해면골
compact bone 치밀뼈
cortical bone [코ㄹ티컬] 겉질뼈·피질골
diaphysis [다이아피씨스] 뼈몸통·골간
epiphysis [에피피씨스] 뼈끝·골단
flat bones 납작뼈·편평골
irregular bones 불규칙뼈
long bones 긴뼈·장골
medullary cavity [메듈레뤼] 골수공간
periosteum [페뤼아스티움] 뼈막·골막
red bone marrow 적색골수
short bones 짧은뼈·단골
spongy bone 갯솜뼈·해면골
yellow bone marrow 황색골수

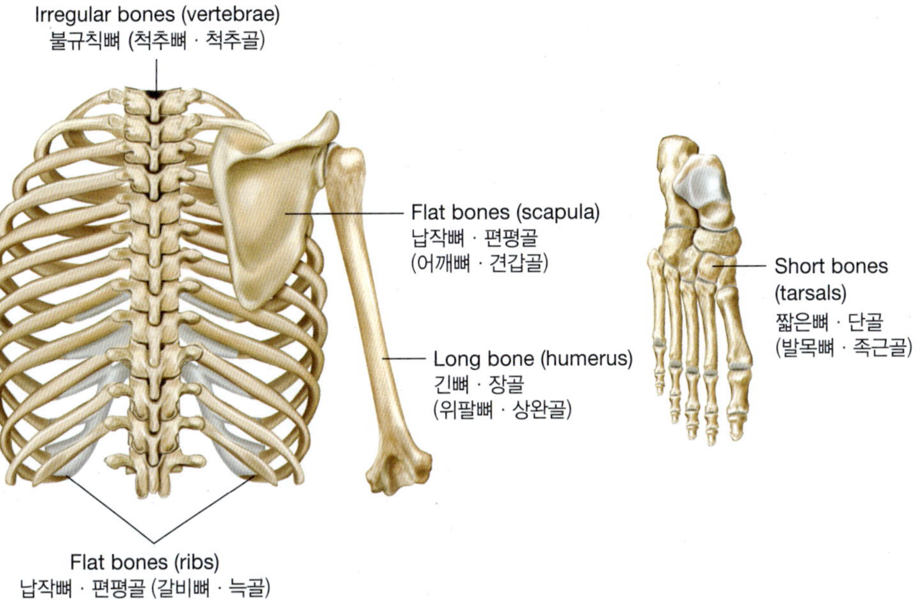

■**그림 4.1** 모양에 의한 뼈의 분류.

우리 몸에는 여러 유형의 뼈들이 분포하고 있으며, 모양을 기준으로 **긴뼈**(장골)와 **짧은뼈**(단골), **납작뼈**(편평골), **불규칙뼈**로 나눈다(**그림 4.1**). 긴뼈는 넓이보다 길이가 긴 뼈를 말하며, 넙다리뼈(femur)와 위팔뼈(humerus)를 예로 들 수 있다. 짧은뼈는 넓이와 길이가 거의 같은 뼈를 말하며, 손목뼈와 발목뼈를 예로 들 수 있다. 불규칙뼈는 이름과 같이 모양이 매우 불규칙한 뼈를 말하며, 척추뼈(척추골)를 예로 들 수 있다. 납작뼈는 복장뼈(흉골·sternum)와 어깨뼈(견갑골·scapulae), 골반(pelvis) 같은 납작한 뼈를 말한다.

인체에 존재하는 대부분의 뼈는 긴뼈에 속한다. 이들 뼈는 비슷한 구조로 되어 있는데, 중심부에는 **뼈몸통**(골간)이 존재하며, 끝부위는 넓어져 **뼈끝**(골단)을 이루고 있다. 각 뼈끝은 관절연골이라 불리는 연골층으로 덮여 있으며, 관절연골은 뼈가 서로 부딪히는 것을 막아준다. 각 뼈의 나머지 표면은 **뼈막**(골막)이라 불리는 얇은 결합조직막으로 덮여 있고, 이곳에는 수많은 혈관과 신경, 림프관이 분포하고 있다. 치밀하고 단단한 바깥쪽 뼈는 **치밀뼈**(cortical [compact] bone)라 불린다. 내부에 위치하고 있는 뼈는 **갯솜뼈**(해면골·cancellous [spongy] bone)라 불린다. 이름이 나타내듯 갯솜뼈에는 빈 공간이 많이 존재하므로 스폰지처럼 보인다. 이 공간에는 **적색골수**가 포함되어 있는데, 일부 뼈에만 존재하는 적색골수는 대부분의 혈구를 생산하는 역할을 한다.

뼈몸통의 중심부에는 **골수공간**이라 불리는 빈 공간이 존재한다. 어린 시절에는 이 공간이 적색골수로 채워져 있지만, 나이가 듦에 따라 골수공간의 적색골수는 점점 황색골수(주로 지방세포로 이루어져 있음)로 바뀌게 된다. **그림 4.2**에서 긴뼈의 구조를 볼 수 있다.

용어 성분

이 용어 성분들을 찾아보자.
articul/o = 관절
cortic/o = 바깥층
medull/o = 속 부위
oste/o = 뼈
peri- = 주위에
-al = ~와 연관된
-ar = ~와 연관된
-ary = ~와 연관된

알아두기

긴뼈(long bone)와 큰뼈(large bone)를 혼동하지 않도록 주의하자. 긴뼈가 꼭 큰뼈일 필요는 없다. 손가락뼈는 길이는 짧지만, 넓이에 비해서는 길기 때문에 이 뼈들은 긴뼈에 해당한다.

알아두기

Diaphysis(뼈몸통)는 '사이에서 자라다'라는 의미를 가진 그리스어로부터 기원한 용어이다.

뼈의 융기부위와 함몰부위

condyle [**콘**다일] 관절융기
epicondyle [에피**콘**디일] 위관절융기·상과
fissure [**퓌**셔ㄹ] 틈새·열
foramen [포**뤠이**먼] 구멍·공
fossa [**포**싸] 오목·우묵·와
head 머리·골두
neck 목·경부
process 돌기
sinus [**싸이**너스] 굴·동
trochanter [트로**캔**터ㄹ] 돌기·전자
tubercle [**투**버ㄹ클] 결절
tuberosity [투버**롸**써티] 거친면·조면·융기

뼈에는 많은 융기부위와 함몰부위가 존재하며, 관절 부위에서 다른 뼈와 접촉할 수 있도록 뼈 일부분은 둥글고 매끈하다. 다른 부분은 근육이 붙을 수 있는 부착부위 역할을 한다. 뼈의

알아두기

흔히 *funny bone*이라 불리는 elbow(팔꿉·팔꿈치)는 실제로 olecranon process(팔꿈치머리)라 불리는 ulna(자뼈)의 돌기이다.

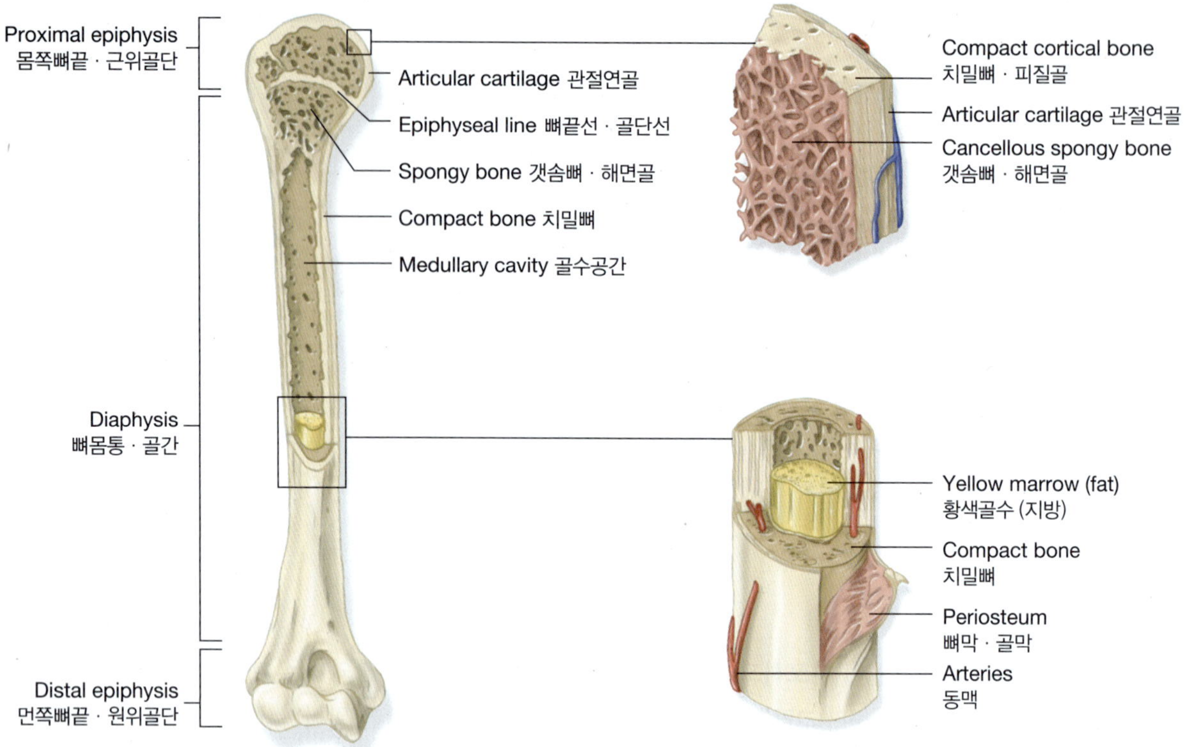

■그림 4.2 긴뼈를 이루는 요소들. 좌측에는 온전한 긴뼈를 나타내었고, 우측에는 몸쪽뼈끝을 확대한 그림과 뼈몸통 단면을 나타내었다.

돌출된 부위를 나타내는 일반 용어는 **돌기**(process)이다. 또한 이러한 돌기의 모양이나 위치를 설명하는데 사용하는 특별한 용어들이 있다. 이러한 용어들은 각 뼈에서의 위치를 명확히 기술하기 위해 수술기록지(operative report)나 의사기록지(physician's record)에 자주 사용되고 있다. 흔히 사용하는 뼈돌기 명칭은 다음과 같다.

1. **머리**(골두)는 긴뼈(long bone) 끝 부위에 위치한 크고 매끈한 공처럼 생긴 부위이다. 머리는 목(neck)이라 불리는 좁은 부위에 의해 뼈몸통으로부터 분리되어 있는 경우도 있다.
2. **관절융기**는 뼈끝에 분포하는 매끈하고 둥근 부위를 말한다.
3. **위관절융기**는 관절융기(condyle)에 존재하는 돌기를 말한다.
4. **돌기**(전자)는 근육이 부착하는 표면이 거친 큰 돌기를 말한다.
5. **결절**은 힘줄과 근육의 부착부위를 이루는 표면이 거친 작은 돌기이다.
6. **거친면**(조면)은 힘줄과 근육의 부착부위를 이루는 표면이 거친 큰 돌기이다.

용어 성분
이 용어 성분들을 찾아보자.
epi- = 위

넙다리뼈(대퇴골 · femur)에서 볼 수 있는 돌기들을 그림 4.3에 나타내었다.

이외에도 뼈에는 구멍이나 함몰부위가 존재하는데, 대표적인 것으로는 아래의 구조물을 들 수 있다.

7. **굴**(동 · sinus)은 뼈 속에 위치하고 있는 빈 공간을 말한다.
8. **구멍**(동 · foramen)은 신경이나 혈관이 지나는 매끈한 둥근 구멍을 말한다.
9. **오목**(와 · fossa)은 뼈 표면에 위치한 얕은 공간이나 함몰부위를 말한다.
10. **틈새**(열 · fissure)는 금(slit)이 간 것 같은 틈새를 말한다.

용어 성분
이 용어 성분들을 찾아보자.
-al = ~와 연관된
-ar = ~와 연관된

뼈대

appendicular skeleton [애펜**딕**큘러ㄹ] 팔다리뼈대 · 사지골격
axial skeleton [**액**씨얼] 몸통뼈대 · 축골격

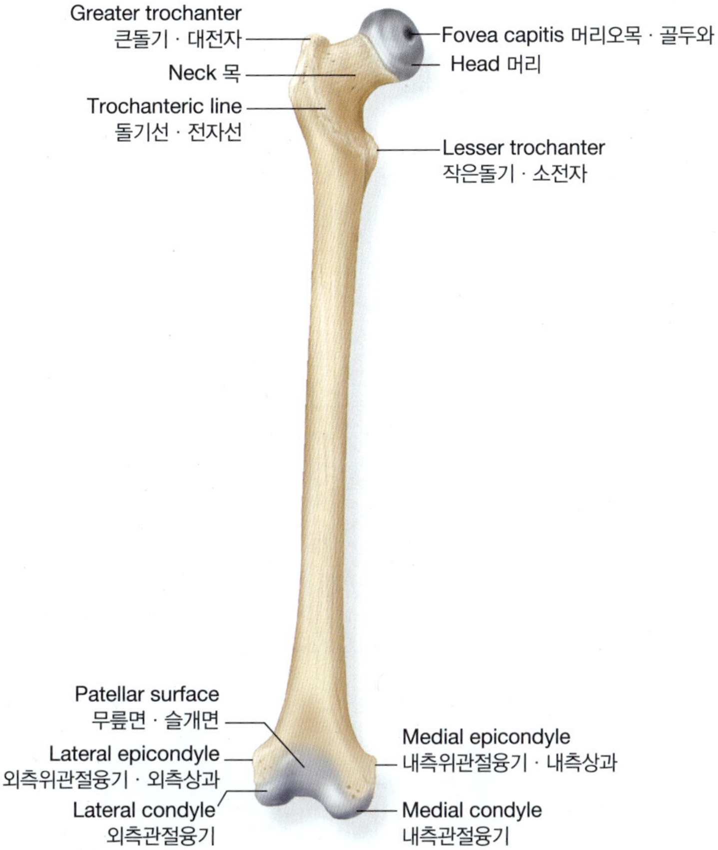

■ **그림 4.3** 넙다리뼈에서 볼 수 있는 뼈돌기들.

사람의 뼈대(골격 · skeleton)는 **몸통뼈대**와 **팔다리뼈대**로 나눌 수 있다. 그림 4.4와 4.8에 두 종류의 뼈대를 각각 나타내었다.

몸통뼈대

cervical vertebrae 목뼈 · 경추
coccyx [**칵**씩스] 꼬리뼈
cranium [**크뤠**니엄] 두개골 · 머리뼈
ethmoid bone [**에쓰**모이드] 벌집뼈 · 사골
facial bones 얼굴뼈 · 안면골
frontal bone 이마뼈 · 전두골
hyoid bone [**하이**오이드] 목뿔뼈 · 설골
intervertebral disk [인터**버**ㄹ테브뤌] 척추(사이)원반 · 추간판
lacrimal bone [**랙**크뤼멀] 눈물뼈 · 누골
lumbar vertebrae 허리뼈 · 요추
mandible [**맨**디블] 아래턱뼈 · 하악골
maxilla [맥**실**라] 위턱뼈 · 상악골
nasal bone 코뼈 · 비골
occipital bone [옥**씨피**털] 뒤통수뼈 · 후두골
palatine bone [**팰**어타인] 입천장뼈 · 구개골
parietal bone [퍼**롸이**에털] 마루뼈 · 두정골
rib cage 흉곽
sacrum [**쎄이**크뤔] 엉치뼈 · 천골
sphenoid bone [**스피**노이드] 나비뼈 · 접형골
sternum [**스터**ㄹ넘] 복장뼈 · 흉골
temporal bone [**템**포뤌] 관자뼈 · 측두골
thoracic vertebrae 등뼈 · 흉추
vertebral column [**버**ㄹ테브뤌] 척주 · 등골뼈
vomer bone [**보**머ㄹ] 보습뼈 · 서골
zygomatic bone [자이고**매**틱] 광대뼈 · 관골

> **알아두기**
> 신생아는 출생 시 약 300개의 뼈를 가지고 태어나지만, 출생 후에 일부 뼈들이 융합되므로 성인은 206개의 뼈를 가지고 있다.

몸통뼈대(축골격)는 머리(head)와 목(neck), 척주(spine), 흉곽(chest), 몸통(trunk)에 분포하는 뼈들을 말한다(**그림 4.4**). 이 뼈들은 신체의 중심축을 형성하고, 뇌와 폐, 심장 같은 내부 장기들을 보호한다.

머리는 **뇌머리뼈**(cranium)와 **얼굴뼈**(facial bone)로 구성되어 있다. 이 뼈들은 뇌와 눈, 귀, 비강, 구강을 감싸 이들을 손상으로부터 보호한다. 씹기(저작 · chewing) 및 머리 움직임을 담당하

■그림 4.4 몸통뼈대를 이루는 뼈들.

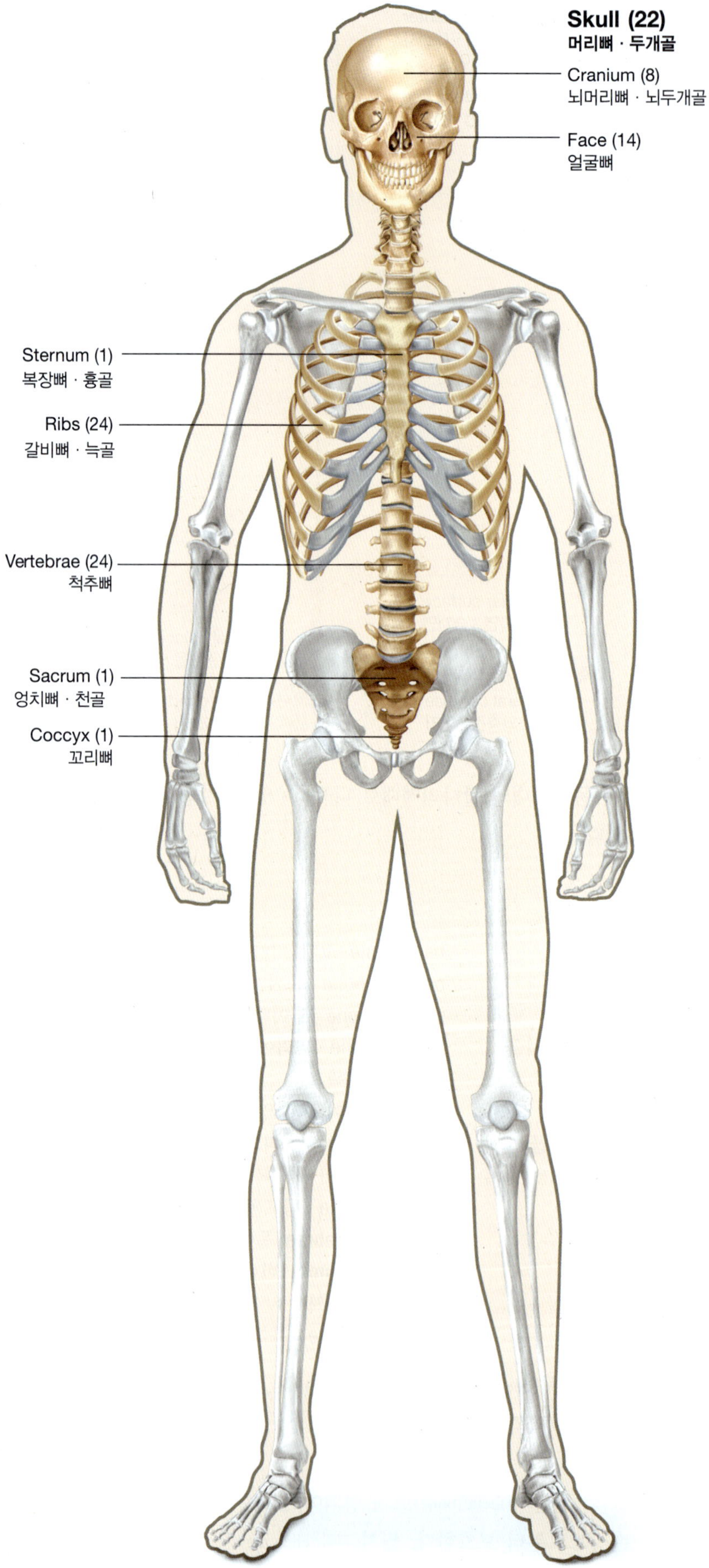

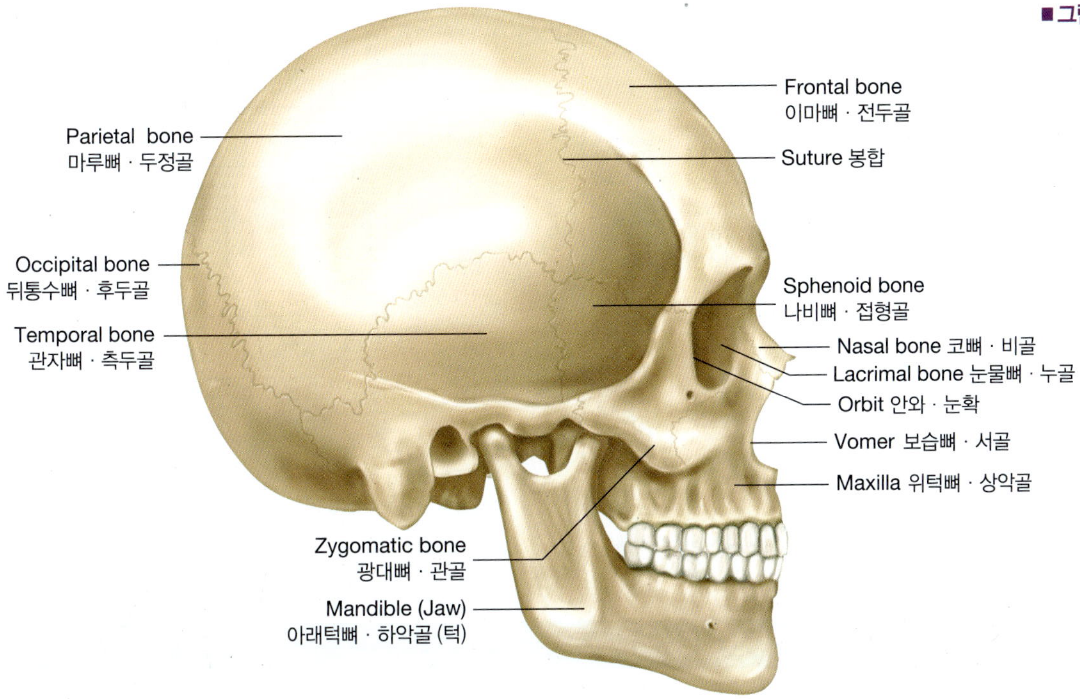

■그림 4.5 머리뼈를 이루는 뼈들.

는 근육들은 뇌머리뼈에 붙어 있다. 뇌머리뼈는 뇌를 감싸고 있으며 **이마뼈**와 **마루뼈**, **관자뼈**, **벌집뼈**, **나비뼈**, **뒤통수뼈**로 이루어져 있다. 얼굴뼈는 입과 코, 눈을 감싸고 있으며, **아래턱뼈**와 **위턱뼈**, **광대뼈**, **보습뼈**, **입천장뼈**, **코뼈**, **눈물뼈**로 구성되어 있다. 뇌머리뼈와 얼굴뼈는 그림 4.5 및 표 4.1에 요약되어 있다.

목뿔뼈는 아래턱뼈와 후두 사이의 목에 매달려 있는 U자형 뼈이다. 목뿔뼈에는 삼킴(연하·swallowing)과 발성(speech)에 관여하는 근육들이 붙어 있다.

몸통(trunk)은 **척주**(vertebral [spinal] column)와 **흉골**(sternum), **흉곽**(rib cage)으로 이루어져 있다. 척주는 5부위, 즉 **목뼈**(cervical vertebrae)와 **등뼈**(thoracic vertebrae), **허리뼈**(lumbar vertebrae), **엉치**

알아두기

Coccyx(꼬리뼈)는 그리스어 cuckoo(뻐꾸기)에서 기원한 용어인데, sacrum(엉치뼈)이라는 용어를 갖게 된 이유는 이 뼈들의 모양이 새부리를 닮았기 때문이다.

표 4.1 머리뼈를 이루는 뼈들

명칭	개수	설명
Cranial Bones 뇌머리뼈		
Frontal bone 이마뼈·전두골	1	이마 부위
Parietal bone 마루뼈·두정골	2	두개골 상부 및 지붕 부위
Occipital bone 뒤통수뼈·후두골	1	두개골 뒷 부위 및 바닥 부위
Temporal bone 관자뼈·측두골	2	두개골 옆 부위 및 바닥 부위
Sphenoid bone 나비뼈·접형골	1	두개골 바닥과 안와 바닥 및 옆 부위를 이루는 박쥐 모양의 뼈
Ethmoid bone 벌집뼈·사골	1	안와(일부분)와 코, 두개골 바닥 부위
Facial Bones 얼굴뼈		
Lacrimal bone 눈물뼈·누골	2	각 눈의 내측 눈구석 부위
Nasal bone 코뼈·비골	2	비중격(일부분)을 형성하고 콧등을 지지함
Maxilla 위턱뼈·상악골	1	위턱
Mandible 아래턱뼈·하악골	1	아래턱; 두개골 중 움직일 수 있는 유일한 뼈
Zygomatic bone 광대뼈·관골	2	광대뼈
Vomer bone 보습뼈·서골	1	비중격 바닥 부위
Palatine bone 입천장뼈·구개골	1	구강의 단단입천장과 비강의 바닥

용어 성분

이 용어 성분들을 찾아보자.

-al = ~와 연관된
-ar = ~와 연관된
-oid = 유사한, 닮은
-tic = ~와 연관된

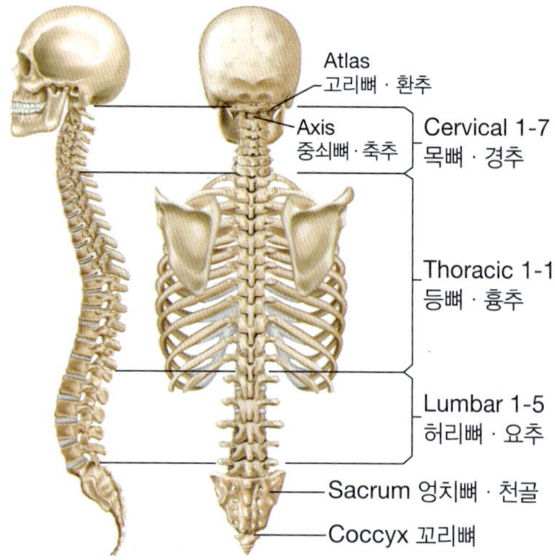

■그림 4.6 척주의 구분.

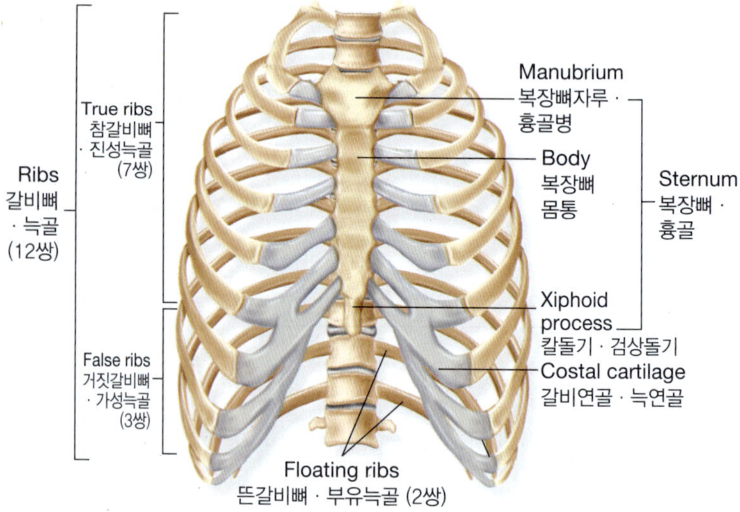

■그림 4.7 흉곽의 구조.

표 4.2 척주를 이루는 뼈들

명칭	개수	설명
Cervical vertebra 목뼈·경추	7	목 부위에 있는 척추
Thoracic vertebra 등뼈·흉추	12	갈비뼈가 붙어 있는 가슴 부위에 있는 척추
Lumbar vertebra 허리뼈·요추	5	허리 높이에 위치하는 척추
Sacrum 엉치뼈·천골	1	척주의 바닥을 이루고 있는 5개의 척추가 하나로 융합된 삼각형-모양의 납작한 뼈
Coccyx 꼬리뼈·미골	1	엉치뼈에 붙어 있는 3~5개의 작은 척추뼈로 대개 융합되어 있음

뼈(sacrum), **꼬리뼈**(coccyx)로 이루어져 있다(그림 4.6, 표 4.2). 목 부위에서부터 허리 부위까지의 척추뼈 사이에는 **추간판**(척추[사이]원반·intervertebral disk)이 위치하고 있다. 각 추간판은 섬유연골(fibrocartilage)로 이루어져 있으며, 이들은 척추뼈 사이에서 충격을 완화하는 역할을 한다. 흉곽은 등뼈에 붙어 있는 12쌍의 갈비뼈(늑골·rib)로 이루어져 있다. 12쌍의 갈비뼈 중 10쌍은 앞쪽에서 흉골에도 붙어 있다(그림 4.7). 맨 아래쪽 2쌍은 **뜬갈비뼈**(부유늑골·floating rib)라 불리며, 오직 척주에만 붙어 있다. 흉곽은 심장과 폐 같은 장기를 보호하는 역할을 한다.

용어 성분

이 용어 성분들을 찾아보자.
pector/o = 가슴
pelv/o = 골반
-al = 유사한, 닮은
-ic = ~와 연관된

알아두기

어떤 구조물을 감싸고 있거나 어느 부위에 국한되어 있다는 의미인 *girdle*(이음뼈·이음구조)은 어깨와 골반의 전체 뼈 구조를 나타낸다. 따라서 이들 부위에 있는 하나의 뼈를 설명할 때는 ilium of the pelvis(골반 엉덩뼈)와 같이 부르면 된다. 그렇지만 전체 골반에 대해 설명할 때는 pelvic girdle(다리이음뼈·골반이음구조)이라 하면 된다.

팔다리뼈대

carpus [카ㄹ퍼스] 손목뼈·수근골
clavicle [클래비클] 빗장뼈·쇄골
femur [퓌머ㄹ] 넙다리뼈·넓적다리뼈·대퇴골
fibula [퓌뷸러] 종아리뼈·비골
humerus [휴머뤄스] 위팔뼈·상완골
ilium [일리움] 엉덩뼈·장골
innominate bone [이놈이너트] 볼기뼈·관골
ischium [이쓰키움] 궁둥뼈·좌골
lower extremities 다리·하지
metacarpus [메타카ㄹ퍼스] 손허리뼈·중수골
metatarsus [메타타ㄹ써스] 발허리뼈·중족골
os coxae [오스 콕싸이] 볼기뼈·관골
patella [파텔라] 무릎뼈·슬개골
pectoral girdle [펙토뤌] 팔이음뼈·어깨이음구조
pelvic girdle [펠빅] 다리이음뼈·골반이음구조
phalanges [펄랭지즈] 가락뼈·지골
pubis [퓨비스] 두덩뼈·치골
radius [뤠디어스] 노뼈·요골
scapula [스캐퓰라] 어깨뼈·견갑골
tarsus [타ㄹ써스] 발목뼈·족근골
tibia [티비어] 정강뼈·경골
ulna [얼나] 자뼈·척골
upper extremities 팔·상지

■그림 4.8 팔다리뼈대를 이루는 뼈들.

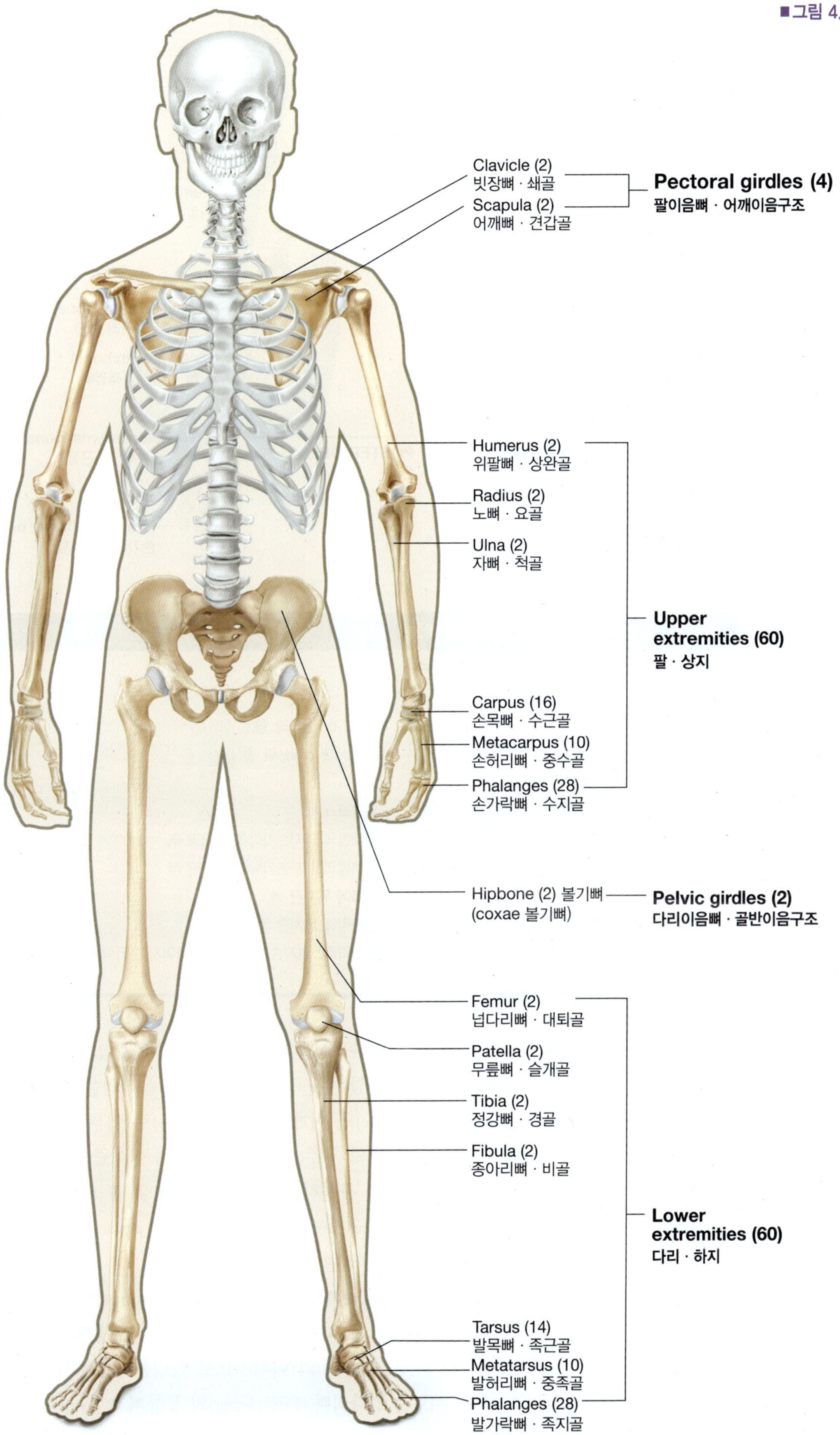

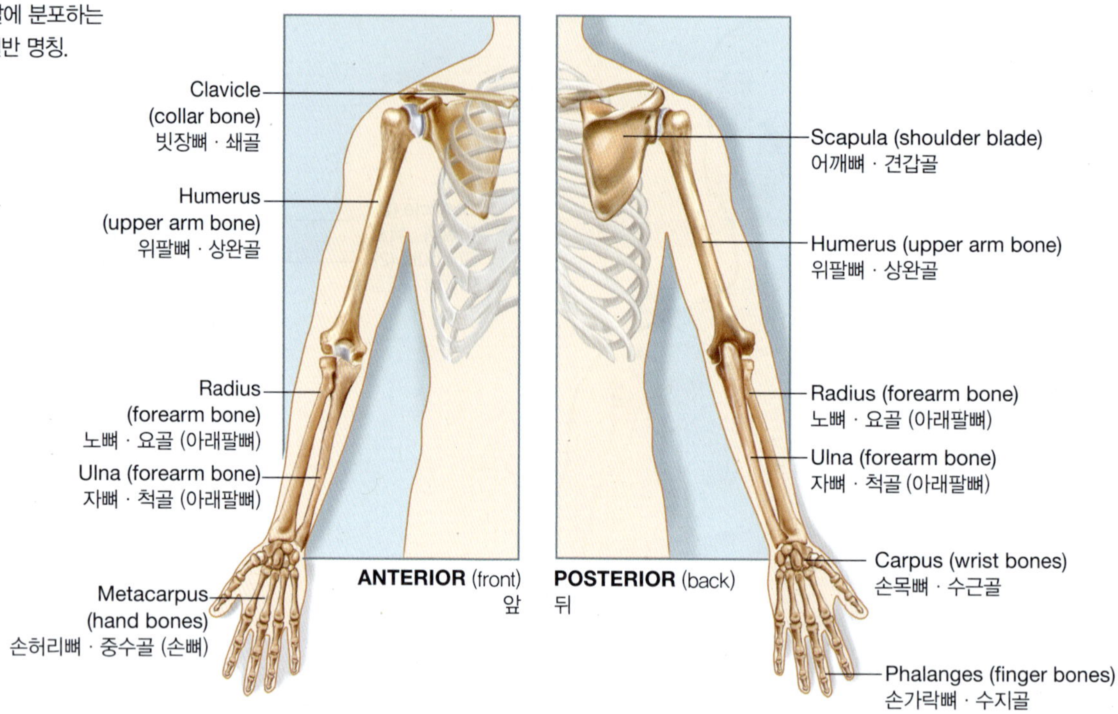

■ **그림 4.9** 팔이음뼈와 팔에 분포하는 뼈들의 해부학적 명칭과 일반 명칭.

표 4.3 팔이음뼈와 팔에 분포하는 뼈들

명칭	개수	설명
Pectoral Girdle 팔이음뼈·어깨이음구조		
Clavicle 빗장뼈·쇄골	2	collar bone이라 함.
Scapula 어깨뼈·견갑골	2	shoulder blade라 함.
Upper Extremity 팔·상지		
Humerus 위팔뼈·상완골	2	위팔뼈라 함.
Radius 노뼈·요골	2	아래팔의 엄지손가락쪽 아래팔 뼈
Ulna 자뼈·척골	2	아래팔의 새끼손가락쪽 아래팔 뼈
Carpus 손목뼈	16	손목에 위치한 뼈
Metacarpus 손허리뼈·중수골	10	손바닥에 위치한 뼈
Phalanges 손가락뼈·수지골	28	손가락뼈; 엄지손가락은 2개, 나머지 손가락은 3개로 이루어져 있음.

팔다리뼈대(사지골격)는 **팔이음뼈**와 **팔**, 그리고 **다리이음뼈**와 **다리**로 이루어져 있다(그림 4.8). 이들은 팔다리를 이루는 뼈로서 이들 뼈에 붙어 있는 근육과 함께 신체의 움직임을 담당한다.

팔이음뼈(어깨이음구조)는 **빗장뼈**(쇄골·clavicle)와 **어깨뼈**(견갑골·scapula)로 이루어져 있다. 이 구조물은 팔을 앞쪽의 **복장뼈**(sternum)와 뒤쪽의 척주(vertebral column)에 이어줌으로써 축골격(axial skeleton)과 연결시키는 역할을 한다. 팔을 구성하는 뼈로는 **위팔뼈**(상완골·humerus)와 **자뼈**(척골·ulna), **노뼈**(요골·radius), **손허리뼈**(중수골·metacarpus), **손가락뼈**(수지골·phalanges)를 들 수 있다. 이 뼈들은 그림 4.9에 도시되어 있고, 표 4.3에 설명되어 있다.

다리이음뼈(골반이음구조·pelvic girdle)는 **os coxae**(볼기뼈)나 **innominate bone**(볼기뼈), **hipbone**(볼기뼈)이라 불린다. 이 구조물은 **엉덩뼈**(장골·ilium)와 **궁둥뼈**(좌골·ischium), **두덩뼈**(치골·pubis)로 이루어져 있다. 이들은 뒤쪽에서 **엉치뼈**(천골·sacrum)와 이어지므로 다리를 몸통뼈대에 연결시키는 역할을 한다. 다리를 구성하는 뼈로는 **넙다리뼈**(대퇴골·femur)와 **무릎뼈**(슬개골·patella), **정강**

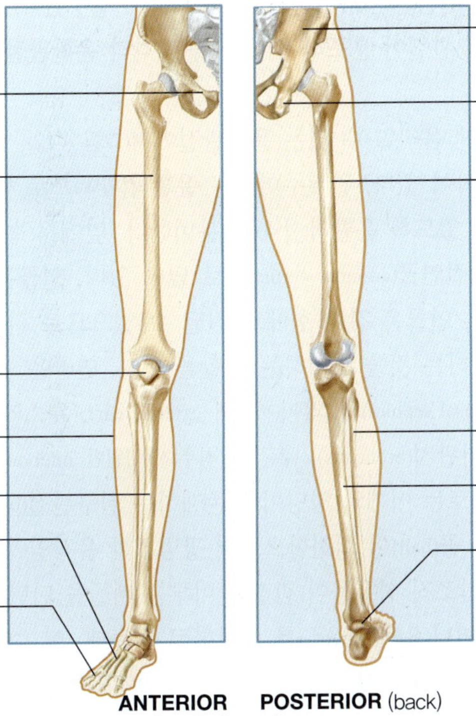

■**그림 4.10** 다리이음뼈와 다리에 분포하는 뼈들의 해부학적 명칭과 일반 명칭.

표 4.4 다리이음뼈와 다리에 분포하는 뼈들

명칭	개수	설명
Pelvic Girdle/Os Coxae 다리이음뼈/볼기뼈		
Ilium 엉덩뼈·장골	2	볼기뼈(hipbone)의 일부
Ischium 궁둥뼈·좌골	2	볼기뼈의 일부
Pubis 두덩뼈·치골	2	볼기뼈의 일부
Lower Extremity 다리·하지		
Femur 넙다리뼈·대퇴골	2	넓적다리에 위치한 뼈
Patella 무릎뼈·슬개골	2	kneecap(무릎뼈)이라 함.
Tibia 정강뼈·경골	2	정강이에 위치함 뼈 중 두꺼운 뼈
Fibula 종아리뼈·비골	2	정강이에 위치한 뼈 중 가느다란 뼈로 외측에 위치함.
Tarsus 발목뼈·족근골	14	발목과 뒤꿈치 뼈
Metatarsus 발허리뼈·중족골	10	앞발뼈(forefoot bone)
Phalanges 발가락뼈·족지골	28	발가락뼈; 엄지발가락은 2개, 나머지 발가락은 3개로 이루어져 있음.

뼈(경골·tibia), **종아리뼈**(비골·fibula), **발목뼈**(tarsus), **발허리뼈**(중족골·metatarsus), **발가락뼈**(족지골·phalanges)를 들 수 있다. 이 뼈들은 그림 4.10에 도시되어 있고, 표 4.4에 설명되어 있다.

관절

articulation [아틱큘**레**이션] 관절
bursa [버ㄹ사] 윤활주머니·윤활낭
cartilaginous joints [카틸**래**지너스] 연골관절
fibrous joints [**퐈**이브뤄스] 섬유관절
joint capsule 관절주머니·관절낭
synovial fluid 윤활액·활액
synovial joint [씨**노**비얼] 윤활관절
synovial membrane 윤활막·활막

관절(joint 또는 articulation이라 함)은 두 개 이상의 뼈들이 만나 형성된다. 인체에는 뼈들이 움직이는 정도에 따라 세 유형의 관절이 분포하는데, 이들을 각각 **윤활관절**과 **연골관절**, **섬유관절**이라 부른다(그림 4.11).

대부분의 관절은 자유롭게 움직일 수 있는 윤활관절이며(그림 4.12), 이 관절은 탄력성 **관절주머니**(관절낭)에 의해 둘러싸여 있다. 관절주머니는 **윤활막**(활막)으로 덮여 있으며, 윤활막은 관절이 원활하게 움직일 수 있도록 **윤활액**(활액)을 분비한다. 앞에서 설명한대로, 윤활관절에 분포하는 뼈의 끝부위는 관절연골(articular cartilage)로 덮여 있다. 연골은 매우 단단하지만 여전히 신축성을 지니고 있다. 연골은 강한 힘에도 견딜 수 있으므로 관절에 가해지는 충격을 흡수하고 뼈들이 직접 부딪히는 것을 방지하는 역할을 한다. 연골은 여러 신체 부위에 존재하는데, 그 예로는 비중격(nasal septum)과 외이(바깥귀·external ear), 유스타키오관(eustachian tube), 후두(larynx), 기관(trachea), 기관지(bronchus), 추간판(척추[사이]원반·intervertebral disk)을 들 수 있다. 윤활관절에 해당하는 예로는 어깨와 엉덩이에 존재하는 절구관절(ball-and-socket joint)을 들 수 있다. 절구(socket) 속에서 공(ball)이 회전함으로써 광범위한 움직임이 일어날 수 있다. 인대(ligament)라 불리는 강한 결합조직 섬유들이 관절을 이루는 뼈들을 단단히 감싸 결합시킨다.

일부 윤활관절은 **윤활주머니**(윤활낭·bursa)를 포함하고 있는데, 이 주머니는 결합조직과 윤활막으로 이루어져 있다. 뼈와 인대 사이에서 가장 흔히 발견되는 윤활주머니는 마찰을 감소시키는 역할을 한다. 윤활주머니가 분포하는 흔한 부위는 팔꿉관절(팔꿈치관절·elbow joint)과 무릎관절(슬관절·knee joint), 어깨관절(견관절·shoulder joint)이다.

모든 관절이 자유롭게 움직이는 것은 아니다. 섬유관절(fibrous joint)은 뼈끝이 두꺼운 결합조직에 의해 결합되어 있는 경우도 있고 심할 경우에는 단단한 뼈로 융합되어 있기도 하므로 거의 움직이지 않는다. 섬유관절의 예로는 머리뼈(두개골·skull)를 들 수 있다. 연골관절은 약간 움직여지기는 하지만 단단한 연골이 뼈를 단단하게 연결하고 있다. 연골관절의 예로는 하복부 앞면에서 좌우 두덩뼈(치골·pubic bone)가 만나 형성되는 두덩결합(치골결합·pubSic symphysis)을 들 수 있다.

용어 성분

이 용어 성분들을 찾아보자.
articul/o = 관절
fibr/o = 섬유
synovi/o = 윤활막
-al = ~와 유사한
-ous = ~와 연관된

알아두기

윤활낭염(*bursitis*)은 어깨와 같이 돌출된 뼈 사이에 위치하는 윤활낭(bursa)에 염증이 생긴 것을 말한다. 가정부 무릎(housemaid's knee; 무릎을 꿇고 마루를 닦아서 이 병이 생기는 것으로 생각함)은 윤활낭염의 한 유형인데, 이 질병을 가리키는 의학용어는 무릎앞윤활낭염(*prepatellar bursitis*)이다.

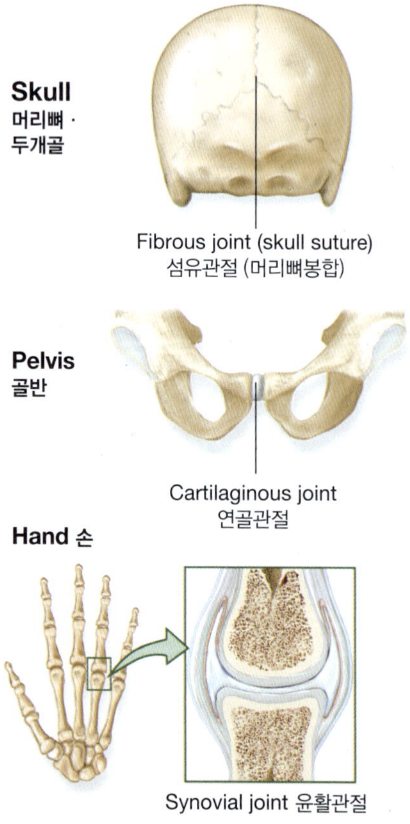

■그림 4.11 신체에서 발견되는 관절의 예들.

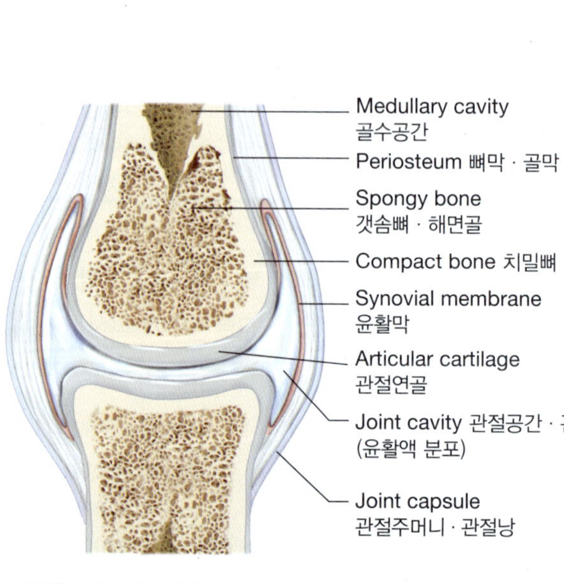

■그림 4.12 윤활관절의 일반적 구조.

자습하기

A. 빈칸 채우기

1. 사람의 뼈대는 ________________와 ________________로 구분할 수 있다.
2. 골격계의 5가지 기능은 ________________, ________________, ________________, ________________, ________________이다.
3. 대체적으로 넓은 뼈를 ________________라 한다.
4. 뼈를 덮고 있는 막을 ________________이라 부른다.
5. spongy bone의 다른 이름은 ________________이다.
6. 인체에서 가장 흔한 관절 유형은 ________________이다.
7. 뼈에 분포하는 매끈하고 둥근 구멍을 ________________이라 한다.
8. 긴뼈(long bone)의 몸통을 ________________이라 한다.

의학용어

뼈대계통 용어를 만드는데 활용되는 용어 성분

아래 목록에는 이 장에 등장하는 용어를 만드는데 활용되는 연결형과 접미어, 접두어가 정리되어 있다.

연결형

ankyl/o	stiff joint 관절경직
arthr/o	joint 관절
burs/o	bursa 윤활주머니
carp/o	carpus 손목
cervic/o	neck 목
chondr/o	cartilage 연골
clavicul/o	clavicle 빗장뼈
coccyg/o	coccyx 꼬리뼈
cortic/o	outer layer 바깥층
cost/o	rib 갈비뼈
crani/o	skull 머리뼈
cutane/o	skin 피부
erythr/o	red 적색
femor/o	femur 넙다리뼈
fibul/o	fibula 종아리뼈

humer/o	humerus 위팔뼈
ili/o	ilium 엉덩뼈
ischi/o	ischium 궁둥뼈
kyph/o	hump 봉우리
lamin/o	lamina 판, 층
lord/o	bent backward 후방으로 구부러진
lumb/o	loin 허리
mandibul/o	mandible 아래턱뼈
maxill/o	maxilla 위턱뼈
medull/o	inner region 속 부위
metacarp/o	metacarpus 손허리뼈
metatars/o	metatarsus 발허리뼈
myel/o	bone marrow 골수, spinal cord 척수
orth/o	straight 똑바른

oste/o	bone 뼈
patell/o	patella 무릎뼈
path/o	disease 질병
ped/o	child 어린이, foot 발
phalang/o	phalanges 가락뼈
pod/o	foot 발
prosthet/o	addition 부가물
pub/o	pubis 두덩뼈
radi/o	radius 노뼈, X-ray X선
sacr/o	sacrum 엉치뼈
sarc/o	flesh 살
scapul/o	scapula 어깨뼈
scoli/o	crooked 뒤틀린
spin/o	spine 척추, 척주
spondyl/o	vertebra 척추뼈

연결형(계속)

stern/o	sternum 복장뼈
synov/o	synovial membrane 윤활막
system/o	system 계통
tars/o	tarsus 발목뼈
thorac/o	chest 가슴
tibi/o	tibia 정강뼈
uln/o	ulna 자뼈
vertebr/o	vertebra 척추뼈

접미어

-ac	~와 연관된
-al	~와 연관된
-algia	통증
-ar	~와 연관된
-ary	~와 연관된
-centesis	체액을 제거하기 위해 구멍을 뚫음
-clasia	외과적으로 파괴함
-desis	융합
-eal	~와 연관된
-ectomy	외과적으로 절제함
-genic	생성하는
-gram	기록물
-graphy	기록법
-iatry	의학적 치료법
-ic	~와 연관된
-itis	염증
-listhesis	밀림, 이탈
-logy	학
-malacia	비정상적으로 무름
-metry	측정법
-oma	종양
-ory	~와 연관된
-osis	비정상 상태
-otomy	절개
-ous	~와 연관된
-pathy	질병
-plasty	외과적 복구
-porosis	구멍이 많은
-scope	시각적 관찰기구
-scopic	시각적 검사와 연관된
-scopy	시각적 검사법
-stenosis	좁음
-tic	~와 연관된
-tome	절단기구

접두어

anti-	대항하는
bi-	둘
dis-	거리·공간·시간상으로 떨어져
ex-	밖으로 향하는
inter-	사이에
intra-	안에
non-	없는
per-	~을 경유하여
sub-	아래에

해부학 용어의 형용사형

용어	용어 성분	설명
carpal [카ㄹ펄] 손목뼈·수근골	carp/o = 손목뼈 -al = ~와 연관된	손목뼈와 연관된.
cervical [써ㄹ비컬] 목·경부	cervic/o = 목 -al = ~와 연관된	목과 연관된.
clavicular [클라비큘러ㄹ] 빗장뼈·쇄골	clavicul/o = 빗장뼈·쇄골 -ar = ~와 연관된	빗장뼈와 연관된.
coccygeal [칵씨지얼] 꼬리뼈	coccyg/o = 꼬리뼈 -eal = ~와 연관된	꼬리뼈와 연관된.
costal [코스털] 갈비뼈·늑골	cost/o = 갈비뼈 -al = ~와 연관된	갈비뼈와 연관된.

해부학 용어의 형용사형 (계속)

용어	용어 성분	설명
cranial [크뤠니얼] 머리뼈·두개골	crani/o = 머리뼈 -al = ~와 연관된	머리뼈와 연관된.
femoral [쀄오뤌] 넙다리뼈·대퇴골	femor/o = 넙다리뼈·대퇴골 -al = ~와 연관된	넙다리뼈와 연관된.
fibular [피뷸러ㄹ] 종아리뼈·비골	fibul/o = 종아리뼈·비골 -ar = ~와 연관된	종아리뼈와 연관된.
humeral [휴머뤌] 위팔뼈·상완골	humer/o = 위팔뼈·상완골 -al = ~와 연관된	위팔뼈와 연관된.
iliac [일리악] 엉덩뼈·장골	ili/o = 엉덩뼈 -ac = ~와 연관된	엉덩뼈와 연관된.
intervertebral [인터버ㄹ테브뤌] 척추사이·추간	inter- = 사이에 vertebr/o = 척추뼈 -al = ~와 연관된	척추사이와 연관된.
intracranial [인트롸크뤠니얼] 머리뼈안·두개내	intra- = 안에 crani/o = 머리뼈 -al = ~와 연관된	머리뼈안과 연관된.
ischial [이쓰키얼] 궁둥뼈·좌골	ischi/o = 궁둥뼈 -al = ~와 연관된	궁둥뼈와 연관된.
lumbar 허리·요추 [럼버ㄹ]	lumb/o = 허리 -ar = ~와 연관된	허리와 연관된.
mandibular [맨디뷸러ㄹ] 아래턱뼈·하악골	mandibul/o = 아래턱뼈 -ar = ~와 연관된	아래턱뼈와 연관된.
maxillary [맥씰러뤼] 위턱뼈·상악골	maxill/o = 위턱뼈 -ary = ~와 연관된	위턱뼈와 연관된.
metacarpal [메타카ㄹ팔] 손허리뼈·중수골	metacarp/o = 손허리뼈 -al = ~와 연관된	손허리뼈와 연관된.
metatarsal [메타타ㄹ살] 발허리뼈·중족골	metatars/o = 발허리뼈 -al = ~와 연관된	발허리뼈와 연관된.
patellar [파텔러ㄹ] 무릎뼈·슬개골	patell/o = 무릎뼈 -ar = ~와 연관된	무릎뼈와 연관된.
phalangeal [펄란지얼] 가락뼈·지골	phalang/o = 가락뼈 -eal = ~와 연관된	가락뼈와 연관된.
pubic [퓨빅] 두덩뼈·치골	pub/o = 두덩뼈 -ic = ~와 연관된	두덩뼈와 연관된.
radial [뤠디얼] 노뼈·요골	radi/o = 노뼈·요골 -al = ~와 연관된	노뼈와 연관된.
sacral [쎄이크뤌] 엉치뼈·천골	sacr/o = 엉치뼈 -al = ~와 연관된	엉치뼈와 연관된.
scapular [스캡퓰러ㄹ] 어깨뼈·견갑골	scapul/o = 어깨뼈 -ar = ~와 연관된	어깨뼈와 연관된.
sternal [스터ㄹ널] 복장뼈·흉골	stern/o = 복장뼈 -al = ~와 연관된	복장뼈와 연관된.
tarsal [타ㄹ살] 발목뼈·족근골	tars/o = 발목뼈 -al = ~와 연관된	발목뼈와 연관된.

해부학 용어의 형용사형 (계속)

용어	용어 성분	설명
thoracic [쏘랙식] 가슴·흉부	thorac/o = 가슴 -ic = ~와 연관된	가슴과 연관된.
tibial [티비얼] 정강뼈·경골	tibi/o = 정강뼈·경골 -al = ~와 연관된	정강뼈와 연관된.
ulnar [얼너ㄹ] 자뼈·척골	uln/o = 자뼈·척골 -ar = ~와 연관된	자뼈와 연관된.
vertebral [버ㄹ테브뤌] 척추뼈·척추골	vertebr/o = 척추뼈 -al = ~와 연관된	척추뼈와 연관된.

자습하기

B. 형용사형 만들기

1. femur ______________________
2. sternum ______________________
3. clavicle ______________________
4. coccyx ______________________
5. maxilla ______________________
6. tibia ______________________
7. patella ______________________
8. phalanges ______________________
9. humerus ______________________
10. pubis ______________________

병리학

용어	용어 성분	설명
전문 분야		
chiropractic [카이로프랙틱] 지압요법	-tic = ~와 연관된	척추와 근골격계의 어긋난 상태를 진단하고 치료하는 의료종사자. 지압요법을 담당하는 보건의료종사자를 *chiropractor*(지압요법사)라 함.

병리학 (계속)

용어	용어 성분	설명
orthopedics (Orth, ortho) [오ㄹ쏘피딕스] 정형외과학	orth/o = 똑바른 ped/o = 어린이, 발 -ic = ~와 연관된	근골격계 질환을 진단하고 치료하는 의학 분야로서 *orthopedic surgery*(정형외과학)라고도 함. 정형외과의사를 *orthopedist* 또는 *orthopedic surgeon*이라 함. '어린이(*ped/o*)의 골격 이상을 똑바로(*orth/o*) 교정한다'는 뜻에서 유래한 용어임.
orthotics [오ㄹ쏘틱스] 보조기학	orth/o = 똑바른 -tic = ~와 연관된	고정기(brace)와 스플린트(부목·splint) 같은 보조기를 제작하는 의료전문분야. 보조기를 만들고 조정하는 숙련된 인력을 *orthotist*(교정전문가)라 함.
podiatry [포다이아트뤼] 족학·발학	pod/o = 발 -iatry = 의학적 치료	발과 다리 이상을 진단하고 치료하는 의료전문분야. 이것을 담당하는 보건의료종사자를 *podiatrist*(발전문가)라 함.
prosthetics [프롸스테틱스] 의지학·보철학	prosthet/o = 부가 -ic = ~와 연관된	신체를 대체하는 인공물을 제작하는 의료전문분야. Prosthesis(보철·보형물·의지)를 제작하고 조정하는 숙련된 인력을 *prosthetist*라 함.
징후와 증상		
arthralgia [아ㄹ쓰랄지아] 관절통	arthr/o = 관절 -algia = 통증	관절 통증.
bursitis [버ㄹ싸이티스] 윤활낭염	burs/o = 윤활낭 -itis = 염증	윤활낭의 염증.
callus [캘러스] 가골		골절 부위에서 치유 도중에 형성되는 뼈조직 덩어리.
chondromalacia [콘드로말레이시아] 연골연화(증)	chondr/o = 연골 -malacia = 비정상적으로 무름	연골의 연화.
crepitation [크뤠피테이션] 비빔소리		관절염과 같은 질병이 있을 때 뼈나 연골이 부딪히면서 나는 잡음.
ostealgia [오스티알지아] 뼈통증	oste/o = 뼈 -algia = 통증	뼈의 통증.
osteomyelitis [오스티오마옐라이티스] 골수염	oste/o = 뼈 myel/o = 골수 -itis = 염증	뼈와 골수의 염증.
synovitis [싸이노바이티스] 윤활막염	synov/o = 윤활막 -itis = 염증	윤활막의 염증.

병리학 (계속)

용어	용어 성분	설명
골절		
closed fracture 폐쇄골절		개방성 피부상처가 없는 골절. *Simple fracture*(단순골절)라고도 함.

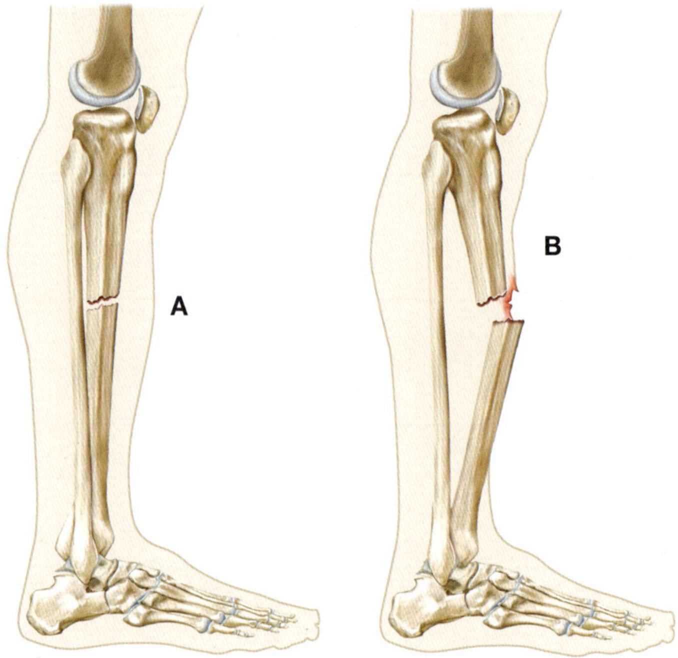

■그림 4.13 폐쇄골절(A)과 개방골절(B).

용어	용어 성분	설명
Colles' fracture [콜리즈] 콜리스골절		손목골절의 흔한 유형.

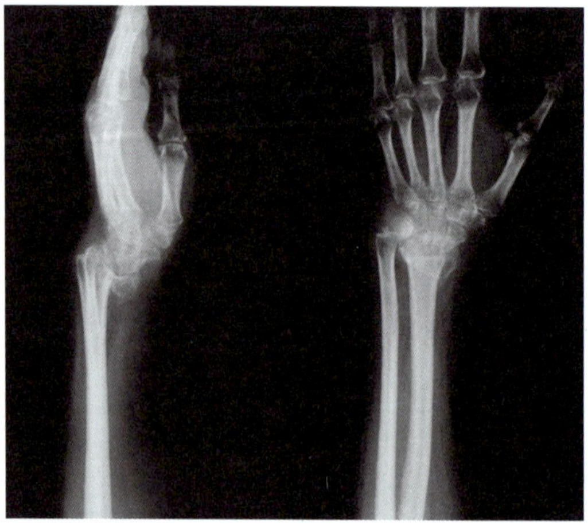

■그림 4.14 콜리스골절.
(Akawath/Shutterstock)

용어	용어 성분	설명
comminuted fracture [코미뉴티드] 분쇄골절		뼈가 여러 조각으로 부서진 골절.
compound fracture 복합골절·개방골절		골절된 뼈가 피부를 뚫고 나온 골절. *Open fracture*(개방골절)라고도 함(그림 4.13B).

병리학 (계속)

용어	용어 성분	설명
compression fracture 압박골절		척추뼈몸통(vertebral body) 높이가 낮아지는 골절. 외상에 의해 생기는 경우가 많지만, 노인(특히 여성)에서는 골다공증 같은 질병에 의해서도 발생함.
fracture (FX, Fx) 골절		뼈가 부러지는 것.
greenstick fracture 생나무골절·불완전굴곡골절		뼈의 한쪽은 골절되고, 다른 한쪽은 구부러진 불완전골절. 이러한 유형의 골절은 뼈가 부드럽고 유연한 어린이에서 흔히 발생함.
impacted fracture 끼임골절·감입골절		뼈 조각들이 서로 밀고 있는 골절.
oblique fracture [오블릭크] 경사골절		골절부위가 일정한 각도를 이루는 것.

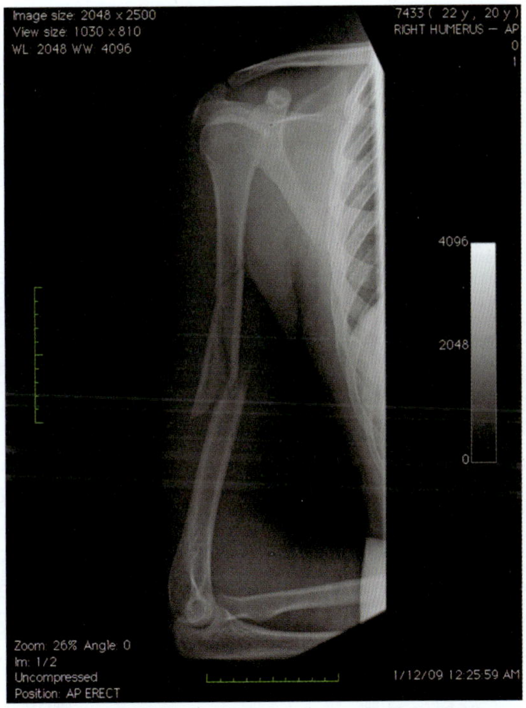

■ **그림 4.15** 위팔뼈의 경사골절을 볼 수 있는 X선 사진. *(Du Cane Medical Imaging Ltd./Science Source)*

용어	용어 성분	설명
pathologic fracture [패쏠로직] 병적골절	path/o = 질병 -logic = 학문과 연관된	질병으로 인하거나 뼈가 약해져 골절이 일어난 것.
spiral fracture 나선형골절	-al = ~와 연관된	뼈몸통(bone shaft) 주위에 나선형 골절선이 있는 골절.
stress fracture 긴장골절·피로골절		한 번의 강한 충격에 의해서가 아니라 달리기와 같은 반복적으로 가해진 작은 충격들에 의해 발생한 경미한 골절.

병리학 (계속)

용어	용어 성분	설명
transverse fracture 가로골절·횡골절 ■ 그림 4.16 노뼈(radius)의 가로골절을 볼 수 있는 X선 사진. *(James Stevenson/Science source)*	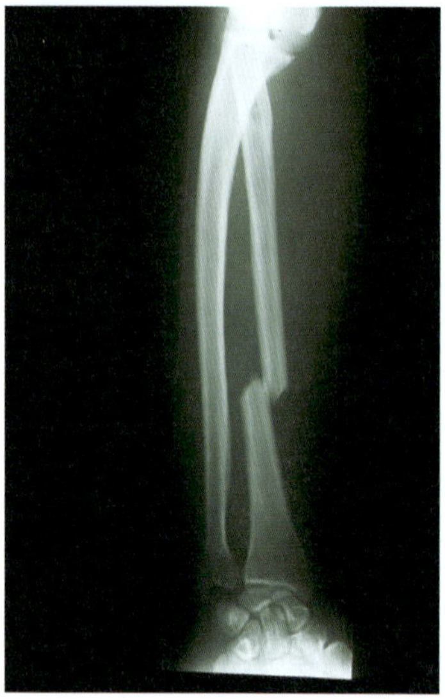	뼈 장축의 직각 방향으로 완전히 골절된 것.
뼈		
chondroma [콘드로마] 연골종	chondr/o = 연골 -oma = 종양	연골에 형성된 종양을 말하며, 대개는 양성종양임.
Ewing's sarcoma [유윙스 싸ㄹ코마] 유잉육종	sarc/o = 살 -oma = 종양	긴뼈의 몸통에서 발생하는 악성종양으로 뼈막을 통과해 확산함. 종양이 다른 장기로 전이 또는 확산하기 때문에 수술로 제거하는 것이 최선의 치료임.
exostosis [엑소스토시스] 뼈돌출(증)·외골증	ex- = 바깥으로 향하는 oste/o = 뼈 -osis = 비정상 상태	뼈 표면으로부터 뼈가 돌출되어 자라는 것을 말하며, 뼈돌기(bone spur)라고도 함.
myeloma [마이엘로마] 골수종	myel/o = 골수 -oma = 종양	골수조직에 형성된 종양.
osteochondroma [오스티오콘드로마] 뼈연골종·골연골종	oste/o = 뼈 chondr/o = 연골 -oma = 종양	뼈와 연골 조직으로 이루어진 종양으로 대개 양성종양임.
osteogenic sarcoma [오스티오젠익 싸ㄹ코마] 뼈육종·골육종	oste/o = 뼈 -genic = 생성하는 sarc/o = 살 -oma = 종양	뼈암(bone cancer) 중 가장 흔한 유형임. 대개 긴뼈 말단에 분포하는 뼈세포(osteocyte)에서 시작됨.
osteomalacia [오스티오말레이시아] 뼈연화증·골연화증	oste/o = 뼈 -malacia = 비정상적으로 무름	칼슘 결핍에 의해 뼈가 연화(軟化)된 것을 말함. 어릴 때 햇빛에 덜 노출되거나 비타민D 결핍에 의해 발생함.
osteopathy [오스티오퍼씨] 뼈병증·골병증	oste/o = 뼈 -pathy = 병	뼈 질환을 나타내는 일반명칭.

병리학 (계속)

용어	용어 성분	설명
osteoporosis [오스티오포로시스] 골다공증·뼈엉성증	oste/o = 뼈 -porosis = 다공성의	뼈를 얇고 약하게 만드는 골량 감소를 말하며 골절의 원인이 됨. 뼈(특히 척추와 골반뼈)는 다공성으로 변함.
Paget's disease [패짓스] 파제트병		뼈에서 흔히 발생하는 원인불명의 대사질환. 대개 중년기와 노년기에 발생하며, 뼈가 파괴되고 변형되는 것이 특징임. 영국의 외과의사인 제임스 파제트 경(Sir James Paget)의 이름을 따서 명명함.
rickets [뤼켓츠] 구루병		칼슘과 비타민D 결핍에 의해 유아기에 뼈가 변형되는 질병으로 활모양다리(bow leg)를 나타내는 것이 특징임.
척주		
ankylosing spondylitis [앵킬로싱 스폰딜라이티스] 강직척추염	ankyl/o = 관절강직 spondyl/o = 척추뼈 -itis = 염증	류마티스관절염과 유사한 염증성 척수질환으로 척추가 점점 뻣뻣해지고 융합됨. 여자보다는 남자에게 더 흔함.
herniated nucleus pulposus (HNP) [허ㄹ니에이티드 뉴클리어스 펄포수스] 추간판탈출·수핵탈출증 ■ 그림 4.17 허리부위에서 추간판탈출을 볼 수 있는 자기공명영상. *(Michelle Milano/Shutterstock)*	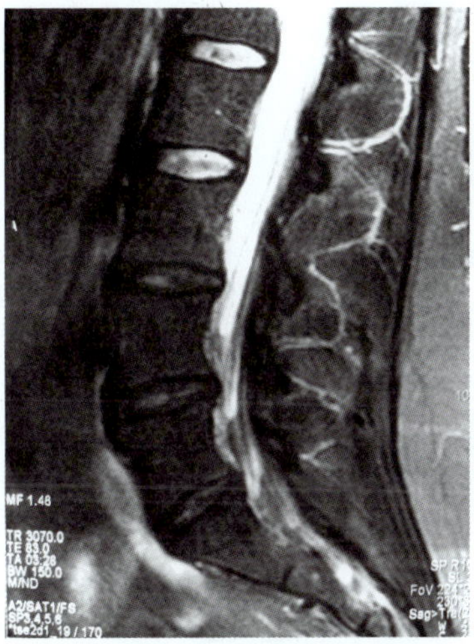	추간판이 탈출되거나 돌출된 것을 말하며, *herniated disk* 또는 *ruptured disk*라고도 함. 수술해야 하는 경우도 있음.
kyphosis [카이포시스] 척주후만(증)·척주뒤굽음(증)	kyph/o = 혹 -osis = 비정상 상태	등뼈(thoracic spine)의 후방 만곡도가 비정상적으로 증가한 것. *Hunchback*(곱사등이) 또는 *humpback*(척주후만증)이라고도 함. 그림 4.18에서 비정상적인 척추만곡을 볼 수 있음.

병리학 (계속)

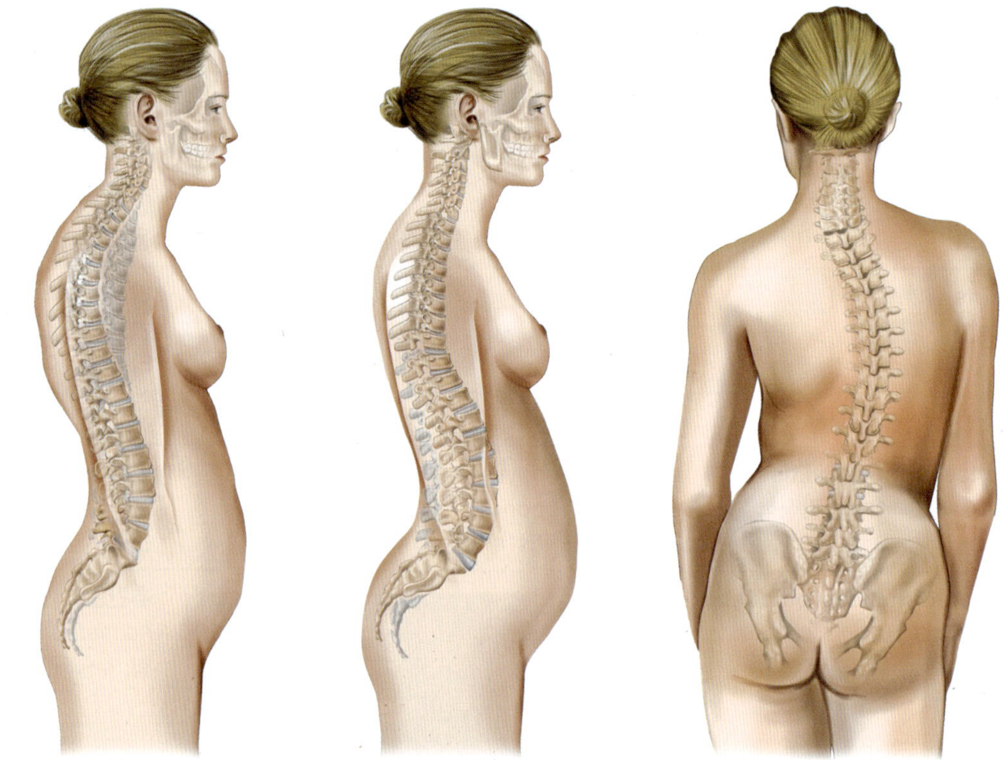

■ 그림 4.18 비정상 척추만곡; 척주후만증(kyphosis), 척주전만증(lordosis), 척주측만증(scoliosis).

Kyphosis 척주후만증
(등뼈의 후방 만곡도가 비정상적으로 증가한 것 - hunchback)

Lordosis 척주전만증
등뼈의 전방 만곡도가 비정상적으로 증가한 것 - swayback)

Scoliosis 척주측만증
척추의 외측 만곡도가 비정상적인 것

용어	용어 성분	설명
lordosis [로ㄹ도시스] 척주앞굽음(증)·척주전만(증)	lord/o = 뒤로 구부러진 -osis = 비정상 상태	허리뼈(lumbar spine)의 전방 만곡도가 비정상적으로 증가한 것. *Swayback*(척추전만증)이라고도 함. 그림 4.18에서 비정상적인 척추만곡을 볼 수 있음.
scoliosis [스콜리오시스] 척주옆굽음증·척주측만증	scoli/o = 비틀어진 -osis = 비정상 상태	척추의 외측 만곡도가 비정상적인 것. 그림 4.18에서 비정상적인 척추만곡을 볼 수 있음.
spina bifida [스파이나 비피다] 척추갈림증·이분척추	spin/o = 척추 bi- = 둘	척수 주위에 척추가 완전하게 형성되지 않은 선천기형.
spinal stenosis [스테노시스] 척추관협착(증)·척주관협착(증)	spin/o = 척추 -al = ~와 연관된	척추관이 좁아져 척수와 척수신경을 압박하는 것. **주의하기** 이 질병에서 *stenosis*를 어떻게 활용하는지 주의해서 살펴보자. 대부분의 경우에 이 용어는 접미어, 즉 *-stenosis*로 활용된다. 그러나 이 용어에서는 독립적 용어 성분으로 사용되고 있다.
spondylolisthesis [스폰딜로리스티시스] 척추전방전위증	spondyl/o = 척추뼈 -listhesis = 미끌어짐	허리뼈(lumbar vertebrae)가 하부 척추보다 전방으로 미끄러진 상태.
spondylosis [스폰딜로시스] 척추증	spondyl/o = 척추뼈 -osis = 비정상 상태	엄밀하게는 강직척추염을 의미하지만, 대개는 척주에서 발생한 퇴행성 질환을 의미함.

병리학 (계속)

용어	용어 성분	설명
whiplash 채찍질		머리와 목이 앞뒤로 갑자기 심하게 흔들려 목 근육 및 목 인대에서 염좌가 발생한 것.
관절		
bunion [번이언] 엄지검막류		첫 번째 발허리발가락관절(metatarsophalangeal joint; 엄지발가락 기저부) 윤활낭에 염증이 생긴 것.
dislocation 어긋남·탈구	dis- = 거리·공간·시간상으로 떨어져	관절에 분포한 뼈들이 원래 배열로부터 이탈한 것을 말하며, 뼈끝은 더 이상 서로 접촉하지 못함.
osteoarthritis (OA) [오스티오아ㄹ**쓰롸이**티스] 뼈관절염·골관절염	oste/o = 뼈 arthr/o = 관절 -itis = 염증	특히 체중이 실리는 뼈와 관절의 변성에 의해 초래되는 관절염. 뼈끼리 서로 부딪히게 됨. 퇴행관절병(degenerative joint disease [DJD])이라고도 함.
rheumatoid arthritis (RA) [류마토이드 아ㄹ**쓰롸이**티스] 류마티스관절염	arthr/o = 관절 -itis = 염증	만성관절염으로 관절의 염증과 부기, 강직, 통증, 연골 변화를 동반하는 심각한 관절 변형을 일으키며, 자가면역질환으로 생각함.

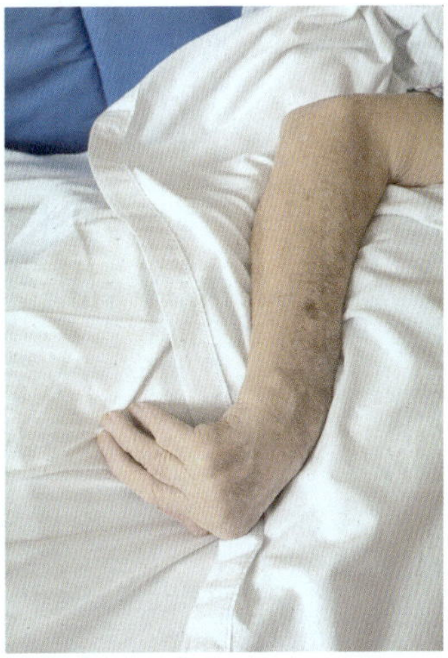

■ 그림 4.19 류마티스관절염에 의한 전형적인 구축(contracture)을 나타내는 환자. *(Michal Heron, Pearson Education)*

병리학 (계속)

용어	용어 성분	설명
sprain 삠·염좌		과다신전에 의해 관절 주위의 인대가 손상된 것을 말하며, 관절의 탈구나 뼈의 골절은 존재하지 않음.
subluxation [써ㅂ럭세이션] 불완전탈구	sub- = 아래에	관절의 배열이 비정상적으로 변한 불완전탈구를 말하며, 뼈끝은 여전히 서로 접촉하고 있음.
systemic lupus erythematosus (SLE) [씨스템익 루퍼스 에뤼쎄마토시스] 전신홍반루푸스	system/o = 전신 -ic = ~와 연관된 erythr/o = 붉은	신체 여러 계통의 결합조직을 침범하는 만성 염증성 자가면역질환으로 관절통과 관절염을 나타낼 수 있음.
talipes [탈리피즈] 휜발·오목발·만곡족		발목관절(ankle joint)과 발의 정렬 이상에 의한 선천변형. *Clubfoot*이라고도 함.

자습하기

C. 골절유형 짝짓기

골절유형과 그 의미를 짝지어라.

1. ____________ comminuted
2. ____________ greenstick
3. ____________ compound
4. ____________ simple
5. ____________ impacted
6. ____________ transverse
7. ____________ oblique
8. ____________ spiral

a. 골절선이 비스듬히 형성된 것

b. 뼈 몸통 주위를 둘러싸면서 골절선이 생긴 것

c. 뼈가 조각이 나거나 으깨진 것

d. 골절에 의해 조각난 뼈가 서로 밀고 있는 것

e. 골절선이 뼈의 장축에 대해 직각으로 형성된 것

f. 피부가 훼손된 것

g. 개방된 상처가 없는 것

h. 뼈가 부분적으로만 골절된 것

진단법

용어	용어 성분	설명
영상진단법		
arthrogram [아ㄹ쓰로그램] 관절조영상	arthr/o = 관절 -gram = 기록물	관절을 촬영한 X선 기록물로서 대개 관절에 조영제(contrast medium)를 주입한 후 촬영함.
arthrography [아ㄹ쓰로그래피] 관절조영(술)	arthr/o = 관절 -graphy = 기록법	X선을 이용하여 관절을 촬영하는 것으로서 대개 관절에 조영제를 주입한 후 시행함.
bone scan 뼈스캔·골스캔		환자에게 방사성물질(radioactive dye)을 주입한 후 스캔 장비를 이용하여 시각적으로 뼈를 관찰하는 핵의학적 관찰법. 이 진단법은 긴장골절(stress fracture) 확인과 골수염(osteomyelitis)의 치료 과정 추적, 그리고 암의 뼈 전이를 알아내는데 특히 유용함.
dual-energy absorptiometry (DXA) [업솝시아메트뤼] 이중에너지흡수계측(법)	-metry = 측정법	골다공증(osteoporosis)을 진단하기 위해 저선량 X선을 조사하여 뼈밀도를 측정하는 진단법.
myelography [마이엘로그래피] 척수조영(술)	myel/o = 척수 -graphy = 기록법	불투과조영제를 주입한 후 척주(spinal column)를 촬영하는 진단법으로 특히 척수신경을 누르는 추간판탈출(herniated nucleus pulposus)을 진단하는데 유용함.
	알아두기 '골수'를 의미하는 연결형인 *myel/o*는 척수(spinal cord)와 골수(bone marrow)를 의미하는 용어로 사용되고 있다. 고대 그리스 철학자들과 의사들은 척수가 긴뼈(long bone)의 골수공간에서 발견되는 골수와 매우 유사하다고 생각하였다.	
radiography 방사선촬영(술)	radi/o = X선 -graphy = 기록법	신체 내부 구조물을 관찰하기 위해 X선을 이용하는 영상진단법으로 특히 뼈와 관절을 시각적으로 관찰하는데 유용함.
내시경검사		
arthroscope [아ㄹ쓰로스코프] 관절경	arthr/o = 관절 -scope = 시각적 관찰기구	관절 내부를 들여다보는데 사용하는 기구.
arthroscopy [아ㄹ쓰로스코피] 관절경검사(법)	arthr/o = 관절 -scopy = 시각적 관찰법	관절경을 이용해 관절 내부를 검사하는 방법. 관절경에는 작은 TV 카메라가 들어 있는데, 의사들은 이것을 활용하여 검사를 하면서 관절 내부를 관찰할 수 있음. 관절경 시술을 통해 일부 관절질환을 치료할 수도 있음.

치료법

용어	용어 성분	설명
내과적 치료법		
arthrocentesis [아ㄹ쓰로센티시스] 관절천자	arthr/o = 관절 -centesis = 체액 채취를 위해 주사바늘을 삽입함	체액을 제거하거나 채취하기 위해 관절 공간 속으로 주사바늘을 삽입하는 것. 관절 공간에 과다하게 존재하는 체액을 제거하거나 검사할 목적으로 체액을 채취하기 위해 시행함.
orthotic [오ㄹ쏘틱] 보조기학	orth/o = 똑바른 -tic = ~와 연관된	고정기(brace)나 부목(splint) 같은 정형외과 장치를 이용해 변형을 막거나 교정하는 것.
prosthesis [프롸스티시스] 의지·보철	prosthet/o = 부가	선천적으로 또는 사고·질병으로 소실된 신체 부위를 대체할 목적으로 인공물(artificial device)을 사용하는 것. 그 예로는 인공다리(artificial leg)를 들 수 있음.
외과적 치료법		
amputation [앰퓨테이션] 절단(술)		종양이나 괴저, 난치통증, 압궤손상, 치료되지 않는 감염 등의 다양한 이유로 팔다리의 일부 또는 전부를 제거하는 것.
arthroclasia [아ㄹ쓰로클레이시아] 관절강직단열(술)	arthr/o = 관절 -clasia = 외과적으로 파괴함	환자를 마취한 후 유합(fusion)된 관절을 강제로 분리하는 것. 대개 유합은 흉터조직(scar tissue)이나 유착(adhesion)에 의해 발생함.
arthrodesis [아ㄹ쓰로디시스] 관절유합술	arthr/o = 관절 -desis = 융합시킴	뼈를 서로 융합시켜 관절을 고정시키는 수술법.
arthroscopic surgery [아ㄹ쓰로스코픽] 관절경수술	arthr/o = 관절 -scopic = 시각적 관찰과 연관된	관절경을 이용해 관절 같은 신체 내부구조물을 관찰하면서 외과적 수술을 시행하는 것.
arthrotomy [아ㄹ쓰로토미] 관절절개(술)	arthr/o = 관절 -otomy = 절개	관절낭(joint capsule)을 절개하는 외과적 수술법.
bone graft 뼈이식·골이식		환자에게서 뼈 조각을 떼어낸 후 다른 부위 또는 뼈가 결손된 부위로 이동시키는 것.
bunionectomy [버니어넥토미] 엄지건막류절제(술)	-ectomy = 절제	엄지발가락 관절의 윤활낭(bursa)을 제거하는 것.
bursectomy [버ㄹ쎅토미] 윤활낭절제(술)	burs/o = 윤활낭 -ectomy = 절제	윤활낭을 외과적으로 제거함.
chondrectomy [콘드뤡토미] 연골절제(술)	chondr/o = 연골 -ectomy = 절제	연골을 외과적으로 제거함.
chondroplasty [콘드로플라스티] 연골성형(술)	chondr/o = 연골 -plasty = 복원	연골을 외과적으로 복구함.
craniotomy [크뤠니오토미] 머리뼈절개술·개두(술)	crani/o = 머리뼈 -otomy = 절개	머리뼈를 절개하는 외과수술법
laminectomy [라미넥토미] 척추후궁절제(술)	lamin/o = 척추후궁 -ectomy = 절제	허리 부위의 심각한 문제와 척수신경 압박에 의한 통증을 해결하기 위해 척추후궁(vertebral posterior arch)을 제거하는 수술법
osteoclasia [오스티오클레이시아] 뼈파괴·골파괴	oste/o = 뼈 -clasia = 외과적으로 파괴함	변형된 뼈를 교정하기 위해 의도적으로 뼈를 파괴하는 외과수술법.
osteotome [오스티오톰] 뼈절단기·골절단기	oste/o = 뼈 -tome = 자르는 기구	뼈를 절단하는데 사용하는 기구.

치료법 (계속)

용어	용어 성분	설명
osteotomy [오스티**오**토미] 뼈자름(술)·절골(술)	oste/o = 뼈 -otomy = 절개	뼈를 절단하는 외과수술법.
percutaneous diskectomy [퍼ㄹ큐**테**이니어스 디스**켁**토미] 피부경유추간판절제(술)· 경피추간판절제(술)	per- = ~을 경유하여 cutane/o = 피부 -ous = ~와 연관된 -ectomy = 절제	피부를 통해 가느다란 도관을 추간판(intervertebral disk) 속에 삽입하여 탈출 또는 파괴된 추간판을 빨아내거나 레이저를 이용해 증발시키는 것.
spinal fusion 척추유합(술)	spin/o = 척추 -al = ~와 연관된	인접한 척추뼈를 외과적으로 유합시키는 것. 탈출추간판을 치료하는 것을 포함한 다양한 이유로 시행할 수 있음.
synovectomy [씨노**벡**토미] 윤활막절제(술)	synov/o = 윤활막 -ectomy = 절제	윤활막을 외과적으로 제거함.
total hip arthroplasty (THA) [아ㄹ쓰로**플**라스티] 전고관절성형(술)	arthr/o = 관절 -plasty = 복원	인공고관절을 이식하여 고관절을 외과적으로 재건하는 것. *Total hip replacement*(*THR*·전고관절치환술)라고도 함.

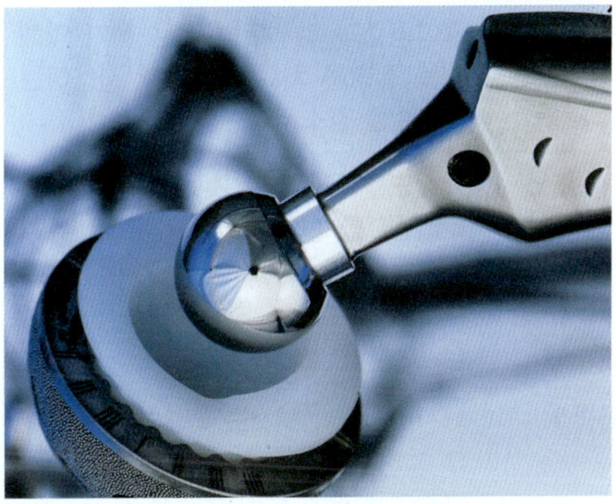

■**그림 4.20** 인공고관절.
(Lawrence Livermore National Library/Science Photo Library/Science Source)

용어	용어 성분	설명
total knee arthroplasty (TKA) [아ㄹ쓰로**플**라스티] 전슬관절성형(술)	arthr/o = 관절 -plasty = 복원	인공슬관절을 이식하여 슬관절을 외과적으로 재건하는 것. *Total knee replacement*(*TKR*·전슬관절치환술)이라고도 함.
골절 치료		
cast 석고붕대		골절이나 탈구, 심하게 손상된 팔다리나 신체 부위를 움직이지 않도록 고정하기 위해 사용하는 고형물질. Cast는 석고붕대(plaster of Paris)나 유리섬유(fiberglass)로 만들어져 있음
fixation 고정		골절된 뼈가 치료 과정 동안 움직이지 않도록 하는 술기. **외부고정**(*external fixation*)은 석고붕대(cast)나 부목(splint), 핀(pin)을 사용함. **내부고정**(*internal fixation*)은 **개방정복**(*open reduction*)에 사용되는 핀(pin)이나 판(plate), 막대(rod), 나사(screw), 철선(wire) 등을 사용함.

치료법 (계속)

용어	용어 성분	설명
reduction 교정·정복		뼈 조각을 정렬하여 골절을 교정하는 것. **비개방정복**(*closed reduction*)은 신체 내부로 접근하지 않고 교정하는 것을 말함. **개방정복**(*open reduction*)은 골절부위를 절개하여 교정하는 것을 말함. 개방정복은 뼈 조각을 제거해야 하는 경우 또는 판(plate)이나 핀(pin)을 삽입해 내부고정을 해야 할 경우에 시행함.
traction 당김·견인		골절되었거나 탈골된 팔다리 또는 척주에 견인력을 가해 정상적인 정렬을 만드는 것.

약리학

분류	용어 성분	작용	예
bone reabsorption inhibitors 뼈흡수억제제		골다공증과 파제트병 같은 뼈가 약해지는 질병을 치료하기 위해 사용하는 뼈흡수를 감소시키는 약물.	alendronate, Fosamax; ibandronate, Boniva
calcium supplements and vitamin D therapy 칼슘보충제 및 비타민D 치료법		뼈밀도를 유지하는 것을 돕는 칼슘과 비타민D를 혈액 속에 고농도로 유지시키는 약물을 말하며, 뼈연화증과 골다공증, 구루병을 치료하기 위해 사용함.	calcium carbonate, Oystercal, Tums; calcium citrate, Cal-Citrate, Citracal
corticosteroids 코르티코스테로이드	cortic/o = 바깥층	부신피질에서 생성되는 호르몬으로 매우 강한 소염작용을 나타냄. 류마티스 관절염 치료에 특히 효과적임.	prednisone; methylprednisolone, Medrol; dexamethasone, Decadron
nonsteroidal anti-inflammatory drugs (NSAIDs) 비스테로이드소염제	non- = 아닌 -al = ~와 연관된 anti- = 대항하는 -ory = ~와 연관된	경미한 통증의 완화 및 관절염 같은 질환에 소염효과를 나타내는 약물군.	ibuprofen, Advil, Motrin; naproxen, Aleve, Naprosyn; salicylates, Aspirin

약어

AE	above elbow 팔꿉 위	**NSAID**	nonsteroidal anti-inflammatory drug 비스테로이드소염제
AK	above knee 무릎 위	**OA**	osteoarthritis 뼈관절염
BDT	bone density testing 뼈밀도검사	**ORIF**	open reduction-internal fixation 개방정복-내부고정
BE	below elbow 팔꿉 아래	**Orth, ortho**	orthopedics 정형외과학
BK	below knee 무릎 아래	**P**	phosphorus 인
C1, C2, etc.	first cervical vertebra 첫 번째 목뼈, second cervical vertebra 두 번째 목뼈 ...	**RA**	rheumatoid arthritis 류마티스관절염
Ca	calcium 칼슘	**RLE**	right lower extremity 오른다리
DJD	degenerative joint disease 퇴행관절병	**RUE**	right upper extremity 오른팔
DXA	dual-energy absorptiometry 이중에너지흡수계측법	**SLE**	systemic lupus erythematosus 전신홍반루푸스
FX, Fx	fracture 골절	**T1, T2, etc.**	first thoracic vertebra 첫 번째 등뼈, second thoracic vertebra 두 번째 등뼈 ...
HNP	herniated nucleus pulposus 추간판탈출증	**THA**	total hip arthroplasty 전고관절성형술
JRA	juvenile rheumatoid arthritis 소아류마티스관절염	**THR**	total hip replacement 전고관절치환술
L1, L2, etc.	first lumbar vertebra 첫 번째 허리뼈, second lumbar vertebra 두 번째 허리뼈 ...	**TKA**	total knee arthroplasty 전슬관절성형술
LE	lower extremity 다리·하지	**TKR**	total knee replacement 전슬관절치환술
LLE	left lower extremity 왼다리	**UE**	upper extremity 팔·상지
LUE	left upper extremity 왼팔		

자습하기

D. 약어 적기

1. total knee replacement ________________
2. herniated nucleus pulposus ________________
3. upper extremity ________________
4. fifth lumbar vertebra ________________
5. above the knee ________________
6. fracture ________________
7. nonsteroidal anti-inflammatory drug ________________

단원 II: 근육계통 훑어보기

기능

근육은 수축을 통해 이들이 부착되어 있는 구조물을 잡아당김으로써 움직임을 유발하는 조직이다.

기관

근육계통을 이루는 주요 구조물은 다음과 같다.

muscles 근육

용어 성분

근육계통 용어를 만드는데 흔히 활용되는 용어 성분(의미 포함)은 다음과 같다. 더 자세한 목록은 이 장의 용어 단락을 참조하자.

연결형

duct/o	to bring 일으킴
extens/o	to stretch out 뻗음
fasci/o	fibrous band 섬유성 띠
fibr/o	fibers 섬유
flex/o	to bend 구부림
kinesi/o	movement 움직임
muscul/o	muscle 근육
my/o	muscle 근육
myos/o	muscle 근육
plant/o	sole of foot 발바닥
rotat/o	to revolve 회전
ten/o	tendon 힘줄·건
tend/o	tendon 힘줄·건
tendin/o	tendon 힘줄·건
vers/o	to turn 돌림

접미어

-asthenia	약함
-ion	작용
-kinesia	움직임
-tonia	긴장도
-trophic	발달과 연관된

접두어

ab-	~에서 떠나서
ad-	~을 향하여
circum-	주위에
e-	밖으로 향하는

그림으로 살펴본 근육계통

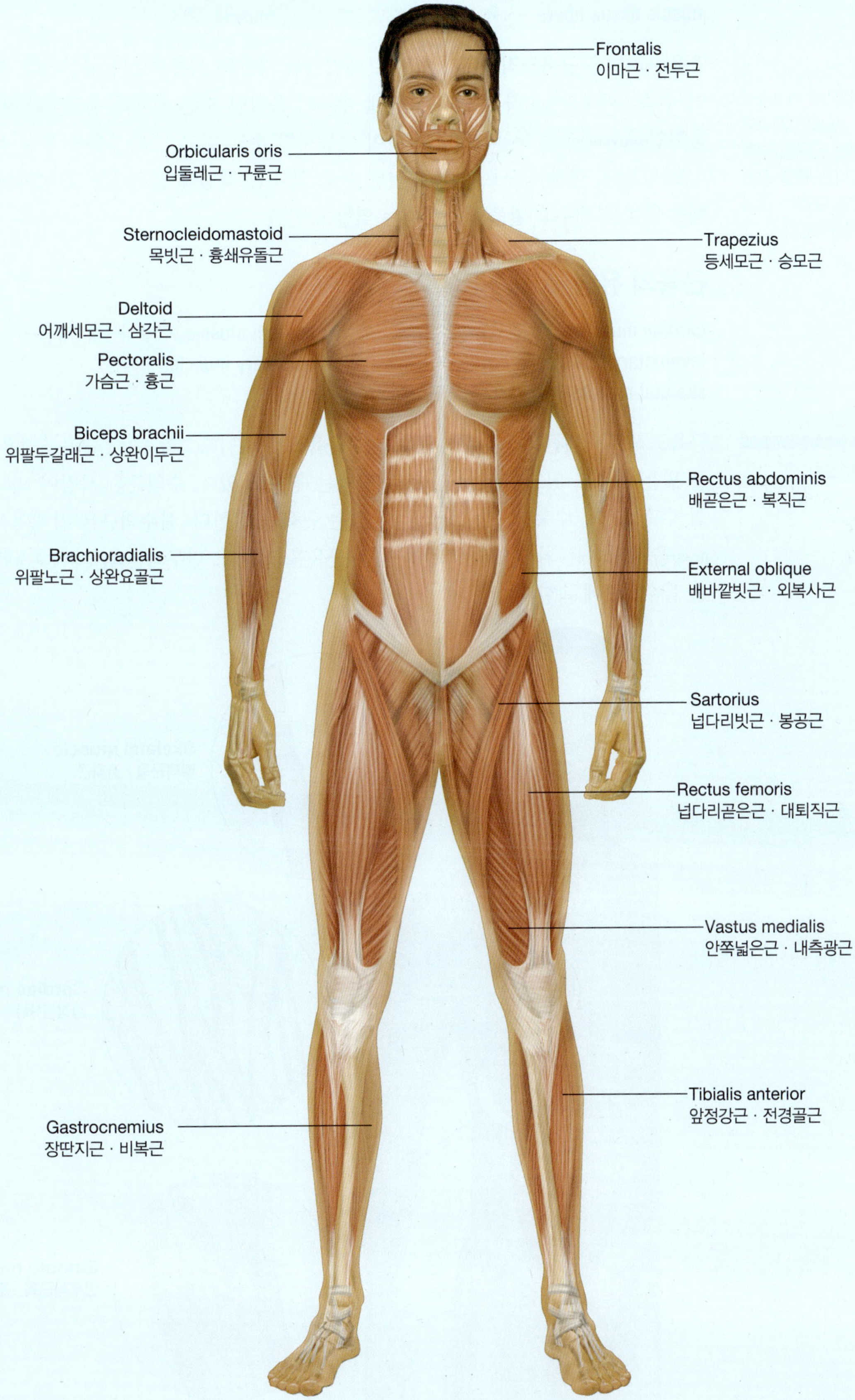

근육계통의 해부생리학

muscle tissue fibers 근(육)조직섬유 **muscle** 근육

알아두기

*Muscle*은 '작은 생쥐(*little mouse*)'를 의미하는 라틴어 *mus*의 지소어(指小語)이다. 이 용어는 근육이 수축할 때 피부에서 나타나는 물결 같은 움직임이 작은 생쥐가 달리는 것과 비슷하다는 의미로 사용되었다.

근육(muscle)은 **근육조직섬유**가 병렬로 배열되어 다발을 이룸으로써 형성된다. 이 근육섬유들이 수축(길이가 짧아짐)하면 근육은 신체 내부의 움직임 또는 신체의 움직임을 일으키게 된다. 움직임(movement)은 두 뼈를 더 가까이 이동시킬 수도 있고, 소화계통을 통해 음식을 밀어낼 수도 있으며, 혈관 속으로 혈액을 펴낼 수도 있다. 움직임을 일으키는 것 이외에도 근육은 신체를 똑바로 세우고 열을 발생시키는 역할도 한다.

근육의 유형

cardiac muscle 심장근(육)
involuntary muscle 불수의근
skeletal muscle 뼈대근육·골격근
smooth muscle 민무늬근육·평활근
voluntary muscle 수의근

용어 성분

이 용어 성분들을 찾아보자.
cardi/o = 심장
-ac = ~와 연관된
in- = 아닌

근육조직은 **뼈대근육**과 **민무늬근육**, **심장근육**으로 나뉜다(그림 4.21). 근육조직은 수의적 조절을 받는 경우도 있고, 불수의적 조절을 받는 경우도 있다. **수의근**은 사람이 의식적으로 근육의 수축기간과 수축강도를 조절할 수 있는 근육을 말한다. **불수의근**은 잠재의식(subconsciousness)을 담당하는 뇌 영역의 조절을 받는 근육을 말한다. 민무늬근육(내장에 분포함)과 심장근육은 불수의근에 속한다.

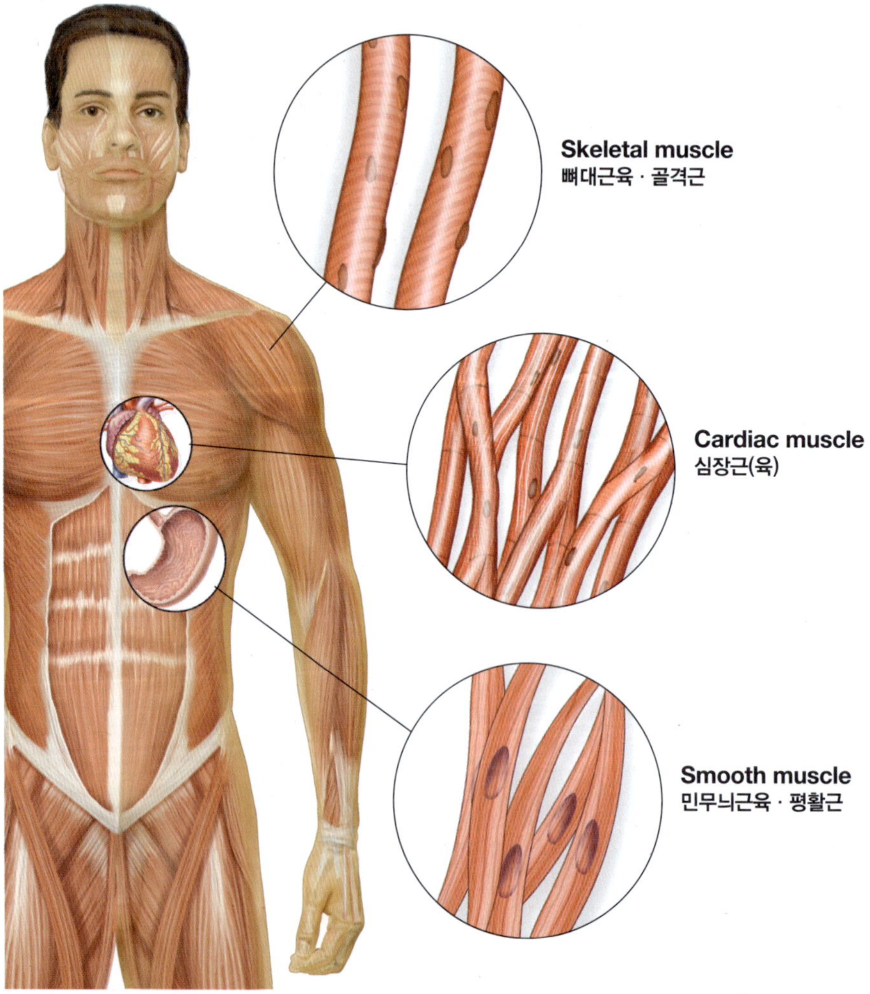

■그림 4.21 세 가지 유형의 근육.

뼈대근육

fascia [퐤씨아] 근막
motor neurons 운동신경세포·운동뉴런
myoneural junction [마이오**뉴**뤌] 신경근(육)이음부
striated muscles [스트롸이**에이**티드] 가로무늬근육·횡문근
tendon [**텐**던] 힘줄·건

뼈대근육(골격근·skeletal muscle)은 직·간접적으로 뼈에 부착되어 있으며, 수의적으로 뼈대(골격·skeleton)를 움직인다. 뼈대근육을 현미경으로 관찰해 보면 줄무늬가 보이므로 뼈대근육을 **가로무늬근육**이라고도 부른다(그림 4.22). 각 근육은 **근막**이라 불리는 섬유결합조직층으로 싸여 있다. 근막은 뼈대근육 양쪽에서 점점 가늘어져 매우 튼튼한 구조물인 **힘줄**을 형성한다. 이어서 힘줄은 뼈를 덮고 있는 뼈막(골막·periosteum)과 연결됨으로써 근육은 뼈에 부착된다. 뼈대근육의 수축은 **운동신경세포**에 의해 조절된다. 운동신경과 근육섬유가 접촉하는 부위를 **신경근이음부**라 한다.

알아두기

우리 몸에는 400개 이상의 뼈대근육이 분포하며, 뼈대근육의 무게는 대략 체중의 50%에 해당한다.

민무늬근육

visceral muscle [**비**써뤌] 내장근육

민무늬근육(평활근·smooth muscle)은 내장(internal organ)과 연관되어 있다. 그런 이유로 민무늬근육을 **내장근육**이라고도 한다. 민무늬근육이라 불리게 된 이유는 현미경으로 근육을 살펴봤을 때 뼈대근육에서 보이던 줄무늬가 관찰되지 않기 때문이다(그림 4.22). 민무늬근육은 위(stomach)와 같은 속이 빈 장기의 벽, 기도와 같은 관 모양의 장기, 그리고 혈관에 분포한다. 민무늬근육은 음식물 섞기, 혈관수축, 자궁수축 같은 내장운동과 연관된 불수의적 근육활동을 담당한다.

용어 성분

이 용어 성분들을 찾아보자.
cardi/o = 심장
my/o = 근육
neur/o = 신경
viscer/o = 내부장기·내장
-al = ~와 연관된

심장근육

myocardium [마이오**카**ㄹ디움] 심근·심장근육

심장근육(cardiac muscle·**myocardium**)은 심장의 벽을 이룬다(그림 4.22). 심장은 불수의적으로 수축함으로써 혈관 속으로 혈액을 퍼낸다. 심장근육은 5장의 심장혈관계통에서 좀 더 자세히 설명한다.

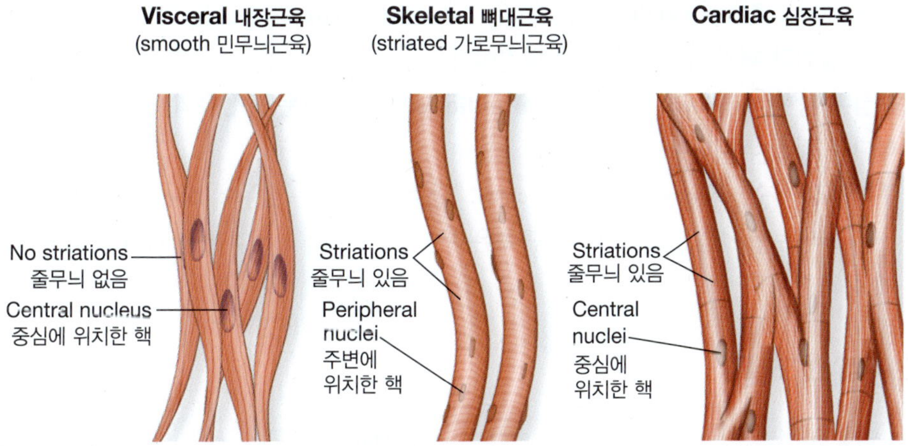

	Visceral	Skeletal	Cardiac
수축 속도	느림	빠름	빠름
분포 부위	내장, 혈관	몸통, 팔다리, 머리, 목	심장
조절 방식	불수의적	수의적	불수의적

■그림 4.22 각 근육의 특징.

자습하기

E. 빈칸 채우기

1. Visceral muscle의 다른 이름은 ____________________이다.
2. 신경은 ____________________ 이음부에서 뼈대근육과 접촉한다.
3. 근육의 종류는 ________________, ________________, ________________으로 나눌 수 있다.

뼈대근육의 명칭

biceps [바이셉스] 두갈래근·이두근
extensor carpi 손목폄근·수근신근
external oblique 배바깥빗근·외복사근
flexor carpi 손목굽힘근·수근굴근
gluteus maximus [글루티어스 맥시머스] 큰볼기근·대둔근
rectus abdominis [뤡투스 어ㅂ돔이니스] 배곧은근·복직근
sternocleidomastoid [스터ㄹ노클레이도매스토이드] 목빗근·흉쇄유돌근

근육의 명칭에는 아래의 예와 같이 해당 근육의 위치, 이는곳·닿는곳, 크기, 작용, 근섬유 방향, 부착지점의 개수 등의 의미가 포함되어 있다.

- **위치**(location): ***rectus abdominis***(배곧은근)는 배(abdomen)에 위치한 곧은(rectus) 근육을 의미한다.
- **이는곳**(기시부위·origin)**과 닿는곳**(부착부위·insertion): **sternocleidomastoid**(흉쇄유돌근)는 두 개의 이는곳(흉골[sternum]을 의미하는 stern/o와 쇄골[clavicle]을 의미하는 cleid/o)과 하나의 닿는곳(유양돌기[mastoid process])이 있음을 의미한다.
- **크기**(size): **gluteus maximus**(큰볼기근)는 '볼기'를 의미하는 gluteus와 '큰 것'을 의미하는 maximus가 합쳐진 용어이다.
- **작용**(action): **flexor carpi**(손목굽힘근)와 **extensor carpi**(손목폄근)는 이들 근육이 각각 손목을 굽히고 펴기 때문에 붙여진 명칭이다.
- **근섬유 방향**(fiber direction): **external oblique**(배바깥빗근)는 근섬유의 주행방향이 비스듬하다는 것을 의미한다.
- **부착지점 개수**(number of attachment points): '둘'을 의미하는 접두어 bi-를 활용하여 **biceps**(이두근)라는 용어를 만드는데, 이 근육은 두 개의 머리(또는 연결점)를 가지고 있으며 위팔에 분포한다.

용어 성분

이 용어 성분들을 찾아보자.
cleid/o = 빗장뼈·쇄골
extens/o = 폄·신전
flex/o = 굽힘·굴곡
stern/o = 복장뼈·흉골
-al = ~와 연관된
bi- = 둘
ex- = 밖으로 향함

뼈대근육의 작용

action 작용
antagonistic pairs 대항쌍
insertion 닿는곳
origin 이는곳

뼈대근육은 서로 다른 두 개의 뼈에 부착되어 있으며 부분적으로 관절과 겹쳐져 있다. 근육이 수축하면 근육과 연결되어 있는 두 뼈가 움직이게 되는데, 이때 두 뼈의 움직이는 정도는 서로 다르다. 두 뼈 중 덜 움직이는 뼈를 근육의 시작지점으로 생각하여 **이는곳**이라 한다. 더 많이 움직이는 뼈에는 근육의 끝부분이 위치한다고 생각하며, 이 부위를 **닿는곳**이라 한다(그림 4.23 참조). 근육이 일으키는 움직임 유형을 **작용**이라 한다. 근육은 관절 주위에 **대항쌍**으로 배열되어 있는데, 대항쌍은 쌍을 이루고 있는 근육들이 서로 반대 작용을 나타낸다는 것을 의미한다. 예를 들어 한 근육은 관절을 굽히는 작용을 하고, 이 근육의 대항근은 관절을 펴는 작용을 한다. 근육의 작용과 관련된 일부 용어들은 표 4.5에 정리되어 있다.

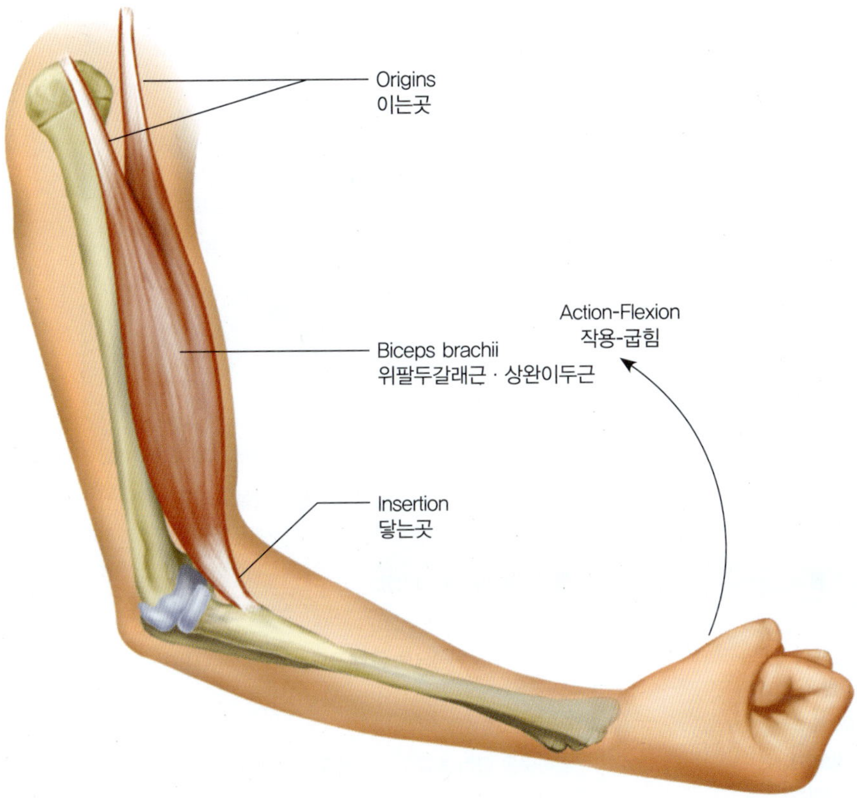

■그림 4.23 어떤 근육의 이는곳과 닿는곳.

표 4.5 대항쌍을 이루고 있는 근육의 작용

작용	용어 성분	설명
abduction [애ㅂ닥션] 벌림·외전	ab- = ~에서 떠나서 duct/o = 움직이게 함 -ion = 작용	신체 중간선으로부터 멀어지게 하는 움직임(그림 4.24).
adduction [어닥션] 모음·내전	ad- = ~쪽으로 duct/o = 움직이게 함 -ion = 작용	신체 중간선 쪽으로 향하는 움직임(그림 4.24).
flexion [플렉션] 굽힘·굴곡	flex/o = 굽힘 -ion = 작용	팔다리를 굽힘(그림 4.25)
extension [익스텐션] 폄·신전	extens/o = 폄 -ion = 작용	팔다리를 폄(그림 4.25).
dorsiflexion [도ㄹ시플렉션] 손등굽힘, 발등굽힘	dors/o = 신체의 뒤로 flex/o = 굽힘 -ion = 작용	손이나 발을 뒤쪽으로 굽힘(그림 4.26A).
plantar flexion [플랜타ㄹ 플렉션] 발바닥쪽굽힘	plant/o = 발바닥 -ar = ~와 연관된 flex/o = 굽힘 -ion = 작용	발바닥을 굽혀 발끝이 아래쪽을 향하게 함(그림 4.26B).

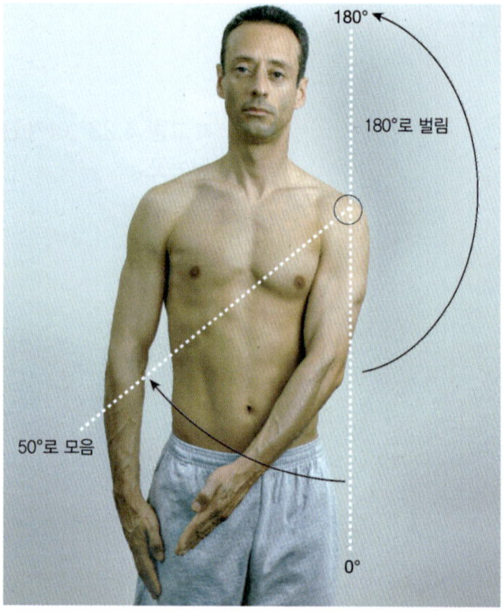

■그림 4.24 어깨관절의 벌림과 모음.
(Patrick Watson, Pearson Education)

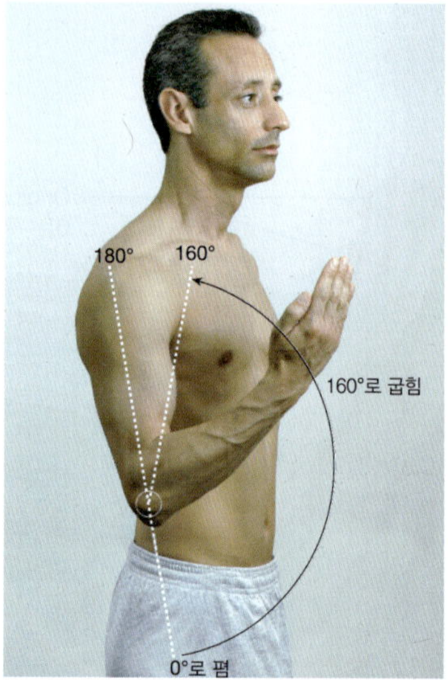

■그림 4.25 팔꿉관절의 굽힘과 폄.
(Patrick Watson, Pearson Education)

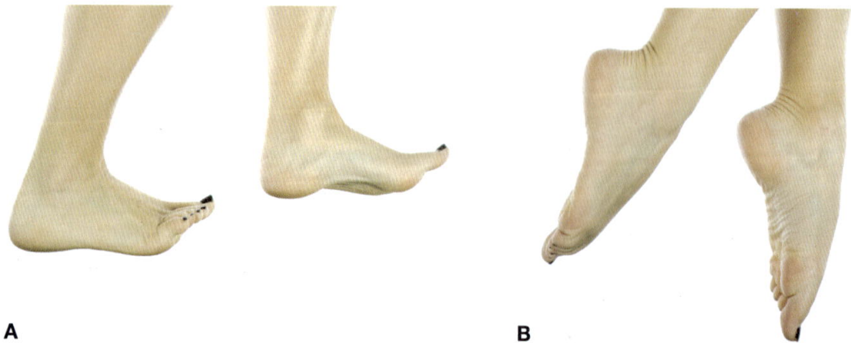

■그림 4.26 발목관절의 발등굽힘(A)과 발바닥쪽굽힘(B). *(Poulsons Photography/Shutterstock)*

표 4.5 대항쌍을 이루고 있는 근육의 작용 (계속)

작용	용어 성분	설명
eversion [이버ㄹ젼] 바깥들림·외번	e- = 바깥쪽으로 vers/o = 돌림 -ion = 작용	바깥쪽으로 돌림(그림 4.27).
inversion [인버ㄹ젼] 안쪽들림·내번	in- = 안쪽으로 vers/o = 돌림 -ion = 작용	안쪽으로 돌림(그림 4.27).
pronation [프로네이션] 엎침·회내		손이나 발을 아래쪽 또는 뒤쪽으로 돌림(그림 4.28)
supination [수피네이션] 뒤침·회외		손바닥이나 발을 위쪽으로 돌림(그림 4.28).
elevation 올림		어깨를 으쓱이는 것과 같이 신체 부위를 위로 올림.
depression 내림		어깨를 아래로 내리는 것과 같이 신체 부위를 아래로 내림.
아래에 설명한 회전작용은 대항쌍 배열과 관계가 없다.		
circumduction [써ㄹ컴덕션] 휘돌림	circum- = 주위에 duct/o = 움직이게 함 -ion = 작용	중심점을 기준으로 회전하는 움직임으로 공중에 원을 그리는 운동을 말함.
opposition 맞섬	알아두기 영장류들만 마주보는 엄지손가락을 가지고 있다.	손을 편 상태에서 엄지손가락을 다른 손가락과 접촉하는 방향으로 움직이는 것.
rotation 회전	rotat/o = 회전 -ion = 작용	중심축을 기준으로 회전하는 것.

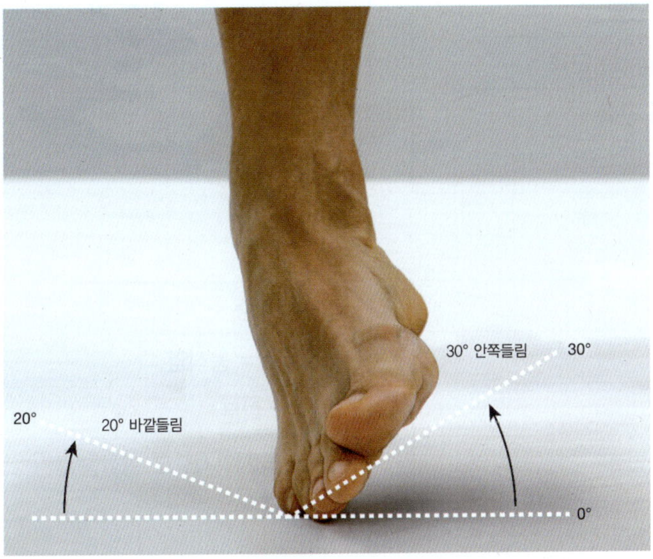

■그림 4.27 발의 바깥들림과 안쪽들림.

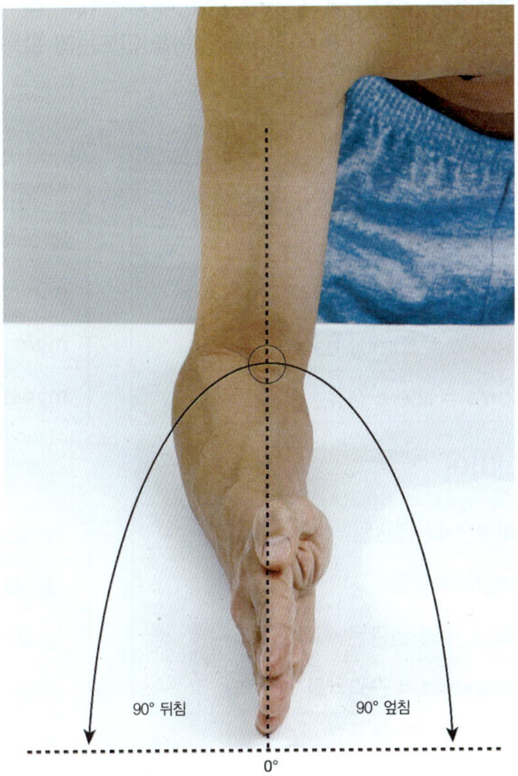

■그림 4.28 아래팔의 엎침과 뒤침.

자습하기

F. 용어 짝짓기

각 용어와 그 의미를 짝지어라.

1. __________ abduction
2. __________ rotation
3. __________ plantar flexion
4. __________ extension
5. __________ dorsiflexion
6. __________ flexion
7. __________ adduction
8. __________ opposition

a. 발을 뒤쪽으로 굽힘
b. 발을 굽혀 발가락이 땅을 향하게 함
c. 펴는 움직임
d. 중심축을 기준으로 일어나는 움직임
e. 몸으로부터 멀어지는 움직임
f. 손바닥을 편 상태에서 엄지손가락이 다른 손가락 쪽으로 움직이는 것
g. 몸 쪽으로 일어나는 움직임
h. 굽히는 움직임

의학용어

근육계통 용어를 만드는데 활용되는 용어 성분

아래 표에는 이 장에서 등장하는 용어를 만드는데 활용되는 연결형과 접미어, 접두어가 정리되어 있다.

연결형

bi/o = life 생명
carp/o = carpus 손목
electr/o = electricity 전기
fasci/o = fibrous band 섬유띠
fibr/o = fibers 섬유

kinesi/o = movement 움직임
later/o = side 옆에
muscul/o = muscle 근육
my/o = muscle 근육
myos/o = muscle 근육

ten/o = tendon 힘줄·건
tend/o = tendon 힘줄·건
tendin/o = tendon 힘줄·건

접미어

-al = ~와 연관된
-algia = 통증
-ar = ~와 연관된
-asthenia = 근력약화

-desis = 융합
-dynia = 통증
-gram = 기록물
-graphy = 기록법

-itis = 염증
-kinesia = 움직임
-logy = 학문
-opsy = 시각적으로 관찰함

접미어 (계속)

-otomy = 절개
-ous = ~와 연관된
-pathy = 질병
-plasty = 외과적 복구
-rrhaphy = 봉합
-rrhexis = 파열
-tonia = 근긴장도
-trophic = 발생·발달과 연관된
-trophic = 발생·발달과 연관된
-trophy = 발생·발달

접두어

a- = 없는
brady- = 느린
dys- = 비정상, 어려움
epi- = 위
hyper- = 과도한
hypo- = 부족한
poly- = 다수의
pseudo- = 가짜의

해부학 용어의 형용사형

용어	용어 성분	설명
fascial [퐤씨얼] 근막	fasci/o = 섬유띠 -al = ~와 연관된	근막과 연관된.
muscular [머스큘러ㄹ] 근육	muscul/o = 근육 -ar = ~와 연관된	근육과 연관된.
musculoskeletal [머스큘로스켈레탈] 근육뼈대·근골격	muscul/o = 근육 -al = ~와 연관된	근육 및 뼈대와 연관된.
tendinous [텐디너스] 힘줄·건	tendin/o = 힘줄·건 -ous = ~와 연관된	힘줄과 연관된.

병리학

용어	용어 성분	설명
전문분야		
kinesiology [키니시올오지] 운동학	kinesi/o = 움직임 -logy = 학	인체의 운동을 연구하는 학문.
징후와 증상		
adhesion 유착		근육을 둘러싸고 있는 근막에 형성된 흉터조직으로서 근육의 신전(stretch)을 방해함.
atonia 무긴장증	a- = 없는 -tonia = 근긴장도	근긴장도가 소실된 상태.
atrophy [애트롸피] 위축	a- = 없는 -trophy = 발달	근육병이나 신경병, 불사용에 의해 초래되는 근육의 빈약한 발달 상태를 말하며, 일반적으로 muscle wasting(근육소모)이라 함.
bradykinesia [브롸디키니시아] 운동완만	brady- = 느린 -kinesia = 움직임	느린 움직임.

병리학 (계속)

용어	용어 성분	설명
contracture [컨트랙쳐ㄹ] 구축·오그라듦		근섬유나 힘줄, 근막이 비정상적으로 짧아진 상태를 말하며, 근육(stretch)의 신전을 방해함.
dyskinesia [디스키니시아] 운동이상	dys- = 비정상의, 곤란한 -kinesia = 움직임	움직이는 것이 곤란하거나 비정상적인 상태.
dystonia [디스토니아] 근긴장이상	dys- = 비정상 -tonia = 근긴장도	근긴장도가 비정상적인 상태.
hyperkinesia [하이퍼ㄹ키니시아] 운동과다증	hyper- = 과도한 -kinesia = 움직임	움직임이 과도한 상태.
hypertonia [하이퍼ㄹ토니아] 근육긴장항진	hyper- = 과도한 -tonia = 근긴장도	근긴장도가 과도한 상태.
hypertrophy [하이퍼ㄹ트롸피] 비대	hyper- = 과도한 -trophy = 발달	무거운 물건을 들어 올리는 것과 같은 근육 운동에 의해 근육량이 증가한 상태.
hypokinesia [하이포키니시아] 운동감소증	hypo- = 불충분한 -kinesia = 움직임	움직임이 불충분한 상태.
hypotonia 근육긴장저하	hypo- = 불충분한 -tonia = 근긴장도	근긴장도가 불충분한 상태.
intermittent claudication [클로디케이션] 간헐절뚝거림		근육허혈에 의해 심한 통증과 절뚝거림이 발생(일반적으로 장딴지근육에서 발생함)하는 것으로 걷을 때 발생함(매우 짧은 거리라도).
myalgia [마이알지아] 근육통	my/o = 근육 -algia = 통증	근육의 통증.
myasthenia [마이애스씨니아] 근육무력증	my/o = 근육 -asthenia = 근력약화	근력약화.
myotonia 근육긴장증	my/o = 근육 -tonia = 근긴장도	근육이 긴장한 상태.
spasm 연축		근육이 갑자기, 불수의적으로, 강하게 수축하는 것
tenodynia [테노다인이아] 힘줄통증·건통증	ten/o = 힘줄·건 -dynia = 통증	힘줄의 통증.
근육		
fasciitis [패씨아이티스] 근막염	fasci/o = 섬유성 띠 -itis = 염증	근막의 염증.
fibromyalgia [퐈이브로마이알지아] 섬유근(육)통	fibr/o = 섬유 my/o = 근육 -algia = 통증	근육과 연조직에서 예리한 통증이 광범위하게 발생하는 상태.
lateral epicondylitis [에피콘딜라이티스] 위관절융기통증·상과통증	later/o = 외측 -al = ~와 연관된 epi- = 위 -itis = 염증	팔꿉의 위관절융기에 부착되는 근육의 염증. 일반적으로 강한 힘으로 물건을 붙잡음으로써 발생하며, 흔히 테니스팔꿉증(tennis elbow)이라 함.
muscular dystrophy (MD) [머스큘러ㄹ 디스트롸피] 근육디스트로피	muscul/o = 근육 -ar = ~와 연관된 dys- = 비정상 -trophy = 발달	점진적인 근육변성과 근력약화, 위축을 나타내는 유전병.

병리학 (계속)

용어	용어 성분	설명
myopathy [마이옵파씨] 근(육)병(증)	my/o = 근육 -pathy = 질병	근육병을 가리키는 일반 용어.
myorrhexis [마이오뤡씨스] 근육파열	my/o = 근육 -rrhexis = 파열	근육의 파열.
polymyositis [폴리마이오싸이티스] 여러근육염·다발근육염	poly- = 많은 myos/o = 근육 -itis = 염증	두 개 이상의 근육에서 동시에 발생한 염증.
pseudohypertrophic muscular dystrophy [슈도하이퍼ㄹ트롸픽] 거짓비대근육디스트로피	pseudo- = 거짓 hyper- = 과도한 -trophic = 발달과 연관된 muscul/o = 근육 -ar = ~와 연관된 dys- = 비정상 -trophy = 발달	근육조직이 점진적으로 지방조직으로 바뀌는 유전성 근육디스트로피의 일종으로 외견상 근육은 건강하고 강해 보임. *Duchenne's muscular dystrophy* (듀시엔형 근육디스트로피)라고도 함.
torticollis [토ㄹ티콜리스] 기운목·사경		목을 한쪽으로 당기는 심한 목근육 연축. 흔히 wryneck(기운목·사경) 또는 crick in the neck(목경련)이라 함.
힘줄, 근육, 인대		
carpal tunnel syndrome (CTS) 손목굴증후군·수근관증후군	carp/o = 손목 -al = ~와 연관된	손목굴을 지나는 손가락굽힘힘줄(finger flexor tendon)과 정중신경(median nerve)의 압박에 의해 발생하는 통증을 동반하는 반복운동장애.
ganglion cyst [갱글리온] 힘줄집낭종		힘줄집(tendon sheath)에 형성된 낭종으로 대개 손이나 손목, 발목에서 발생함.
repetitive motion disorder 반복운동장애		압력이나 진동, 장기간에 걸친 반복적 움직임에 의해 발생하는 힘줄과 근육, 관절, 신경의 손상에 따른 만성질환.
rotator cuff injury 회전근개증후군		회전근개(돌림근띠·rotator cuff)는 여러 어깨근육에서 기원한 힘줄에 의해 보강되는 어깨관절의 관절주머니를 이룸. 어깨관절에서 일어나는 과도한 움직임은 회전근개의 염좌(strain)와 파열(tearing)을 초래할 수 있음.
strain 염좌		과도한 사용이나 과도한 신전에 의해 근육이나 힘줄, 인대가 손상된 것.
tendinitis [텐디나이티스] 힘줄염·건염	tendin/o = 힘줄·건 -itis = 염증	힘줄의 염증.

진단법

용어	용어 성분	설명
임상검사실 진단법		
creatine phosphokinase (CPK) [크뤼아틴 포스포카이네이스] 크레아틴인산화효소		골격근과 심장근에 존재하는 근육효소. 심근경색증이나 근육디스트로피, 기타 골격근 질환이 있을 때 혈중 농도가 증가함.

진단법 (계속)

용어	용어 성분	설명
기타 진단법		
deep tendon reflexes (DTR) 깊은힘줄반사·심(부)건반사		반사망치로 근육의 힘줄을 가볍게 쳤을 때 발생하는 근육신전에 반응하여 근육이 수축하는 것. 이 검사는 근육이 적절히 반응하는지를 결정하는데 이용됨.
electromyogram (EMG) [일렉트로마이오그램] 근전도·근전도기록	electr/o = 전기 my/o = 근육 -gram = 기록물	근전도검사의 결과를 기록한 기록물.
electromyography (EMG) [일렉트로마이오그래피] 근전도검사(법)	electr/o = 전기 my/o = 근육 -graphy = 기록법	전기로 근육을 자극한 후 근육의 수축 강도와 양상을 기록하고 분석하는 검사법.
muscle biopsy [바이옵씨] 근육생검	bi/o = 생명 -opsy = 관찰	병리검사를 위해 근육조직을 채취함.

치료법

용어	용어 성분	정의
외과 치료법		
carpal tunnel release 손목굴절개술·수근관절개술	carp/o = 손목 -al = ~와 연관된	손목굴증후군의 원인이 되는 신경 압박을 해소하기 위해 손목에 있는 인대를 외과적으로 자르는 것.
fasciotomy [패시오토미] 근막절개술	fasci/o = 섬유성 띠 -otomy = 절개	근막을 절개하는 수술법.
myoplasty [마이오플라스티] 근성형술	my/o = 근육 -plasty = 외과적 복구	근육을 복구하는 수술법.
myorrhaphy [마이오롸피] 근봉합술	my/o = 근육 -rrhaphy = 봉합	근육을 봉합함.
tendoplasty [텐도플라스티] 힘줄성형술	tend/o = 힘줄·건 -plasty = 외과적 복구	힘줄을 복구하는 수술법.
tendotomy [텐도토미] 힘줄절개술	tend/o = 힘줄·건 -otomy = 절개	힘줄을 절개하는 수술법.
tenodesis [테노디시스] 힘줄고정술	ten/o = 힘줄·건 -desis = 융합	관절을 움직이는 근육의 힘줄을 뼈에 고정함으로써 관절을 안정화시키는 수술법.
tenoplasty [테노플라스티] 힘줄성형술	ten/o = 힘줄·건 -plasty = 외과적 복구	힘줄을 복구하는 수술법.
tenorrhaphy [테노롸피] 힘줄꿰맴술·건봉합술	ten/o = 힘줄·건 -rrhaphy = 봉합	힘줄을 봉합함.

약리학

분류	용어 성분	작용	예
skeletal muscle relaxants 근이완제	-al = ~와 연관된	골격근을 이완시켜 근육연축을 감소시키는 약물. 항연축제(*antispasmodics*)라고도 함.	cyclobenzaprine, Flexeril; carisoprodol, Soma

약어

CTS	carpal tunnel syndrome 손목굴증후군·수근관증후군	**EMG**	electromyogram 근전도·근전도기록
CPK	creatine phosphokinase 크레아틴인산화효소	**IM**	intramuscular 근(육)내~
DTR	deep tendon reflex 깊은힘줄반사·심(부)건반사	**MD**	muscular dystrophy 근육디스트로피

자습하기

G. 약어로 나타내기

1. intramuscular ______________________
2. deep tendon reflex ______________________
3. muscular dystrophy ______________________
4. electromyogram ______________________
5. carpal tunnel syndrome ______________________

복습하기

적용하기

의무기록 분석

아래의 퇴원요약서에는 10개의 의학용어가 포함되어 있다. 각 의학용어에 밑줄을 치고 보고서 아래의 목록에 의학용어를 적어라. 그런 다음 각 용어의 의미를 적어라. 이 책 14장의 재활의학 용어를 참고하라.

퇴원요약서

입원 시 진단명:	양쪽 무릎의 골관절염
최종 진단명:	양쪽 무릎의 골관절염, 오른쪽 슬관절 전치환성형술
현 병력:	환자는 68세 남자이다. 이 환자는 고등학생이었을 때 축구를 하다 양쪽 무릎을 다친 후부터 무릎에 간간히 통증과 부기가 생겼다고 말하였다. 그가 50대에 접어들고 콘크리트 바닥에서 일하면서 무릎 통증과 부기는 점점 심해졌다. 항상 오른쪽 무릎의 통증이 왼쪽 무릎보다 심했다. 무릎 통증과 부기가 심해져 잠에서 자주 깰 뿐만 아니라 일상생활도 유지하기 어렵게 된 그는 6개월 전 정형외과를 방문하였다. 그는 걷기 위해 지팡이에 의지해야 할 정도였다. 컴퓨터단층촬영을 해보니 양쪽 무릎에서 심한 골관절염 소견이 보였다. 그는 오른쪽 슬관절전치환술을 받기 위해 병원에 입원하였다.
입원 경과:	수술은 순조롭게 끝났다. 수술 후 다리의 운동범위를 보존하고, 근력을 증가시키고, 보행 훈련을 위해 그는 물리치료를 받기 시작했다. 일상생활능력, 특히 옷 입기 및 개인위생과 관련된 작업치료도 받았다. 그는 수술 후 3일째부터 스스로 침대에서 일어나 복도에서 보행기에 의지한 채 45m 정도를 걸을 수 있었고, 수술 후 5일째부터 스스로 옷을 입을 수 있게 되었다.
퇴원 계획:	환자는 수술 1주 후에 그의 아내와 함께 퇴원했다. 그는 외래진료를 통해 꾸준히 재활훈련을 할 계획이다. 수술 후 검사를 위해 퇴원 1주 후에 외래진료를 받기로 예약하였다.

	의학용어	설명
1.		
2.		
3.		
4.		
5.		
6.		
7.		
8.		
9.		
10.		

의무기록 편집

아래의 의무기록에는 의학용어로 바꿔 적을 수 있는 11개의 구(句)가 포함되어 있다. 각 구(句)는 밑줄로 표시되어 있다. 각 구(句)를 의학용어로 바꿔 적어라.

피어슨종합병원 응급실 진료기록

Task Edit View Time Scale Options Help Download Archive Date: 17 May 2015

현재 호소증상: 82세 여자 환자가 빙판길에서 넘어진 후 좌측 엉덩이의 심한 통증으로 구급차를 타고 응급실에 왔다.

과거병력: 환자는 2년 전에 손목뼈가 부러졌으며,**1** 부러진 부위에 딱딱한 물체로 덧대 고정 **2** 하여 치료하였다. 뼈가 부러진 후 **3** 골질환을 치료하는 전문의 **4** 는 컴퓨터로 제어된 X선 사진 **5** 을 보고 그녀의 뼈 상태를 중등도로 뼈에 구멍이 많은 상태 **6**라고 진단하였다.

징후와 증상: 환자는 좌측 엉덩이가 많이 아프다고 하였다(가장 약한 통증을 1, 가장 심한 통증을 10이라 하였을 때 자신의 통증은 8이라고 함). 그녀는 다리를 구부린 채 **7** 자신의 엉덩이를 붙잡고 있으며 다리를 쭉 뻗을 수 **8** 없다고 하였다. 좌측 엉덩이와 다리의 X선 사진을 촬영하였다.

진단명: 좌측 넓적다리뼈 **9** 목 부분이 산산히 부서짐. **10**

치료: 좌측에 인공엉덩관절 **11**을 삽입함.

1. ______
2. ______
3. ______
4. ______
5. ______
6. ______
7. ______
8. ______
9. ______
10. ______
11. ______

증례

아래 증례는 이 장에서 공부했던 질병을 앓고 있는 환자에 관한 것이다. 증례를 읽고 질문에 답하라. 일부 질문은 이 장에서 공부하지 않았던 내용도 포함하고 있다. 교과서나 의학사전, 다른 참고서를 활용하여 질문에 답하라.

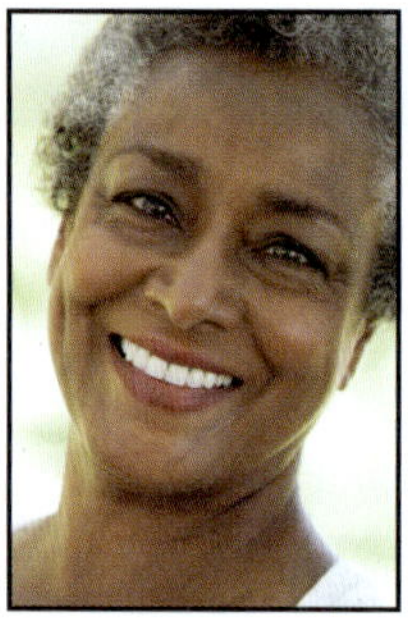

(Monkey Business Images/Shutterstock)

60세 여자가 특히 양쪽 팔꿉(elbow)과 양쪽 손목(wrist), 양쪽 손(hand)의 부기(swelling)와 경직(stiffness), 관절통(arthralgia) 때문에 병원에 왔다. 뼈스캔(bone scan)에서 여러 관절의 연골 손상과 급성 염증이 발견되었고, 적혈구침강속도(erythrocyte sedimentation rate)는 신체에 상당히 높은 수준의 급성 염증이 있다는 것을 나타내었다. 급성기 류마티스관절염(acute episode of rheumatoid arthritis)으로 진단되었다. 의사는 비스테로이드소염제(nonsteroidal antiinflammatory drug)를 복용할 것과 물리치료(physical therapy)를 받을 것을 지시하였다. 물리치료사(therapist)는 물치료법(hydrotherapy)과 운동범위를 보존하는 운동(AROM exercise)을 통해 물리치료를 시작하였다.

질문

1. 이 환자가 앓고 있는 질병은 무엇인가? 참고서 등을 활용하여 이 질병에 대해 찾아보라.

2. 어떤 유형의 장기손상이 류마티스관절염 환자에게서 발생할 수 있는가?

3. 교과서에는 어떤 다른 주요 관절염 유형이 설명되어 있는가?

4. 병을 진단하기 위해 의사가 지시한 두 가지는 무엇인가? 각 진단법에 대해 간략히 설명하라. 결과는 어땠는가? (두 가지 진단법 중 하나는 6장에 설명되어 있다.)

5. 병을 치료하기 위해 의사가 지시한 것은 무엇인가? 어떤 물리치료법을 이용하였는지 설명하라(14장 참조).

6. 이 환자는 류마티스관절염의 급성기에 해당한다. 급성기의 의미를 만성기와 비교하여 설명하라.

연습하기

A. 의학용어 연습하기

연결형 **oste/o**는 뼈를 의미한다. 이 연결형을 이용하여 아래의 의미를 나타내는 의학용어를 적어라.

1. bone cell ______
2. immature bone cell ______
3. porous bone ______
4. disease of the bone ______
5. cutting into a bone ______
6. instrument to cut bone ______
7. inflammation of the bone and bone marrow ______
8. abnormal softening of bone ______
9. bone and cartilage tumor ______

연결형 **my/o**는 근육을 의미한다. 이 연결형을 이용하여 아래의 의미를 나타내는 의학용어를 적어라.

10. muscle disease ______
11. surgical repair of muscle ______
12. suture of muscle ______
13. record of muscle electricity ______
14. muscle weakness ______

연결형 **ten/o**는 인대를 의미한다. 이 연결형을 이용하여 아래의 의미를 나타내는 의학용어를 적어라.

15. tendon pain ______
16. tendon suture ______

연결형 **arthr/o**는 관절을 의미한다. 이 연결형을 이용하여 아래의 의미를 나타내는 의학용어를 적어라.

17. to fuse a joint ______
18. surgical repair of a joint ______
19. cutting into a joint ______
20. inflammation of a joint ______
21. puncture to withdraw fluid from a joint ______
22. pain in the joints ______

연결형 **chondr/o**는 연골을 의미한다. 이 연결형을 이용하여 아래의 의미를 나타내는 의학용어를 직이리.

23. surgical removal of cartilage ______
24. cartilage tumor ______
25. abnormal softening of cartilage ______

B. 접미어 적기

	접미어	이 장에서 등장하였던 예
1. to fuse	______	______
2. weakness	______	______
3. slipping	______	______
4. to surgically break	______	______
5. movement	______	______
6. porous	______	______

C. 척주 명칭 연습하기

척주(spinal column)를 이루고 있는 5부위의 명칭과 각 부위에 분포하는 뼈의 개수를 적어라.

	명칭	뼈의 개수
1.	______	______
2.	______	______
3.	______	______
4.	______	______
5.	______	______

D. 접두어와 접미어 연습하기

아래 의학용어에 포함되어 있는 접두어 또는 접미어를 원으로 표시하라. 해당 용어 성분이 접두어(P로 표시)인지 접미어(S로 표시)인지 표시한 다음, 그 의미를 적어라.

1. arthroscopy ______
2. intervertebral ______
3. chondromalacia ______
4. diskectomy ______
5. intracranial ______
6. spondylosis ______

E. 연결형의 의미 적기

	의미	이 장에서 등장하였던 예
1. **lamin/o**	______	______
2. **ankyl/o**	______	______

	의미	이 장에서 등장하였던 예
3. chondr/o		
4. spondyl/o		
5. my/o		
6. orth/o		
7. kyph/o		
8. tend/o		
9. myel/o		
10. articul/o		

F. 빈칸 채우기

carpal tunnel syndrome	rickets	lateral epicondylitis
systemic lupus erythematosus	scoliosis	osteogenic sarcoma
pseudohypertrophic muscular dystrophy	herniated nucleus pulposus	osteoporosis
spondylolisthesis		

1. 84세인 노인의 엉덩관절이 골절되었다. 담당의사는 이 환자에게 어떤 이상이 있는지 검사하려고 할까? ____________
2. 생후 6개월 된 아이에게 오렌지주스와 비타민 보조제를 먹이고 있다. 어떤 질병을 예방하려는 것인가? ____________
3. 4일간 연이어 테니스를 친 어떤 사람이 심한 팔꿉 통증을 호소하고 있다. 이 사람의 팔꿉 통증은 어떤 이상으로 인해 발생한 것으로 보이는가? ____________
4. 의사가 어떤 환자에게 척추원반이 파열되었다고 말하였다. 이러한 상태를 나타내는 의학용어는 무엇인가? ____________
5. 어떤 환자의 넓다리뼈 끝 부위에서 종양이 발견되었다. 이 환자는 어떤 유형의 골암을 배제하기 위한 생검을 받기 위해 입원하였는가? ____________
6. 학교에 근무하는 간호사가 어떤 학생의 척추가 옆으로 휘어 있지 않은지 검사하기 위해 허리를 구부려 보라고 하였다. 이 간호사는 학생에게 어떤 이상이 있는지 알아보려고 하는가? ____________
7. 어떤 환자가 지난 5년 동안 점진적으로 자신의 근력이 감소한다고 말하였다. 환자의 근육은 굵고 건강하게 보였다. 의사는 이 환자가 유전근육병을 앓고 있다고 여겼다. 이 환자는 어떤 근육병을 앓고 있는 것으로 보이는가? ____________
8. 어떤 환자의 양 손과 양쪽 무릎에서 갑자기 관절통이 생겼다. 류마티스관절염은 아닌 것으로 판명되었다. 이 환자는 어떤 자가면역질환을 앓고 있을 가능성이 있는가? ____________
9. 어떤 환자의 X선 사진에서 허리뼈가 앞으로 밀려있다. 영상의학전문의는 어떤 질병으로 진단할까? ____________
10. 반복적으로 손목을 움직이는 사람에게서 발생할 가능성이 높은 질병은? ____________

G. 해부학 용어 적기

1. kneecap ______
2. ankle bones ______
3. collar bone ______
4. thigh bone ______
5. toe bones ______
6. wrist bones ______
7. shin bone ______
8. shoulder bone ______
9. finger bones ______

H. 약어 풀어 쓰기

1. DJD ______
2. EMG ______
3. C1 ______
4. T6 ______
5. IM ______
6. DTR ______
7. JRA ______
8. LLE ______
9. ortho ______
10. CTS ______

I. 용어의 의미 적기

1. chondroplasty ______
2. bradycardia ______
3. osteoporosis ______
4. lordosis ______
5. atrophy ______
6. myeloma ______
7. prosthesis ______
8. craniotomy ______

9. arthrocentesis ______________________________

10. bursitis ______________________________

J. 약리학 용어 연습

	약물 설명	약물 종류	상품명
1.	________ 가벼운 통증을 치료하고 소염작용을 함	________________	a. Flexeril
2.	________ 소염작용을 나타내는 호르몬	________________	b. Aleve
3.	________ 근육경련을 감소시킴	________________	c. Fosamax
4.	________ 약한 뼈를 치료함	________________	d. Oystercal
5.	________ 혈중 칼슘농도를 유지함	________________	e. Medrol

명칭 적기

그림 A

숫자와 선으로 표시한 부위의 명칭을 적어라.

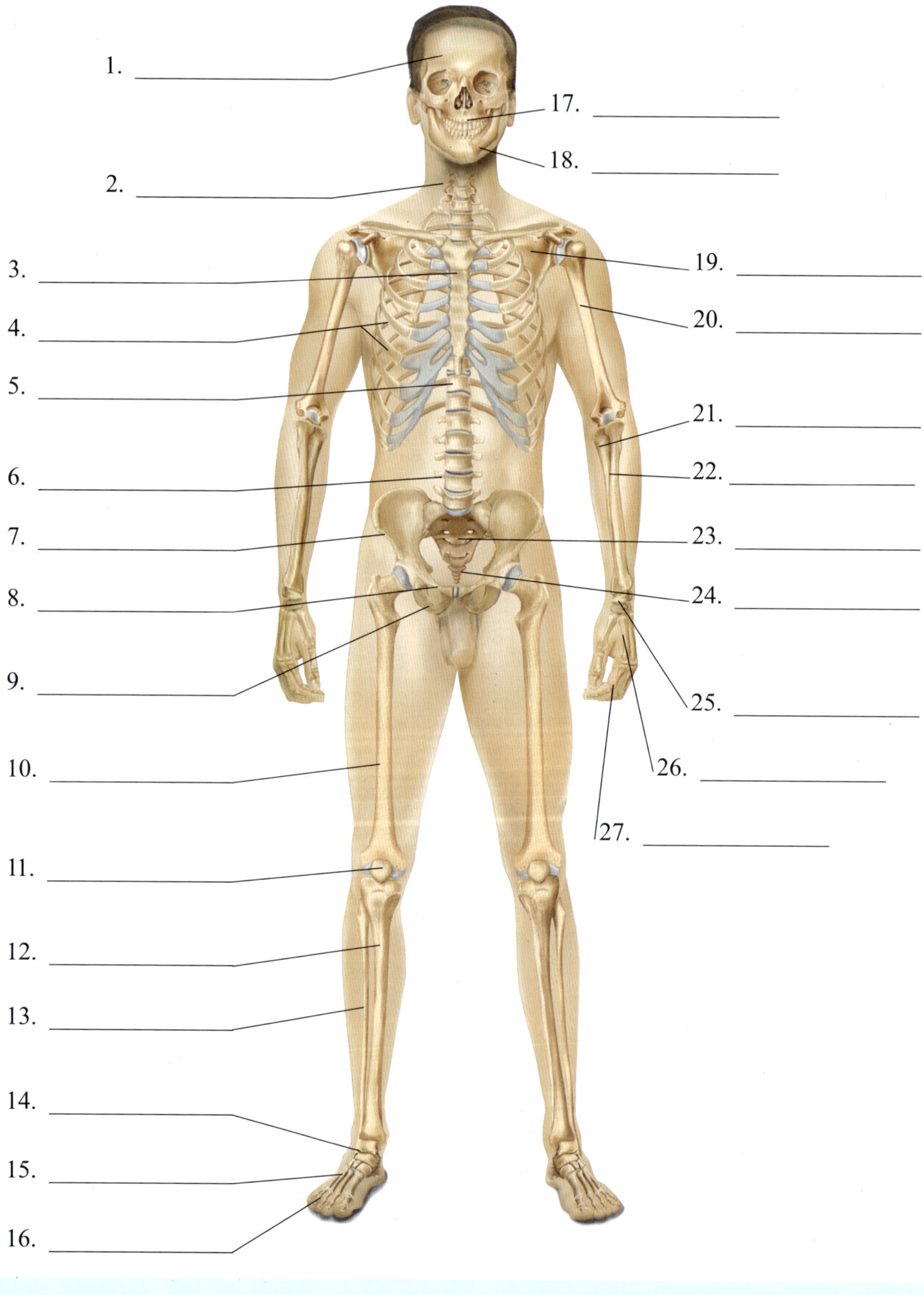

그림 B

숫자와 선으로 표시한 부위의 명칭을 적어라.

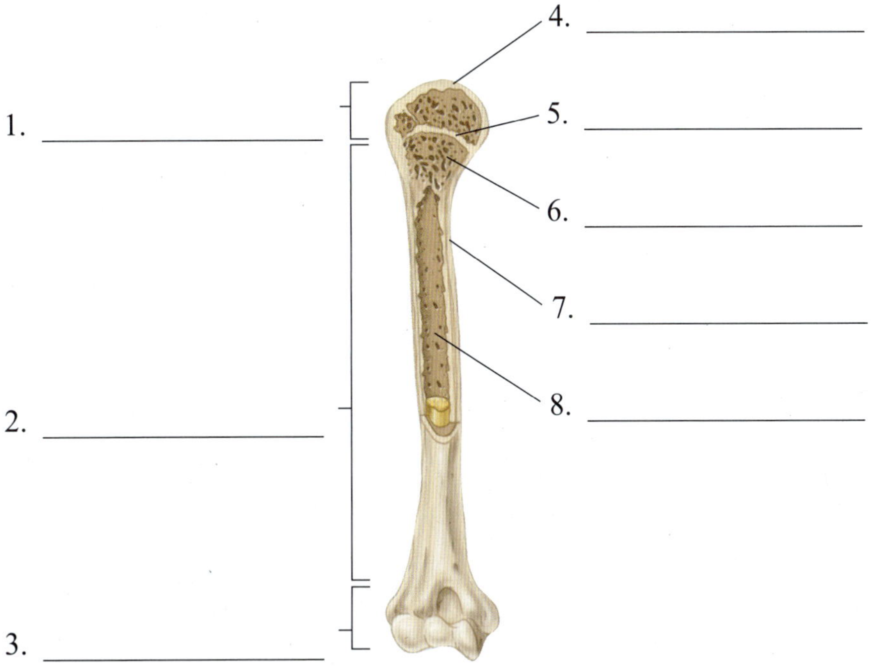

그림 C

숫자와 선으로 표시한 부위의 명칭을 적어라.

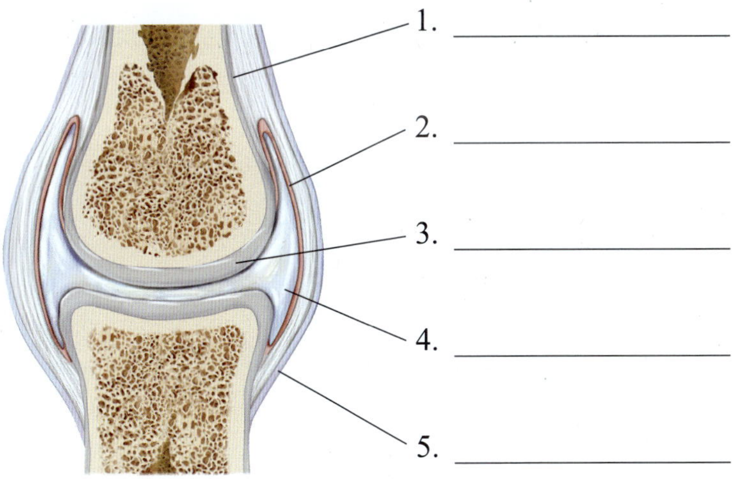

5

심장혈관계통

Cardiovascular System

학습목표

이 장을 공부한 학생들은

- 이 장에서 소개하는 연결형과 접두어, 접미어를 식별하고 그 의미를 설명할 수 있다.
- 심장혈관계통과 연관된 의학용어들과 주요 구조물들의 명칭을 바르게 적고 발음할 수 있다.
- 심장혈관계통을 구성하는 주요 장기와 이들의 기능을 설명할 수 있다.
- 심장의 구조를 설명할 수 있다.
- 심장을 통한 혈액의 흐름을 설명할 수 있다.
- 심장전도계통이 심장박동을 어떻게 조절하는지 설명할 수 있다.
- 세 종류의 혈관 유형을 열거하고 이들의 특징을 설명할 수 있다.
- 맥박과 혈압의 의미를 설명할 수 있다.
- 심장혈관계통의 해부학 용어를 식별하고 그 의미를 설명할 수 있다.
- 심장혈관계통의 일부 병리학 용어를 식별하고 그 의미를 설명할 수 있다.
- 심장혈관계통의 일부 진단법을 식별하고 설명할 수 있다.
- 심장혈관계통의 일부 치료법을 식별하고 설명할 수 있다.
- 심장혈관계통과 연관된 일부 치료제를 식별하고 설명할 수 있다.
- 심장혈관계통과 연관된 일부 약어를 설명할 수 있다.

심장혈관계통 훑어보기

기능

심장혈관계통(심혈관계 · cardiovascular system)은 펌프와 혈관(전신에 혈액을 공급하는 도관)으로 이루어져 있다. 심장혈관계통은 신체를 이루는 세포들에게 필요한 물질을 공급하고 세포로부터 생산된 노폐물을 내보내는 역할을 한다.

기관

심장혈관계통을 구성하는 주요 구조물은 다음과 같다.

blood vessels 혈관
- arteries 동맥
- capillaries 모세혈관
- veins 정맥

heart 심장

용어 성분

심장혈관계통 용어를 만드는데 활용되는 용어 성분들은 다음과 같다. 더 자세한 내용은 이 장의 용어 단락을 참조하기 바란다.

연결형

angi/o	vessel 맥관 · 혈관
aort/o	aorta 대동맥
arteri/o	artery 동맥
ather/o	fatty substance 지방질
atri/o	atrium 심방
cardi/o	heart 심장
coron/o	heart 심장
corpor/o	body 몸
embol/o	plug 마개
isch/o	to hold back 저지
myocardi/o	heart muscle 심장근육 · 심근
phleb/o	vein 정맥
sept/o	wall 벽
son/o	sound 소리
sphygm/o	pulse 맥박
steth/o	chest 가슴 · 흉부
thromb/o	clot 혈전 · 피떡
valv/o	valve 판막 · 밸브
valvul/o	valve 판막 · 밸브
varic/o	dilated vein 확장된 정맥
vascul/o	blood vessel 혈관
vas/o	vessel 맥관 · 혈관
ven/o	vein 정맥
ventricul/o	ventricle 심실

접미어

-cardia	심장 상태
-manometer	혈압계
-ole	작은
-spasm	불수의적 근육수축
-tension	압력
-tonic	긴장도와 연관된
-ule	작은

접두어

di-	둘

그림으로 살펴본 심장혈관계통

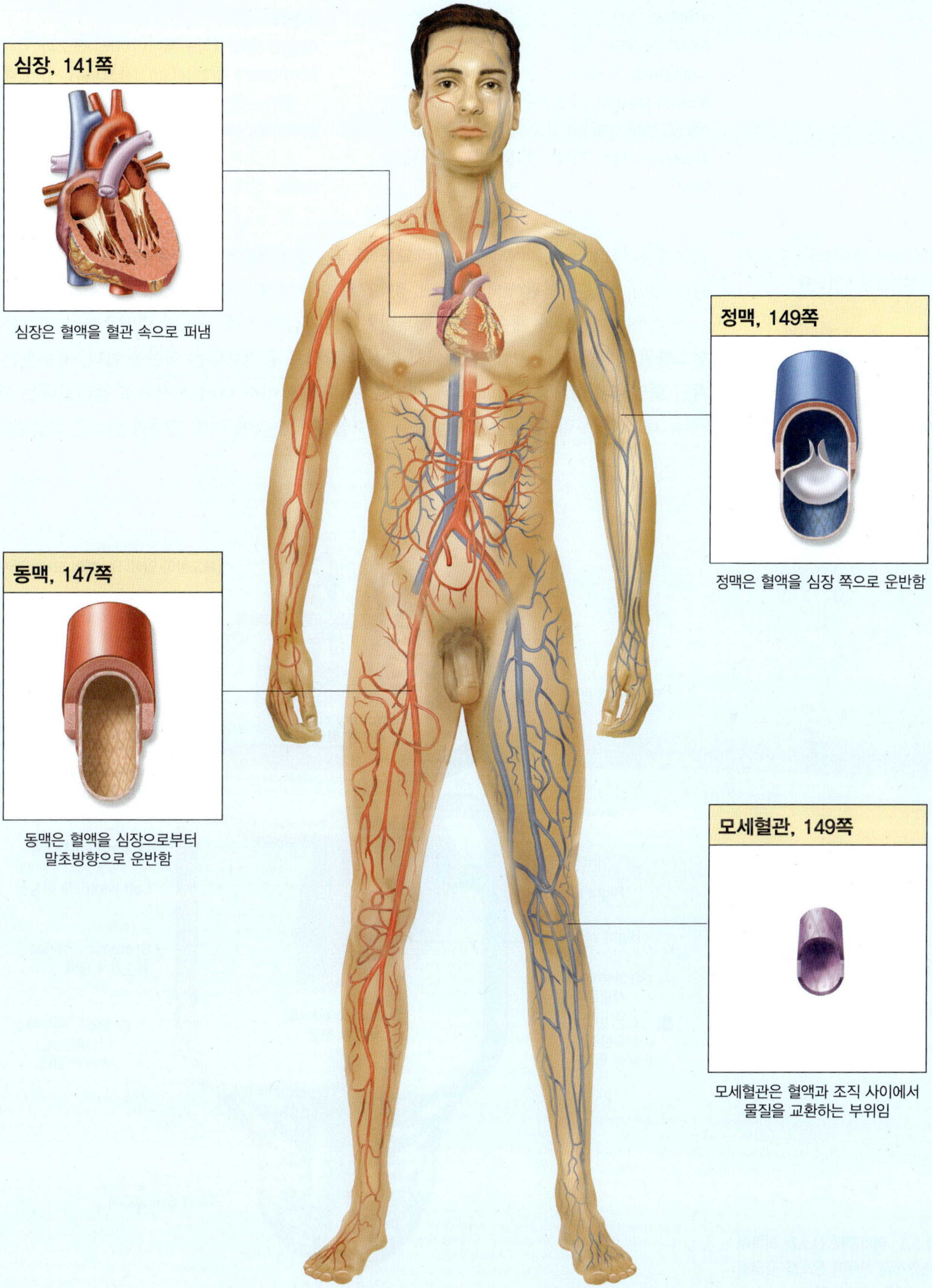

심장혈관계통의 해부생리학

arteries 동맥
blood vessels 혈관
capillaries 모세혈관
carbon dioxide 이산화탄소
circulatory system 순환계통·순환계
deoxygenated [디악씨제네이티드] 탈산소화
heart 심장
oxygen 산소
oxygenated [악씨제네이티드] 산소화
pulmonary circulation [풀모내뤼 써ㄹ큘레이션] 허파순환·폐순환
systemic circulation [씨스템익 써ㄹ큘레이션] 온몸순환·체순환
veins 정맥

용어 성분
이 용어 성분들을 찾아보자.
ox/o = 산소
pulmon/o = 폐
system/o = 계통·체계
-ary = ~와 연관된
-ic = ~와 연관된
di- = 둘

순환계통(순환계·circulatory system)이라고도 불리는 심장혈관계통은 전신에 혈액을 공급하는 역할을 하며, **심장**과 **혈관**(동맥, 모세혈관, 정맥)으로 이루어져 있다.

순환계는 **폐순환**과 **체순환**으로 이루어져 있다. 심장과 폐 사이의 혈액순환인 폐순환은 **탈산소화**된 혈액을 폐로 보내고, 이어서 다시 심장으로 돌려보내는 역할을 한다. 체순환은 **산소화**된 혈액을 심장으로부터 조직과 세포로 보내고, 이어서 다시 심장으로 돌려보내는 역할을 한다(그림 5.1). 우리 몸에 분포하는 모든 세포들은 체순환에 의해 혈액과 산소를 공급받는다.

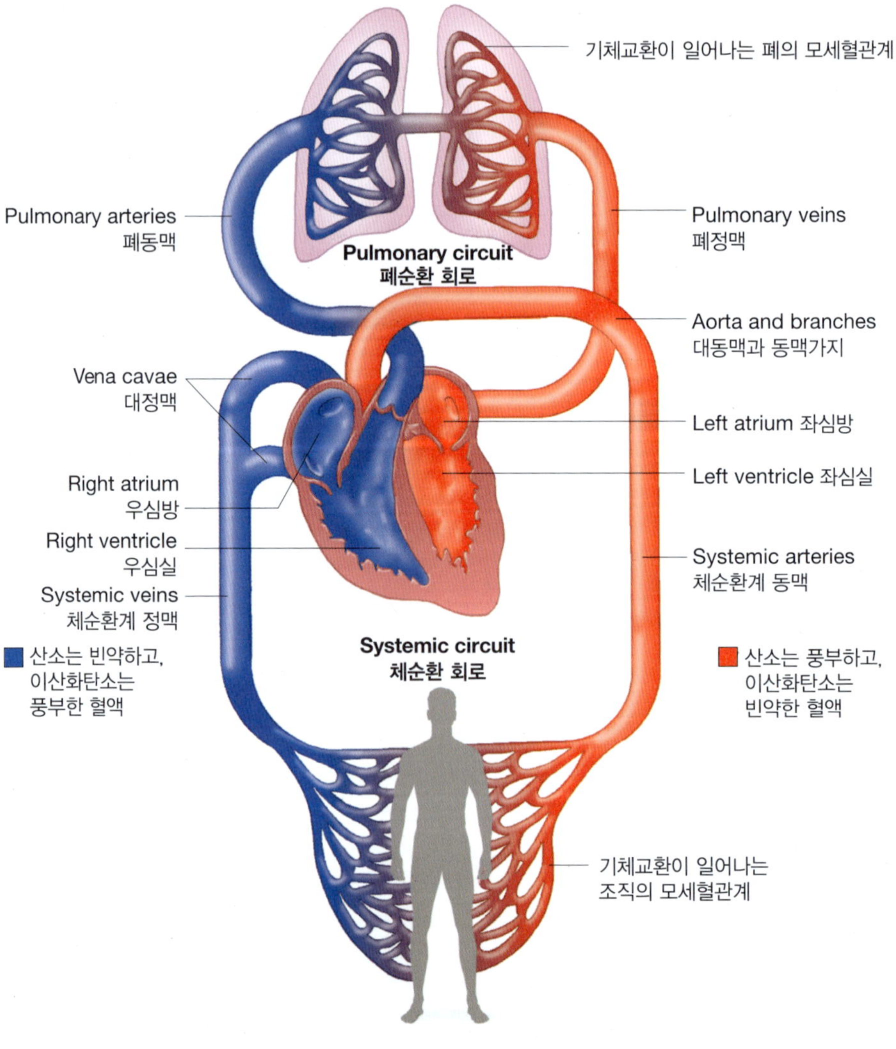

■ **그림 5.1** 폐로부터 산소를 획득하는 폐순환계와 신체에 산소를 공급하는 체순환계를 나타낸 모식도.

심혈관계는 조직에 **산소**와 영양소(포도당, 아미노산 등)를 공급하는 역할 외에도 세포가 생산하는 노폐물들을 운반하는 역할도 한다. 대사반응에 의해 생산되는 **이산화탄소**와 기타 노폐물들은 심혈관계에 의해 폐와 간, 신장으로 운반된 다음 몸 밖으로 배출된다.

심장

apex [에이펙스] 심장끝

cardiac muscle [카ㄹ디액] 심장근육·심근

심장(heart)은 **심장근육**섬유로 이루어진 근육펌프이다. 심장은 4개의 방을 포함하고 있으며, 1분당 평균 60~100회 박동한다(하루 동안 대략 10만회 박동함). 심장근육이 수축할 때마다 심장으로부터 혈액이 박출되어 혈관을 통해 전신에 공급된다.

심장은 흉강 중심부에 있는 종격(mediastinum)에 위치하고 있지만, 엄밀히 말하면 중심이 아니라 약간 왼쪽으로 치우쳐 있다(그림 5.2). 크기는 대략 주먹만 하고, 모양은 뒤집어 놓은 서양 배(pear)와 유사한 심장은 복장뼈(흉골·sternum) 바로 뒤에 위치하고 있다. 심장의 아래쪽 끝 부위를 **심장끝**(심첨·apex)이라 부른다.

알아두기

사람의 심장 크기는 자신의 꽉 쥔 주먹만 하며, 매일 대략 15,000L의 혈액을 퍼낸다. 심장은 일생 동안 적어도 30억 번 이상 박동한다.

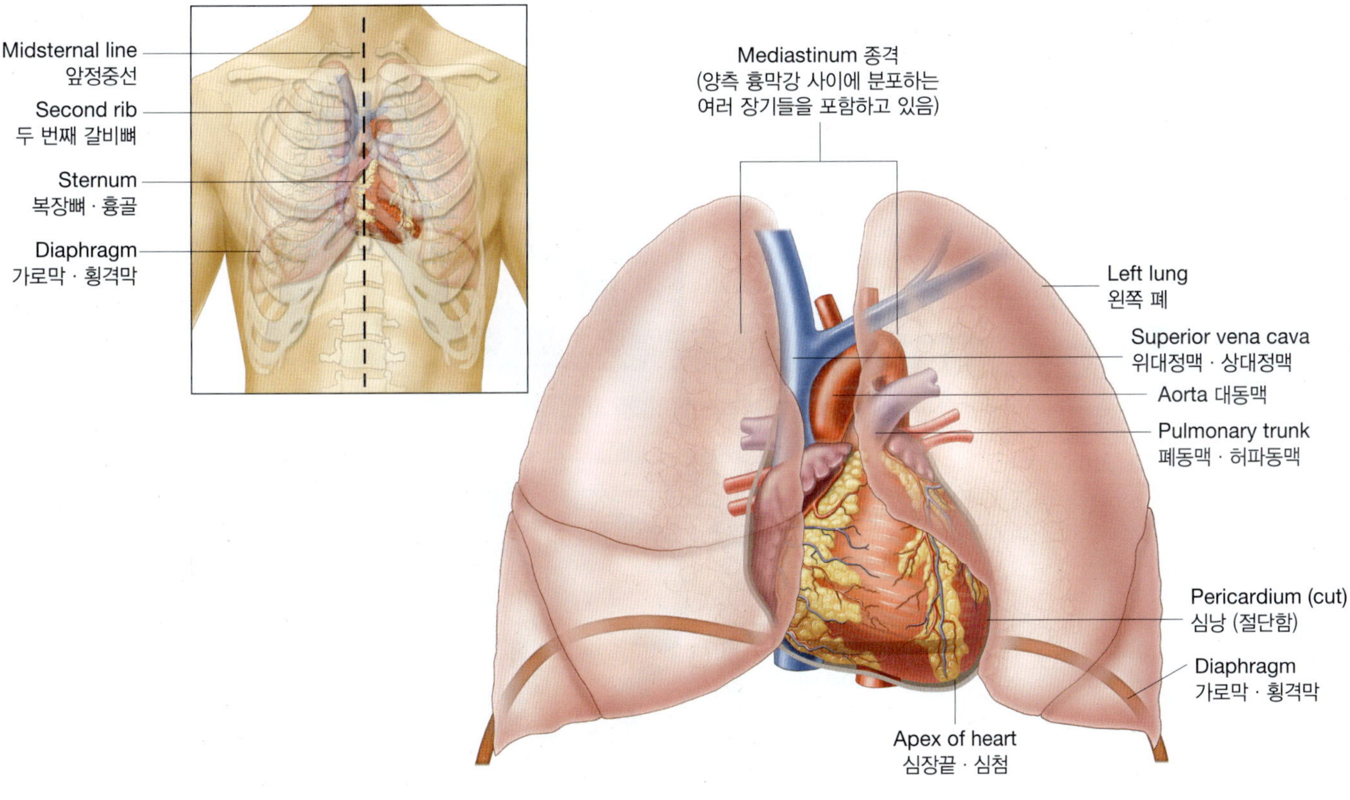

■그림 5.2 종격 속의 심장 위치.

용어 성분

이 용어 성분들을 찾아보자.
cardi/o = 심장
pariet/o = 내강 벽
viscer/o = 내장
-al = ~와 연관된
epi- = 위

알아두기

심장층은 심장병을 공부할 때 중요하다. 예를 들어 접두어 *endo-*를 *carditis*에 더하면 *endocarditis*(심내막염)가 되는데, 이 용어는 '심내막'에 '염증'이 있다는 것을 의미한다. 심장 근육의 활동을 설명할 때 근육을 의미하는 결합형 *my/o*에 *cardium*을 더하면 *myocardium*(심근)이 된다. 심근경색증(myocardial infarction [MI], heart attack)은 심근 속에 '죽은 조직' 또는 '경색'된 부위가 존재한다는 것을 의미한다. '주위에'라는 의미의 접두어 *peri-*를 *cardium*에 더하면 '심장 주위에 존재하는' 주머니라는 의미를 갖는다. 따라서 *pericarditis*(심낭염·심장막염)는 '심장을 감싸고 있는 주머니에 생긴 염증'을 의미한다.

심장층

endocardium [엔도**카**ㄹ디움] 심내막·심장속막
epicardium [에피**카**ㄹ디움] 심외막·심장바깥막
myocardium [마이오**카**ㄹ디움] 심근층·심장근육층
parietal pericardium [퍼**롸이**에털 페뤼**카**ㄹ디움] 벽쪽심낭·벽쪽심장막
pericardium [페뤼**카**ㄹ디움] 심낭·심장막
visceral pericardium [**비쎄**뤌 페뤼**카**ㄹ디움] 내장쪽심낭·내장쪽심장막

심장벽은 매우 두꺼우며 3층으로 이루어져 있다(그림 5.3).

1. **심내막**은 심장 속 공간을 덮고 있는 안쪽층이다. 심내막은 아주 매끈한 얇은 막으로서 심장 속에서 혈액이 이동할 때 마찰력을 줄이는 역할을 한다.
2. **심근층**은 두꺼운 근육으로 이루어진 심장 중간층이다. 이 근육층이 수축함으로써 혈액을 혈관 속으로 퍼내는데 필요한 압력이 생성된다.
3. **심외막**은 심장의 바깥층이다. 심장은 심낭이라 불리는 두 겹의 흉막낭(pleural sac) 속에 들어있다. 심외막은 **내장쪽심낭**, 즉 심낭의 안쪽층을 말한다. 심낭의 바깥층은 **벽쪽심낭**이라 한다. 두 겹의 심낭 사이에 존재하는 체액은 심장이 박동할 때 마찰을 줄이는 역할을 한다.

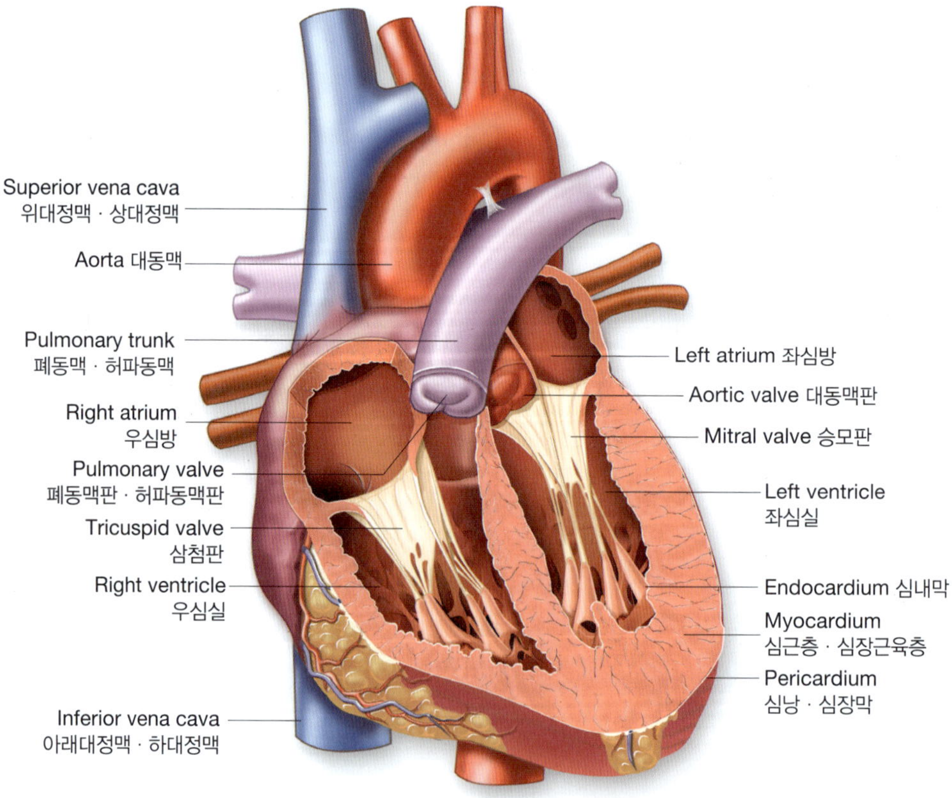

■ **그림 5.3** 심장 속 공간과 심장층, 그리고 심장과 연관된 주요 혈관을 나타낸 심장의 내부 그림.

심방과 심실

atria [에이트뤼아] 심방
interatrial septum [인터ㄹ에이트뤼얼 쎕툼] 심방사이막·심방중격
interventricular septum [인터ㄹ벤트뤼큘러ㄹ 쎕툼] 심실사이막·심실중격
ventricles [벤트뤼클즈] 심실

심장은 4개의 방으로 나뉘어져 있다(그림 5.3~4). 심장은 2개의 **심방**과 2개의 **심실**로 이루어져 있다. 우측 공간과 좌측 공간은 **심방중격**과 **심실중격**이라 불리는 벽에 의해 분리되어 있다. 심방은 혈액을 받아들이는 부위이다. 정맥을 통해 심장으로 복귀한 혈액은 먼저 심방에 모인다. 심실은 혈액을 펴내는 부위이다. 심실은 심방보다 훨씬 두꺼운 심근으로 이루어져 있으며, 심실이 수축할 때 혈액은 심장 바깥에 존재하는 큰 동맥 속으로 전달된다.

알아두기

심실이라는 용어는 '작은 복부'를 의미하는 라틴어 *venter*에서 유래하였다. 원래는 복부(abdomen)라는 의미로, 이어서 위(stomach)라는 의미로 사용되어 오다가, 현재는 속이 빈 내장기관을 의미하는 용어로 사용되고 있다.

심장판막

aortic valve [에이올틱] 대동맥판
atrioventricular valve [에이트뤼오벤트뤼큘러ㄹ] 방실판막
bicuspid valve [바이커스피드] 이첨판
cusps 첨판
mitral valve [마이트뤌] 승모판
pulmonary valve [풀모내뤼] 폐동맥판·허파동맥판
semilunar valve [쎄미루나ㄹ] 반월판·반달판막
tricuspid valve [트롸이커스피드] 삼첨판

네 개의 판막이 혈류 방향을 통제하는 문 역할을 한다. 판막은 심실의 입구와 출구에 각각 위치하고 있다(그림 5.4). 제 기능을 하는 판막에 의해 혈액은 이미 지나온 심방이나 심실로 되돌아가지 않고 앞 방향으로만 흐르게 된다.

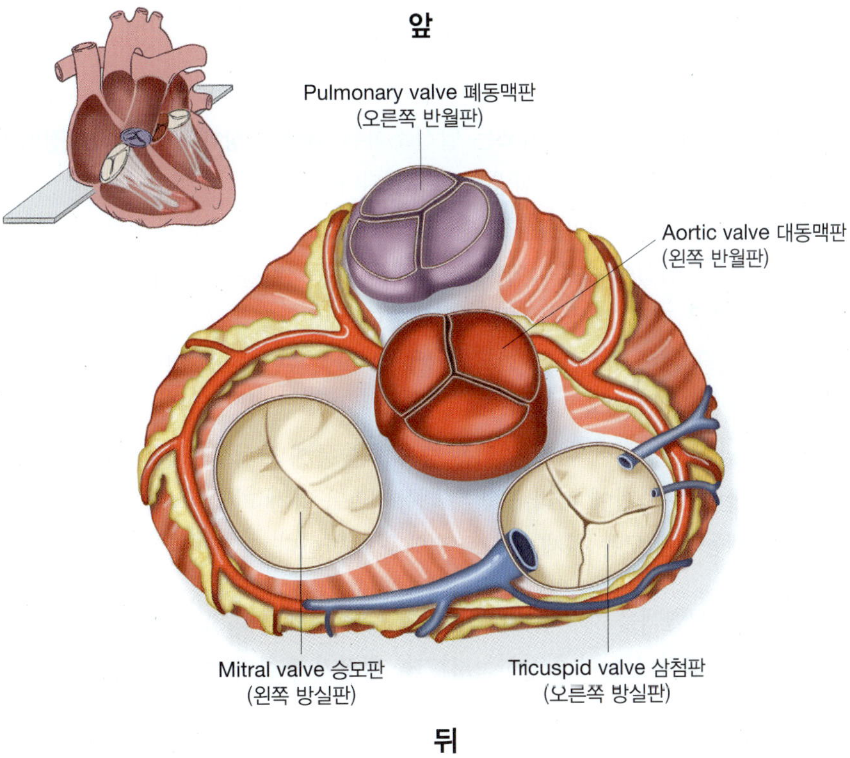

■ **그림 5.4** 각 심장판막의 위치와 크기, 모양을 나타낸 위에서 본 그림.

용어 성분

이 용어 성분들을 찾아보자.
pulmon/o = 폐
-al = ~와 연관된
-ar = ~와 연관된
bi- = 둘
semi- = 일부분
tri- = 셋

알아두기

심장은 "럽"-"떱"과 유사하게 들리는 두 가지 심음을 발생시킨다. 이 심음들은 심장판막이 닫히면서 발생한다. **럽**(*lub*)은 방실판막이 닫히면서 발생한다. **떱**(*dupp*)은 반월판이 닫히면서 발생한다.

심장에 존재하는 4개의 판막은 다음과 같다.

1. **삼첨판**(tricuspid valve): 우심방과 우심실 사이에 존재하는 **방실판막**이다. 일단 우심실로 들어간 혈액은 심방으로 역류할 수 없다. 접두어 *tri-*는 셋을 의미하며, **첨판**이 3개라는 뜻이다.
2. **폐동맥판**(pulmonary valve): **반월판**(semilunar valve) 중 하나이다. 접두어 *semi-*는 절반을, lunar는 달을 의미하므로 반월판은 반달처럼 생겼다는 뜻이다. 우심실과 폐동맥 사이에 위치하는 이 판막은 폐동맥으로 나간 혈액이 우심실이 이완할 때 우심실로 역류하는 것을 막는 역할을 한다.
3. **승모판**(mitral valve): 첨판이 2개여서 **이첨판**이라고도 한다. 방실판막을 통해 좌심실로 유입된 혈액이 좌심방으로 역류하는 것을 막는 역할을 한다.
4. **대동맥판**(aortic valve): 좌심실과 대동맥 사이에 위치한 반월판이다. 혈액은 대동맥판을 통하여 좌심실을 떠난 후에는 좌심실로 역류할 수 없다.

심장을 통한 혈액의 흐름

aorta [에이올타] 대동맥
diastole [다이애스톨리] 확장기
inferior vena cava [비나 케이바] 아래대정맥·하대정맥
pulmonary artery [풀모내뤼] 허파동맥·폐동맥
pulmonary veins 허파정맥·폐정맥
superior vena cava 위대정맥·상대정맥
systole [씨스톨리] 수축기

심장을 통한 혈액의 흐름은 질서정연하다(그림 5.5). 심장을 출발한 혈액은 폐로 가서 산소를 받아들인 다음, 다시 심장으로 돌아오며, 이어서 이 혈액은 각 신체 부위로 운반된다. 혈류의 정상 방향은 다음과 같다.

용어 성분

이 용어 성분들을 찾아보자.
infer/o = 아래
pulmon/o = 폐
super/o = 위
-ary = ~와 연관된
-ior = ~와 연관된

1. 신체 조직으로부터 들어오는 탈산소화된 혈액은 **상대정맥**과 **하대정맥**이라 불리는 두 개의 큰 정맥을 통해 우심방으로 유입된다.
2. 우심방이 수축함에 따라 혈액은 삼첨판을 통해 우심실로 들어간다.
3. 이어서 우심실이 수축함에 따라 혈액은 폐동맥판을 통해 **폐동맥** 속으로 박출되며, 박출된 혈액은 폐로 가서 산소를 받아들인다.
4. 좌심방은 폐에서 산소를 획득한 혈액을 받아들인다. 이 혈액은 4개의 **폐정맥**을 통해 좌심방으로 유입된다.
5. 좌심방이 수축함에 따라 혈액은 승모판을 통해 좌심실로 들어간다.
6. 좌심실이 수축함에 따라 혈액은 대동맥판을 통해 가장 큰 동맥인 **대동맥** 속으로 박출된다. 대동맥은 모든 신체 부위로 혈액을 운반한다.

심방과 심실은 혈액을 채우기 위해 확장한 다음 혈액을 박출하기 위해 수축하는 과정을 교대로 거친다. 심방과 심실이 확장하는 시기를 **확장기**라 한다. 수축하는 시기를 **수축기**라 한다.

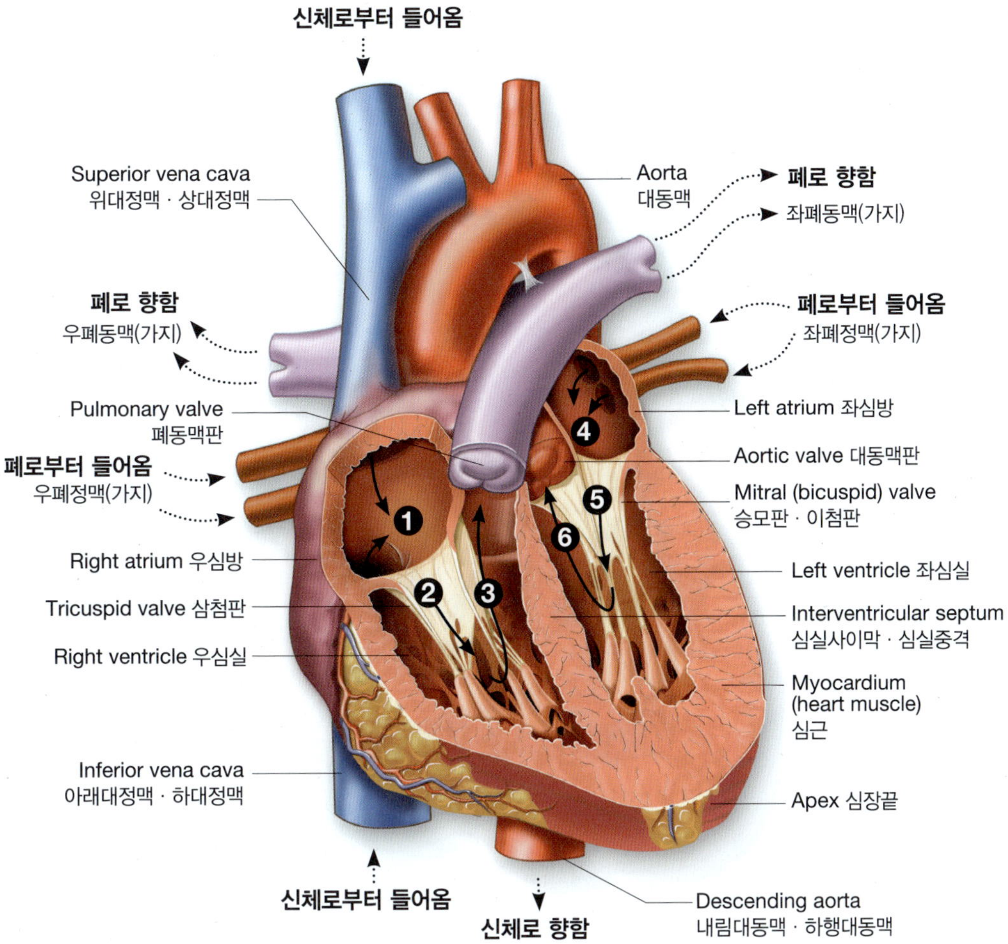

■ **그림 5.5** 심장을 통한 혈액의 유통 경로.

심장전도계통

atrioventricular bundle 방실다발
atrioventricular node 방실결절
autonomic nervous system [오토놈익 너ㄹ버스 씨스템] 자율신경계통 · 자율신경계
bundle branches 방실다발갈래 · 각
bundle of His 히스다발
pacemaker 박동조율기
Purkinje fibers [퍼ㄹ킨지] 푸르킨예섬유
sinoatrial node [싸이노에이트뤼얼] 굴심방결절 · 동방결절

심장박동수(심박수 · heart rate)는 **자율신경계**에 의해 조절되므로 우리는 자신의 심장 박동을 의식적으로 조절할 수 없다. 심장에 분포하는 특수한 조직이 순차적으로 활동전위를 전달함으로써 각 심장부위는 정해진 순서대로 자극된다.

활동전위의 전달경로는 다음과 같다(**그림 5.6**).

1. **동방결절**(SA node; **박동조율기** [pacemaker]라 함)은 활동전위가 시작되는 부위이다. 동방결절에서 생성된 활동전위는 심방을 통해 전달되며, 이에 따라 심방이 수축하게 된다.
2. **방실결절**이 자극된다.
3. 방실결절은 활동전위를 **방실다발**(**히스다발**이라고도 함)로 전달한다.
4. 활동전위는 이어서 심실중격에 분포하는 **방실다발갈래**(각 · bundle branch; 우각 [right bundle branch]과 좌각 [left bundle branch]으로 구성됨)로 전달된다.
5. 심실근에 분포하는 **푸르킨예섬유**가 자극됨으로써 심실이 수축한다.

용어 성분
이 용어 성분들을 찾아보자.
atri/o = 심방
-al = ~와 연관된
-ic = ~와 연관된
auto- = 스스로

■ **그림 5.6** 심장전도계통. 심방과 심실을 자극하여 수축시키는 활동전위의 전달경로를 추적해보자.

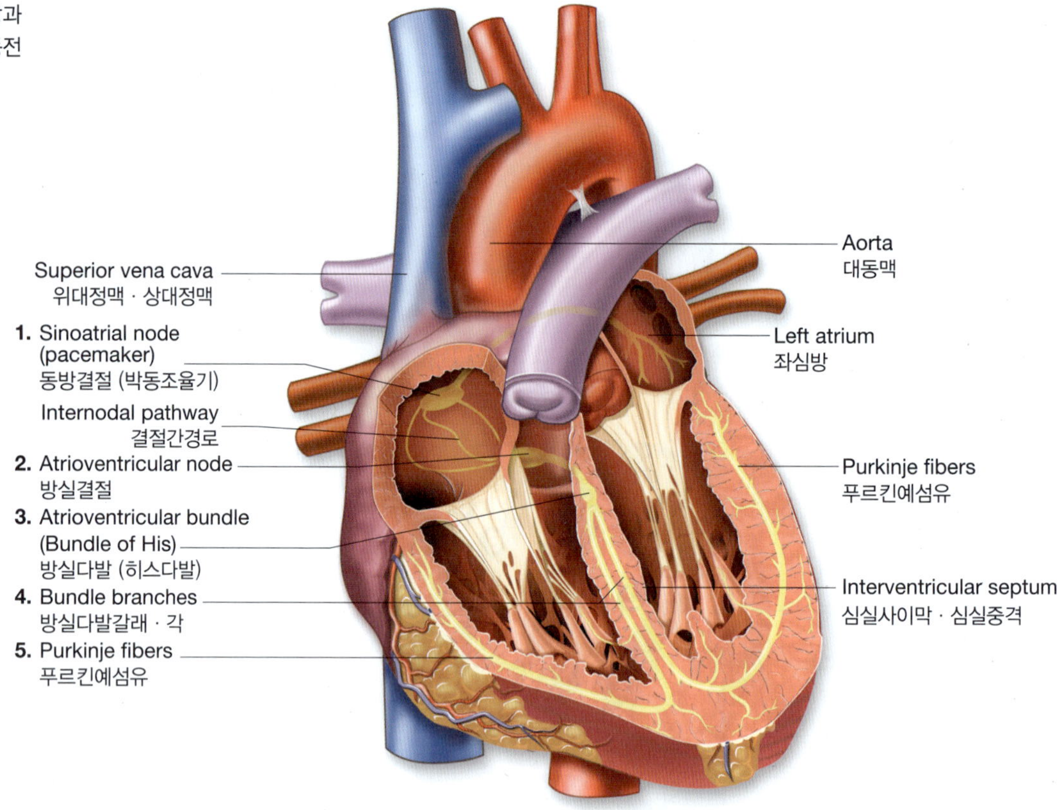

■ **그림 5.7** 심장전도계통을 따라 움직이는 전기신호를 기록한 심전도 파형. 이 전기신호가 심장을 자극함으로써 심장 부위는 순차적으로 수축하고 이완한다.

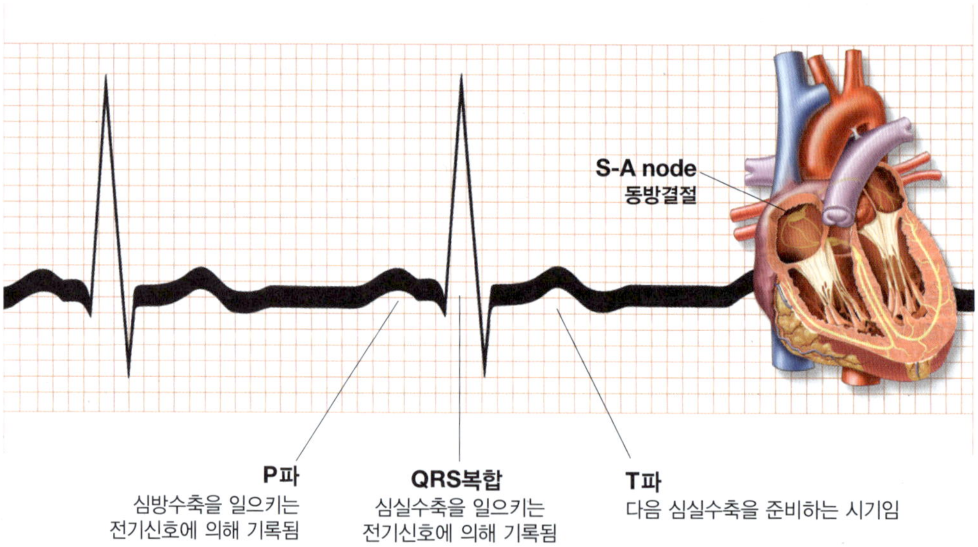

알아두기

심전도(EKG 또는 ECG라 함)는 심장의 전기활동을 기록한 그림이다(**그림 5.7**). 심전도는 의사들에게 심장 상태, 특히 심근 상태에 대한 정보를 제공해준다.

혈관

Lumen [루먼] 내강

동맥과 모세혈관, 정맥이라 불리는 세 종류의 혈관이 있다(**그림 5.8**). 혈관은 우리 몸에 깔려있는 혈액이 순환하는 도관이다. 혈관 **내강**은 혈관 속에 존재하는 빈 통로로서 이곳을 통해 혈액이 순환한다.

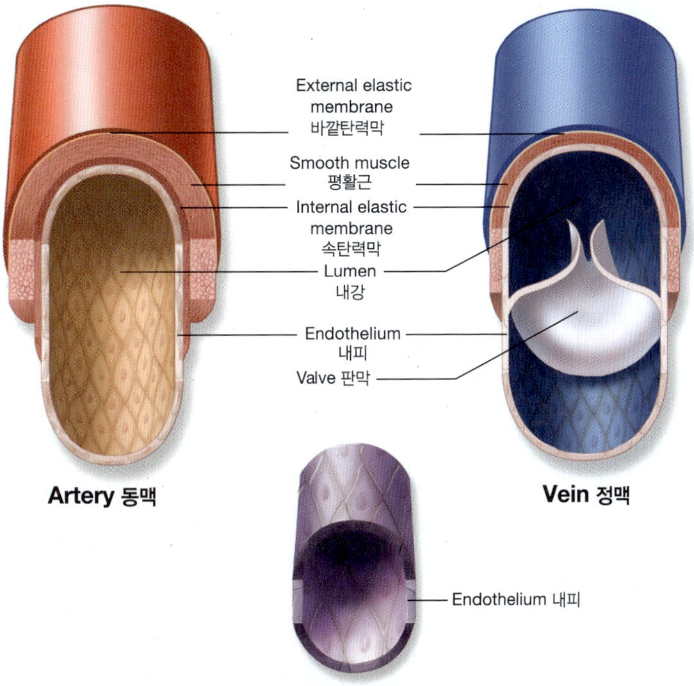

■ 그림 5.8 동맥과 모세혈관, 정맥의 구조를 비교한 그림.

동맥

arterioles [아ㄹ**티**뤼얼즈] 세동맥 **coronary arteries** [**코**로내뤼 **아**ㄹ티뤼즈] 관상동맥·심장동맥

동맥(artery)은 심장으로부터 나가는 혈액을 운반하는 벽이 두꺼운 큰 혈관이다. 동맥벽은 두꺼운 평활근층을 포함하고 있으므로 수축하거나 이완함으로써 내강 크기를 변화시킬 수 있다. 폐동맥은 탈산소화된 혈액을 우심실에서 폐로 전달한다. 가장 큰 동맥인 대동맥은 좌심실에서 시작되며 산소화된 혈액을 몸 전체에 전달한다. 대동맥으로부터 분지된 두 개의 **관상동맥**은 심근에 혈액을 공급한다(그림 5.9). 동맥은 전신으로 퍼지면서 점점 더 작은 동맥으로 나뉘진다. 가장 작은 동맥을 **세동맥**이라 부르며, 세동맥은 모세혈관에 혈액을 공급한다. 그림 5.10에는 주요 체순환 동맥들이 표시되어 있다.

알아두기

라틴어 crown(왕관)에서 유래한 용어인 *coronary*는 대동맥 시작부위에서 분지된 심장혈관이 마치 왕관처럼 심장을 감싸고 있는 모습을 나타낸다.

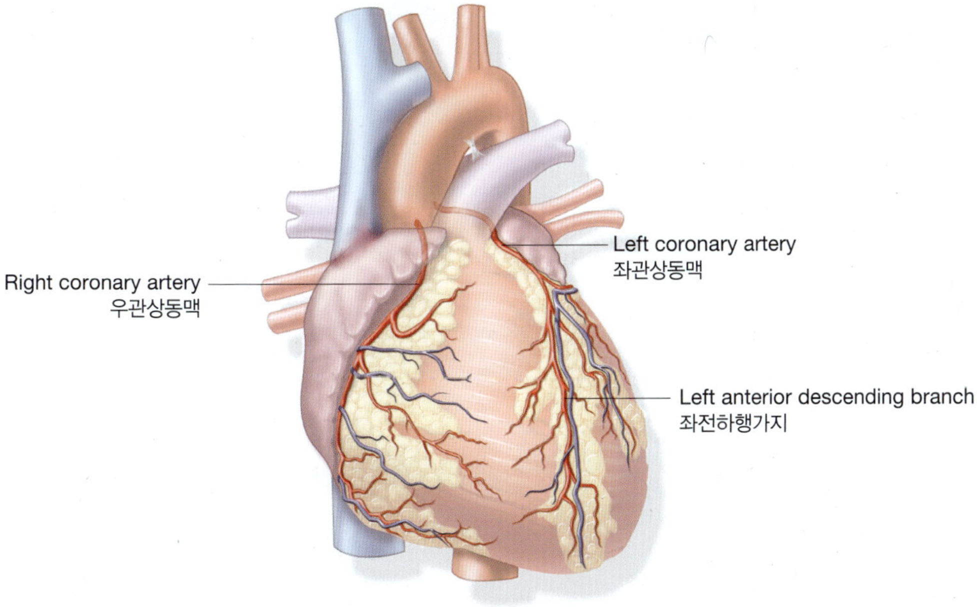

■ 그림 5.9 관상동맥.

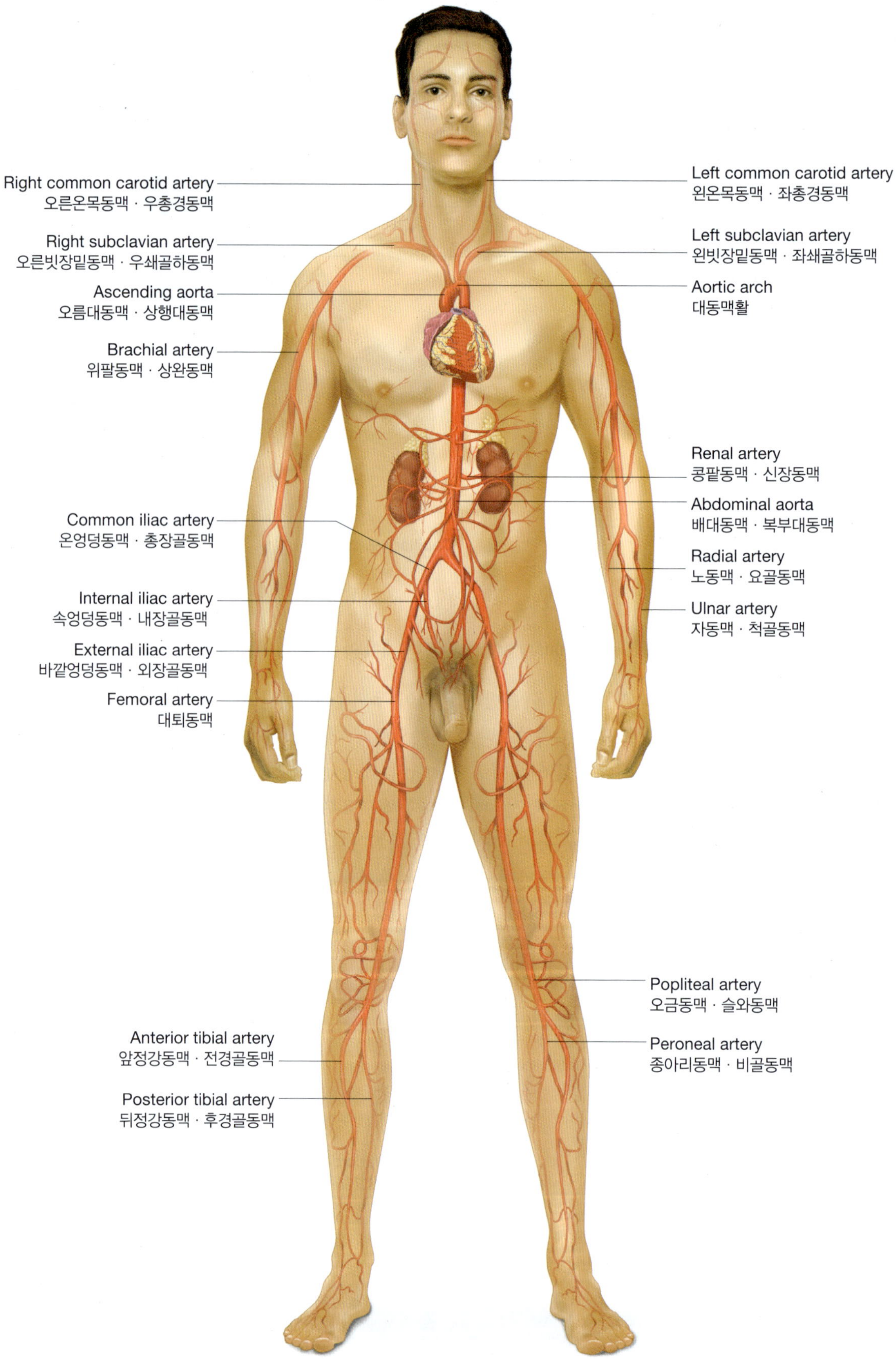

■그림 5.10 신체에 분포하는 주요 동맥들.

모세혈관

capillary bed 모세혈관계·모세혈관상

모세혈관(capillary)은 작은 혈관들이 그물처럼 얽혀 형성되며, 모세혈관이 그물처럼 얽혀 있는 것을 **모세혈관상**이라 한다. 동맥혈액은 모세혈관상을 거친 다음 정맥으로 배출된다. 모세혈관벽은 매우 얇으므로 산소와 영양소가 모세혈관벽을 통해 조직 속으로 확산할 수 있다(그림 5.8). 이산화탄소와 노폐물들도 조직으로부터 혈액 속으로 확산함으로써 제거될 수 있다. 모세혈관은 직경이 매우 가늘기 때문에 혈액은 동맥이나 정맥을 통해 흐를 때보다 훨씬 느리게 흐른다. 따라서 혈액은 영양소와 산소, 노폐물을 교환할 수 있는 시간을 확보하게 된다. 모세혈관상을 빠져나간 혈액은 정맥을 거쳐 다시 심장으로 돌아온다.

정맥

venules [**벤**율스] 세정맥

정맥(vein)은 심장으로 복귀하는 혈액을 운반한다(그림 5.8). 모세혈관을 거친 혈액은 먼저 **세정맥**(venule)으로 들어간 다음 이어서 좀 더 큰 정맥으로 들어간다. 정맥에는 **판막**(valve)이 분포하고 있으므로 혈액은 심장 방향으로만 이동할 수 있다. 정맥판막은 혈액이 역류하는 것을 막음으로써 혈액이 심장 방향으로 흐를 수 있게 해준다. 직접 심장으로 연결되는 두 개의 큰 정맥은 상대정맥(상부 신체로부터 들어오는 혈액을 운반함)과 하대정맥(하부 신체로부터 들어오는 혈액을 운반함)이다. 정맥혈압은 동맥혈압보다 훨씬 낮다. 정맥을 압박하는 근육 작용과 골격근 수축이 혈액 이동에 기여한다. 그림 5.11에는 주요 체순환 정맥들이 표시되어 있다.

맥박과 혈압

blood pressure (BP) 혈압
pulse 맥박
diastolic pressure [다이아**스톨**익] 확장기압
systolic pressure [씨스**톨**익] 수축기압

혈압은 혈액이 혈관 벽을 밀어내는 힘이다. 심실수축기 동안에 혈액은 심실수축에 의해 형성된 가장 높은 압력인 **수축기압**을 나타낸다. 손목이나 목 부위에서 감지되는 **맥박**은 심장수축에 의해 혈액이 혈관 속으로 갑자기 몰려들면서 생성된다. 이런 이유로 정상적으로는 맥박수(pulse rate)와 심박수(heart rate)가 동일하다. 심실확장기 동안에 혈액은 심장으로부터 추진력을 공급받지 못하므로 가장 낮은 압력인 **확장기압**을 나타낸다. 따라서 혈압의 전체 범위를 알기 위해서는 수축기압뿐만 아니라 확장기압도 필요하다. 혈압은 혈액과 혈관의 여러 가지 특성에 의해서도 영향을 받는다. 이러한 특성들로는 동맥 탄력성과 혈관 직경, 혈액 점성도, 혈액량, 혈류저항 등을 들 수 있다.

용어 성분

이 용어 성분을 찾아보자.
-ic = ~와 연관된

알아두기

혈압계를 *sphygmomanometer*라 한다. 연결형 *sphygm/o*는 '맥박'을 의미하고, 접미어 *-manometer*는 '압력계'를 의미한다. 혈압은 두 숫자, 즉 120/80 등으로 나타낸다. 120은 수축기압이고, 80은 확장기압이다. 하나의 숫자로 정상 혈압을 나타내는 방법은 없다. 성인의 정상 혈압은 수축기압이 120 미만이어야 하고, 확장기압이 80 미만이어야 한다.

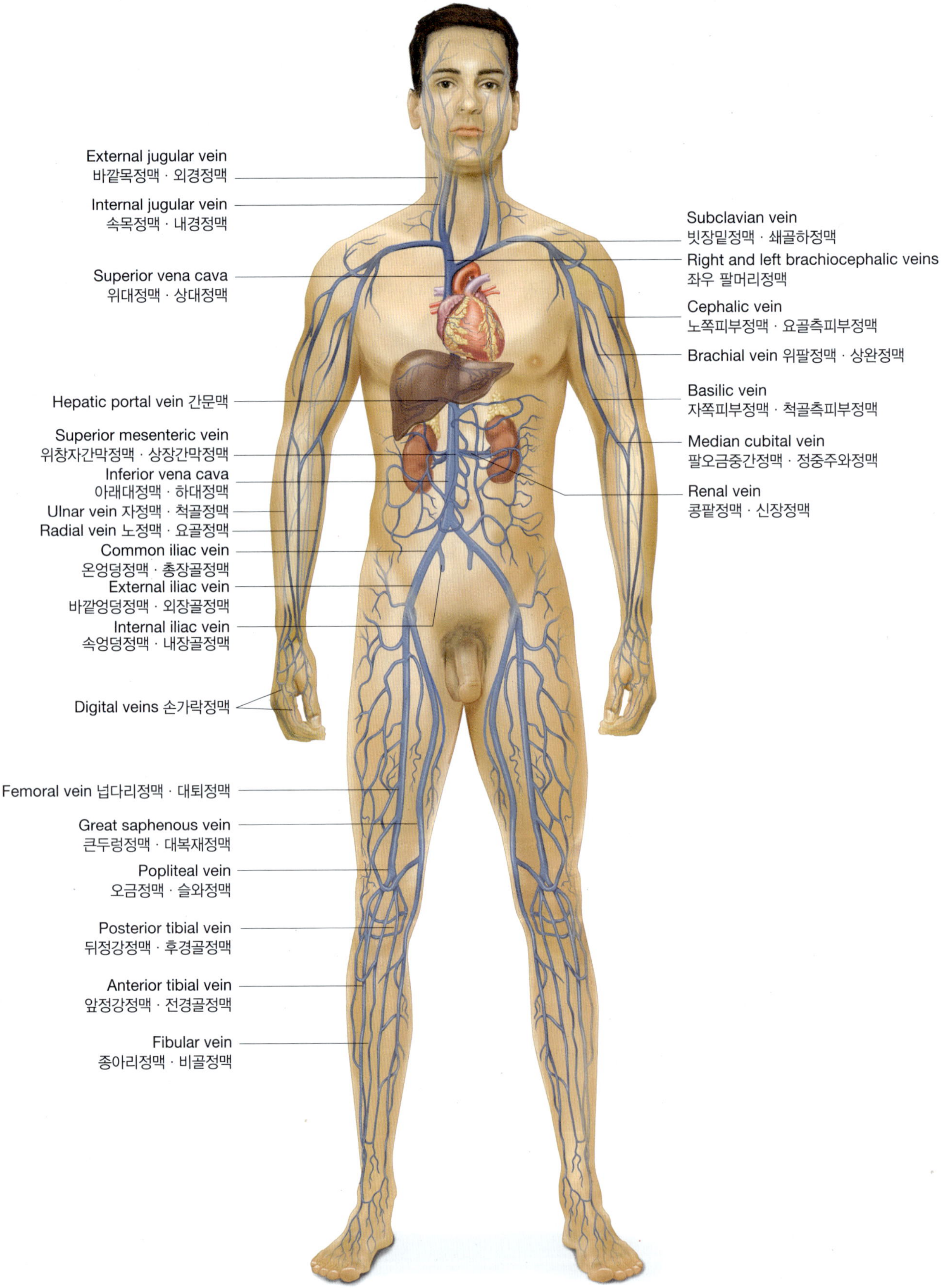

■그림 5.11 신체에 분포하는 주요 정맥들.

자습하기

A. 빈칸 채우기

1. 심장을 연구하는 학문을 ____________________이라 한다.
2. 심장을 이루고 있는 세 층은 __________________, __________________, __________________이다.
3. 심장 활동전위는 ____________________에서 기원한다.
4. 동맥은 심장____________________ 혈액을 운반한다.
5. 심장에 존재하는 4개의 판막은 __________________, __________________, __________________, __________________이다.
6. 심장으로 들어오는 혈액을 받아들이는 심장 구조물은 __________________이고, 심장 밖으로 혈액을 펴내는 심장 구조물은 __________________이다.
7. 심장과 폐 사이에서 혈액을 운반하는 순환을 __________________이라 한다.
8. 심장의 뾰족하게 생긴 끝 부위를 __________________이라 한다.
9. 심장을 우측부분과 좌측부분으로 구분하는 구조물을__________________이라 한다.
10. 심장이 수축하는 시기를 __________________라 하고, 심장이 확장하는 시기를 __________________라 한다.

의학용어

심장혈관계통 용어를 만드는데 활용되는 용어 성분

아래 목록에는 이 장에 등장하는 용어를 만드는데 활용되는 연결형과 접미어, 접두어가 정리되어 있다.

연결형

angi/o	vessel 혈관, 맥관, 관
aort/o	aorta 대동맥
arteri/o	artery 동맥
ather/o	fatty substance 지방질
atri/o	atrium 심방
cardi/o	heart 심장
coron/o	heart 심장
corpor/o	body 몸
cutane/o	skin 피부
cyan/o (7장 참조)	blue 파란색
duct/o	to bring 가져옴
electr/o	electricity 전기

embol/o	plug 마개
hem/o (6장 참조)	blood 혈액
isch/o	to hold back 저지
lip/o	fat 지방
my/o	muscle 근육
myocardi/o	heart muscle 심근
orth/o	straight 똑바로
pector/o	chest 가슴
peripher/o (12장 참조)	away from center 중심으로부터 멀어짐
phleb/o	vein 정맥
pulmon/o	lung 폐

sept/o	a wall 벽
son/o	sound 소리
sphygm/o	pulse 맥박
steth/o	chest 가슴
thromb/o	clot 혈전·피떡
valv/o	valve 판막
valvul/o	valve 판막
varic/o	dilated vein 확장된 정맥
vas/o	혈관, 맥관, 관
vascul/o	blood vessel 혈관
ven/o	vein 정맥
ventricul/o	ventricle 심실

접미어

-ac	~와 연관된
-al	~와 연관된
-ar	~와 연관된
-ary	~와 연관된
-cardia	심장 상태
-eal	~와 연관된
-ectomy	외과적 절제
-gram	기록물
-graphy	기록법
-ia	상태
-ic	~와 연관된

-itis	염증
-logy	~학
-lytic	파괴
-manometer	압력계
-megaly	비대
-ole	작은
-oma	덩이·종괴
-ose	~와 연관된
-osis	비정상 상태
-ous	~와 연관된
-pathy	병

-plasty	외과적으로 복구함
-rrhexis	파열
-sclerosis	딱딱해짐·경화
-scope	시각적 관찰기구
-spasm	불수의적 근육수축
-stenosis	좁아짐·협착
-tension	압력
-tic	~와 연관된
-tonic	근긴장도와 연관된
-ule	작은

접두어

a-	없는
anti-	대항하는
brady-	느린
de-	없는
endo-	안
extra-	바깥

hyper-	과도한
hypo-	불충분한
inter-	~사이
intra-	안
per-	~을 통해서
peri-	~주위에

poly-	다수의
re-	다시
tachy-	빠른
tetra-	넷
trans-	~을 가로질러
ultra-	~저편에

해부학 용어의 형용사형

용어	용어 성분	설명
aortic [에이올틱] 대동맥~	aort/o = 대동맥 -ic = ~와 연관된	대동맥과 연관된.
arterial [아ㄹ티뤼얼] 동맥~	arteri/o = 동맥 -al = ~와 연관된	동맥과 연관된.
arteriole [아ㄹ티뤼올] 세동맥	arteri/o = 동맥 -ole = 작은	직경이 좁은 동맥.
atrial [에이트뤼얼] 심방~	atri/o = 심방 -al = ~와 연관된	심방과 연관된.
atrioventricular (AV, A-V) [에이트뤼오벤트뤼큘러ㄹ] 방실~	atri/o = 심방 ventricul/o = 심실 -ar = ~와 연관된	심방 및 심실과 연관된.
cardiac [카ㄹ디액] 심장~	cardi/o = 심장 -ac = ~와 연관된	심장과 연관된.
coronary [코로내뤼] 관상~·심장~	coron/o = 심장 -ary = ~와 연관된	심장과 연관된.

해부학 용어의 형용사형 (계속)

용어	용어 성분	설명
interatrial [인터ㄹ에이트뤼얼] 심방사이~	inter- = ~사이 atri/o = 심방 -al = ~와 연관된	심방사이와 연관된.
interventricular [인터ㄹ벤트뤼큘러ㄹ] 심실사이~	inter- = ~사이 ventricul/o = 심실 -ar = ~와 연관된	심실사이와 연관된.
myocardial [마이오카ㄹ디얼] 심장근육~ · 심근~	myocardi/o = 심장근육 -al = ~와 연관된	심근과 연관된.
valvular [밸뷸러ㄹ] 판막~	valvul/o = 판막 -ar = ~와 연관된	판막과 연관된.
vascular [배스큘러ㄹ] 혈관~	vascul/o = 혈관 -ar = ~와 연관된	혈관과 연관된.
venous [비너스] 정맥~	ven/o = 정맥 -ous = ~와 연관된	정맥과 연관된.
ventricular [벤트뤼큘러ㄹ] 심실~	ventricul/o = 심실 -ar = ~와 연관된	심실과 연관된.
venule [벤율] 세정맥	ven/o = 정맥 -ule = 작은	직경이 좁은 정맥.

자습하기

B. 형용사형 만들기

1. heart ______________________
2. between the ventricles ______________________
3. artery ______________________
4. small vein ______________________
5. heart muscle ______________________
6. atrium ______________________

병리학

용어	용어 성분	설명
전문분야		
cardiology [카ㄹ디얄어지] 심장학	cardi/o = 심장 -logy = ~학	심혈관계 질환이나 상태를 진단하고 치료하는 내과 분과. 이 분야의 전문의를 *cardiologist*(심장전문의)라 함.

병리학 (계속)

용어	용어 성분	설명
cardiovascular technologist/ technician 심장혈관기사	cardi/o = 심장 vascul/o = 혈관 -ar = ~와 연관된	심전도법이나 심초음파검사, 운동부하검사를 포함한 다양한 진단절차와 치료절차를 수행하는 의료기사.
징후와 증상		
angiitis [앤지아이티스] 맥관염, 혈관염	angi/o = 맥관, 혈관 -itis = 염증	맥관이나 혈관의 염증.
angiospasm [앤지오스패즘] 혈관연축	angi/o = 혈관 -spasm = 불수의적 근육수축	혈관 벽에 분포하는 평활근이 불수의적으로 수축하는 현상을 말하며, 혈관협착이 발생함.
angiostenosis [앤지오스테노시스] 혈관협착	angi/o = 혈관 -stenosis = 협착	혈관의 협착.
bradycardia [브라디카ㄹ디아] 느린맥·서맥	brady- = 느린 -cardia = 심장 상태	일반적으로 심박수가 분당 60회 미만으로 감소한 상태를 말함. 많은 유산소운동을 한 사람들은 정상적으로 심박수가 느려질 수 있음.
embolus [엠볼어스] 색전	embol/o = 마개	다른 신체 부위에 존재하던 혈전에서 떨어져 나온 피덩이가 다른 곳으로 이동하여 혈관을 막은 것. 관상동맥에서 색전이 발생하면 심근경색증이 발생할 수 있음.

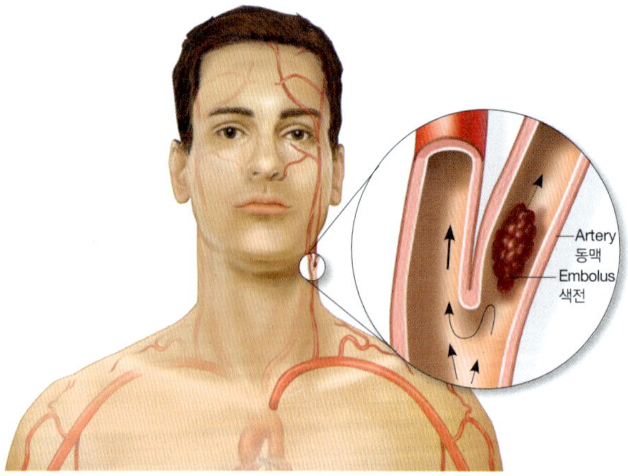

■ **그림 5.12** 동맥 속에 떠 있는 색전. 색전이 작은 동맥 속으로 들어가면 그 동맥은 막히게 된다.

용어	용어 성분	설명
infarct [인팍트] 경색		혈액 공급이 차단되어 조직이 괴사된 상태.
ischemia [이쓰끼미아] 허혈	isch/o = 저지 hem/o = 혈액 -ia = 상태	혈류 공급이 차단되어 국소 부위에서 일시적으로 혈액 공급이 부족한 상태.
murmur [머ㄹ뭘] 잡음		혈액이 심장을 통과하면서 발생하는 비정상적인 소리. 잡음은 심장 이상에 의해 발생할 수도 있고, 그렇지 않을 수도 있음.
orthostatic hypotension [오ㄹ쏘스태틱] 기립저혈압	orth/o = 똑바로 hypo- = 불충분한 -tension = 압력	사람이 갑자기 일어섰을 때 혈압이 떨어지는 것.
palpitations [팔피테이션즈] 두근거림		환자가 자신의 심장이 쿵쾅거리면서 박동하는 것을 느끼는 것.

병리학 (계속)

용어	용어 성분	설명
plaque [플랙ㅋ] 판·플라크		죽상경화증의 특징으로서 동맥 속에 지질이 노랗게 침착된 것. 죽종(*atheroma*)이라고도 함.
regurgitation [뤼궐지테이션] 역류	re- = 다시	역방향으로 흐름. 심혈관계에서는 혈액이 판막을 통해 역방향으로 흐르는 것을 의미함.
tachycardia [태키카ㄹ디아] 빠른맥·빈맥	tachy- = 빠른 -cardia = 심장 상태	쉬고 있는 상태에서 심박수가 분당 100회 이상인 상태.
thrombus [쓰롬버스] 혈전	thromb/o = 혈전·피떡	혈관 속에 형성된 피덩이. 피덩이의 크기에 따라 혈관을 부분적으로 막을 수도 있고, 완전히 막을 수도 있음.

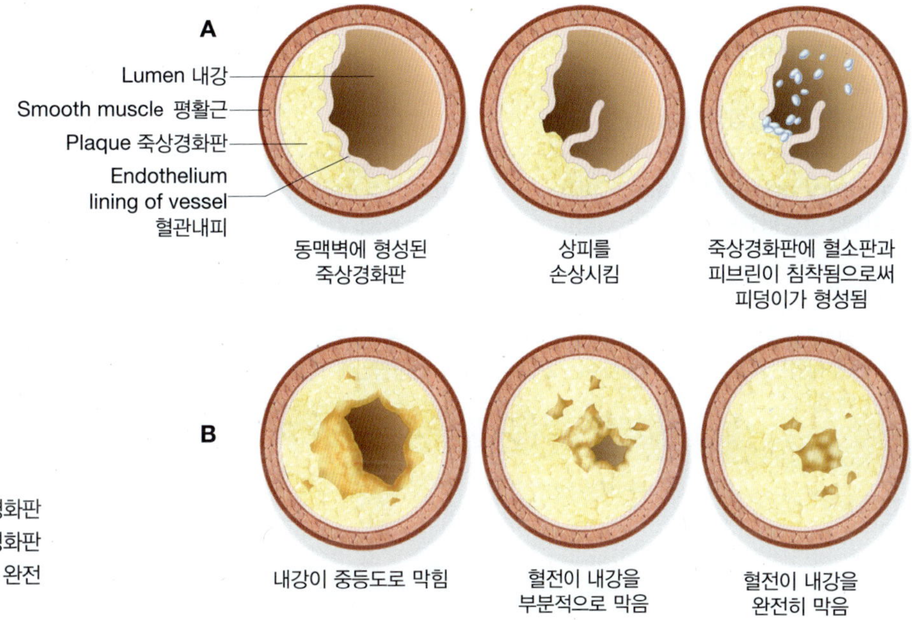

■그림 5.13 죽상경화판의 발달 양상. 죽상경화판은 점차 동맥 내강을 좁아지게 만들며, 죽상경화판이 생긴 지점에 혈전이 생기므로 혈관은 결국 완전히 막히게 된다.

용어	용어 성분	설명
심장		
angina pectoris [앤자이나 펙토뤼스] 협심증	pector/o = 가슴	심장 주위에서 가슴조임과 함께 심한 통증이 나타나는 질환. 심근에 산소 공급이 부족해 발생함.
arrhythmia [아뤼드미아] 부정맥	a- = 없는 -ia = 상태	심박동이 불규칙한 상태. 다양한 형태로 나타나는데, 일부 부정맥은 심각하지 않은 경우도 있지만, 일부 부정맥은 생명을 위협하기도 함.
bundle branch block (BBB) 다발갈래차단·각차단		심장활동전위가 방실다발갈래(bundle branch)를 통과하지 못해 발생함. 심실 박동수와 심방 박동수가 달라짐. 심장차단(*heart block*)이라고도 함.

병리학 (계속)

용어	용어 성분	설명
cardiac arrest 심장정지	cardi/o = 심장 -ac = ~와 연관된	심장 활동이 완전히 멈춘 상태.
cardiomegaly [카ㄹ디오메걸리] 심장비대	cardi/o = 심장 -megaly = 비대	심장이 커진 상태.
cardiomyopathy [카ㄹ디오마이오패씨] 심근병(증)	cardi/o = 심장 my/o = 근육 -pathy = 병	심장근육에 생긴 병을 부르는 일반 명칭. 알코올 남용이나 기생충 감염, 바이러스 감염, 울혈심부전에 의해 발생할 수 있음. 심장이식이 필요한 가장 흔한 원인 중 하나임.
congenital septal defect (CSD) 선천사이막결손·선천중격결손	sept/o = 벽 -al = ~와 연관된	출생 시 좌우 심장 공간 사이에 구멍이 존재하는 상태. 산소화된 혈액과 탈산소화된 혈액이 혼합됨. 심방중격결손(*atrial septal defect*)과 심실중격결손(*ventricular septal defect*)이 있음.
congestive heart failure (CHF) [컨제스티브] 울혈심부전·울혈심장기능상실		좌심실 근육의 수축력이 너무 약해 좌심실의 심장박출량이 감소한 병적 상태. 힘이 없고, 숨이 차며, 부종이 발생함.
coronary artery disease (CAD) [코로내뤼] 관상동맥병	coron/o = 심장 -ary = ~와 연관된	하나 이상의 관상동맥이 막힘으로써 심근에 공급되는 혈류량이 불충분한 상태. 죽상경화에 의해 발생하는 경우가 많으며, 협심증과 심근경색증을 초래할 수 있음.

알아두기

모든 심혈관질환은 19세기 이후 미국인의 사망원인에서 부동의 1위를 차지하고 있다. 미국에서 매년 심혈관질환에 의한 사망자수는 2~7위까지의 사망원인에 의한 사망자수를 합친 것보다 더 많다.

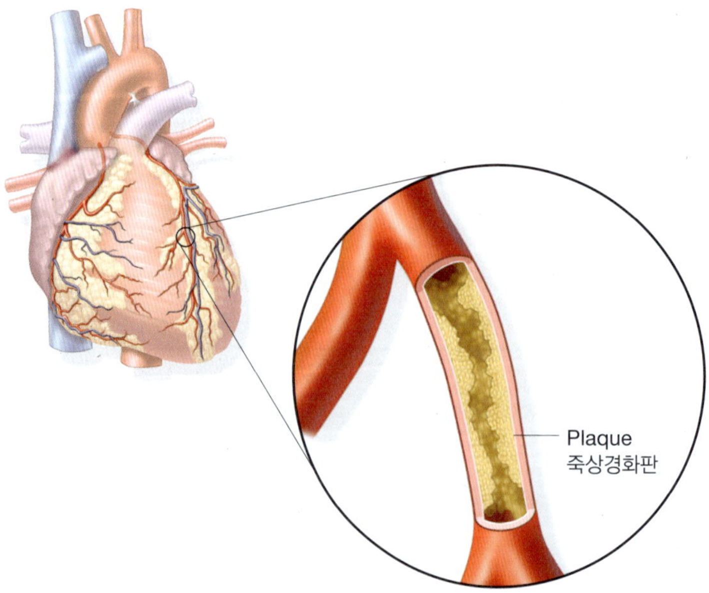

■ **그림 5.14** 관상동맥 내의 죽상경화판 생성. 죽상경화판은 관상동맥병인 협심증과 심근경색증을 초래할 수 있다.

병리학 (계속)

용어	용어 성분	설명
endocarditis [엔도카ㄹ다이티스] 심내막염	endo- = 속 cardi/o = 심장 -itis = 염증	심내막에 염증이 생긴 상태. 세균감염이나 비정상 면역반응에 의해 발생할 수 있음. 세균심내막염(bacterial endocarditis)에서는 세균이 덩이를 형성하는데, 이것을 증식(vegetation)이라 함.
fibrillation [퓌브릴에이션] 세동·잔떨림		심근섬유가 떨듯이 비정상적으로 수축하는 매우 심각한 부정맥. 심실에서 세동이 발생하면 심장 정지와 사망을 초래할 수 있음. 제세동기 등으로 치료함.
flutter 조동·된떨림		규칙적 양상으로 심방이 매우 빠르게 박동하는 부정맥.
heart valve prolapse [프로랩스] 심장판막탈출(증)		심장판막이 너무 느슨하여 꽉 닫히지 않음으로써 심장이 수축할 때 판막을 통해 혈액이 역류하는 상태. 승모판에서 가장 흔히 발생하지만 다른 판막에서도 발생할 수 있음.
heart valve stenosis [스테노시스] 심장판막협착(증)	-stenosis = 협착	심장판막이 너무 뻣뻣하여 완전히 개방되지 않거나(혈액이 잘 통과하지 못함), 꽉 닫히지 않는(역류가 발생함) 상태. 모든 심장판막에서 발생할 수 있음.
myocardial infarction (MI) [마이카ㄹ디얼 인팔션] 심근경색증	myocardi/o = 심근 -al = ~와 연관된	하나 이상의 관상동맥이 부분적으로 또는 완전히 막힌 상태. 쥐어짜는 듯한 통증과 가슴 중앙 부위를 꽉 누르는 듯한 증상이 나타남(협심증). 치료가 늦어질 경우 사망할 수 있음. *Heart attack*이라고도 함. 그림 5.15 참조. S

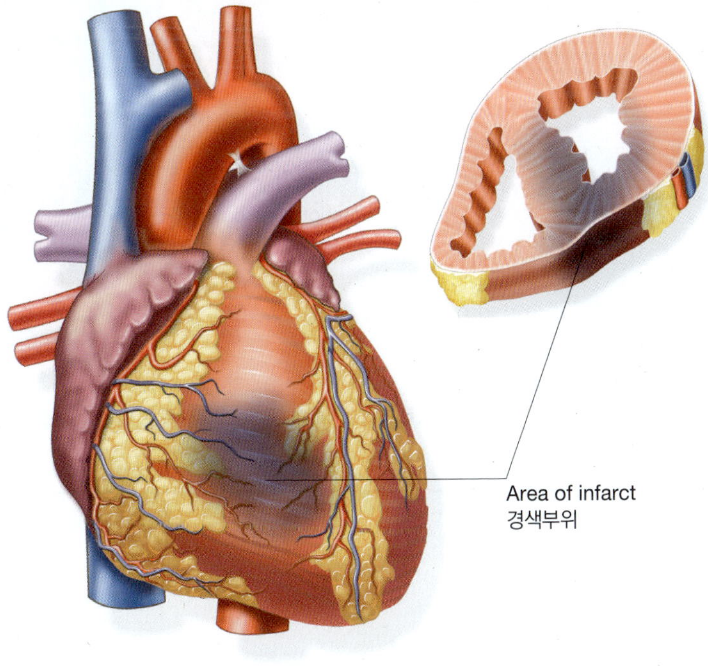

■그림 5.15 심근경색증에 의해 발생한 경색.

병리학 (계속)

용어	용어 성분	설명
myocarditis [마이오카ㄹ다이티스] 심근염	myocardi/o = 심근 -itis = 염증	심근층의 염증.
pericarditis [페뤼카ㄹ다이티스] 심장막염	peri- = 주위에 cardi/o = 심장 -itis = 염증	심장 주위에 분포하는 심장막의 염증.
tetralogy of Fallot [테트뢜러지 / 퐐로] 팔로네징후	tetra- = 넷 -logy = ~학	네 가지 선천기형, 즉 폐동맥판협착(pulmonary stenosis)과 심실중격결손(VSD), 대동맥 위치 이상, 우심실비대가 같이 나타나는 심장병. 교정을 위해 즉각적인 수술이 필요함.
valvulitis [밸뷸라이티스] 판막염	valvul/o = 판막 -itis = 염증	심장판막의 염증.
혈관		
aneurysm [애뉴뤼즘] 동맥류		동맥벽이 약해 동맥 일부분이 국소적으로 확장된 상태. 어느 동맥에서든 발생할 수 있지만 복부대동맥(abdominal aorta)과 대뇌동맥(cerebral artery)에서 흔함. 그림 5.16 참조.

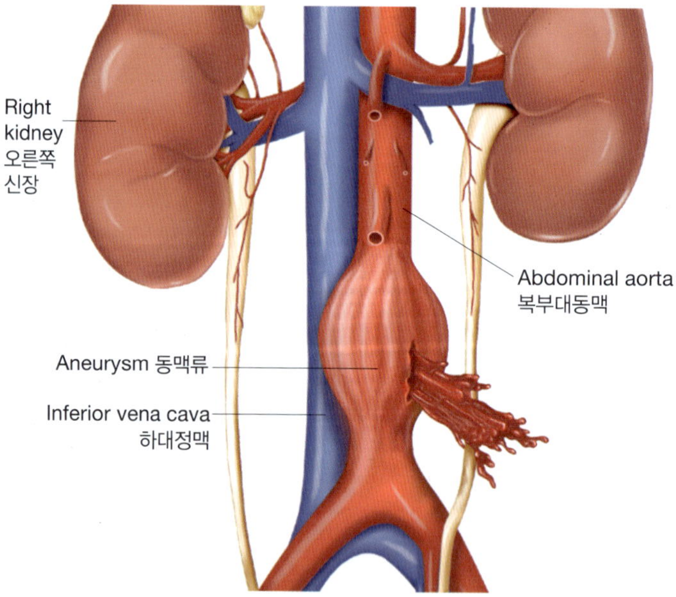

■그림 5.16 복부대동맥의 동맥류를 나타낸 그림으로서 파열된 상태를 보여주고 있다.

병리학 (계속)

용어	용어 성분	설명
arteriorrhexis [아ㄹ티뤼오뤡씨스] 동맥파열	arteri/o = 동맥 -rrhexis = 파열	동맥파열. 동맥류 파열에 의해 발생할 수 있음.
arteriosclerosis [아ㄹ티뤼오스클레로시스] 동맥경화(증)	arteri/o = 동맥 -sclerosis = 경화	동맥벽이 두꺼워지고 딱딱해져 탄력이 소실된 상태.
atheroma [아쎄로마] 죽종	ather/o = 지방질 -oma = 덩이	동맥벽에 지방질이 쌓여 동맥 내강 속으로 불거져 나와 내강이 좁아진 상태. 죽상경화증을 나타냄. 죽상경화판(*plaque*)이라고도 함.
atherosclerosis [아쎄로스클레로시스] 죽경화(증)·죽상경화(증)	ather/o = 지방질 -sclerosis = 경화	동맥경화증의 가장 흔한 유형. 동맥의 내벽에 노란 콜레스테롤 경화판이 형성되어 발생함(그림 5.13~14 참조).
coarctation of the aorta (CoA) [코악테이션] 대동맥축착		대동맥이 선천적으로 심하게 좁아진 상태.
deep vein thrombosis (DVT) [쓰롬보시스] 깊은정맥혈전증·심부정맥혈전증	thromb/o = 혈전	심부정맥에 혈전이 형성된 것으로 다리에서 가장 흔히 발생함. 혈전이 부서져 떨어져 나온 색전은 폐로 가서 폐혈관을 막게 됨.
hemorrhoid [헴오로이드] 치핵	hem/o = 혈액	항문부위에 발생한 정맥류.
hypertension (HTN) [하이퍼ㄹ텐션] 고혈압	hyper- = 과도한 -tension = 압력	혈압이 정상 범위보다 높은 상태. 원발성고혈압은 심혈관질환에 의해 발생함. 이차고혈압은 신장병과 같은 다른 질환에 의해 발생함.
hypotension [하이포텐션] 저혈압	hypo- = 불충분한 -tension = 압력	혈압이 감소한 상태. 쇼크나 감염, 암, 빈혈, 죽음이 임박한 경우에 발생할 수 있음.
patent ductus arteriosus (PDA) [페이턴트 덕투스 아ㄹ티뤼오수스] 동맥관열림증·동맥관개존증	duct/o = 가져옴 arteri/o = 동맥	출생 시 폐동맥과 대동맥의 연결부위인 동맥관이 닫히지 않아 두 동맥이 연결되어 있는 선천심장기형. 이 기형은 약물로 치료할 수 있으며, 시간이 지나면서 저절로 막히기도 함. 그러나 일부에서는 수술이 필요함.
peripheral vascular disease (PVD) 말초혈관병	peripher/o = 중심으로부터 멀어짐 -al = ~와 연관된 vascul/o = 혈관 -ar = ~와 연관된	심장 바깥에 분포하는 혈관을 침범하는 비정상 상태. 통증과 창백함, 혈액공급 소실, 맥박 소실 등의 증상이 나타날 수 있음.
phlebitis [플레바이티스] 정맥염	phleb/o = 정맥 -itis = 염증	정맥의 염증.

병리학 (계속)

용어	용어 성분	설명
polyarteritis [폴리아ㄹ테롸이티스] 여러동맥염·다발동맥염	poly- = 다수의 arteri/o = 동맥 -itis = 염증	여러 동맥의 염증.
Raynaud's phenomenon [뤠이노즈] 레이노현상		팔다리, 특히 손가락과 발가락, 그리고 귀와 코에서 주기적으로 발생하는 허혈발작. 허혈발작이 발생한 신체 부위에서는 청색증과 심한 통증이 나타남. 허혈발작은 심한 추위나 정서적 스트레스에 의해 동맥이 수축함으로써 발생함.
thrombophlebitis [쓰롬보플레바이티스] 혈전정맥염	thromb/o = 혈전 phleb/o = 정맥 -itis = 염증	정맥의 염증에 의해 정맥 내에 혈전이 생성된 상태.
varicose veins [배뤼코스] 정맥류	varic/o = 정맥의 확장 -ose = ~와 연관된	정맥이 부풀어 오르고 확장된 상태로서 대개 다리에서 발생함.

자습하기

C. 의학용어 연결하기

의학용어와 그 설명을 연결하라.

1. ________ arrhythmia	a. 정맥이 부풀어 오르고 확장된 상태
2. ________ thrombus	b. 정맥의 염증
3. ________ bradycardia	c. 심각한 선천기형
4. ________ murmur	d. 심박수가 느린 상태
5. ________ phlebitis	e. 심장판막이 너무 느슨한 것
6. ________ hypotension	f. 심박동이 불규칙한 상태
7. ________ varicose vein	g. 부가적으로 발생하는 심장음
8. ________ tetralogy of Fallot	h. 혈전
9. ________ valve prolapse	i. 혈압이 낮은 상태
10. ________ plaque	j. 동맥에 지방이 쌓인 것

진단법

용어	용어 성분	설명
내과 진단법		
auscultation [오스컬테이션] 청진		청진기를 이용하여 몸에서 나는 소리를 듣는 것.
sphygmomanometer [스피그모마노미터ㄹ] 혈압계	sphygm/o = 맥박 -manometer = 압력계	혈압(BP)을 측정하는 기구. 혈압측정띠(*BP cuff*)라고도 함.
stethoscope [스테토스코프] 청진기	steth/o = 가슴 -scope = 관찰기구	가슴이나 심장, 장에서 나는 소리를 듣는데 사용하는 기구.
임상검사실 검사법		
cardiac enzymes [카ㄹ디악 엔자임스] 심장효소	cardi/o = 심장 -ac = ~와 연관된	혈액에서 심근과 연관된 특정 효소의 농도를 측정하는 검사. 심장효소가 증가하면 심근경색증과 같은 심근손상이 생겼을 가능성이 높음. 심근효소로는 CPK, LDH, GOT 등을 들 수 있음.
serum lipoprotein level [씨뤔 리포프로틴] 혈청지질단백농도	lip/o = 지방	혈액에서 콜레스테롤과 트라이글리세라이드 농도를 측정하는 검사. 죽상경화증의 위험도를 나타냄.
영상진단법		
angiogram [앤지오그램] 혈관조영상	angi/o = 혈관 -gram = 기록물	혈관조영술을 하면서 촬영한 혈관의 X선 사진.
angiography [앤지오그뢔피] 혈관조영(술)	angi/o = 혈관 -graphy = 기록법	혈관 속에 조영제를 투여한 후 X선을 조사하는 영상진단법. 대동맥에서 시행하면 대동맥혈관조영술이라 하고, 심장에서 시행하면 심장혈관조영술이라 하며, 뇌에서 시행하면 뇌혈관조영술이라 함.
cardiac scan 심장스캔	cardi/o = 심장 -ac = ~와 연관된	환자의 정맥 속에 방사성물질인 탈륨을 주입한 후 스캔장비를 이용해 심장을 관찰하는 진단법.

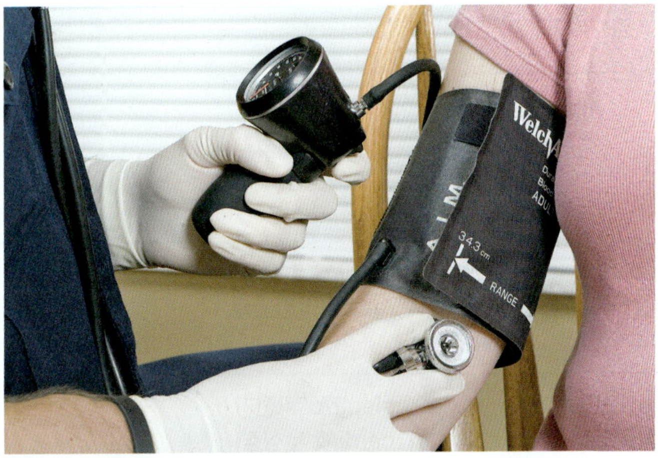

■그림 5.17 혈압계를 이용해 혈압을 측정하는 모습. *(Michal Heron, Pearson Education)*

진단법 (계속)

용어	용어 성분	설명
Doppler ultrasonography [도플러ㄹ 울트롸손오그롸피] 도플러 초음파촬영(술)	ultra- = 저편에 son/o = 소리 -graphy = 기록법	조직과 장기에 부딪친 후 튕겨져 나오는 음파를 이용한 영상진단법. 이 진단법은 혈전이나 심부정맥혈전증을 관찰하기 위해 혈관을 지나는 혈류속도를 측정하는데 활용됨.
echocardiography (ECHO) [에코카ㄹ디오그롸피] 심(장)초음파검사	cardi/o = 심장 -graphy = 기록법	초음파를 이용해 심장 내부구조물을 관찰하는 비침습적 진단법. 심장판막을 관찰하는 데에도 활용할 수 있음.
심장기능검사		
catheter [캐테터ㄹ] 카테터·도관		몸속에 유체를 주입하거나 몸 밖으로 체액을 제거할 목적으로 유연한 도관을 삽입하는 것. 심혈관계에서는 X선으로 구조물을 관찰하기 위해 혈관 속에 조영제를 주입할 때 카테터를 이용함.
cardiac catheterization (CC, cath) [카ㄹ디액 캐테터뤼제이션] 심장도관삽입·심장카테터삽입	cardi/o = 심장 -ac = 와 연관된	혈관 속에 가느다란 카테터를 삽입한 다음 심장까지 도달하는 것. 심장 이상 진단, 심장혈액 채취, 심장 내 혈압 측정 등의 목적으로 시행함.
electrocardiogram (ECG, EKG) [일렉트로카ㄹ디오그램] 심전도	electr/o = 전기 cardi/o = 심장 -gram = 기록물	심전도법에 의해 출력된 결과물.
electrocardiography (ECG, EKG) [일렉트로카ㄹ디오그롸피] 심전도법	electr/o = 전기 cardi/o = 심장 -graphy = 기록법	심장의 전기활동을 기록하는 검사법. 부정맥이나 심근손상을 진단하는데 활용됨.
Holter monitor 홀터감시장치		일상생활을 하는 환자에게 몇 시간에서 며칠 동안 착용시켜 맥박 등을 평가하는데 활용되는 휴대용심전도감시장치. 운동을 할 때나 일상생활을 할 때 가슴통증이나 비정상 심장활동을 나타내는 환자의 상태를 평가할 때 활용됨.
stress testing 부하검사	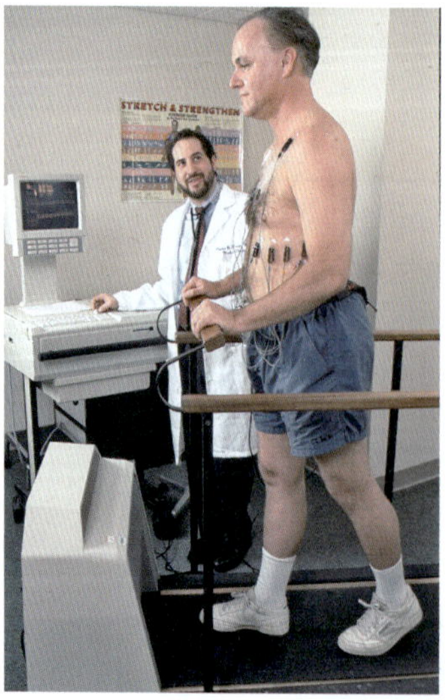	심혈관계 건강상태를 평가하는 진단법. 트레드밀이나 운동용 자전거를 이용하여 환자에게 점진적으로 부하 강도를 증가시키는 검사법. 운동을 하는 동안 환자의 심전도와 산소포화도 등을 측정함. 심전도에서 비정상 소견이 나타나면 검사를 중단함. 운동검사(*exercise test*) 또는 트레드밀 검사(*treadmill test*)라고도 함.

■ 그림 5.18 의사가 지켜보는 가운데 환자가 부하검사를 받고 있는 모습. *(Jonathan Nourok/PhotoEdit Inc.)*

치료법

용어	용어 성분	설명
내과 치료법		
cardiopulmonary resuscitation (CPR) [카ㄹ디오풀모내뤼 뤼셔씨테이션] 심폐소생술	cardi/o = 심장 pulmon/o = 폐 -ary = ~와 연관된	심장이 정지된 환자의 심장박출량을 회복시키고 폐에 산소가 풍부한 공기를 공급하기 위해 시행하는 처치. 심폐소생술 훈련을 받은 한 명 또는 두 명의 구조자가 환자에게 흉부압박과 인공호흡을 함.
defibrillation [디퓌브륄레이션] 세동제거·잔떨림제거	de- = 없는	세동제거기를 이용하여 심장에 전기충격을 가함으로써 세동과 같은 심각한 부정맥을 전환시키는 치료법. 심장율동전환(*cardioversion*)이라고도 함. 자동체외세동제거기(automated external defibrillator [AED])는 자동으로 심각한 부정맥을 감지하여 적절한 전기충격을 가하는 휴대용 기기임. AED는 일반인이 사용할 수 있도록 고안되었으며, 쇼핑몰이나 학교 같은 공공장소에 설치되어 있음.

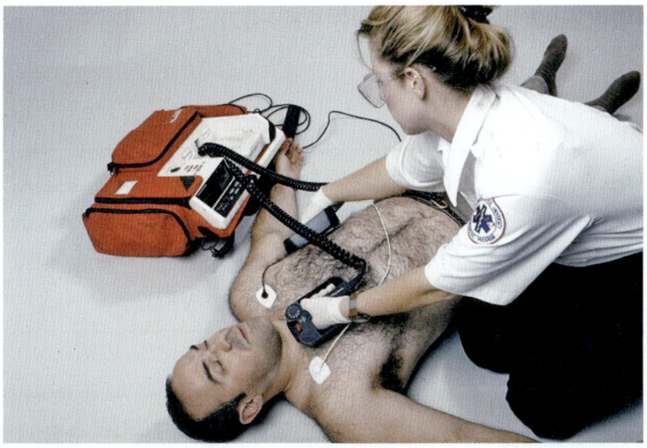

■ 그림 5.19 응급구조사가 누워있는 환자에게서 세동제거기 패들의 적절한 위치를 보여주고 있다. *(Floyd Jackson, Pearson Education)*

용어	용어 성분	설명
extracorporeal circulation (ECC) [엑스트롸콜포뤼얼] 체외순환	extra- = 밖 corpor/o = 몸 -eal = 와 연관된	개심수술을 하는 동안 인공심폐기를 통해 몸에 산소화된 혈액을 공급하는 것.
implantable cardioverter-defibrillator (ICD) [카ㄹ디오버ㄹ터ㄹ 디퓌브륄레이터ㄹ] 삽입 심장율동전환기-세동제거기	cardi/o = 심장 de- = 없는	전기충격을 전달함으로써 정상심장리듬을 유지시키는 심장에 삽입된 기구. 심실세동을 나타내는 환자에게 특히 유용함.

치료법 (계속)

용어	용어 성분	설명
pacemaker implantation 박동조율기삽입		심장의 정상 박동조율기의 활동을 대체하는 전기 기구. 삽입된 박동조율기는 심장에 규칙적으로 전기충격을 가해 심장박동을 조절함. 체외박동조율기는 신체 바깥에 전극을 설치함. 체내박동조율기는 외과적 수술을 통해 가슴벽 속에 삽입함.

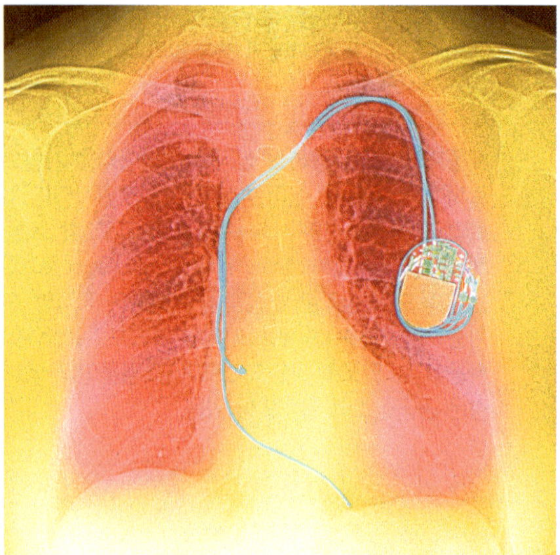

■ 그림 5.20 왼쪽 가슴에 삽입한 박동조율기와 심근으로 이어지는 전선을 볼 수 있는 X선 사진.
(UHB Trust/Getty Images)

용어	용어 성분	설명
thrombolytic therapy [쓰롬보리틱 쎄라피] 혈전용해요법	thromb/o = 혈전 -lytic = 파괴	혈전을 용해시키고 혈류를 회복시키는 작용을 하는 스트렙토키나아제(streptokinase)나 조직플라스미노겐활성제(tPA) 같은 약물을 정맥 속에 투여하는 치료법.
외과 치료법		
aneurysmectomy [애뉴뤼즈멕토미] 동맥류절제(술)·동맥자루절제(술)	-ectomy = 외과적 절제	동맥류 주머니를 제거하는 수술.
arterial anastomosis [아ㄹ티뤼얼 아나스토모시스] 동맥연결	arteri/o = 동맥 -al = 와 연관된	두 개의 동맥을 외과적으로 이어줌. 동맥이 절단되었거나 동맥 일부가 제거되었을 때 시행함.
atherectomy [아쎄뤡토미] 죽종절제(술)	ather/o = 지방질 -ectomy = 외과적 절제	동맥 속의 죽종을 제거하는 수술.
coronary artery bypass graft (CABG) 관상동맥우회술·심장동맥우회술	coron/o = 심장 -ary = 와 연관된	다른 신체 부위에서 잘라낸 혈관(주로 다리 정맥)을 이용해 막힌 관상동맥을 대체하도록 이식하는 개심수술.
embolectomy [엠볼렉토미] 색전제거(술)	embol/o = 마개 -ectomy = 외과적 절제	혈관 속의 색전이나 혈전을 제거하는 수술.
endarterectomy [엔드아ㄹ테뤡토미] 동맥내막절제술	endo- = 속 arteri/o = 동맥 -ectomy = 외과적 절제	이상이 있거나 손상된 동맥내막을 제거하는 외과수술. 대개 죽상경화판을 제거하기 위해 실시함.

치료법 (계속)

용어	용어 성분	설명
heart transplantation 심장이식(술)		질병이 발생했거나 제대로 기능을 하지 못하는 심장을 공여자 심장이나 인공심장으로 대체하는 수술.
intracoronary artery stent [인트롸코로내뤼 아ㄹ테뤼] 관상동맥스텐트	intra- = 속 coron/o = 심장 -ary = 와 연관된	죽상경화증에 의한 관상동맥허혈을 치료하기 위해 내경이 좁아진 관상동맥에 스텐트를 삽입하는 것.

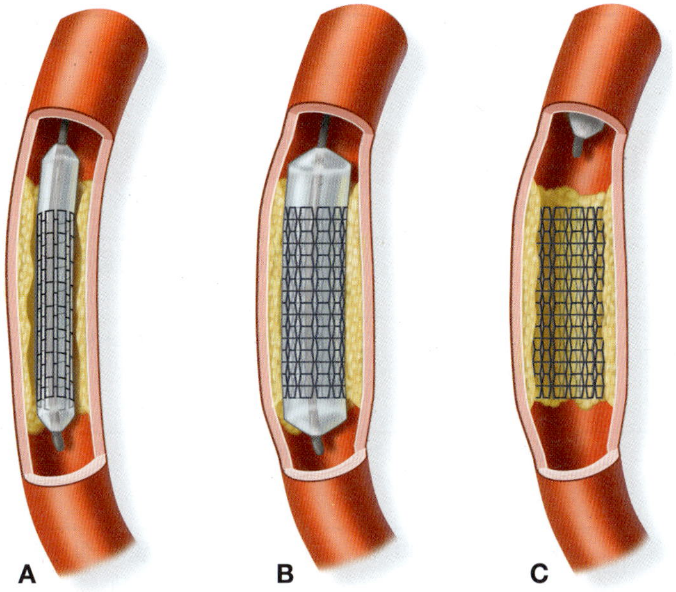

■그림 5.21 혈관에 스텐트를 삽입하는 과정. A. 가늘게 수축된 상태의 스텐트가 들어 있는 카테터를 죽상경화판에 의해 좁아진 부위에 위치시킨다. B. 스텐트를 팽창시킨다. C. 팽창된 스텐트를 남겨두고 카테터를 제거한다.

용어	용어 성분	설명
ligation and stripping [라이게이션] 결찰박리술		정맥류 수술법. 손상된 정맥을 결찰한 다음 쭉 당겨서 제거함.
percutaneous transluminal coronary angioplasty (PTCA) [퍼ㄹ큐테이니어스 트랜스루미날 코로내뤼 앤지오플라스티] 피부경유혈관경유혈관성형(술)	per- = ~을 통해 cutane/o = 피부 -ous = ~와 연관된 trans- = 가로질러 -al = ~와 연관된 angi/o = 혈관 -plasty = 외과적 수선	관상동맥의 국소부위가 좁아졌을 때 넓히는 수술. 풍선 카테터를 피부를 통해 관상동맥에 삽입한 다음, 좁아진 혈관을 넓히기 위해 풍선을 확장시킴.

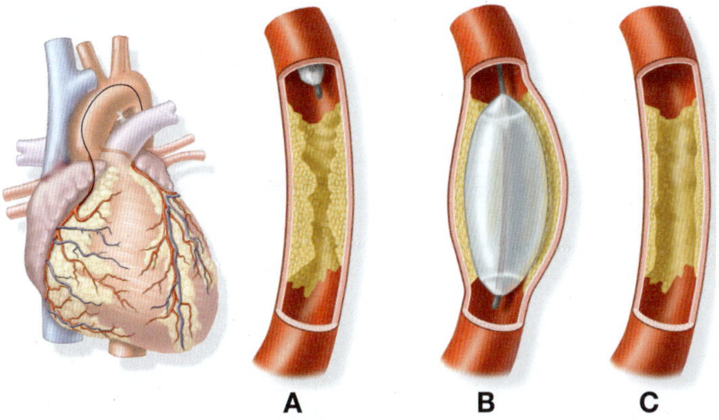

■그림 5.22 풍선혈관성형술. A. 납작하게 수축된 풍선카테터를 죽상경화판이 있는 부위에 위치시킨다. B. 풍선을 부풀려 죽상경화판을 압박한다. C. 죽상경화판을 압축시킨 후 풍선카테터를 제거한다.

치료법 (계속)

용어	용어 성분	설명
stent 스텐트·내관		혈관이나 도관을 넓힐 목적으로 삽입하는 녹슬지 않는 강철관(그림 5.21 참조).
valve replacement 판막대치(술)		이상이 생긴 심장판막을 제거한 다음 인공판막으로 대치하는 수술.
valvoplasty [밸보플라스티] 판막성형(술)	valv/o = valve (판막) -plasty = 외과적 복구	심장판막을 수선하는 수술.

약리학

분류	용어 성분	작용	예
ACE inhibitor drugs ACE 억제제		혈관을 확장시켜 혈압을 낮춤.	benazepril, Lotensin; catopril, Capoten
antiarrhythmic [앤티어뤼드믹] 항부정맥제	anti- = 대항하는 a- = 없는 -ic = 와 연관된	부정맥을 감소시키거나 방지함.	flecainide, Tambocor; ibutilide, Corvert
anticoagulant [앤티코아귤런트] 항응고제	anti- = 대항하는	혈액응고를 방지함.	heparin; warfarin, Coumadin
antilipidemic [앤티리피뎀익] 항지질제	anti- = 대항하는 lip/o = 지방 -ic = 와 연관된	혈중 콜레스테롤 및 지질 농도를 낮춤. 고지질혈증 치료제.	atorvastatin, Lipitor; simvastin, Zocor
antiplatelet agents 항혈소판제	anti- = 대항하는	혈전 형성에 관여하는 혈소판의 응집을 억제함.	clopidogrel, Plavix; aspirin; ticlopidine, Ticlid
beta-blocker drugs 베타차단제		심박수를 낮춰 고혈압과 협심증을 치료함.	metoprolol, Lopressor; propranolol, Inderal
calcium channel blocker drugs 칼슘통로차단제		심박수와 심장수축력을 낮춰 고혈압과 협심증, 울혈심부전을 치료함.	diltiazem, Cardizem; nifedifine, Procardia
cardiotonic [카ㄹ디오토닉] 강심제	cardi/o =심장 -tonic = 수축력과 연관된	심장수축력을 증가시킴. 울혈심부전을 치료함.	digoxin, Lanoxin
diuretic [다이유뤠틱] 이뇨제	-tic = ~와 연관된	신장의 소변생산량을 증가시킴으로써 혈장량, 혈액량, 혈압을 감소시킴.	furosemide, Lasix
thrombolytic [쓰롬보리틱] 혈전용해제	thromb/o = 혈전 -lytic = 파괴	형성된 혈전을 용해시킴.	tissue plasminogen activator (tPA); alteplase, Activase
vasoconstrictor [바조컨스트뤽터ㄹ] 혈관수축제	vas/o = 혈관	혈관평활근을 수축시켜 혈압을 증가시킴.	metaraminol, Aramine
vasodilator [바조다이레이터ㄹ] 혈관확장제	vas/o = 혈관	혈관평활근을 확장시켜 혈관직경을 증가시킴. 두 가지 목적으로 사용하는데, 하나는 허혈부위의 혈류량을 증가시키는 것이고, 다른 하나는 혈압을 낮추는 것임.	nitroglycerien, Nitro-Dur; isoxsuprine, Vasodilan

자습하기

D. 진단법 및 치료법 짝짓기

1. ________ cardiac enzyme
2. ________ Doppler ultrasound
3. ________ Holter monitor
4. ________ cardiac scan
5. ________ stress testing
6. ________ echocardiography
7. ________ extracorporeal circulation
8. ________ ligation and stripping
9. ________ thrombolytic therapy
10. ________ PTCA

a. 방사성물질인 탈륨을 주입한 후 심장을 관찰함
b. 초음파를 이용하여 심장박동을 관찰함
c. 심근손상을 알아내기 위한 혈액검사
d. 트레드밀을 이용하여 심장의 건강상태를 평가하는 방법
e. 정맥류 수술법
f. 혈전용해제
g. 혈관을 통해 흐르는 혈류속도를 측정함
h. 풍선혈관성형술
i. 심폐기를 사용함
j. 휴대용 심전도 감시기구

약어

AED	automated external defibrillator 자동체외세동제거기	**CP**	chest pain 가슴통증·흉통
AF	atrial fibrillation 심방세동	**CPR**	cardiopulmonary resuscitation 심폐소생술
AMI	acute myocardial infarction 급성심근경색증	**CSD**	congenital septal defect 선천사이막결손·선천중격결손
AS	arteriosclerosis 동맥경화(증)	**CV**	cardiovascular 심혈관~·심장혈관~
ASD	atrial septal defect 심장사이막결손·심방중격결손	**DVT**	deep vein thrombosis 깊은정맥혈전증·심부정맥혈전증
ASHD	arteriosclerotic heart disease 동맥경화심장병	**ECC**	extracorporeal circulation 체외순환
AV, A-V	atrioventricular 방실~·심방심실~	**ECG, EKG**	electrocardiogram 심전도
BBB	bundle branch block 다발갈래차단·각차단(좌각차단은 LBBB, 우각차단은 RBBB로 나타냄)	**ECHO**	echocardiogram 심(장)초음파상·심(장)에코사진
BP	blood pressure 혈압	**GOT**	glutamic oxaloacetic transaminase
bpm	beats per minute 분당 심박수	**HTN**	hypertension 고혈압
CABG	coronary artery bypass graft 관상동맥우회술·심장동맥우회술	**ICD**	implantable cardioverter-defibrillator 삽입 심장율동전환기-세동제거기
CAD	coronary artery disease 관상동맥병·심장동맥병	**ICU**	intensive care unit 집중치료실
cath	catheterization 카테터삽입·도관삽입	**IV**	intravenous 정맥내~
CC	cardiac catheterization 심장카테터삽입, chief complaint 주요호소증상	**LVH**	left ventricular hypertrophy 좌심실비대
CCU	coronary care unit 심혈관집중치료실	**MI**	myocardial infarction 심근경색증, mitral insufficiency 승모판(기능)부전
CHF	congestive heart failure 울혈심부전	**mm Hg**	millimeters of mercury
CoA	coarctation of the aorta 대동맥축착	**MR**	mitral regurgitation 승모판역류

약어 (계속)

MS	mitral stenosis 승모판협착(증) 주의하기 약어 *MS*는 "mitral stenosis" 또는 "multiple sclerosis"를 나타냄.	**S1**	first heart sound 제1심음
		S2	second heart sound 제2심음
MVP	mitral valve prolapse 승모판탈출증	**SA, S-A**	sinoatrial 동방~
P	pulse 맥박	**SK**	streptokinase 스트렙토키나아제
PAC	premature atrial contraction 조기심방수축	**tPA**	tissue plasminogen activator 조직플라스미노겐활성제
PDA	patent ductus arteriosus 동맥관열림증·동맥관개존증	**V fib**	ventricular fibrillation 심실세동
PTCA	percutaneous transluminal coronary angioplasty 피부경유혈관경유관상동맥성형(술)	**VSD**	ventricular septal defect 심실사이막결손·심실중격결손
PVC	premature ventricular contraction 조기심실수축	**VT**	ventricular tachycardia 심실빠른맥·심실성빈맥

자습하기

E. 약어를 적어라.

1. mitral valve prolapse ____________________
2. ventricular septal defect ____________________
3. percutaneous transluminal coronary angioplasty ____________________
4. ventricular fibrillation ____________________
5. deep vein thrombosis ____________________
6. lactate dehydrogenase ____________________
7. coarctation of the aorta ____________________
8. tissue plasminogen activator ____________________
9. cardiovascular ____________________
10. extracorporeal circulation ____________________

복습하기

적용하기

의무기록 분석

아래의 퇴원요약서에는 12개의 의학용어가 포함되어 있다. 각 의학용어에 밑줄을 치고 보고서 아래의 목록에 의학용어를 적어라. 그런 다음 각 용어의 의미를 적어라.

날짜: 2015년 6월 1일

환자명: 김 경상

주요호소증상: 다리를 움직일 때 오른쪽 발목에서 생기는 심한 통증

퇴원요약서

입원 시 진단명:	호흡곤란, 고혈압, 빠른맥.
최종 진단명:	승모판탈출증에 의해 이차적으로 발생한 울혈심부전.
현 병력:	호흡곤란과 두근거림을 호소하는 환자를 가족들이 응급실에 데려 왔다. 환자는 지난 6개월간 이러한 증상들이 생겼다고 말했으며, 이번에는 증상들이 이전보다 훨씬 심하다고 하였다. 응급실에 왔을 때 심박수는 분당 120회였고, 혈압은 180/110이었다. 심전도법과 심장효소검사 결과는 정상이었다. 담당의사는 빈맥과 고혈압의 원인을 찾기 위해 환자를 입원시켰다.
입원 경과:	환자는 모든 진단 검사를 받았다. 심초음파검사에서 승모판탈출증이 관찰되었다. 부하검사는 심한 호흡곤란 때문에 조기에 중단하였다. 심장혈관조영술에서 의미 있는 관상동맥병은 관찰되지 않았다. 고혈압과 빈맥은 약물로 조절되었다. 퇴원할 때 심박수는 분당 88회였고, 혈압은 165/98이었다.
퇴원 계획:	심근경색증이나 의미 있는 관상동맥병의 증거는 관찰되지 않았다. 환자에게 저염식사와 저콜레스테롤식사를 하라고 주문하였다. 환자는 조금씩 강도를 높이는 운동프로그램에 따라 운동을 시작하였다. 환자에게 처방된 약을 계속 복용하라고 말하였다. 이러한 조치에도 불구하고 증상이 조절되지 않으면 승모판대치술을 고려할 것이다.

	의학용어	설명
1.		
2.		
3.		
4.		
5.		
6.		
7.		
8.		
9.		
10.		
11.		
12.		

의무기록 편집

아래의 의무기록에는 의학용어로 바꿔 적을 수 있는 11개의 구(句)가 포함되어 있다. 각 구(句)는 밑줄로 표시되어 있다. 각 구(句)를 의학용어로 바꿔 적어라.

피어스종합병원 심혈관집중치료실 진료기록

Task Edit View Time Scale Options Help Download Archive Date: 17 May 2015

현재 호소증상: 56세 남자 환자가 왼팔 통증과 심장 주위에서 발생하는 심한 통증**1**, 비정상적으로 느린 심박수 **2**, 구역, 구토 때문에 응급실을 통해 심장집중치료실에 입원하였다.

과거병력: 환자는 이번에 아프기 전까지는 심장 이상을 나타낸 적이 없다고 하였다. 그는 혈압이 높아**3** 5년 전부터 약을 복용하고 있다고 하였다. 환자의 아버지와 형제는 50대에 심장근육이 괴사 **4**되어 사망하였다고 하였다.

징후와 증상: 환자는 심장 주변에서 심한 통증이 나타나며, 이 통증은 왼쪽 턱과 왼쪽 팔로 뻗친다고 하였다. 심장의 전기활동을 기록한 그림**5**과 심장손상 정도를 알아보기 위한 혈액검사**6**는 비정상 소견을 나타냈다.

진단명: 관상동맥이 막혀 심근에 혈액이 충분히 공급되지 못함**7**으로써 심근이 갑자기 괴사됨**4**.

치료: 먼저 급성기 동안에는 지지요법을 시행하였다. 그런 다음, 심장 이상을 알아내기 위해 혈관을 통해 심장 속으로 가느다란 도관을 삽입**8**하여 심장손상을 평가하였고 트레드밀을 이용해 환자에게 운동을 시켜 심장의 건강상태를 평가**9**하였다. 마지막으로 좁아진 혈관을 확장시키기 위해 풍선 카테터를 팽창**10**시키거나 개심수술을 통해 막힌 혈관을 우회하는 혈관을 이식**11**한다.

1. ______
2. ______
3. ______
4. ______
5. ______
6. ______
7. ______
8. ______
9. ______
10. ______
11. ______

증례

아래 증례는 이 장에서 공부했던 질병을 앓고 있는 환자에 관한 것이다. 증례를 읽고 질문에 답하라. 일부 질문은 이 장에서 공부하지 않았던 내용도 포함하고 있다. 교과서나 의학사전, 다른 참고서를 활용하여 질문에 답하라.

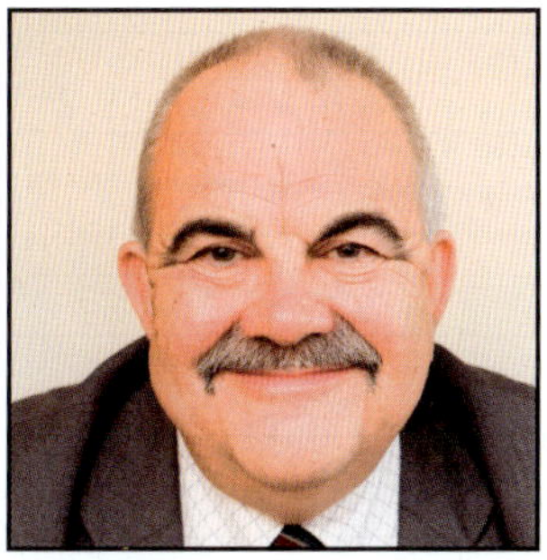

(Christopher Oates/Shutterstock)

62세 남자가 급성심근경색증(acute myocardial infarction) 진단을 받았으며, 그는 다음과 같은 증상과 병력을 나타냈다. 그의 주요호소증상은 지속적이고 심한 가슴통증(chest pain)이며, 이 통증은 왼쪽 팔과 턱, 목, 어깨로 뻗친다. 환자에 따르면 통증은 지난 12시간 동안 심장 주위를 쥐어짜는 것 같았다고 한다. 그는 구역(nausea)과 호흡곤란(dyspnea), 발한(diaphoresis)도 나타냈다. 미열이 있었으며, 혈압은 130/82로 정상범위에 속했다. 환자에 따르면 그는 매일 2갑의 담배를 피웠고, 체중은 정상보다 약 23kg 정도 초과하였으며, 고혈압(hypertention)과 관상동맥병(coronary artery disease)의 가족력이 있다고 하였다. 그의 일상생활은 비교적 앉아서 일하는 경우가 많았다.

질문

1. 이 환자가 앓고 있는 질병은 무엇인가? 참고서 등을 활용하여 이 질병에 대해 찾아보라.

2. ‘주요호소증상’의 의미는 무엇인가?

3. 이 환자의 주요호소증상을 어떤 의학용어로 바꿔 쓸 수 있는가? 이 용어를 설명하라.

4. 환자가 추가로 나타냈던 증상을 열거하고 그 뜻을 설명하라. (이 용어들을 이 책의 다른 장이나 의학사전을 이용하여 찾아보라.)

5. 환자의 심장 손상 정도를 평가하는데 이용되는 3가지 검사법의 명칭과 각 검사법에 대해 설명하라.

6. 심장질환의 발병과 관련하여 이 환자가 가지고 있는 위험인자는 무엇인가? 어떻게 바꿔가야 하는가?

연습하기

A. 의학용어 연습하기

연결형 **cardi/o**는 심장을 의미한다. 이 연결형을 이용하여 아래의 의미를 나타내는 의학용어를 적어라.

1. 심장과 연관된 ______________________
2. 심근의 질병 ______________________
3. 심장이 커짐 ______________________
4. 심장이 빨리 박동하는 상태 ______________________
5. 심장이 느리게 박동하는 상태 ______________________
6. 심장의 전기활동을 기록한 기록물 ______________________

연결형 **angi/o**는 혈관을 의미한다. 이 연결형을 이용하여 아래의 의미를 나타내는 의학용어를 적어라.

7. 혈관이 좁아짐 ______________________
8. 혈관의 염증 ______________________
9. 혈관평활근의 불수의적 수축 ______________________

연결형 **arteri/o**는 동맥을 의미한다. 이 연결형을 이용하여 아래의 의미를 나타내는 의학용어를 적어라.

10. 동맥과 연관된 ______________________
11. 동맥이 딱딱해짐 ______________________
12. 작은 동맥 ______________________

carditis에 적절한 접두어를 추가해 아래의 의미를 나타내는 의학용어를 적어라.

13. 심내막의 염증 ______________________
14. 심외막의 염증 ______________________
15. 심근의 염증 ______________________

B. 연결형의 의미 적기

	의미	이 장에서 등장하였던 예
1. cardi/o		
2. valvul/o		
3. steth/o		
4. arteri/o		
5. phleb/o		
6. angi/o		
7. ventricul/o		
8. thromb/o		
9. atri/o		
10. ather/o		

C. 의학용어 적기

1. 정맥과 연관된 ______
2. 심장을 전문적으로 공부하는 학문 ______
3. 정맥을 관찰한 기록물 ______
4. 심장의 전기 활동을 기록하는 진단법 ______
5. 혈압이 높음 ______
6. 혈압이 낮음 ______
7. 판막을 외과적으로 수선함 ______
8. 심실사이와 연관된 ______
9. 지방질을 제거함 ______
10. 동맥이 좁아짐 ______

D. 접미어 연습하기

	접미어	이 장에서 등장하였던 예
1. 압력		
2. 비정상적으로 좁아짐		
3. 압력을 측정하는 기구		
4. 작은		
5. 딱딱함		

E. 약어 풀어 쓰기

1. BP ____________________
2. CHF ____________________
3. MI ____________________
4. CCU ____________________
5. PVC ____________________
6. CPR ____________________
7. CAD ____________________
8. CP ____________________
9. EKG ____________________
10. S1 ____________________

F. 용어의 의미 적기

1. catheter ____________________
2. infarct ____________________
3. thrombus ____________________
4. palpitation ____________________
5. regurgitation ____________________
6. aneurysm ____________________
7. cardiac arrest ____________________
8. fibrillation ____________________
9. myocardial infarction ____________________
10. hemorrhoid ____________________

G. 빈칸 채우기

angiography	murmur	varicose vein	echocardiography
pacemaker	CHF	defibrillation	angina pectoris
Holter monitor	hypertension	MI	CCU

1. 선천심장질환을 가진 아이의 심장에서 비정상적인 소리가 들린다. 이 소리를 무엇이라 하는가? ____________________
2. 부정맥을 나타내던 사람에게 심장정지가 발생했다. 응급팀은 환자의 정상심장리듬을 회복시키기 위해 심장에 전기충격을 가하게 된다. 이러한 처치를 무엇이라 부르는가? ____________________
3. 어떤 사람이 의사로부터 저염식사를 할 것과 혈압을 정상범위로 낮추는 약물을 복용하라는 요청을 받았다. 이 환자가 앓고 있는 질병은 무엇인가? ____________________

4. 어떤 사람이 규칙적으로 전기충격을 발생시킴으로써 심장박동을 조절하는 인공장치를 심장에 삽입시키는 수술을 받았다. 이 장치를 무엇이라 하는가? ____________

5. 어떤 환자의 다리 정맥이 울퉁불퉁하게 튀어나와 있다. 이 환자의 병명은 무엇인가? ____________

6. 어떤 환자가 지속적인 가슴통증을 호소하며 병원에 왔다. 이 통증을 의미하는 의학용어는 무엇인가? ____________

7. 심장이상을 치료하는 수술을 마친 환자는 어떤 치료실에 입원하게 되는가? ____________

8. 어떤 환자가 막힌 관상동맥을 대체하기 위해 관상동맥우회술을 받을 예정이다. 그는 최근에 관상동맥이 막혀 심장마비를 겪었다. 이 질환의 약어는 무엇인가? ____________

9. 어떤 환자의 담당의사가 환자의 혈관손상 정도를 평가할 수 있는 X선 검사를 하려고 한다. 이 검사법은 무엇인가? ____________

10. 어떤 환자가 초음파를 이용하여 심장판막을 관찰하는 검사를 받으려고 한다. 이 진단법을 무엇이라 하는가? ____________

11. 어떤 환자가 일상생활을 하면서 24시간 동안 자신의 심장활동을 추적할 수 있는 장치를 착용하려고 한다. 이 장치를 무엇이라 하는가? ____________

12. 82세 환자가 쇠약과 부종, 호흡곤란을 초래하는 심장질환을 앓고 있다. 심부전은 폐울혈을 초래한다. 이 질환을 무엇이라 하는가? ____________

H. 약리학 용어 연습

약물 설명을 보고 해당하는 약물의 종류를 적은 다음, 상품명과 짝지어라.

	약물 설명	약물 종류	상품명
1. ________	부정맥을 방지함	____________	a. tPA
2. ________	콜레스테롤을 낮춤	____________	b. Coumadin
3. ________	심장수축력을 증가시킴	____________	c. Cardizem
4. ________	소변생산량을 증가시킴	____________	d. Nitro-Dur
5. ________	혈전을 방지함	____________	e Tambocor
6. ________	혈전을 용해함	____________	f. Lanoxin
7. ________	동맥벽의 평활근을 확장시킴	____________	g. Lipitor
8. ________	심장수축력을 감소시킴	____________	h. Lasix

명칭 적기

그림 A

숫자와 선으로 표시한 부위의 명칭을 적어라.

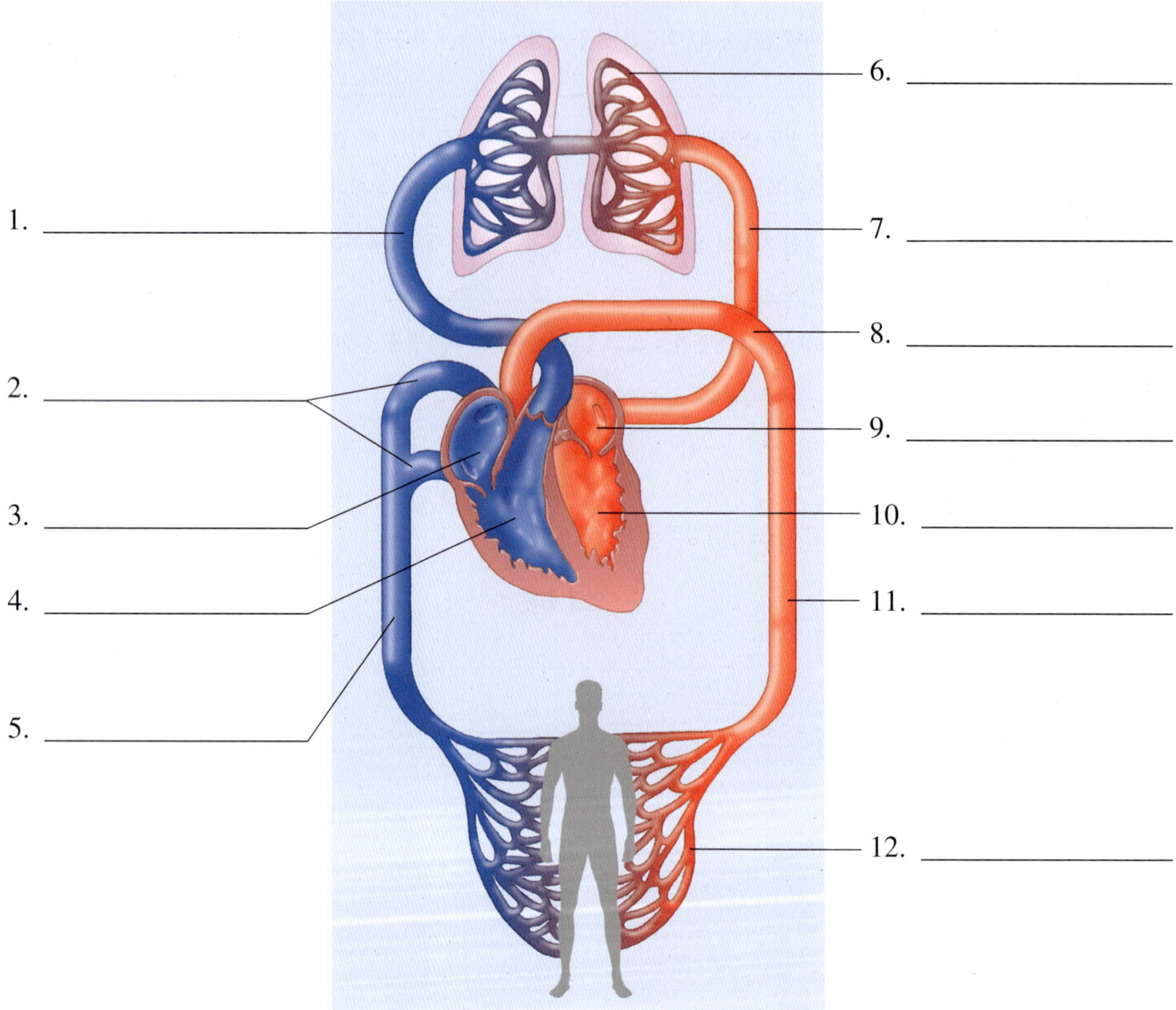

6

혈액, 림프계통, 면역계통

Blood and the Lymphatic and Immune Systems

학습목표

이 장을 공부한 학생들은

- 이 장에서 소개하는 연결형과 접미어를 식별하고 그 의미를 설명할 수 있다.
- 의학용어들과 주요 구조물들의 명칭을 바르게 적고 발음할 수 있다.
- 혈액·림프계통·면역계통의 주요 성분과 구조, 장기를 열거하고, 이들의 기능을 설명할 수 있다.
- 혈액형 체계를 설명할 수 있다.
- 면역과 면역반응, 표준예방조치에 대해 설명할 수 있다.
- 혈액·림프계통·면역계통의 해부학 용어를 식별하고 설명할 수 있다.
- 혈액·림프계통·면역계통의 병리학 용어를 식별하고 설명할 수 있다.
- 혈액·림프계통·면역계통의 진단법을 식별하고 설명할 수 있다.
- 혈액·림프계통·면역계통의 치료법을 식별하고 설명할 수 있다.
- 혈액·림프계통·면역계통과 연관된 일부 약물을 식별하고 설명할 수 있다.
- 혈액·림프계통·면역계통과 연관된 일부 약어를 풀어서 적을 수 있다.

단원 I: 혈액 훑어보기

기능

혈액(blood)은 적혈구에 결합시키거나 혈장에 녹이는 방법으로 기체와 영양소를 조직에 공급하고, 조직에서 생산된 노폐물을 배설기관으로 운반한다. 백혈구는 감염 및 질병과 싸우며, 혈소판은 혈액응고 과정을 개시한다.

기관

혈액을 구성하는 주요 성분은 다음과 같다.

formed element 유형성분

- **erythrocytes** 적혈구
- **leukocytes** 백혈구
- **platelets** 혈소판

plasma 혈장

용어 성분

혈액 용어를 만드는데 활용되는 용어 성분들은 다음과 같다. 더 자세한 내용은 이 장의 용어 단락을 참조하기 바란다.

연결형

agglutin/o	clumping 응집
bas/o	base 염기
chrom/o	color 색깔
coagul/o	clotting 응고
eosin/o	rosy red 붉은 장미처럼 붉은
fibrin/o	fibers 섬유
fus/o	pouring 퍼붓는
granul/o	granules 과립
hem/o	blood 혈액
hemat/o	blood 혈액
morph/o	shape 형태
neutr/o	neutral 중성
phag/o	eat 먹다, swallow 삼키다
sanguin/o	blood 혈액
septic/o	infection 감염

접미어

-apheresis	제거
-crit	분리
-cytic	세포와 연관된
-cytosis	정상에 비해 숫자가 많은
-emia	혈액 상태
-globin	단백질
-penia	비정상적으로 숫자가 너무 적은
-phil	끌다
-philia	~에게 끌리는 상태
-philic	~에게 끌리는 것과 연관된
-plastic	형성하는 것과 연관된
-plastin	형성
-poiesis	형성
-rrhagic	비정상적으로 흐르는 것과 연관된
-stasis	가만히 있음

그림으로 살펴본 혈액

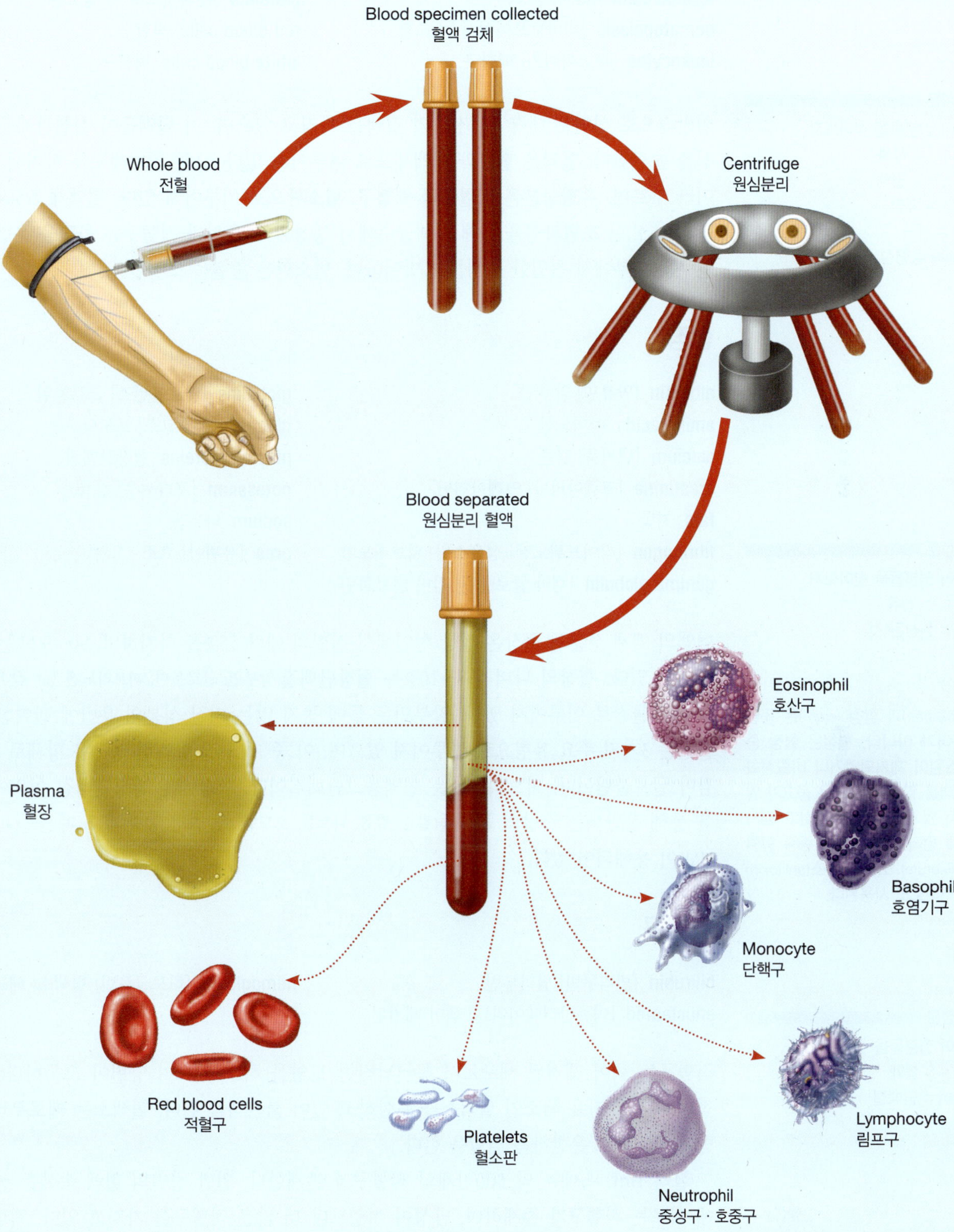
Blood specimen collected
혈액 검체
Whole blood
전혈
Centrifuge
원심분리
Blood separated
원심분리 혈액
Eosinophil
호산구
Plasma
혈장
Basophil
호염기구
Monocyte
단핵구
Red blood cells
적혈구
Platelets
혈소판
Lymphocyte
림프구
Neutrophil
중성구 · 호중구

혈액의 해부생리학

erythrocytes [에**뤼쓰**로싸이츠] 적혈구
formed elements 유형성분
hematopoiesis [히마토포이**이**시스] 조혈
leukocytes [**루**코싸이츠] 백혈구
plasma [**플라즈**마] 혈장
platelets [**플레잇트**릿츠] 혈소판
red blood cells 적혈구
white blood cells 백혈구

용어 성분
이 용어 성분들을 찾아보자.
erythr/o = 적색
hemat/o = 혈액
leuk/o = 백색
-cyte = 세포
-poiesis = 형성

일반적으로 성인은 대략 5L 정도의 혈액을 가지고 있으며, 이 혈액들이 심혈관계를 따라 전신을 순환한다. 혈액은 **혈장**과 혈액세포로 이루어져 있다. 모든 혈액세포를 합쳐서 **유형성분**이라 부르며, 유형성분은 **적혈구**와 **백혈구**, **혈소판**으로 이루어져 있다. 혈액세포(blood cell; 혈구라고도 함)는 **조혈**과정을 통해 적색골수에서 생성된다. 혈장과 적혈구는 물질을 운반하고, 백혈구는 외부에서 침입한 미생물을 방어하며, 혈소판은 출혈을 조절한다.

혈장

albumin [알**뷰**민] 알부민
amino acids 아미노산
calcium [**캘**씨움] 칼슘
creatinine [크뤠**아티**닌] 크레아티닌
fats 지방
fibrinogen [퐈이**브뤼**노젠] 섬유소원·피브리노겐
gamma globulin [**갬**마 **글로**뷸린] 감마 글로불린
globulins [**글**로뷸린즈] 글로불린
glucose [**굴**루코스] 포도당
plasma proteins 혈장단백질
potassium [포**타**씨움] 칼륨
sodium 나트륨
urea [유**뤼**아] 요소

용어 성분
이 용어 성분들을 찾아보자.
fibrin/o = 섬유
-gen = 생산된 것

주의하기
혈장(*plasma*)과 혈청(*serum*)은 동일한 용어가 아니다. 혈청은 혈장 중 섬유소원이 제거되었거나 비활성화된 상태를 말한다. 혈청은 응고가 일어나지 않기 때문에 취급하고 검사하는데 편리하다. 혈청은 종종 항혈청(antiserum) 또는 항독소(antitoxin)라는 의미로도 사용된다.

혈액의 액체 성분인 혈장은 정상 성인에서 전혈의 대략 55%를 차지하며, 90~92%는 물로 이루어져 있다. 혈장의 나머지 8~10%는 **혈장단백질**(**알부민**, **글로불린**, **피브리노겐** 등) 같은 혈장에 용해된 물질로 이루어져 있다. 알부민은 물에 녹지 않는 지질 성분의 운반에 관여한다. 글로불린은 3가지 주요 유형으로 이루어져 있으며, 이 중 가장 잘 알려진 성분은 항체로 작용하는 **감마 글로불린**이다. 피브리노겐은 혈액응고단백질이다. 혈장에는 혈장단백질 이외에도 혈장을 통해 운반되는 소량의 물질들(**칼슘**, **칼륨**, **나트륨**, **포도당**, **아미노산**, **지방**)과 노폐물들(**요소**, **크레아티닌**)이 용해되어 있다.

적혈구

bilirubin [빌리**루**빈] 빌리루빈
enucleated [이**뉴**클리에이티드] 핵이 제거된
hemoglobin [히모**글로**빈] 혈색소·헤모글로빈

용어 성분
이 용어 성분들을 찾아보자.
hem/o = 혈액
-globin = 단백질

적혈구는 핵이 제거된 세포로서 동글납작한 모양을 하고 있으며 양면이 오목하다(그림 6.1). 적혈구는 철-함유 색소인 **혈색소**를 포함하고 있어 붉은색을 띈다. 혈색소는 폐로부터 산소를 받아 조직으로 운반하는 역할을 한다.

혈액 1mL 속에는 약 500만개의 적혈구가 존재한다. 일반 성인의 혈액 속에는 총 35조개에 이르는 적혈구가 존재하며, 남성이 여성보다 더 많은 적혈구를 가지고 있다. 적혈구의 평균 수명은 120일이며, 수명이 다한 적혈구는 비장(spleen)에 의해 순환계로부터 제거된다. 철과 같은 대부분의 적혈구 성분은 재사용되며, 노폐물인 **빌리루빈**은 간을 통해 배출된다.

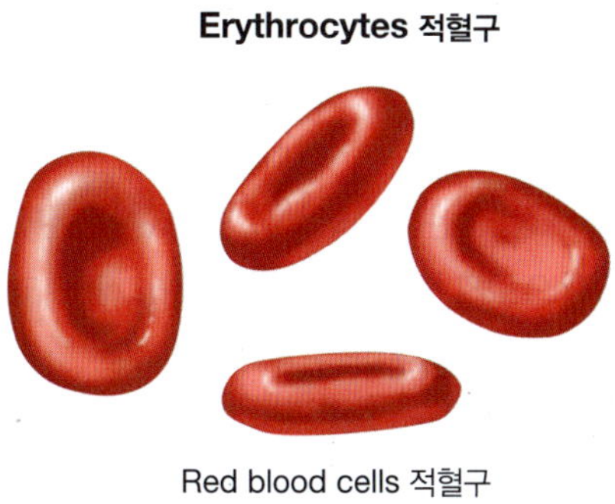

■ 그림 6.1 적혈구는 양면이 오목한 원반처럼 생겼다.

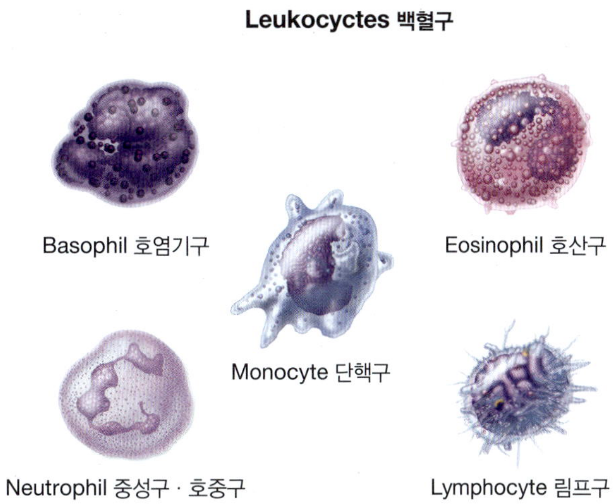

■ 그림 6.2 다섯 종류의 백혈구.

백혈구

agranulocytes [에이그래뉼로싸이츠] 무과립백혈구·무과립구
granulocytes [그래뉼로싸이츠] 과립백혈구·과립구
pathogens [패써즌스] 병원체

백혈구는 세균이나 바이러스, 기타 이물질 같은 **병원체**의 침입을 방어한다. 일반적으로 백혈구는 큰 핵을 가지고 있는 둥근 세포이며, 혈액 1mL 속에 대략 8,000개 정도 포함되어 있다(그림 6.2). 백혈구는 5종으로 나뉘며, 각각 독특한 기능을 수행한다. 다섯 종류의 백혈구를 두 그룹, 즉 **과립백혈구**(세포질에 과립을 포함하고 있음)와 **무과립백혈구**(세포질에 과립을 포함하고 있지 않음)로 나누기도 한다. 각 백혈구의 명칭과 기능은 표 6.1에 정리되어 있다.

표 6.1 백혈구 분류

백혈구	기능
Granulocytes 과립백혈구·과립구	
Basophils (basos) [베이서필즈] 호염기구	손상된 조직에 히스타민과 헤파린을 유리함
Eosinophils (eosins, eos) [이오시너필즈] 호산구	기생충을 죽이며, 알레르기반응이 일어날 때 증가함
Neutrophils [누트로필즈] 중성구·호중구	이물질과 손상된 세포를 포식함(포식작용); 백혈구 중에서 가장 많은 수를 차지함
Agranulocytes 무과립백혈구·무과립구	
Monocytes (monos) [마너싸이츠] 단핵구	이물질과 손상된 세포를 포식함(포식작용)
Lymphocytes (lymphs) [림퍼싸이츠] 림프구	면역반응에서 다양한 기능을 수행함

알아두기

우리 몸에서는 1초마다 약 200만개의 적혈구가 생성된다. 물론 적혈구 수는 30조 개 정도로 일정하게 유지되므로 1초마다 약 200만 개의 적혈구가 파괴된다.

용어 성분

이 용어 성분들을 찾아보자.
bas/o = 염기
eosin/o = 붉은 장미처럼 붉은
granul/o = 과립
lymph/o = 림프
neutr/o = 중성
path/o = 병
-cyte = 세포
-gen = 생산된 것
-phil = 끌다
a- = 없는
mono- = 하나

알아두기

포식세포(*phagocyte*)는 세균과 기타 이물질을 포식(**phag/o** = 먹다; **-cyte** = 세포)하고 소화하는 능력을 지닌 세포이다. 포식세포가 담당하는 포식작용(*phagocytosis*)은 체내에 침입한 세균을 없애는데 중요하다.

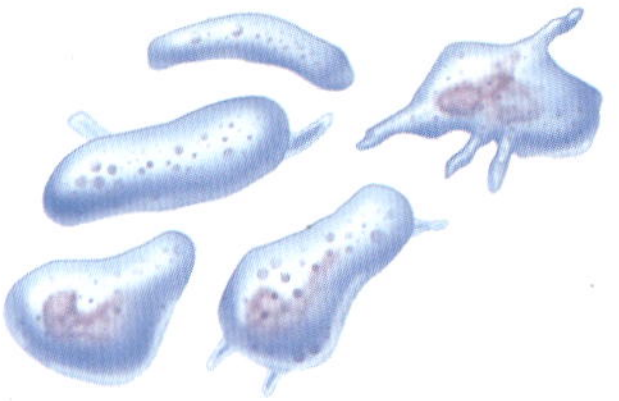

■그림 6.3 혈소판의 구조.

용어 성분

이 용어 성분들을 찾아보자.
agglutin/o = 응집
hem/o = 혈액
thromb/o = 혈전·피떡
-cyte = 세포
-plastin = 형성
-stasis = 가만히 있음
pro- = 이전에

혈소판

agglutinate [어글루티네이트] 응집시키다
fibrin [퐈이브륀] 섬유소·피브린
hemostasis [히머스테이시스] 지혈
prothrombin [프로쓰롬빈] 프로트롬빈
thrombin [쓰롬빈] 트롬빈
thrombocyte [쓰롬보싸이트] 혈소판
thromboplastin [쓰롬보플라스틴] 트롬보플라스틴

혈소판(platelet·**thrombocyte**)은 혈액의 유형성분 중 크기가 가장 작은 세포이다. 혈소판은 온전한 세포가 아니라 커다란 전구세포의 세포질이 작은 조각으로 나뉘어져 형성된다(그림 6.3). 우리 몸에 분포하는 혈액 1mL 속에는 20만~30만개의 혈소판이 분포한다.

혈소판은 **지혈**이라 불리는 혈액응고 과정에서 중요한 역할을 한다. 혈소판은 혈관이 잘리거나 손상되었을 때 작은 덩어리로 뭉쳐 **응집**된다. 혈소판은 **트롬보플라스틴**이라 불리는 물질을 유리하는데, 트롬보플라스틴은 칼슘이 존재하는 조건에서 **프로트롬빈**(혈액 속에 들어있는 혈액응고 단백질)을 **트롬빈**으로 바꾼다. 이어서 트롬빈은 섬유소원(fibrinogen)을 섬유소로 바꾸며, 피브린은 그물처럼 얽혀 피떡(blood clot)을 형성한다.

혈액형검사

ABO system ABO혈액형
blood typing 혈액형검사
Rh factor Rh인자

사람의 혈액에 존재하는 적혈구 표면에는 서로 다른 항원이 분포한다. 수혈을 하려면 **혈액형검사**를 해야 한다. 혈액형검사는 어떤 사람의 혈액을 다른 사람에게 수혈해도 되는지 알아보는 검사이다. 혈액표지자인 항원의 종류는 다양하지만, 가장 중요한 두 가지는 **ABO혈액형**과 **Rh인자**이다.

ABO혈액형

type A A형
type AB AB형
type B B형
type O O형
universal donor 만능공혈자
universal recipient 만능수혈자

ABO혈액형에는 두 종류의 적혈구 표지자, 즉 A항원과 B항원이 있다. 각 표지자는 세포가 스스로를 인식하는 방법 중 하나이다. A항원을 가진 사람의 혈액을 **A형** 혈액이라 한다. A형 혈액은 B형 혈액을 공격하는 anti-B항체를 가지고 있다. B항원을 가진 사람의 혈액을 **B형** 혈액이라 하며, A형 혈액을 공격하는 anti-A항체를 가지고 있다. A항원과 B항원을 모두 가지고 있는 혈액을 **AB형** 혈액이라 하며, anti-A항체와 anti-B항체를 모두 가지고 있지 않다. A항원과 B항원을 모두 가지고 있지 않은 혈액을 **O형** 혈액이라 하며, anti-A항체와 anti-B항체를 모두 가지고 있다. O형 혈액은 다른 모든 혈액형(A형, B형, AB형)을 공격할 것이다. 항체에 대한 더 자세한 내용은 뒷부분의 림프계통을 참고하기 바란다.

O형 혈액은 항원을 가지고 있지 않기 때문에 anti-A항체나 anti-B항체와 반응하지 않는다. 이런 이유로 혈액형이 O형인 사람을 **만능공혈자**라 부른다. 극단적인 경우에는 O형 혈액을 다른 혈액형을 가진 모든 사람에게 수혈할 수 있다. 이와 유사한 관점에서 혈액형이 AB형인 사람을 **만능수혈자**라 한다. AB형 혈액 속에는 다른 혈액형에 대한 항체가 존재하지 않으므로 극단적인 경우에는 다른 모든 사람의 혈액을 수혈할 수 있다.

Rh인자

Rh-negative Rh음성·Rh^- **Rh-positive** Rh양성·Rh^+

Rh인자(Rh factor)는 ABO혈액형보다는 이해하기 쉽다. 적혈구에 Rh인자가 존재하는 사람의 혈액을 Rh양성(Rh^+)이라 부른다. Rh^+ 혈액은 Rh인자를 포함하고 있기 때문에 anti-Rh항체는 포함하고 있지 않다. Rh^- 혈액은 Rh인자를 포함하고 있지 않기 때문에 anti-Rh항체를 포함하고 있다. 따라서 혈액형이 Rh^+인 사람은 Rh^+혈액과 Rh^-혈액을 모두 수혈할 수 있지만, 혈액형이 Rh^-인 사람은 Rh^- 혈액만 수혈할 수 있다.

자습하기

A. 빈칸 채우기

1. 혈액을 공부하는 학문을 ______________이라 한다.
2. 체내에서 세포가 세균을 탐식하고 파괴하는 과정을 ______________이라 한다.
3. 혈액에 분포하는 유형성분은 ______________, ______________, 그리고 ______________이다.
4. 혈액의 체액성분을 ______________이라 한다.
5. 혈액응고를 의미하는 영문 의학용어는 ______________이다.

의학용어

혈액 용어를 만드는데 활용되는 용어 성분

아래 목록에는 이 장에 등장하는 용어를 만드는데 활용되는 연결형과 접미어, 접두어가 정리되어 있다.

연결형

bas/o	base 염기
chrom/o	color 색깔
coagul/o	clotting 응고
cyt/o	cell 세포
eosin/o	rosy red 장미빛처럼 붉은
erythr/o	red 적색
fibrin/o	fibers 섬유
fus/o	pouring 퍼붓는 듯한
hem/o	blood 혈액
hemat/o	blood 혈액
leuk/o	white 백색
lip/o	fat 지방
lymph/o	lymph 림프
morph/o	shape 모양
neutr/o	neutral 중성
phleb/o	vein 정맥
sanguin/o	blood 혈액
septic/o	infection 감염
thromb/o	clot 혈전·피떡

접미어

-apheresis	없애기, 가져가기
-crit	분리
-cyte	세포
-cytic	세포와 연관된
-cytosis	세포수가 정상보다 많은
-emia	혈액 상태

접미어(계속)

-globin	단백질
-ia	상태
-ic	~와 연관된
-ion	작용
-logy	~학
-lytic	파괴
-oma	덩이·종괴
-otomy	절개
-ous	~와 연관된
-penia	너무 적은
-phil	끌다
-philia	~에 끌리는 상태
-philic	~에 끌리는 것과 연관된
-plastic	형성과 연관된
-rrhage	비정상 흐름
-rrhagic	비정상적으로 흐르는 것과 연관된

접두어

a-	없는
an-	없는
anti-	대항하는
auto-	자기
dys-	비정상
homo-	같은
hyper-	과도한
hypo-	불충분한
mono-	하나
pan-	모두
poly-	다수
trans-	가로질러

해부학 용어의 형용사형

용어	용어 성분	설명
basophilic [베이소필릭] 호염기~	bas/o = 염기 -philic = ~에 끌리는 것과 연관된	염기성 염료에 잘 염색되는 과립백혈구.
eosinophilic [이오시노필릭] 호산~	eosin/o = 장밋빛처럼 붉은 -philic = ~에 끌리는 것과 연관된	붉은 장미처럼 붉은 염료에 잘 염색되는 과립백혈구.
erythrocytic [에뤼쓰로씨틱] 적혈구~	erythr/o = 적색 -cytic = 세포와 연관된	적혈구.
fibrinous [퐈이브뤼너스] 섬유소~	fibrin/o = 섬유 -ous = ~와 연관된	섬유소와 연관된.
hematic [히매틱] 혈액~	hemat/o = 혈액 -ic = ~와 연관된	혈액과 연관된.
leukocytic [루코씨틱] 백혈구~	leuk/o = 백색 -cytic = 세포와 연관된	백혈구.
lymphocytic [림포씨틱] 림프구~	lymph/o = 림프 -cytic = 세포와 연관된	림프조직을 이루는 무과립백혈구.
monocytic [모노씨틱] 단핵구~	mono- = 하나 -cytic = 세포와 연관된	하나의 큰 핵을 가지고 있는 무과립백혈구.
neutrophilic [누트로필릭] 중성구~	neutr/o = 중성의 -philic = ~에 끌리는 것과 연관된	중성 염료에 잘 염색되는 과립백혈구.
sanguinous [생귀너스] 혈액~	sanguin/o = 혈액 -ous = ~와 연관된	혈액과 연관된.
thrombocytic [쓰롬보씨틱] 혈소판~	thromb/o = 혈전·피떡 -cytic = 세포와 연관된	혈액응고세포. 혈소판.

자습하기

B. 형용사형 만들기

1. Blood ______________________________
2. White cell ______________________________
3. Clotting cell ______________________________
4. Fibers ______________________________
5. Red cell ______________________________

병리학

용어	용어 성분	설명
전문분야		
hematology [히마톨오지] 혈액학	hemat/o = 혈액 -logy = ~학	혈액 질환이나 이상을 치료하는 내과 분과. 혈액전문의를 *hematologist*라 함.
징후와 증상		
blood clot 혈전·피떡 ■그림 6.4 섬유소와 적혈구, 조직찌꺼기로 이루어진 피떡을 보여주는 전자현미경사진. *(Eye of Science/Science Source)*	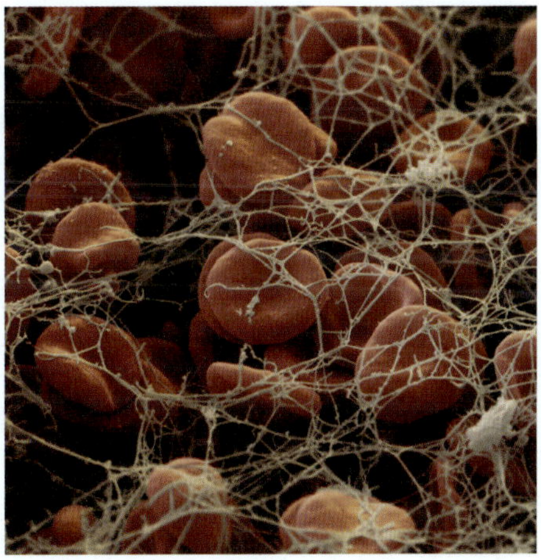	지혈에 의해 형성된 단단한 덩어리로서 섬유소와 혈구, 조직찌꺼기로 이루어져 있음.
coagulate [코애규레이트] 응고하다	coagul/o = 응고	혈액응고 등에 의해 액체가 겔 또는 고체로 바뀌는 것.
dyscrasia [디스크뤠지아] 병·질환	dys- = 비정상 ~ia = 상태	혈액에 이상이 있는 것을 나타내는 일반 용어.
hematoma [히마토마] 혈종	hemat/o = 혈액 ~oma = 덩이 주의하기 *Hematoma*는 두 가지 의미로 사용되고 있다. 일반적 의미는 '혈액덩이'를 나타낸다. 그렇지만 혈관 밖으로 새어나간 혈액으로 인해 조직이 부은 상태를 나타내기도 한다.	손상된 혈관으로부터 조직으로 혈액이 새어나가 피하에 고인 것.

병리학 (계속)

용어	용어 성분	설명
hemorrhage [헴어뤼지] 출혈	hem/o = 혈액 -rrhage = 비정상 흐름	혈관 밖으로 혈액이 새어 나가는 것. Bleeding이라고도 함.
혈액		
hemophilia [히모필리아] 혈우병	hem/o = 혈액 -philia = ~에 끌리는 상태	중요한 한 가지 응고인자를 생성하지 못해 혈액응고시간이 길어지는 유전질환. 성염색체 이상에 의해 여성으로부터 남성으로 유전되며, 증상은 거의 남성에서만 나타남.
hyperlipidemia [하이퍼ㄹ리피디미아] 고지질혈증	hyper- = 과도한 lip/o = 지방 -emia = 혈액 상태	혈액 속에 콜레스테롤을 포함한 지질 농도가 너무 높은 상태. 죽상경화증과 관상동맥병을 일으키는 위험인자임.
pancytopenia [팬싸이토펜이아] 범혈구감소증	pan- = 모든 cyt/o = 세포 -penia = 너무 적음	모든 혈액세포수가 너무 적은 상태.
septicemia [쎕티씨미아] 패혈증	septic/o = 감염 -emia = 혈액 상태	혈액 속에 세균이나 세균 독소가 존재하는 상태. *Sepsis*는 부패한 상태 또는 감염 상태를 의미함. 흔히 *blood poisoning*이라고 함.
적혈구		
anemia [아니미아] 빈혈	an- = 없는 -emia = 혈액 상태	혈액 속의 적혈구수 감소 또는 혈색소 농도 감소를 나타내는 이상. 조직에 산소공급이 줄어듦.
aplastic anemia [에이플라스틱 아니미아] 재생불량빈혈	a- = 없는 -plastic = 형성과 연관된 an- = 없는 -emia = 혈액 상태	골수 기능 소실에 의해 일어나는 중증 빈혈. 모든 유형성분이 감소함. 골수이식이 필요한 경우도 있음.
erythrocytosis [이뤼쓰로싸이토시스] 적혈구증가(증)	erythr/o = 적색 -cytosis = 세포수가 정상보다 많음	적혈구수가 너무 많은 상태.
erythropenia [이뤼쓰로펜이아] 적혈구감소(증)	erythr/o = 적색 -penia = 너무 적음	적혈구수가 너무 적은 상태.
hemolytic anemia [히모리틱 아니미아] 용혈빈혈	hem/o = 혈액 -lytic = 파괴 an- = 없음 -emia = 혈액 상태	적혈구가 파괴됨으로써 발생하는 빈혈.
hemolytic reaction [히모리틱] 용혈반응	hem/o = 혈액 -lytic = 파괴	부적합한 혈액형을 수혈하였을 때 수혈자의 적혈구가 파괴되는 현상. 수혈반응(*transfusion reaction*)이라고도 함.

병리학 (계속)

용어	용어 성분	설명
hypochromic anemia [하이포크로믹 아니미아] 저색소빈혈	hypo- = 불충분한 chrom/o = 색깔 -ic = ~와 연관된 an- = 없는 -emia = 혈액 상태	적혈구의 혈색소 부족에 의해 발생하는 빈혈. 적혈구 색깔이 혈색소에 의해 나타나기 때문에 이렇게 부름.
iron-deficiency anemia 철결핍빈혈	an- = 없는 -emia = 혈액 상태	혈색소 형성에 필요한 철 공급이 부족해 발생하는 빈혈.
pernicious anemia (PA) [퍼ㄹ니셔스 아니미아] 악성빈혈	an- = 없는 -emia = 혈액 상태	비타민B_{12}가 소화계를 통해 충분히 흡수되지 않을 때 발생하는 빈혈. 적혈구를 생산하는데 비타민B_{12}가 필요함.
polycythemia vera [폴리싸이씨미아 베어롸] 진성적혈구증가증	poly- = 다수 cyt/o = 세포 hem/o = 혈액 -ia = 상태	골수에서 적혈구를 너무 많이 생산하는 상태. 혈액의 점도가 너무 높아져 혈관을 통해 쉽게 흐르지 못하게 됨.
sickle cell anemia 낫적혈구빈혈	an- = 없는 -emia = 혈액 상태	적혈구가 낫 모양으로 변하는 유전질환. 낫처럼 생긴 이상한 적혈구들은 쉽게 손상되므로 용혈빈혈을 초래함.

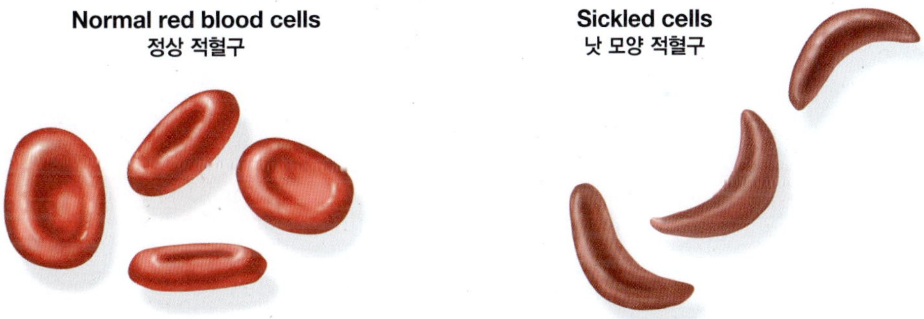

■ 그림 6.5 정상 적혈구와 낫적혈구 빈혈 환자의 비정상 적혈구 비교.

용어	용어 성분	설명
thalassemia [쌀라씨미아] 지중해빈혈	-emia = 혈액 상태	정상 혈색소를 생성하지 못해 빈혈을 초래하는 유전질환.
백혈구		
leukemia [루키미아] 백혈병	leuk/o = 백색 -emia = 혈액 상태	백혈구를 생성하는 적색골수암으로 너무 많은 비정상 미성숙 백혈구가 혈액 속에서 순환함.
leukocytosis [루코싸이토시스] 백혈구증가(증)	leuk/o = 백색 -cytosis = 세포수가 정상보다 많음	백혈구수가 너무 많은 상태.
leukopenia [루코핀이아] 백혈구감소(증)	leuk/o = 백색 -penia = 너무 적음	백혈구수가 너무 적은 상태.

병리학 (계속)

용어	용어 성분	설명
혈소판		
thrombocytosis [쓰롬보싸이토시스] 혈소판증가(증)	thromb/o = 혈전·피떡 -cytosis = 세포수가 정상보다 많음	혈소판수가 너무 많은 상태.
thrombopenia [쓰롬보핀이아] 혈소판감소(증)	thromb/o = 혈전·피떡 -penia = 너무 적음	혈소판수가 너무 적은 상태.

자습하기

C. 의학용어 짝짓기

의학용어와 그 설명을 짝지어라.

1. __________ thalassemia	a. 혈액이 응고되지 않는 병
2. __________ dyscrasia	b. 적혈구수가 감소한 상태
3. __________ hematoma	c. 혈액덩이
4. __________ anemia	d. 빈혈의 일종
5. __________ hemophilia	e. 혈액 이상을 나타내는 일반 용어

진단법

용어	용어 성분	설명
임상검사실 진단법		
blood culture and sensitivity (C&S) 혈액배양 및 항생제 감수성 검사		혈액 검체를 배양하여 세균이 자라는지 확인하는 검사. 세균이 자랄 경우 세균 종류를 확인한 후 어떤 항생제에 효과를 보이는지도 검사함.
complete blood count (CBC) 온혈구계산·전체혈구계산		적혈구수와 백혈구수, 혈색소, 적혈구용적률, 백혈구감별, 혈소판수를 측정하는 혈액검사.
erythrocyte sedimentation rate (ESR, SR, sed rate) [에뤼쓰로싸이트 쎄디멘테이션] 적혈구침강속도·혈침속도	erythr/o = 적색 -cyte = 세포	항응고제를 첨가한 시험관에 혈액을 뽑은 후 적혈구가 침강되는 속도를 알아보는 혈액검사.
hematocrit (HCT, Hct, crit) [히매토크뤼트] 적혈구용적률·헤마토크리트	hemat/o = 혈액 -crit = 분리	전체 혈액에서 적혈구가 차지하는 비율을 구하는 혈액검사.
hemoglobin (Hgb, hb, HGB) [히모글로빈] 혈색소·헤모글로빈	hem/o = 혈액 -globin = 단백질	일정한 용적의 혈액 속에 존재하는 혈색소량을 측정하는 혈액검사.

진단법 (계속)

용어	용어 성분	설명
platelet count [플레잇트릿] 혈소판수		일정한 용적의 혈액 속에 존재하는 혈소판수를 측정하는 혈액검사.
prothrombin time (pro-time, PT) [프로쓰롬빈] 프로트롬빈시간	thromb/o = 혈전·피떡	프로트롬빈을 활성화시킨 후 피떡이 형성되는 데 걸리는 시간을 측정하는 혈액검사.
red blood cell count (RBC) 적혈구수		일정한 용적의 혈액 속에 존재하는 적혈구수를 측정하는 혈액검사. 적혈구수 감소는 빈혈과 연관된 경우가 많고, 적혈구수 증가는 적혈구증가증과 연관된 경우가 많음.
red blood cell morphology 적혈구형태	morph/o = 형태 -logy = ~학	적혈구 모양이 이상한지를 알아보는 혈액검사.
sequential multiple analyzer computer (SMAC) 연속다중분석기		다양한 혈액검사를 자동으로 수행하는 검사기기.
white blood cell count (WBC) 백혈구수		일정한 용적의 혈액 속에 존재하는 백혈구수를 측정하는 혈액검사. 감염이 있거나 백혈병 같은 질병이 있을 경우 증가할 수 있음. 방사선요법이나 화학요법을 받은 경우 감소할 수 있음.
white blood cell differential (diff) [디퍼렌셜] 백혈구감별		백혈구를 종류별로 구분하여 각각의 수를 세는 혈액검사.
내과 진단법		
bone marrow aspiration [애스퍼뤠이션] 골수흡인		백혈병이나 재생불량빈혈 등의 병을 진단하기 위해 바늘로 골수 검체를 채취하는 것.
phlebotomy [플레바터미] 정맥절개(술)	phleb/o = 정맥 -otomy = 절개	검사용 혈액을 채취하기 위해 정맥을 절개하는 것. 정맥천자(venipuncture)라고도 함.

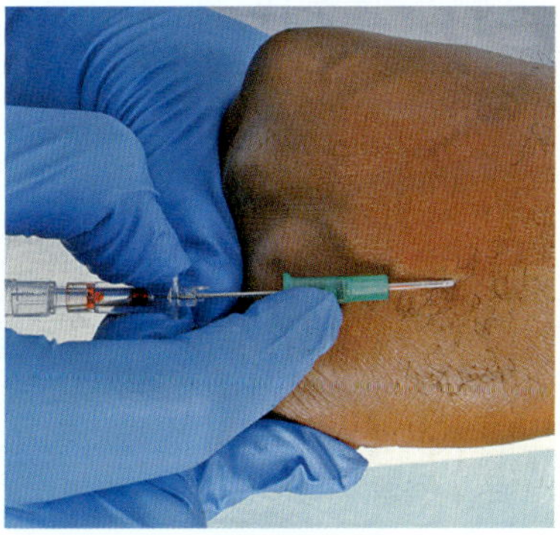

■ 그림 6.6 바늘을 이용한 정맥절개술.
(Michal Heron, Pearson Education)

치료법

용어	용어 성분	설명
내과 치료법		
autologous transfusion [오톨로거스 트랜스퓨전] 자가수혈	auto- = 자기	자신에게 수혈하기 위해 수혈이 필요할 것으로 예상되는 시점의 몇 주 전에 자신의 혈액을 채취하여 보관한 후 저장된 혈액을 수술 중 소실된 혈액을 보충하기 위해 수혈함.
blood transfusion [트랜스퓨전] 수혈	trans- = 가로질러 fus/o = 퍼붓는 -ion = 작용	인공적으로 혈액을 혈관 속에 주입하는 것. 알아두기 환자에게 수혈하기 전에 검사실에서 혈액형검사(blood typing)와 혈장교차시험(cross matching)을 한다. 이 검사는 먼저 공혈자와 수혈자의 혈액형을 재확인한다. 이어서 혈장교차시험을 한다. 혈장교차시험은 두 사람(공혈자와 수혈자)의 혈액을 소량 섞은 후 부작용이 일어나지 않는지 확인하는 검사이다.
bone marrow transplant (BMT) 골수이식		방사선이나 화학요법으로 환자의 골수를 제거한 후 공여자의 적색골수를 환자에게 이식하는 것.
homologous transfusion [호몰로거스 트랜스퓨젼] 동종수혈	homo- = 같은	다른 사람의 혈액을 환자에게 수혈하는 것.
packed red cells 농축적혈구		대부분의 혈장, 백혈구, 혈소판을 제거하고 적혈구만 수혈하는 것.
plasmapheresis [플라즈마페뤄시스] 혈장분리교환술	-apheresis = 제거	유형요소는 채취하지 않고 혈장만 채취하는 방법. 전혈을 채취한 다음 유형요소와 혈장을 분리함. 유형요소는 다시 혈관 속에 넣어주고 혈장만 채취함.
whole blood 전혈·온혈액		혈장과 유형요소의 혼합 혈액을 말함.

약리학

분류	용어 성분	작용	예
anticoagulant [앤티코아귤런트] 항응고제	anti- = 대항하는 coagul/o = 응고	피덩이 형성을 막는 물질. 흔히 *blood thinner*라고도 함.	heparin, HepLock; warfarin, Coumadin
antihemorrhagic [앤티헴어쾌직] 지혈제	anti- = 대항하는 hem/o = 혈액 -rrhagic = 비정상적으로 흐르는 것과 연관된	출혈을 막거나 멈추게 하는 물질. *Hemostatic agent* 라고도 함.	aminocaproic acid, Amicar; vitamin K
antiplatelet agents [앤티플레잇트릿] 항혈소판제	anti- = 대항하는	혈소판의 작용을 방해하는 물질. 출혈시간(bleeding time)을 연장시킴. 심근경색증이나 뇌졸중을 방지할 목적으로 사용함.	clopidogrel, Plavix; ticlopidine, Ticlid
hematinic [히마틴익] 조혈제	hemat/o = 혈액 -ic = ~와 연관된	혈액 속의 적혈구수 또는 혈색소량을 증가시키는 물질.	epoetin alfa, Procrit; darbepoetin alfa, Aranesp
thrombolytic [쓰롬보리틱] 혈전용해제	thromb/o = 혈전 -lytic = 파괴	이미 생성된 혈전을 용해시킬 수 있는 물질.	alteplase, Activase; streptokinase, Streptase

자습하기

D. 의학용어와 그 설명 짝짓기

1. __________ phlebotomy
2. __________ SMAC
3. __________ plasmapheresis
4. __________ whole blood
5. __________ culture and sensitivity

a. 몸에서 혈장을 채취하는 방법
b. 혈장과 유형요소의 혼합물
c. 정맥으로부터 혈액을 채취함
d. 세균이 자라는지 알아보는 검사
e. 혈액검사를 수행하는 기기

약어

ALL	acute lymphocytic leukemia 급성림프구백혈병	**lymphs**	lymphocytes 림프구
AML	acute myelogenous leukemia 급성골수성백혈병	**monos**	monocytes 단핵구
basos	basophils 호염기구	**PA**	pernicious anemia 악성빈혈
BMT	bone marrow transplant 골수이식	**PCV**	packed cell volume 농축세포용적
CBC	complete blood count 온혈구계산	**PMN, polys**	polymorphonuclear neutrophil 다형핵중성구
CLL	chronic lymphocytic leukemia 만성림프구백혈병	**PT, pro-time**	prothrombin time 프로트롬빈시간
CML	chronic myelogenous leukemia 만성골수성백혈병	**RBC**	red blood cell 적혈구
diff	differential 백혈구감별	**Rh+**	Rh-positive Rh-양성
eosins, eos	eosinophils 호산구	**Rh−**	Rh-negative Rh-음성
ESR, SR, sed rate	erythrocyte sedimentation rate 적혈구침강속도 혈침속도	**segs**	segmented neutrophils 분엽핵중성구
HCT, Hct, crit	hematocrit 적혈구용적률·헤마토크리트	**SMAC**	sequential multiple analyzer computer 연속다중분석기
Hgb, Hb, HGB	hemoglobin 혈색소·헤모글로빈	**WBC**	white blood cell 백혈구

자습하기

E. 약어로 나타내기

1. acute lymphocytic leukemia ______________________
2. bone marrow transplant ______________________
3. eosinophils ______________________
4. hematocrit ______________________
5. pernicious anemia ______________________
6. complete blood count ______________________
7. differential ______________________
8. white blood cell ______________________

단원 II: 림프계통과 면역계통 훑어보기

기능

림프계통(lymphatic system)은 림프관 그물로 이루어져 있는데, 림프관 그물은 과잉 체액을 받아들여 청소한 후 순환계통으로 되돌려 보내는 역할을 한다. 림프계통은 소화관에서 흡수된 지방을 운반하는 역할도 한다. 면역계통(immune system)은 질병 및 감염에 대항하는 역할을 한다.

기관

림프계통과 면역계통을 구성하는 주요 성분은 다음과 같다.

lymph nodes 림프절

lymphatic vessels 림프관

spleen 비장·지라

thymus gland 가슴샘·흉선

tonsils 편도

용어 성분

림프계통과 면역계통 용어를 만드는데 활용되는 용어 성분은 다음과 같다. 더 자세한 내용은 이 장의 용어 단락을 참조하기 바란다.

연결형

adenoid/o	adenoids 아데노이드	**lymphangi/o**	lymph vessel 림프관
axill/o	axilla (underarm) 겨드랑이	**nucle/o**	nucleus 핵
immun/o	protection 방어	**splen/o**	spleen 비장·지라
inguin/o	groin region 샅굴부위·서혜부	**thym/o**	thymus gland 가슴샘·흉선
lymph/o	lymph 림프	**tonsill/o**	tonsils 편도
lymphaden/o	lymph node 림프절		

접미어

-edema	부종·부기	**-phage**	먹기
-globulin	단백질	**-toxic**	독소와 연관된

그림으로 살펴본 림프계통과 면역계통

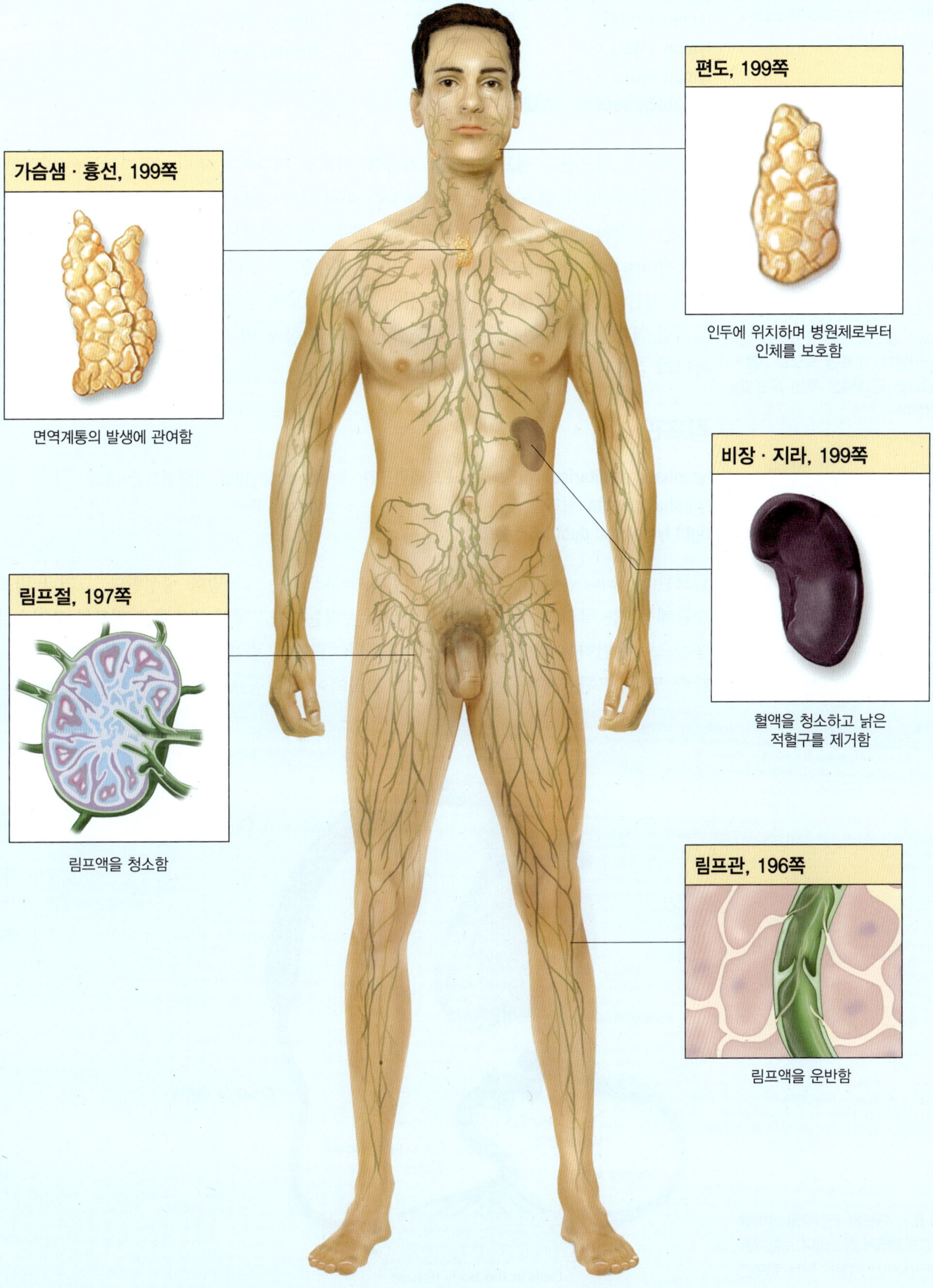

면역계통과 림프계통의 해부생리학

용어 성분

이 용어 성분들을 찾아보자.
lact/o = 젖
-eal = ~와 연관된

알아두기

*Lymph*는 '깨끗한 샘물'을 뜻하는 라틴어 *lympha*로부터 기원하였다. 림프는 아주 옅은 노란색을 띠기는 하지만 혈액 같은 다른 체액에 비해서는 매우 맑은 편이다.

알아두기

*Lacteal*은 림프관 속에 존재하는 림프를 나타낸다. 림프관 속으로 지방이 유입되면 림프액은 뿌연 우윳빛으로 변한다.

lacteals [락티얼스] 젖~, 암죽~
lymph [림프] 림프
lymph nodes 림프절
lymphatic vessels [림팻익] 림프관
spleen 비장·지라
thymus gland [싸이머스] 가슴샘·흉선
tonsils [톤슬스] 편도

림프계통은 **림프관**과 **림프절**, **비장**, **가슴샘**, **편도**로 이루어져 있다. 이 기관들은 다양한 기능을 수행한다. 먼저, 림프계통은 순환계통을 빠져 나간 간질액을 모아 다시 순환계통으로 복귀시키는 역할을 한다. 림프관으로 들어온 체액을 **림프**라 한다. 소장 주위에 위치한 림프관을 **암죽관**(lacteals)이라 하는데, 암죽관은 지방을 흡수할 수 있다. 또한 림프계통은 다양한 세포와 조직, 기관, 분자를 형성하여 면역계통과 협업함으로써 인체에 침입한 병원체를 방어하는 핵심적인 역할을 한다. 림프계통과 면역계통은 힘을 합쳐 외부 침입자와 이물질을 방어할 뿐만 아니라 감염된 자신의 세포를 제거하는 역할도 한다.

림프관

lymphatic capillaries [캐펄러뤼즈] 모세림프관
lymphatic ducts 림프관
right lymphatic duct 오른림프관
thoracic duct 가슴림프관·흉관
valves 판막

림프관(lymphatic vessel)은 온몸에 광범위하게 분포하는 그물망을 형성한다. 그러나 림프관은 순환계통과는 달리 폐쇄순환계를 형성하지는 않는다. 그 대신 림프관은 림프를 조직으로부터 흉강으로 운반하는 일방향 도관 역할을 한다(그림 6.7). 림프관은 조직에 분포하는 아주 가느다란 **모세림프관**에서 시작된다. 과도한 간질액이 모세림프관으로 들어오면 이 체액은 다시

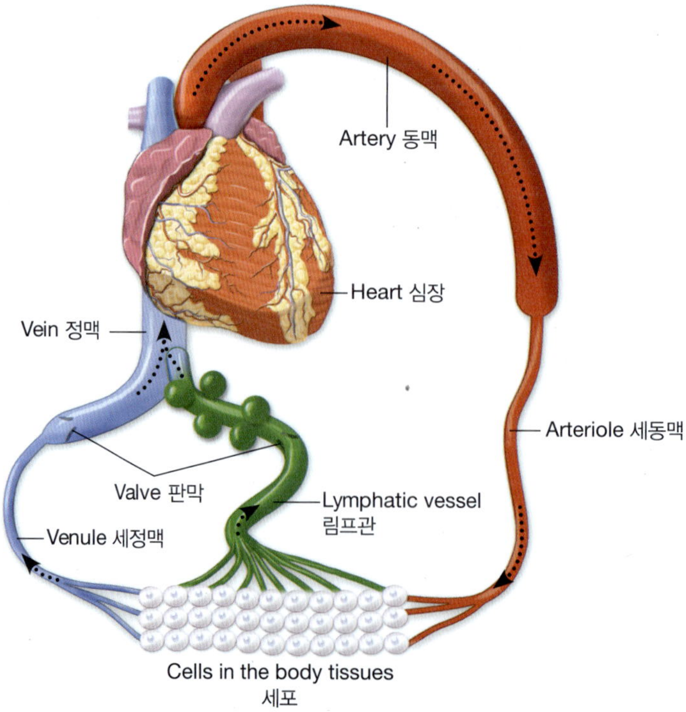

■그림 6.7 여분의 간질액을 받아들인 후 림프절에서 청소하여 순환계통으로 복귀시키는 역할을 하는 림프관(녹색 도관).

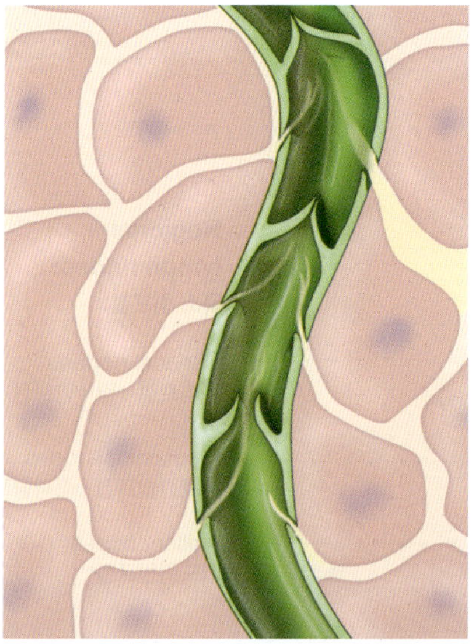

A

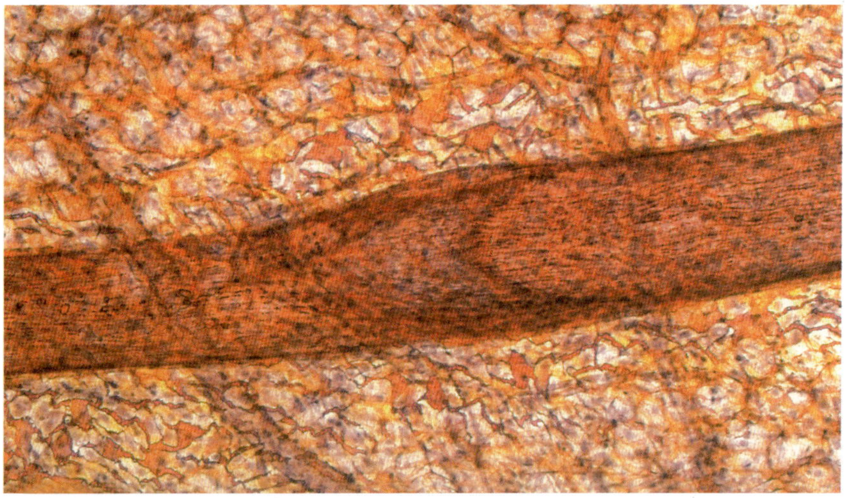

B

■그림 6.8 림프관. A. 조직에 분포하는 림프관과 판막의 모식도. B. 조직에 분포하는 림프관과 판막의 현미경사진. *(Michael Abbey/Photo Researchers, Inc.)*

순환계통으로 복귀하기 시작한다. 모세림프관은 합쳐져 좀 더 큰 림프관이 된다. 림프관의 압력은 매우 낮아 역류가 발생할 수 있으므로 이를 막는 **판막**이 존재하며, 이에 따라 림프는 흉강 방향으로만 흐를 수 있다(그림 6.8). 림프는 최종적으로 큰 림프관(lymphatic duct)인 **오른림프관**이나 **가슴림프관**으로 배출된다. 약간 작은 오른림프관은 오른팔 및 오른쪽 머리·목·가슴으로부터 들어오는 림프를 받아들인다. 오른림프관은 오른빗장밑정맥(우쇄골하정맥·right subclavian vein)으로 림프를 배출한다. 더 큰 가슴림프관은 나머지 신체 부위로부터 들어오는 림프를 받아들인 다음 왼빗장밑정맥(좌쇄골하정맥·left subclavian vein)으로 배출한다(그림 6.9).

용어 성분

이 용어 성분들을 찾아보자.
thorac/o = 가슴
-ic = ~와 연관된

알아두기

*Capillary*는 순환계통에 분포하는 작은 혈관을 나타낼 때에도 사용한다. *Capillary*는 판막, 섬모, 털과 같이 여러 기관계통에서 사용되는 몇 개의 일반 명칭 중 하나이다.

림프절

lymph glands 림프절

림프절(lymph node)은 림프관을 따라 위치하는 작은 기관으로서 림프조직으로 이루어져 있다. 림프절(lymph node 또는 **lymph gland**라고 부름)은 림프구(lymphocyte)와 항체(antibody)의 거주지이므로 림프절을 경유하여 흉강으로 유입되는 병원체(pathogen)와 세포찌꺼기(cell debris)는 림프절을 통과하면서 제거된다(그림 6.10). 림프절은 암종(cancerous tumor)으로부터 떨어져 나온 세포를 붙잡아 파괴하는 역할도 한다. 림프절은 신체 구석구석에 분포하고 있지만 몇몇 신체 부위에는 집중적으로 분포하고 있다. 예를 들면 목 부위에 집중되어 있는 림프절은 머리로부터 오는 림프를 받아들인다. 그림 6.9와 표 6.2에 중요한 일부 림프절이 정리되어 있다.

알아두기

유방과 같은 기관에 생긴 암을 제거하는 수술을 할 때 가까이 분포하는 림프절에 암이 퍼졌는지를 검사한다. 검사한 림프절에서 암세포가 발견된 경우 암세포가 '전이(metastasis)' 또는 '퍼졌다(spread)'고 말한다. 이어서 암세포는 림프계통을 통해 다른 신체 부위로 확산할 수 있다.

표 6.2 림프절 위치

림프절 명칭	위치	기능
axillary [**액**씰러뤼] 겨드랑림프절	겨드랑이	팔과 어깨로부터 오는 림프액을 받아들임. 유방암 세포가 발견될 수 있음.
cervical [**써**ㄹ비컬] 목림프절·경부림프절	목	머리와 목으로부터 오는 림프액을 받아들임. 상기도감염이 있을 때 커질 수 있음.
inguinal [**잉**귀널] 샅고랑림프절·서혜림프절	샅굴부위·서혜부	다리와 하부 골반으로부터 들어오는 림프액을 받아들임.
mediastinal [미디애스**타**이널] 세로칸림프절·종격림프절	가슴	흉강으로부터 들어오는 림프액을 받아들임.

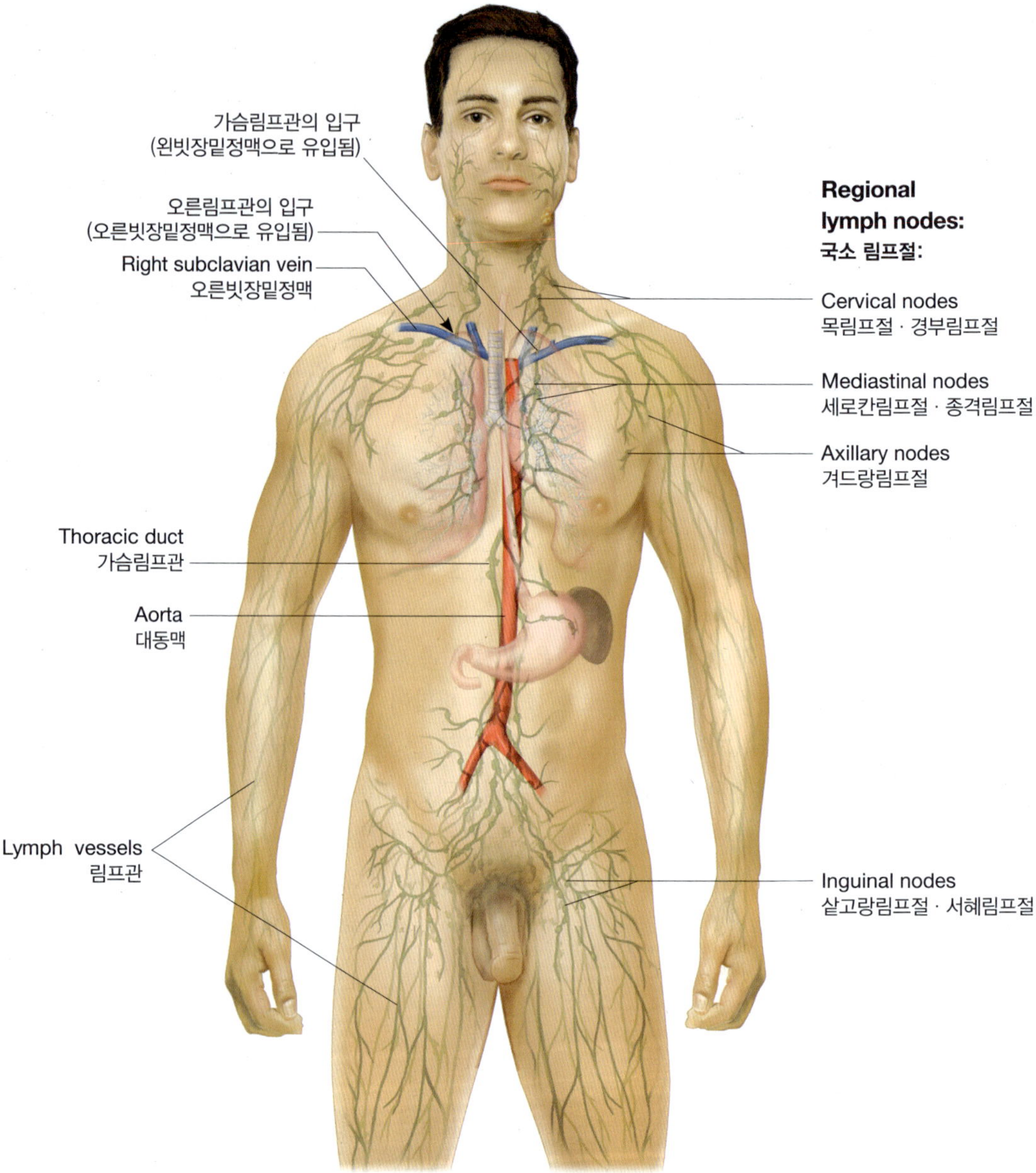

■ 그림 6.9 림프관의 위치와 림프절이 밀집되어 있는 부위를 나타낸 그림.

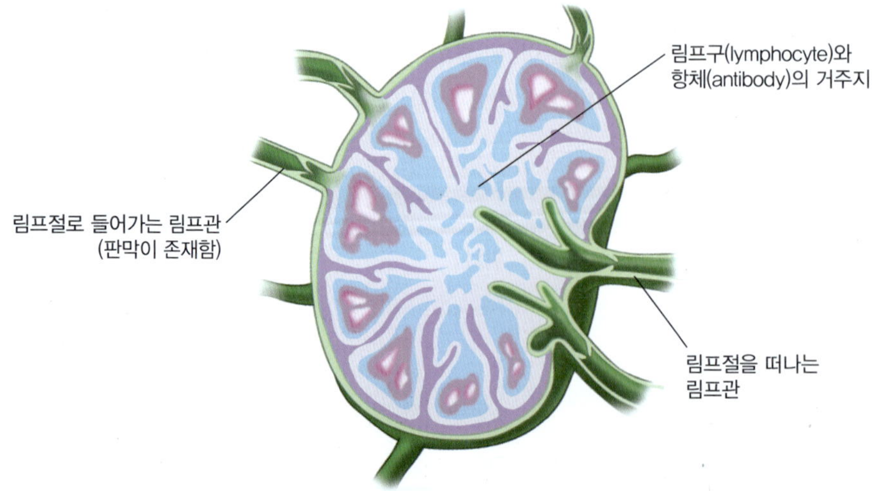

■ 그림 6.10 림프절의 구조.

편도

adenoids [애데노이즈] 아데노이드
lingual tonsils [링궐] 혀편도
palatine tonsils [팰아타인] 목구멍편도·구개편도
pharyngeal tonsils [패륀지얼] 인두편도
pharynx [패륑스] 인두

편도(tonsils)는 **인두** 양쪽에 밀집하여 위치하는 림프조직을 말한다(그림 6.11). 편도는 **목구멍편도, 인두편도**(흔히 **아데노이드**라 함), 그리고 **혀편도**로 이루어져 있다. 모든 편도는 많은 백혈구를 포함하고 있으며 소화계통이나 호흡계통을 통해 침입한 병원체로부터 신체를 방어하기 위해 이 병원체들을 여과하여 제거하는 역할을 한다. 편도는 생명을 유지하는 데 꼭 필요한 장기는 아니므로 계속해서 감염이 일어날 경우에는 수술을 통해 제거하기도 한다.

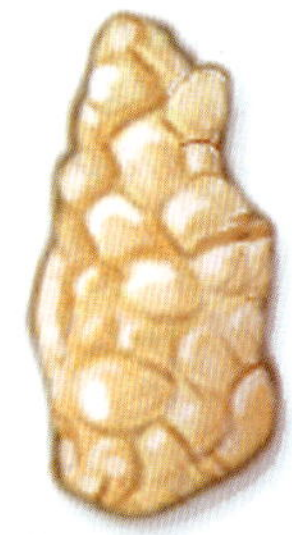

■그림 6.11 편도의 모양.

용어 성분
이 용어 성분들을 찾아보자.
lingu/o = 혀
palat/o = 입천장·구개
pharyng/o = 인두
-al = ~와 연관된
-eal= ~와 연관된
-ine = ~와 연관된

비장

blood sinuses 혈액굴·혈액동
macrophages [매크로페이지즈] 큰포식세포·대식세포

비장(지라·spleen)은 좌상복부에 위치하고 있는 림프조직으로서 혈관을 많이 포함하고 있다(그림 6.12). 이 혈관들은 혈액이 천천히 이동하는 **혈액굴**과 이어져 있다. 비장은 오래된 적혈구를 여과하여 파괴하는 역할과 이때 나오는 철을 재사용하는 역할을 할 뿐만 아니라 혈액 일부를 저장하는 역할도 한다. 비장의 혈액굴에 분포하고 있는 **대식세포**들은 병원체를 탐식하고 제거하는 역할을 한다. 혈액은 비장을 통해 느리게 이동하므로 대식세포는 병원체와 오래된 적혈구를 식별하는데 필요한 충분한 시간을 확보할 수 있다. 비장은 생명을 유지하는 데 꼭 필요한 장기는 아니므로 손상을 입었거나 병이 발생한 경우 제거할 수 있다. 그러나 비장을 제거했을 경우 혈액 감염의 가능성이 증가할 수 있다.

용어 성분
이 용어 성분들을 찾아보자.
macro- = 큰
-phage = 먹기

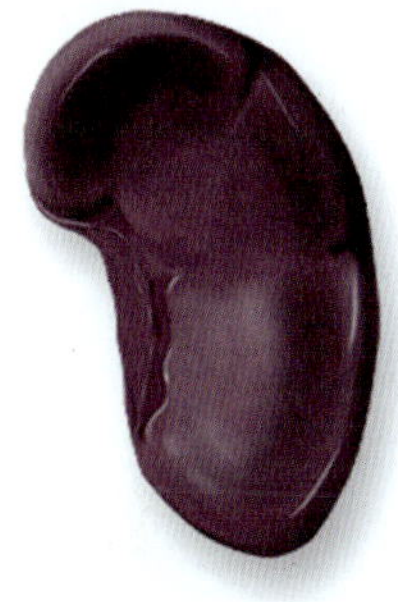

■그림 6.12 비장의 모양.

가슴샘

T cells T세포
T lymphocytes T림프구
thymosin [싸이모신] 티모신

가슴샘(흉선·thymus gland)은 종격(mediastinum) 상부에 위치하고 있으며 면역계통의 적절한 발달에 필수적인 역할을 한다(그림 6.13). 가슴샘은 면역기능과 항체 발달을 돕는다. 가슴샘이 분비하는 호르몬인 **티모신**은 림프구를 T림프구(T lymphocyte 또는 T cell이라 함)로 분화시키는 역할을 하며, T림프구는 면역반응에서 중요한 역할을 한다. 가슴샘은 출생 전 시기와 아동기, 청소년기까지 활발하게 활동하며, 청소년기에 도달하면 크기가 줄어들기 시작한다.

용어 성분
이 용어 성분들을 찾아보자.
lymph/o = 림프
-cyte = 세포

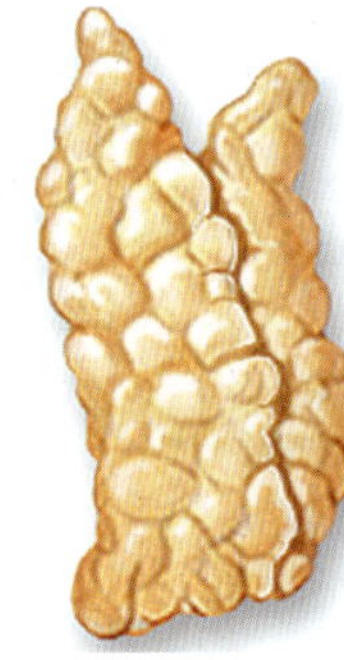

■그림 6.13 가슴샘의 모양.

면역

acquired immunity 후천면역
active acquired immunity 능동후천면역
bacteria [벡티뤼아] 세균
cancerous tumors 암종
fungi [펀자이] 곰팡이·진균
immune response 면역반응
immunity [임유니티] 면역
immunizations [임유니제이션스] 예방접종
natural immunity 자연면역
passive acquired immunity 수동후천면역
protozoans [프롸토조언즈] 원생동물·원충
toxins 독소
vaccinations [백씨네이션] 예방접종
viruses 바이러스

면역(immunity)은 인체가 **세균**이나 **바이러스, 곰팡이, 원충, 독소, 암종** 같은 병원체에 대해 스스로 방어하는 능력을 말한다. 면역은 **자연면역**과 **후천면역**으로 나뉜다. 선천면역(*innate immu-*

용어 성분
이 용어 성분들을 찾아보자.
-ous = ~와 연관된

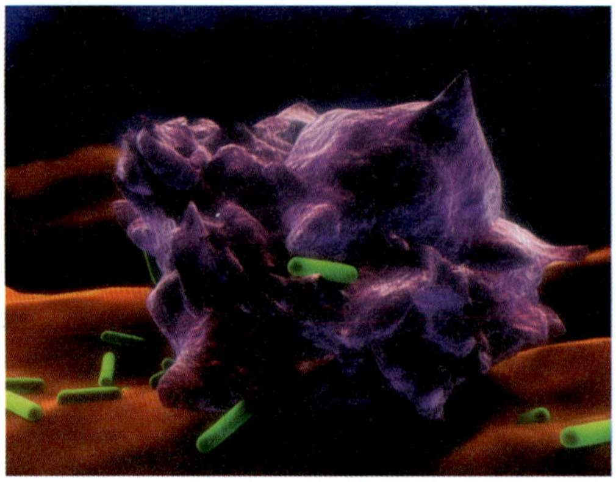

■ **그림 6.14** 대장균(녹색)을 공격하는 대식세포(보라색)를 보여주는 현미경사진. *(Sebastian Kaulitzki/Shutterstock)*

*nity)*이라고도 불리는 자연면역은 특정 질병에 대해 특이적인 반응을 나타내지 않으며 먼저 병원체에 노출되지 않아도 일어난다. 자연면역의 좋은 예는 대식세포(큰포식세포·macrophage)이다. 대식세포는 모든 신체 조직에 분포하고 있지만, 폐와 소화계통 같이 세균에 노출되어 있는 부위에 특히 많이 분포한다. 대식세포는 매우 활발한 포식세포이며, 몸속으로 들어온 모든 병원체를 탐식하여 소화시킨다(그림 6.14)

후천면역은 특정 병원체에 대한 신체의 반응이며 수동적으로 또는 능동적으로 획득할 수 있다. **수동후천면역**은 사람이 다른 사람이나 동물이 생산한 방어물질을 투여 받았을 때 획득된다. 이러한 예로는 모체의 항체가 태반을 통하여 태아에게 전달되는 것과 항독소(antitoxin)나 항글로불린(antiglobulin)을 주사하는 것을 들 수 있다. **능동후천면역**은 병원체에 직접 노출된 후에 획득된다. 병원체들은 인체의 **면역반응**(병원체를 무력화시키는 역할을 하는 일련의 여러 기전)을 자극한다. 예를 들어 사람은 대개 한번만 수두에 걸리는데, 그 이유는 신체가 한번 수두바이러스와 싸운 뒤에는 더 빨리 수두바이러스를 인식하여 죽일 수 있기 때문이다. **예방접종**(**immunization** 또는 **vaccination**이라 함)은 특별한 형태의 능동후천면역이다. 감염원에 실제로 노출되어 질병에 걸리는 대신에 사람은 변형된 형태나 약한 병원체에 노출됨으로써 질병을 앓지 않고 면역반응만 자극할 수 있다.

용어 성분

이 용어 성분들을 찾아보자.

cyt/o = 세포
immun/o = 방어
lymph/o = 림프
path/o = 병
-al = ~와 연관된
-ar = ~와 연관된
-cyte = 세포
-gen = 일으키는 것
-genic = 일으키는
-globulin = 단백질
-toxic = 독과 연관된
anti- = 대항하는

알아두기

*Humoral*은 '액체'를 의미하는 라틴어로부터 기원하였다. 이 용어는 체액을 의미하는 오래된 용어이다.

면역반응

antibody [앤티바디] 항체
antibody-mediated immunity 항체매개면역
antigen-antibody complex 항원항체복합체
antigens [앤티젠스] 항원
B cells B세포
B lymphocytes B림프구
cell-mediated immunity 세포매개면역
cellular immunity 세포면역
cytotoxic [싸이토톡식] 세포독성~
humoral immunity [휴모럴] 체액면역
immunoglobulin (Ig) [임유노글로불린] 면역글로불린
natural killer (NK) cells 자연살해세포
pathogenic [패써제닉] 병원성~·발병~

질병을 유발하는 **병원성인자**들은 사람이 가지고 있는 단백질과는 다른 단백질을 표면에 진열하고 있기 때문에 이물질로 인식된다. **항원**이라 불리는 이 외부 단백질들은 면역반응을 자극한다. 면역반응은 두 가지 반응으로 이루어져 있는데, 하나는 **체액면역**(**항체매개면역**이라고도 함)이고, 다른 하나는 **세포면역**(**세포매개면역**이라고도 함)이다.

체액면역은 **B림프구**(**B lymphocyte** 또는 **B cell**이라 함) 생산과 연관되어 있는데, B림프구는 **항체**(**면역글로불린**이라고도 함)라 불리는 방어단백질을 생산하여 항원에 대응한다. 항체는 항원과 결합하여 **항원항체복합체**를 형성한다. 이 복합체는 이물질을 포식하거나 건강한 세포가 감염

되지 않도록 방어한다.

세포면역은 T림프구와 **자연살해세포**의 생산에 관여한다. T림프구와 자연살해세포는 **세포독성**을 나타내는데, 세포독성이란 이들 세포가 물리적으로 병원성 세포를 공격하고 파괴한다는 의미이다.

표준예방조치

cross-infection 교차감염
nosocomial infection [노소코미올] 병원내감염
Occupational Safety and Health Administration (OSHA)
미국 산업안전보건국
reinfection 재감염
self-inoculation 자가접종

병원 및 기타 보건시설에는 수많은 감염원들이 존재한다. 환자나 보건의료종사자들은 다른 사람의 병원체에 노출되며 때때로 감염되기도 한다. 병원 내에서 일어나는 접촉에 의해 발생하는 감염을 **병원내감염**이라 한다. 병원내감염은 다양한 방식으로 전파될 수 있다. **교차감염**은 환자나 보건의료종사자가 다른 환자나 보건의료종사자로부터 병원체를 획득하는 것을 말한다. **재감염**은 환자 자신이 병원에 운반한 동일한 병원체에 의해 다시 감염되는 것을 말한다. **자가접종**은 감염된 사람의 다른 신체 부위로 감염이 전파되는 것을 말하는데, 그 예로는 창자세균이 요도로 전파되는 것을 들 수 있다.

1960년대 중반에 출현한 B형간염바이러스(hepatitis B virus [HBV])와 1980년대 중반에 출현한 사람면역결핍바이러스(human immunodeficiency virus [HIV])를 계기로 감염 확산을 저지하는 데 큰 변화가 일어났다. **미국 산업안전보건국(OSHA)**은 체액에 노출될 위험이 있는 모든 근로자들은 의무적으로 개인보호장비를 착용해야 한다는 법적 지침을 1987년 공표하였다. 이 지침에 따르면 인체 혈액과 조직, 체액은 HIV나 HBV, 기타 혈액매개병원체에 감염되었다고 가정해야 한다. 이 지침은 1992년 및 1996년 혈액매개병원체뿐만 아니라 혈액과 점막, 손상된 피부, 모든 체액(양수 [amniotic fluid], 질분비물 [vaginal secretions], 흉막액 [pleural fluid], 뇌척수액 [cerebrospinal fluid], 복강액 [peritoneal fluid], 심장막액 [pericardial fluid], 정액 [semen])과 접촉함으로써 전파되는 모든 병원내감염으로 적용범위가 확장되었다. 이 지침은 흔히 표준예방조치(Standard Precautions)라고 불리며 다음 내용을 포함한다.

1. 장갑을 착용한 전후, 각 환자와 접촉한 전후, 그리고 각 기구와 접촉한 전후에 손을 씻는다.
2. 체액이나 점막, 손상된 피부와 접촉할 때, 또는 손이 갈라졌거나 발진이 있거나 상처가 있을 때는 장갑을 착용한다.
3. 체액이나 점막, 손상된 피부와 접촉할 가능성이 있는 처치를 할 때에는 비투과성 수술복이나 앞치마를 착용한다.
4. 환자가 자주 기침을 할 때, 또는 체액이 흐르거나 튀길 가능성이 있을 때는 마스크·보호장비 또는 안면보호구를 착용한다.
5. 인체 조직이 기화될 가능성이 있는 처치를 할 때는 얼굴을 밀폐할 수 있도록 얼굴마스크와 안경을 착용한다.
6. 온도계나 청진기, 혈압측정띠 같은 공용장비가 체액이나 점막, 손상된 피부와 접촉한 경우에는 적절한 방법으로 세척하여 제거한다.

용어 성분

이 용어 성분들을 찾아보자.
-al = ~와 연관된
re- = 다시

알아두기

*Nosocomial*은 '병원'을 의미하는 그리스어 *nosokomeion*으로부터 유래하였다.

알아두기

단순하지만 손을 씻는 것이 감염병 전파를 예방하는 가장 효과적인 방법이다.

자습하기

F. 빈칸 채우기

1. 림프계통은 림프관과 림프절 이외에도 ____________, ____________, ____________과 같은 기관들도 포함한다.
2. 두 가지 림프관(thoracic duct)은 ____________과 ____________이다.
3. 림프절이 주로 밀집되어 있는 부위는 ____________, ____________, ____________, ____________이다.
4. 병원체에 직접 노출된 이후에 획득되는 면역을 ____________이라 한다.
5. 체액면역을 ____________이라고도 한다.

의학용어

림프계통과 면역계통 용어를 만드는데 활용되는 용어 성분

아래 목록에는 이 장에 등장하는 용어를 만드는데 활용되는 연결형과 접미어, 접두어가 정리되어 있다.

연결형

adenoid/o	adenoids 아데노이드
axill/o	axilla 겨드랑이
cortic/o	outer layer 바깥층
immun/o	protection 방어
inguin/o	groin 샅굴·서혜부
lymph/o	lymph 림프

lymphaden/o	lymph node 림프절
lymphangi/o	lymph vessel 림프관
nucle/o	nucleus 핵
path/o	disease 병
pneumon/o 7장 참조	lung 폐

sarc/o	flesh 살
splen/o	spleen 비장
thym/o	thymus gland 가슴샘
tonsill/o	tonsils 편도

접미어

-al	~와 연관된
-ar	~와 연관된
-ary	~와 연관된
-atic	~와 연관된
-ectomy	외과적 절제
-edema	부종·부기

-gram	기록물
-graphy	기록법
-ia	상태
-iasis	비정상 상태
-ic	~와 연관된
-itis	염증

-logy	~학
-megaly	커진
-oma	종양
-osis	비정상 상태
-pathy	병
-therapy	치료

접두어

anti	대항하는

auto-	자기

mono-	하나

해부학 용어의 형용사형

용어	용어 성분	설명
axillary [액씰러뤼] 겨드랑~	axill/o = 겨드랑이 -ary = ~와 연관된	겨드랑부위와 연관된.
inguinal [잉귀널] 샅굴~·서혜~	inguin/o = 샅굴부위·서혜부 -al = ~와 연관된	샅굴부위와 연관된.
lymphangial [림팬지얼] 림프관~	lymphangi/o = 림프관 -al = ~와 연관된	림프관과 연관된.
lymphatic [림팰익] 림프~	lymph/o = 림프 -atic = ~와 연관된	림프와 연관된.
splenic [스플렌익] 비장~·지라~	splen/o = 비장·지라 -ic = ~와 연관된	비장과 연관된.
thymic [싸이믹] 가슴샘~·흉선~	thym/o = 가슴샘·흉선 -ic = ~와 연관된	가슴샘과 연관된.
tonsillar [톤실라ㄹ] 편도~	tonsill/o = 편도 -ar = ~와 연관된	편도와 연관된.

자습하기

G. 형용사형 만들기

1. Spleen ____________________
2. Lymph ____________________
3. Tonsil ____________________
4. Thymus gland ____________________
5. Lymph vessel ____________________

병리학

용어	용어 성분	설명
전문분야		
allergist [알러ㄹ지스트] 알레르기전문의		알레르기질환을 검사하고 치료하는 내과의사.
immunology [임유놀오지] 면역학	immun/o = 방어 -logy = ~학	감염병과 기타 면역질환을 신단하고 치료하는 의학 분야. 면역학을 전공한 의사를 *immunologist* (면역학자)라 함.
pathology [패쏠오지] 병리학	path/o = 병 -logy = ~학	질병의 원인을 진단하는 의학 분야. 병리학을 전공한 의사를 *pathologist* (병리학자, 병리의사)라 함.

병리학 (계속)

용어	용어 성분	설명
징후와 증상		
hives 두드러기		면역반응으로 나타나는 두드러기.
inflammation [인플아메이션] 염증		병원체나 물리적 요인에 의해 일어난 손상에 대한 조직반응. 염증의 특징은 발적(redness)과 통증(pain), 부종(swelling), 열감(feeling hot to touch)임. 주의하기 *Inflammation*과 *inflammatory*에는 *m*이 두 개씩 포함되어 있지만, *inflame*과 *inflamed*에는 *m*이 하나씩만 포함되어 있다. 이들의 철자를 잘못 쓰기 쉬우므로 주의해야 한다.
lymphedema [림파디마] 림프부종	lymph/o = 림프 -edema = 부종	림프관을 통한 림프 유통이 차단됨으로써 주로 팔다리에서 나타나는 부종.
splenomegaly [스플리노메갈리] 비장비대·지라비대	splen/o = 비장 -megaly = 커짐	비장이 커진 상태.
urticaria [어ㄹ티케뤼아] 두드러기		대개 음식 알레르기나 스트레스, 약물 반응과 연관된 증상으로 두드러기와 함께 심한 가려움이 동반됨.
알레르기반응		
allergy [앨러ㄹ지] 알레르기		환경에 존재하는 물질이나 약물에 대해 과민반응을 나타내는 것.
anaphylactic shock [애나펄랙틱] 아나필락시스쇼크		심한 알레르기반응에 의해 생명을 위협받는 상태. 벌에 쏘임, 약물 투여, 음식 섭취 등에 의해 발생함. 호흡곤란과 저혈압, 부종, 빈맥, 발작을 포함한 순환계 및 호흡계 이상을 초래함. **아나필락시스(anaphylaxis)**라고도 함.
림프계통		
adenoiditis [아데노이다이티스] 아데노이드염	adenoid/o = 아데노이드 -itis = 염증	아데노이드의 염증.
autoimmune disease 자가면역질환	auto- = 자기	면역계가 자신의 세포를 병원체로 간주하여 공격함으로써 발생하는 병. 대표적인 예로는 전신홍반루푸스(SLE), 류마티스관절염, 다발경화증을 들 수 있음.

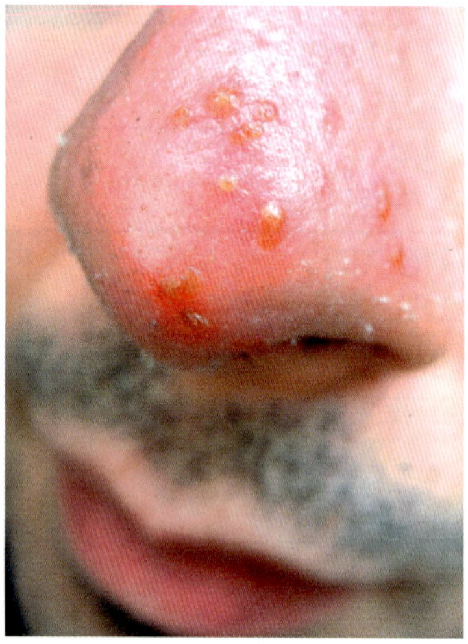

■그림 6.15 코에 생긴 연조직염. 염증이 생긴 코 부위가 빨갛고 부어 있는 점에 주목하자. 또한 코를 만지면 아프고 열감을 느낄 수 있다. *(ARENA Creative/Shutterstock)*

병리학 (계속)

용어	용어 성분	설명
elephantiasis [엘레펀타이아시스] 코끼리피부병·상피증	-iasis = 비정상 상태	림프관의 염증, 폐쇄, 파괴에 의해 발생하는 부종에 의해 조직이 부풀어 올라 커지는 것.
Hodgkin's disease (HD) [하치킨스] 호지킨병		호지킨림프종(*Hodgkin's lymphoma*)이라고도 함. 림프조직 암세포가 림프절에 밀집되어 있음. 이 병을 처음 기술한 영국의 내과의사 토마스 호지킨의 이름을 따서 명명함.
lymphadenitis [림프아데나이티스] 림프절염	lymphaden/o = 림프절 -itis = 염증	림프절의 염증. *Swollen glands*라고도 함.
lymphadenopathy [림프아데노패씨] 림프절병(증)	lymphaden/o = 림프절 -pathy = 병	림프절에 생긴 질병을 나타내는 일반 용어.
lymphangioma [림팬지오마] 림프관종	lymphangi/o = 림프관 -oma = 종양	림프관에 생긴 종양.
lymphoma [림포마] 림프종	lymph/o = 림프 -oma = 종양	림프조직에 생긴 종양.
mononucleosis (mono) [모노누클리오시스] 단핵구증	mono- = 하나 nucle/o = 핵 -osis = 비정상 상태 알아두기 **단핵**(*mononuclear*)은 하나의 크고 둥근 핵을 가진 백혈구를 나타내며 림프구(lymphocyte)와 단핵구(monocyte)를 포함한다. 이 용어는 핵이 엽으로 나뉘어져 있는 다른 백혈구와 반대 의미로 사용되고 있다.	비정상적으로 단핵구가 증가하는 급성감염병. 엡스타인-바바이러스(Epstein-Barr virus)에 의해 발병함. 간기능 이상이 초래될 수 있음.
non-Hodgkin's lymphoma (NHL) 비호지킨림프종	lymph/o = 림프 -oma = 종양	호지킨림프종을 제외한 림프조직암.

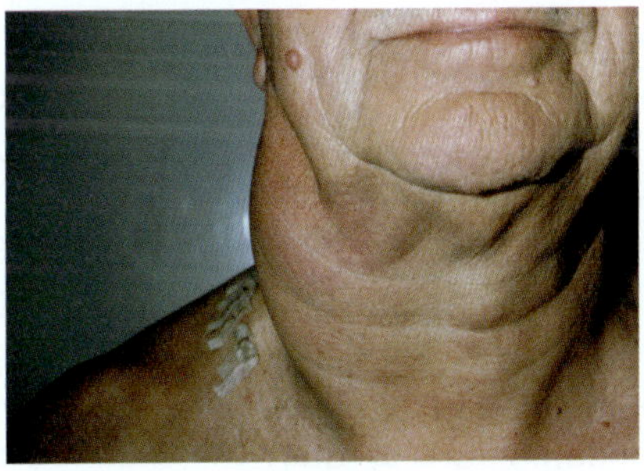

■ **그림 6.16** 불룩한 림프절비대를 볼 수 있는 비호지킨림프종 환자의 목 사진. *(Dr. P. Marazzi/Science Source)*

용어	용어 성분	설명
thymoma [싸이모마] 가슴샘종·흉선종	thym/o = 가슴샘·흉선 -oma = 종양	가슴샘의 종양.
tonsillitis [톤씰라이티스] 편도염	tonsill/o = 편도 -itis = 염증	편도의 염증.
면역계통		
acquired immunodeficiency syndrome (AIDS) [어콰이어드 임유노디피션시 씬드롬] 후천면역결핍증후군·에이즈	immun/o = 방어	세포매개면역계 이상을 초래함. 사람면역결핍바이러스(HIV) 감염에 의해 발생하며 말기가 되면 다양한 기회감염이 발생함. HIV는 T4림프구를 공격하여 죽이므로 감염된 사람은 감염에 대항하지 못하게 됨.

병리학 (계속)

용어	용어 성분	설명
AIDS-related complex (ARC) 에이즈관련증후군		에이즈의 초기 단계. 바이러스에는 양성을 나타내지만 체중감소와 피부발진, 식욕부진 같은 가벼운 증상만 나타냄.
graft versus host disease (GVHD) 이식편대숙주병		골수이식의 심각한 합병증. 공여자의 골수에 포함된 면역세포가 수용자, 즉 숙주의 조직을 공격하여 발생함.
human immunodeficiency virus (HIV) [임유노디피션시] 사람면역결핍바이러스	immun/o = 방어	에이즈를 일으키는 바이러스. **레트로바이러스**(retrovirus)라고도 함.
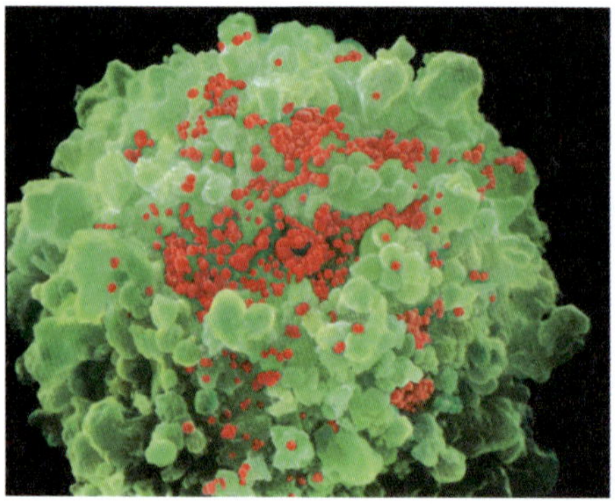 ■그림 6.17 HIV(적색)에 감염된 도움T세포(T-helper cell; 녹색)의 스캐닝전자현미경사진. *(NIBSC/Science Photo Library/Science Source)*		
immunocompromised [임유노컴프로마이즈드] 면역손상~·면역약화~	immun/o = 방어	면역계가 병원체에 대해 적절하게 반응할 수 없는 상태. 면역결핍장애(*immunodeficiency disorder*)라고도 함.
Kaposi's sarcoma (KS) [카포시즈 싸ㄹ코마] 카포시육종	sarc/o = 살 -oma = 종양	에이즈 환자에서 흔히 발병하는 피부암. 피부에 갈색을 띈 자주색 구진이 생겨 내부 장기로 전이함. 피부과의사인 모리츠 카포시의 이름을 따서 명명함.
opportunistic infections 기회감염		면역이 약화되어 감염이나 기생충에 대한 저항력이 떨어진 환자에서 발생하는 감염병. HIV 감염에 의해 일어나는 경우가 많음.
pneumocystis pneumonia (PCP) [누모씨스티스 누모니아] 폐포자충폐렴	pneumon/o = 폐·허파 -ia = 상태	에이즈 환자처럼 면역력이 약해진 환자에서 흔히 발생하는 폐렴으로 사람폐포자충(*Pneumocystis jiroveci*) 곰팡이에 의해 발생함.
sarcoidosis [싸ㄹ코이도시스] 사르코이드증	-osis = 비정상 상태	림프절과 간, 피부, 폐, 비장, 눈, 손·발에 분포하는 작은 뼈에서 흔히 발생하는 섬유성 병변으로 원인은 알려져 있지 않음.
severe combined immunodeficiency syndrome (SCIDS) 중증복합면역결핍병	immun/o = 방어	면역계가 기능을 하지 않는 채 출생한 어린이에게서 관찰되는 병. 이 어린이들은 대개 무균 실내에서만 생존이 가능함.

자습하기

H. 의학용어 짝짓기

의학용어와 그 설명을 짝지어라.

1. _____________ allergy	a. 알레르기반응으로 나타나는 증상
2. _____________ hives	b. 골수이식의 합병증
3. _____________ Hodgkin's disease	c. 과민반응
4. _____________ sarcoidosis	d. 암의 일종
5. _____________ graft vs. host disease	e. 자가면역질환

진단법

용어	용어 성분	설명
임상검사실 진단법		
enzyme-linked immunosorbent assay (ELISA) [엔자임 링크트 임유노소ㄹ번트 애쎄이] 효소결합면역흡착측정(법)	immun/o = 방어	HIV에 대한 항체를 검사하는 혈액검사법. 검사결과가 양성이라는 것은 이 환자가 바이러스에 노출된 적이 있다는 것을 의미함. 거짓양성을 나타낼 수 있으며, 그럴 경우 웨스턴블롯검사를 통해 확진해야 함.
Western blot 웨스턴블롯		혈액 속에 HIV에 대한 항체가 존재하는지 검사하는 ELISA 검사에 대한 대체 검사법.
영상 진단법		
lymphangiogram [림팬지오그램] 림프관조영사진	lymphangi/o = 림프관 -gram = 기록물	림프관조영술로 얻은 림프관의 X선 기록물.
lymphangiography [림팬지오그래피] 림프관조영(술)	lymphangi/o = 림프관 -graphy = 기록법	발에 염료를 주입한 후 X선으로 림프관을 촬영하는 것. 가슴으로 들어가는 림프를 추적함.
기타 진단법		
Monospot		감염성 단핵구증을 진단할 수 있는 혈액검사.
scratch test 긁은자국검사		피부를 살짝 긁어 알레르기항원에 노출시켜 알레르기가 발생하는지 관찰하는 검사법. 그림 6.18 참조.

진단법 (계속)

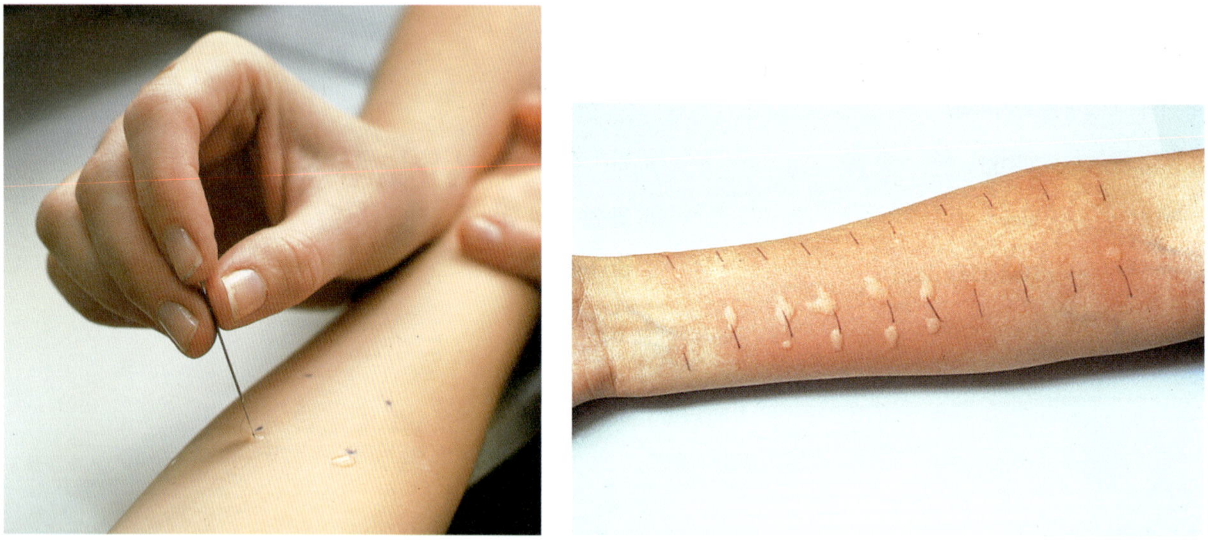

A B

■그림 6.18 긁은자국검사. A. 환자의 피부를 살짝 긁어 알레르기항원에 노출시킨다. B. 긁은자국검사 양성. 염증이 발생하는 것은 환자가 해당 물질에 알레르기 반응을 일으킨다는 것을 의미한다. *(A - James King-Holmes/Science Photo Library/Science Source.; B - Southern Illinois University/Science Source.)*

치료법

용어	용어 성분	설명
내과 치료법		
immunotherapy [임유노쎄롸피] 면역요법	immun/o = 방어 -therapy = 치료	병을 치료할 목적으로 환자에게 면역글로불린 또는 항체를 주사하는 것. 항체는 다른 사람이나 동물이 생산한 것임(예, 항뱀독소). 최근에 개발된 면역요법으로는 암이나 에이즈를 치료하기 위해 면역계 활동을 증강시키는 것을 들 수 있음.
vaccination [백씨네이션] 예방접종		약화시킨 병원체에 노출시킴으로써 면역반응과 항체 생산을 촉진시켜 다양한 질환에 대한 방어력을 증가시키는 것.
외과 치료법		
adenoidectomy [아데노이덱토미] 아데노이드절제(술)	adenoid/o = 아데노이드 -ectomy = 외과적 절제	아데노이드를 절제함.
lymphadenectomy [림프아데넥토미] 림프절절제(술)	lymphaden/o = 림프절 -ectomy = 외과적 절제	림프절을 절제함. 림프절절제는 대개 악성종양을 검사하기 위해 시행함.
splenectomy [스플에넥토미] 비장절제(술)·지라절제(술)	splen/o = 비장 -ectomy = 외과적 절제	비장을 절제함.
thymectomy [싸이멕토미] 가슴샘절제(술)·흉선절제(술)	thym/o = 가슴샘·흉선 -ectomy = 외과적 절제	가슴샘을 절제함.
tonsillectomy [턴실렉토미] 편도절제(술)	tonsill/o = 편도 -ectomy = 외과적 절제	편도를 절제함.

약리학

분류	용어 성분	작용	예
antihistamine [앤티**히스타**민] 항히스타민제	anti- = 항~	신체에서 유리된 히스타민의 효과를 차단함.	cetirizine, Zyrtec; diphenhydramine, Benadryl
corticosteroids [코ㄹ티코**스테**로이드] 코르티코스테로이드	cortic/o = 바깥층	부신피질에서 생산되는 호르몬으로 강력한 항염증작용을 나타냄. 자가면역질환을 치료하는데 특히 유용함.	prednisone; methylprednisolone, Solu-Medrol
immunosuppressants [임유노써**프뤠**썬츠] 면역억제제	immun/o = 방어	면역계의 특정 활동을 차단함. 이식된 장기의 거부반응을 방지하기 위해 사용함.	mycophenolate mofetil, CellCept; cyclosporine, Neoral
protease inhibitor drugs [**프로**티에이스] 단백질분해효소억제제		바이러스가 증식하는데 필요한 효소인 단백질분해효소를 억제함.	indinavir, Crixivan; saquinavir, Fortovase
reverse transcriptase inhibitor drugs [트랜스**크립**테이스] 역전사효소억제제		바이러스가 증식하는데 필요한 효소인 역전사효소를 억제함.	lamivudine, Epivir; zidovudine, Retrovir

자습하기

I. 진단 · 치료법과 그 설명 짝짓기

1. __________ ELISA
2. __________ vaccination
3. __________ scratch test
4. __________ Monospot
5. __________ lymphangiography

a. 단핵구증 진단법
b. X선
c. 예방접종
d. 알레르기 검사법
e. HIV에 대한 항체를 검사하는 진단법

약어

AIDS	acquired immunodeficiency syndrome 후천면역결핍증후군	**KS**	Kaposi's sarcoma 카포시육종
ARC	AIDS-related complex 에이즈관련증후군	**mono**	mononucleosis 단핵구증
ELISA	enzyme-linked immunosorbent assay 효소결합면역흡착측정(법)	**NHL**	non-Hodgkin's lymphoma 비호지킨림프종
GVHD	graft versus host disease 이식편대숙주병	**NK**	natural killer cells 자연살해세포
HD	Hodgkin's disease 호지킨병	**PCP**	pneumocystis pneumonia 폐포자충폐렴
HIV	human immunodeficiency virus 사람면역결핍바이러스	**SCIDS**	severe combined immunodeficiency syndrome 중증복합면역결핍증후군
Ig	immunoglobulins (IgA, IgD, IgE, IgG, IgM) 면역글로불린		

자습하기

J. 약어로 나타내기

1. acquired immunodeficiency syndrome ________________
2. AIDS-related complex ________________
3. human immunodeficiency virus ________________
4. mononucleosis ________________
5. Kaposi's sarcoma ________________
6. immunoglobulin ________________
7. severe combined immunodeficiency syndrome ________________
8. pneumocystis pneumonia ________________

복습하기

적용하기

의무기록 분석

아래의 퇴원요약서에는 11개의 의학용어가 포함되어 있다. 각 의학용어에 밑줄을 치고 아래의 목록에 의학용어를 적어라. 그런 다음 각 용어의 의미를 적어라. 일부 의학용어는 다른 장에 설명되어 있으니 즐겨찾기를 활용하여 찾아보라.

퇴원요약서

입원 시 진단명:	비장비대, 체중감소, 설사, 피로, 만성 기침
최종 진단명:	비장의 비호지킨림프종, 비장절제술
현 병력:	환자는 36세 회사원으로 그는 처음 그의 사무실에서 힘이 없이 축 처지는 느낌을 받았으며, 간헐적인 설사와 체중감소를 나타내었고, 최근에는 마른기침을 하였다고 말했다. 그는 이러한 증상들이 나타나는 것을 약 6개월 전부터 알았다고 한다. Monospot과 ELISA는 음성이었다. 대략 16kg의 체중감소가 나타났음에도 불구하고 그의 배에서는 부종과 비장비대가 관찰되었다. 그는 추가 검사와 치료를 위해 병원에 입원하였다.
입원 경과 요약:	전신 MRI 촬영을 통해 비장비대를 확인하였으며, 비장에서 약 3cm 크기의 피막으로 싸인 종양이 발견되었다. 비장 종양을 생검한 결과 종양은 비호지킨림프종으로 진단되었다. 종양을 제거하기 위해 환자는 비장절제술을 받았다.
퇴원 계획:	환자는 비장절제술을 받은 후 집으로 퇴원하였다. 복부부종과 설사는 해결되었지만, 마른기침은 계속되었다. 암이 다른 부위로 전이되었는지 검사하기 위해 그를 종양전문의에게 의뢰하였다.

	의학용어	설명
1.	______	______
2.	______	______
3.	______	______
4.	______	______
5.	______	______
6.	______	______
7.	______	______
8.	______	______
9.	______	______
10.	______	______
11.	______	______

의무기록 편집

아래의 의무기록에는 의학용어로 바꿔 적을 수 있는 10개의 구(句)가 포함되어 있다. 각 구(句)는 밑줄로 표시되어 있다. 각 구(句)를 의학용어로 바꿔 적어라.

피어슨종합병원 타과자문보고서

Task Edit View Time Scale Options Help Download Archive Date: 17 May 2015

현재 호소증상:	환자는 22세 여성이며, 그를 진료하였던 내과전문의가 그녀를 혈액질환을 치료하는 전문의**1**에게 의뢰하였다. 그녀는 피로하고 체중감소가 일어나며 쉽게 멍이 든다고 하였다.
과거병력:	환자는 소아기에 일반적인 질병을 앓았다. 그녀는 대학생이며 약 3개월 전부터 이러한 증상이 나타나기 전까지는 건강하게 지냈다.
징후와 증상:	HIV에 감염되었는지를 알아보기 위한 면역분석검사**2**는 정상이었다. 혈액의 응고력을 알아보는 검사**3**에서 피덩이를 형성하는데 너무 오랜 시간이 걸렸다. 혈액 속에 분포하는 모든 혈구를 계산하는 혈액검사**4**에서 적혈구수가 너무 적다**5**는 것과 혈액응고세포가 너무 적다**6**는 것이 밝혀졌다. 백혈구수는 너무 많았지만**7** 미성숙하거나 비정상적이었다. 현미경 검사를 위해 채취한 골수검체**8**에서 너무 많은 수의 미성숙 백혈구가 관찰되었다.
진단명:	백혈구를 만드는 골수암.**9**
치료:	백혈구를 만드는 골수암을 치료하기 위해 공격적인 화학요법을 시행하였고, 적혈구와 혈소판을 교체하기 위해 다른 사람의 혈액을 수혈**10**하였다.

1. ______________________

2. ______________________

3. ______________________

4. ______________________

5. ______________________

6. ______________________

7. ______________________

8. ______________________

9. ______________________

10. ______________________

증례

아래 증례는 이 장에서 공부했던 질병을 앓고 있는 환자에 관한 것이다. 증례를 읽고 질문에 답하라. 일부 질문은 이 장에서 공부하지 않았던 내용도 포함하고 있다. 교과서나 의학사전, 다른 참고서를 활용하여 질문에 답하라.

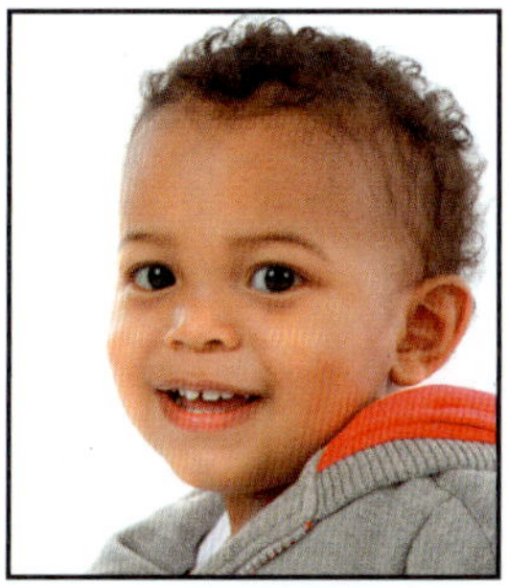

(Flashon Studio/Shutterstock)

2세 남자 아이가 혈액전문의를 찾아 왔다. 이 아이는 갑작스런 고열(high fever)과 혈소판감소증(thrombocytopenia), 코피(epistaxis), 잇몸출혈(gingival bleeding), 출혈점(petechia), 가벼운 외상에 의해 생기는 반상출혈(ecchymosis)을 나타냈다. 혈액전문의는 급성림프구백혈병(ALL)을 임상진단하기 위해 골수흡인생검(bone marrow aspiration)을 지시하였다. 골수생검에서 양성을 나타낼 경우 이 아이는 즉시 집중적인 화학요법을 받게 될 것이다. 의사는 환자에게 ALL을 앓고 있는 어린이(특히 2~8세 사이의 어린이)의 완화율은 90% 정도라고 알려주었다.

질문

1. 혈액전문의가 의심하는 이 질병은 무엇인가? 참고서 등을 활용하여 이 질병에 대해 찾아보라.

2. 환자가 나타내는 증상을 열거한 후 각 증상에 대해 설명하라.

3. 의사는 이 질병을 진단하기 위해 어떤 진단검사를 하였는지 설명하라.

4. '임상진단'은 무엇을 말하는가?

5. 의사가 의심하는 진단이 맞다면 어떤 치료를 하게 되는지 설명하라.

6. '완화(remission)'란 어떤 의미인가?

연습하기

A. 의학용어 연습하기

연결형 **splen/o**는 비장을 의미한다. 이 연결형을 이용하여 아래의 의미를 나타내는 의학용어를 적어라.

1. 비장의 비대 ______
2. 비장을 외과적으로 절제함 ______
3. 비장을 절개함 ______

연결형 **lymph/o**는 림프를 의미한다. 이 연결형을 이용하여 아래의 의미를 나타내는 의학용어를 적어라.

4. 림프세포 ______
5. 림프계통의 종양 ______

연결형 **lymphaden/o**는 림프절을 의미한다. 이 연결형을 이용하여 아래의 의미를 나타내는 의학용어를 적어라.

6. 림프절에 생긴 병 ______
7. 림프절의 종양 ______
8. 림프절의 염증 ______

연결형 **immun/o**는 면역계통를 의미한다. 이 연결형을 이용하여 아래의 의미를 나타내는 의학용어를 적어라.

9. 면역계통을 전공한 전문의 ______
10. 면역단백질 ______
11. 면역계통을 연구하는 학문 ______

연결형 **hemat/o**는 혈액을 의미한다. 이 연결형을 이용하여 아래의 의미를 나타내는 의학용어를 적어라.

12. 혈액과 연관된 ______
13. 혈액종양 또는 혈액덩이 ______
14. 혈액 형성 ______

연결형 **hem/o**는 혈액을 의미한다. 이 연결형을 이용하여 아래의 의미를 나타내는 의학용어를 적어라.

15. 혈액 파괴 ______
16. 혈액 단백질 ______

접미어 **-penia**는 세포수가 너무 적다는 것을 의미한다. 이 연결형을 이용하여 아래의 의미를 나타내는 의학용어를 적어라.

17. 백혈구수가 너무 적음 ______
18. 적혈구수가 너무 적음 ______
19. 모든 세포수가 너무 적음 ______

접미어 **-cytosis**는 세포수가 정상보다 많다는 것을 의미한다. 이 연결형을 이용하여 아래의 의미를 나타내는 의학용어를 적어라.

20. 백혈구수가 정상보다 많음 ______
21. 적혈구수가 정상보다 많음 ______
22. 혈액응고세포가 정상보다 많음 ______

접미어 **-cyte**는 세포를 의미한다. 이 연결형을 이용하여 아래의 의미를 나타내는 의학용어를 적어라.

23. 적 세포(red cell) ______
24. 백 세포(white cell) ______
25. 림프 세포(lymph cell) ______

B. 약어 풀어쓰기

1. basos ______
2. CBC ______
3. Hgb ______
4. PT ______
5. GVHD ______
6. RBC ______
7. PCV ______
8. ESR ______
9. diff ______
10. lymphs ______

C. 연결형 적기

	연결형	이 장에서 등장하였던 예
1. lymph node	______	______
2. clot	______	______
3. blood	______	______
4. tonsil	______	______
5. eat/swallow	______	______
6. lymph vessel	______	______
7. disease	______	______
8. spleen	______	______
9. lymph	______	______

D. 빈칸 채우기

Kaposi's sarcoma	mononucleosis	Hodgkin's disease	aplastic anemia
polycythemia vera	anaphylactic shock	AIDS	pernicious anemia
pneumocystis	HIV		

1. 적혈구가 너무 많이 생성되는 병을 ______________________라 한다.
2. 엡스타인-바바이러스에 의해 발생하는 것으로 여겨지는 감염병을 ______________________라 한다.
3. 생명을 위협하는 알레르기반응을 ______________________라 한다.
4. 에이즈를 일으키는 바이러스는 ______________________이다.
5. 에이즈환자에게서 흔히 발생하는 암은 ______________________이다.
6. ELISA는 ______________________을 검사하는데 이용된다.
7. 암세포가 림프절에 밀집되어 있는 질환은 ______________________이다.
8. 에이즈환자에게서 흔히 관찰되는 폐렴은 ______________________ pneumonia이다.
9. 적색골수가 기능을 하지 않아 발생하는 빈혈은 ______________________이다.
10. 비타민B_{12} 부족에 의해 초래되는 빈혈은 ______________________이다.

E. 약리학 용어 연습

약물 설명을 보고 해당하는 약물의 종류를 적은 다음, 상품명과 짝지어라.

	약물 설명	약물 종류	상품명
1. ________	바이러스가 증식하는데 필요한 효소를 억제함	______________________	a. HepLock
2. ________	혈전 형성을 방지함	______________________	b. Activase
3. ________	출혈을 멈추게 함	______________________	c. Solu-Medrol
4. ________	히스타민의 효과를 차단함	______________________	d. Amicar
5. ________	이식된 장기의 거부반응을 억제함	______________________	e. Epivir
6. ________	이미 형성된 혈전을 용해함	______________________	f. CellCept
7. ________	적혈구 숫자를 증가시킴	______________________	g. Procrit
8. ________	강한 항염증효과를 나타냄	______________________	h. Zyrtec
9. ________	혈소판의 작용을 방해함	______________________	i. Plavix

F. 의학용어 짝짓기

의학용어와 그 설명을 짝지어라.

1. ________ culture and sensitivity
2. ________ hematocrit
3. ________ complete blood count
4. ________ erythrocyte sedimentation rate
5. ________ prothrombin time
6. ________ white cell differential
7. ________ red cell morphology

a. 혈액의 응고력을 측정함
b. 각 혈구의 숫자를 계산함
c. 세포의 형태가 비정상적인지 평가함
d. 혈액에 세균이 자라는지 확인하고 가장 좋은 항생제를 찾음
e. 백혈구를 종류별로 나눠 계산함
f. 전혈에서 적혈구가 차지하는 백분율을 측정함
g. 염증상태임을 나타내는 지표

G. 의학용어 의미 적기

1. immunotherapy ________________
2. Western blot ________________
3. opportunistic infection ________________
4. urticaria ________________
5. inflammation ________________
6. homologous transfusion ________________
7. pernicious anemia ________________
8. leukemia ________________
9. hemorrhage ________________
10. septicemia ________________

명칭 적기

그림 A

숫자와 선으로 표시한 부위의 명칭을 적어라.

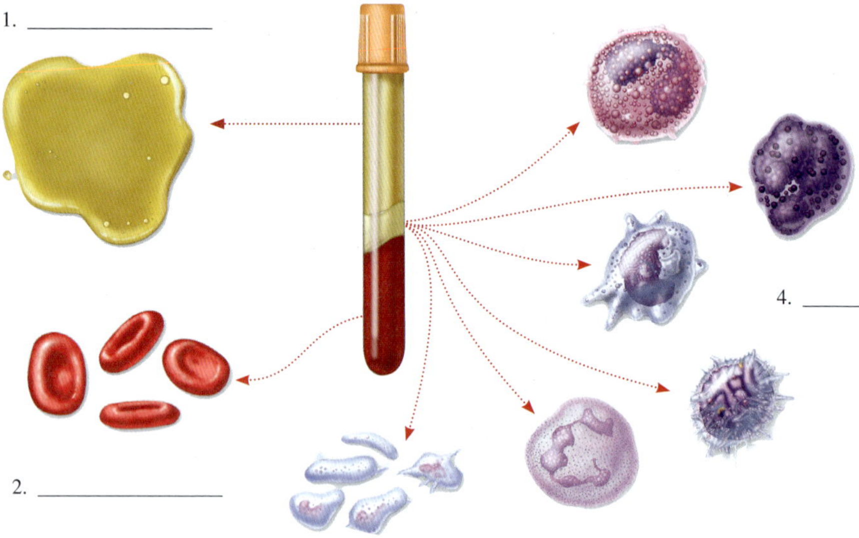

1. ____________________
2. ____________________
3. ____________________
4. ____________________

그림 B

숫자와 선으로 표시한 부위의 명칭을 적어라.

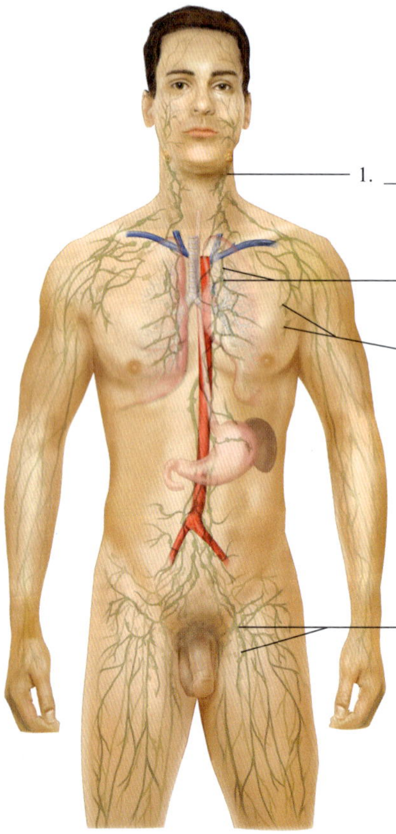

1. ____________________
2. ____________________
3. ____________________
4. ____________________

그림 C

숫자와 선으로 표시한 부위의 명칭을 적어라.

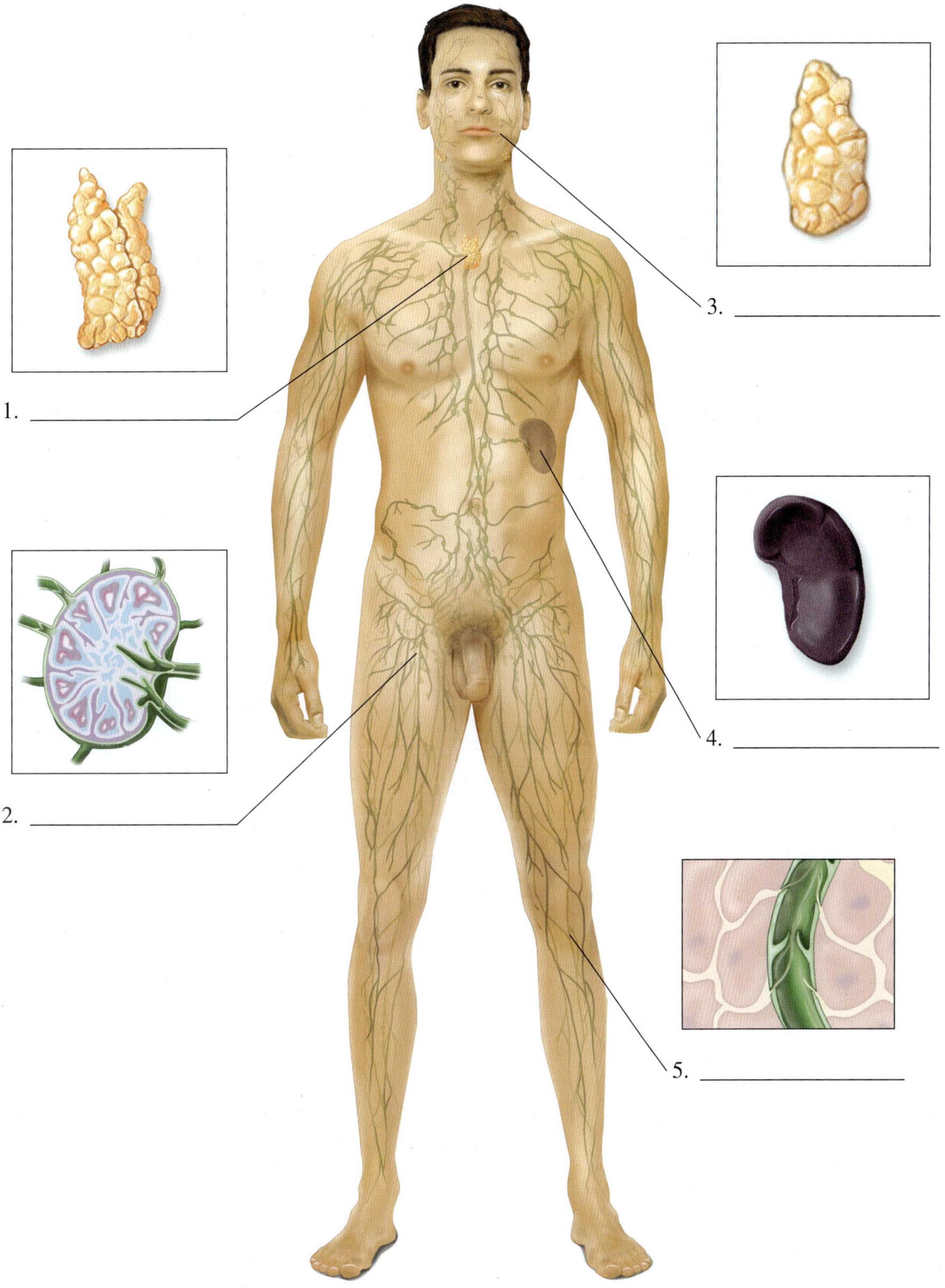

7

호흡계통

Respiratory System

학습목표

이 장을 공부한 학생들은

- 이 장에서 소개하는 연결형과 접미어를 식별하고 그 의미를 설명할 수 있다.
- 의학용어들과 주요 구조물들의 명칭을 바르게 적고 발음할 수 있다.
- 호흡계통의 주요 장기를 열거하고 이들의 기능을 설명할 수 있다.
- 폐용적과 폐용량을 열거하고 설명할 수 있다.
- 호흡과정을 설명할 수 있다.
- 호흡계통의 해부학 용어를 식별하고 설명할 수 있다.
- 호흡계통의 병리학 용어를 식별하고 설명할 수 있다.
- 호흡계통의 진단법을 식별하고 설명할 수 있다.
- 호흡계통의 치료법을 식별하고 설명할 수 있다.
- 호흡계통과 연관된 일부 약물을 식별하고 설명할 수 있다.
- 호흡과 연관된 일부 약어를 풀어서 적을 수 있다.

호흡계통 훑어보기

기능

호흡계통에 속하는 장기들은 폐 속으로 신선한 공기를 흡입하는 역할, 폐포와 혈액 사이에서 이산화탄소와 산소를 교환하는 역할, 그리고 신선하지 않은 공기를 몸 밖으로 배출하는 역할을 한다.

기관

호흡계통을 구성하는 주요 구조물은 다음과 같다.

- nasal cavity 코안·비강
- pharynx 인두
- larynx 후두
- trachea 기관
- bronchial tubes 기관지나무
- lungs 폐·허파

용어 성분

호흡계통 용어를 만드는데 활용되는 용어 성분들은 다음과 같다. 더 자세한 내용은 이 장의 용어 단락을 참조하기 바란다.

연결형

연결형	의미
aer/o	air 공기
alveol/o	alveolus 폐포·허파꽈리
anthrac/o	coal 석탄
atel/o	incomplete 불완전한
bronch/o	bronchus 기관지
bronchi/o	bronchus 기관지
bronchiol/o	bronchiole 세기관지
coni/o	dust 먼지
cyan/o	blue 청색
cyst/o	sac 주머니
diaphragmat/o	diaphragm 가로막·횡격막
epiglott/o	epiglottis 후두덮개·후두개
hal/o	to breathe 숨쉬기
laryng/o	larynx 후두
lob/o	lobe 엽
muc/o	mucus 점액
nas/o	nose 코
ox/o, ox/i	oxygen 산소
pharyng/o	pharynx 인두
pleur/o	pleura 가슴막·흉막
pneum/o	lung 폐·허파, air 공기
pneumon/o	lung 폐·허파, air 공기
pulmon/o	lung 폐·허파
rhin/o	nose 코
sept/o	wall 벽
sinus/o	sinus 굴·동
somn/o	sleep 수면
spir/o	breathing 호흡
trache/o	trachea 기관
tuss/o	cough 기침

접미어

접미어	의미
-capnia	이산화탄소
-osmia	냄새
-phonia	목소리
-pnea	호흡
-ptysis	뱉기
-thorax	가슴·흉부

그림으로 살펴본 호흡계통

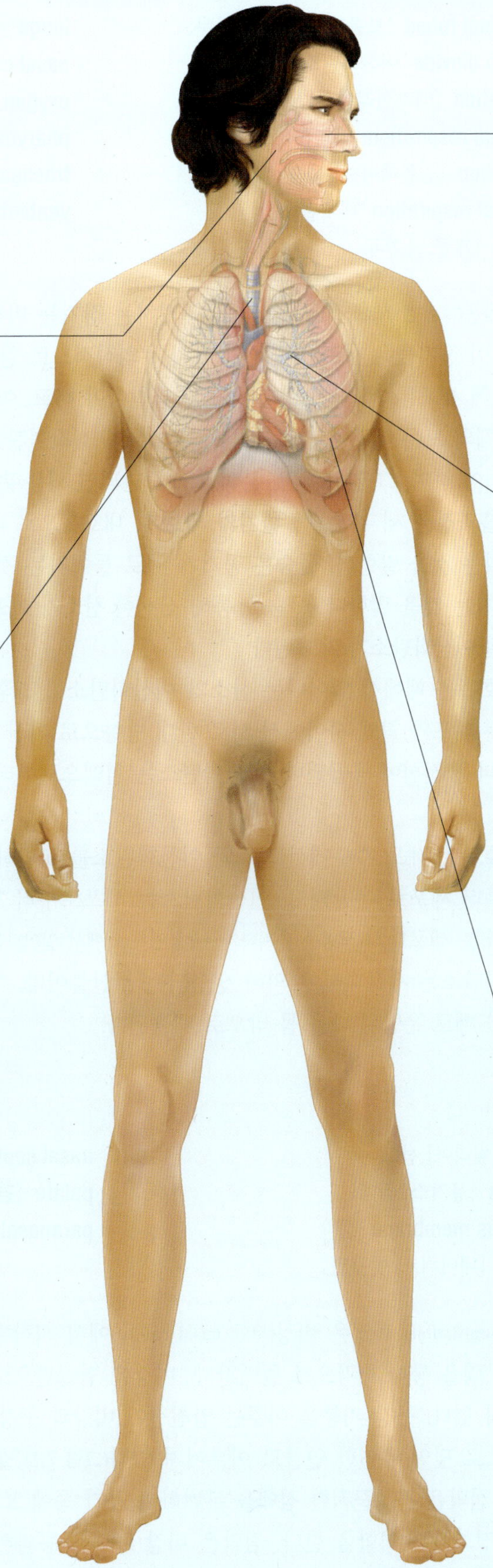

코안·비강, 224쪽

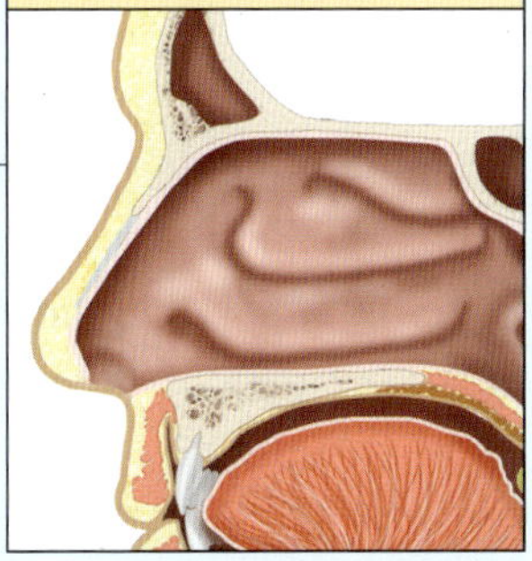

흡입한 공기를 청소하고,
따뜻하게 데우고, 가습함

인두와 후두, 225~226쪽

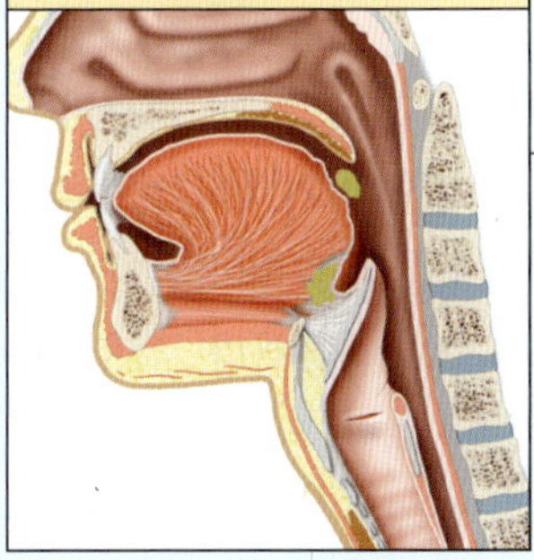

공기를 기관으로 운반함

기관지나무, 227쪽

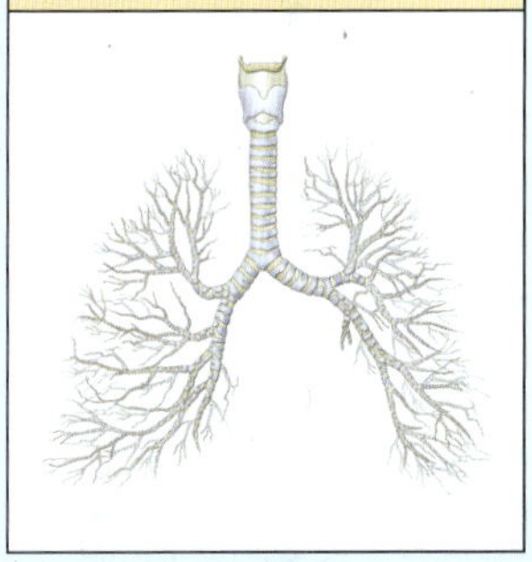

폐 속에 위치한 공기가 지나는 통로

기관, 226쪽

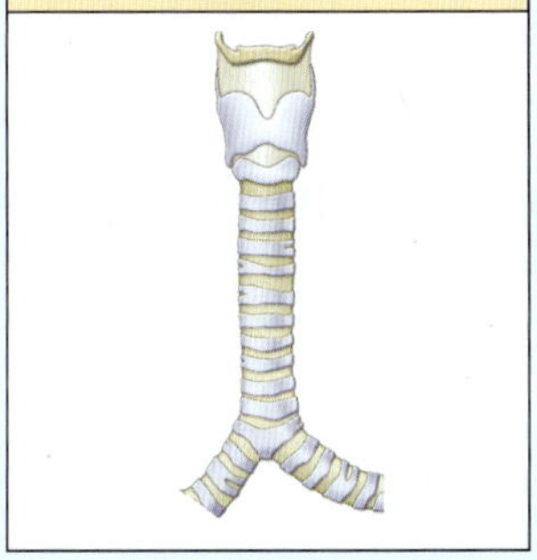

공기를 폐 안팎으로 운반함

폐·허파, 227쪽

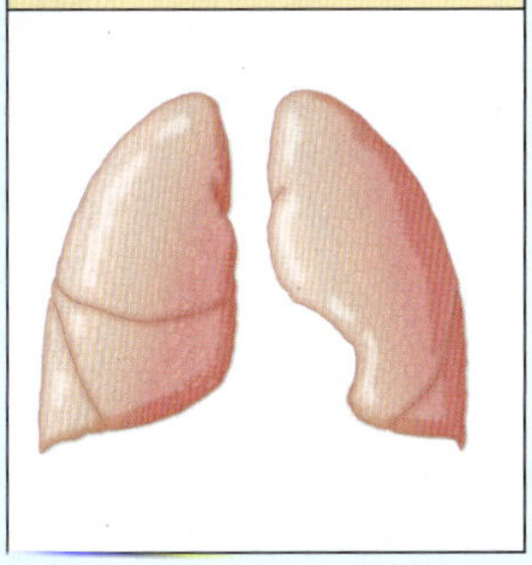

공기와 혈액 사이에서 기체교환이
일어나는 부위

호흡계통의 해부생리학

bronchial tubes [브롱키얼] 기관지나무
carbon dioxide 이산화탄소
exhalation [엑스헐레이션] 날숨·호기
external respiration 외호흡
inhalation [인헐레이션] 들숨·흡기
internal respiration 내호흡
larynx [래링스] 후두
lungs 폐·허파
nasal cavity [네이즐] 코안·비강
oxygen [악씨젠] 산소
pharynx [패링스] 인두
trachea [트뤠키아] 기관
ventilation 환기

호흡계통(호흡계·respiratory system)을 구성하는 장기는 **비강**과 **인두**, **후두**, **기관**, **기관지나무**, **폐**이다. 이 장기들은 서로 협력하여 거의 무의식적으로 일어나는 호흡의 기계적 기능을 수행한다. 인체 세포는 계속적으로 산소를 공급받아야 하고, 이산화탄소를 배출해야 한다. 호흡계통은 인체의 모든 세포에 산소를 공급하기 위해 심장혈관계통과 함께 작용한다. 호흡과정은 계속되어야 하며, 그 기능이 몇 분이라도 중단되면 뇌는 손상되거나 죽게 된다.

용어 성분

이 용어 성분들을 찾아보자.
hal/o = 숨쉬기
ox/i = 산소
-al = ~와 연관된
di- = 둘
ex- = 밖으로
in- = 안으로

주의하기

*Inhalation*과 *inspiration* (in- = 안으로 + spir/o = 호흡)은 같은 의미로 사용된다. 마찬가지로 *exhalation*과 *expiration* (ex- = 밖으로 + spir/o = 호흡)도 같은 의미로 사용된다.

호흡과정은 세 부분, 즉 **환기**와 **외호흡**, **내호흡**으로 나뉜다. 환기는 몸 밖 공기가 폐를 들락거리는 것을 말한다. **들숨**은 공기가 폐로 들어가는 것을 말하며, **날숨**은 공기가 폐 바깥으로 나가는 것을 말한다. 들숨을 통해 신선한 **산소**가 폐포로 유입되며, 날숨을 통해 인체에서 생산된 **이산화탄소**가 제거된다.

외호흡은 폐에서 일어나는 산소와 이산화탄소를 교환하는 과정을 말한다. 산소와 이산화탄소는 폐포와 혈액 사이에서 서로 반대 방향으로 확산한다. 산소는 폐포로부터 혈액으로 확산한 다음 전신에 공급된다. 이산화탄소는 혈액으로부터 폐포로 확산한 다음 몸 밖으로 배출된다.

내호흡은 세포 수준에서 산소와 이산화탄소를 교환하는 과정을 말하며, 이때 산소는 혈액으로부터 세포로 운반되고, 이산화탄소는 세포로부터 혈액으로 운반된다. 산소는 인체에서 일어나는 세포대사(생명을 유지하기 위해 인체 내에서 일어나는 모든 물리적·화학적 변화)에 필요하다. 이산화탄소는 세포대사에 의해 생성되는 부산물이다. 이산화탄소는 조직으로부터 혈액으로 들어가 폐로 운반된 다음 몸 밖으로 배출된다.

비강

cilia [씰리아] 섬모
mucus [뮤커스] 점액
mucous membrane 점막
nares [네어뤼즈] 콧구멍
nasal septum 비중격·코사이벽
palate [팔래트] 입천장·구개
paranasal sinuses [패뤄네이즐] 부비동·코곁굴

용어 성분

이 용어 성분들을 찾아보자.
muc/o = 점액
-ous = ~와 연관된

환기(ventilation) 과정은 비강(코안·nasal cavity)에서 시작된다. 공기가 **콧구멍**이라 불리는 코의 바깥구멍을 통해 비강으로 들어간다. 비강은 연골판으로 이루어진 **비중격**에 의해 좌우로 나뉘어져 있다. 구강 지붕을 이루는 **입천장**이 비강과 구강의 경계가 된다. 비강 벽과 비중격은 **점막**으로 덮인 유연한 연골로 이루어져 있다(그림 7.1) 실제로 많은 기도는 점막으로 덮여 있으며, 점막은 끈적끈적한 **점액**을 분비하여 공기 속에 포함된 먼지와 세균을 붙잡음으로써 공기를 정화하는 역할을 한다. 점막은 비강 표면을 통과하는 흡입 공기에 수분을 공급하는 역할도 한다. 코 입구에는 미세한 털 또는 **섬모**가 분포(대부분의 기도에도 분포함)하며, 이들은 공기

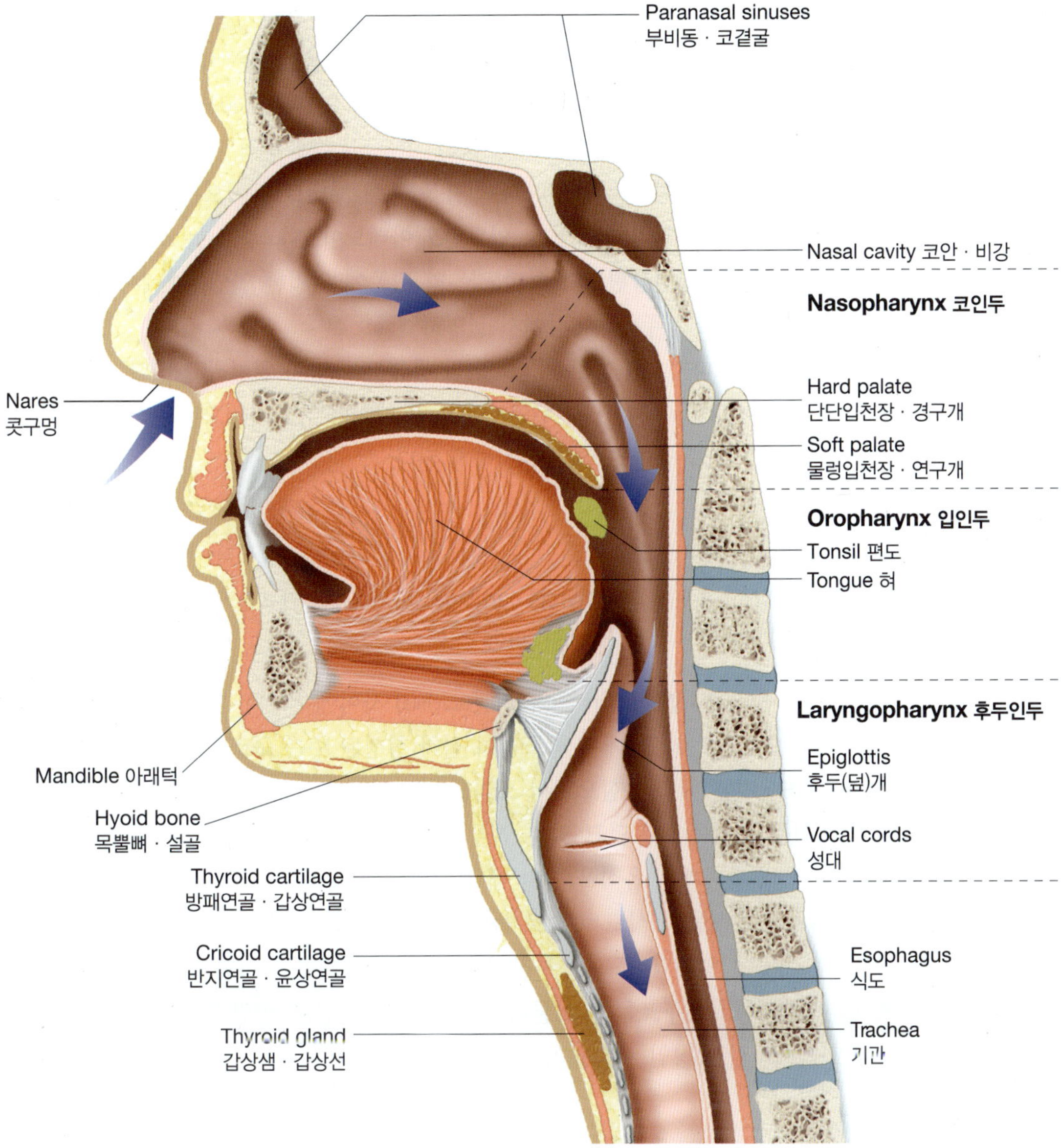

■그림 7.1 비강과 인두, 후두, 기관의 내부 구조를 볼 수 있는 상부호흡계통의 시상단면.

속에 포함되어 있는 큰 먼지입자를 여과하여 먼지가 폐 속으로 들어가는 것을 막는다. 점막에 분포하는 모세혈관은 공기가 기도를 통과하는 동안 흡입된 공기를 따뜻하게 데우는 역할을 한다. 몇 개의 **부비동**이 얼굴뼈(facial bone) 속에 위치하고 있다. 부비동은 소리를 낼 때 울림통 역할을 한다.

인두

adenoids [애데노이즈] 아데노이드
auditory tube 귀관·이관
eustachian tube [유스떼이션] 유스타키오관
laryngopharynx [래륑고패륑스] 후두인두
lingual tonsils [링궐] 혀편도
nasopharynx [네이조패륑스] 코인두
oropharynx [오로패륑스] 입인두
palatine tonsils [팰러타인] 입천장편도
pharyngeal tonsils [패륀지얼] 인두편도

알아두기

코피(*epistaxis*)를 흘려 본 사람들은 코에 얼마나 많은 혈관이 분포하는지 짐작할 수 있을 것이다.

주의하기

Cilia(섬모)는 털을 의미하며, 다른 신체 부위에도 이와 유사한 구조물이 분포하고 있다. 예를 들어 눈을 설명할 때 등장하는 *cilia*는 속눈썹을 의미한다.

용어 성분

이 용어 성분들을 찾아보자.
audit/o = 청력·청각
lingu/o = 혀
-al = ~와 연관된
-ous = ~와 연관된

알아두기

1970년대 초반에 반복적인 감염을 겪는 어린이의 편도와 아데노이드를 제거하는 수술이 유행했었다. 그러나 현재는 이 기관들이 공기나 음식물을 통해 체내로 침입하는 병원체를 제거하는데 매우 중요한 역할을 한다는 것이 밝혀져 있다. 항생제 치료도 감염의 중증도를 낮춘다.

용어 성분

이 용어 성분을 찾아보자.
epi- = 위

알아두기

말더듬(stuttering)은 후두의 신경근육 조절장애에 의해 발생할 수 있다. 일부 말더듬이(stutterer)는 문제없이 노래를 부르거나 휘파람을 불 수 있다. 노래하기와 휘파람불기는 모두 후두가 관여하는 운동이지만 규칙적인 말하기와는 약간 다르다.

알아두기

Adam's apple(아담의 사과)은 성경에 등장하는 이야기에서 기원하였는데, 아담은 먹지 말라는 사과를 먹다가 그의 목에 사과가 걸렸다.

비강을 통과한 공기는 이어서 인두(pharynx 또는 throat라고 함)로 들어가는데, 인두는 호흡계와 소화계가 함께 이용한다. 인두를 통과한 후 공기는 기관으로, 음식물은 식도로 들어간다.

인두 길이는 약 12cm 정도이며 세 부위로 나뉘는데, 맨 윗부분을 **코인두**, 중간 부분을 **입인두**, 맨 아랫부분을 **후두인두**라 한다(그림 7.1 참조). 인두에는 세 쌍의 편도(림프조직이 밀집되어 있는 부위)가 위치하고 있다. 편도는 공기나 음식물을 통해 체내로 들어오는 병원체를 방어하기에 적절한 전략적 부위에 위치하고 있다. **인두편도**(**아데노이드**라고도 함)는 코 뒤쪽에 위치한 코인두에 분포하고 있다. **입천장편도**와 **혀편도**는 입 뒤쪽에 위치한 입인두에 분포하고 있다. 편도는 림프계통의 일부로 간주하며 6장에서 설명하였다.

또한 코인두에는 **유스타키오관**(**이관**이라고도 함)과 통하는 구멍이 위치하고 있다. 유스타키오관의 반대쪽 끝은 중이로 이어져 있다. 무언가를 삼킬 때마다 유스타키오관은 개방되어 중이와 외기 사이의 공기압은 동일한 압력을 유지하게 된다.

후두

epiglottis [에피**글아**티스] 후두(덮)개 **thyroid cartilage** [**싸이**로이드 **카**ㄹ틸리지] 방패연골·갑상연골
glottis [글**아**티스] 성(대)문 **vocal cords** 성대

후두(larynx 또는 *voice box*)는 인두(pharynx)와 기관(trachea) 사이에 위치한 근육 구조물로서 **성대**를 포함하고 있다(그림 7.1~2). 성대는 막조직이 접혀 형성된 주름 구조물로서 공기가 성문(성대 사이에 있는 구멍)을 지날 때 진동함으로써 소리를 발생시킨다.

후두덮개는 성문을 위쪽에서 덮고 있는 연골조직으로 음식물이 폐 속으로 들어가는 것을 막는 역할을 한다. 후두덮개는 음식을 삼킬 때 후두와 기관을 덮는 역할을 하며, 이런 작용을 통해 인두에 위치한 음식물이 식도 속으로 들어가게 된다. 후두 벽은 몇 개의 연골판으로 이루어져 있으며, 이곳에 인대와 근육이 부착되어 있다. 방패연골은 아담의 사과(Adam's apple; 후두융기라고도 함)라 불리는 구조물을 이룬다. 남자의 방패연골은 일반적으로 여자의 것보다 더 크며, 남자 목소리의 특징인 저음을 내는데 관여한다.

기관

기관(trachea 또는 *windpipe*)은 인두와 후두로부터 주기관지(main bronchus)까지 이어져 있는 기도이다(그림 7.3). 기관의 길이는 대략 10cm 정도이며, 기관은 평활근과 연골고리, 그리고 이들

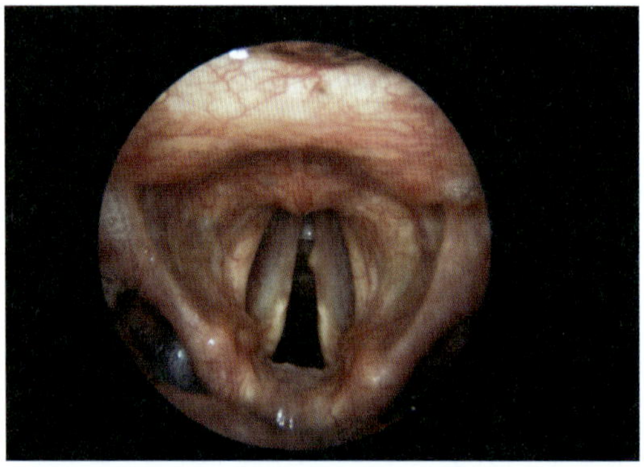

■ 그림 7.2 후두 속에 위치한 성대. 인두 부위에서 아래로 내려다 본 그림이다. *(CNRI/Science Source)*

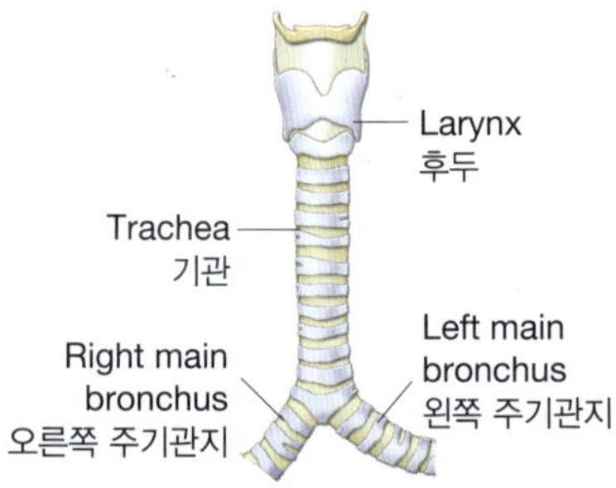

■ 그림 7.3 후두에서부터 주기관지까지 이어져 있는 기관의 구조.

을 덮고 있는 점막과 섬모로 이루어져 있다. 따라서 기관도 폐로 들어가는 공기를 청소·가온·가습하는데 기여한다.

용어 성분

이 용어 성분들을 찾아보자.
bronchi/o = 기관지
-ole = 작은

기관지나무

alveoli [알**비**올아이] 허파꽈리·폐포
bronchioles [**브롱**키올즈] 세기관지
bronchus [**브롱**커스] 기관지
pulmonary capillaries 폐모세혈관·허파모세혈관
respiratory membrane 호흡막

알아두기

호흡계는 뒤집힌 나무라고 생각할 수 있겠다. 나무 몸통은 인두와 후두, 기관에 해당한다. 기관은 다시 두 개의 가지인 기관지로 나뉜다. 각 기관지는 점점 더 작은 기관지로 나뉜다. 실제로 계속 가지를 치는 기도를 기관지나무(*bronchial tree*)라고 설명하기도 한다.

기관은 좌우 주기관지(main bronchi; 일차기관지 [primary bronchi]라고도 함)로 나뉜다. 각 **기관지**는 한쪽 폐로 들어가 계속 가지를 쳐서 이차기관지와 삼차기관지를 형성한다. 기관지의 가지들은 점점 좁아지며 최종적으로 **세기관지**를 형성한다(그림 7.4). 각 세기관지는 **폐포**와 연결된다. 각각의 폐에는 대략 1.5억 개의 폐포가 존재한다. 폐포벽은 탄력을 나타내므로 폐포는 팽창하였다가 다시 원래 크기로 줄어들 수 있다. 폐모세혈관망이 각 폐포를 촘촘히 감싸고 있다(그림 7.5). 실제로 폐포벽과 폐모세혈관은 매우 가까이 위치하는데, 이들을 합쳐서 **호흡막**이라 한다. 폐포에 분포하는 공기와 폐모세혈관에 분포하는 혈액 사이의 산소와 이산화탄소의 교환은 호흡막을 통해서 일어난다.

폐

apex 꼭대기
base 바닥
hilum [**하이**럼] 문
lobes 엽
mediastinum [미디애스**타이**넘] 세로칸·종격
parietal pleura [퍼**롸이**에털] 벽쪽가슴막·벽측흉막
pleura [**푸루**롸] 가슴막·흉막
pleural cavity 가슴막안·흉막강
serous fluid [**씨**뤄스] 장액
visceral pleura [**비써**뤌] 내장쪽가슴막·내장측흉막

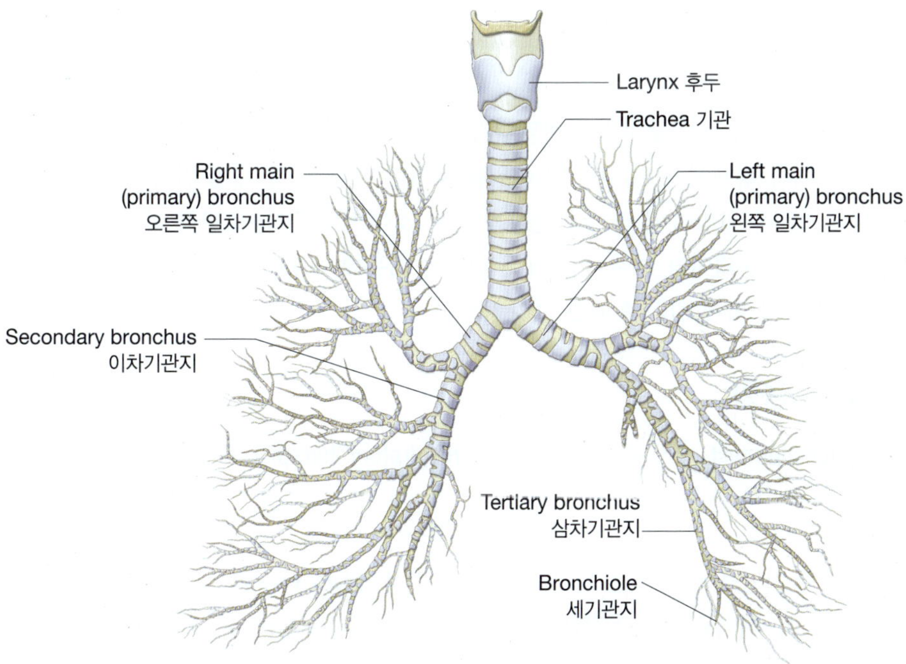

■그림 7.4 기관지나무. 일차기관지가 폐로 들어간 다음 이차기관지와 세기관지로 계속해서 가지를 친다.

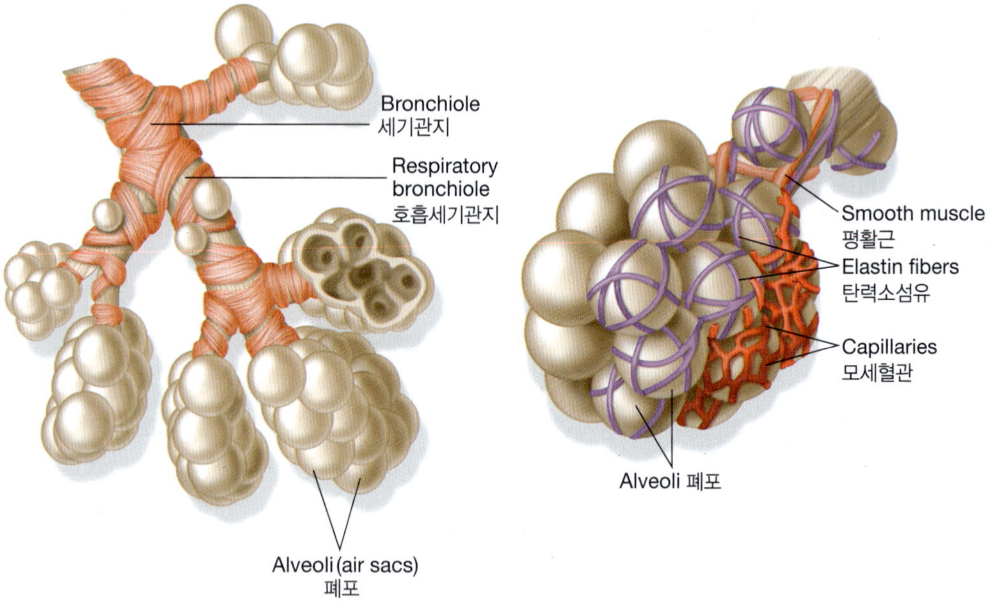

■ **그림 7.5** A. 각 세기관지는 폐포로 이어진다. B. 폐포는 모세혈관망에 의해 촘촘히 싸여져 호흡막을 형성한다.

용어 성분

이 용어 성분들을 찾아보자.
pariet/o = 체강 벽
viscer/o = 내부장기
-al = ~와 연관된
-ous = ~와 연관된

알아두기

수포음이나 마찰음 같은 청진기를 통해 들을 수 있는 비정상 폐음의 일부는 벽쪽가슴막이나 내장쪽가슴막에 염증이 생김으로써 서로 마찰이 일어나 발생한다.

각 폐는 기관지와 세기관지, 폐포로 이루어져 있다. 폐는 공기를 함유하고 있기 때문에 폐를 만져보면 스폰지처럼 느껴진다. 폐는 **가슴막**이라 불리는 두 겹의 막에 의해 보호되고 있다. 바깥쪽 가슴막은 **벽쪽가슴막**이라 불리며, 이 막은 흉강벽도 덮고 있다. 안쪽 가슴막은 **내장쪽가슴막**이라 불리며, 이 막은 폐 표면에 붙어 있다. 가슴막은 각 폐 주위에서 주머니를 형성하는 방식으로 접혀져 있으며, 주머니 내부를 **흉막강**이라 한다. 흉막강 속에는 미끄럽고 맑은 물 같은 **장액**이 존재하며, 장액은 폐가 확장과 수축을 반복할 때 가슴막의 마찰을 감소시키는 역할을 한다.

폐는 몇 조각의 엽으로 나뉘어져 있다. 좀 더 큰 오른쪽 폐는 3개의 엽(우상엽[right upper lobe], 우중간엽[right middle lobe], 우하엽[right lower lobe])으로 이루어져 있고, 좀 작은 왼쪽 폐는 2개의 엽(좌상엽[left upper lobe], 좌하엽[left lower lobe])으로 이루어져 있다. 각 폐의 뾰족한 윗부분을 **꼭대기**라 하고, 넓은 아랫부위를 **바닥**이라 한다. 기관지와 폐혈관, 신경이 폐로 들어가는 부위는 폐의 내측 경계에 위치하며, 이 부위를 **문**이라 한다. 흉강 내에 위치한 폐는 갈비뼈의 보호를 받음으로써 구멍이 뚫리거나 손상을 받는 것이 방지된다. 오른쪽 폐와 왼쪽 폐 사이에 위치한 공간을 **종격**이라 하며, 이곳에는 심장과 대동맥, 식도, 가슴샘, 기관이 분포하고 있다. 그림 7.6에 흉강 속에 위치한 폐를 그려 놓았다.

폐용적과 폐용량

pulmonary function test 폐기능검사 **respiratory therapist** 폐치료사

용어 성분

이 용어 성분들을 찾아보자.
spir/o = 호흡
-ory = ~와 연관된
re- = 다시

폐기종(emphysema)과 같은 일부 질환의 경우 폐용량(lung capacity)을 측정하기 위해 폐 안팎으로 이동하는 공기량을 측정하는 것이 중요하다. 폐용적(lung volume)은 호흡계의 기능정도를 평가할 목적으로 **폐치료사**가 측정한다(역자 주: 우리나라에서는 훈련받은 간호사가 측정함). **폐용적 및 폐용량**을 측정하는 검사법을 포괄적으로 **폐기능검사**라 한다. 표 7.1에는 4종류의 폐용적과 4종류의 폐용량이 설명과 함께 열거되어 있다.

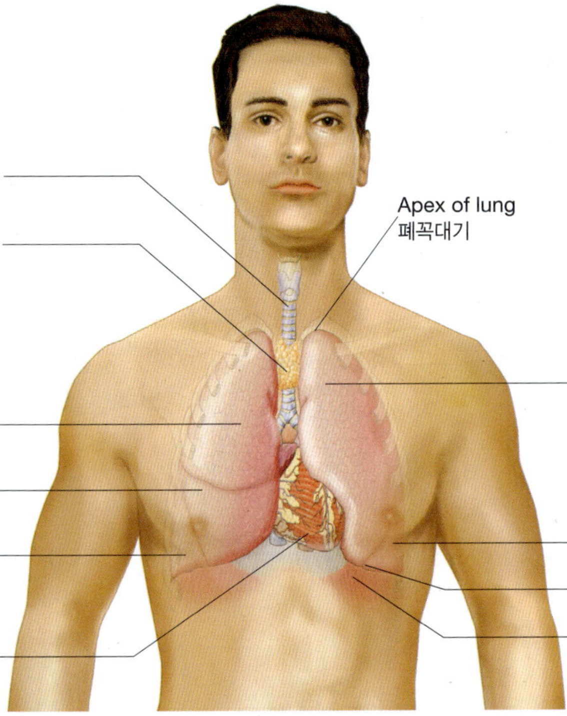

■그림 7.6 흉강 속 폐의 위치. 앞에서 본 그림으로 폐와 다른 흉부 장기의 관계를 확인할 수 있다.

호흡근육

diaphragm 가로막·횡격막 **intercostal muscles** [인터ㄹ**코스**털] 갈비사이근·늑간근

공기는 대기압과 흉강내압의 차이에 의해 폐로 들어오기도 하고 나가기도 한다. 흉강과 복강 사이에 위치한 **횡격막**은 이러한 압력차를 생성한다. 횡격막은 수축하면 아래로 움직인다. 흉강용적이 증가하므로 흉강내압은 감소하여 대기압보다 더 낮아진다. 이에 따라 공기가 폐 속으로 이동(들숨)하며, 들숨에 의해 흉강내압은 대기압과 같아진다. 갈비사이에 위치한 **늑간근**은 들숨이 일어날 때 흉곽을 들어 올림으로써 늑간근도 흉강용적을 증가시키는데 기여한다. 그림 7.7에서는 들숨이 일어날 때의 횡격막의 역할을 설명하고 있다. 마찬가지로 횡격막과 늑

용어 성분

이 용어 성분들을 찾아보자.
cost/o = 갈비뼈·늑골
-al = ~와 연관된
inter- = 사이

표 7.1 폐용적(lung volume)과 폐용량(lung capacity)

용어	설명
Tidal volume (TV) **일회호흡량**	편안한 상태에서 숨을 들이쉬거나 내쉴 때 폐로 들어오거나 나가는 공기량. 성인의 정상값은 500mL임.*
Inspiratory reserve volume (IRV) **들숨예비량·흡기예비량**	정상적으로 숨을 들이쉰 후 강제로 더 들이쉴 수 있는 공기량. 정상값은 대략 3,000mL임.*
Expiratory reserve volume (ERV) **날숨예비량·호기예비량**	정상적으로 숨을 내쉰 후 강제로 더 내쉴 수 있는 공기량. 정상값은 대략 1,000mL임.*
Residual volume (RV) **잔기량·남은공기량**	강제로 숨을 최대한 내쉰 후 폐 속에 남아있는 공기량. 정상값은 대략 1,500mL임.*
Inspiratory capacity (IC) **들숨용적·흡기용적**	정상적으로 숨을 내쉰 후 최대한 들이쉴 수 있는 공기량.
Functional residual capacity (FRC) **기능잔기용량**	정상적으로 숨을 내쉰 후 폐에 남아 있는 공기량.
Vital capacity (VC) **폐활량**	최대한 숨을 들이쉰 후 내쉴 수 있는 최대 공기량. 이 값은 TV + IRV + ERV임.
Total lung capacity (TLC) **총폐용량**	최대한 숨을 들이쉰 후 폐 속에 존재하는 공기량.

* 정상값은 교환된 공기량을 측정한 값이다. 제시된 값은 평균 측정값이다.

■그림 7.7 A. 횡격막이 아래로 움직일 때 어떻게 폐로 공기가 유입되는지를 관찰할 수 있는 벨자기구(bell jar apparatus). B. 갈비사이근의 수축에 의해 갈비뼈가 위로 이동하는 것도 흉강용적을 증가시키는데 기여한다.

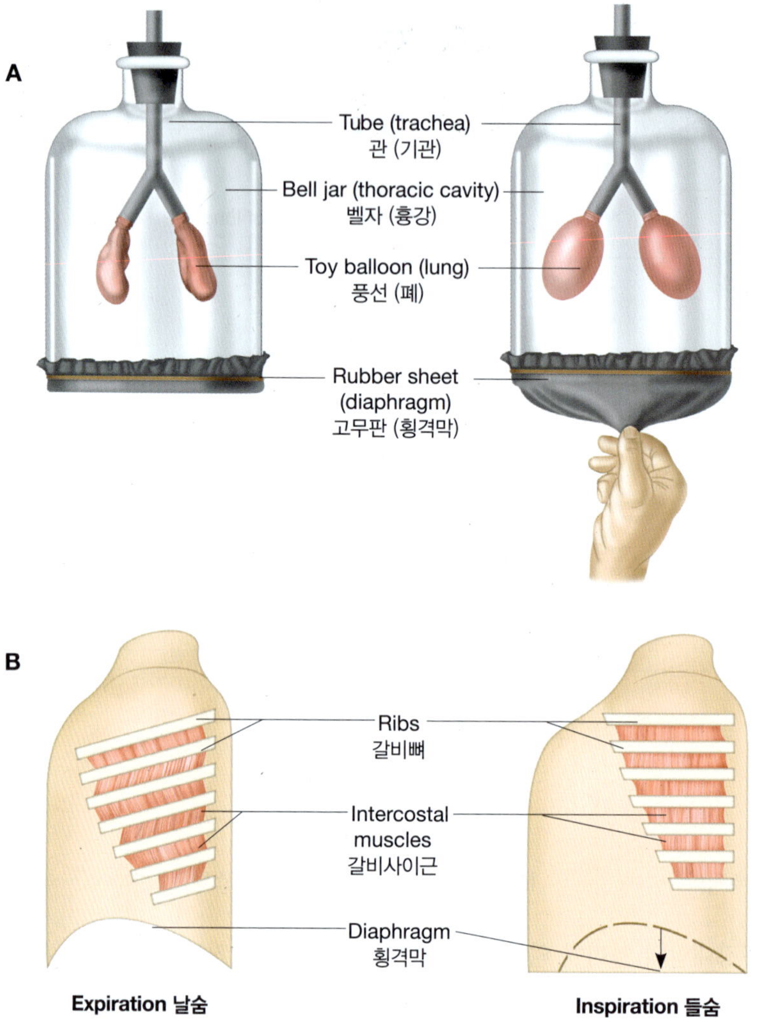

알아두기

가수나 연설가는 횡격막을 이용한 호흡, 즉 복식호흡을 하는 방법을 배운다. 복식호흡은 숨을 들이쉴 때 배를 불룩하게 만들고, 숨을 내쉴 때는 어깨는 움직이지 않으면서 배는 들어가게 하면서 숨 쉬는 것을 말한다.

간근이 이완하면 흉강은 작아진다. 이에 따라 흉강내압은 증가하여 대기압보다 높아지므로 공기는 폐 밖으로 이동(날숨)한다. 따라서 힘을 들이지 않고 내쉬는 날숨은 다른 근육이 관여하지 않는 피동적 과정에 의해 일어난다. 강제로 들숨 또는 날숨을 쉴 때는 가슴 및 목에 위치한 다른 근육들이 관여하여 흉강내압을 더 크게 변화시킨다.

호흡수

vital signs 활력징후

호흡수(respiratory rate; 1분 동안 호흡하는 횟수)는 심박수, 체온, 혈압을 포함한 **활력징후** 중의 하나이다. 호흡수는 정상적으로 혈중 이산화탄소 농도에 의해 조절된다. 이산화탄소 농도가 높으면 이산화탄소를 배출하기 위해 호흡수는 증가하게 된다. 마찬가지로 이산화탄소 농도가 낮으면 호흡수는 감소하게 된다.

호흡수가 정상범위보다 감소하는 경우에는 질병이나 이상을 의심해야 한다. 예를 들어 폐렴 때문에 체온이 높고 호흡곤란이 있을 경우 호흡수는 현저히 증가한다. 뇌손상이 있거나 진통제 같은 약물을 사용할 경우 호흡수가 감소할 수 있다. 표 7.2에는 나이별 정상 호흡수가 정리되어 있다.

표 7.2 나이별 정상 호흡수

나이	호흡수
신생아	30~60
1세	18~30
16세	16~20
성인	12~20

자습하기

A. 빈칸 채우기

1. 호흡계통에 속하는 기관은 ______, ______, ______, ______, ______, ______이다.
2. 음식물과 공기가 공통으로 이용하는 통로는 ______이다
3. 호흡계통으로 음식물이 들어오지 못하게 하는 구조물은 ______이다.
4. 흉강과 복강을 나누는 근육은 ______이다.
5. 오른쪽 폐는 ______엽으로 이루어져 있고, 왼쪽 폐는 ______엽으로 이루어져 있다.
6. 기관지나무 끝에 분포하는 공기주머니를 ______라 부른다.
7. 폐 주위에 분포하는 두 겹으로 된 막을 ______이라 부른다.
8. 기관지의 작은 가지를 ______라 부르고, 공기주머니를 ______라 부른다.

의학용어

호흡계 용어를 만드는데 활용되는 용어 성분

아래 목록에는 이 장에 등장하는 용어를 만드는데 활용되는 연결형과 접미어, 접두어가 정리되어 있다.

연결형

aer/o	air 공기
alveol/o	alveolus 폐포
angi/o	vessel 혈관·맥관
anthrac/o	coal 석탄
arteri/o	artery 동맥
atel/o	incomplete 불충분한
bi/o	life 생명
bronch/o	bronchus 기관지
bronchi/o	bronchus 기관지
bronchiol/o	bronchiole 세기관지
carcin/o	cancer 암
cardi/o	heart 심장
coni/o	dust 먼지
cortic/o	outer layer 바깥층
cyan/o	blue 청색
cyst/o	sac 주머니
cyt/o	cell 세포
diaphragmat/o	diaphragm 횡격막
embol/o	plug 마개
epiglott/o	epiglottis 후두덮개
fibr/o	fibers 섬유

연결형(계속)

hem/o	blood 혈액
hist/o	tissue 조직
laryng/o	larynx 후두
lob/o	lobe 엽
muc/o	mucus 점액
myc/o	fungus 곰팡이
nas/o	nose 코
orth/o	straight 똑바른
ot/o	ear 귀

ox/i	oxygen 산소
ox/o	oxygen 산소
pharyng/o	pharynx 인두
pleur/o	pleura 가슴막·흉막
pneum/o	air 공기
pneumon/o	lung 폐
pulmon/o	lung 폐
py/o	pus 고름
rhin/o	nose 코

sept/o	wall 벽
sinus/o	sinus 굴·동
somn/o	sleep 수면
spir/o	breathing 호흡
thorac/o	chest 가슴
trache/o	trachea 기관
tuss/o	cough 기침

접미어

-al	~와 연관된
-algia	통증
-ar	~와 연관된
-ary	~와 연관된
-capnia	이산화탄소
-centesis	체액을 뽑기 위해 구멍을 뚫음
-dynia	통증
-eal	~와 연관된
-ectasis	확장
-ectomy	외과적 절제
-emia	혈액 상태
-genic	~에 의해 생성된
-gram	기록물
-graphy	기록법

-ia	상태
-ic	~와 연관된
-ism	상태
-itis	염증
-logy	~학
-lytic	파괴
-meter	측정기구
-metry	측정법
-oma	종양
-ory	~와 연관된
-osis	비정상 상태
-osmia	냄새
-ostomy	외과적으로 구멍을 냄
-otomy	절개
-phonia	목소리

-plasm	형성
-plasty	성형술
-plegia	마비
-pnea	호흡
-ptysis	뱉기
-rrhagia	비정상적으로 흐르는 상태
-rrhea	분비물
-scope	시각적 관찰기구
-scopy	시각적 검사법
-spasm	근육의 불수의적 연축
-stenosis	좁음
-thorax	가슴
-tic	~와 연관된

접두어

a-	없는
an-	없는
anti-	대항하는
brady-	느린
de-	없는

dys-	어려움, 비정상
endo-	~안
eu-	정상
hyper-	과도한
hypo-	불충분한

pan-	전부
para-	곁에
poly-	많은
re-	다시
tachy-	빠른

해부학 용어의 형용사형

용어	용어 성분	설명
alveolar [알비올러ㄹ] 폐포~	alveol/o = 폐포 -ar = ~와 연관된	폐포와 연관된.
bronchial [브롱키얼] 기관지~	bronchi/o = 기관지 -al = ~와 연관된	기관지와 연관된.
bronchiolar [브롱키올러ㄹ] 세기관지~	bronchiol/o = 세기관지 -ar = ~와 연관된	세기관지와 연관된.
diaphragmatic [다이아프래그매틱] 횡격막~	diaphragmat/o = 가로막·횡격막 -ic = ~와 연관된	횡격막과 연관된.
epiglottic [에피글로틱] 후두(덮)개~	epiglott/o = 후두(덮)개 -ic = ~와 연관된	후두(덮)개와 연관된.
laryngeal [래륀지얼] 후두~	laryng/o = 후두 -eal = ~와 연관된	후두와 연관된.
nasal [네이즐] 코~·비~	nas/o = 코 -al = ~와 연관된	코 또는 비강과 연관된.
nasopharyngeal [네이조패륀지얼] 코인두~	nas/o = 코 pharyng/o = 인두 -eal = ~와 연관된	코 및 비강과 연관된.
paranasal [패롸네이즐] 코곁-~·부비~	para- = 곁에 nas/o = 코 -al = ~와 연관된	코곁과 연관된.
pharyngeal [패륀지얼] 인두~	pharyng/o = 인두 -eal = ~와 연관된	인두와 연관된.
pleural [푸루뤌] 가슴막-·흉막~	pleur/o = 가슴막·흉막 -al = ~와 연관된	가슴막과 연관된.
pulmonary [풀모내뤼] 폐~·허파~	pulmon/o = 폐 -ary = ~와 연관된	폐와 연관된.
septal [쎕틀] 사이막~·중격~	sept/o = 벽 -al = ~와 연관된	비중격과 연관된.
thoracic [쏘랫식] 가슴~·흉부~	thorac/o = 가슴·흉부 -ic = ~와 연관된	가슴과 연관된.
tracheal [트뤠키얼] 기관~	trache/o = 기관 -al = ~와 연관된	기관과 연관된.

자습하기

B. 형용사형 만들기

1. The larynx ______________________
2. The lung ______________________
3. Beside the nose ______________________
4. An alveolus ______________________
5. The nose ______________________
6. The diaphragm ______________________

병리학

용어	용어 성분	설명
전문 분야		
internal medicine 내과학		내부 장기의 질병이나 이상을 진단하고 치료하는 의학 분야. 이 분야를 전공한 의사를 내과의사(*internist*)라고 함.
otorhinolaryngology (ENT) [오토롸이노래륀골오지] 이비인후과학	ot/o = 귀 rhin/o = 코 laryng/o = 후두 -logy = ~학	귀와 코, 인두 부위의 질병이나 이상을 진단하고 치료하는 의학 분야. 이 분야를 전공한 의사를 이비인후과의사(*otorhinolaryngologist*)라고 함. 이 전문 분야를 otolaryngology라고도 함.
pulmonology [풀모날러지] 호흡기학	pulmon/o = 폐 -logy = ~학	호흡계통의 질병이나 이상을 진단하고 치료하는 의학 분야. 이 분야를 전공한 의사를 호흡기내과의사(*pulmonologist*)라고 함.
respiratory therapy 호흡치료	re- = 다시 spir/o = 호흡 -ory = ~와 연관된	호흡질환과 심폐질환을 앓는 환자를 돕는 보건의료 분야. 호흡치료사(respiratory therapist)는 폐기능검사 수행, 혈중 산소 및 이산화탄소 분압 감시, 호흡치료제 투여, 인공호흡기 관리를 담당함.
thoracic surgery [쏘랫식] 흉부외과학	thorac/o = 가슴 -ic = ~와 연관된	외과적 방법으로 호흡계통의 질병이나 이상을 진단하고 치료하는 의학 분야. 이 분야를 전공한 의사를 흉부외과의사(*thoracic surgeon*)라고 함.

병리학 (계속)

용어	용어 성분	설명
징후 및 증상		
anosmia [애나즈미아] 후각상실(증)	an- = 없는 -osmia = 냄새	후각이 소실된 상태.
anoxia [애낙시아] 무산소증	an- = 없는 ox/o = 산소 -ia = 상태	들이쉰 공기로부터 산소를 거의 공급받지 못하는 상태.
aphonia [에이포니아] 소리못냄(증)·발성불능(증)	a- = 없는 -phonia = 목소리	목소리를 낼 수 없는 상태.
apnea [애프니아] 무호흡	a- = 없는 -pnea = 호흡	호흡이 없음.
asphyxia [애스픽씨아] 질식	a- = 없는 -ia = 상태	즉시 교정하지 않을 경우 무의식과 사망을 초래하는 산소 부족 상태로 *asphyxiation* 또는 *suffocation*이라고도 함. 흔한 원인으로는 물에 빠진 경우와 기도 속 이물질, 중독, 전기쇼크 등을 들 수 있음.
aspiration [애스퍼뤠이션] 흡인	spir/o = 호흡	흡인을 통해 체강으로부터 체액을 제거하는 것. 예로는 긴 바늘과 주사기를 이용하여 흉막강으로부터 체액을 제거하는 것과 음압펌프를 이용해 환자의 기도로부터 점액질을 제거하는 것을 들 수 있음. 또한 흡인은 기도 속으로 음식물이나 액체, 이물질이 들어온 상태를 의미하기도 하며, 그럴 경우 폐렴이 발생할 수 있음.
bradypnea [브뤠딥니아] 호흡완만·느린호흡	brady- = 느린 -pnea = 호흡	너무 느리게 호흡함, 호흡횟수가 너무 적음.
bronchiectasis [브롱키엑타시스] 기관지확장(증)	bronchi/o = 기관지 -ectasis = 확장	기관지의 확장.
bronchospasm [브롱코스패즘] 기관지연축	bronch/o = 기관지 -spasm = 근육의 불수의적 연축	기관지벽에 분포하는 평활근의 불수의적 연축.
Cheyne-Stokes respiration [체인 스톡스 뤠스퍼뤠이션] 체인-스토크스호흡	re- = 다시 spir/o = 호흡	장기간(10~60초)의 무호흡과 이어서 일어나는 깊고 빠른 호흡으로 이루어진 비정상 호흡양상. 스코틀랜드의 내과의사인 존 체인과 아일랜드의 외과의사 윌리엄 스톡스의 이름을 따서 명명됨.
clubbing 곤봉지		손·발가락 끝 부위가 비정상적으로 넓어지고 두꺼워진 상태를 말하며 만성 산소결핍과 연관되어 있음. 만성 호흡기질환이나 순환기질환이 있을 때 관찰됨.
crackles 거품소리·수포음		들숨 동안 발생하는 비정상 폐음. 대개 작은 기도에 체액이나 점액이 존재할 때 들림. *Rales*이라고도 함.

병리학 (계속)

용어	용어 성분	설명
cyanosis [싸이아노시스] 청색증 ■ 그림 7.8 청색증을 나타내는 영아. 입술과 뺨, 코 주위의 피부가 시퍼렇게 변하는 것에 주목하자. *(St Bartholomew's Hospital, London/Science Source)*	cyan/o = 청색 -osis = 비정상 상태 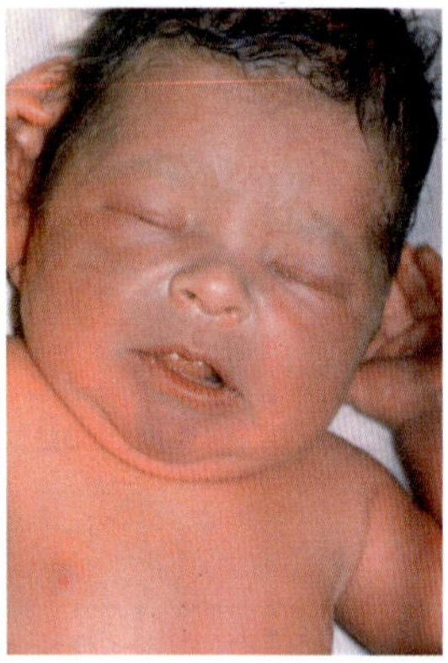	산소공급이나 혈액순환이 불충분하여 피부가 시퍼렇게 변하는 것.
dysphonia [디스포니아] 발성장애	dys- = 어려운, 비정상 -phonia = 목소리	목소리를 내기 어렵거나 비정상적인 소리를 내는 상태.
dyspnea [디스프니아] 호흡곤란	dys- = 어려운 -pnea = 호흡	호흡이 어렵거나 힘들다는 것을 의미하는 용어.
epistaxis [에피스택시스] 코피·비출혈		코피.
eupnea [유프니아] 정상호흡	eu- = 정상 -pnea = 호흡	호흡과 호흡횟수가 정상인 상태.
hemoptysis [히몹티시스] 객혈	hem/o = 혈액 -ptysis = 뱉기	기침을 할 때 혈액이나 혈액이 묻은 가래가 나오는 것.
hemothorax [히모쏘랙스] 혈액가슴·혈흉	hem/o = 혈액 -thorax = 가슴	흉강에 혈액이 존재하는 상태.
hypercapnia [하이퍼ㄹ캐프니아] 고이산화탄소혈증·고탄산혈증	hyper- = 과도한 -capnia = 이산화탄소	몸속에 이산화탄소가 과도하게 존재하는 상태.
hyperpnea [하이퍼ㄹ프니아] 과다호흡·호흡항진	hyper- = 과도한 -pnea = 호흡	숨을 깊게 쉼.
hyperventilation [하이퍼ㄹ벤틸레이션] 과다환기·과호흡	hyper- = 과도한 **알아두기** 잠수부가 오랫동안 잠수하려고 할 때, 그들은 먼저 과다환기를 함으로써 이산화탄소를 최대한 배출한다. 이산화탄소 농도가 낮아지면 호흡 욕구가 억제되므로 잠수부는 물속에 오랫동안 머무를 수 있다.	숨을 너무 빠르고(tachypnea), 깊게(hyperpnea) 쉼.
hypocapnia [하이포캐프니아] 저이산화탄소혈증·저탄산혈증	hypo- = 불충분한 -capnia = 이산화탄소	체내에 분포하는 이산화탄소 농도가 낮은 상태. 호흡을 촉진하는 자극은 산소 부족이 아니라 이산화탄소 증가이므로 매우 심각한 문제를 야기함. 따라서 이산화탄소 농도가 낮은 사람은 호흡횟수를 감소시켜 반응함.
hypopnea [하이포프니아] 호흡저하	hypo- = 불충분한 -pnea = 호흡	숨을 얕게 쉬는 상태.

병리학 (계속)

용어	용어 성분	설명
hypoventilation [하이포벤틸레이션] 저환기·호흡저하	hypo- = 불충분한	숨을 너무 느리고(bradypnea), 얕게(hypopnea) 쉼.
hypoxemia [하이폭씨미아] 저산소혈증	hypo- = 불충분한 ox/o = 산소 -emia = 혈액 상태	혈중 산소 농도가 불충분한 상태.
hypoxia [하이폭씨아] 저산소증	hypo- = 불충분한 ox/o = 산소 -ia = 상태	들이쉰 공기로부터 충분한 산소를 공급받지 못하는 상태.
laryngoplegia [래륑고플리지아] 후두마비	laryng/o = 후두 -plegia = 마비	후두를 조절하는 근육이 마비된 상태.
orthopnea [올쏘프니아] 앉아숨쉬기·좌위호흡	orth/o = 똑바른 자세 -pnea = 호흡	누우면 호흡곤란이 더 심해진다는 것을 의미하는 용어. 환자는 앉아 있을 때 숨쉬기 편하다고 느낌. 폐질환이 있을 때 흔히 나타남.
pansinusitis [팬싸이누싸이티스] 온코곁굴염·전부비동염	pan- = 모든 sinus/o = 코곁굴·부비동 -itis = 염증	모든 부비동의 염증.
patent [페이튼트] 개방~·열린~		기도가 개방되어 있는 것처럼 열려 있거나 막히지 않은 상태.
phlegm [플렘] 점액질		기도를 덮고 있는 점막에서 생성되는 끈적끈적한 점액. 기침에 의해 입으로 올라온 점액질을 가래(sputum)라 함. 세균이나 바이러스, 곰팡이가 존재하는지 검사하기 위해 가래의 색깔과 냄새, 농도를 검사함.
pleural rub [푸루뤌] 가슴막마찰음·흉막마찰음	pleur/o = 가슴막·흉막 -al = ~와 연관된	호흡에 의해 두 겹의 가슴막이 서로 맞비벼지면서 발생하는 마찰음. 염증이나 질병에 의해 가슴막이 두꺼워져 발생함. 이 마찰음은 흉벽에 손 옆면을 대면 느껴지며, 청진기를 통해서도 들림.
pleurodynia [풀로로딘이아] 가슴막통증·흉막통증	pleur/o = 가슴막·흉막 -dynia = 통증	가슴막의 통증.
pyothorax [파이오쏘랙스] 고름가슴증·농흉	py/o = 고름 -thorax = 가슴	흉강에 고름이 존재하는 상태. 세균감염을 나타냄.
rhinitis [롸이나이티스] 코염·비염	rhin/o = 코 -itis = 염증	비강의 염증.
rhinorrhagia [롸이노롸지아] 코피·비출혈	rhin/o = 코 -rrhagia = 비정상적으로 흐르는 상태	코에서 출혈이 발생한 상태.
rhinorrhea [롸이노뤄아] 콧물·비루	rhin/o = 코 -rrhea = 분비물	코 분비물. 일반적으로 *runny nose*라고 함.

병리학 (계속)

용어	용어 성분	설명
rhonchi [롱카이] 건성수포음		주로 날숨을 쉴 때 들리는 소리로 천식이나 감염이 있을 때 흔히 들림. 기관지나무의 연축에 의해 발생함. *Wheezing*이라고도 함.
shortness of breath (SOB) 호흡곤란		환자가 힘들게 숨쉬고 있는 것을 나타내는 용어. *Dyspnea*라고도 함. 운동 후에 경험하는 약한 호흡곤란부터 심장질환과 연관된 호흡곤란까지 다양하게 나타날 수 있음.
	알아두기 *Sputum*은 '뱉는 것'을 의미하는 라틴어로부터 유래하였으며, 현재는 호흡계통으로부터 기침을 통해 배출되는 물질을 의미한다.	
sputum [스퓨텀] 가래·객담		기도를 덮고 있는 점막으로부터 분비되어 기침을 할 때 배출되는 점액(mucus)이나 점액질(phlegm).
stridor [스트롸이더ㄹ] 그렁거림·협착음		기관지나 후두가 막혔을 때 발생하는 고음의 듣기 싫은 호흡음. 어린이에서 크루프(croup)와 같은 이상이 있을 때 발생함.
tachypnea [태키프니아] 빠른호흡·빈호흡	tachy- = 빠른 -pnea = 호흡	숨을 빠르게 쉼. 호흡횟수가 많음.
thoracalgia [쏘라칼지아] 흉통·가슴통증	thorac/o = 가슴 -algia = 통증	가슴통증. 협심증 때 나타나는 가슴통증과는 다른 것임.
tracheostenosis [트뤠키오스테노시스] 기관협착(증)	trache/o = 기관 -stenosis = 협착	기관의 협착.
상기도계통		
croup [크룹] 크루프·상기도막힘(증)		개가 짖는 것과 유사한 기침 또는 협착음을 나타내는 영아와 소아의 급성호흡기 이상.
diphtheria [디프씨뤼아] 디프테리아	-ia = 상태	세균에 의한 상기도감염으로 후두를 막는 두꺼운 막이 형성되는 것이 특징인 질환으로 높은 치사율을 나타냄. DPT (diphtheria, pertussis, tetanus) 백신을 접종하므로 현재는 드묾.
laryngitis [래륀자이티스] 후두염	laryng/o = 후두 -itis = 염증	후두의 염증.
nasopharyngitis [네이조패륀자이티스] 코인두염	nas/o = 코 pharyng/o = 인두 -itis = 염증	비강과 인두의 염증으로 흔히 감기(*common cold*)라고 함.
pertussis [퍼ㄹ타씨스] 백일해	tuss/o = 기침	기침을 할 때 "훕"하는 소리가 들리므로 흔히 *whooping cough*라고도 함. 어린이의 상기도계통에서 발생하는 감염세균질환.

병리학 (계속)

용어	용어 성분	설명
pharyngitis [패린자이티스] 인두염	pharyng/o = 인두 -itis = 염증	인두의 염증을 말하며, 일반적으로 인두통(*sore throat*)이라고 함.
rhinomycosis [롸이노마이코시스] 코진균증	rhin/o = 코 myc/o = 곰팡이·진균 -osis = 비정상 상태	비강의 곰팡이 감염.
기관지나무		
asthma [애즈마] 천식 **알아두기** Asthma는 '헐떡임'을 의미하는 그리스어로부터 기원하였으며, 천식발작을 일으킨 환자의 호흡양상을 설명할 때 사용함.		알레르기항원과 같은 다양한 자극에 의해 발생하는 병으로 기관지수축과 호흡곤란(dyspnea), 기침(coughing), 쌕쌕거림(wheezing)을 나타냄. 격렬한 기관지 수축이 발생할 수 있지만 일반적으로 생명을 위협할 정도는 아님. 약물에 잘 반응함.
bronchiectasis [브롱키엑타시스] 기관지확장(증)	bronchi/o = 기관지 -ectasis = 확장	기관지가 비정상적으로 확장된 것으로, 일반적으로 폐 감염에 의해 일어남. 기관지벽 파괴에 의해 발생하는 비가역적 변화임. 주요 증상으로는 기침과 함께 다량의 화농성 가래가 배출되는 것과 거품소리(crackle), 객혈(hemoptysis)을 들 수 있음.
bronchitis [브롱카이티스] 기관지염	bronch/o = 기관지 -itis = 염증	기관지의 염증.
bronchogenic carcinoma [브롱코젠익 카ㄹ씨노마] 기관지유래암종	bronch/o = 기관지 -genic = ~에 의해 생성된 carcin/o = 암 -oma = 종양	기관지에서 유래한 악성종양. 대개 흡연과 연관되어 있음.

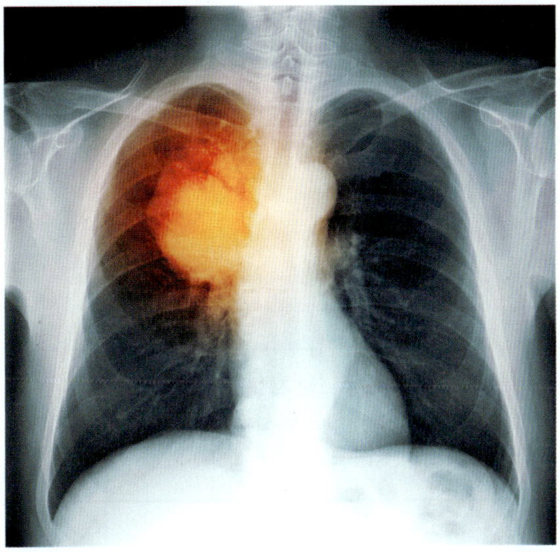

■그림 7.9 오른쪽 폐에 생긴 커다란 악성종양을 X선으로 촬영한 후 색을 입힌 그림. *(Du Cane Medical Imaging Ltd./Science Source)*

병리학 (계속)

용어	용어 성분	설명
폐		
adult respiratory distress syndrome (ARDS) 성인호흡곤란증후군	re- = 다시 spir/o = 호흡 -ory = ~와 연관된	ARDS는 빠른호흡과 호흡곤란, 청색증, 빠른맥, 저산소혈증을 나타내는 것이 특징임. 대개 외상이나 폐렴, 패혈증 이후에 발생함. 급성호흡부전증후군(*acute respiratory distress syndrome*)이라고도 함.
anthracosis [앤쓰롸코시스] 석탄가루증·탄분증	anthrac/o = 석탄 -osis = 비정상 상태	폐에 석탄가루가 쌓여 발생하는 진폐증의 일종. *Black lung* 또는 *miner's lung*이라고도 함.
asbestosis [애즈베스토시스] 석면증	-osis = 비정상 상태	폐에 석면이 쌓여 발생하는 진폐증의 일종. 폐암을 유발할 수 있음
atelectasis [아테렉타시스] 무기폐·폐확장부전	atel/o = 불충분한 ectasis = 확장	폐 속의 일부 폐포가 허탈된 상태로 산소와 이산화탄소 교환을 방해함. 폐종양이나 기타 비정상 구조물에 의해 눌려서 발생하기도 함. 신생아의 폐가 펴지지 못한 상태를 설명할 때 사용하기도 함.
chronic obstructive pulmonary disease (COPD) [풀모내뤼] 만성폐쇄폐질환	pulmon/o = 폐 -ary = ~와 연관된	점진적이고 만성적이고 그리고 대개 비가역적인 폐기종을 포함한 일련의 상태로서 COPD 폐는 들숨 용량과 날숨 용량이 감소함. COPD 환자는 호흡곤란을 나타내고 기침을 하는 경우가 많음.
cystic fibrosis (CF) [씨스틱 퐈이브로시스] 낭성섬유증 알아두기 Cystic fibrosis라는 병명은 fibrotic cyst에서 유래하였으며, 췌장의 낭성섬유증의 흉터조직이 그렇게 보인다.	cyst/o = 주머니 -ic = ~와 연관된 fibr/o = 섬유 -osis = 비정상 상태	외분비샘의 기능불량을 초래하는 유전질환. 환자는 매우 끈적끈적한 점액을 생산하므로 폐와 췌장, 장에서 심각한 정체가 나타남. 치료법이 개선됨에 따라 이 병을 앓고 있는 많은 어린이들은 성인기까지 생존하고 있음.
emphysema [엠피씨마] 폐기종		특징적으로 폐포 벽이 파괴되는 폐 질환으로 폐포의 숫자는 줄어들고 크기는 점점 커짐. 장기간의 심한 흡연에 의해 발생할 수 있음. 공기오염도 폐기종을 악화시킴. 환자는 앉거나 서면 숨을 쉴 수 있지만 누워서는 숨을 쉴 수 없음.
histoplasmosis [히스토플라즈모시스] 히스토플라스마증	hist/o = 조직 -plasm = 형성 -osis = 비정상 상태	먼지나 비둘기똥, 닭똥에 존재하는 진균인 *Histoplasma capsulatum*에 의한 폐감염. 질병명의 의미는 곰팡이의 현미경 소견을 반영함.

병리학 (계속)

용어	용어 성분	설명
infant respiratory distress syndrome (IRDS) 신생아호흡곤란증후군	re- = 다시 spir/o = 호흡 -ory = ~와 연관된	미숙아에서 가장 흔히 발생하는 폐질환으로 빠른호흡과 그렁거림을 나타냄. 폐포를 펴진 상태로 유지하는 표면활성제 부족에 의해 발생함. 유리질막병(*hyaline membrane disease* [HMD]) 또는 *respiratory distress syndrome of the newborn*이라고도 함.
influenza (flu) [인플루엔자] 인플루엔자 (플루)		오한과 발열, 근육통, 피로를 나타내는 호흡기계통의 바이러스 감염. 일반적으로 플루(*flu*)라고 함.
Legionnaires' disease [리즌에얼즈] 재향군인병		폐렴과 간손상, 신장손상을 나타내는 심한 세균 감염으로 사망하기도 함. 1976년 미국재향군인회 대회에서 많은 사람이 걸린 후 이렇게 불리기 시작함.
Mycoplasma pneumonia [마이코플라즈마] 폐렴미코플라스마	myc/o = 곰팡이 -plasm = 형성	*Mycoplasma pneumoniae*균에 의해 발생하는 폐렴으로 심각하지는 않지만 오래 지속됨. 보행성 폐렴(*walking pneumonia*)이라고도 함. 질병명의 의미는 세균의 현미경적 소견을 반영함 (이러한 질병명을 가지고 있음에도 불구하고 병원체는 세균임).
pneumoconiosis [누모코니오시스] 진폐증·폐먼지증	pneum/o = 폐 coni/o = 먼지 -osis = 비정상 상태	환경 속에 존재하는 독성 입자를 흡입하여 발생하는 질병. 석탄가루(anthracosis)나 석면(asbestosis)을 흡입하여 발생함.
pneumonia [누모니아] 폐렴	pneumon/o = 폐 -ia = 상태	세균이나 바이러스, 곰팡이, 흡인물에 의해 폐에 염증이 발생한 상태. 폐포와 기도에 체액이 고여 있음.
pulmonary edema [풀모내뤼 에디마] 폐부종	pulmon/o = 폐 -ary = ~와 연관된	폐조직, 특히 폐포에 과량의 체액이 존재하는 상태. 호흡곤란을 초래함.
pulmonary embolism [엠볼리즘] 폐색전증	pulmon/o = 폐 -ary = ~와 연관된 embol/o = 마개 -ism = 상태	폐동맥이나 폐동맥 가지들이 색전(대개 다른 신체 부위로부터 떨어져 나온 혈전)에 의해 막힌 것. 폐조직에 경색을 초래함.
pulmonary fibrosis [퐈이브로시스] 폐섬유증	pulmon/o = 폐 -ary = ~와 연관된 fibr/o = 섬유 -osis = 비정상 상태	폐에 섬유성 흉터조직이 형성되어 폐의 확장성을 감소시키는 질환. 감염이나 진폐증, 자가면역질환, 독소 노출에 의해 발생함.

병리학 (계속)

용어	용어 성분	설명
severe acute respiratory syndrome (SARS) 중증급성호흡증후군	re- = 다시 spir/o = 호흡 -ory = ~와 연관된	플루와 유사하게 시작하지만 급속히 심한 호흡곤란을 나타내는 바이러스에 의한 급성호흡기 감염으로 65세 이상에서 높은 치사율을 나타냄. 2003년 중국에서 처음으로 발생함.
silicosis [씰리코시스] 규폐증	-osis = 비정상 상태	진폐증의 일종으로 채석장이나 유리공장, 샌드블래스팅, 도자기에 존재하는 규석 먼지를 흡입하여 발생함.
sleep apnea [애프니아] 수면무호흡	a- = 없는 -pnea = 호흡	수면 중 장기간 호흡을 멈춤으로써 혈중 산소농도가 감소되는 호흡질환.
sudden infant death syndrome (SIDS) 영아돌연사증후군		1세 이하의 영아가 갑자기 그리고 이유 없이 사망하는 것. 어린이는 원인불명 상태에서 갑자기 숨을 멈춤.
tuberculosis (TB) [투버ㄹ큘로시스] 결핵	-osis = 비정상 상태	*Mycobacterium tuberculosis*균에 의한 감염병. 가장 흔히 호흡계통을 침범하며 폐에 염증과 석회화를 초래함. 결핵은 면역계통이 약한 환자에서 발병률이 높음. 다약제내성 결핵은 표준 치료에 의해 치료되지 않으므로 특히 위험함.
흉막강		
empyema [엠파이이마] 가슴고름집·농흉	py/o = 고름	흉막강 속에 고름이 생긴 것으로 대개 세균 감염과 연관되어 있음. *Pyothorax*라고도 함.
pleural effusion [푸루뤌 이퓨전] 가슴막삼출·흉막삼출	pleur/o = 가슴막·흉막 -al = ~와 연관된	흉막강 속에 체액이 비정상적으로 축적되어 폐가 완전히 펴지는 것을 방해함. 의사는 가슴을 두드려보거나(percussion) 청진기로 소리를 들어봄으로써(auscultation) 체액이 존재하는지 알 수 있음. (역자 주: 대개 흉부사진으로 쉽게 확인할 수 있음)
pleurisy [푸루뤼시] 가슴막염·흉막염	pleur/o = 가슴막·흉막	가슴막의 염증에 의해 호흡을 할 때마다 예리한 가슴통증이 발생하는 상태. *Pleuritis*라고도 함.

병리학 (계속)

용어	용어 성분	설명
pneumothorax [누모쏘랙스] 기흉·공기가슴증	pneum/o = 공기 -thorax = 가슴	흉막강에 공기나 기체가 채워진 상태로 이때 폐는 대개 허탈됨.

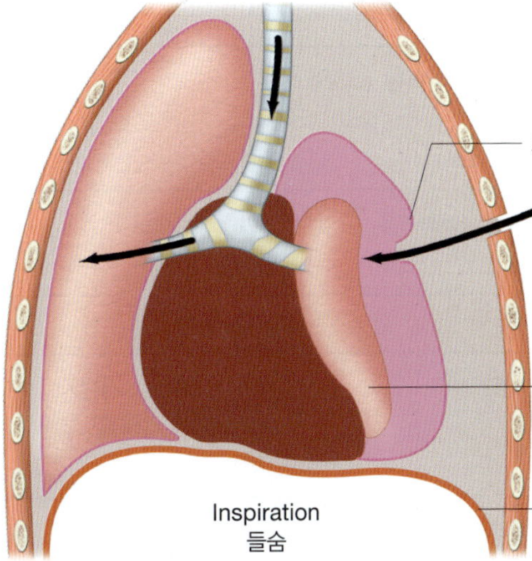

■그림 7.10 기흉. 그림에서 흉벽에 구멍이 생기거나 가슴막이 찢어졌을 때 공기가 흉막강 속으로 들어가 폐를 허탈시키는 것을 볼 수 있다.

자습하기

C. 의학용어 짝짓기

의학용어와 그 설명을 짝지어라.

1. __________ 환경에 존재하는 작은 입자를 흡입함
2. __________ whooping cough
3. __________ 폐가 허탈될 수 있음
4. __________ 흉막강에 고름이 존재함
5. __________ 기도에 있는 점액
6. __________ 코에서 피가 남
7. __________ cyanosis
8. __________ *Mycoplasma* pneumonia
9. __________ 공기주머니가 과도하게 팽창되는 병
10. __________ histoplasmosis

a. empyema
b. 피부색이 시퍼렇게 변함
c. 곰팡이에 의해 발생함
d. epistaxis
e. pneumoconiosis
f. emphysema
g. walking pneumonia
h. pneumothorax
i. 백일해
j. phlegm

진단법

용어	용어 성분	설명
임상검사실 진단법		
arterial blood gases (ABGs) [아ㄹ티뤄얼] 동맥혈가스	arteri/o = 동맥 -al = ~와 연관된	혈액에 존재하는 가스를 검사함. 일반적으로 혈중 산소 및 이산화탄소 농도를 측정하기 위해 사용함.
sputum culture and sensitivity (C&S) [스퓨툼] 객담배양 및 항생제 감수성 검사		객담을 배지에 배양해 세균이 자라는지 검사하는 것. 이어서 검체가 어떤 항생제에 효과를 보이는지도 검사함.
sputum cytology [스퓨툼 싸이톨오지] 객담세포검사	cyt/o = 세포 -logy = 학	객담에 악성세포가 있는지 검사함.
영상 진단법		
bronchogram [브롱코그램] 기관지조영상	bronch/o = 기관지 -gram = 기록물	기관지조영술에 의해 얻어진 기관지의 X선 기록물. (역자 주: 조영제 흡인 문제로 인해 임상에서는 실제로 잘 사용하지 않음)
bronchography [브롱코그뢔피] 기관지조영(술)	bronch/o = 기관지 -graphy = 기록법	기관이나 기관지나무 속에 조영제를 주입한 후 X선으로 폐를 촬영하는 것. 기관지조영술에 의해 촬영된 사진을 기관지조영상(*bronchogram*)이라 함.
chest X-ray (CXR) 단순흉부촬영		X선을 이용하여 뒤에서 앞 방향 또는 옆 방향에서 폐와 심장을 촬영하는 것.
pulmonary angiography [풀모내뤼 앤지오그뢔피] 폐혈관조영술	pulmon/o = 폐 -ary = ~와 연관된 angi/o = 혈관 -graphy = 기록법	폐동맥과 폐정맥에 조영제를 주입한 후 혈관을 촬영하는 것.
ventilation-perfusion scan [펄퓨우전] 환기관류스캔		특히 폐색전을 진단할 목적으로 시행하는 핵의학 진단검사. 방사성공기를 흡입한 후 전체 폐에 공기가 차는지 검사함. 조영제를 정맥에 주입한 후 혈액이 전체 폐에 공급되는지 검사함.
내시경 진단법		
bronchoscope [브롱코스코프] 기관지경	bronch/o = 기관지 -scope = 시각적 관찰기구	기관지경술(*bronchoscopy*)을 할 때 기관지 내부를 관찰하는데 사용하는 기구.
bronchoscopy (Bronch) [브롱코스코피] 기관지경술	bronch/o = 기관지 -scopy = 시각적 관찰법	기관지경(*bronchoscope*)(그림 7.11)이라 불리는 기구를 사용하여 기관지 내부를 관찰하는 시각적 검사법.
laryngoscope [래륑고스코프] 후두경	laryng/o = 후두 -scope = 시각적 관찰기구	후두경검사(*laryngoscopy*)를 할 때 후두 내부를 관찰하는데 이용하는 기구.
laryngoscopy [래륑고스코피] 후두경검사(법)	laryng/o = 후두 -scopy = 시각적 관찰법	후두경(*laryngoscope*)이라 불리는 불이 켜지는 기구를 이용해 후두 내부를 관찰하는 검사법.

진단법 (계속)

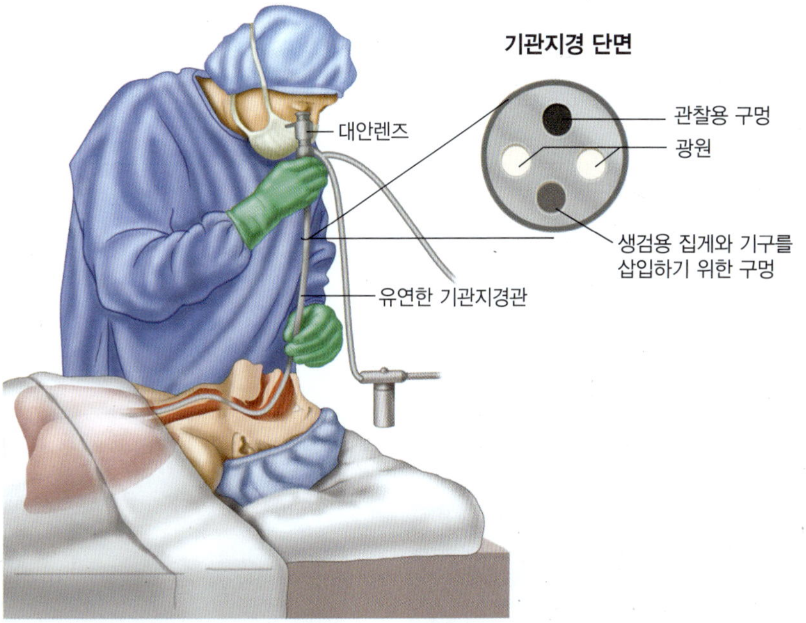

■그림 7.11 기관지경술. 의사가 기관지경을 이용하여 환자의 기관지나무 내부를 관찰하고 있다. 비디오 내시경을 포함한 좀 더 발달된 형태의 검사 기구를 사용하기도 한다.

용어	용어 성분	설명
폐기능검사법		
oximeter [악씨미터ㄹ] 산소측정기	ox/i = 산소 -meter = 측정기구	혈중 산소량을 측정하는 기구.
oximetry [악씨메트뤼] 산소측정(법)	ox/i = 산소 -metry = 측정법	산소측정기를 환자의 손가락 끝이나 귓불에 설치하여 혈중 산소농도를 측정하는 것.
pulmonary function test (PFT) [풀모내뤼] 폐기능검사	pulmon/o = 폐 -ary = ~와 연관된	폐 안팎으로의 공기 흐름과 폐용적, 그리고 폐와 혈액 사이의 기체교환과 관련된 정보를 제공하는 일련의 진단 검사법.
spirometer [스파이로미터ㄹ] 폐활량계	spir/o = 호흡 -meter = 측정기구	폐활량측정법(*spirometry*)에 사용되는 폐용량을 측정하는 기구.
spirometry [스파이로메트뤼] 폐활량측정법	spir/o = 호흡 -metry = 측정법	폐활량계(*spirometer*)를 이용하여 폐용적 및 폐용량을 측정하는 것.
기타 진단법		
polysomnography [폴리솜노그뢔피] 수면다원검사	poly- = 다수의 somn/o = 수면 -graphy = 측정법	수면무호흡을 확인하기 위해 수면 중인 환자를 감시하는 것. 수면무호흡검사(*sleep apnea study*)라고도 함.
sweat test 땀검사		낭성섬유증 진단법. 낭성섬유증 환자의 땀에는 염분이 비정상적으로 많이 존재함.
tuberculin skin tests (TB test) [투버ㄹ큘린] 투베르쿨린검사		결핵에 노출되었는지 확인하기 위해 환자의 피하에 정제된 투베르쿨린 단백질 유도체를 투여하는 검사. 망투검사(*Maxtoux test*)라고도 함.

치료법

용어	용어 성분	설명
호흡요법		
aerosol therapy [에어로솔] 분무치료	aer/o = 공기	분무제에 약물을 섞어 투여하는 것. 분무기(nebulizer; 환자가 호흡하는 동안 연무를 공급함)나 계량흡입기(metered-dose inhaler, MDI; 연무를 한번 분사하여 공급함)를 이용하여 투여함.
endotracheal intubation [엔도트뤠키얼 인투베이션] 기관내삽관	endo- = 속에 trache/o = 기관 -al = ~와 연관된	구강과 성문을 통해 기도 속에 관을 삽입함으로써 기도를 개방된 상태로 유지하는 것.

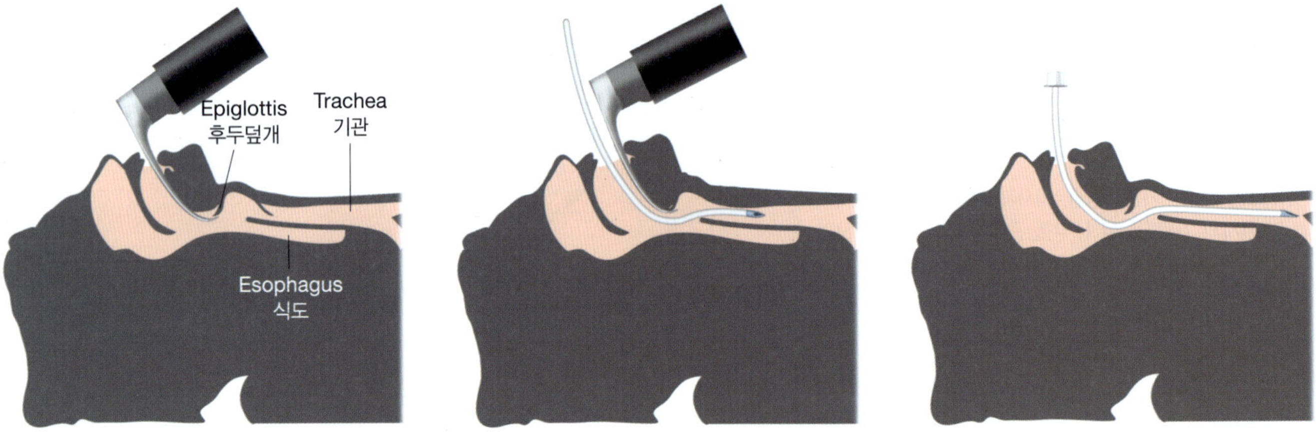

■그림 7.12 기관내삽관. 먼저 불이 들어온 후두경을 이용하여 기관과 식도를 식별한다. 이어서 관을 인두를 통해 기관 속에 삽입한다. 마지막으로 관을 기관 속에 남겨둔 채 후두경을 제거한다.

용어	용어 성분	설명
intermittent positive pressure breathing (IPPB) 간헐양압호흡		양압을 생성하는 기계와 연결된 마스크를 이용해 환자의 호흡을 보조하는 것.
nasal cannula [캔율러] 코삽입관	nas/o = 코 -al = ~와 연관된	두 개의 뾰족한 끝부분으로 이루어진 플라스틱 기구로 코에 산소를 공급할 때 사용함. 두 개의 뾰족한 끝부분을 각 콧구멍에 삽입함.
postural drainage 체위배출	-al = ~와 연관된	환자의 자세를 바꾸어 중력에 의해 기관지 배출을 돕는 것. 낭성섬유증과 기관지확장증 치료에 이용함.
supplemental oxygen therapy 보조산소요법	-al = ~와 연관된	혈중 산소농도를 올리기 위해 높은 함량의 산소를 환자에게 공급하는 것. 산소는 마스크나 코삽입관을 통해 공급할 수 있음.
ventilator [벤틸레이터ㄹ] 환기기, 인공호흡기		스스로 호흡을 할 수 없는 환자에게 인공 환기를 제공하는 기계.
외과 치료법		
bronchoplasty [브롱코플라스티] 기관지성형(술)	bronch/o = 기관지 -plasty = 외과적 복구	기관지를 외과적으로 자르고 꿰맴.
laryngectomy [래륑젝토미] 후두절제(술)	laryng/o = 후두 -ectomy = 외과적 제거	후두를 외과적으로 절제함.
laryngoplasty [래륑고플라스티] 후두성형(술)	laryng/o = 후두 -plasty = 외과적 복구	후두를 외과적으로 복구함.

치료법 (계속)

용어	용어 성분	설명
lobectomy [로벡토미] 엽절제(술)	lob/o = 엽 -ectomy = 외과적 제거	폐의 일부 엽을 외과적으로 절제함.
pleurectomy [플우렉토미] 가슴막절제(술)·흉막절제(술)	pleur/o = 가슴막·흉막 -ectomy = 외과적 제거	가슴막을 외과적으로 절제함.
pleurocentesis [플우로센티시스] 흉강천자·가슴천자	pleur/o = 가슴막·흉막 -centesis = 체액을 채취하기 위해 구멍을 냄	체액을 채취하기 위해 흉강 속에 주사바늘을 삽입하는 처치. 흉강 속에 과도한 체액이 존재할 때 치료 목적으로 시행하기도 하고 검사를 위한 체액 채취를 위해 시행하기도 함.
pneumonectomy [누모넥토미] 폐절제(술)	pneum/o = 폐 -ectomy = 외과적 제거	한쪽 폐 전체를 외과적으로 절제함.
rhinoplasty [롸이노플라스티] 코성형(술)	rhin/o = 코 -plasty = 외과적 복구	코 성형.
thoracentesis [쏘롸센티시스] 흉강천자·가슴천자	thorac/o = 가슴 -centesis = 체액을 채취하기 위해 구멍을 냄	체액을 제거하기 위해 흉벽에 바늘을 삽입함. *Thoracocentesis*라고도 함.

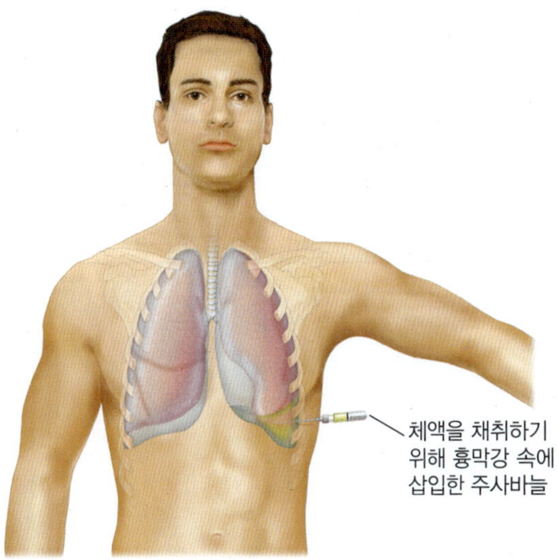

■그림 7.13 흉강천자. 왼쪽 폐 바닥부에 위치한 흉막강으로부터 체액을 채취하기 위해 갈비뼈 사이에 주사바늘을 삽입한다.

용어	용어 성분	설명
thoracostomy [쏘롸코스토미] 가슴관삽입(술)·흉강삽관(술)	thorac/o = 가슴 -ostomy = 외과적으로 구멍을 냄	체액이나 공기를 빼내기 위해 흉강 속에 관을 삽입하는 것. 가슴관(chest tube)이라고도 함.
thoracotomy [쏘롸코토미] 가슴절개(술)·개흉(술)	thorac/o = 가슴 -otomy = 절개	흉강과 통하도록 가슴을 설개함.
tracheotomy [트뤠키오토미] 기관절개(술)	trache/o = 기관 -otomy = 절개	호흡을 쉽게 할 수 있도록 기관에 직접 구멍을 내는 것으로 응급상황에서 자주 시행함. *Tracheostomy*라고도 함(그림 7.14).

치료법 (계속)

용어	용어 성분	설명

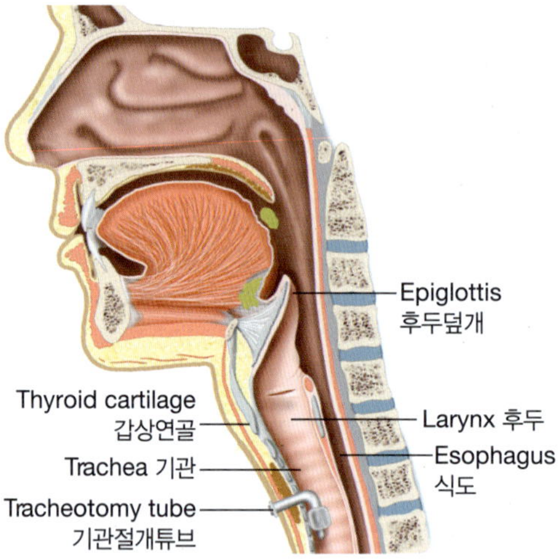

■그림 7.14 앞쪽 목에 구멍을 낸 후 기관절개튜브를 기관 속에 위치시킨 모습.

기타 치료법

용어	용어 성분	설명
cardiopulmonary resuscitation (CPR) [카ㄹ디오풀모내뤼 뤼써씨테이션] 심폐소생술	cardi/o = 심장 pulmon/o = 폐 -ary = ~와 연관된	호흡과 심장이 멈춘 환자에게 CPR에 숙달된 사람이 제공하는 응급치료법. CPR은 심폐기능이 정상으로 회복될 때까지 뇌와 심장, 기타 주요장기에 산소를 공급함.
Heimlich maneuver [하임릭ㅋ] 하임리히조작		횡격막에 압력을 가해 기관이나 인두에 존재하는 이물질을 제거하는 술기. 미국의 흉부외과의사 Henry Heimlich의 이름을 따 명명함.
percussion [퍼ㄹ커션] 타진(법)		손가락 끝을 다른 손가락 마디로 두드려 하부공간의 상태를 평가하는 것. 두드릴 때 발생하는 소리를 통해 상태를 평가함.

자습하기

D. 의학용어 짝짓기

의학용어와 그 설명을 짝지어라.

1. __________ 땀검사
2. __________ 혈중 산소농도를 측정함
3. __________ 환기기
4. __________ 수면무호흡을 확인하는 검사
5. __________ 흉강천자
6. __________ 투베르쿨린검사

a. polysomnography
b. Mantoux test
c. oximetry
d. 흉벽에 구멍을 뚫어 체액을 제거함
e. respirator
f. 낭성섬유증 진단법

약리학

분류	용어 성분	작용	예
antibiotic [앤티바이오틱] 항생제	anti- = 항 bi/o = 생명 -tic = ~와 연관된	세균을 죽임.	ampicillin; amoxicillin, Amoxil; ciprofloxacin, Cipro
antihistamine [앤티히스타민] 항히스타민제	anti- = 항	알레르기발작에 의해 신체에서 유리된 히스타민의 효과를 차단함.	fexofenadine, Allegra; loratadine, Claritin; diphenhydramine, Benadryl
antitussive [앤티타씨브] 기침약·진해제	anti- = 없는 tuss/o = 기침	기침을 하고 싶은 욕구를 감소시킴.	hydrocodon, Hycodan; dextromethorphan, Vicks Formula 44
bronchodilator [브롱코다이레이터ㄹ] 기관지확장제	bronch/o = 기관지	기관지나무의 근육연축을 해소함. 천식치료제.	albuterol, Proventil, Ventolin; theophyllin, Theo-Dur
corticosteroids [코ㄹ티코스티어로이즈] 코르티코스테로이드	cortic/o = 바깥층, 피질	염증과 부종을 감소시킴.	fluticasone, Flonase; mometasone, Nasonex; triamcinolone, Azmacort
decongestant [디콘제스턴트] 충혈제거제	de- = 없는	호흡계통 전반에 막힘과 충혈을 감소시킴.	oxymetazoline, Afrin, Dristan, Sinex; pseudoephedrine, Drixoral, Sudafed
expectorant [익스펙토란트] 가래약·거담제		기도로부터 점액을 뱉어내는 능력을 향상시킴.	guaifenesin, Robitussin, Mucinex
mucolytic [뮤코리틱] 점액용해제	muc/o = 점액 -lytic = 파괴	점액을 액화시켜 쉽게 뱉어내게 하여 기도를 청소함.	N-acetyl-cysteine, Mucomyst

약어

ABGs	arterial blood gases 동맥혈가스	**CXR**	chest X-ray 단순흉부촬영
ARDS	adult (or acute) respiratory distress syndrome 성인(또는 급성) 호흡곤란증후군	**DOE**	dyspnea on exertion 호흡곤란
Bronch	bronchoscopy 기관지경술	**DPT**	diphtheria, pertussis, tetanus injection 디프테리아-백일해-테타누스접종
CO_2	carbon dioxide 이산화탄소	**ENT**	ear, nose, and throat 귀-코-목구멍
COPD	chronic obstructive pulmonary disease 만성폐쇄폐질환	**ERV**	expiratory reserve volume 날숨예비량·호기예비량
CPR	cardiopulmonary resuscitation 심폐소생술	**flu**	influenza 인플루엔자
C&S	culture and sensitivity 배양 및 항생제 감수성 검사	**FRC**	functional residual capacity 기능잔기용량
CF	cystic fibrosis 낭성섬유증	**HMD**	hyaline membrane disease 유리질막병
CTA	clear to auscultation 정상 청진소견	**IC**	inspiratory capacity 들숨용적·흡기용적

약어 (계속)

IPPB	intermittent positive pressure breathing 간헐양압호흡	**RML**	right middle lobe 우중간엽
IRDS	infant respiratory distress syndrome 신생아호흡곤란증후군	**RRT**	registered respiratory therapist 공인호흡치료사
IRV	inspiratory reserve volume 들숨예비량·흡기예비량	**RV**	reserve volume 예비량
LLL	left lower lobe 좌하엽	**RUL**	right upper lobe 우상엽
LUL	left upper lobe 좌상엽	**SARS**	severe acute respiratory syndrome 중증급성호흡증후군
MDI	metered-dose inhaler 계량흡입기	**SIDS**	sudden infant death syndrome 영아돌연사증후군
O_2	oxygen 산소	**SOB**	shortness of breath 호흡곤란
PFT	pulmonary function test 폐기능검사	**TB**	tuberculosis 결핵
PPD	purified protein derivative 정제단백질유도체	**TLC**	shortness of breath 호흡곤란
R	respiration 호흡	**TPR**	tuberculosis 결핵
RA	room air 대기·실내공기	**TV**	tidal volume 일회호흡량
RDS	respiratory distress syndrome 호흡곤란증후군	**URI**	upper respiratory infection 상기도감염
RLL	right lower lobe 우하엽	**VC**	vital capacity 폐활량

자습하기

E. 약어로 나타내기

1. upper respiratory infection ____________________
2. pulmonary function test ____________________
3. oxygen ____________________
4. carbon dioxide ____________________
5. chronic obstructive pulmonary disease ____________________
6. bronchoscopy ____________________
7. tuberculosis ____________________
8. infant respiratory distress syndrome ____________________

복습하기

적용하기

의무기록 분석

아래의 호흡기내과 자문보고서에는 12개의 의학용어가 포함되어 있다. 각 의학용어에 밑줄을 치고, 아래의 목록에 의학용어를 적어라. 그런 다음 각 용어의 의미를 설명하라.

호흡기내과 자문보고서

자문한 이유:	점점 심해지는 천식의 평가.
현 병력:	환자는 10세 남자로서 호흡곤란과 기침, 쌕쌕거림으로 7년 전에 처음 응급실을 방문하였다. 그 후 발작빈도는 점점 증가하였고, 천식 발작은 운동 같은 특별한 유발요인 없이 발생하였다. 천식을 앓고 있는 가족은 없다.
진찰 결과:	환자는 현재 응급실에 있으며, 심한 호흡곤란과 입술 주위에 청색증을 나타내고 있고, 날숨기간이 길어져 있으며, 연속적으로 기침(기침을 할 때 끈적끈적한 점액질이 배출됨)을 하고 있다. 청진을 해보니 폐 전체에서 건성수포음이 들렸다. 동맥혈가스분석에서 저산소혈증을 나타내고 있다. 폐활량측정법에서 날숨을 쉴 때 약간 심한 기도폐쇄가 나타났다. 환자는 Proventil에 잘 반응하며, 투약 후 환자는 기침과 호흡곤란이 완화되었다.
평가:	심한 기도폐쇄를 보이는 급성 천식발작이다. 감염 증거는 없다. 발작의 중증도와 빈도가 증가하고 있으므로 환자에게 투약하는 모든 약물들의 효과를 재평가하고 천식 발작을 초래하는 유발 인자를 찾도록 노력해야 한다.
권고:	환자의 기관지연축을 완화하기 위해 Proventil을 계속 투여한다. 약물 복용 및 천식 발작의 중증도 조절에 대한 지침을 환자 및 그의 가족과 면밀히 검토하였다.

	의학용어	설명
1.		
2.		
3.		
4.		
5.		
6.		
7.		
8.		
9.		
10.		
11.		
12.		

의무기록 편집

아래의 의무기록에는 의학용어로 바꿔 적을 수 있는 11개의 구(句)가 포함되어 있다. 각 구(句)는 밑줄로 표시되어 있다. 각 구(句)를 의학용어로 바꿔 적어라.

피어슨종합병원 응급실 진료기록

Task Edit View Time Scale Options Help Download Archive Date: 17 May 2015

현재 호소증상: 43세 여성을 그녀의 가족이 응급실에 데려왔다. 그녀는 숨쉬기 힘들고 숨 쉴 때 아프다**1**고 하였으며, 빠르게 숨을 쉬었고, **2** 열이 났다. 이러한 증상들은 3일전부터 시작되었지만 지난 12시간 동안 훨씬 심해졌다.

과거병력: 환자는 세 자녀의 어머니이면서 기업체 간부이다. 이전에 수술이나 심각한 병을 앓은 적은 없다.

징후와 증상: 체온은 39.4℃, 호흡수는 20회/분, 혈압은 165/98, 심박수는 90회/분이었다. 혈중 산소농도를 측정하는 혈액검사**3**에서 혈중 산소농도가 낮았다.**4** 폐에서 나는 소리를 듣는 검사**5**에서 왼쪽 아래 가슴에서 비정상적인 수포음**6**이 들렸다. 그녀는 기침을 할 때 기도로부터 과량의 고름이 섞인**7** 점액을 배출**8**하였고, 단순흉부촬영**9** 검사에서 왼쪽 폐의 하부엽이 뿌옇게 보였다.

진단명: 세균감염에 의한 폐 좌하엽의 염증.**10**

치료: 환자의 정맥을 통해 항생제를 투여하기 시작하였다. 또한 3일간 구강을 통해 기도로 연결되는 관을 삽입**11**하였다.

1. ______

2. ______

3. ______

4. ______

5. ______

6. ______

7. ______

8. ______

9. ______

10. ______

11. ______

증례

아래 증례는 이 장에서 공부했던 질병을 앓고 있는 환자에 관한 것이다. 증례를 읽고 질문에 답하라. 일부 질문은 이 장에서 공부하지 않았던 내용도 포함하고 있다. 교과서나 의학사전, 다른 참고서를 활용하여 질문에 답하라.

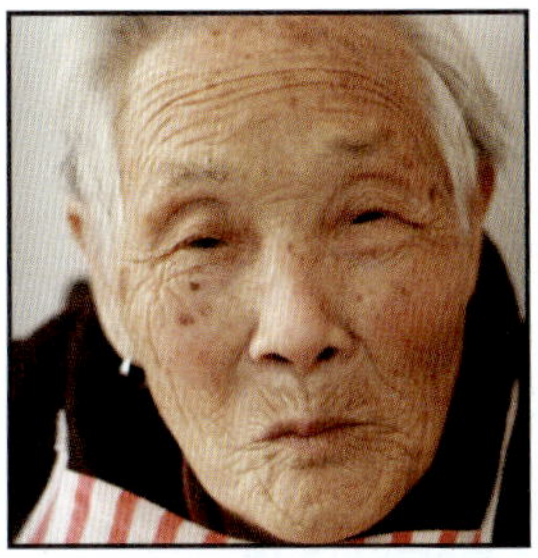
(Ni Qin/Getty Images)

88세 여자 환자가 호흡곤란(dyspnea)과 어지럼(dizziness), 앉아숨쉬기(orthopnea), 발열(fever), 기침(cough)을 호소하면서 병원에 왔다. 폐 청진을 해보니 오른쪽 기관지에서 수포음이 들렸다. 흉부X선 검사 결과 우상엽에 체액이 분포하는 소견이 관찰되었다. 환자는 폐렴(pneumonia) 진단을 받고 병원으로 이송되었다. 입원 당시의 활력징후는 체온 38.9°C, 심박수 100회/분, 호흡수 24회/분, 혈압 180/110이었으며, 숨쉬는 것이 힘들었다. 정맥을 통해 항생제를 투여하였고, 간헐양압호흡(IPPB)으로 호흡을 도와주었다. 그녀는 치료에 잘 반응하였으며, 3일간 복용할 경구항생제를 처방받아 집으로 퇴원하였다.

질문

1. 이 환자의 입원 진단명은 무엇인가? 참고서 등을 활용하여 이 질병에 대해 찾아보라.

2. 이 환자가 나타내는 증상을 열거한 후 각 증상에 대해 설명하라.

3. 청진과 흉부X선 검사를 설명하라. 검사를 통해 어떤 이상소견이 발견되었는지 각각 설명하라.

4. '활력징후'란 무엇인가? 이 환자의 활력징후에 대해 설명하라.

5. 이 환자가 입원하여 받은 치료에 대해 설명하라.

6. 퇴원할 때 환자에게 투여할 약물은 어떻게 바뀌었는지 설명하라.

연습하기

A. 빈칸 채우기

1. 호흡계통의 일차적 기능은 ____________________이다.
2. 폐로부터 공기가 들락거리는 것을 ____________________라 한다.
3. 외호흡의 정의는 ____________________이다.
4. 내호흡의 정의는 ____________________이다.

B. 접미어 의미 적기

	의미	이 장에서 등장하였던 예
1. **-ectasis**		
2. **-capnia**		
3. **-phonia**		
4. **-thorax**		
5. **-pnea**		
6. **-ptysis**		
7. **-osmia**		

C. 의학용어 연습하기

연결형 **rhin/o**는 코를 의미한다. 이 연결형을 이용하여 아래의 의미를 나타내는 의학용어를 적어라.

1. 코 염증 ____________________
2. 코로부터 분비물이 나옴 ____________________
3. 코를 외과적으로 복구함 ____________________

연결형 **laryng/o**는 후두를 의미한다. 이 연결형을 이용하여 아래의 의미를 나타내는 의학용어를 적어라.

4. 후두 염증 ____________________
5. 후두 연축 ____________________
6. 후두를 시각적으로 관찰하는 검사 ____________________
7. 후두와 연관된 ____________________
8. 후두를 제거함 ____________________
9. 후두를 외과적으로 복구함 ____________________
10. 후두 마비 ____________________

연결형 **bronch/o**는 기관지를 의미한다. 이 연결형을 이용하여 아래의 의미를 나타내는 의학용어를 적어라.

11. 기관지와 연관된 ____________________
12. 기관지 염증 ____________________
13. 기관지 내부를 시각적으로 관찰하는 검사 ____________________
14. 기관지에서 유래한 ____________________
15. 기관지 연축 ____________________

연결형 **thorac/o**는 가슴을 의미한다. 이 연결형을 이용하여 아래의 의미를 나타내는 의학용어를 적어라.

16. 가슴을 절개함 ____________________
17. 가슴통증 ____________________
18. 가슴과 연관된 ____________________

연결형 **trache/o**는 기관을 의미한다. 이 연결형을 이용하여 아래의 의미를 나타내는 의학용어를 적어라.

19. 기관 절개 ____________________
20. 기관 협착 ____________________
21. 기관 내부와 연관된 ____________________

접미어 **-pnea**는 숨쉬기를 의미한다. 이 연결형을 이용하여 아래의 의미를 나타내는 의학용어를 적어라.

22. 숨쉬기 힘들거나 어려움 ____________________
23. 빠르게 숨을 쉼 ____________________
24. 앉은 자세에서만 숨을 쉴 수 있음 ____________________
25. 숨을 쉬지 않음 ____________________

D. 연결형의 의미 적기

	의미	이 장에서 등장하였던 예
1. **trache/o**		
2. **laryng/o**		
3. **bronch/o**		
4. **spir/o**		
5. **pneum/o**		
6. **rhin/o**		
7. **coni/o**		
8. **pleur/o**		
9. **epiglott/o**		
10. **alveol/o**		

	의미	이 장에서 등장하였던 예
11. **pulmon/o**	______________	______________
12. **ox/o**	______________	______________
13. **sinus/o**	______________	______________
14. **lob/o**	______________	______________
15. **nas/o**	______________	______________

E. 의학용어로 적기

1. 숨을 들이쉬는 과정 ______________
2. 기침을 할 때 피를 배출함 ______________
3. 폐동맥에 피떡이 존재함 ______________
4. 부비동 염증 ______________
5. 목구멍이 아픔 ______________
6. 흉막강 속에 공기가 유입됨 ______________
7. "흡"하면서 큰 소리로 기침을 함 ______________
8. 흉막 절개 ______________
9. 흉막 부위가 아픔 ______________
10. 감기 ______________

F. 약어 풀어쓰기

1. CXR ______________
2. TV ______________
3. TPR ______________
4. ABGs ______________
5. DOE ______________
6. RUL ______________
7. SIDS ______________
8. TLC ______________
9. ARDS ______________
10. MDI ______________
11. CTA ______________
12. SARS ______________

G. 의학용어 의미 적기

1. total lung capacity ______________________________

2. tidal volume ______________________________

3. residual volume ______________________________

H. 빈칸 채우기

anthracosis	sputum cytology	cardiopulmonary resuscitation	patent
thoracentesis	respirator	ventilation-perfusion scan	rhonchi
supplemental oxygen	hyperventilation		

1. 환자의 호흡과 심장이 멈췄을 때 주로 응급보조인력이 행하는 처치를 ______________ 이라 한다.

2. 흉강에 있는 체액을 제거하기 위해 의사가 행하는 처치를 ______________ 라 한다.

3. 환기기의 다른 이름은 ______________ 이다.

4. 환자는 코삽입관을 통해 ______________ 을 공급받는다.

5. 기관내삽관은 기도를 ______________ 상태로 유지하기 위해 시행한다.

6. 폐색전을 확인하는데 특히 유용한 검사는 ______________ 이다.

7. 암세포가 존재하지 않는다는 것을 알 수 있는 검사는 ______________ 이다.

8. 빠른호흡과 과다호흡을 합쳐서 ______________ 이라 한다.

9. 폐음에 해당하는 것은 ______________ 이다.

10. 광부에게서 발병할 가능성이 높은 질환은 ______________ 이다.

I. 약리학 용어 연습

약물 설명을 보고 해당하는 약물의 종류를 적은 다음, 상품명과 짝지어라.

약물 설명	약물 종류	상품명
1. ________ 코막힘과 울혈을 감소시킴	______________	a. Hycodan
2. ________ 기침 욕구를 감소시킴	______________	b. Flonase
3. ________ 세균을 죽임	______________	c. Cipro
4. ________ 기도를 통해 점액을 배출하기 쉽게 함	______________	d. Ventolin
5. ________ 점액을 액화시킴	______________	e. Allegra
6. ________ 기관지 연축을 완화함	______________	f. Afrin
7. ________ 알레르기발작을 차단함	______________	g. Robitussin
8. ________ 염증과 부종을 감소시킴	______________	h. MucomystS

명칭 적기

그림 A

숫자와 선으로 표시한 부위의 명칭을 적어라.

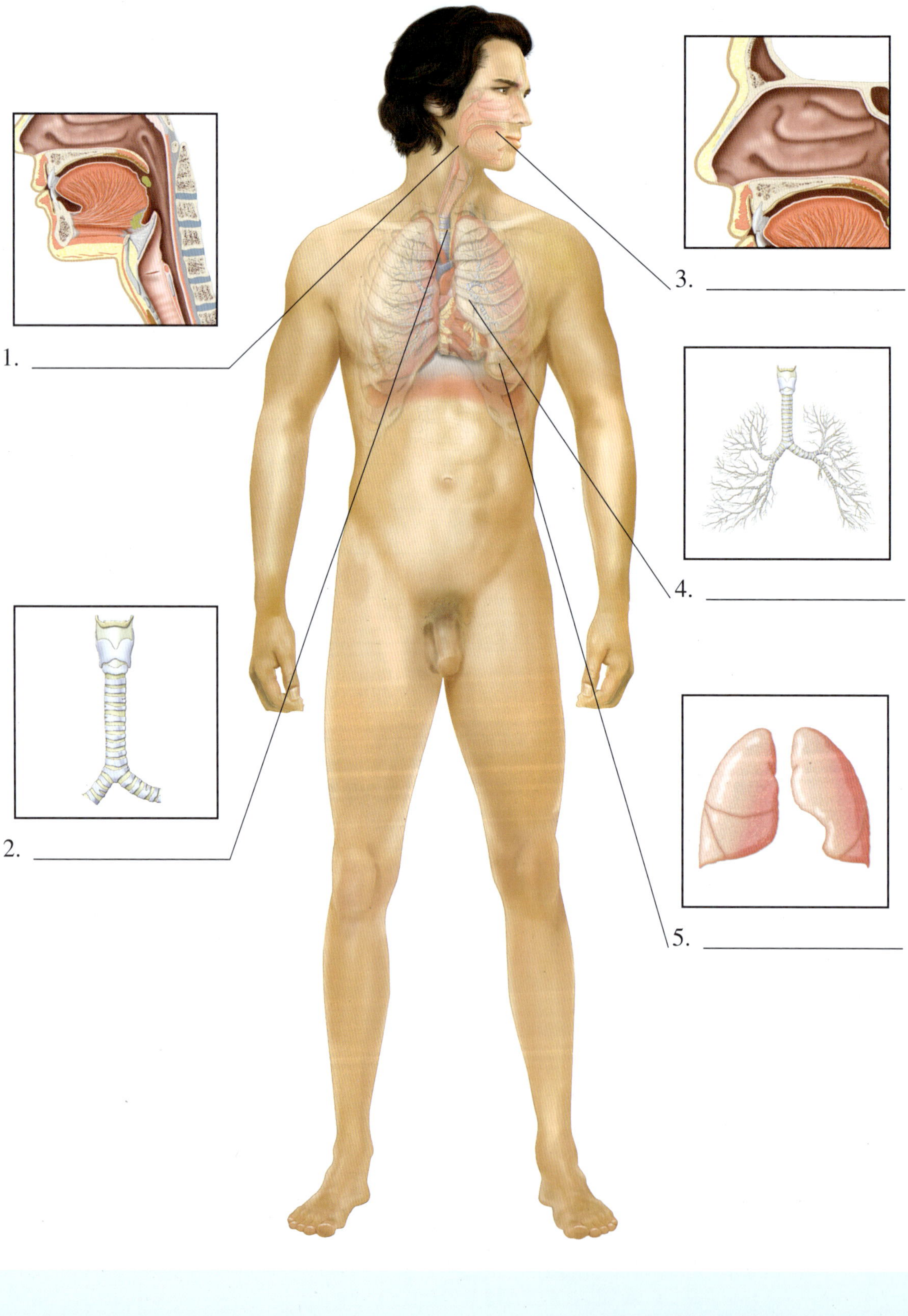

그림 B

숫자와 선으로 표시한 부위의 명칭을 적어라.

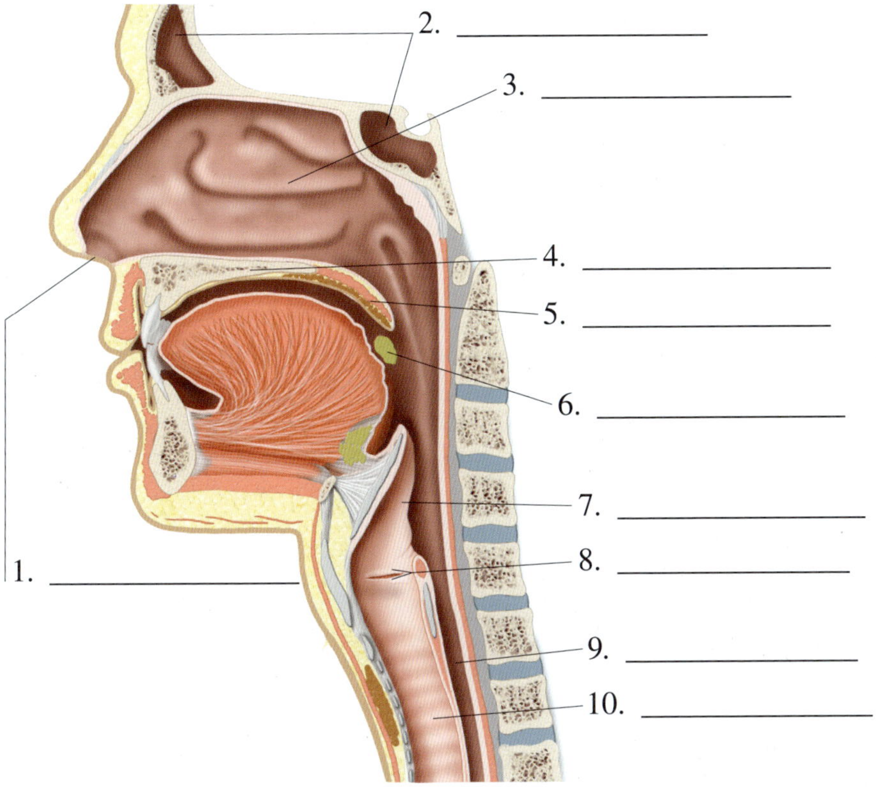

그림 C

숫자와 선으로 표시한 부위의 명칭을 적어라.

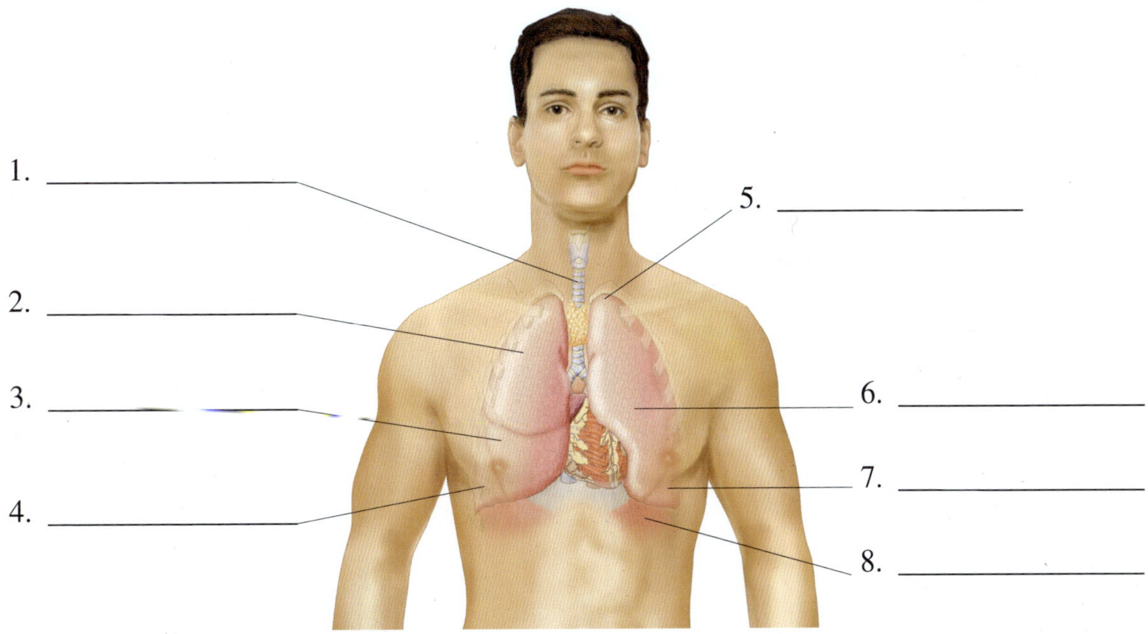

8
소화계통
Digestive System

학습목표

이 장을 공부한 학생들은

- 이 장에서 소개하는 연결형과 접미어를 식별하고 그 의미를 설명할 수 있다.
- 소화계통에 속하는 주요 구조물들의 명칭을 바르게 적고 발음할 수 있다.
- 소화계통과 연관된 주요 장기를 열거하고 이들의 기능을 설명할 수 있다.
- 각 치아의 모양과 기능을 식별할 수 있다.
- 소화계통 부속기관의 기능을 설명할 수 있다.
- 소화계통의 해부학 용어를 식별하고 설명할 수 있다.
- 소화계통의 병리학 용어를 식별하고 설명할 수 있다.
- 소화계통의 진단법을 식별하고 설명할 수 있다.
- 소화계통의 치료법을 식별하고 설명할 수 있다.
- 소화계통과 연관된 일부 약물을 식별하고 설명할 수 있다.
- 소화계통과 연관된 일부 약어를 풀어서 적을 수 있다.

소화계통 훑어보기

기능

소화계통은 물리적 소화와 화학적 소화를 통해 음식을 잘게 쪼갠다. 소화된 영양소 분자들은 혈액 속으로 흡수된 후 혈액을 따라 이동하며, 소화되지 않은 음식물이나 흡수되지 않은 성분들은 고형 폐기물로 바뀌어 배출된다.

기관

소화계통을 구성하는 주요 구조물은 다음과 같다.

anus 항문
esophagus 식도
gallbladder (GB) 담낭
large intestine 대장
liver 간
oral cavity 입안·구강
pancreas 췌장·이자
pharynx 인두
salivary glands 침샘
small intestine 소장
stomach 위

용어 성분

소화계통 용어를 만드는데 활용되는 용어 성분들은 다음과 같다. 더 자세한 내용은 이 장의 용어 단락을 참조하기 바란다.

연결형

an/o	anus 항문
append/o	appendix 막창자꼬리·충수
appendic/o	appendix 막창자꼬리·충수
bar/o	weight 무게
bucc/o	cheek 볼·뺨
cec/o	cecum 맹장·막창자
cholangi/o	bile duct 쓸개관·담관
chol/e	bile 쓸개즙·담즙, gall 쓸개즙·담즙
cholecyst/o	gallbladder 담낭·쓸개
choledoch/o	common bile duct 총담관·온쓸개관
cirrh/o	yellow 노란색
col/o	colon 잘록창자·결장
colon/o	colon 잘록창자·결장
dent/o	tooth 이·치·치아
diverticul/o	pouch 주머니, 오목
duoden/o	duodenum 십이지장·샘창자
enter/o	small intestine 소장·작은창자
esophag/o	esophagus 식도
gastr/o	stomach 위
gingiv/o	gums 잇몸·치은
gloss/o	tongue 혀
hepat/o	liver 간
ile/o	ileum 회장·돌창자
jejun/o	jejunum 공장·빈창자
labi/o	lip 입술·구순
lapar/o	abdomen 배·복부
lingu/o	tongue 혀
lith/o	stone 돌·결석
odont/o	tooth 이·치·치아
or/o	mouth 입, 입안·구강
palat/o	palate 입천장·구개
pancreat/o	pancreas 췌장·이자
pharyng/o	pharynx 인두
polyp/o	polyp 폴립·용종
proct/o	anus and rectum 항문과 직장
pylor/o	pylorus 날문·유문
pyr/o	fire 열, 열병, 염증
rect/o	rectum 직장·곧창자
sialaden/o	salivary gland 침샘·타액선
sigmoid/o	sigmoid colon 구불결장

(264쪽에 계속)

그림으로 살펴본 소화계통

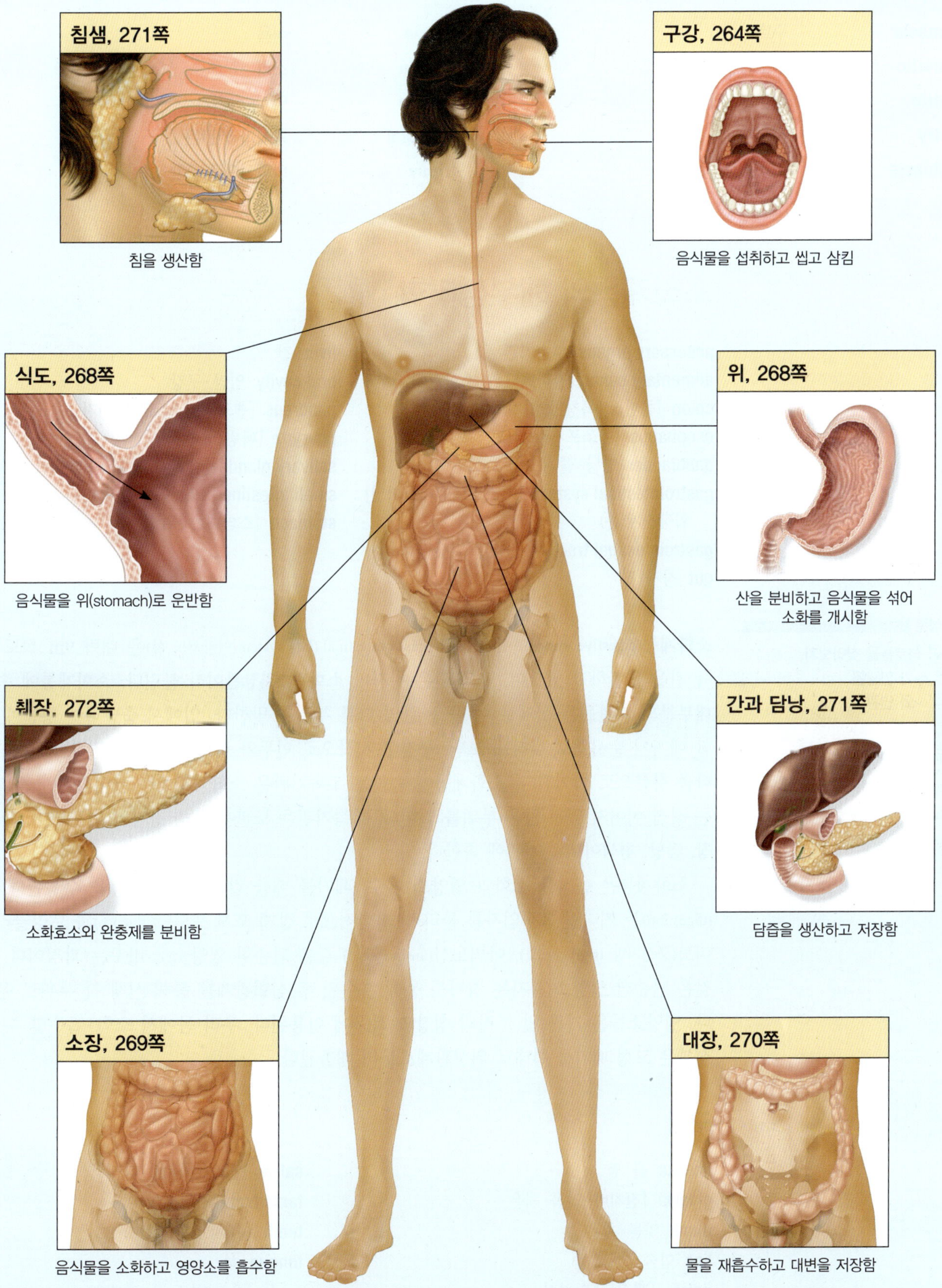

접미어

-emesis	구토	**-orexia**	식욕
-emetic	구토와 연관된	**-pepsia**	소화
-iatric	병원치료와 연관된	**-phagia**	먹기, 삼키기
-istry	전문분야	**-prandial**	음식과 연관된
-lithiasis	결석증·돌증	**-tripsy**	외과적으로 으깸

소화계통의 해부생리학

accessory organs 부속기관
alimentary canal [앨리**멘**터뤼] 소화관
colon [**콜**런] 잘록창자·결장
esophagus [에**쏘**프거스] 식도
gallbladder 담낭·쓸개
gastrointestinal system [개스트로인**테스**티널] 위장관계(통)
gastrointestinal tract 위창자길·위장관
gut 창자·장
liver 간
oral cavity 입안·구강
pancreas [**팬**크뤼아스] 췌장·이자
pharynx [**패**륑스] 인두
salivary glands [**쌀**리배뤼] 침샘·타액선
small intestine 소장·작은창자
stomach [**스터**머ㅋ] 위

용어 성분

이 용어 성분들을 찾아보자.
-ary = ~와 연관된
-ory = ~와 연관된

알아두기

*Alimentary*는 '영양'을 의미하는 라틴어 *alimentum*으로부터 유래하였다.

소화계통(digestive system; **위장관계통** [gastrointestinal (GI) system]이라고도 함)은 대략 9m 정도의 근육 관을 포함하고 있으며, 근육 관은 **창자**나 **소화관**, **위장관**이라 불린다. 소화계통에 속하는 대부분의 기관들은 실제로 이 근육 관의 다른 부위를 말한다. 입에서 출발하여 항문에 도달할 때까지 순서대로 나타내 보면, **구강**을 시작으로 **인두**와 **식도**, **위**, **소장**, **결장**, **직장**을 거친 다음 **항문**으로 이어진다. 소화계통에 속하는 부속기관은 소화과정에는 관여하지만 소화관과는 직접 이어져 있지 않은 부위를 말한다. 부속기관은 도관을 통해 창자와 연결되며, **간**과 **췌장**, **담낭**, **침샘**이 부속기관에 속한다.

소화계통은 음식물 소화와 영양소 흡수, 폐기물 배출 같은 3가지 기능을 수행한다. 소화(digestion)는 커다란 음식입자를 물리적·화학적으로 잘게 쪼개 포도당(glucose)과 트리글리세라이드(중성지방·triglyceride), 아미노산(amino acid) 같은 단순한 영양소로 바꾸는 과정이다. 이와 같은 단순한 영양소 분자는 창자를 통해 흡수된 후 심혈관계를 통해 신체 각 부위로 운반된다. 영양소들은 기관 및 조직의 성장과 복구에 이용된다. 우리 몸에서 소화·흡수할 수 없는 성분은 고형 폐기물 형태로 위장관계로부터 배출된다.

구강

cheeks 볼·뺨
gingiva [**진**지바] 잇몸·치은
gums 잇몸·치은
lips 입술
palate [**팰**럿트] 입천장·구개
saliva [썰**라이**바] 침·타액
taste buds 맛봉오리
teeth 이·치·치아
tongue 혀
uvula [**유**뷸라] 목젖·구개수

소화는 입속에 음식물이 들어왔을 때 개시되며 음식물은 **치아**에 의해 물리적으로 잘게 쪼개진다. 근육으로 이뤄진 **혀**는 입속에서 음식물을 **침**과 섞는 역할을 한다(그림 8.1). 침에는 탄수화물을 소화시키는 소화효소와 음식물을 삼키는데 도움을 주는 미끄러운 윤활제가 포함되어 있다. 혀 표면에 분포하는 **맛봉오리**는 음식의 5가지 맛(쓴맛[bitter], 단맛[sweet], 신맛[sour], 짠맛[salty], 우마미맛[umami; 감칠맛(savory)이라고도 함])을 구분할 수 있다. 구강 천장을 **입천장**이라 하며, 단단입천장(경구개·hard palate; 앞부분)과 물렁입천장(연구개·soft palate; 뒷부분)으로 구분한다. 물렁입천장의 후방경계에 매달려 있는 구조물을 **목젖**이라 한다. 목젖은 두 가지 중요한 기능을 수행한다. 첫 번째 기능은 말(speech)하는 데 관여하는 것이고, 두 번째 기능은 구역반사(gag reflex)에 관여하는 것이다. 구역반사는 삼키지 않았음에도 불구하고 음식물이 인두로 들어갔을 때(예, 입에 음식을 머금은 채 소리 내어 웃을 경우) 자극된다. 삼켰을 경우(swallowing)에는 음식물이 폐로 유입되지 않도록 후두덮개(epiglottis)가 후두(larynx)를 막는 작용이 동반되지만, 소리 내어 웃는 경우에는 후두를 막는 작용이 동반되지 않으므로 구역반사는 중요하다(그림 8.2). **볼**은 구강의 외측 벽을 형성하며, **입술**은 구강의 앞쪽 입구를 형성한다. 전체 구강은 점막으로 덮여 있으며, 일부 점막은 턱뼈를 덮고 있는 결합조직과 함께 **잇몸**(gum 또는 gingiva라 함)을 이루며, 잇몸은 이틀뼈(치조골·alveolar bone)에 박혀있는 치아를 감싸는 역할을 한다.

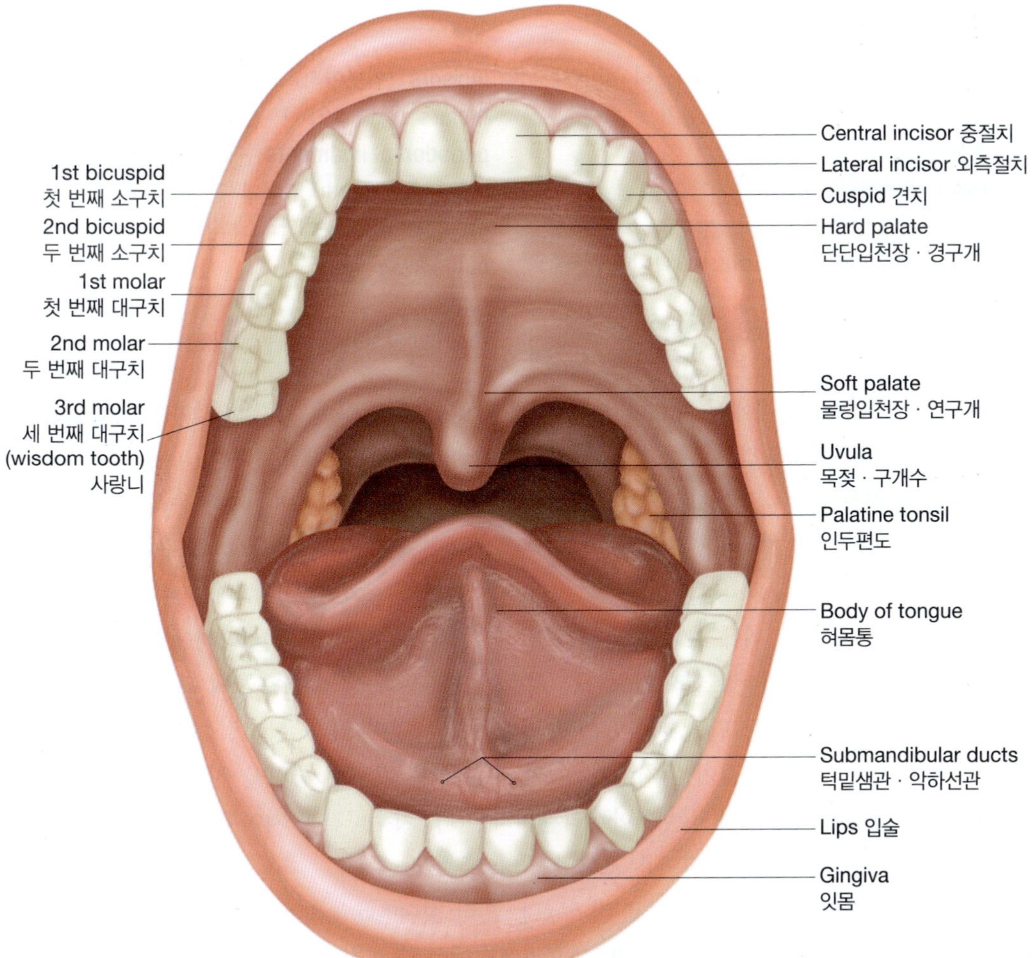

■ 그림 8.1 구강을 이루는 구조물들.

■ 그림 8.2 구강과 인두, 식도 구조물들.

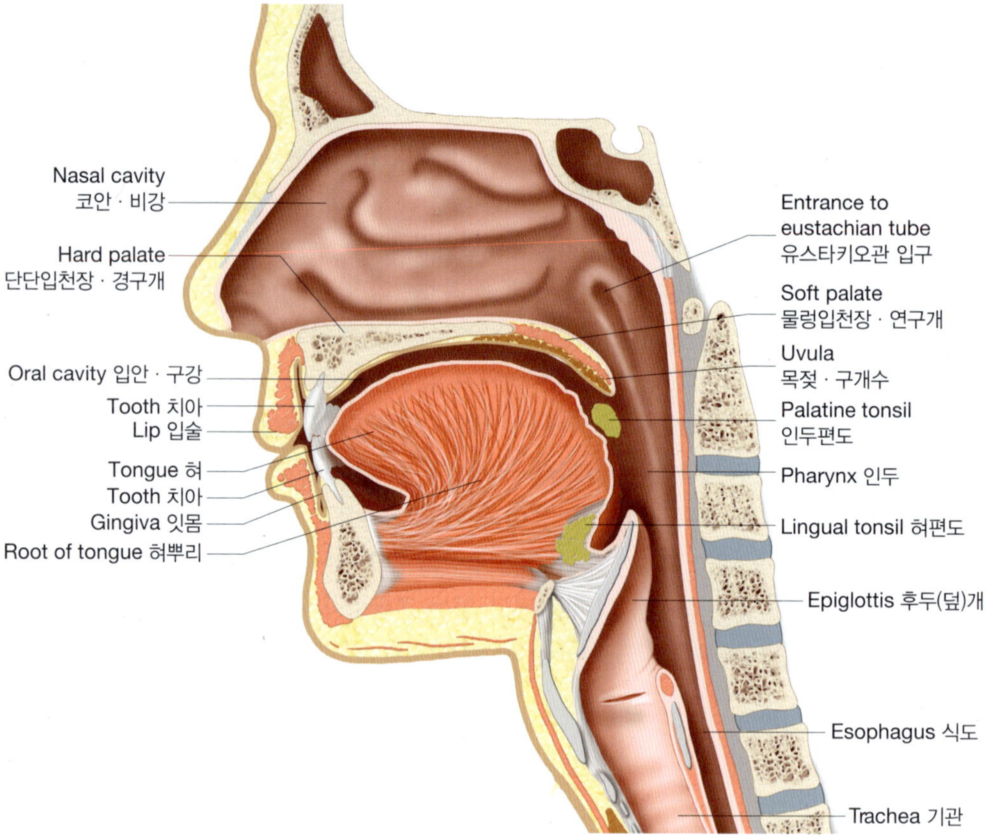

용어 성분

이 용어 성분들을 찾아보자.

cis/o = 절단
bi- = 둘
in- = 안쪽으로
pre- = 이전에

알아두기

모양이 다른 3개의 대구치가 존재하는데, 이들을 첫 번째 대구치, 두 번째 대구치, 세 번째 대구치로 부른다. 그렇지만 세 번째 대구치는 흔히 사랑니(지치 · wisdom tooth)라고도 불린다. 모든 사람이 4개의 사랑니를 가지는 것은 아니다. 불행히도 대부분의 사람들은 턱 공간이 좁아 사랑니가 잇몸 밖으로 나오지 못하며, 이를 매복사랑니(*impacted wisdom tooth*)라 하는데, 그럴 경우 수술을 하여 제거해야 한다.

알아두기

연결형 *dent/o*는 치아를 의미한다. 이런 이유로 dentist(치과의사)나 dentistry(치과학 · 치의학) 같은 용어가 존재한다. 연결형 *odont/o*도 치아를 의미하며, '똑바른'이라는 의미를 갖는 orth/o와 합쳐져 *orthodontics*(치과교정학; 치아를 똑바로 세우는 치과학의 세부분야)라는 용어가 만들어진다.

치아

bicuspids [바이**커스**피즈] 작은어금니 · 소구치
canines [**케이**나인스] 송곳니 · 견치
cementum [씨**멘**툼] 시멘트질
crown 치아머리
cuspids [**커스**피즈] 송곳니 · 견치
deciduous teeth [디시**듀**어스] 탈락치아 · 젖니
dentin [**덴**틴] 상아질
enamel 사기질
incisors [인**싸이**저ㄹ스] 앞니 · 절치
molars [**몰**러ㄹ스] 큰어금니 · 대구치
periodontal ligaments [페뤼어**돈**털] 치주인대
permanent teeth 영구치 · 간니
premolars [프뤼**몰**러ㄹ스] 작은어금니 · 소구치
pulp cavity 치수공간
root 치아뿌리
root canal 치아뿌리관 · 치근관

치아는 소화의 첫 단계에서 중요한 부분을 차지한다. 입 앞쪽에 위치한 치아는 음식물을 물고, 찢고, 잘라 작은 조각으로 분리한다. 자르는 역할을 하는 치아로는 **견치**(cuspid 또는 canine이라 함)와 **절치**를 들 수 있다(그림 8.3). 이보다 뒤쪽에 위치하고 있는 치아는 음식물을 갈아 뭉개 더 작은 조각으로 만든다. 음식물을 갈아 뭉개는 역할을 하는 치아로는 **소구치**(bicuspid 또는 premolar라고 함)와 **대구치**를 들 수 있다. 치아는 **치아머리**와 **치아뿌리**로 나눌 수 있다. 치아머리는 잇몸선(gum line) 위에 보이는 부분을 말하며, 치아뿌리는 잇몸선 아래에 위치한 부분을 말한다. 치아뿌리는 **시멘트질**과 가느다란 **치주인대**에 의해 턱의 치조골에 고정되어 있다. 치아머리는 인체에서 가장 단단한 물질인 **사기질**층으로 덮여 있다. 사기질층 아래에는 치아의 대부분을 구성하는 **상아질**이 위치한다. 치아 내부에 위치한 빈 공간을 치아머리에서는 **치수공간**이라 하고, 치아뿌리에서는 **치아뿌리관**이라 한다. 치수공간과 치아뿌리관에는 혈관과 신경, 림프관으로 이뤄진 연조직이 분포하고 있다(그림 8.4).

사람은 두 세트의 치아를 가지고 태어난다. 흔히 젖니(baby teeth)라 부르는 첫 번째 치아 세트는 **탈락치아**이다. 젖니는 20개이며, 생후 6개월에서 28개월 사이에 잇몸 밖으로 나온다. 젖

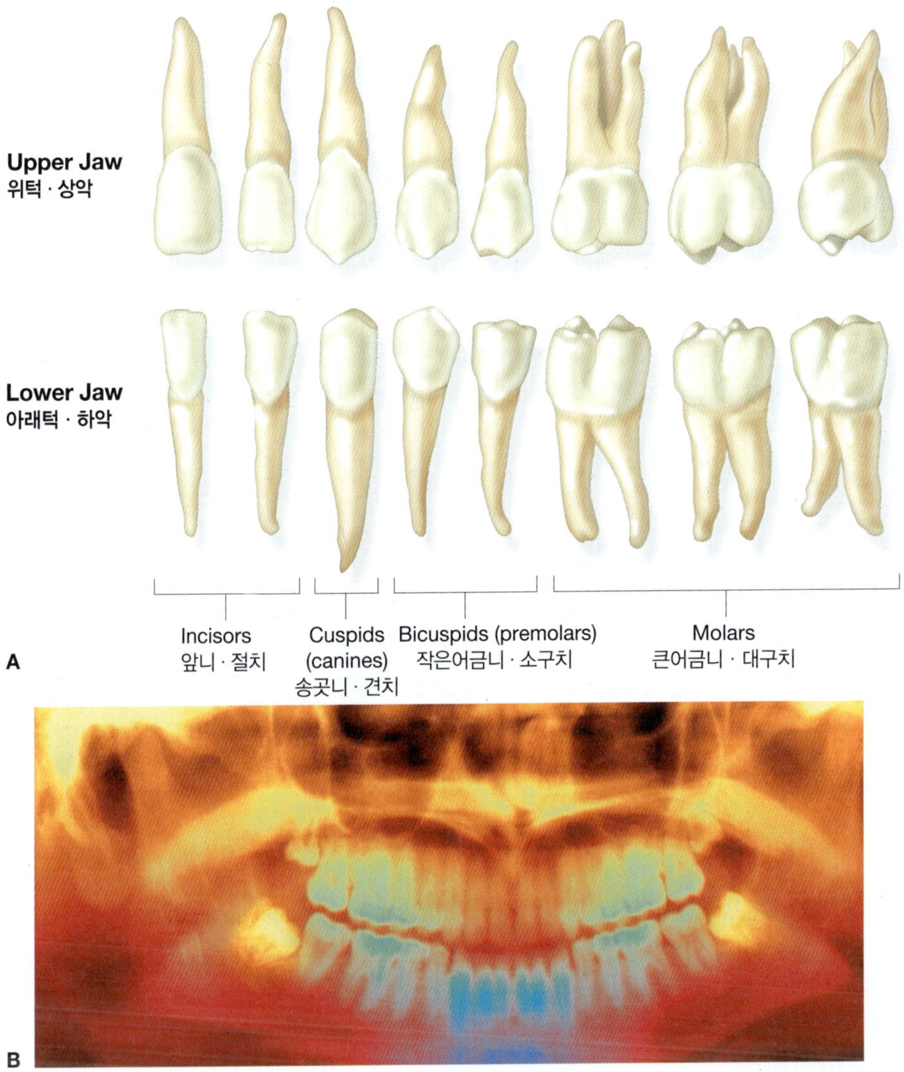

■ **그림 8.3** A) 영구치의 명칭과 형태. 이 영구치들은 우측 치아를 나타낸 것이다. 좌측 치아는 이들과 거울상이다. 절치와 견치는 음식물을 자르는 역할을 한다. 소구치와 대구치는 음식물을 갈아 뭉개는 역할을 한다. B) 모든 치아를 볼 수 있는 색으로 나타낸 X선 사진. 4개의 사랑니가 아직 잇몸 밖으로 나오지 않은 점에 주목하자. *(Science source)*

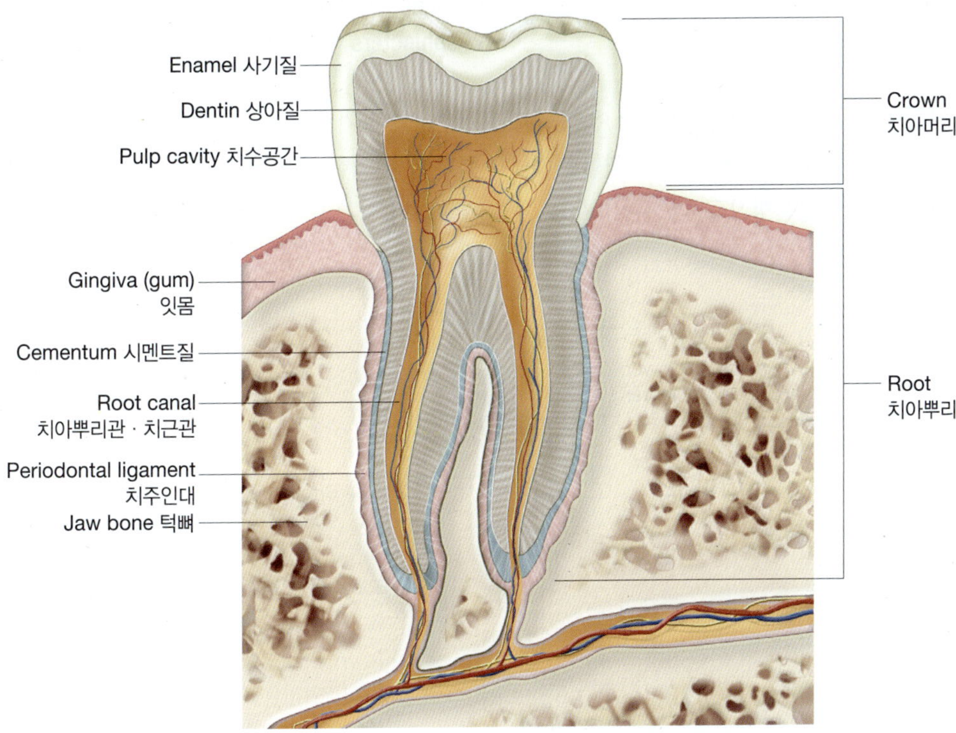

■ **그림 8.4** 치아머리와 치아뿌리의 내부 구조를 볼 수 있게 세로로 절단한 영구치.

니는 6세경에 빠지기 시작하여 32개의 **영구치**로 대체된다. 이러한 대체 과정은 대략 18~20세까지 계속된다.

인두

epiglottis [에피**글오티**스] 후두(덮)개
oropharynx 입인두
laryngopharynx [래링고**패**링스] 후두인두

용어 성분
이 용어 성분들을 찾아보자.
laryng/o = 후두
or/o = 입
epi- = ~보다 위에

음식물을 삼키면 음식물은 **입인두**를 거쳐 **후두인두**로 들어간다(그림 8.2 참조). 7장에서 호흡계통을 공부할 때 배웠던 것처럼 입인두와 후두인두는 공기가 지나는 통로 역할도 한다. 후두덮개는 연골로 이뤄진 덮개로서 후두를 위에서 아래로 덮음으로써 음식물이 기도로 들어가지 않고 식도로 들어가게 한다.

식도

peristalsis [페뤼**스탈**시스] 꿈틀운동·연동

알아두기
음식물을 삼킨 후 위에 도달하기까지 대략 10초 정도 걸린다.

식도(esophagus)는 근육으로 이뤄진 관이며, 성인의 식도 길이는 대략 25cm 정도이다. 식도로 들어온 음식물은 흉강과 횡격막을 통과하여 복강에 위치한 위로 들어간다(그림 8.5). 음식물은 식도를 통과할 때 식도의 순차적인 근육수축인 **꿈틀운동**에 의해 추진된다. 실제로 전체 위장관을 통해 음식물을 이동시키는 것도 꿈틀운동이다.

위

antrum [**앤**트뤔] 날문방
body 위몸통
cardiac sphincter [**카**ㄹ디악 **스핑**터ㄹ] 들문조임근·분문괄약근
chyme [**카임**] 미즙
fundus [**풘**더스] 위바닥
hydrochloric acid 염산
lower esophageal sphincter [에소프**지**얼 **스핑**터ㄹ] 아래식도조임근·하부식도괄약근
pyloric sphincter [파이**로**뤽 **스핑**터ㄹ] 날문조임근·유문괄약근
rugae [**루우**게이] 위주름
sphincters [**스핑**터ㄹ스] 조임근·괄약근

모양이 J자처럼 생긴 위(stomach)는 근육으로 이뤄진 장기로서 음식물을 저장하는 역할뿐 아니라 음식물을 소화액과 섞는 역할을 하며, 상부에 위치한 **위바닥**과 주요 부위인 **위몸통**, 하부에 위치한 **날문방**으로 나뉜다(그림 8.5 참조). 위 내면에 분포하는 쭈글쭈글하게 접혀 있는

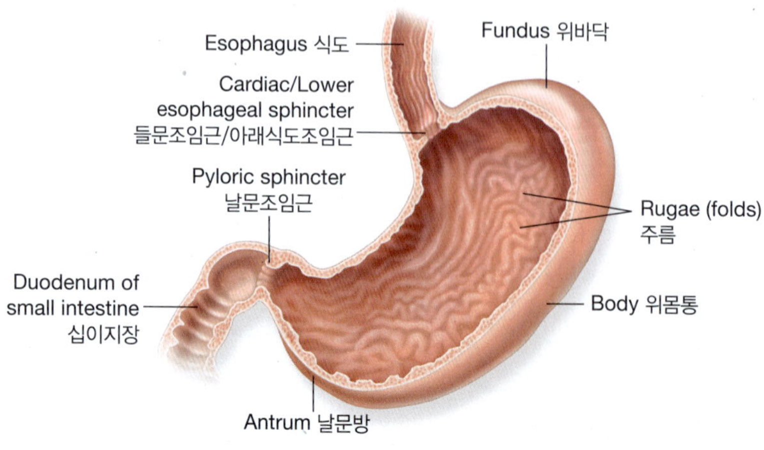

■ **그림 8.5** 위를 세로로 절단한 그림. 위의 각 부위와 내부구조를 볼 수 있다.

것을 **위주름**이라 한다. 위에 음식물이 들어오면 위주름은 펴진다. 염산은 위점막에 분포하는 분비샘에 의해 분비된다. 음식물은 염산 및 다른 위액과 혼합되어 유동성 혼합물인 **미즙**을 형성하며, 미즙은 소화계통을 따라 이동한다.

위의 입구와 출구는 **조임근**이라 불리는 근육밸브에 의해 조절된다. 이 밸브들이 열리고 닫힘으로써 음식물은 창자의 먼쪽 방향으로만 전진할 수 있다. 심장 근처에 위치하여 이름 붙여진 **들문조임근**은 식도와 위바닥 사이에 위치하고 있으며, 음식물이 식도로 역류하는 것을 방지하는 역할도 하므로 **아래식도조임근**이라고도 불린다.

날문방은 점점 좁아져 **날문조임근**으로 이어지는데, 날문조임근은 음식물이 소장으로 이동하는 것을 조절한다. 날문조임근이 열릴 때마다 소량의 미즙만 소장으로 들어갈 수 있는데, 그 이유는 다음과 같다. 첫째, 소장은 위(stomach)보다 훨씬 좁으므로 위(stomach)만큼 음식물을 수용할 수 없다. 둘째, 미즙은 매우 높은 산성을 나타내므로 위(stomach)를 떠나자마자 완벽하게 중화되어야 한다.

용어 성분

이 용어 성분들을 찾아보자.
cardi/o = 심장
hydr/o = 물
-ac = ~와 연관된
-ic = ~와 연관된

알아두기

*Pylor/o*가 '문지기(gatekeeper)'를 의미한다는 것을 알면 날문조임근의 역할을 좀 더 쉽게 기억할 수 있다. 이 문지기는 음식물이 십이지장 속으로 들어가는 것을 조절한다. 조임근은 위나 결장, 방광 같은 속이 빈 장기로 무언가가 들어가거나 나오는 것을 조절할 수 있는 고리모양의 근육이다.

소장

duodenum [두어**디**넘 / **듀디**넘] 십이지장·샘창자
ileocecal valve [일리오**씨**컬] 돌막창자판막·회맹판막
ileum [**일**이움] 회장·돌창자
jejunum [제**주**넘] 공장·빈창자

소장(작은창자·small intestine)은 음식물을 소화하고 흡수하는 주요 부위이다. 소장은 날문조임근과 결장 사이에 위치하고 있다(그림 8.6). 소장은 영양소 섭취와 관련되어 있기 때문에 소장에 이상이 생길 경우 영양실조가 발생할 수 있다. 소장의 길이는 평균 6m 정도로 소화관 중에서 가장 길며, 세 부위(**십이지장, 공장, 회장**)로 이루어져 있다.

- 십이지장은 날문조임근과 공장 사이에 위치하며, 길이는 대략 25~30cm 정도이다. 소화는 위(stomach)에서 넘어온 미즙이 췌장과 담낭에서 분비된 소화효소와 혼합된 후 십이지장 속에서 완료된다.
- 소장의 중간 부위에 해당하는 공장은 십이지장과 회장 사이에 위치하며 길이는 대략 2.4m 정도이다.

주의하기

소장에 속하는 회장(ileum)을 의미하는 어근 *ile/o*와 엉덩뼈(ilium)를 의미하는 어근 *ili/o*는 혼동하기 쉬우므로 주의해야 한다.

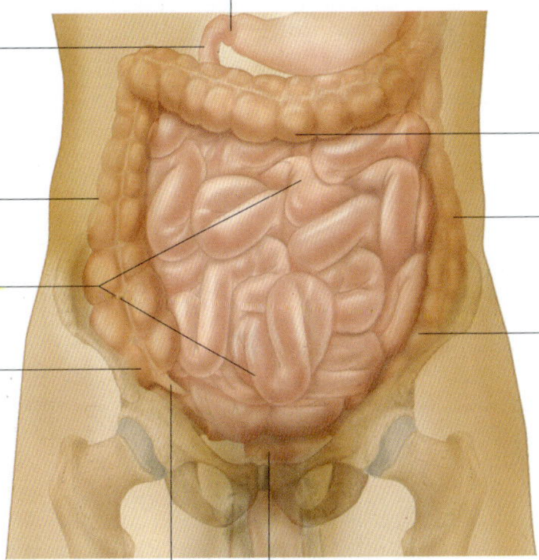

■ **그림 8.6** 소장. 복골반강을 앞에서 본 그림. 날문조임근에서 시작하여 십이지장과 공장, 회장이 결장까지 이어져 있다.

알아두기

사람은 소장의 일부가 없더라도 생존할 수 있다. 예를 들어 암이 생겼을 때 대부분의 소장과 대장을 제거하는 경우도 생긴다. 그럴 경우 외과의사는 장 일부를 잘라낸 후 남겨진 장과 복벽 사이에 구멍을 만든다. 복벽과 연결된 장 부위를 나타내는 연결형과 접미어인 *-ostomy*를 활용하여 수술법을 나타낼 수 있다. 예를 들어 어떤 사람이 *jejunostomy* (빈창자창냄술·공장조루술)를 받았다고 한다면 그것은 jejunum을 복벽에 연결하여 외부와 통하게 한 다음 회장(그리고 나머지 장관)을 제거하였다는 것을 나타낸다.

- 회장은 소장의 마지막 부위로서 공장과 결장 사이에 위치한다. 회장의 길이는 대략 3.6m 정도로 소장 중에서 가장 길다. 회장은 **회맹판**(**막돌막창자판막**)이라 불리는 조임근을 형성하면서 결장으로 이어진다.

대장

anal sphincter [에이널 스핑터ㄹ] 항문조임근·항문괄약근
anus [에이너스] 항문
ascending colon 상행결장·오름잘록창자
cecum [씨큼] 맹장·막창자
defecation 배변
descending colon 하행결장·내림잘록창자
feces [피씨즈] 대변
rectum [뤡텀] 직장·곧창자
sigmoid colon [씨그모이드] 구불결장·구불잘록창자
transverse colon 횡행결장·가로잘록창자
vermiform appendix [버ㄹ머포옴 어펜딕스] 막창자꼬리·충수

소장에서 완전히 소화·흡수된 후, 남은 체액은 대장(큰창자·large intestine)으로 넘어간다(그림 8.7). 대장으로 유입되는 대부분의 체액은 물이며 대장에서 흡수된다. 대장에서 흡수가 완료된 후 남겨지는 고형 폐기물을 **대변**(feces 또는 stool이라 함)이라 한다. 대변은 배변(bowel movement [BM])을 통해 몸 밖으로 배출된다.

대장 길이는 대략 1.5m 정도이고, **회맹판막**과 **항문** 사이에 위치하고 있으며, 맹장과 결장, 직장으로 이루어져 있다. 맹장(길이 5~7.5cm)은 결장 시작부위에 위치하고 있는 주머니처럼 생긴 부위이다. **충수**는 맹장 끝에 돌출되어 있는 작은 벌레처럼 생긴 구조물이다. 결장은 **상행결장**과 **횡행결장**, **하행결장**, **구불결장**으로 이루어져 있다. 우측에 위치한 상행결장은 맹장으로부터 간 하부까지 이어져 있다. 횡행결장은 상복부를 통해 가로방향으로 비장까지 주행한다. 좌측에 위치한 하행결장은 아래쪽으로 주행하여 구불결장 시작부위까지 이어져 있다. 구불결장은 S자 모양으로 휘어져 다시 신체 중앙부위로 복귀하며 **직장** 시작부에서 끝난다. 대변이 저장되는 직장은 항문으로 이어지며, 항문에는 **항문조임근**이 분포하고 있다. 항문조임근은 **배변**을 조절하며 수의조임근과 불수의조임근으로 이루어져 있다.

주의하기

결장(*colon*)은 대장(large intestine)에 속하는 구조물이다. 그러나 많은 사람들은 결장을 대장과 동의어로 사용하거나 소장과 대장을 모두 포함하는 의미로 잘못 사용하는 경우도 있다.

알아두기

배변(*defecation*)은 '찌꺼기를 제거한다'는 뜻을 가진 라틴어로부터 유래한 용어이다.

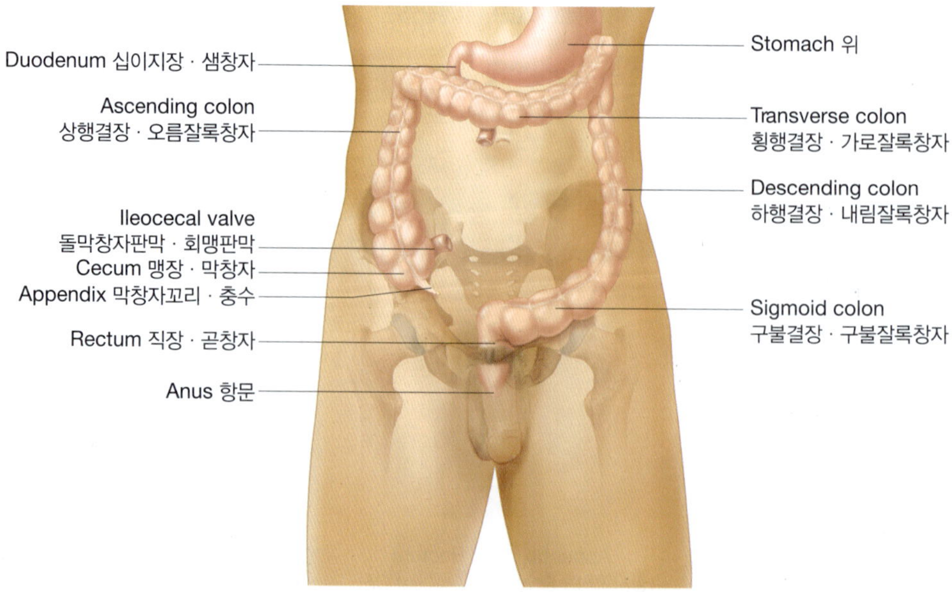

■ 그림 8.7 맹장에서 시작하여 항문에서 끝나는 결장을 이루는 부위.

소화계통의 부속기관

앞에서 설명한대로 소화계통의 부속기관은 침샘과 간, 췌장, 담낭이다. 일반적으로 이 부속기관들은 음식물을 화학적으로 소화하는데 필요한 많은 양의 소화액과 효소를 생산한다. 각 부속기관은 관을 통해 장과 연결되어 있다.

알아두기

*Accessory*는 좀 더 중요한 구조물에 부속된 구조물을 뜻한다. 그런 의미에서 본다면 소화계통 부속기관은 부속기관이라 볼 수 없다. 왜냐하면 소화계통 부속기관이 생산하는 소화액이 없이는 소화가 불가능하기 때문이다.

침샘

amylase [애밀레이스] 아밀로스분해효소·아밀라아제
bolus 음식덩이
parotid glands [퍼롸티드] 귀밑샘·이하선
sublingual glands [써ㅂ링궐] 혀밑샘·설하선
submandibular glands [써ㅂ맨디뷸러ㄹ] 턱밑샘·악하선

구강에 분포하는 침샘(타액선·salivary gland)은 침(타액·saliva)을 생산한다. 아주 묽고 미끄러운 체액인 침은 음식이 목구멍을 막을 위험을 줄일 뿐 아니라 음식물을 쉽게 삼킬 수 있게 해준다. 음식은 입속에서 침과 혼합되어 삼키기 적당한 **음식덩이**를 형성한다. 침에는 탄수화물 소화를 개시하는 소화효소인 **아밀라아제**도 포함되어 있다. 침샘은 세 쌍이 존재한다. **귀밑샘**은 귀 앞아래에 위치하고, **턱밑샘**과 **혀밑샘**은 혀 바닥에 위치한다(그림 8.8).

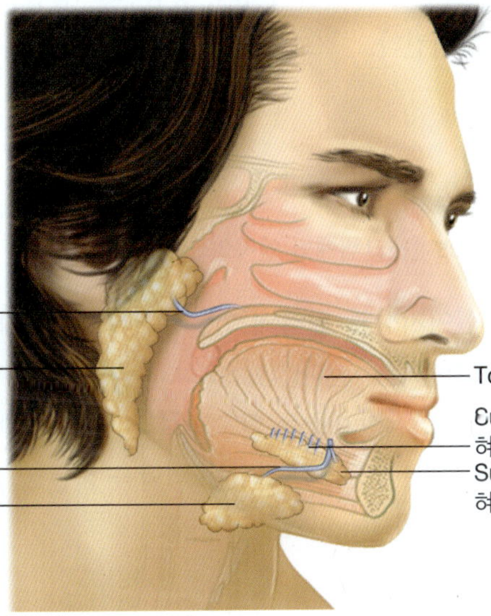

■ **그림 8.8** 침샘은 귀밑샘과 혀밑샘, 턱밑샘으로 이루어져 있다. 각 침샘의 위치와 구강으로 이어지는 관을 볼 수 있다.

간

bile [바일] 담즙·쓸개즙
emulsification [이멀씨피케이션] 유화·에멀션화

우상복부에 위치한 큰 기관인 간은 장에서 흡수된 영양소 처리와 몸속에 분포하는 독성물질 해독, **담즙** 생산 같은 여러 기능을 수행한다(그림 8.9). 담즙은 커다란 지방덩어리를 훨씬 작은 지방방울로 쪼개 장 속의 수용성 환경에서 쉽게 소화될 수 있게 해주므로 지방과 지질의 소화에 중요한 역할을 한다. 이 과정을 **유화**라고 한다.

알아두기

간은 무게가 대략 1.8kg 정도이며, 매우 중요한 역할을 하므로 간이 없으면 생존할 수 없다. 간은 현재 이식을 하는 주요 장기이다. 또한 간은 스스로 재생할 수 있다. 사람의 간을 절반 이상 잘라내더라도 원래 크기로 재생된다.

담낭

common bile duct 총담관·온쓸개관
hepatic duct [헤페틱] 간관
cystic duct [씨스틱] 쓸개주머니관·담낭관

간에서 생산된 담즙은 담낭(쓸개·gallbladder [GB])에 저장된다. 간에서 담즙이 생산되면 담즙은 **간관**을 타고 내려온 다음 **담낭관**을 타고 담낭 속으로 올라간다(그림 8.9 참조). 미즙(chyme) 속

■ 그림 8.9 간, 담낭, 그리고 췌장. 세 기관의 상관관계와 십이지장으로 이어지는 관을 볼 수 있다.

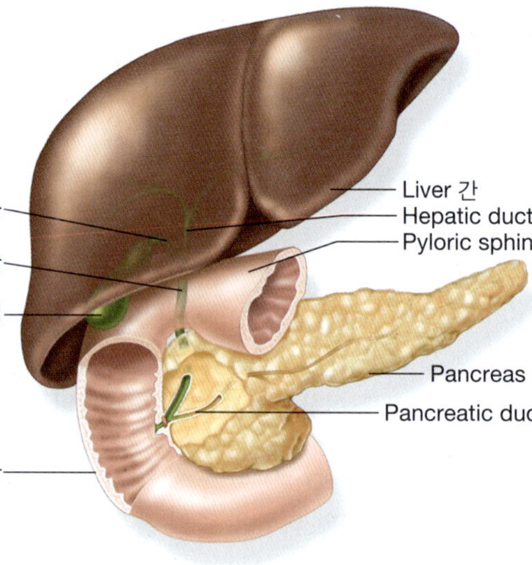

에 지방이 존재할 경우 근육으로 이뤄진 담낭 벽이 수축함으로써 담즙은 다시 담낭관을 타고 내려와 **총담관**(CBD) 속으로 들어가며, 총담관은 담즙을 십이지장으로 운반하여 미즙에 존재하는 지방을 유화시킨다.

췌장

buffers 완충액·완충제
pancreatic enzymes [팬크뤼**애**틱 **엔**자임스] 췌장효소
pancreatic duct [팬크뤼**애**틱] 췌장관·이자관

췌장관에 의해 십이지장과 연결돼 있는 췌장은 소화에 중요한 역할을 하는 두 가지 성분인 **완충액**와 **췌장효소**를 분비한다(그림 8.9 참조). 완충액은 위(stomach)에서 내려온 산성 미즙을 중화하는 역할을 하며, 췌장효소는 탄수화물과 지방, 단백질을 화학적으로 소화하는 역할을 한다. 또한 췌장은 혈당 농도를 조절하는 역할을 하는 인슐린과 글루카곤을 생산하는 내분비샘이기도 하다(11장에서 자세히 설명함).

자습하기

A. 빈칸 채우기

1. 소화계통은 ____________ 계통이라고도 한다.
2. 소화계통을 이루는 근육으로 이뤄진 연속된 관을 ____________ 또는 ____________이라 하며, ____________에서부터 ____________ 까지 이어져 있다.
3. 소화계통의 부속기관은 ____________, ____________, ____________, ____________이다.

4. 소화계통의 세 가지 기능은 ________________, ________________, ________________이다.

5. 앞니의 역할은 ________________이고, 어금니의 역할은 ________________이다.

6. 음식물은 장의 순차적인 근육수축에 의해 추진되는데, 이러한 장운동을 ________________이라 한다.

7. 음식물은 위(stomach)에서 ________________ 및 다른 위액과 섞여 ________________이라 불리는 유동성 혼합물을 형성한다.

8. 소장을 이루는 세 부위는 차례로 ________________, ________________, ________________이다.

9. 결장 중 S자 모양을 이루고 있고 직장으로 이어지는 부위를 ________________이라 한다.

10. 간에서 생산된 ________________은 지방의 ________________를 담당한다. 담즙은 ________________에 저장된다.

의학용어

소화계통 용어를 만드는데 활용되는 용어 성분

아래 목록에는 이 장에 등장하는 용어를 만드는데 활용되는 연결형과 접미어, 접두어가 정리되어 있다.

연결형

an/o	anus 항문
append/o	appendix 막창자꼬리·충수
appendic/o	appendix 막창자꼬리·충수
bar/o	weight 무게
bucc/o	cheek 볼·뺨
carcin/o	cancer 암
cec/o	cecum 맹장·막창자
chol/e	bile 담즙·쓸개즙
cholangi/o	bile duct 담관·쓸개관
cholecyst/o	gallbladder 담낭·쓸개
choledoch/o	common bile duct 총담관·온쓸개관
cirrh/o	yellow 노란색
col/o	colon 결장·잘록창자
colon/o	colon 결장·잘록창자
cutane/o	skin 피부
cyst/o	sac 주머니
dent/o	tooth 치아
diverticul/o	pouch 주머니
duoden/o	duodenum 십이지장·샘창자
enter/o	small intestine 소장·작은창자
esophag/o	esophagus 식도
gastr/o	stomach 위
gingiv/o	gums 잇몸·치은
gloss/o	tongue 혀
hem/o	blood 혈액
hemat/o	blood 혈액
hepat/o	liver 간
ile/o	ileum 회장·돌창자
inguin/o	groin 샅굴부위·서혜부
jejun/o	jejunum 공장·빈창자
labi/o	lip 입술
lapar/o	abdomen 배·복부
lingu/o	tongue 혀
lith/o	stone 돌·결석
nas/o	nose 코
odont/o	tooth 치아
or/o	mouth 입
orth/o	straight 똑바른
palat/o	palate 입천장·구개
pancreat/o	pancreas 췌장·이자
pharyng/o	pharynx 인두
polyp/o	polyp 폴립·용종
proct/o	anus and rectum 항문과 직장
pylor/o	pylorus 날문·유문
pyr/o	fire 열, 염증
rect/o	rectum 직장·곧창자
sialaden/o	salivary gland 침샘·타액선
sigmoid/o	sigmoid colon 구불결장·구불잘록창자
ven/o	vein 정맥

접미어

-al	~와 연관된
-algia	통증
-centesis	체액을 제거하는 과정; 천자
-eal	~와 연관된
-ectomy	절제술
-emesis	구토
emetic	구토와 연관된
-gram	기록물
-graphy	기록법
-iatric	의학적 치료와 연관된
-ic	~와 연관된

-istry	전문·전공
-itis	염증
-lithiasis	결석증
-logy	학
-oma	종양
-orexia	식욕
-osis	비정상 상태
-ostomy	개구술·조루술
-otomy	절개술
-ous	~와 연관된
-pepsia	소화

-pexy	고정술
-phagia	먹다, 삼키다
-plasty	성형술
-plegia	마비
-prandial	식사
-ptosis	늘어진
-scope	시각적 관찰도구
-scopic	시각적 검사와 연관된
-scopy	시각적 검사법
-tic	~와 연관된
-tripsy	으깸

접두어

a-	없는
an-	없는
anti-	대항하는
brady-	느린
dys-	비정상, 아픈, 힘든
endo-	안에
ex-	밖으로

hyper-	과도한
hypo-	아래
in-	안으로
intra-	안에
per-	~을 통해
peri-	~주위에

poly-	다수의
post-	후에
re-	다시
retro-	뒤로
sub-	아래
trans-	가로질러

해부학 용어의 형용사형

용어	용어 성분	설명
anal 항문~	an/o = 항문 -al = ~와 연관된	항문과 연관된.
주의하기	'항문'을 의미하는 연결형 *an/o*와 '없는'을 의미하는 접두어 *an-*을 사용할 때는 혼동하지 않도록 해야 한다.	
buccal [뷰컬] 볼~·뺨~	bucc/o = 볼·뺨 -al = ~와 연관된	볼과 연관된.
buccolabial [뷰코라비얼] 볼 및 입술~	bucc/o = 볼·뺨 labi/o = 입술 -al = ~와 연관된	볼 및 입술과 연관된.
cecal [씨컬] 맹장~·막창자~	cec/o = 맹장·막창자 -al = ~와 연관된	막창자와 연관된.
cholecystic [콜이씨스틱] 담낭~	cholecyst/o = 담낭·쓸개 -ic = ~와 연관된	담낭과 연관된.

해부학 용어의 형용사형 (계속)

용어	용어 성분	설명
colonic [콜론익] 결장~·잘록창자~	colon/o = 결장·잘록창자 -ic = ~와 연관된	결장과 연관된.
colorectal [콜오렉털] 직장결장~	col/o = 결장·잘록창자 rect/o = 직장·곧창자 -al = ~와 연관된	결장 및 직장과 연관된.
cystic [씨스틱] 낭~·낭종~	cyst/o = 주머니 -ic = ~와 연관된	담낭과 연관된. 연결형 cyst/o는 주머니처럼 생긴 구조물을 의미함.
dental [덴털] 치아~, 치과~	dent/o = 치아 -al = ~와 연관된	치아와 연관된.
duodenal [두오디널 / 듀디널] 십이지장~	duoden/o = 십이지장·샘창자 -al = ~와 연관된	십이지장과 연관된.
enteric [엔테릭] 창자~·장~·장관~·소장~	enter/o = 소장·작은창자 -ic = ~와 연관된	소장과 연관된.
esophageal [에소파지얼] 식도~	esophag/o = 식도 -eal = ~와 연관된	식도와 연관된.
gastric 위~ [개스트릭]	gastr/o = 위 -ic = ~와 연관된	위와 연관된.
gastrointestinal (GI) [개스트로인테스티널] 위장관~	gastr/o = 위 -al = ~와 연관된	위 및 장과 연관된.
gingival [진지벌] 잇몸~·치은~	gingiv/o = 잇몸·치은 -al = ~와 연관된	잇몸과 연관된.
glossal [글아설] 혀~·실~	gloss/o = 혀 -al = ~와 연관된	혀와 연관된.
hepatic [헤페틱] 간~	hepat/o = 간 -ic = ~와 연관된	간과 연관된.
hypoglossal [하이포글아설] 혀밑~·설하~	hypo- = 아래 gloss/o = 혀 -al = ~와 연관된	혀 아래와 연관된.
ileal [일이얼] 회장~·돌창자~	ile/o = 회장·돌창자 -al = ~와 연관된	회장과 연관된.
ileocecal [일이오씨컬] 회맹~·회장맹장~·돌막창자~	ile/o = 회장·돌창자 cec/o = 맹장·막창자 -al = ~와 연관된	회장 및 맹장과 연관된.
jejunal [제준얼] 공장~·빈창자~	jejun/o = 공장·빈창자 -al = ~와 연관된	공장과 연관된.
nasogastric [네이조개스트릭] 코위~	nas/o = 코 gastr/o = 위 -ic = ~와 연관된	코 및 위와 연관된.
oral [오럴]	or/o = 입·구강 -al = ~와 연관된	입과 연관된.
pancreatic [팬크리애틱] 췌장~·이자~	pancreat/o = 췌장·이자 -ic = ~와 연관된	췌장과 연관된.

해부학 용어의 형용사형 (계속)

용어	용어 성분	설명
periodontal [페뤼오돈털] 지아주위~·치주~	peri- = 주위의 odont/o = 치아 -al = ~와 연관된	치아주위와 연관된.
pharyngeal [패륀지얼] 인두~	pharyng/o = 인두 -eal = ~와 연관된	인두와 연관된.
pyloric [파이로어뤽] 날문~·유문~	pylor/o = 날문·유문 -ic = ~와 연관된	날문과 연관된.
rectal [뤡털] 직장~·곧창자	rect/o = 직장·곧창자 -al = ~와 연관된	직장과 연관된.
sigmoidal [씨그모이덜] 구불결장~·구불잘록창자~	sigmoid/o = 구불결장 -al = ~와 연관된	구불결장과 연관된.
sublingual [써ㅂ링궐] 혀밑~·설하~	sub- = 아래 lingu/o = 혀 -al = ~와 연관된	혀 아래와 연관된.
submandibular [써ㅂ맨디뷸러ㄹ] 턱밑~·악하~	sub- = 아래 mandibul/o = 아래턱뼈·하악골 -ar = ~와 연관된	아래턱뼈와 연관된.

자습하기

B. 형용사형 만들기

1. The duodenum ________________
2. Nose and stomach ________________
3. The liver ________________
4. The pancreas ________________
5. The gallbladder ________________ 또는 ________________
6. Under the tongue ________________
7. The esophagus ________________
8. The sigmoid colon ________________

병리학

용어	용어 성분	설명
전문 분야		
dentistry 치과학·치의학	dent/o = 치아 -istry = 전공	치아와 턱, 구강에서 발생한 질병을 예방·진단·치료하는 의료 분야. 이 분야를 담당하는 의료인을 치과의사(*dentist*)라 함.
gastroenterology [가스트로엔터랄어지] 위장병학	gastr/o = 위 enter/o = 소장 -logy = 학	소화계통의 질병과 이상을 진단·치료하는 의학 분야. 이 분야를 담당하는 의사를 위장병전문의(*gastroenterologist*)라 함.
oral surgery 구강외과학	or/o = 입 -al = ~와 연관된	외과적 방법으로 치과 질환을 치료하는 분야. 이 분야를 담당하는 전문의를 구강외과의사(*oral surgeon*)라 함.
orthodontics [올쏘단틱스] 치과교정학	orth/o = 똑바른 odont/o = 치아 -ic = ~와 연관된	치아배열을 교정하는 치과 분야. 이 분야를 담당하는 전문의를 치과교정전문의(*orthodontist*)라 함.
periodontics [페뤼오단틱스] 치주학	peri- = 주위 odont/o = 치아 -ic = ~와 연관된	치아 주위 조직과 잇몸 질환을 치료하는 치과 분야. 이 분야를 담당하는 전문의를 치주전문의(*periodontist*)라 함.
proctology [프롹톨오지] 직장항문학	proct/o = 항문과 직장 -logy = 학	항문·직장 질환 및 이상을 진단하고 치료하는 의학 분야. 이 분야를 담당하는 의사를 직장항문병전문의(*proctologist*)라 함.
징후 및 증상		
anorexia [애노뤡시아] 식욕부진·입맛없음	an- = ~없는 -orexia = 식욕	식욕 소실을 의미하는 일반용어로 대개 다른 질환과 동반됨. 과도한 다이어트에 의해 심각하게 체중이 감소한 것을 신경성식욕부진(*anorexia nervosa*)이라 함.
aphagia [아페이지아] 못삼킴증·연하불능증	a- = ~없는 -phagia = 먹음, 삼킴	삼키거나 먹지 못하는 상태.
ascites [아싸이티이즈] 복수		복강에 체액이 축적된 상태.
bradypepsia [브라디펩시아] 소화불량	brady- = 느린 -pepsia = 소화	소화계통의 움직임이 느린 것.
cachexia [카켁씨아] 카켁시아·종말증		만성병에 의해 초래되는 체중감소와 전반적인 쇠약을 말함.
cholecystalgia [콜리씨스탈지아] 담낭통	cholecyst/o = 담낭 -algia = 통증	담낭의 통증.
constipation [칸스티페이션] 변비		배변이 어렵거나 배변 횟수가 감소된 상태.
dentalgia [덴탈지아] 치통	dent/o = 치아 -algia = 통증	치아의 통증.

병리학 (계속)

용어	용어 성분	설명
diarrhea [다이어뤼아] 설사		배변 횟수가 너무 많거나, 물 또는 피 같은 대변을 배출하는 상태.
dysorexia [디스오뤡시아] 식욕이상	dys- = 비정상 -orexia = 식욕	식욕이 비정상이라는 것을 나타내며 대개는 식욕감소를 의미함.
dyspepsia [디스펩시아] 소화불량	dys- = 아픈 -pepsia = 소화	배탈이 난 상태. 소화불량.
dysphagia [디스페이지아] 삼킴곤란·연하곤란	dys- = 어려운 -phagia = 먹음, 삼킴	삼키거나 먹기 어려운 상태.
emesis [엠에시스] 구토	Emesis는 '구토'를 의미하는 라틴어임.	구토.
gastralgia [개스트랄지아] 위통증·복통	gastr/o = 위 -algia = 통증	위의 통증.
hematemesis [히마템에시스] 토혈·혈액구토	hemat/o = 혈액 -emesis = 구토	피를 토함.
hematochezia [히마토키쥐아] 혈변·혈변배설	hemat/o = 혈액	대변에 선홍색 피가 나오는 상태.
hyperemesis [하이퍼ㄹ엠에시스] 과다구토	hyper- = 과도한 -emesis = 구토	과도한 구토.
jaundice [죤디스] 황달		혈중 빌리루빈 농도가 너무 높아 피부나 점막, 공막에 담즙색소가 침착되어 노랗게 보이는 것. 빌리루빈은 적혈구가 파괴될 때 생산되는 노폐물임. 총담관을 막는 담석이나 간암 같은 질환이 있을 때도 나타남. *Icterus*라고도 함.
melena [멀리나] 흑색변		짙은 검정색 대변을 배출하는 것. 위장관 속으로 새어 나간 혈액이 소화효소에 의해 소화됨으로써 까만색을 나타내게 됨.
nausea [노쥐아] 욕지기·구역	알아두기 Nausea는 '배멀미'를 의미하는 그리스어로부터 유래하였다.	토하고 싶은 충동.
obesity 비만		체중이 정상 수준보다 높은 상태. 비만에 의해 일상 활동과 신체 기능이 어려워지는 상태를 병적비만(*morbid obesity*)이라 함.
polyphagia [폴리페지아] 다식증	poly- = 다수의 -phagia = 먹음, 삼킴	너무 많이 먹는 것.
postprandial [포스트프랜디얼] 식후~	post- = ~후에 -prandial = 식사	식사 후에.
pyrosis [파이로우시스] 가슴쓰림	pyr/o = 열, 염증 -osis = 비정상 상태	위산이 식도로 역류함으로써 발생하는 통증과 가슴쓰림. 일반적으로 *heartburn*이라 함

병리학 (계속)

용어	용어 성분	설명
regurgitation [뤼거ㄹ지테이션] 역류	re- = 다시	위(stomach)로부터 체액 및 내용물이 입(mouth)으로 올라오는 것.
구강		
aphthous ulcers [애프더스] 아프타궤양		구강에 발생하는 매우 아픈 궤양으로 원인은 모름. 일반적으로 구강궤양(*canker sore*)이라 함.
cleft lip [클레프트] 입술갈림(증)·구순열		입술 중간부위에서 윗입술과 턱뼈가 융합되지 않은 선천이상으로 대개 틈새를 보임. 흔히 입천장갈림증을 동반함. 수술로 교정할 수 있음.
cleft palate [클레프트 팰럿트] 입천장갈림증·구개열		입천장이 갈라져 있는 선천이상. 수술로 교정할 수 있음.
dental caries [케리즈] 치아우식	dent/o = 치아 -al = ~와 연관된	세균에 의해 치아가 점차 소실되고 붕괴되는 상태로 치조농양을 만들기도 함. 일반적으로 충치(*tooth cavity*)라 함.
gingivitis [진지바이티스] 잇몸염·치은염	gingiv/o = 잇몸 -itis = 염증	잇몸의 염증.
herpes labialis [허ㄹ피스 래비알리스] 입술헤르페스	labi/o = 입술	입술에 제1형 단순헤르페스바이러스가 감염된 것. *Fever blister*(열성수포) 또는 *cold sore*라고도 함.
periodontal disease [페뤼오돈털] 치주병·치주질환	peri- = ~주위에 odont/o = 치아 -al = ~와 연관된	잇몸 및 뼈를 포함한 치아를 지지하는 구조물에 생긴 질병. 이가 빠지는 가장 흔한 원인임.
sialadenitis [싸이알아데나이티스] 침샘염·타액선염	sialaden/o = 침샘 -itis = 염증	침샘의 염증.
인두와 식도		
esophageal varices [에소파지얼 배뤼시즈] 식도정맥류	esophag/o = 식도 -eal = ~와 연관된	하부 식도에서 발생하는 정맥류. 정맥류가 터질 경우 심한 출혈이 발생함. 간질환과 동반된 경우가 많음.
gastroesophageal reflux disease (GERD) [개스트로에소파지얼 뤼플럭스] 위식도역류병	gastr/o = 위 esophag/o = 식도 -eal = ~와 연관된	위산이 식도로 역류하여 염증과 통증을 유발하는 질병.
pharyngoplegia [패륀고플리지아] 인두마비	pharyng/o = 인두 -plegia = 마비	인두 근육의 마비.
위		
gastric carcinoma [개스트뤽 카ㄹ씨노마] 위암종	gastr/o = 위 -ic = ~와 연관된	위에 생긴 암종.
gastritis [개스트롸이티스] 위염	gastr/o = 위 -itis = 염증	위의 염증.
gastroenteritis [개스트로엔터롸이티스] 위창자염·위소장염·위장염	gastr/o = 위 enter/o = 소장 -itis = 염증	위와 소장의 염증.

병리학 (계속)

용어	용어 성분	설명
hiatal hernia [하이에이털 허ㄹ니아] 틈새탈장·열공탈장	**-al** = ~와 연관된	위가 가로막을 통해 탈출(가로막탈장[*diaphragmatocele*]이라고도 함)하여 흉강 속으로 올라온 것. 위식도역류병의 흔한 증상임.

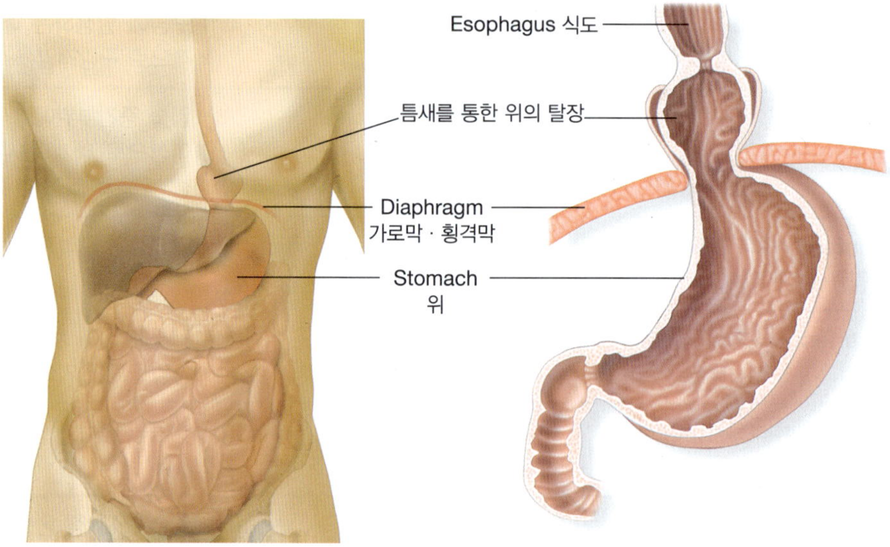

■그림 8.10 틈새탈장 또는 가로막탈장. 위의 일부가 가로막을 통해 흉강 속으로 탈출된 것.

용어	용어 성분	설명
peptic ulcer disease (PUD) [펩틱 얼써ㄹ] 소화성궤양질환	**-ic** = ~와 연관된	하부 식도나 위, 십이지장에서 발생한 궤양으로 위산에 의해 발생하는 것으로 생각함. 위점막의 초기 손상은 헬리코박터필로리(*H. pylori*) 감염에 의해 발생하는 것으로 보임. 궤양이 위 벽 전체로 확장된 상태를 천공궤양(*perforated ulcer*)이라 하며, 이 경우에는 즉시 수술해야 함.

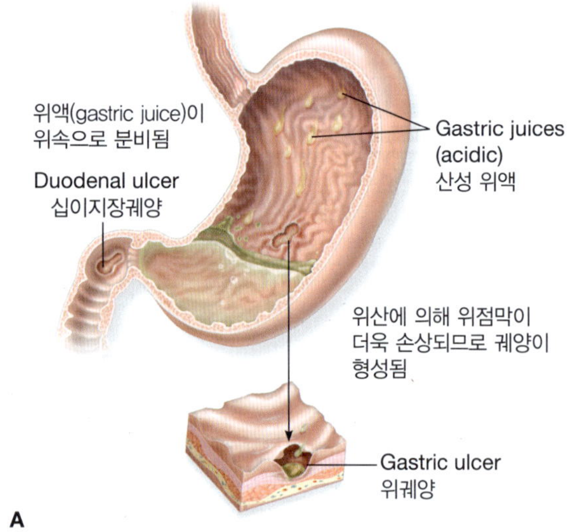

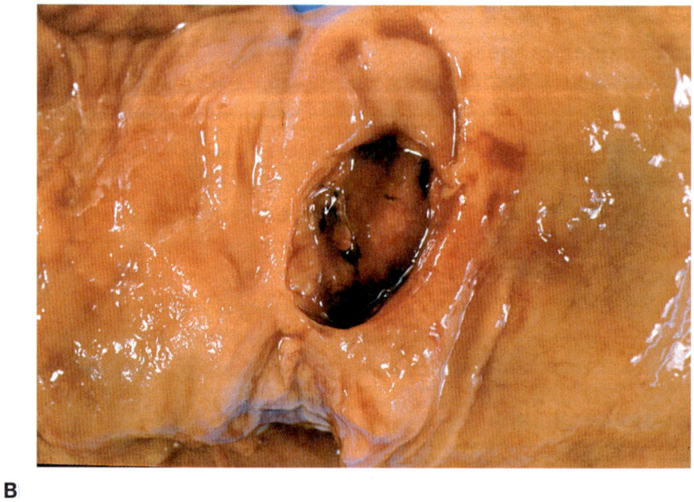

■그림 8.11 A) 위와 십이지장에 발생한 소화성궤양의 모습과 위치를 나타낸 그림.
B) 위궤양의 현미경사진. *(Dr. E. Walker/Science Photo Library/Science Source)*

병리학 (계속)

용어	용어 성분	설명
소장과 대장		
anal fistula [피스츌라] 항문샛길·치루·항문루	-al = ~와 연관된	항문출구 주위에서 직장으로 통하는 비정상적인 샛길이 형성된 것.
appendicitis [어펜디싸이티스] 충수염·막창자꼬리염	appendic/o = 막창자꼬리·충수 -itis = 염증	충수의 염증으로 충수절제술(appendectomy)이 필요함.
bowel incontinence [인칸티넨스] 변실금		배변을 조절할 수 없는 상태.
colorectal carcinoma [콜로뤡털 카ㄹ씨노마] 잘록곧창자암종·결장직장암종	col/o = 결장 rect/o = 직장 -al = ~와 연관된 carcin/o = 암 -oma = 종양	결장이나 직장에서 유래한 암종.
Crohn's disease [크론스] 크론병		주로 회장과 결장을 침범하는 만성염증장질환의 일종. 국한회장염(*regional ileitis*)이라고도 함. 전층 장벽을 침범하는 자가면역질환으로 장벽에 흉터가 생기고 두꺼워짐.
diverticulitis [다이버ㄹ티큐라이티스] 곁주머니염·게실염	diverticul/o = 주머니 -itis = 염증	곁주머니(diverticulum: 장벽 쪽으로 움푹 들어간 주머니)의 염증. 염증은 곁주머니 속에 음식물이 들어가 발생함.

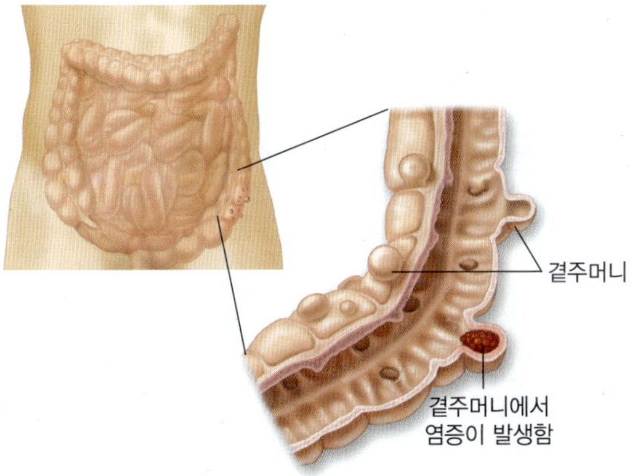

■ 그림 8.12 곁주머니증. 그림에서 곁주머니의 외부모습과 내부모습을 볼 수 있다.

용어	용어 성분	설명
diverticulosis [다이버ㄹ티큘오시스] 곁주머니증·게실증	diverticul/o = 주머니 -osis = 비정상 상태	곁주머니가 생긴 상태. 곁주머니염이 발생할 수 있음.
dysentery [디썬테어뤼] 이질		설사병으로 흔히 점액과 혈액을 배출하며 심한 복통과 발열, 탈수를 동반함. 화학물질이나 세균, 원충, 기생충에 오염된 음식물이나 물을 섭취하여 발생함.
enteritis [엔터롸이티스] 창자염·장염	enter/o = 소장 -itis = 염증	소장의 염증.
hemorrhoids [헴오로이즈] 치핵	hem/o = 혈액	직장과 항문에 생긴 정맥류.

병리학 (계속)

용어	용어 성분	설명
ileus [일리어스] 장폐색증 · 장막힘증		장이 막혀 심한 복통, 대변 배출 불능, 구토, 복부팽만을 일으킨 상태. 장폐색은 종양 등에 의해 물리적으로 일어나기도 하고, 연동소실에 의해 일어나기도 한다. 장폐색을 회복시키기 위해서는 수술해야 하는 경우가 많음.
inguinal hernia [잉귀널 허ㄹ니아] 고샅탈장 · 서혜탈장	inguin/o = 샅굴부위 · 서혜부 -al = ~와 연관된	약한 배근육 부위를 통해 고리를 이룬 소장이 탈출한 상태. 탈장된 부위에 분포하는 근육이 탈출된 창자를 졸라맬 경우 혈류가 차단되는 감돈탈장(*incarcerated hernia*)이 발생할 수 있음.

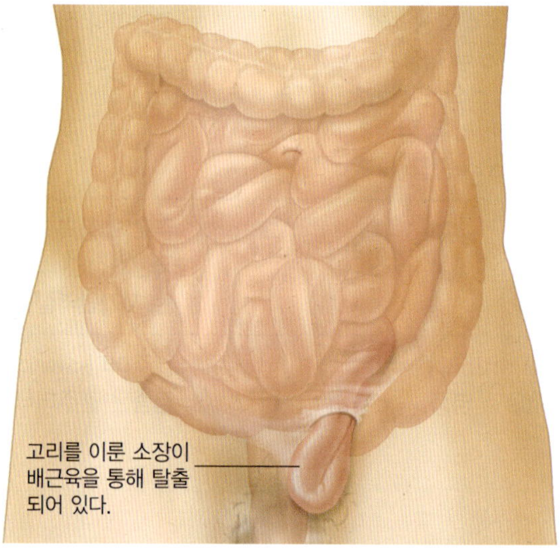

■ 그림 8.13 고샅탈장. 소장 일부가 배근육을 통해 샅굴 부위로 탈출되어 있다.

용어	용어 성분	설명
intussusception [인퉈써쎕션] 창자겹침증 · 장중첩증	in- = ~안으로	장이 다른 장 속으로 미끄러져 들어간 상태. 보편적으로 어린이들에게 발생함.

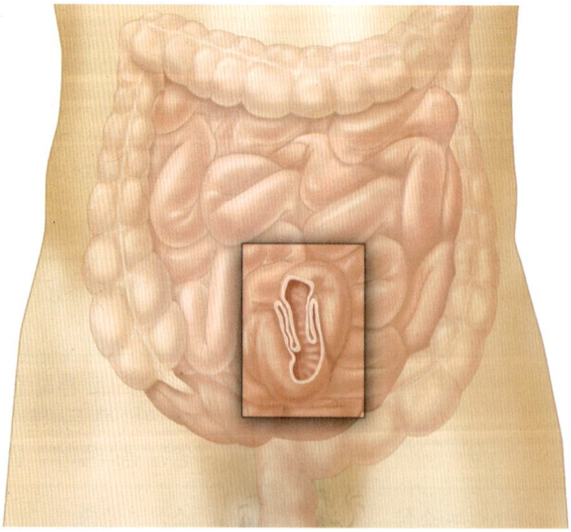

■ 그림 8.14 창자겹침증. 소장 일부가 소장 속으로 들어가 포개져 있다.

용어	용어 성분	설명
irritable bowel syndrome (IBS) 과민대장증후군		원인 불명의 장 기능 이상. 일반적인 증상은 복부불편감과 대변습관 변화이다. *Spastic colon* 또는 *functional bowel syndrome*이라고도 함.

병리학 (계속)

용어	용어 성분	설명
polyposis [폴리포시스] 폴립증	polyp/o = 폴립·용종 -osis = 비정상 상태	대장 점막에 긴 목을 통해 매달려 있는 작은 종양으로 대개 폴립(용종·polyp)이라 하며, 전암성병변(precancerous lesion)이라 생각함.

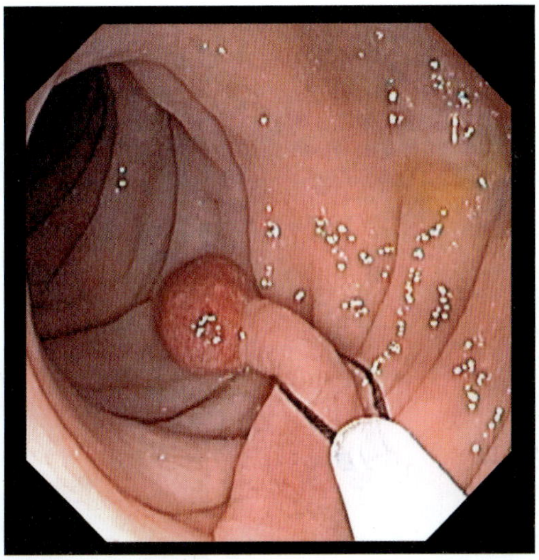

■그림 8.15 내시경으로 관찰한 결장의 폴립. 버섯처럼 생긴 긴 목을 가진 종양에 주목하자. 폴립은 내시경을 통해 철사 고리를 삽입하여 목 부위를 조여 제거할 수 있다. *(David M. Martin, M.D./Science Source)*

용어	용어 성분	설명
proctoptosis [프롹탑토시스] 항문탈출(증)·탈항	proct/o = 직장항문 -ptosis = 처짐	직장의 탈출 또는 처짐.
ulcerative colitis [얼써ㄹ뤠이티브 콜라이티스] 궤양잘록창자염·궤양성대장염	col/o = 잘록창자·결장 -itis = 염증	결장 점막에 수많은 궤양을 만드는 만성염증질환으로 원인은 모름. 과민대장증후군이라고도 함.
volvulus [볼뷸어스] 창자꼬임·장염전·장꼬임		장사가 꼬여 막힌 상태로서 통증을 동반하며 즉각 수술해야 함.

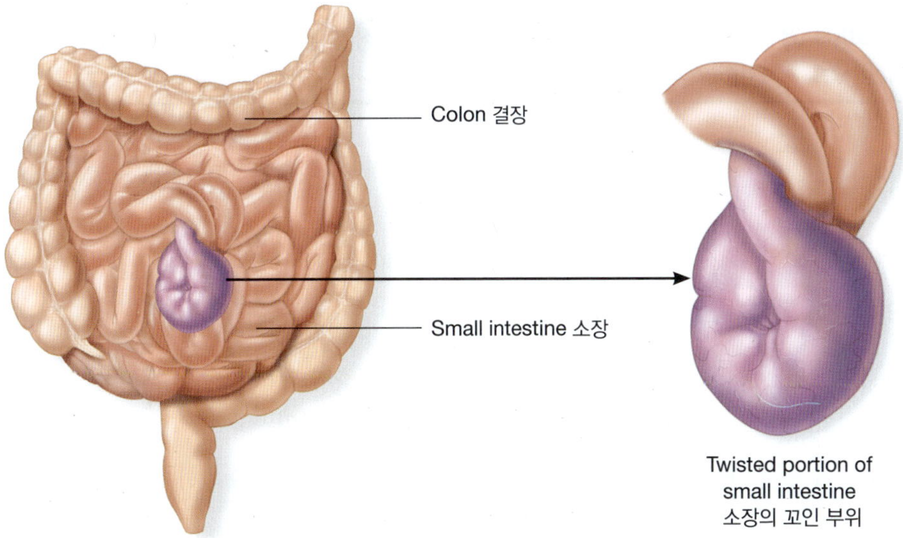

■그림 8.16 창자꼬임. 소장 일부가 꼬여져 있으며, 꼬인 부위에는 혈액이 공급되지 않는다.

병리학 (계속)

용어	용어 성분	설명
부속 기관		
cholecystitis [콜리씨스타이티스] 쓸개(주머니)염·담낭염	cholecyst/o = 담낭·쓸개 -itis = 염증	담낭의 염증으로 대부분 담낭결석이나 총담관 결석에 의해 담즙 배출구가 막혀 발생함.
cholelithiasis [콜러리싸이아시스] 담석증·쓸개돌증	chol/e = 담즙 -lithiasis = 결석증·돌증	담석이 생긴 것으로 담낭산통(*cholecystalgia*)을 동반하는 경우도 있고, 동반하지 않는 경우도 있음.

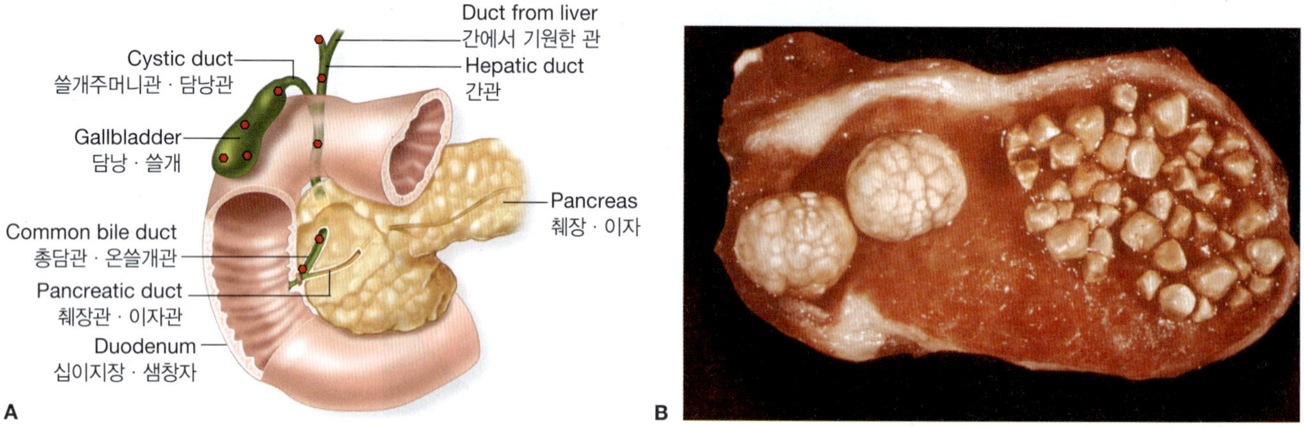

■그림 8.17 A) 담석증이 흔히 생기는 부위. B) 여러 개의 담석이 존재하는 담낭 검체. *(Biophoto Associates/Science Source)*

용어	용어 성분	설명
cirrhosis [씨로시스] 경화(증)	cirrh/o = 노란 -osis = 비정상 상태	간부전과 연관된 간의 만성질환.
hepatitis [헤파타이티스] 간염	hepat/o = 간 -itis = 염증	간의 염증으로 대개 바이러스감염에 의해 발생함. 서로 다른 바이러스가 다양한 경로(성적 접촉, 혈액 접촉, 대변에 오염된 물·음식물)를 통해 전염됨.
hepatoma [헤파토마] 간암	hepat/o = 간 -oma = 종양	간 종양.
pancreatitis [팬크뤼아타이티스] 췌장염·이자염	pancreat/o = 췌장·이자 -itis = 염증	췌장의 염증.

자습하기

C. 의학용어 짝짓기

의학용어와 그 설명을 짝지어라.

1. ______________ anorexia　　　a. 체중이 과도함
2. ______________ hematemesis　　　b. 만성 간질환
3. ______________ pyrosis　　　c. 가슴쓰림

4. ______________ obesity
5. ______________ constipation
6. ______________ melena
7. ______________ ascites
8. ______________ cirrhosis
9. ______________ spastic colon
10. ______________ polyposis
11. ______________ volvulus
12. ______________ hiatal hernia
13. ______________ ulcerative colitis
14. ______________ dysentery
15. ______________ jaundice

d. 결장에 생긴 작은 종양
e. 복강에 체액이 축적된 것
f. 피를 토함
g. 장이 꼬임
h. 염증창자질환
i. 식욕소실
j. 배변이 어려움
k. 과민대장증후군
l. 대변 색깔이 짙은 검정색임
m. 피부색이 노랗게 보임
n. 혈변
o. 가로막탈장

진단법

용어	용어 성분	설명
임상검사실 진단법		
alanine transaminase (ALT) [앨라닌 트랜쌔미네이스] 알라닌아미노전달효소		혈액에 정상적으로 분포하는 효소. 간질환이 있을 때 증가함.
aspartate transaminase (AST) [아스파ㄹ테이트 트랜쌔미네이스] 아스파르테이트아미노전달효소		혈액에 정상적으로 분포하는 효소. 간질환이 있을 때 증가함.
fecal occult blood test (FOBT) [어컬트] 대변잠혈검사	-al = ~와 연관된	대변에 소량의 혈액이 존재하는지 알아내는 검사법. *Hemoccult* 또는 *stool guaiac*이라고도 함.
ova and parasites (O&P) [오바 / 패라사이츠] 분변충란검사		현미경을 통해 대변 속에 기생충이나 충란(기생충 알)이 있는지 알아내는 검사법.
serum bilirubin [씨뤔 빌리루빈] 혈청빌리루빈		혈중 빌리루빈 양을 알아보는 혈액검사. 증가되어 있을 경우 간질환을 나타냄.
stool culture 대변배양		대변 속에 병원성 세균이 있는지 알아보는 검사법.
영상 진단법		
bite-wing X-ray 교익방사선사진		치아 사이에 필름 홀더를 끼운 후 치아와 평행하게 촬영한 X선 사진.
cholecystogram [콜리씨스토그램] 쓸개조영상·담낭조영상	cholecyst/o = 담낭·쓸개 -gram = 기록물	담낭을 촬영한 방사선 영상.

진단법 (계속)

용어	용어 성분	설명
intravenous cholecystography [인트롸비너스 콜리씨스토그뢔피] 정맥쓸개관조영(술)·정맥담관조영(술)	intra- = ~내에 ven/o = 정맥 -ous = ~와 연관된 cholecyst/o = 담낭·쓸개 -graphy = 기록법	담낭과 담관을 보기 위해 정맥에 조영제를 투여한 후 방사선으로 촬영하는 것.
lower gastrointestinal series (lower GI series) 하부위장관조영(술) 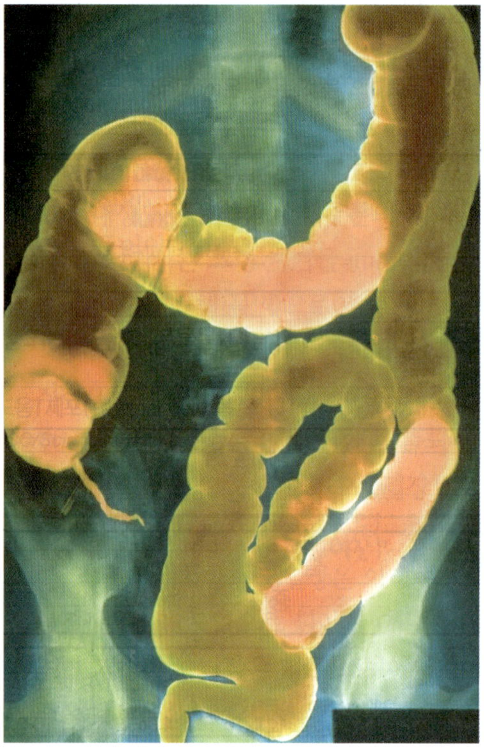 ■ 그림 8.18 바륨관장을 하여 방사선으로 촬영한 후 색을 입힌 결장 영상. *(CNRI/Science Photo Library/Science Source)*	gastr/o = 위 -al = ~와 연관된	관장을 통해 방사선조영제인 바륨을 투여한 후 방사선으로 결장과 직장을 촬영한 영상. 바륨관장(*barium enema* [BE])이라고도 함.
percutaneous transhepatic cholangiography (PTC) [퍼ㄹ큐테이니어스 트랜스헤페틱 콜란지오그뢔피] 피부경유담관조영(술)·피부간경유쓸개관조영(술)·경피담관조영(술)	per- = ~을 통해 cutane/o = 피부 -ous = ~와 연관된 trans- = 가로질러 hepat/o = 간 -ic = ~와 연관된 cholangi/o = 담관 -graphy = 기록법	담관을 관찰하기 위해 간에 직접 조영제를 주입한 후 방사선으로 촬영하는 것. 담석 등에 의해 총담관이 막혔는지 검사하는데 이용됨.
upper gastrointestinal series (upper GI series) 상부위장관조영(술)	gastr/o = 위 -al = ~와 연관된	입을 통해 바륨 조영제를 투여한 후 방사선으로 식도와 위, 십이지장을 촬영하는 것. 바륨삼킴(*barium swallow*)이라고도 함.
내시경 진단법		
colonoscope [콜아너스코프] 대장내시경	colon/o = 결장 -scope = 시각적 관찰 도구	시각적으로 결장을 관찰하는 도구.
colonoscopy [콜아너스코피] 대장내시경검사	colon/o = 결장 -scopy = 시각적 관찰법	대장내시경이라 불리는 유연한 굴곡내시경으로 항문과 직장, 결장을 검사하는 것으로 상부 결장을 검사하기 위해 이용함. 검사를 하면서 폴립이나 작은 병변을 제거할 수 있음(그림 8.15 참조)

진단법 (계속)

용어	용어 성분	설명
endoscopic retrograde cholangiopancreatography (ERCP) [엔도스코픽 뤠트로그뤠이드 콜랜지오팬크뤼아토그뢔피] 내시경역행쓸개이자조영(술)·내시경역행담췌관조영(술)	endo- = ~내에 -scopic = 시각적 검사와 연관된 retro- = 역방향의 cholangi/o = 담관 pancreat/o = 췌장·이자 -graphy = 기록법	시각적으로 간관과 총담관, 췌장관을 관찰할 수 있는 내시경을 이용하는 검사법. 먼저 내시경을 환자의 입을 통해 식도와 위를 거쳐 십이지장까지 넣은 후 췌장관과 총담관의 출구를 찾음. 이어서 가느다란 카테터를 내시경을 통해 역방향으로 관 속으로 밀어 넣음. 그런 다음 방사선 조영제를 사용하여 췌장관과 총담관을 촬영함.
esophagogastroduodenoscopy (EGD) [에소파고개스트로듀우디노스코피] 식도위십이지장내시경검사	esophag/o = 식도 gastr/o = 위 duoden/o = 십이지장 -scopy = 시각적 관찰법	시각적으로 식도와 위, 십이지장(시작부위)을 관찰하기 위해 유연한 굴곡내시경을 이용하는 검사.
gastroscope [개스트로스코프] 위내시경	gastr/o = 위 -scope = 시각적 관찰 도구	위 내부를 관찰하는데 이용하는 도구.
gastroscopy [개스트로스코피] 위내시경검사	gastr/o = stomach (위) -scopy = 시각적 관찰법	유연한 위내시경을 구강을 통해 위까지 넣은 후 위 내부를 관찰하는 검사. 소화성궤양과 위암종을 진단하는데 이용함.
laparoscope [래파로스코프] 복강경	lapar/o = 배·복부 -scope = 시각적 관찰 도구	복강 내부를 관찰하는데 이용하는 도구.
laparoscopy [라파로스코피] 복강경검사	lapar/o = 배·복부 -scopy = 시각적 관찰법	복벽을 작게 절개한 후 복강경을 복강 속에 삽입함. 이어서 복강 속에 종양이나 다른 이상이 있는지 검사함. 복막경검사(*peritoneoscopy*)라고도 함.
sigmoidoscope [씨그모이도스코프] 구불창사내시경	sigmoid/o = 구불창자 -scope = 시각적 관찰 도구	구불창자(sigmoid colon) 내부를 시각적으로 관찰하는 도구.
sigmoidoscopy [씨그모이도스코피] 구불창자내시경검사	sigmoid/o = 구불창자 -scopy = 시각적 관찰법	구불창사내시경(*sigmoidoscope*)을 이용하여 구불창자 내부를 시각적으로 검사하는 것. 대개 암이나 폴립을 진단하는데 이용함.
기타 진단법		
paracentesis [페롸씬티시스] 천자(술)	-centesis = 체액 제거술	복강에 주사바늘을 삽입하여 체액을 빼내는 것. 체액을 통해 전파되는 질병을 진단하는 검사.

치료법

용어	용어 성분	설명
치과 치료법		
bridge 가공의치		소실된 치아 대신 사용하는 치아 장치. 인접 치아(지지대 역할을 함)에 붙여 사용함.
crown 치아관보철		원래 치아를 덮고 있던 사기질을 대체하기 위해 인공물로 치아관을 덮는 것.

치료법 (계속)

용어	용어 성분	설명
denture [덴춰ㄹ] 틀니·의치	dent/o = 치아	일부 치아 또는 전체 치아를 대체하는 플라스틱 재질의 인공 치아. 자연 치아 및 연관구조물의 대체물 역할을 함.
extraction 발치	ex- = 밖으로	치아를 뽑는 것.
implant [임플란트] 임플란트		치아나 틀니를 고정하기 위해 턱 속에 설치하는 보철기구.
root canal 치아뿌리관·치근관	-al = ~와 연관된	치아뿌리의 치수공간과 관련된 치과 치료법. 심하게 감염되었거나 농양이 생긴 치아를 살리기 위해 사용하는 치료법.
내과 치료법		
gavage [거바아쉬] 영양·급식		코위관(nasogastric tube [NG tube])을 통해 직접 위 속으로 묽은 영양분을 공급하는 것.
lavage [래비쥐] 씻어냄·세척		코위관을 이용하여 위를 씻어 내는 것으로 위험한 물질을 먹었을 때 시행함.
nasogastric intubation (NG tube) [네이조개스트뤽 인투베이션] 코위삽관	nas/o = 코 gastr/o = 위 -ic = ~와 연관된 in- = 안으로	유연한 카테터를 코를 통해 삽입해 식도를 거쳐 위에 도달하게 하는 것. 영양분을 공급하거나 위를 세척할 때 이용함.
total parenteral nutrition (TPN) [페렌터뤌] 완전비경구영양·완전정맥영양	-al = ~와 연관된	정맥을 통해 환자가 필요로 하는 전체 영양분을 공급하는 것. 환자가 먹을 수 없을 때 시행함.
외과 치료법		
anastomosis [아나스토모시스] 연결·문합		두 장기 또는 두 혈관을 외과적으로 연결하는 것. 일부 장을 절단하여 제거한 후 남은 장 끝을 서로 잇는 것을 예로 들 수 있음.
appendectomy [애펜덱토미] 충수절제(술)·막창자꼬리절제(술)	append/o = 막창자꼬리·충수 -ectomy = 외과적 절제	충수를 외과적으로 잘라내는 것.
bariatric surgery [베어뤼애트뤽] 비만수술	bar/o = 무게 -iatric = 의학적 치료와 연관된	위스테이플링(gastric stapling)이나 제한밴드(restrictive banding) 같은 위 크기를 줄이는 수술법. 병적미만을 치료하기 위해 시행함.
cholecystectomy [콜리씨스텍토미] 쓸개절제(술)·담낭절제(술)	cholecyst/o = 담낭·쓸개 -ectomy = 외과적 절제	담낭을 외과적으로 절제함.
choledocholithotripsy [콜레도코리쏘트륍시] 온쓸개관돌부숨술·총담관쇄석술	choledoch/o = 온쓸개관·총담관 lith/o = 돌 -tripsy = 외과적으로 부숨	총담관에 위치한 돌을 부숨.
colectomy [콜렉토미] 결장절제(술)·잘록창자절제(술)	col/o = 결장 -ectomy = 외과적 절제	결장을 외과적으로 절제함.

치료법 (계속)

용어	용어 성분	설명
colostomy [콜로스토미] 결장창냄술·잘록창자창냄술·대장창냄술	col/o = 결장 -ostomy = 외과적으로 구멍을 냄	일부 결장이 복벽을 통해 신체 외부로 개방되도록 외과적으로 구멍을 내는 수술법. 대변이 복벽에 만든 구멍을 통해 배출됨.

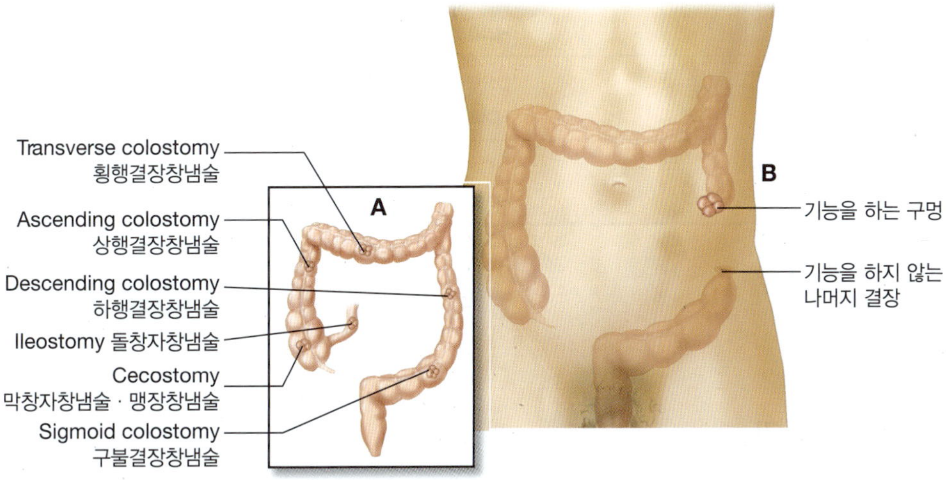

■**그림 8.19** A) 창냄술을 시행하는 다양한 결장 부위. B) 하행결장의 결장창냄술을 나타낸 그림으로 기능을 하는 구멍과 기능을 하지 않는 나머지 결장을 볼 수 있다.

용어	용어 성분	설명
diverticulectomy [다이버ㄹ티큐렉토미] 곁주머니절제(술)·게실절제(술)	diverticul/o = 주머니 -ectomy = 외과적 절제	곁주머니를 외과적으로 절제함.
exploratory laparotomy [익스플로롸토리 라파로토미] 탐색개복술	lapar/o = 배·복부 -otomy = 절개	복부 장기 및 조직에 질병 징후나 기타 이상이 있는지 살펴보기 위해 시행하는 복부수술.
fistulectomy [피스튤렉토미] 샛길제거(술)·누공절제(술)	-ectomy = 외과적 절제	항문샛길을 외과적으로 절제함.
gastrectomy [개스트렉토미] 위절제(술)	gastr/o = 위 -ectomy = 외과적 절제	위를 외과적으로 절제함.
gastric stapling 위스테이플링·위기구봉합	gastr/o = 위 -ic = ~와 연관된	여러 개의 스테이플을 이용하여 넓은 위 부위를 폐쇄시키는 수술법. 병적비만 환자의 체중을 줄이기 위해 시행함.
gastrostomy [개스트로스토미] 위절개(술)	gastr/o = 위 -ostomy = 외과적으로 구멍을 냄	위에 구멍을 내는 수술법.
hemorrhoidectomy [헤모로이덱토미] 치핵절제(술)	-ectomy = 외과적 절제	항문직장부위에서 치핵을 외과적으로 절제하는 수술.
hernioplasty [허ㄹ니오플라스티] 탈장성형(술)	-plasty = 외과적 복구	탈장 성형. 탈장교정술(*herniorrhaphy*)이라고도 함.
ileostomy [일리오스토미] 돌창자창냄(술)·회장조루(술)	ile/o = 회상·돌창자 -ostomy = 외과적으로 구멍을 냄	회장에 구멍을 내는 수술법.
laparoscopic cholecystectomy [라파로스코픽 콜리씨스텍토미] 복강경담낭절제(술)·복강경쓸개절제(술)	lapar/o = 배·복부 -scopic = 시각적 검사와 연관된 cholecyst/o = 담낭·쓸개 -ectomy = 외과적 절제	복벽을 조금 절개한 후 복강경을 이용하여 담낭을 제거하는 외과 수술법.

치료법 (계속)

용어	용어 성분	설명
laparotomy [라파로토미] 개복(술)·배벽(절개)술	lapar/o = 배·복부 -otomy = 절개	복부를 외과적으로 절개함.
liver transplant 간이식		공여자의 간을 이식함.
palatoplasty [팰럿토플라스티] 입천장성형(술)·구개성형(술)	palat/o = 입천장·구개 -plasty = 외과적 복구	입천장 성형.
pharyngoplasty [페륀고플라스티] 인두성형(술)	pharyng/o = 인두 -plasty = 외과적 복구	인두 성형.
proctopexy [프롹토펙시] 직장고정술	proct/o = 직장과 항문 -pexy = 외과적 고정	직장과 항문을 외과적으로 고정함.

자습하기

D. 의학용어 짝짓기

의학용어와 그 설명을 짝지어라.

1. ________ serum bilirubin
2. ________ lavage
3. ________ bariatric surgery
4. ________ proctopexy
5. ________ lower GI series
6. ________ paracentesis
7. ________ fecal occult blood test
8. ________ laparoscopy

a. 복강으로부터 체액을 제거함
b. 바륨관장
c. 복강을 시각적으로 검사함
d. stool guaiac
e. 비만 치료법
f. 수치가 높을 경우 간질환을 의심함
g. 위를 세척함
h. 직장과 항문을 외과적으로 고정함

약리학

분류	용어 성분	작용	예
anorexiant [애노렉시언트] 식욕감퇴제·식욕억제제	an- = ~없는 -orexia = 식욕	식욕을 억제시키는 비만 치료제.	phendimetrazine, Adipost, Obezine; phentermine, Zantryl, Adipex
antacid 제산제	anti- = 항~	위산을 중화시킴.	calcium carbonate, Tums; aluminum hydroxide & magnesium hydroxide, Maalox, Mylanta
antidiarrheal [앤티다이어뤼얼] 설사약·지사제	anti- = 항~ -al = ~와 연관된	설사를 억제함.	loperamide, Imodium; diphenoxylate & atropine, Lomotil; kaolin/pectin, Kaopectate

약리학 (계속)

분류	용어 성분	작용	예
antiemetic [앤타이이메틱] 구토약·항구토제	anti- = 항~ -emetic = 구토와 연관된	구역과 구토, 멀미를 치료함.	prochlorperazine, Compazine; promethazine, Phenergan
antivirals 바이러스약·항바이러스제	anti- = 항~	단순헤르페스감염을 치료함.	valacyclovir, Valtrex; famcyclovir, Famvir; acyclovir, Zovirax
H_2-receptor antagonist H_2 수용체대항제	anti- = 항~	소화성궤양과 위식도역류병을 치료함. H_2수용체가 자극되면 위산 분비가 증가함. H_2수용체를 차단하면 위산 분비가 감소함.	ranitidine, Zantac; cimetidine, Tagamet; famotidine, Pepcid
laxative 완화제·설사제 알아두기 *Laxative*는 '휴식 또는 완화'를 의미하는 라틴어로부터 유래하였다.		장운동을 촉진하여 변비를 치료함.	senosides, Senokot; psyllium, Metamucil
proton pump inhibitors 양성자펌프억제제		소화성궤양과 위식도역류병을 치료함. 위의 산분비 능력을 억제함.	esomeprazole, Nexium; omeprazole, Prilosec

약어

ac	before meals 식전	**HDV**	hepatitis D virus D형간염바이러스
ALT	alanine transaminase 알라닌아미노전달효소	**HEV**	hepatitis E virus E형간염바이러스
AST	aspartate transaminase 아스파르테이트아미노전달효소	**HSV-1**	herpes simplex virus type 1 1형단순헤르페스바이러스
Ba	barium 바륨	**IBD**	inflammatory bowel disease 염증창자질환
BE	barium enema 바륨관장	**IBS**	irritable bowel syndrome 과민대장증후군
BM	bowel movement 장운동, 배변	**IVC**	intravenous cholangiography 정맥쓸개관조영(술)·정맥담관조영(술)
BS	bowel sounds 창자소리·장음	**n&v**	nausea and vomiting 구역 및 구토
CBD	common bile duct 온쓸개관·총담관	**NG**	nasogastric (tube) 코위(관)
EGD	esophagogastroduodenoscopy 식도위십이지장내시경검사	**NPO**	nothing by mouth 금식
ERCP	endoscopic retrograde cholangiopancreatography 내시경역행쓸개이자조영(술)·내시경역행담췌관조영(술)	**O&P**	ova and parasites 분변충란검사
FOBT	fecal occult blood test 대변잠혈검사	**pc**	after meals 식후
GB	gallbladder 담낭·쓸개	**PO**	by mouth 입을 통해
GERD	gastroesophageal reflux disease 위식도역류병	**pp**	postprandial 식후~
GI	gastrointestinal 위장관	**PTC**	percutaneous transhepatic cholangiography 피부경유담관조영(술)·피부간경유쓸개관조영(술)·경피담관조영(술)
HAV	hepatitis A virus A형간염바이러스	**PUD**	peptic ulcer disease 소화성궤양질환
HBV	hepatitis B virus B형간염바이러스	**TPN**	total parenteral nutrition 완전비경구영양·완전정맥영양
HCl	hydrochloric acid 염산	**UGI**	upper gastrointestinal series 상부위장관조영(술)
HCV	hepatitis C virus C형간염바이러스		

자습하기

E. 약어로 나타내기

1. nasogastric ____________________
2. gastrointestinal ____________________
3. hepatitis B virus ____________________
4. fecal occult blood test ____________________
5. inflammatory bowel disease ____________________
6. herpes simplex virus type 1 ____________________
7. aspartate transaminase ____________________
8. after meals ____________________
9. peptic ulcer disease ____________________
10. gastroesophageal reflux disease ____________________

복습하기

적용하기

의무기록 분석

아래의 소화기내과 자문보고서에는 12개의 의학용어가 포함되어 있다. 각 의학용어에 밑줄을 치고 아래의 목록에 의학용어를 적어라. 그런 다음 각 용어의 의미를 적어라.

소화기내과 자문보고서

자문한 이유:	빈혈 및 흑색변과 함께 반복되는 명치통증의 평가.
현 병력:	환자는 56세 남자이다. 그는 오랫동안 명치통증과 함께 가벼운 소화불량을 나타내었으며, 통증은 위가 비었을 때 뚜렷하였다. 명치통증은 일반 제산제를 먹으면 완화되었다. 약 2주 전 통증은 뚜렷하게 심해졌으며 그 당시 그의 대변색은 짙고 검었다.
진찰 결과:	온혈구계산에서 빈혈이 발견되었고, 대변잠혈검사에서 혈액 양성반응이 나타났다. 헬리코박터필로리검사는 양성이었다. 위내시경검사에서 위궤양이 발견되었다. 궤양의 직경과 깊이는 1.5cm 정도였다. 궤양으로부터 왕성하게 출혈이 일어난 증거가 발견되었다.
평가:	소화성궤양질환.
권고:	궤양에서 이미 출혈이 일어나고 있기 때문에 궤양이 발생한 부위를 절제하는 위절제술이 필요함.

	의학용어	설명
1.		
2.		
3.		
4.		
5.		
6.		
7.		
8.		
9.		
10.		
11.		
12.		

의무기록 편집

아래의 의무기록에는 의학용어로 바꿔 적을 수 있는 12개의 구(句)가 포함되어 있다. 각 구(句)는 밑줄로 표시되어 있다. 각 구(句)를 의학용어로 바꿔 적어라.

피어슨종합병원 타과의뢰 보고서

Task Edit View Time Scale Options Help Download Archive Date: 17 May 2015

현재 호소증상: 74세 여자 환자가 심한 하복부통증과 배변이 너무 힘들어**1** 위장관질환을 치료하는 내과의사**2**에게 갔다.

과거병력: 환자는 10년 전 담석**3** 때문에 담낭을 제거하는 수술**4**을 받았고, 만성적으로 위에서 식도로 산이 올라왔다.**5**

징후와 증상: 환자의 배는 복강에 체액이 차서**6** 불룩했다. 관장을 하여 결장에 바륨을 투여한 후 촬영한 방사선사진**7**에서 결장 전체에 긴 목을 통해 이어져 있는 여러 개의 작은 종양**8**이 발견되었다. 직장을 통해 결장을 시각적으로 관찰하는 도구를 이용한 검사**9**를 시행하였고, 종양을 진단하기 위해 생검을 하였다.

진단명: 하행결장과 직장 사이**10**의 대장암.

치료: 하행결장과 직장 사이의 결장을 외과적으로 절제**11**한 후 결장을 배벽을 통해 외부로 연결**12**시켰다.

1. ______________________
2. ______________________
3. ______________________
4. ______________________
5. ______________________
6. ______________________
7. ______________________
8. ______________________
9. ______________________
10. ______________________
11. ______________________
12. ______________________

증례

아래 증례는 이 장에서 공부했던 질병을 앓고 있는 환자에 관한 것이다. 증례를 읽고 질문에 답하라. 일부 질문은 이 장에서 공부하지 않았던 내용도 포함하고 있다. 교과서나 의학사전, 다른 참고서를 활용하여 질문에 답하라.

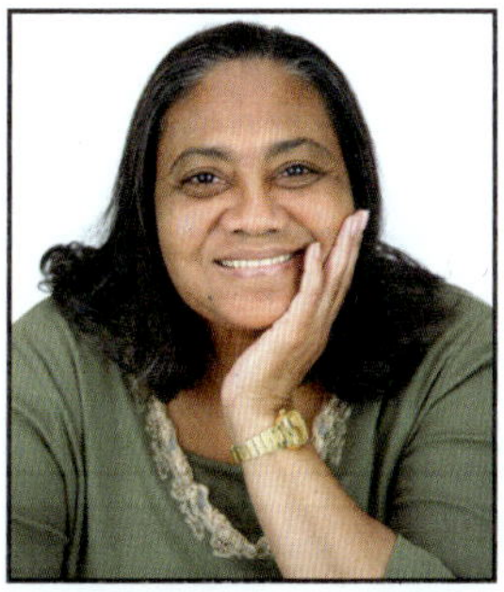
(Rob Marmion/Shutterstock)

뚱뚱한 60세 여자 환자가 2시간 전부터 발생한 심한 우상복부 통증 때문에 응급실에 왔다. 환자는 구역이 생긴다고 말하였지만 구토는 하지 않았다고 하였다. 환자는 2년 전 가벼운 우상복부 통증 때문에 병원에 갔을 때 자신에게 담석이 있다는 이야기를 들었다고 하였다. 심한 통증 이외에도 환자는 공막에 중등도의 황달을 나타내었다. 복부초음파검사에서 급성담낭염 소견과 여러 개의 담석이 발견되었다. 황달 때문에 피부경유담관조영술(PTC)을 시행하였고 총담관결석증이 확인되었다. 환자는 담낭과 모든 결석을 제거하기 위해 복강경담낭절제술을 받았다. 그녀는 특별한 문제없이 회복하였다.

질문

1. 이 환자가 나타내는 증상을 설명하라.

2. 이 환자는 심한 우상복부 통증을 나타내고 있다. 우상복부에는 어떤 장기들이 위치하고 있는가?

3. 황달의 정의를 공부하고, 이 환자에서 황달이 나타난 원인이 무엇인지 설명하라.

4. 이 환자가 진단을 위해 받았던 영상진단법을 설명하라.

5. 담석증(cholelithiasis)과 담낭염(cholecystitis)의 차이점은 무엇인가?

6. 환자의 담낭을 복강경술로 제거하였다. 의미를 적어라.

연습하기

A. 의학용어 연습하기

연결형 **gastr/o**는 위를 의미한다. 이 연결형을 이용하여 아래의 의미를 나타내는 의학용어를 적어라.

1. inflammation of the stomach ______________________
2. study of the stomach and small intestines ______________________
3. removal of the stomach ______________________
4. visual exam of the stomach ______________________
5. stomach pain ______________________
6. enlargement of the stomach ______________________
7. cutting into the stomach ______________________

연결형 **esophag/o**는 식도를 의미한다. 이 연결형을 이용하여 아래의 의미를 나타내는 의학용어를 적어라.

8. inflammation of the esophagus ______________________
9. visual examination of the esophagus ______________________
10. surgical repair of the esophagus ______________________
11. pertaining to the esophagus ______________________
12. stretched-out esophagus ______________________

연결형 **proct/o**는 직장과 항문을 의미한다. 이 연결형을 이용하여 아래의 의미를 나타내는 의학용어를 적어라.

13. surgical fixation of the rectum and anus ______________________
14. drooping of the rectum and anus ______________________
15. inflammation of the rectum and anus ______________________
16. specialist in the study of the rectum and anus ______________________

연결형 **cholecyst/o**는 담낭을 의미한다. 이 연결형을 이용하여 아래의 의미를 나타내는 의학용어를 적어라.

17. removal of the gallbladder ______________________
18. condition of having gallbladder stones ______________________
19. gallbladder stone surgical crushing ______________________
20. gallbladder inflammation ______________________

연결형 **lapar/o**는 복부를 의미한다. 이 연결형을 이용하여 아래의 의미를 나타내는 의학용어를 적어라.

21. instrument to view inside the abdomen ______________________
22. cutting into the abdomen ______________________
23. visual examination of the abdomen ______________________

연결형 **hepat/o**는 간을 의미한다. 이 연결형을 이용하여 아래의 의미를 나타내는 의학용어를 적어라.

24. liver tumor ______________________

25. enlargement of the liver ______________________

26. pertaining to the liver ______________________

27. inflammation of the liver ______________________

연결형 **pancreat/o**는 췌장을 의미한다. 이 연결형을 이용하여 아래의 의미를 나타내는 의학용어를 적어라.

28. inflammation of the pancreas ______________________

29. pertaining to the pancreas ______________________

연결형 **col/o**는 결장을 의미한다. 이 연결형을 이용하여 아래의 의미를 나타내는 의학용어를 적어라.

30. surgically create an opening in the colon ______________________

31. inflammation of the colon ______________________

B. 연결형의 의미 적기

	의미	이 장에서 등장하였던 예
1. **esophag/o**	____________	____________
2. **hepat/o**	____________	____________
3. **ile/o**	____________	____________
4. **proct/o**	____________	____________
5. **gloss/o**	____________	____________
6. **labi/o**	____________	____________
7. **jejun/o**	____________	____________
8. **sigmoid/o**	____________	____________
9. **rect/o**	____________	____________
10. **gingiv/o**	____________	____________
11. **cholecyst/o**	____________	____________
12. **duoden/o**	____________	____________
13. **an/o**	____________	____________
14. **enter/o**	____________	____________
15. **dent/o**	____________	____________

C. 접미어 연습하기

다음 접미어를 이용하여 아래의 의미를 갖는 의학용어를 적어라.

-orexia **-phagia** **-pepsia**
-emesis **-lithiasis** **-prandial**

1. 식후 ______
2. 담석이 존재하는 상태 ______
3. 식욕이 없음 ______
4. 삼키기 어려움 ______
5. 혈액을 토함 ______
6. 소화가 느림 ______

D. 약어 풀어쓰기

1. BM ______
2. UGI ______
3. BE ______
4. BS ______
5. n & v ______
6. O & P ______
7. PO ______
8. CBD ______
9. NPO ______
10. pp ______

E. 의학용어 의미 적기

1. colonoscopy ______
2. bite wing X-ray ______
3. hematochezia ______
4. serum bilirubin ______
5. cachexia ______
6. lavage ______
7. hernioplasty ______
8. extraction ______
9. choledocholithotripsy ______
10. anastomosis ______

F. 빈칸 채우기

colonoscopy	barium swallow	lower GI series
gastric stapling	colostomy	colectomy
total parenteral nutrition	choledocholithotripsy	liver biopsy
ileostomy	fecal occult blood test	intravenous cholecystography

1. 현미경을 이용한 검사를 위해 간 조직을 조금 떼 내는 것을 ______________________ 라 한다.
2. 대장에 암이 있을 때 외과의사는 전체 대장 또는 일부 대장을 절제한 후 대변을 체외로 배출시키기 위해 피부면에 대장 내부를 노출시키는 수술을 한다. 이 수술법을 ______________________ 라 한다.
3. 상부위장관조영술을 의미하는 다른 명칭은 ______________이다.
4. 어떤 환자의 대장을 관찰할 목적으로 관장을 통해 방사선조영제를 대장에 투여한 후 방사선으로 촬영하였다. 이 진단법을 ______________________ 라 한다.
5. 결장을 외과적으로 절제하는 수술을 ______________________ 라 한다.
6. 어떤 환자가 대변에 잠혈이 존재하는지 검사하기 위해 적색육이 포함되지 않는 식사를 하였다. 이 검사를 ______________________ 라 한다.
7. 어떤 의사가 총담관에 있는 담석을 깨는 기구를 사용하고 있다. 이 시술법을 ______________________ 라 한다.
8. 장 수술을 받아 입으로 먹을 수 없는 환자에게 영양을 공급하는 방법을 ______________________이라 한다.
9. 병적 비만이 있는 환자가 받는 수술법 중 하나를 ______________________이라 한다.
10. 환자의 팔 정맥 속에 조영제를 주사한 후 담낭과 담관을 관찰하는 진단법을 ______________________ 라 한다.
11. 결장을 관찰하기 위해 항문과 직장을 통해 기구를 삽입하는 것을 ______________________ 라 한다.
12. 크론병을 앓고 있는 어떤 환자의 소장을 많이 절제하였다. 이 환자는 회장으로부터 배설물을 외부로 배출시키는 수술을 받았다. 이 수술법을 ______________________ 라 한다.

G. 의학용어 짝짓기

의학용어와 그 의미를 짝지어라.

1. ________ dentures	a. 치아우식
2. ________ cementum	b. 치아를 고정하는데 사용하는 보철기구
3. ________ root canal	c. 잇몸의 염증
4. ________ crown	d. 한 벌의 인공치아
5. ________ bridge	e. 사기질로 덮여있는 치아 부위
6. ________ implant	f. 소실된 치아를 대체함
7. ________ gingivitis	g. 턱뼈의 이틀에 뿌리를 고정함
8. ________ dental caries	h. 치수를 수술함

H. 약리학 용어 연습

약물 설명을 보고 해당하는 약물의 종류를 적은 다음, 상품명과 짝지어라.

	약물 설명	약물 종류	상품명
1. ________	설사를 조절함	________________	a. Pepcid
2. ________	위산 분비를 차단함	________________	b. Obezine
3. ________	멀미를 치료함	________________	c. Metamucil
4. ________	위산 분비 수용체를 차단함	________________	d. Compazine
5. ________	식욕을 억제함	________________	e. Maalox
6. ________	장운동을 촉진함	________________	f. Imodium
7. ________	위산을 중화함	________________	g. Valtrex
8. ________	단순헤르페스감염을 치료함	________________	h. Nexium

명칭 적기

그림 A

숫자와 선으로 표시한 부위의 명칭을 적어라.

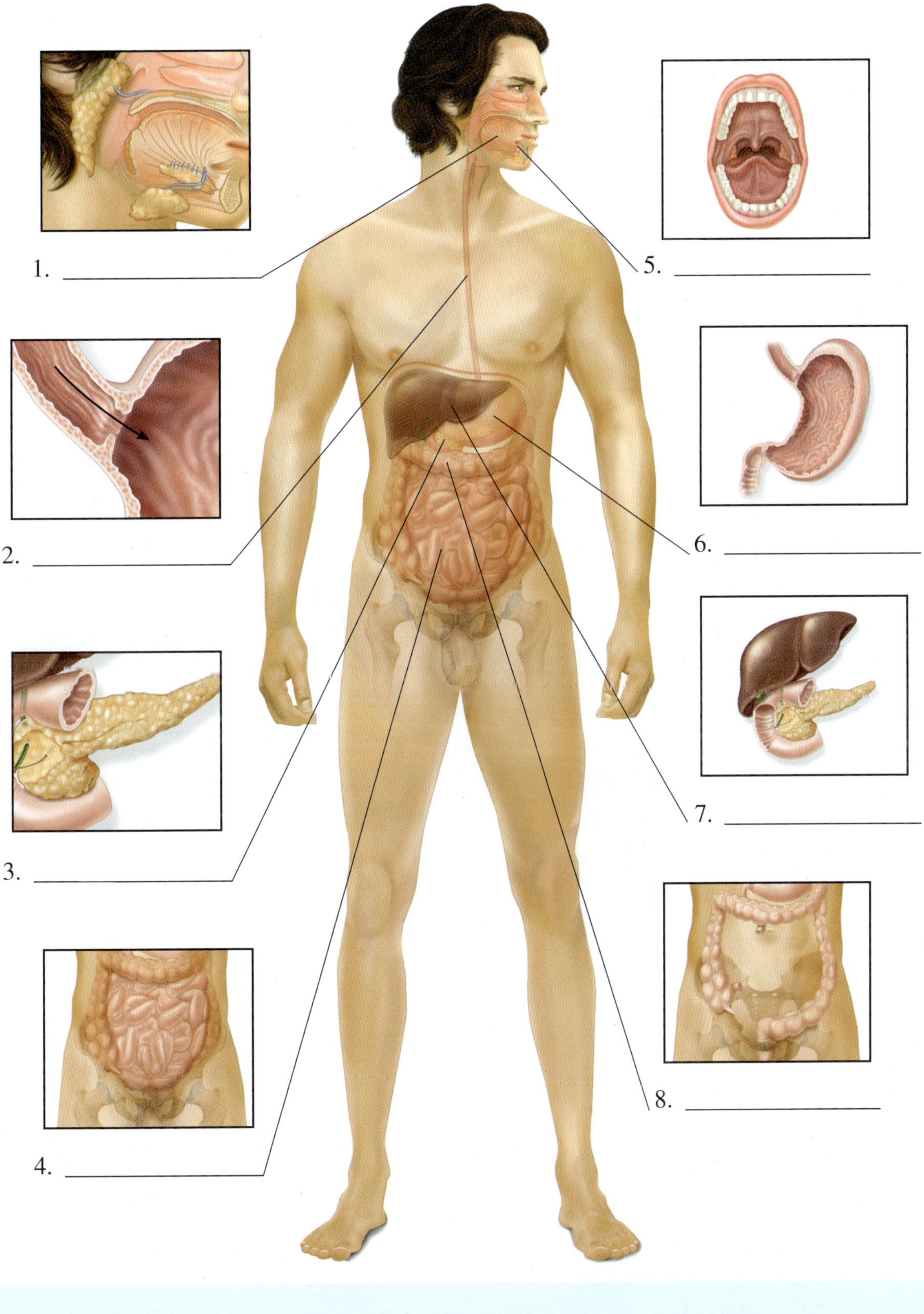

그림 B

숫자와 선으로 표시한 부위의 명칭을 적어라.

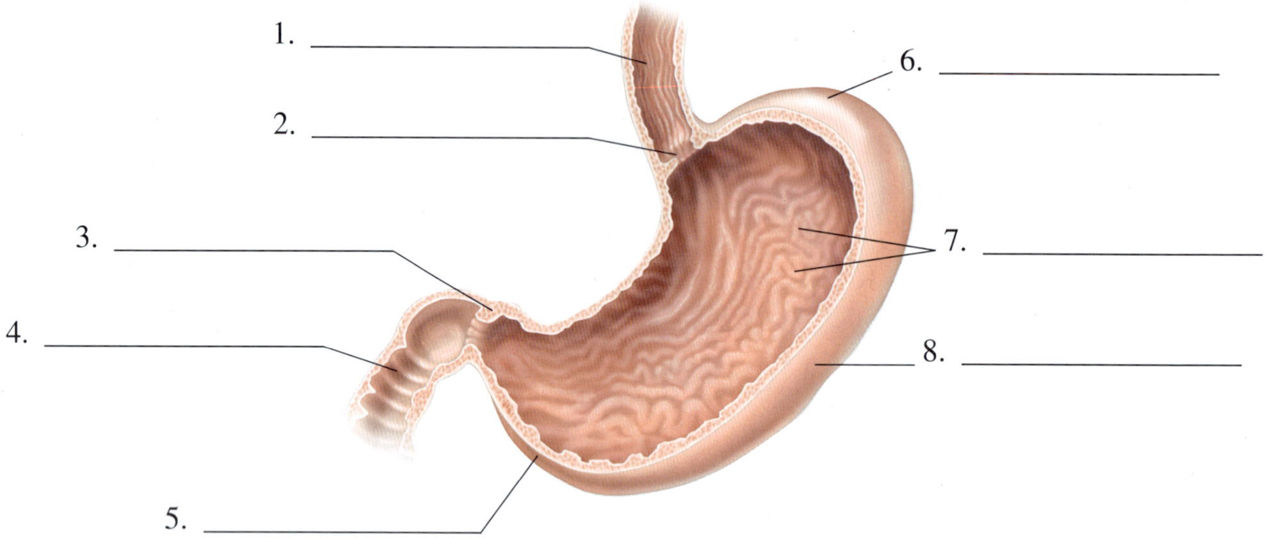

그림 C

숫자와 선으로 표시한 부위의 명칭을 적어라.

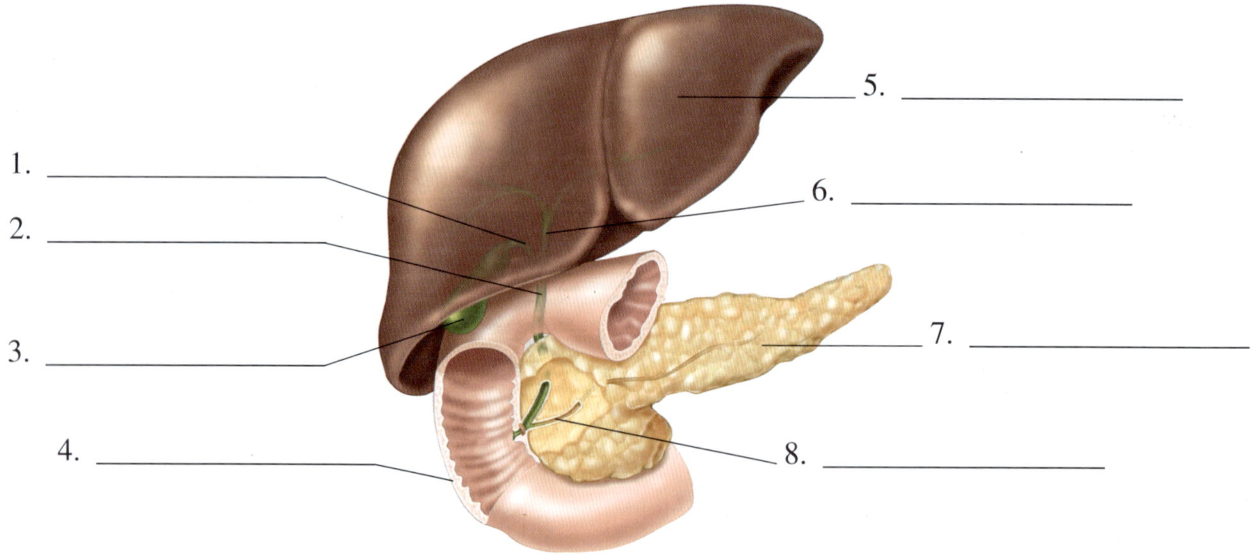

9
비뇨계통
Urinary System

학습목표

이 장을 공부한 학생들은

- 이 장에서 소개하는 연결형과 접미어를 식별하고 그 의미를 설명할 수 있다.
- 비뇨계통에 속하는 주요 구조물들의 명칭을 바르게 적고 발음할 수 있다.
- 비뇨계통과 연관된 주요 장기를 열거하고 이들의 기능을 설명할 수 있다.
- 신장단위와 소변생성기전을 설명할 수 있다.
- 소변의 특징과 소변검사를 설명할 수 있다.
- 비뇨계통의 해부학 용어를 식별하고 설명할 수 있다.
- 비뇨계통의 병리학 용어를 식별하고 설명할 수 있다.
- 비뇨계통의 진단법을 식별하고 설명할 수 있다.
- 비뇨계통의 치료법을 식별하고 설명할 수 있다.
- 비뇨계통과 연관된 일부 약물을 식별하고 설명할 수 있다.
- 비뇨계통과 연관된 일부 약어를 풀어서 적을 수 있다.

비뇨계통 훑어보기

기능

비뇨계통(비뇨계·urinary system)은 신체의 내환경을 일정하게 유지하는 역할을 한다. 이를 위해 비뇨계통은 노폐물을 배설하고, 수분과 전해질 농도를 조절하고, 적정 pH를 유지한다.

기관

비뇨계통을 구성하는 주요 구조물은 다음과 같다.

kidneys 신장·콩팥
ureters 요관
urethra 요도
urinary bladder 방광

용어 성분

비뇨계통 용어를 만드는데 활용되는 용어 성분들은 다음과 같다. 더 자세한 내용은 이 장의 용어 단락을 참조하기 바란다.

연결형

azot/o	nitrogenous waste 질소폐기물
bacteri/o	bacteria 세균
cyst/o	urinary bladder 방광
glomerul/o	glomerulus 토리·사구체
glycos/o	sugar 당, glucose 포도당
home/o	sameness 동일함
hydr/o	water 물
keton/o	ketones 케톤
meat/o	meatus 길·도
nephr/o	kidney 신장·콩팥
noct/i	night 밤
olig/o	scanty 빈약한
protein/o	protein 단백질
pyel/o	renal pelvis 신우·콩팥깔때기
ren/o	kidney 신장·콩팥
ureter/o	ureter 요관
urethr/o	urethra 요도
urin/o	urine 소변·요·오줌
ur/o	urine 소변·요·오줌

접미어

-lith	돌·결석
-lysis	용해·분해
-ptosis	늘어진
-uria	소변 상태

그림으로 살펴본 비뇨계통

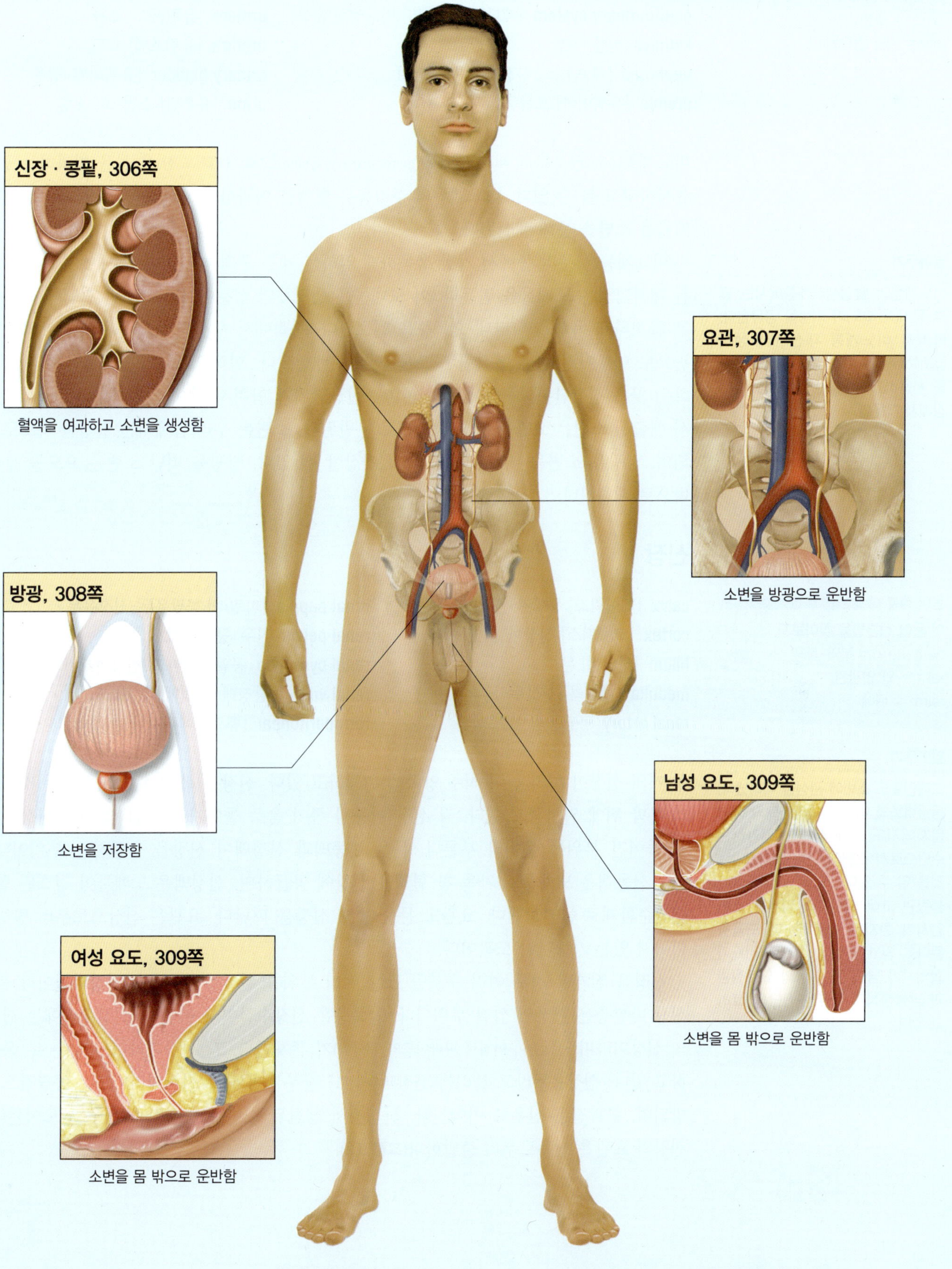

용어 성분

이 용어 성분들을 찾아보자.
genit/o = 생식기관
urin/o = 소변
-ary = ~와 연관된

비뇨계통의 해부생리학

genitourinary system [제니토**유**뤼내뤼] 비뇨생식계(통)
kidneys 신장·콩팥
nephrons [**네**프론즈] 신장단위·콩팥단위
uremia [유**뤼**미아] 요독증
ureters [**유**뤼터스] 요관
urethra [유**뤼**쓰뤄] 요도
urinary bladder [**유**뤼내뤼] 방광
urine [**유**우린] 소변·요·오줌

비뇨계통(urinary system; **비뇨생식계통**[genitourinary system]으로 불리기도 함)은 물을 여과하는 공장과 유사하다고 볼 수 있다. 비뇨계통의 주기능은 혈액을 여과하여 노폐물을 제거하는 것이다. 노폐물은 **소변**을 통해 배설된다.

비뇨계통은 우리 몸에서 가장 혹독하게 일하는 계통 중의 하나이다. 체내에서 일어나는 모든 대사과정은 노폐물을 만든다. 이 노폐물은 생명체의 성분이기도 하지만 혈액에 축적될 경우 급격하게 독성을 나타내 **요독증**을 일으킨다. 몸속에서 생산된 노폐물은 혈관계와 신세뇨관으로 이루어진 매우 복잡한 구조물을 통해 배설된다. 혈액으로부터 노폐물을 실제로 여과하는 곳은 **신장단위**(수백만 개 존재함)이며, 신장단위가 합쳐져 각 신장을 형성한다. 각 신장에서 배출된 소변은 **요관**을 통해 **방광**으로 운반된다. 소변은 우리 몸에서는 일정한 속도로 생산되며, 방광은 소변을 대략 900mL까지 저장할 수 있다. 방광을 떠난 소변은 **요도**를 통해 몸 밖으로 배출된다.

알아두기

비뇨계통과 남성생식계통에서는 일부 장기(예, 요도)가 기능을 공유한다. 따라서 비뇨계통 대신 비뇨생식(*genitourinary* [GU])계통이라는 용어를 사용하기도 한다. 생식계통은 10장에서 다룬다.

신장

용어 성분

이 용어 성분들을 찾아보자.
peritone/o = 복막·배막
-al = ~와 연관된
retro- = 뒤에

calyx [**케**이릭스] 콩팥잔·신배
cortex [**코**ㄹ텍스] 신장피질
hilum [**하**일럼] 문
medulla [메**덜**라] 신장수질
renal artery 콩팥동맥·신동맥
renal papilla [파**필**라] 콩팥유두·신장유두
renal pelvis 신우·콩팥깔때기
renal pyramids 콩팥피라미드·신장피라미드
renal vein 콩팥정맥·신정맥
retroperitoneal [뤠트로페뤼토**니**얼] 복막뒤~·후복막~

두 개의 신장이 허리 높이 척주 양쪽에 위치하고 있다. 신장은 복강 속에 위치하는 것이 아니라 **복막 뒤**에 위치하고 있다. 각 신장은 중심 쪽이 움푹 들어가 콩처럼 생겼다. 신장에서 움푹 들어간 부위를 **문**이라 부른다. 문은 **신동맥**과 **신정맥**이 신장을 출입하는 부위이다(그림 9.1). 신동맥은 노폐물로 가득 찬 혈액을 신장에 공급하며, 신정맥은 노폐물이 청소된 혈액을 전신순환계로 돌려보낸다. 요관도 문을 통해 신장을 떠난다. 요관은 신장으로부터 방광까지 이어져 있는 가느다란 도관이다.

신장을 절개할 경우 여러 구조물 또는 여러 부위를 관찰할 수 있다. **신장피질**이라 불리는 신장 바깥층은 신장의 껍질 부위이다. 안쪽층은 **신장수질**이라 불린다. 신장수질에는 십여 개의 **신장피라미드**(모양이 이집트 피라미드와 유사함)가 존재한다. 각 신장피라미드 끝은 문 쪽을 향하고 있다. **신장유두**라고 불리는 신장피라미드 끝부분에서 각 신장피라미드는 **콩팥잔**으로 개방되며, 콩팥잔은 **신우**로 이어진다. 신장에서 생산된 소변은 콩팥잔과 신우로 모여든다. 각 신장의 요관은 신우로부터 출발한다(그림 9.2).

알아두기

고대인들도 소변에 관심을 나타냈다. 동굴벽화와 이집트 피라미드의 상형문자에서도 신체 상태를 평가하는 수단으로서 소변에 관심을 가졌다는 것을 알 수 있다. *Pisse prophets*라 불렸던 고대 의사들의 일부는 소변검사가 환자를 치료하는데 도움을 준다고 믿고 있었다. 현재는 비뇨기과의사가 남성 및 여성의 요로질환과 남성생식계 질환을 진단·치료하고 있다.

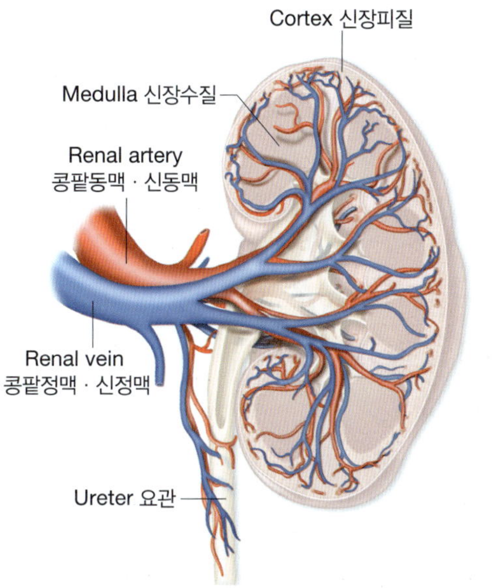

■그림 9.1 신장 구조물. 세로단면에서 신장 문으로 들어가고 나오는 신동맥과 신정맥을 볼 수 있다.

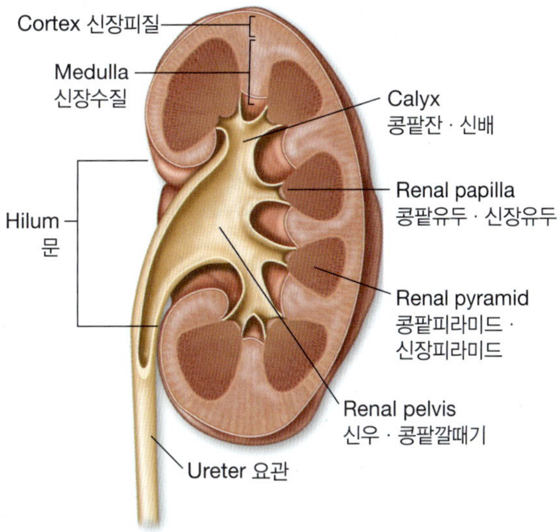

■그림 9.2 신장 내부구조물을 볼 수 있는 세로단면.

신장단위

afferent arteriole [앺허뤈트]
들세동맥·수입세동맥
Bowman's capsule 보우만주머니
collecting tubule 집합세관
distal convoluted tubule [디스털 콘볼루티드]
먼쪽곱슬세관·원위곡세뇨관
efferent arteriole [엪허뤈드]
날세동맥·수출세동맥
glomerular capsule [그로메률어ㄹ]
토리주머니·사구체주머니
glomerulus [그로메률어스] 토리·사구체
loop of Henle 콩팥세관고리·헨레고리
nephron [네쀠론] 신장단위·콩팥단위
nephron loop 신장단위고리
proximal convoluted tubule [프롹시멀 콘볼루티드]
토리쪽곱슬세관·근위곡세뇨관
renal corpuscle [코ㄹ파슬] 신장소체·신소체
renal tubule 신세뇨관·콩팥요세관

신장의 기능단위는 **신장단위**이다. 사람의 각 신장에는 1백만 개 이상의 신장단위가 존재한다. 각 신장단위는 **신장소체**와 **신세뇨관**으로 이루어져 있다(그림 9.3). 신장소체는 신장단위에서 혈액을 여과하는 부위를 말한다. 신장소체에는 **사구체**라 불리는 혈관 뭉치를 감싸고 있는 **사구체주머니**(**보우만주머니**라고도 함)라 불리는 컵처럼 생긴 두 겹의 막 구조물이 존재한다. **들세동맥**은 사구체 쪽으로 혈액을 운반하며, **날세동맥**은 사구체에서 멀어지는 쪽으로 혈액을 운반한다. 신장소체를 지나는 혈액으로부터 여과된 물과 여러 물질들은 소변생성 과정을 거치기 위해 신세뇨관으로 흘러들어간다. 쭉 이어져 있는 세뇨관은 네 부위, 즉 **근위곡세뇨관**, **헨레고리**(신장단위고리라고도 함), **원위곡세뇨관**, **집합세관**으로 이루어져 있다.

요관

신우를 통과한 소변은 요관(ureter)을 통해 방광으로 운반된다(그림 9.4). 요관은 매우 좁은 관(직경은 0.6cm 미만이고, 길이는 25~30cm임)으로 신우에서부터 방광까지 이어져 있다. 대부분의 요로(urinary tract)와 마찬가지로 요관 내면은 점막으로 덮여 있다.

알아두기

강낭콩(kidney bean)은 모양이 신장(kidney)과 유사하여 붙여진 이름이다. 각 신장의 무게는 110~170g 정도이며, 넓이는 5~7.5cm 정도이고, 두께는 대략 2.5cm 정도이며, 전체 크기는 자신의 주먹 크기 정도이다. 대부분의 사람에서 좌측 신장은 우측 신장에 비해 좀 더 높게 위치하고 있으며 약간 더 크다. 살기 위해서는 잘 작동하는 두 개의 신장이 필요하지만, 하나의 신장만 있더라도 살아갈 수 있다.

용어 성분

이 용어 성분들을 찾아보자.
dist/o = ~에서 떠나서
proxim/o = ~에 가까운
-al = ~와 연관된

알아두기

'가까워지다'라는 의미를 지닌 *afferent*와 '멀어지다'라는 의미를 지닌 *efferent*는 여러 계통의 중심지점에 가까워지거나 중심지점으로부터 멀어질 때 사용하는 용어이다. 예를 들어 신경계통에는 afferent nerve(들신경·구심신경)와 efferent nerve(날신경·원심신경)가 존재한다.

■그림 9.3 신장단위의 구조. 신장단위 구조물과 순환계통의 관계에 주목하자.

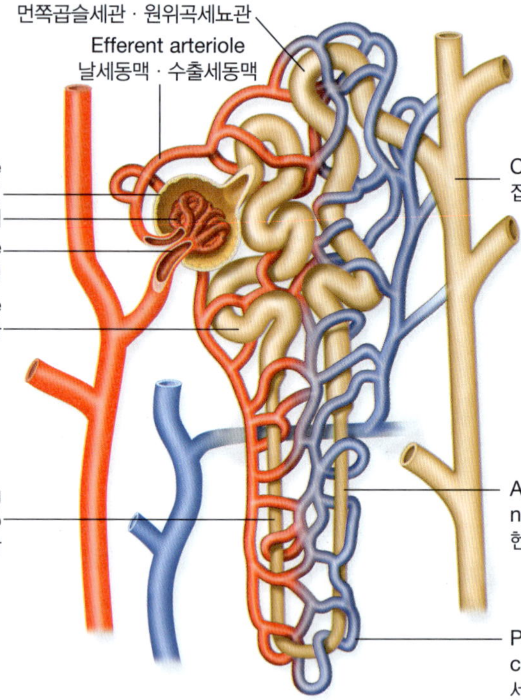

방광

용어 성분

이 용어 성분들을 찾아보자.
ex- = 밖으로
in- = 안으로
-al = ~와 연관된

주의하기

Ureter(요관)와 *urethra*(요도)는 자주 혼동하는 용어이다. Ureter는 두 개이며 콩팥으로부터 방광으로 소변을 운반한다는 것을 기억하자. Urethra는 하나이며 방광으로부터 몸 밖으로 소변을 운반한다.

알아두기

*Micturition*과 *voiding*, *urination*은 기본적으로 같은 의미로서 몸 밖으로 소변을 배출하는 '배뇨'를 의미한다.

external sphincter [**스핑**터ㄹ] 조임근·괄약근
internal sphincter 속조임근·내괄약근
rugae [**루우**게이] 주름 (ruga [**루우**가]의 복수형)
urination 배뇨·소변보기

방광(urinary bladder)은 탄력성 근육 주머니로서 두덩결합(pubic symphysis) 바로 뒤의 골반(pelvis) 하부에 위치하고 있다(그림 9.5). 방광은 세 층의 평활근으로 이루어져 있으며 방광내부는 점막으로 덮여 있고 늘어날 수 있도록 **주름**이 존재한다. 방광은 요관으로부터 직접 소변을 받아 저장한 다음 요도를 통해 배출(**배뇨**라 함)한다.

일반적으로 성인 방광은 250mL의 소변을 저장한다. 방광에 250mL 정도의 소변이 차면 배뇨 욕구가 발생한다. 불수의적 근육수축에 의해 방광은 수축하고 **내괄약근**은 이완한다. 외

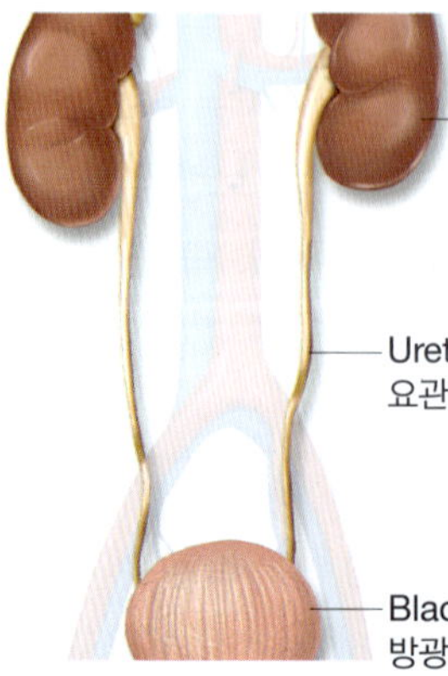

■그림 9.4 요관은 신장에서부터 방광까지 이어져 있다.

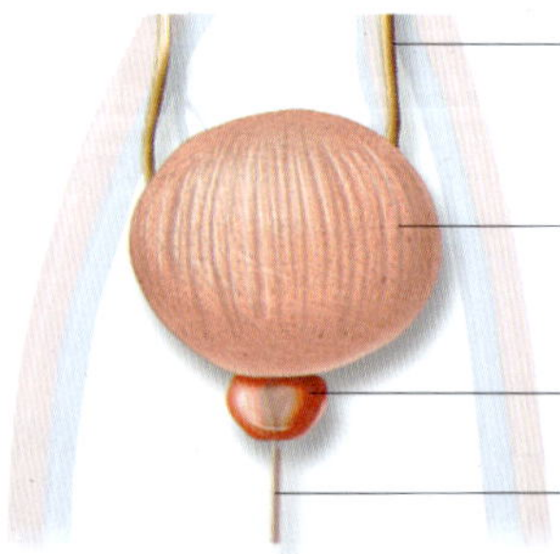

■그림 9.5 방광의 구조. (전립샘에 주목하자.)

괄약근은 적절하지 않은 때에 배뇨가 일어나는 것을 방지한다. **외괄약근**(바깥조임근 · external sphincter)은 수의적으로 조절되며, 배뇨를 하고 싶을 때 의도적으로 개방한다. 배뇨조절 능력은 2세 이후에 발달한다.

요도

urinary meatus [미**에이**투스] 요도구멍 · 요도구

요도(urethra)는 방광으로부터 몸 밖으로 소변을 운반하는 관이다(그림 9.6). 소변을 배출하는 몸 밖으로 개방된 구멍을 **요도구멍**이라 한다. 다른 비뇨계통 구조물과 마찬가지로 요도 내부는 점막으로 덮여 있다. 여성의 요도 길이는 2.5~5cm 정도이며, 남성의 요도 길이는 20cm 정도이다. 여성의 요도는 소변을 운반하는 역할만 하며 질(vagina) 앞에 위치해 있다. 남성의 요도는 소변과 정액(semen)을 운반하는 역할을 한다.

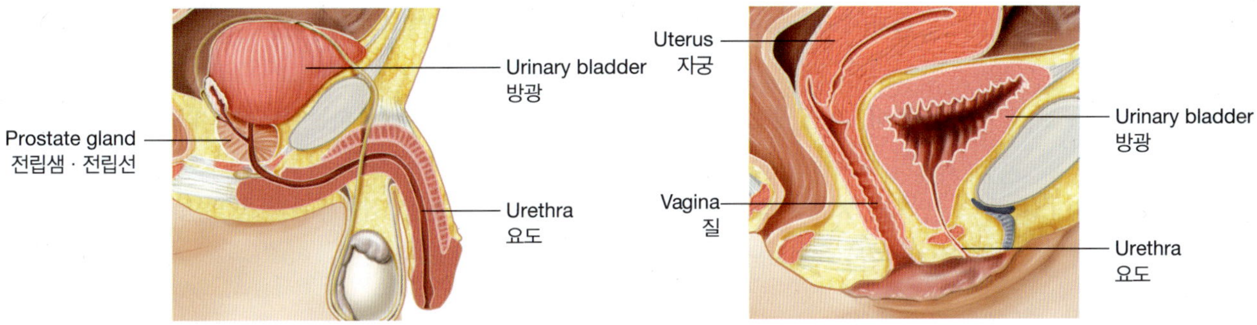

A B

■ 그림 9.6 A) 남성의 요도는 골반 바닥에 위치한 방광으로부터 음경을 통과하여 요도구멍까지 이어져 있다. B) 여성의 요도는 남성보다 훨씬 짧으며 방광으로부터 골반 바닥까지 이어져 있고 질구멍 앞에서 몸 밖으로 개방된다.

항상성에 기여하는 신장의 역할

electrolytes [일**렉**트로라이츠] 전해질 **homeostasis** [호미오**스테이**시스] 항상성

신장은 우리 몸의 **항상성**을 유지하는 역할을 한다. 신장은 계속하여 체내의 화학적 조성을 조절함으로써 생명을 유지하는 역할을 한다. 신장은 혈류와 상호작용하고 물질을 배설할 수 있기 때문에 비뇨계통은 신체의 수분평형과 전해질평형을 담당한다. 몸속에 물이 부족할 경우 신장은 물을 배설하지 않고 보존하며, 물이 많을 경우 배설한다. 물 이외에도 신장은 나트륨 (Na^+), 칼륨 (K^+), 염소 (Cl^-), 중탄산염 (HCO_3^-) 같은 **전해질** 농도를 조절하는 역할을 한다. 마지막으로 신장은 체내 pH가 과도하게 산성 또는 알카리성으로 바뀌지 않고 적정한 상태로 유지되도록 하는 역할도 한다. 신장은 소변 생성을 통해 이와 같은 중요한 역할을 수행한다.

알아두기

점막은 요도구멍과 요도로부터 방광, 요관, 심지어는 신장까지 이르는 요로감염의 경로가 된다. 방광염(*cystitis*)이라 불리는 단순한 방광의 염증을 무시하면 큰 위험에 빠질 수 있다.

용어 성분

이 용어 성분들을 찾아보자.
home/o = 동일함
-stasis = 가만히 있다

소변 생성 단계

filtration 여과
glomerular filtrate [글오**메**률어ㄹ] 사구체여과액
peritubular capillaries [페뤼**투**뷸어ㄹ] 세뇨관주위 모세혈관
reabsorption 재흡수
secretion 분비

용어 성분

이 용어 성분들을 찾아보자.
-ar = ~와 연관된
peri- = 주위에
re- = 다시

알아두기

항상 대략 20%의 혈액은 신장에 의해 여과된다. 이런 방식으로 우리 몸에 있는 전체 혈액은 몇 분마다 한 번씩 계속해서 청소된다.

알아두기

매일 신장이 처리하는 수분량 및 기타 체액량은 놀랄 만큼 많다. 1일 사구체 여과량은 대략 180L에 달한다. 사구체에서 여과된 체액의 대부분은 재흡수 과정을 통해 몸속으로 다시 흡수된다. 사구체에서 여과된 약 99%의 물은 근위세뇨관에서 재흡수되어 혈액으로 복귀한다.

노폐물과 불필요한 물질들은 신장단위를 통해 혈액으로부터 제거되며, 몸에 필요한 많은 물질들도 사구체에서 여과된다. 노폐물은 몸 밖으로 배설되지만, 물과 전해질, 영양소 같은 다른 물질들은 혈액 속으로 복귀되어야 한다. 몸 밖으로 배설되는 최종 형태인 소변은 이러한 과정을 거쳐 생성된 최종산물이다,

소변은 세 단계 과정, 즉 **여과**와 **재흡수**, **분비**를 거쳐 생성된다. 각 단계는 신장단위의 다른 부위에서 일어난다(그림 9.7).

1. **여과.** 소변 생성 첫 단계는 물질을 여과하는 것으로서 신장소체에서 일어난다. 사구체에 가해지는 혈압에 의해 물질들이 여과되어 사구체주머니를 거쳐 신세뇨관으로 흘러간다. 신세뇨관으로 흘러가는 이 체액을 **사구체여과액**이라 하며, 이 체액은 물과 전해질, 영양소(포도당, 아미노산), 노폐물, 독소 등으로 구성되어 있다.
2. **재흡수.** 사구체여과액은 네 부위로 나눌 수 있는 신세뇨관을 통과한다. 사구체여과액이 구불구불한 신세뇨관을 통과하는 동안 대부분의 물과 전해질, 영양소가 **세뇨관주위모세혈관**(세뇨관 주위에 분포하는 모세혈관망) 속으로 재흡수된다. 이들은 이어서 순환 혈액에 합류한다.
3. **분비.** 소변 생성 마지막 단계는 신세뇨관 벽에 분포하는 특수한 세포에서 일어나는데, 이 세포들은 암모니아와 요산, 그리고 기타 노폐물을 직접 신세뇨관 속으로 분비한다. 소변 생성 과정은 이제 종료되며, 생성된 소변은 집합세관과 콩팥잔, 신우를 거쳐 요관 속으로 흘러간다.

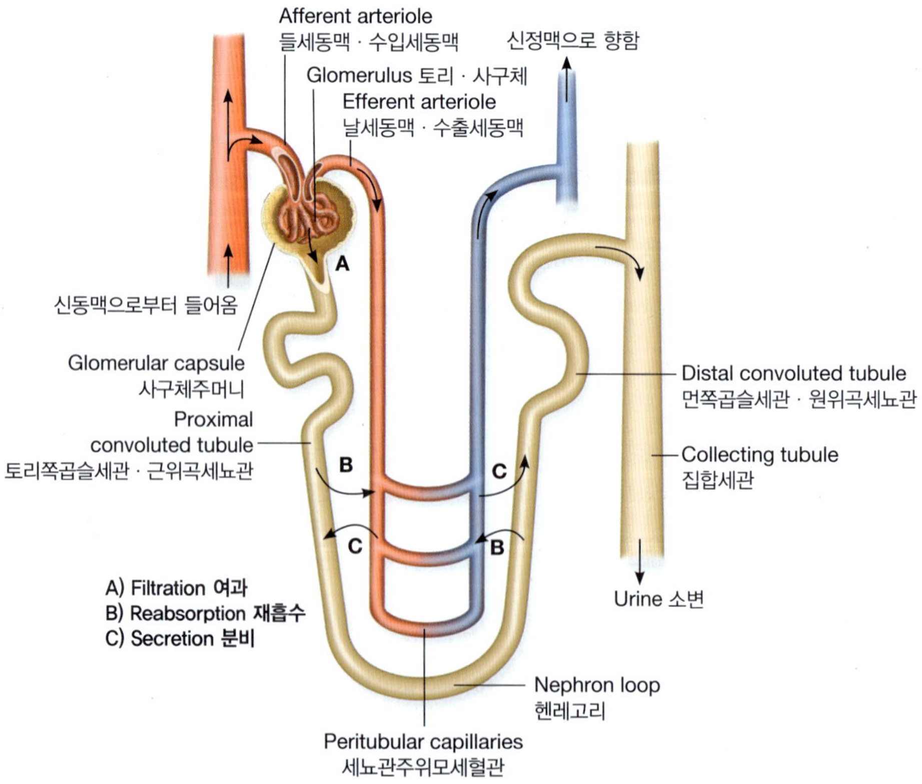

■ 그림 9.7 여과와 재흡수, 분비로 이루어진 세 단계의 소변 생성 과정.

소변

albumin [알뷰민] 알부민
nitrogenous wastes [나이트로제너스] 질소폐기물
specific gravity 비중
urinalysis [유뤼낼리시스] 소변검사·요검사

소변은 정상적으로 희석된 정도에 따라 밝은 노란색을 띨 때도 있고 투명할 때도 있다. 소변은 생성될 때와 방광에 저장될 때 무균상태를 유지한다. 그러나 요도를 통해 몸 밖으로 배출되면서 세균에 오염될 수 있다. 소변의 95%는 물로 이루어져 있지만, 소변 속에는 전해질, 독소, **질소폐기물**(근육대사에 의해 생성됨) 같은 여러 물질들도 용해되어 있다. 가끔은 소변에 존재하지 않아야 하는 포도당, 혈액, **알부민**(혈관 속에만 존재해야 함) 같은 물질들이 포함되어 있는 경우도 있다. 이런 이유로 **소변검사**를 시행하는데, 소변검사는 환자의 건강상태에 대한 중요한 정보를 얻기 위해 소변을 물리·화학적으로 분석하는 검사이다. 정상적으로 하루 동안 생산되는 소변량은 1,000~2,000mL이지만, 물 섭취량과 개인의 건강 상태에 따라 달라진다. 정상 소변은 과잉 산을 포함하고 있으므로 산성을 나타낸다. 비중은 소변에 녹아있는 물질의 양을 나타낸다. 순수한 물의 비중은 1.000이다. 소변의 비중은 1.001~1.030이다. 매우 농축된 소변은 높은 비중을 나타내는 반면, 매우 희석된 소변의 비중은 물과 거의 같다. 소변검사의 정상 소견은 표 9.1에 정리되어 있고, 비정상 소견은 표 9.2에 정리되어 있다.

용어 성분

이 용어 성분들을 찾아보자.
urin/o = 소변·요·오줌
-lysis = 파괴
-ous = ~와 연관된

알아두기

사람들은 수 세기 동안 소변의 색깔과 냄새, 양, 포도당 농도를 검사해 왔다. 소변의 색조표는 1140년에 개발되었고, 맛 검사는 17세기 후반에 일반적으로 행해졌다. 19세기까지 소변검사는 신체검사를 할 때 기본적으로 행해졌다.

표 9.1 소변검사 수치

성분	정상 소견
색(color)	밝은 노란색부터 진한 금색까지
냄새(odor)	방향성 냄새
혼탁도(appearance)	투명함
비중(specific gravity)	1.001~1.030
pH	5.0~8.0
단백질(protein)	음성~미량
포도당(glucose)	없음
케톤(ketones)	없음
혈액(blood)	음성

표 9.2 소변검사의 비정상 소견

성분	의미
색(color)	환자의 물 섭취량이나 약물복용 여부에 따라 달라짐. 갈색 또는 검정색 소변은 심각한 질병을 나타냄.
냄새(odor)	악취가 날 경우는 감염을, 과일향이 날 경우는 당뇨병이나 탈수, 굶주림을 의심해야 함.
혼탁도(appearance)	혼탁할 경우 감염을 의심해야 함.
비중(specific gravity)	농축뇨는 비중이 높음. 요붕증, 급성세뇨관괴사, 염분제한식사에서 보이는 희석뇨는 비중이 낮음.
pH	7.0 미만은 요로감염이나 대사산증, 호흡성산증, 과일이나 채소가 풍부한 식사, 일부 약물을 투여 받은 경우에서 흔함. 7.0보다 높은 경우는 대사알칼리증, 호흡성알칼리증, 발열, 고단백질식사, 아스코르브산복용 등에서 흔함.
단백질(protein)	존재할 경우에는 사구체신염이나 자간전증(임신한 여성의 경우)을 의심해야 함.
포도당(glucose)	고탄수화물식사, 스트레스, 임신, 일부 약물(예, 아스피린이나 코르티코스테로이드) 복용 시 소량의 포도당이 검출될 수 있음. 포도당이 대량 검출될 경우에는 조절되지 않는 당뇨병, 쿠싱증후군, 감염을 의심해야 함.
케톤(ketones)	존재할 경우에는 조절되지 않는 당뇨병, 탈수, 굶주림, 과량의 아스피린 복용을 의심해야 함.
혈액(blood)	존재할 경우에는 사구체신염, 요로계통 암, 일부 유형의 빈혈, 약물(예, 혈액희석제) 복용, 비소중독, 수혈반응, 외상, 화상, 발작을 의심해야 함.

자습하기

A. 빈칸 채우기

1. 신장의 기능단위는 ____________________이다.
2. 소변을 생성하는 세 단계는 ____________________, ____________________, ____________________이다.
3. 나트륨과 칼륨, 염소를 합쳐서 ____________________이라 한다.
4. 신장의 위치를 나타내는 용어는 ____________________이다.
5. 사구체주머니는 ____________________를 감싸고 있다.
6. 각 신장피라미드 끝부분이 개방되는 부위는 ____________________이다.
7. 요관의 개수는 ____________________개이고, 요도의 개수는 ____________________개이다.
8. 배뇨를 의미하는 영문용어는 urination, ____________________, ____________________이다.

의학용어

비뇨계통 용어를 만드는데 활용되는 용어 성분

아래 목록에는 이 장에 등장하는 용어를 만드는데 활용되는 연결형과 접미어, 접두어가 정리되어 있다.

연결형

azot/o	nitrogenous waste 질소폐기물
bacteri/o	bacteria 세균
bi/o	life 생명
carcin/o	cancer 암
corpor/o	body 몸·체
cyst/o	bladder 방광, pouch 주머니
glomerul/o	glomerulus 토리·사구체
glycos/o	sugar 당
hem/o	blood 혈액
hemat/o	blood 혈액

hydr/o	water 물
keton/o	ketones 케톤
lith/o	stone 돌·결석
meat/o	meatus 구·구멍
necr/o	death 죽음
nephr/o	kidney 신장·콩팥
neur/o	nerve 신경
noct/i	night 밤
olig/o	scanty 빈약한
peritone/o	peritoneum 복막·배막

protein/o	protein 단백질
py/o	pus 고름·농
pyel/o	renal pelvis 신우·콩팥깔때기
ren/o	kidney 신장·콩팥
ur/o	urine 소변·요·오줌
ureter/o	ureter 요관
urethr/o	urethra 요도
urin/o	urine 소변·요·오줌
ven/o	vein 정맥

접미어

-al	~와 연관된
-algia	통증
-ar	~와 연관된
-ary	~와 연관된

-cele	돌출, 탈출
-eal	~와 연관된
-ectasis	확장
-ectomy	외과적 제거

-emia	혈액 상태
-genic	생성하는
-gram	기록물

접미어(계속)

-graphy	기록법
-ic	~와 연관된
-itis	염증
-lith	돌·결석
-lithiasis	결석증
-logy	~학
-lysis	용해, 분해
-malacia	연화
-megaly	비대
-meter	측정기구

-oma	종양
-ory	~와 연관된
-osis	비정상 상태
-ostomy	외과적으로 구멍을 냄
-otomy	절개
-ous	~와 연관된
-pathy	병·질병
-pexy	외과적 고정
-plasty	외과적 복구
-ptosis	처짐

-rrhagia	비정상적으로 흐르는 상태
-sclerosis	경화
-scope	시각적 검사기구
-scopy	시각적 검사법
-stenosis	협착
-tic	~와 연관된
-tripsy	외과적으로 으깸
-uria	소변 상태

접두어

an-	없는
anti-	대항하는
dys-	아픈, 어려운

extra-	밖에
intra-	안에
poly-	다수의

retro-	뒤쪽으로

해부학 용어의 형용사형

용어	용어 성분	설명
cystic [씨스틱] 방광~	cyst/o = 방광 -ic = ~와 연관된	방광과 연관된.
glomerular [글오메률어ㄹ] 토리~·사구체~	glomerul/o = 토리·사구체 -ar = ~와 연관된	사구체와 연관된.
meatal [미에이탈] 길~·도~	meat/o = 구·구멍 -al = ~와 연관된	구멍과 연관된.
pyelitic [파이에라이틱] 신우~·콩팥깔때기~	pyel/o = 신우·콩팥깔때기 -tic = ~와 연관된	신우와 연관된.
renal [뤼널] 신장~·콩팥~	ren/o = 신장·콩팥 -al = ~와 연관된	신장과 연관된.
ureteral [유뤼터뤌] 요관~	ureter/o = 요관 -al = ~와 연관된 주의하기 자궁을 의미하는 *uter/o*, 요관을 의미하는 *ureter/o*, 그리고 요도를 의미하는 *urethr/o*를 사용할 때는 혼동하지 않도록 특히 주의해야 한다.	요관과 연관된.
urethral [유뤼쓰뤌] 요도~	urethr/o = 요도 -al = ~와 연관된	요도와 연관된.
urinary [유뤼내뤼] 소변~·요~·오줌~	urin/o = 소변·요·오줌 -ary = ~와 연관된	소변과 연관된.

자습하기

B. 형용사형 만들기

1. The ureter ____________________
2. The kidney ____________________
3. A glomerulus ____________________
4. Urine ____________________
5. The urethra ____________________

병리학

용어	용어 성분	설명
전문 분야		
nephrology [네프랄어지] 신장학	nephr/o = 신장·콩팥 -logy = ~학	신장 질환 및 이상을 진단하고 치료하는 의학 분야. 이 분야를 담당하는 의사를 신장전문의(*nephrologist*)라 함.
urology [유랄어지] 비뇨기과학	ur/o = 소변 -logy = ~학	비뇨계통·남성생식계통 질환 및 이상을 진단하고 치료하는 의학 분야. 이 분야를 담당하는 의사를 비뇨기과의사(*urologist*)라 함.
징후 및 증상		
anuria [아누뤼아] 무뇨	an- = ~없는 -uria = 소변 상태	신장이 소변을 전혀 생산하지 못하거나 소변이 전혀 배출되지 않는 상태.
azotemia [애조티미아] 질소혈증	azot/o = 질소폐기물 -emia = 혈액 상태	혈액에 질소폐기물이 축적된 상태. 신장이 혈중 질소폐기물을 여과하지 못해 발생함.
bacteriuria [백티어뤼유뤼아] 세균뇨	bacteri/o = 세균 -uria = 소변 상태	소변에 세균이 존재하는 상태.
calculus [캘큘어스] 결석·돌	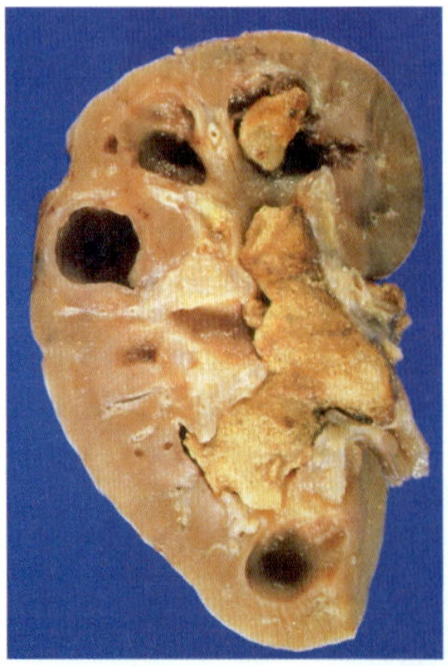	장기 속에 무기염류가 축적되어 결석이 생긴 것. 신장이나 신우, 요관, 방광, 요도에서 발견됨. 복수형은 *calculi*임

■그림 9.8 광범위한 신장결석을 볼 수 있는 신장 검체의 절단면 사진. *(Science Source)*

병리학 (계속)

용어	용어 성분	설명
cystalgia [씨스탈지아] 방광통	cyst/o = 방광 -algia = 통증 주의하기 '방광'을 의미하는 연결형인 *cyst/o*와 '세포'를 의미하는 연결형인 *cyt/o*를 사용할 때는 혼동하지 않도록 주의해야 한다.	방광의 통증.
cystolith [씨스토리쓰] 방광돌·방광결석	cyst/o = 방광 -lith = 돌·결석	방광의 결석.
cystorrhagia [씨스토롸지아] 방광출혈	cyst/o = 방광 -rrhagia = 비정상 출혈	방광으로부터의 심한 출혈.
diuresis [다이유뤼시스] 이뇨		소변 생성과 배설이 증가된 상태.
dysuria [디스유뤼아] 배뇨통, 배뇨장애	dys- = 아픈, 힘든 -uria = 소변 상태	배뇨가 어렵거나 배뇨 시 통증이 발생하는 것.
enuresis [엔유뤼시스] 유뇨증		방광조절이 완료되는 나이 이후에 불수의적으로 배뇨가 발생하는 것. 대개 5세까지 발생함. 야간유뇨증(야뇨증·*nocturnal enuresis*)은 밤에 자다가 오줌을 싸는 것을 말함.
frequency 빈뇨		총 소변량이 증가하지 않았는데도 불구하고 배뇨 욕구가 정상보다 증가한 상태. 빈뇨는 방광이나 요도 감염을 나타내는 증상임.
glycosuria [글라이코수뤼아] 당뇨	glycos/o = 당 -uria = 소변 상태	소변에 당이 존재하는 상태.
hematuria [히마투뤼아] 혈뇨	hemat/o = 혈액 -uria = 소변 상태	소변 속에 혈액이 존재하는 상태.
hesitancy [헤지턴시] 소변주저·배뇨지연		소변 줄기의 힘이 감소되어 있고, 종종 배뇨 개시가 힘든 상태. 전립샘비대 같은 요도를 막는 질환에 의해 흔히 나타나는 증상임.
ketonuria [키이톤유뤼아] 케톤뇨	keton/o = 케톤 -uria = 소변 상태	소변에 케톤이 존재함. 신체가 에너지원으로 포도당 대신 지방을 사용할 때 발생하며, 가장 흔한 원인은 조절되지 않는 당뇨병임.
nephrolith [네프로리쓰] 신장결석·콩팥돌	nephr/o = 신장·콩팥 -lith = 돌·결석	신장의 결석.
nephromalacia [네프로말레이시아] 신장연화증·콩팥연화증	nephr/o = 신장·콩팥 -malacia = 연화	신장이 비정상적으로 무른 상태.
nephromegaly [네프로메걸리] 신장비대(증)·콩팥비대(증)	nephr/o = 신장·콩팥 -megaly = 비대	신장이 커진 상태.
nephrosclerosis [네프로스클레로시스] 콩팥굳음(증)·신장경화(증)	nephr/o = 신장·콩팥 -sclerosis = 경화	신장조직이 딱딱해진 상태.
nocturia [낙투뤼아] 야간뇨·야뇨증	noct/i = 밤 -uria = 소변 상태	밤에 자주 소변을 보는 것.

병리학 (계속)

용어	용어 성분	설명
oliguria [올이규뤼아] 소변감소·요감소	olig/o = 빈약한 -uria = 소변 상태	소변량이 너무 적은 상태.
polyuria [폴리유뤼아] 다뇨	poly- = 다량의 -uria = 소변 상태	소변량이 너무 많은 상태.
proteinuria [프로티뉴뤼아] 단백뇨	protein/o = 단백질 -uria = 소변 상태	소변에 단백질이 존재하는 상태.
pyuria [파이유뤼아] 고름뇨·농뇨	py/o = 고름·농 -uria = 소변 상태	소변에 고름이 존재하는 상태.
renal colic [콜릭ㅋ] 신장산통·콩팥급통증	ren/o = 신장·콩팥 -al = ~와 연관된 -ic = ~와 연관된	신장결석에 의해 발생하는 통증. 극심한 통증이 발생할 수 있으며 대개 치료가 필요함.
stricture [스트뤽춰ㄹ] 협착		비뇨계통의 통로가 좁아진 상태.
uremia [유뤼미아] 요독증	ur/o = 소변 -emia = 혈액 상태	혈액 속에 노폐물이 축적된 상태. 신부전과 연관되어 있음.
ureterectasis [유뤼터뤡타시스] 요관확장(증)	ureter/o = 요관 -ectasis = 확장	요관이 확장된 상태.
ureterolith [유뤼테로리쓰] 요관결석·요관돌	ureter/o = 요관 -lith = 돌·결석	요관의 결석.
ureterostenosis [유뤼테로스테노시스] 요관협착(증)	ureter/o = 요관 -stenosis = 협착	요관이 좁아진 상태.
urethralgia [유뤼쓰랄지아] 요도통	urethr/o = 요도 -algia = 통증	요도의 통증.
urethrorrhagia [유뤼쓰로롸지아] 요도출혈	urethr/o = 요도 -rrhagia = 비정상 출혈	요도에서 심한 출혈이 일어나는 것.
urethrostenosis [유뤼쓰로스테노시스] 요도협착(증)	urethr/o = 요도 -stenosis = 협착	요도가 좁아진 상태.
urgency [어ㄹ젠시] 소변못참음·요절박		즉각 배뇨를 해야 할 것 같은 느낌.
urinary incontinence [인칸티넨스] 요실금	urin/o = 소변 -ary = ~와 연관된	불수의적인 배뇨. 요실금을 보이는 일부 환자에서는 유치카테터를 방광에 삽입해 계속 소변이 배출되게 함.

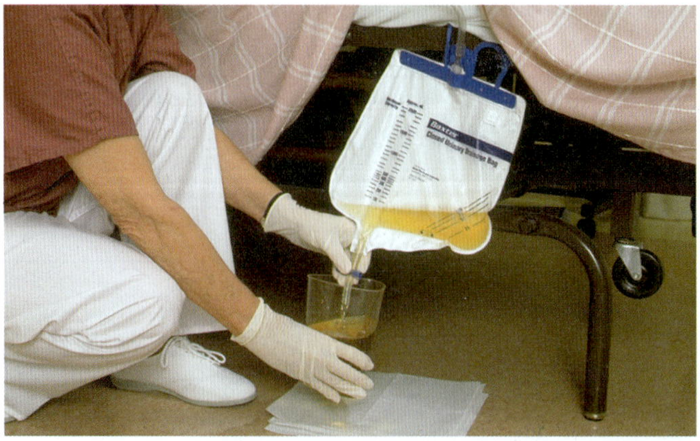

■ 그림 9.9 보건의료종사자가 유치카테터와 연결된 소변주머니를 비우고 있다. *(Michal Heron, Pearson Education)*

병리학 (계속)

용어	용어 성분	설명
urinary retention 소변정체·요정체	urin/o = 소변 -ary = ~와 연관된	소변을 완전히 비울 수 없는 상태를 말하며 흔히 요도가 막혀 발생함.
신장		
acute tubular necrosis (ATN) [네크로시스] 급성요세관괴사·급성세뇨관괴사	-ar = ~와 연관된 necr/o = 죽음 -osis = 비정상 상태	소변에 존재하는 독소나 허혈에 의해 신세뇨관이 손상된 것. 소변감소가 나타남.
diabetic nephropathy [네프로퍼씨] 당뇨신장병(증)·당뇨콩팥병(증)	-ic = ~와 연관된 nephr/o = 신장·콩팥 -pathy = 병·질병	당뇨병에 의한 만성적인 고혈당 때문에 사구체모세혈관이 손상되는 질환.
glomerulonephritis [그로메률오네프롸이티스] 사구체신염·토리콩팥염	glomerul/o = 토리·사구체 nephr/o = 신장·콩팥 -itis = 염증	신장, 특히 사구체의 염증. 사구체막에 염증이 생겨 투과도가 증가함으로써 단백질 및 혈구가 여과됨. 단백뇨와 혈뇨가 나타남.
hydronephrosis [하이드로네프로시스] 수신증·물콩팥증	hydr/o = 물 nephr/o = 신장·콩팥 -osis = 비정상 상태	신장에 소변이 축적되어 신우가 확장된 상태이며, 흔히 요관폐쇄에 의해 발생함.
nephritis [네프롸이티스] 콩팥염·신장염	nephr/o = 신장·콩팥 -itis = 염증	신장의 염증.
nephrolithiasis [네프로리싸이아시스] 콩팥돌증·신장결석증	nephr/o = 신장·콩팥 -lithiasis = 결석증	신장에 결석이 존재하는 상태. 대개 소변 속의 염분이 고형화되어 형성됨.
nephroma [네프로마] 콩팥종·신장종	nephr/o = 신장·콩팥 -oma = 종양	신장 종양.
nephropathy [네프로퍼씨] 콩팥병(증)·신장병(증)	nephr/o = 신장·콩팥 -pathy = 병·질병	신장에 병이 있다는 것을 나타내는 일반 용어.
nephroptosis [네프롭토시스] 콩팥처짐(증)	nephr/o = 신장·콩팥 -ptosis = 처짐	신장이 정상 위치를 벗어나 아래로 이동한 상태를 말하며, 대개 부유신장(*floating kidney*)이라 함.
nephrotic syndrome (NS) 신증후군·콩팥증후군	nephr/o = 신장·콩팥 -tic = ~와 연관된	사구체 손상에 의해 단백뇨가 발생하고, 혈중 단백질은 감소하는 질환. 신장증(*nephrosis*)이라고도 함.
polycystic kidneys [폴리씨스틱] 다낭신장·뭇주머니콩팥	poly- = 다수의 cyst/o = 주머니 -tic = ~와 연관된	신장조직 속에 여러 개의 주머니가 형성되는 질환. 정상 신장조직이 파괴되고 요독증이 발생함.

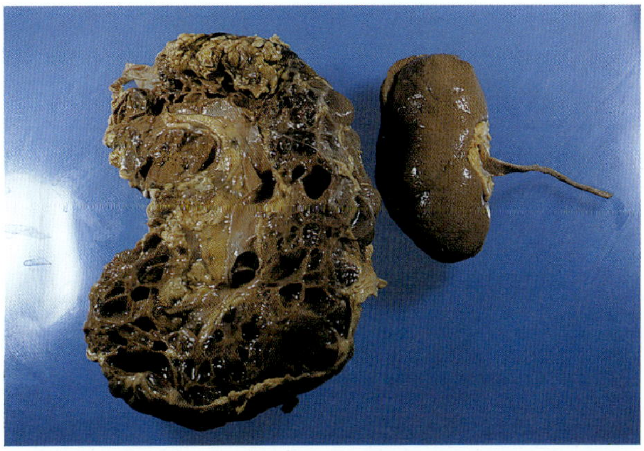

■그림 9.10 왼쪽의 다낭신장과 오른쪽의 정상 신장을 비교한 사진. (*Simon Fraser/Royal Victoria Infirmary, Newcastle/Science Photo Library/Science Source*)

병리학 (계속)

용어	용어 성분	설명
pyelitis [파이에라이티스] 신우염·깔때기염	pyel/o = 신우·콩팥깔때기 -itis = 염증	신우의 염증.
pyelonephritis [파이에로네프롸이티스] 신우신염·깔때기콩팥염	pyel/o = 신우·콩팥깔때기 nephr/o = 신장·콩팥 -itis = 염증	신우와 신장의 염증. 가장 흔한 신장질환의 하나로서 하부요로감염이 요관을 통해 신장으로 퍼져 발생하는 경우가 많음. 소변으로 많은 백혈구와 세균이 배출될 수 있음. 혈뇨가 나타나기도 함. 치료하지 않았거나 지속되는 방광염에 의해 발생할 수 있음.
renal cell carcinoma 콩팥세포암종·신장세포암종	ren/o = 신장·콩팥 -al = ~와 연관된 carcin/o = 암 -oma = 종양	신세뇨관세포에서 발생한 암종.
renal failure 콩팥기능상실·신부전	ren/o = 신장·콩팥 -al = ~와 연관된	신장이 혈중 노폐물을 여과하지 못해 요독증이 초래되는 것. 급성 또는 만성으로 발생함. 투석을 받게 되는 주요 원인임.
Wilms' tumor [빌름즈] 빌름스종양		어린이에게서 가장 흔히 발견되는 악성 신종양.
방광		
bladder cancer 방광암		방광을 덮고 있는 세포에서 기원한 암종으로 주요 징후는 혈뇨임.
bladder neck obstruction (BNO) 방광목막힘·방광경부폐쇄		방광 출구가 막힌 것. 남성에서 전립샘비대에 의해 흔히 발생함.
cystitis [씨스타이티스] 방광염	cyst/o = 방광 -itis = 염증	방광의 염증.
cystocele [씨스토씨일] 방광탈출(증)·방광류	cyst/o = 방광 -cele = 탈출	방광이 질 벽 속으로 탈출된 것.
interstitial cystitis [인터ㄹ스티셜 씨스타이티스] 사이질방광염·간질성방광염	-al = ~와 연관된 cyst/o = 방광 -itis = 염증	방광 염증과 자극을 일으키는 원인불명의 병. 중년 여성에서 가장 흔히 발생함.
neurogenic bladder [누로젠익] 신경성방광·신경인성방광	neur/o = 신경 -genic = 생성하는	신경조절이 소실되어 소변정체가 발생하는 질병으로서 척수손상이나 다발경화증에 의해 발생할 수 있음.
urinary tract infection (UTI) 요로감염	urin/o = 소변 -ary = ~와 연관된	비뇨계통의 감염으로서 주로 세균에 의해 발생함. 방광염으로 시작하는 경우가 가장 많으며, 요관과 신장으로 전파될 수 있음. 요도 길이가 짧은 여성에서 가장 흔함.

자습하기

C. 의학용어 짝짓기

의학용어와 그 설명을 짝지어라.

1. __________ Wilms' tumor
2. __________ azotemia
3. __________ urinary retention
4. __________ nephroptosis
5. __________ nocturia
6. __________ incontinence
7. __________ hydronephrosis
8. __________ urgency
9. __________ nephrolithiasis
10. __________ polycystic kidney disease

a. 신장 결석
b. 즉각 배뇨를 해야 할 것 같은 느낌
c. 어린이에서 발생하는 악성 신종양
d. 신우에 소변에 축적됨으로써 신장이 부어오른 것
e. 불수의적으로 소변이 배출되는 것
f. 밤에 자주 소변을 보는 것
g. 혈액 속에 질소폐기물이 과도하게 분포하는 상태
h. 방광을 완전히 비우지 못하는 상태
i. 부유신장
j. 신장에 여러 개의 주머니가 존재하는 상태

진단법

용어	용어 성분	설명
임상검사실 진단법		
blood urea nitrogen (BUN) [유뤼아 나이트로젠] 혈액요소질소		혈중 질소폐기물(요소) 농도를 측정함으로써 신장 기능을 평가하는 혈액검사.
clean catch specimen (CC) 청결채취검체		생식기관으로부터의 오염을 최소화하기 위해 요도구멍을 깨끗이 한 후 채취한 중간뇨(배뇨 중간 쯤에 채취함) 검체.
creatinine clearance [크뤼애티닌] 크레아티닌청소율		신장기능검사. 크레아티닌은 혈액에 존재하는 노폐물로서 신장을 통해 청소됨. 이 검사는 소변을 24시간 동안 모은 후 소변 속의 크레아티닌 농도를 측정하여 혈액 속에 남아 있는 크레아티닌 농도와 비교함.
urinalysis (U/A, UA) [유뤼낼이시스] 소변검사·요검사	urin/o = 소변 -lysis = 파괴, 분해	소변의 물리적·화학적 검사와 현미경을 이용한 검사로 이루어진 검사실검사.
urine culture and sensitivity (C&S) 소변배양 및 항생제 감수성 검사		소변에 세균이 존재하는지를 알아보는 검사실검사. 세균이 있는지 알아보기 위해 소변검체를 배지에서 배양한 후 세균이 자랄 경우 감수성이 있는 항생제를 찾음.
urinometer [유뤼노미터ㄹ] 요비중계	urin/o = 소변 -meter = 측정기구	소변검사에 포함된 소변의 비중을 측정하는 기구.

진단법 (계속)

용어	용어 성분	설명
영상 진단법		
cystogram [씨스토그램] 방광조영상	cyst/o = 방광 -gram = 기록물	방광의 X선 기록물.
cystography [씨스토그래피] 방광조영(술)	cyst/o = 방광 -graphy = 기록법	방광을 관찰하기 위해 카테터를 통해 방광 속에 조영제를 주입한 후 X선으로 촬영하는 것.
excretory urography (EU) [엑스크뤠토뤼 유로그래피] 배설요로조영(술)	-ory = ~와 연관된 ur/o = 소변 -graphy = 기록법	혈액 속에 조영제를 주입한 후 이 조영제를 배설하는 신장의 작용을 X선 사진을 촬영해 추적하는 것.
intravenous pyelography (IVP) [인트롸비너스 파이엘오그래피] 정맥신우조영(술)	intra- = ~안에 ven/o = 정맥 -ous = ~와 연관된 pyel/o = 신우 -graphy = 기록법	정맥 속에 조영제를 주입한 다음 신장을 통해 배설되는 조영제를 이용하여 신우를 관찰하기 위해 X선 사진을 촬영하는 것.
kidneys, ureters, bladder (KUB) 콩팥요관방광단순촬영		조영제를 사용하지 않고 신장과 요관, 방광을 살펴보기 위해 X선으로 복부를 촬영하는 것. 복부단순촬영(*flat-plate abdomen*)이라고도 함.
nephrogram [네프로그램] 콩팥조영사진·신장조영사진	nephr/o = 신장·콩팥 -gram = 기록물	신장의 X선 기록물.
pyelogram [파이엘오그램] 신우조영사진	pyel/o = 신우 -gram = 기록물	신우의 X선 기록물.
retrograde pyelography (RP) [뤠트로그뤠이드 파이엘오그래피] 역방향신우조영(술)	retro- = 역방향~ pyel/o = 신우 -graphy = 기록법	요도를 통해 조영제를 주입한 후 방광과 요관, 신우를 개략적으로 관찰하는 X선 진단법.

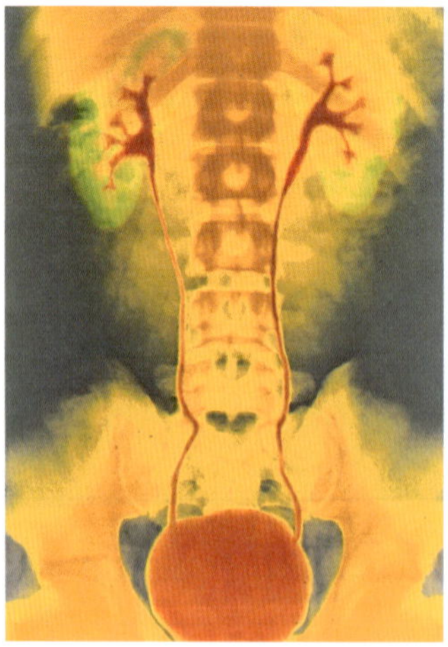

■ 그림 9.11 색을 입힌 역방향신우조영상. 조영제가 방광과 요관, 신우의 윤곽을 보여주고 있다. *(Clinique Ste. Catherine/CNRI/Science Photo Library/Science Source)*

용어	용어 성분	설명
voiding cystourethrography (VCUG) [씨스토유뤼쓰로그래피] 배뇨방광요도조영(술)	cyst/o = 방광 urethr/o = 요도 graphy = 기록법	방광에 조영제를 주입한 후 환자가 배뇨를 하는 동안 X선으로 요도를 촬영하는 것.

진단법 (계속)

용어	용어 성분	설명
내시경 진단법		
cystoscope [씨스토스코프] 방광경·방광보개	cyst/o = 방광 -scope = 시각적 검사 기구	방광 내부를 시각적으로 관찰하는 기구.
cystoscopy (cysto) [씨스토스코피] 방광경검사	cyst/o = 방광 -scopy = 시각적 검사법	방광경을 이용해 방광을 시각적으로 검사하는 것.
urethroscope [유뤄쓰로스코프] 요도경·요도보개	urethr/o = 요도 -scope = 시각적 검사 기구	요도 내부를 시각적으로 관찰하는 기구.

치료법

용어	용어 성분	설명
내과 치료법		
catheter [캐테터ㄹ] 카테터·도관·이끌관		체액을 주입하거나 채취할 목적으로 몸속에 삽입하는 유연한 도관. 가장 흔히 사용하는 카테터는 소변을 제거하기 위해 요도를 통해 방광에 삽입하는 도관임(그림 9.9 참조).
catheterization (cath) [캐테터뤄제이션] 카테터삽입·도관삽입		소변을 제거하거나 조영제를 주입하기 위해 요도를 통해 방광에 도관을 삽입하는 것.
extracorporeal shockwave lithotripsy (ESWL) [엑스트롸코ㄹ포뤼얼 샤ㅋ웨이브 리쏘트륍씨] 체외충격파쇄석(술)	extra- = 바깥 corpor/o = 몸 -eal = ~와 연관된 lith/o = 돌·결석 -tripsy = 외과적 으깸	초음파를 이용해 결석을 깨는 것. 침습적 수술이 필요 없는 치료법임.

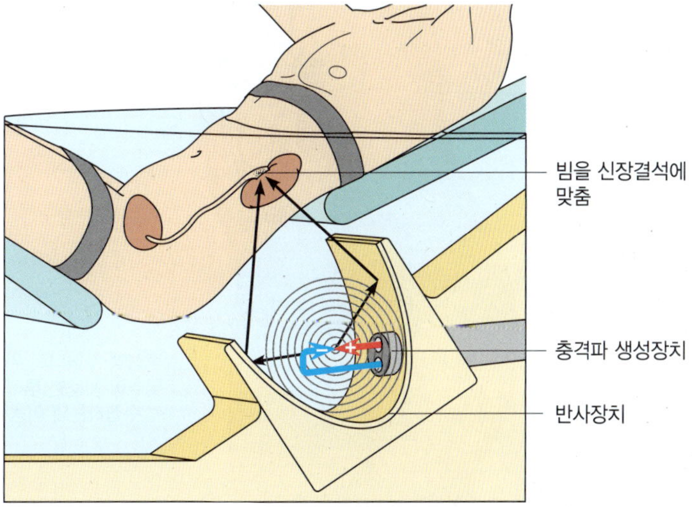

■그림 9.12 초음파를 이용해 신장 결석을 깨는 비침습적 치료법인 체외충격파쇄석술.

치료법 (계속)

용어	용어 성분	설명
hemodialysis (HD) [히모다이알이시스] 혈액투석	hem/o = 혈액	노폐물을 제거할 목적으로 인공신장기를 이용해 환자의 혈액을 여과하는 것. 혈액투석을 통해 신장이 손상된 환자의 생명을 유지할 수 있음.

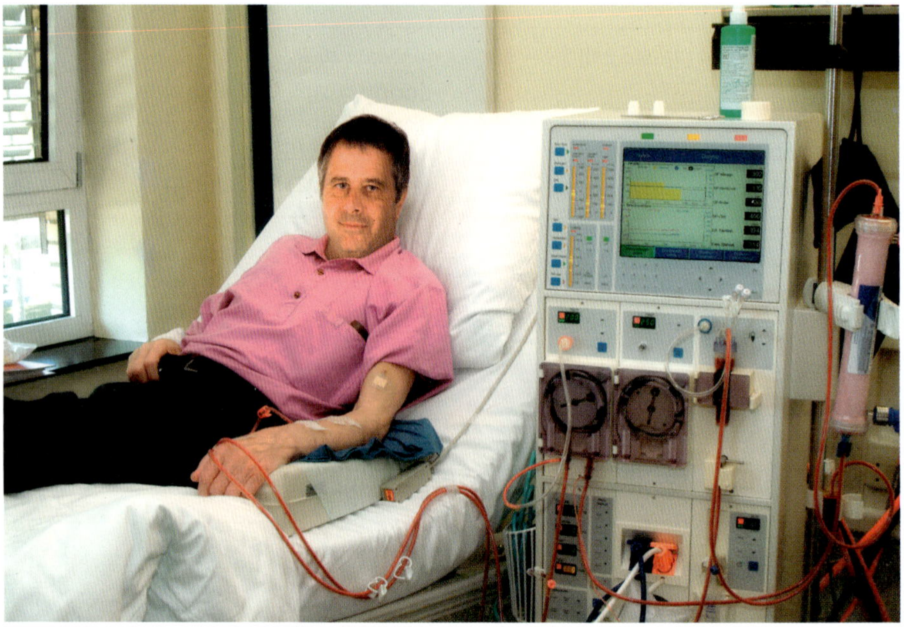

■그림 9.13 혈액투석을 받고 있는 환자. 환자의 혈액을 혈액투석기로 청소한 후 다시 몸속에 넣어준다. *(gopixa/Shutterstock)*

용어	용어 성분	설명
peritoneal dialysis [페리토니얼 다이알이시스] 복막투석	peritone/o = 복막 -eal = ~와 연관된	복강 속에 따뜻한 투석액을 주입한 다음 다시 빼냄으로써 독성 노폐물을 제거하는 것. 노폐물은 복막을 통해 혈액으로부터 투석액으로 빠져 나옴. 신부전 및 어떤 물질에 중독되었을 때 사용함.

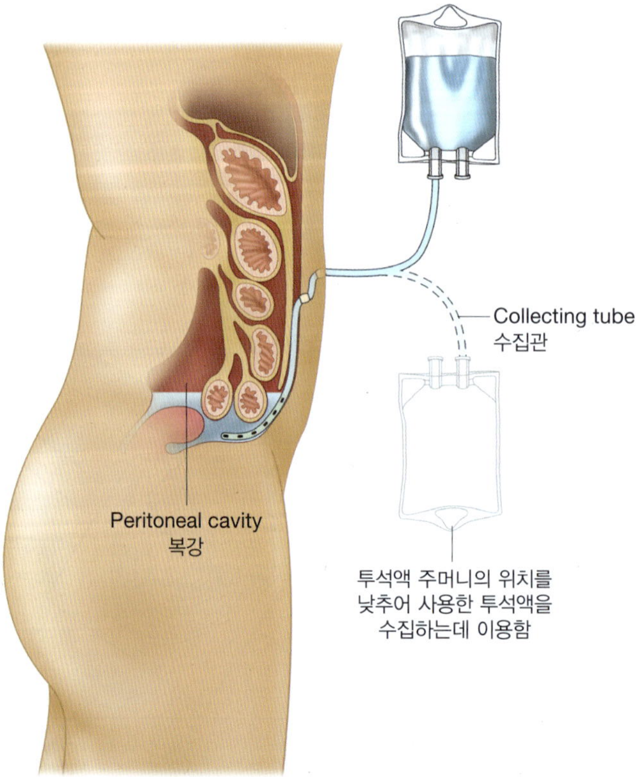

■그림 9.14 복막투석. 투석액을 복강에 두어 혈액으로부터 노폐물이 빠져나오게 한다. 수 시간 후에 투석액을 제거한다.

치료법 (계속)

용어	용어 성분	설명
외과 치료법		
cystectomy [씨스텍토미] 방광절제(술), 낭종절제(술)	cyst/o = 방광, 낭종 -ectomy = 외과적 제거	방광을 외과적으로 절제함.
cystopexy [씨스토펙씨] 방광고정(술)	cyst/o = 방광 -pexy = 외과적 고정	방광을 외과적으로 고정함. 방광탈출을 교정하는 수술법.
cystoplasty [씨스토플라스티] 방광성형(술)	cyst/o = 방광 -plasty = 외과적 복구	외과적 방법으로 방광결손을 복구하는 수술법.
cystostomy [씨스토스토미] 방광창냄(술)	cyst/o = 방광 -ostomy = 외과적으로 구멍을 냄	복벽을 통해 새로운 방광출구를 만드는 수술법.
cystotomy [씨스토토미] 방광절개(술)	cyst/o = 방광 -otomy = 절개	방광을 절개함.
lithotomy [리쏘토미] 결석제거(술)·돌제거(술)	lith/o = 돌·결석 -otomy = 절개	결석을 제거하기 위해 장기를 절개함.
lithotripsy [리쏘트륍시] 쇄석(술)·돌깸술	lith/o = 돌·결석 -tripsy = 외과적 으깸	방광이나 요도에 있는 결석을 깸.
meatotomy [미이아토토미] 요도구절개(술)	meat/o = 구·구멍 -otomy = 절개	확장하기 위해 요도구멍을 절개함.
nephrectomy [네프렉토미] 콩팥절제(술)·신장절제(술)	nephr/o = 신장·콩팥 -ectomy = 외과적 제거	신장을 외과적으로 제거함.
nephrolithotomy [네프로리쏘토미] 콩팥절개돌제거(술)·신장절개결석제거(술)	nephr/o = 신장·콩팥 lith/o = 돌·결석 -otomy = 절개	결석을 제거하기 위해 신장을 절개함.
nephropexy [네프로펙씨] 신장고정(술)	nephr/o = 신장·콩팥 -pexy = 외과적 고정	정상 위치에 신장을 외과적으로 고정함.
nephrostomy [네프로스토미] 신장창냄(술)·콩팥창냄(술)	nephr/o = 신장·콩팥 -ostomy = 외과적으로 구멍을 냄	복벽을 통해 신장으로 이어지는 새로운 구멍을 냄.
nephrotomy [네프로토미] 콩팥절개(술)·신장절개(술)	nephr/o = 신장·콩팥 -otomy = 절개	신장을 절개함.
pyeloplasty [파이엘오플라스티] 신우성형(술)·깔때기성형(술)	pyel/o = 신우·콩팥깔때기 -plasty = 외과적 복구	외과적 방법으로 신우를 복구함.
renal transplant 신장이식(술)·콩팥이식(술)	ren/o = 신장·콩팥 -al = ~와 연관된	공여된 신장을 이식함.

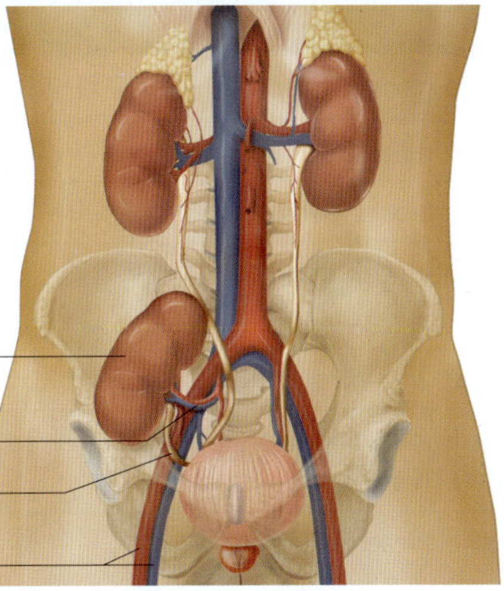

■ **그림 9.15** 공여된 신장을 이식하는 위치를 나타낸 그림.

자습하기

D. 의학용어 짝짓기

의학용어와 그 설명을 짝지어라.

1. __________ clean catch specimen	a. 비중을 측정함
2. __________ hemodialysis	b. 복부촬영
3. __________ pyeloplasty	c. 방광을 시각적으로 검사함
4. __________ urinometer	d. 몸속에 삽입하는 유연한 도관
5. __________ lithotripsy	e. 혈액 속의 노폐물을 제거함
6. __________ cystoscopy	f. 소변 검체를 채취하는 방법
7. __________ catheter	g. 결석을 으깸
8. __________ kidneys, ureters, bladder	h. 신우를 외과적으로 복구함

약리학

분류	용어 성분	작용	예
antibiotic 항생제	anti- = 항~ bi/o = 생명 -tic = ~와 연관된	요로의 세균감염을 치료하는데 이용함.	ciprofloxacin, Cipro; nitrofurantoin, Macrobid
antispasmodic [앤타이스패즈마딕] 항연축제	anti- = 항~ -ic = ~와 연관된	방광연축을 방지하거나 줄이는데 이용함.	oxybutynin, Ditropan; neostigmine, Prostigmine
diuretic [다이유뤠틱] 이뇨제	-tic = ~와 연관된	신장의 소변생산량을 증가시킴. 부종, 신부전, 심부전, 그리고 고혈압을 치료하는데 이용함.	furosemide, Lasix; spironolactone, Aldactone

약어

AGN	acute glomerulonephritis 급성사구체신염	**CC**	clean catch urine specimen 청결채취검체
ARF	acute renal failure 급성신부전	**Cl^-**	chloride 염소
ATN	acute tubular necrosis 급성세뇨관괴사	**CRF**	chronic renal failure 만성신부전
BNO	bladder neck obstruction 방광목막힘	**C&S**	culture and sensitivity 소변배양 및 항생제 감수성 검사
BUN	blood urea nitrogen 혈액요소질소	**cysto**	cystoscopy 방광경검사
CAPD	continuous ambulatory peritoneal dialysis 지속외래복막투석	**ESRD**	end-stage renal disease 말기신질환
cath	catheterization 카테터삽입	**ESWL**	extracorporeal shockwave lithotripsy 체외충격파쇄석(술)

약어 (계속)

EU	excretory urography 배설요로조영(술)	**mL**	milliliter 밀리미터
GU	genitourinary 비뇨생식~	**Na^+**	sodium 나트륨
HCO_3^-	bicarbonate 중탄산염	**NS**	nephrotic syndrome 신증후군
HD	hemodialysis 혈액투석	**pH**	acidity or alkalinity of urine 소변의 산도 또는 알칼리도
H_2O	water 물	**RP**	retrograde pyelogram 역방향신우조영(술)
I&O	intake and output 섭취량과 배설량	**SG, sp. gr.**	specific gravity 비중
IPD	intermittent peritoneal dialysis 간헐복막투석	**U/A, UA**	urinalysis 소변검사
IVP	intravenous pyelogram 정맥신우조영(술)	**UC**	urine culture 소변배양
K^+	potassium 칼륨	**UTI**	urinary tract infection 요로감염
KUB	kidneys, ureters, bladder 콩팥요관방광단순촬영	**VCUG**	voiding cystourethrography 배뇨방광요도조영(술)

자습하기

E. 약어 풀어쓰기

1. KUB ______
2. cath ______
3. cysto ______
4. GU ______
5. ESWL ______
6. UTI ______
7. UC ______
8. RP ______
9. ARF ______
10. BUN ______
11. CRF ______
12. H_2O ______

복습하기

적용하기

의무기록 분석

아래의 퇴원요약서에는 13개의 의학용어가 포함되어 있다. 각 의학용어에 밑줄을 치고 보고서 아래의 목록에 의학용어를 적어라. 그런 다음 각 용어의 의미를 적어라.

퇴원요약서

입원 시 진단명:	오른쪽 옆구리의 심한 통증과 혈뇨.
최종 진단명:	오른쪽 신장의 신우신염과 만성 방광염.
현 병력:	환자는 빈번한 방광감염 병력을 가지고 있지만, 최근에는 하부 골반통증이나 배뇨통을 겪지 않았다고 한다. 환자는 입원 당일 아침 갑자기 오른쪽 옆구리에서 심한 통증을 느꼈으며 똑바로 설 수 없었다고 한다. 체온은 38℃였고, 땀이 많이 났으며, 피부는 붉었다. 그는 추가 검사와 진단을 위해 응급실을 통해 입원하였다.
입원 경과 요약:	청결채취검체에서 육안으로 볼 수 있는 혈뇨와 고름뇨가 있었지만, 알부민뇨는 없었다. 병원체 및 병원체에 감수성이 있는 항생제를 알아내기 위해 소변배양 및 항생제 감수성 검사를 의뢰하였다. 방광경검사에서 만성방광염과 방광자극징후, 방광목막힘이 발견되었다. 방광목막힘은 선천적으로 생긴 것으로 보였으며, 그것이 만성방광염의 원인으로 생각되었다. 방광이 완전히 비워질 수 있도록 환자의 방광에 카테터를 삽입하였고, 환자에게 물을 많이 마시라고 말하였다. 환자는 항생제 치료와 수액에 잘 반응하여 증상이 좋아졌다.
퇴원 계획:	환자는 입원 3일 후 집으로 퇴원하였다. 항생제는 신우신염 및 만성방광염에 효과를 보이는 경구용으로 바꾸었다. 다음 주에 소변검사를 다시하기로 하였다. 모든 감염이 치료된 후 방광목막힘을 평가하기 위해 다시 방광경검사를 할 예정이다.

	의학용어	설명
1.		
2.		
3.		
4.		
5.		
6.		
7.		
8.		
9.		
10.		
11.		
12.		
13.		

의무기록 편집

아래의 의무기록에는 의학용어로 바꿔 적을 수 있는 11개의 구(句)가 포함되어 있다. 각 구(句)는 밑줄로 표시되어 있다. 각 구(句)를 의학용어로 바꿔 적어라.

피어슨종합병원 타과의뢰보고서

Task Edit View Time Scale Options Help Download Archive Date: 17 May 2015

현재 호소증상: 36세 남자가 오른쪽 옆구리 통증과 소변에 피**1**가 섞여 나와 비뇨계통 질병을 치료하는 전문의**2**를 방문하였다.

과거병력: 환자는 방광염증**3** 병력이 있었지만, 최근 2년 동안은 어떤 증상도 없이 잘 지냈다고 한다.

징후와 증상: 오염되지 않은 소변검체를 얻는 방법**4**을 통해 채취한 소변을 검사**5**한 결과 소변 속에 고름**6**은 존재하지 않았지만 혈액은 존재하였다. 방광 속에 조영제를 주입한 후 방사선으로 신장을 촬영**7**한 결과 왼쪽 신장은 정상이었지만, 오른쪽 신장과 방광 사이에 있는 도관**8** 중간 부위에서 조영제가 보였다.

진단명: 오른쪽 신장과 방광 사이의 도관에 존재하는 결석**9**.

치료: 환자는 초음파를 이용해 결석을 깨는 시술**10**을 받았다. 깨진 신장결석**11** 조각들이 배출된 후 증상이 없어졌다.

1. ______________________

2. ______________________

3. ______________________

4. ______________________

5. ______________________

6. ______________________

7. ______________________

8. ______________________

9. ______________________

10. ______________________

11. ______________________

증례

아래 증례는 이 장에서 공부했던 질병을 앓고 있는 환자에 관한 것이다. 증례를 읽고 질문에 답하라. 일부 질문은 이 장에서 공부하지 않았던 내용도 포함하고 있다. 교과서나 의학사전, 다른 참고서를 활용하여 질문에 답하라.

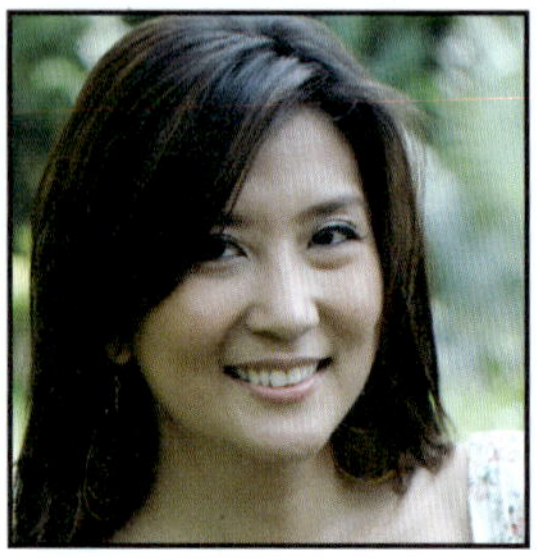
(Gina Smith/Shutterstock)

32세 여자가 발열과 오한, 전신 피로 때문에 비뇨기과의사에게 왔다. 그녀는 소변못참음과 배뇨통, 혈뇨가 있다고 말하였다. 또한 그녀는 자신의 소변이 뿌옇고 생선비린내가 난다고 말하였다. 의사는 세 가지 검사(청결채취검체를 이용한 U/A, 소변의 C&S, KUB)를 지시하였다. U/A에서는 고름뇨와 세균뇨가 발견되었고, 소변은 약간 산성 pH를 나타냈다. 흔한 종류의 세균이 배양되었다. 방사선을 이용한 영상검사에 방광염이 위로 전파되어 발생한 급성신우신염 소견이 보였다. 환자에게 항생제를 투여하였고 하루에 2L의 물을 마시게 하여 소변량을 늘리라고 하였다.

질문

1. 이 환자에서 세균에 감염된 2가지 비뇨계통 부위를 적어라. 어느 부위의 감염에 의해 다른 부위의 감염이 발생하였는가? 그리고 어떤 방법으로 그렇게 감염이 전파될 수 있는가?

2. 환자가 나타내는 증상을 열거하고 설명하라.

3. 비뇨기과의사가 의뢰한 진단검사법은 무엇인가? 설명하라.

4. 각 진단검사법의 결과를 설명하라.

5. 환자를 치료하기 위해 의사는 어떤 처방을 하였는가? 각 치료법의 목적을 설명하라.

6. 소변의 정상 소견을 설명하라.

연습하기

A. 의학용어 연습하기

연결형 **nephr/o**는 신장을 의미한다. 이 연결형을 이용하여 아래의 의미를 나타내는 의학용어를 적어라.

1. surgical fixation of the kidney ______
2. X-ray record of the kidney ______
3. condition of kidney stones ______
4. removal of a kidney ______
5. inflammation of the kidney ______
6. kidney disease ______
7. hardening of the kidney ______

연결형 **cyst/o**는 방광을 의미한다. 이 연결형을 이용하여 아래의 의미를 나타내는 의학용어를 적어라.

8. inflammation of the bladder ______
9. abnormal flow condition from the bladder ______
10. surgical repair of the bladder ______
11. instrument to view inside the bladder ______
12. bladder pain ______

연결형 **pyel/o**는 신우를 의미한다. 이 연결형을 이용하여 아래의 의미를 나타내는 의학용어를 적어라.

13. surgical repair of the renal pelvis ______
14. inflammation of the renal pelvis ______
15. X-ray record of the renal pelvis ______

연결형 **ureter/o**는 하나 또는 두 개의 요관을 의미한다. 이 연결형을 이용하여 아래의 의미를 나타내는 의학용어를 적어라.

16. a ureteral stone ______
17. ureter dilation ______
18. ureter narrowing ______

연결형 **urethr/o**는 요도를 의미한다. 이 연결형을 이용하여 아래의 의미를 나타내는 의학용어를 적어라.

19. urethra inflammation ______
20. instrument to view inside the urethra ______

B. 연결형의 의미 적기

	의미	이 장에서 등장하였던 예
1. **ur/o**	______	______
2. **meat/o**	______	______

	의미	이 장에서 등장하였던 예
3. **cyst/o**	______________	______________
4. **ren/o**	______________	______________
5. **pyel/o**	______________	______________
6. **glycos/o**	______________	______________
7. **noct/i**	______________	______________
8. **olig/o**	______________	______________
9. **ureter/o**	______________	______________
10. **glomerul/o**	______________	______________

C. 약리학 용어 연습

약물 설명을 보고 해당하는 약물의 종류를 적은 다음, 상품명과 짝지어라.

약물 설명	약물 종류	상품명
1. ________ 방광근 연축을 감소시킴	______________	a. Lasix
2. ________ 세균 감염을 치료함	______________	b. Ditropan
3. ________ 소변 생산량을 증가시킴	______________	c. Cipro

D. 의학용어 의미 적기

1. micturition ______________
2. diuretic ______________
3. renal colic ______________
4. catheterization ______________
5. pyelitis ______________
6. glomerulonephritis ______________
7. lithotomy ______________
8. enuresis ______________
9. meatotomy ______________
10. diabetic nephropathy ______________
11. urinalysis ______________
12. hesitancy ______________

E. 의학용어로 적기

1. absence of urine ______
2. blood in the urine ______
3. kidney stone ______
4. crushing a stone ______
5. inflammation of the urethra ______
6. pus in the urine ______
7. bacteria in the urine ______
8. painful urination ______
9. ketones in the urine ______
10. protein in the urine ______
11. (too) much urine ______

F. 약어로 적기

1. potassium ______
2. sodium ______
3. urinalysis ______
4. blood urea nitrogen ______
5. specific gravity ______
6. intravenous pyelogram ______
7. bladder neck obstruction ______
8. intake and output ______
9. acute tubular necrosis ______
10. end-stage renal disease ______

G. 접미어 의미 적기

	의미	이 장에서 등장하였던 예
1. **-ptosis**	______	______
2. **-uria**	______	______
3. **-lith**	______	______
4. **-tripsy**	______	______
5. **-lithiasis**	______	______

H. 빈칸 채우기

renal transplant	ureterectomy	intravenous pyelogram (IVP)
cystostomy	pyelolithectomy	nephropexy
renal biopsy	cystoscopy	urinary tract infection

1. 어떤 환자가 만성신부전을 앓고 있다. 환자의 여동생이 그에게 자신의 정상 신장을 기증하였다. 이 환자가 받은 수술은?

 ____

2. 어떤 환자가 부유신장을 치료하기 위해 외과 수술을 받아야 한다. 이 수술법을 무엇이라 하는가?

 ____

3. 어떤 환자가 UTI를 앓고 있다고 한다. UTI를 풀어서 적어라.

 ____

4. 외과의사가 어떤 환자의 신우에 있는 결석을 제거하는 수술을 하였다. 이 수술법을 무엇이라 하는가?

 ____

5. 어떤 환자의 질병을 진단하기 위해 신장 조직을 채취해야 한다. 이것을 무엇이라 하는가?

 ____

6. 어떤 환자의 한쪽 요관이 좁아져 제거해야 한다. 이 수술법을 무엇이라 하는가?

 ____

7. 의사가 어떤 환자의 방광과 복부를 잇는 구멍을 일시적으로 만들어야 한다. 이 수술법을 무엇이라 하는가?

 ____

8. 어떤 환자의 방광을 특수한 기구를 이용해 시각적으로 관찰하였다. 이 진단법을 무엇이라 하는가?

 ____

9. 의사가 환자의 오른쪽 신장에 종양이 있다고 생각하고 있다. 방사선으로 신장을 관찰하기 위해 정맥에 조영제를 주입한 후 촬영하는 진단법을 무엇이라 하는가?

 ____

명칭 적기

그림 A

숫자와 선으로 표시한 부위의 명칭을 적어라.

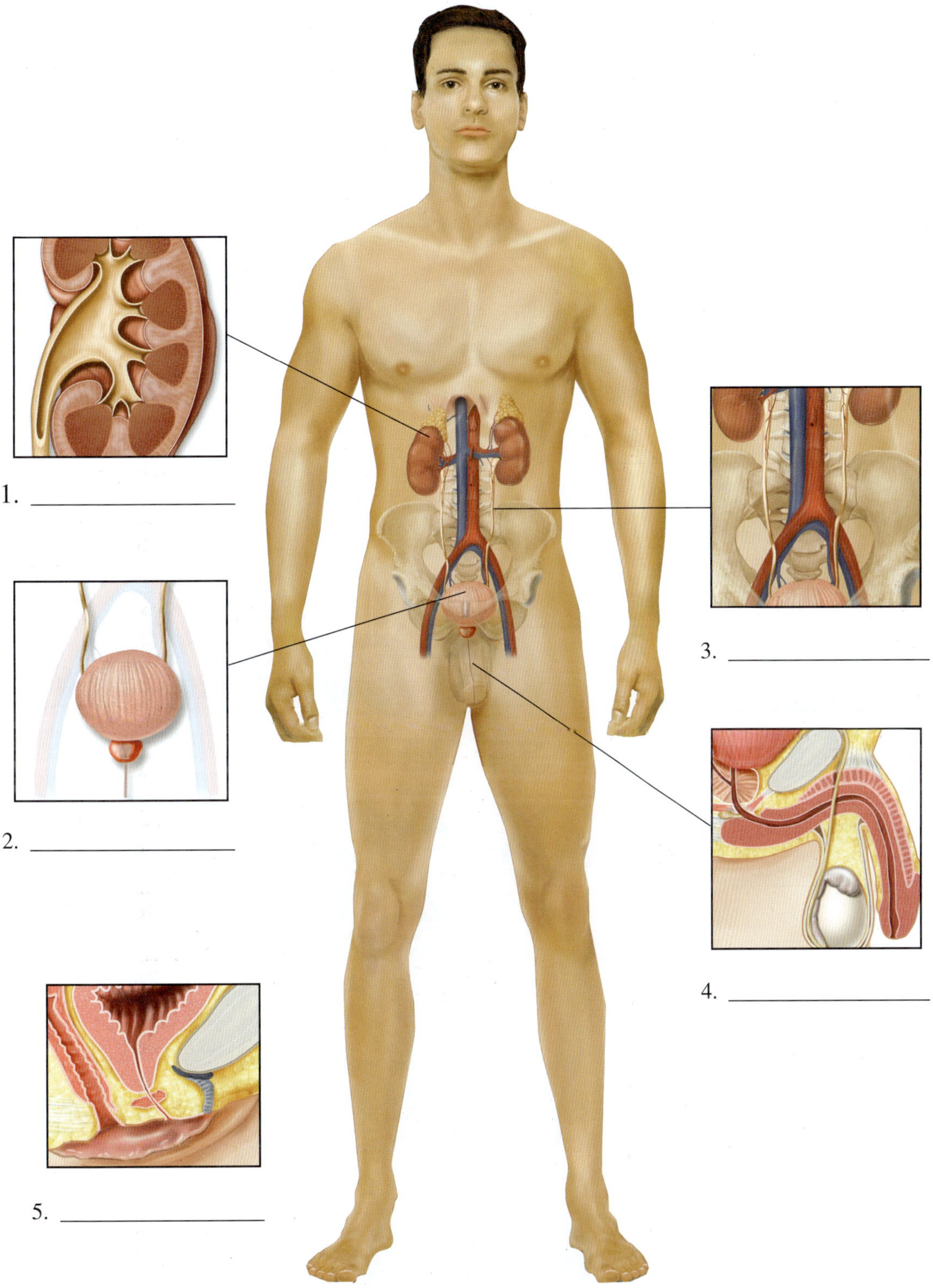

그림 B

숫자와 선으로 표시한 부위의 명칭을 적어라.

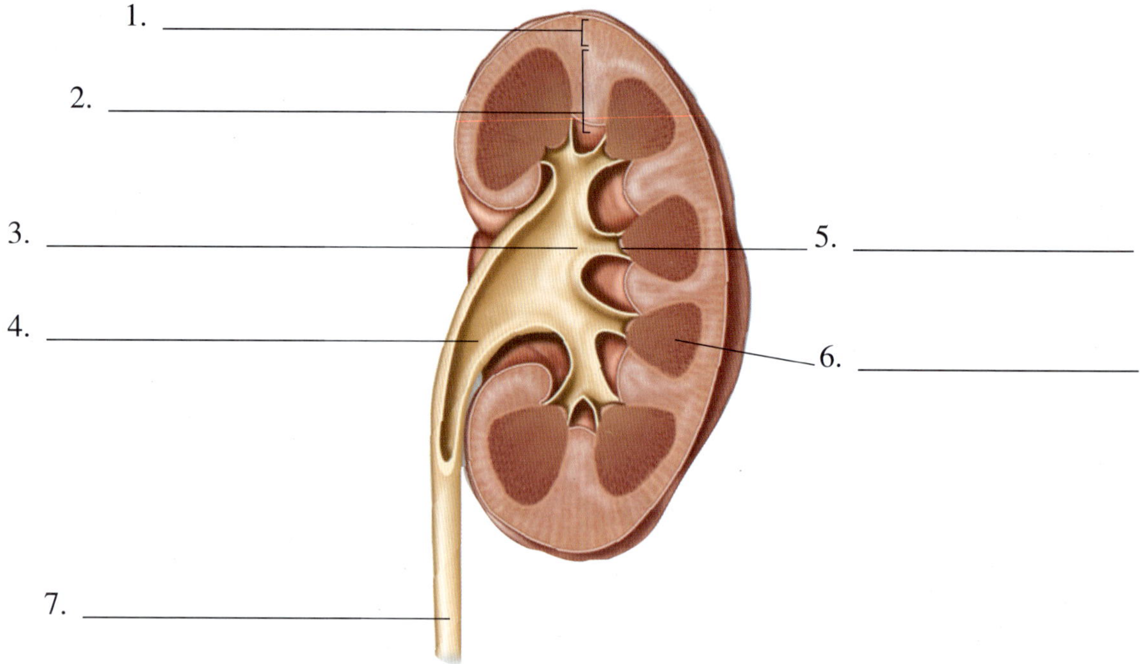

그림 C

숫자와 선으로 표시한 부위의 명칭을 적어라.

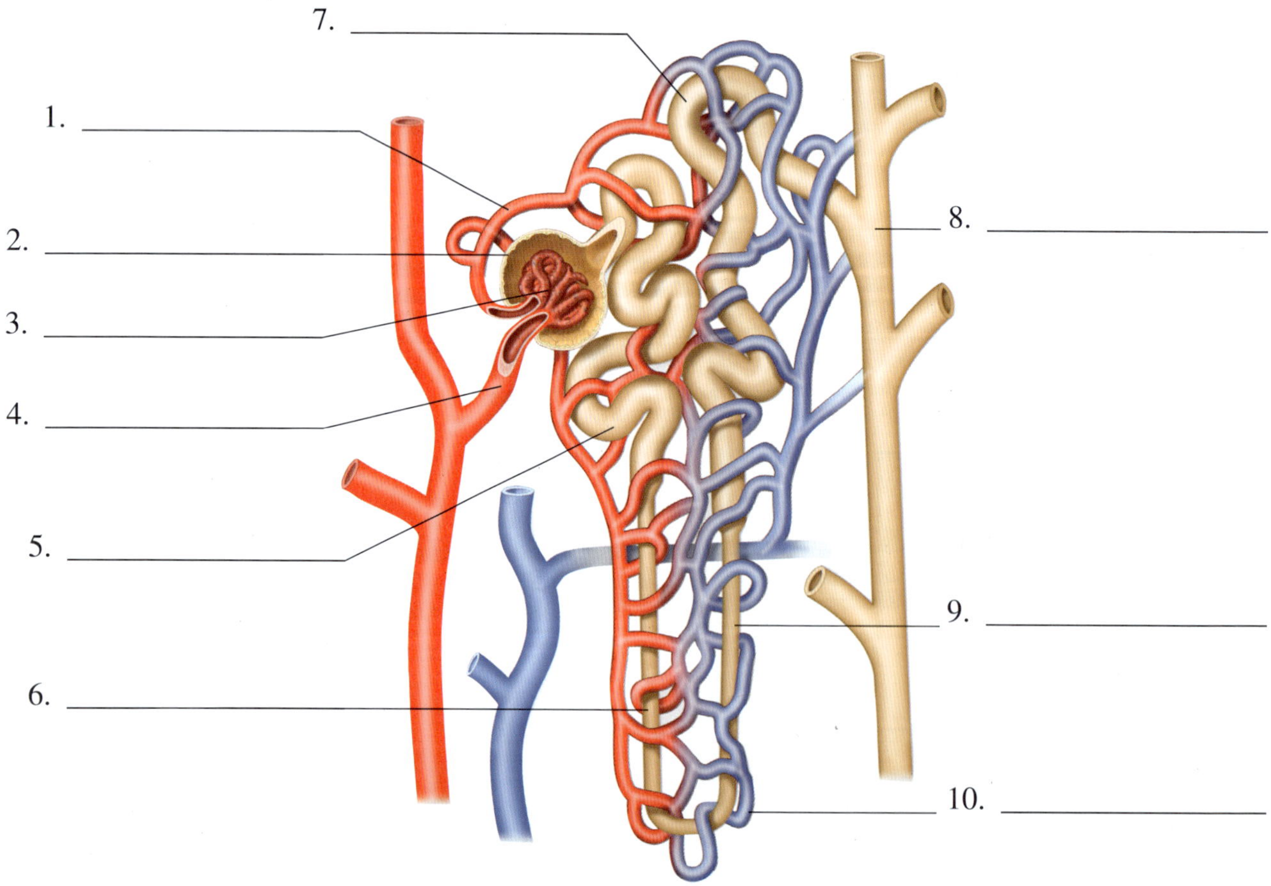

10
생식계통
Reproductive System

학습목표

이 장을 공부한 학생들은

- 이 장에서 소개하는 연결형과 접미어, 접두어를 식별하고 그 의미를 설명할 수 있다.
- 생식계통에 속하는 주요 구조물들의 명칭을 바르게 적고 발음할 수 있다.
- 생식계통과 연관된 주요 장기를 열거하고 이들의 기능을 설명할 수 있다.
- 의학용어를 사용하여 임신과 연관된 상황을 설명할 수 있다.
- 생식계통의 해부학 용어를 식별하고 설명할 수 있다.
- 생식계통의 병리학 용어를 식별하고 설명할 수 있다.
- 성매개병의 원인과 증상을 식별할 수 있다.
- 생식계통과 연관된 일부 진단법을 식별하고 설명할 수 있다.
- 생식계통과 연관된 일부 치료법을 식별하고 설명할 수 있다.
- 생식계통과 연관된 일부 약물을 식별하고 설명할 수 있다.
- 생식계통과 연관된 일부 약어를 풀어서 적을 수 있다.

단원 I: 여성생식계통 훑어보기

기능

여성생식계통(여성생식계·female reproductive system)은 난자를 생산하고, 수정 및 태아를 키울 장소를 제공하며, 여성호르몬을 분비한다. 또한 유방에서는 신생아에게 필요한 영양소를 포함하고 있는 젖이 생산된다.

기관

여성생식계통을 구성하는 주요 구조물은 다음과 같다.

breasts 유방	uterus 자궁
uterine tubes 자궁관·난관	vagina 질
ovaries 난소	vulva 외음·음문

용어 성분

여성생식계통 용어를 만드는데 활용되는 용어 성분들은 다음과 같다. 더 자세한 내용은 이 장의 용어 단락을 참조하기 바란다.

연결형

amni/o	amnion 양막	**mast/o**	breast 유방
cervic/o	neck 목, cervix 자궁목·자궁경부	**men/o**	menses 월경, menstruation 월경
chori/o	chorion 융모막·융털막	**metr/o**	uterus 자궁
colp/o	vagina 질	**nat/o**	birth 출생
culd/o	cul-de-sac 막힌주머니·맹낭	**o/o**	egg 난자
dilat/o	to widen 확장하기	**oophor/o**	ovary 난소
embry/o	embryo 배아	**ov/o, ov/i**	ovum 난자
episi/o	vulva 외음·음문	**ovari/o**	ovary 난소
estr/o	female 여성	**perine/o**	perineum 회음·샅
fet/o	fetus 태아	**radic/o**	root 뿌리
gynec/o	woman 여자, female 여성	**salping/o**	uterine fallopian tubes 자궁관·난관
hymen/o	hymen 처녀막	**tox/o**	poison 독소
hyster/o	uterus 자궁	**uter/o**	uterus 자궁
lact/o	milk 젖	**vagin/o**	vagina 질
mamm/o	breast 유방	**vulv/o**	vulva 외음·음문

접미어

-arche	시작	**-para**	임신
-cyesis	임신 상태	**-partum**	출산, 분만
-genesis	생산된	**-salpinx**	자궁관·난관
-gravida	임신	**-tocia**	분만, 진통, 출산
-oid	닮은		

그림으로 살펴본 여성생식계통

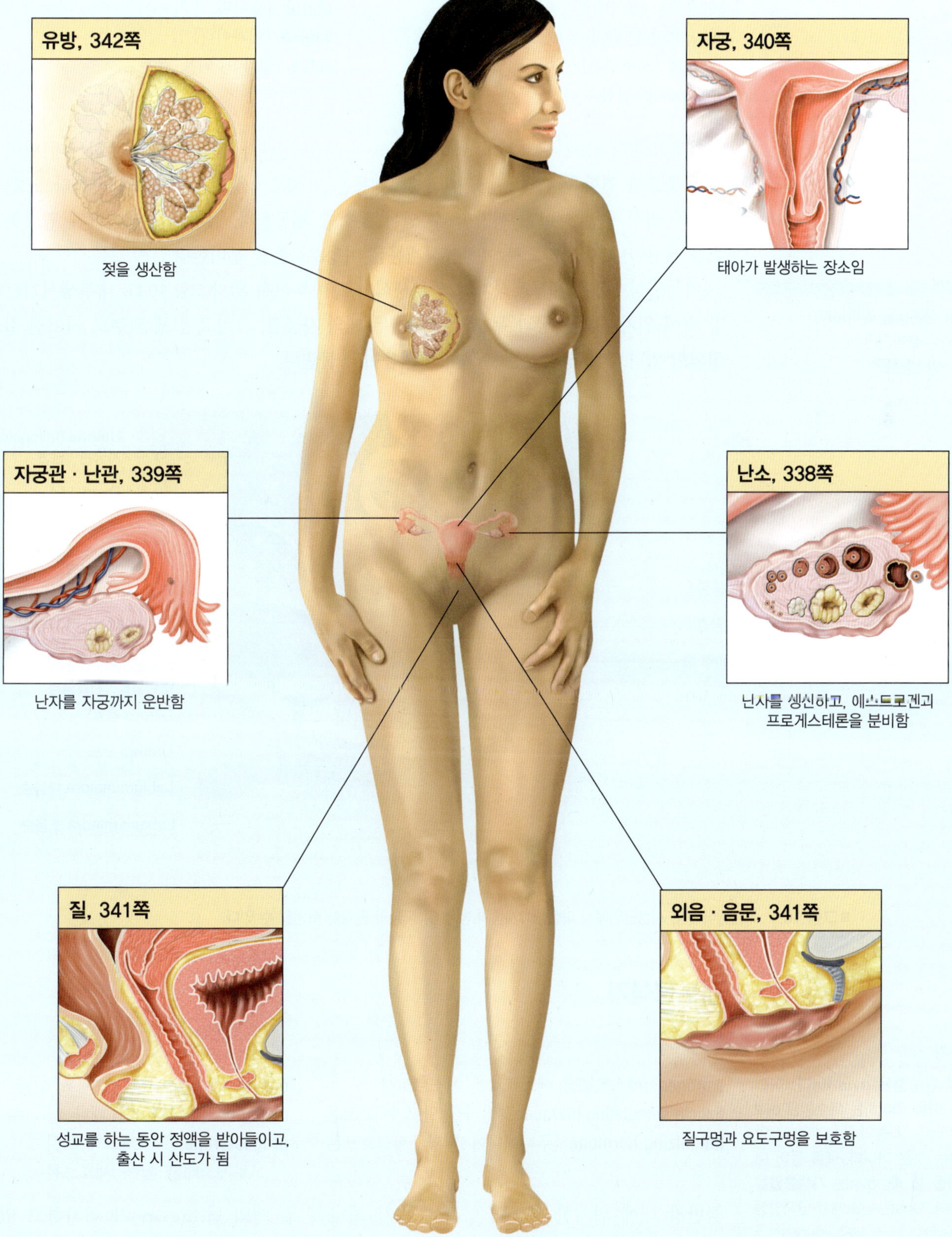

여성생식계통의 해부생리학

breasts 유방
fertilization 수정
genitalia [젠이**테**일리아] 생식기(관)
ova [**오**바아] 난자
ovaries [**오**버리즈] 난소
pregnancy 임신
sex hormones 성호르몬
uterine tubes [**유**터륀] 자궁관·난관
uterus [**유**터뤄스] 자궁
vagina [버**자이**나] 질
vulva [**벌**바아] 외음·음문

여성생식계통(여성생식계·female reproductive system)은 인류가 대를 이어 생존하는데 있어 여러 가지 중요한 역할을 한다. 먼저 여성생식계통은 여성생식세포인 **난자**를 생산한다. 또한 수정 장소와 **임신** 동안 태아가 성장할 수 있는 장소를 제공한다. 유방은 신생아에게 필요한 영양소를 생산한다. 마지막으로 여성생식계통은 **여성호르몬**을 분비한다.

용어 성분
이 용어 성분들을 찾아보자.
genit/o = 생식기관
-al = ~와 연관된

여성생식계통은 내부**생식기**와 외부**생식기**로 이루어져 있다(그림 10.1). 내부생식기는 골반강 속에 위치하며, **자궁**과 두 개의 **난소**, 두 개의 **자궁관**, 그리고 신체 외부로 이어진 **질**로 구성되어 있다. 외부생식기는 총괄하여 **외음**이라 불린다.

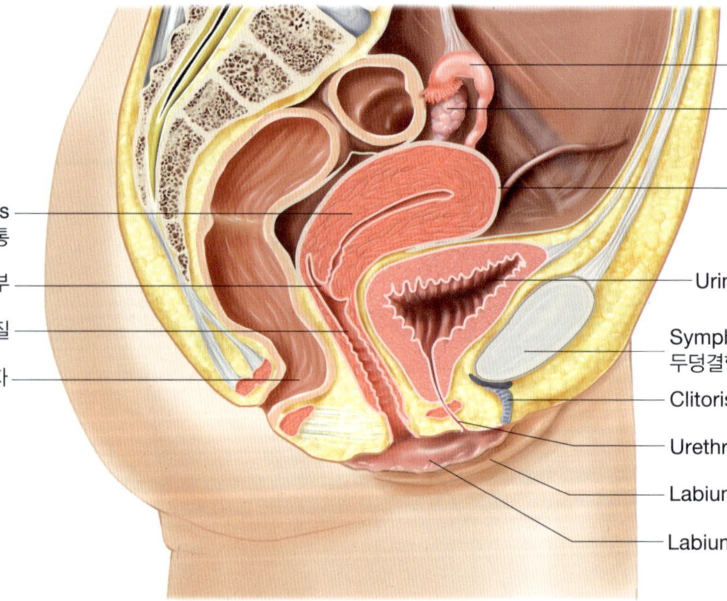

■그림 10.1 여성생식계통. 시상단면에서 여성생식계통과 방광 및 직장의 관계를 확인할 수 있다.

내부생식기

난소

알아두기
난자의 단수형은 *ovum*이다. 여러 개의 난자를 의미하는 복수형은 *ova*이다. *Ova*는 사람의 생식계통에서만 사용하는 것은 아니다. 예를 들어 대변검사를 할 때, ova는 기생충알을 의미한다. Ova는 난소에서 난자발생(oogenesis; *o/o* = 난자, *-genesis* = 생산된) 과정을 거쳐 생산된다.

estrogen [**에**스트로젠] 에스트로젠·에스트로겐
follicle-stimulating hormone [펄리클] 난포자극호르몬
luteinizing hormone [루티에**나이**징] 황체형성호르몬
oocyte [**오오**싸이트] 난모세포, 난자
ovulation [아뷸**레이**션] 배란
progesterone [프로**제스**테로온] 프로게스테론·황(색)체호르몬

골반강 내에 위치한 자궁의 양쪽에 각각 하나씩 두 개의 난소(ovary)가 위치하고 있다(그림 10.1 참조). 난소는 아몬드처럼 생긴 작은 분비샘으로 난자(단수형은 *ovum*, 복수형은 *ova*임)와 여

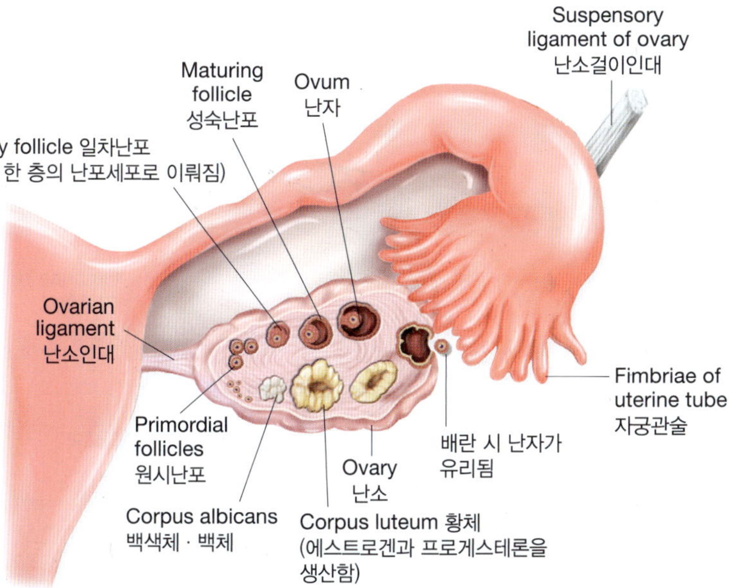

■그림 10.2 난소와 자궁관의 구조. 난자의 발생 단계, 그리고 난소와 자궁관의 관계를 그림에서 볼 수 있다.

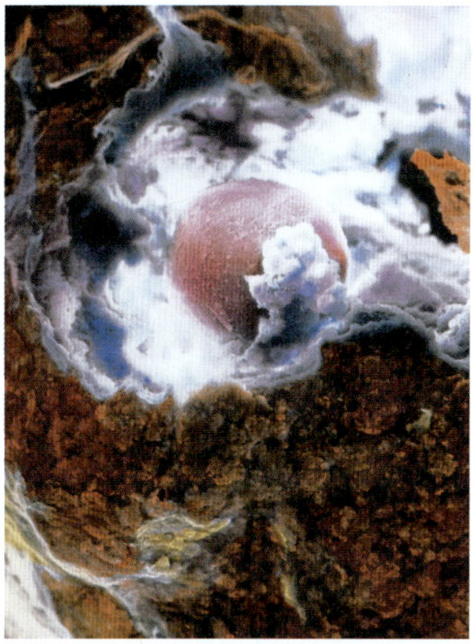

■그림 10.3 난포조직(흰색)에 둘러싸인 채 배란에 의해 난소로부터 유리되는 난자(보라색)를 보여주는 색을 입힌 스캐닝전자현미경사진. 난소의 바깥면은 갈색으로 보인다. *(P.M. Motta and J. Van Blekrom/Science Photo Library/Science Source)*

성호르몬을 생산한다(그림 10.2). 사람의 경우 대략 28일 주기로 뇌하수체전엽으로부터 분비되는 **난포자극호르몬**(FSH)과 **황체형성호르몬**(LH)이 난자의 성숙과 **배란**(한쪽 난소로부터 난자 [ovum 또는 **oocyte**라 함]가 유리되는 과정)을 촉진한다(그림 10.3). 난소에서 생산되는 주요 여성호르몬은 에스트로겐과 프로게스테론이며, 이들은 자궁내막을 수정란을 받아들이기에 적합한 상태로 준비시킨다. 이 호르몬들은 여성의 이차성징을 발현하는데도 관여한다.

용어 성분

이 용어 성분들을 찾아보자.
estr/o = 여성
o/o = 난자
ov/o = 난자
-cyte = 세포
-gen = 생산된 것
pro- = 이전에

자궁관

conception [컨**셉**션] 수정·임신
fallopian tubes [펄로피언] 자궁관·난관
fimbriae [**핌**브뤼아이] 술, 가장자리, 가는털
oviducts [오비덕츠] 자궁관·난관

자궁관(uterine tube, **fallopian tube, oviduct**)은 길이가 대략 14cm 정도인 관으로서 각 난소 주위로부터 상부 자궁까지 이어져 있다(그림 10.4~5). 자궁관은 난소 옆에서 **자궁관술**이라 불리는

용어 성분

이 용어 성분들을 찾아보자.
ov/i = 난자

알아두기

수정란이 자궁으로 이동하지 않고 자궁관에 착상하는 자궁관임신(난관임신·*tubal pregnancy*)이 발생하기도 한다. 자궁관은 정상적으로 태아가 성장할 공간을 제공하지 못한다. 자궁 이외의 부위에 수정란이 착상하는 것을 딴곳임신(자궁외임신·*ectopic pregnancy*)이라 한다. *Ectopic*은 '잘못된 장소'를 의미하는 일반 용어이다.

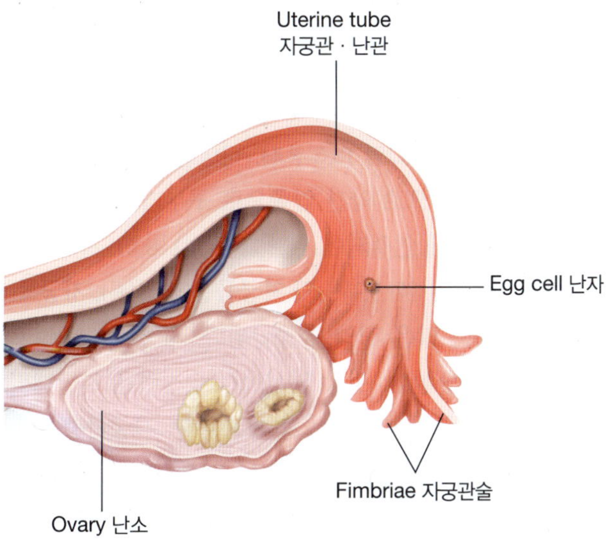

■그림 10.4 자궁관과 자궁관 속으로 유리된 난자를 나타낸 그림.

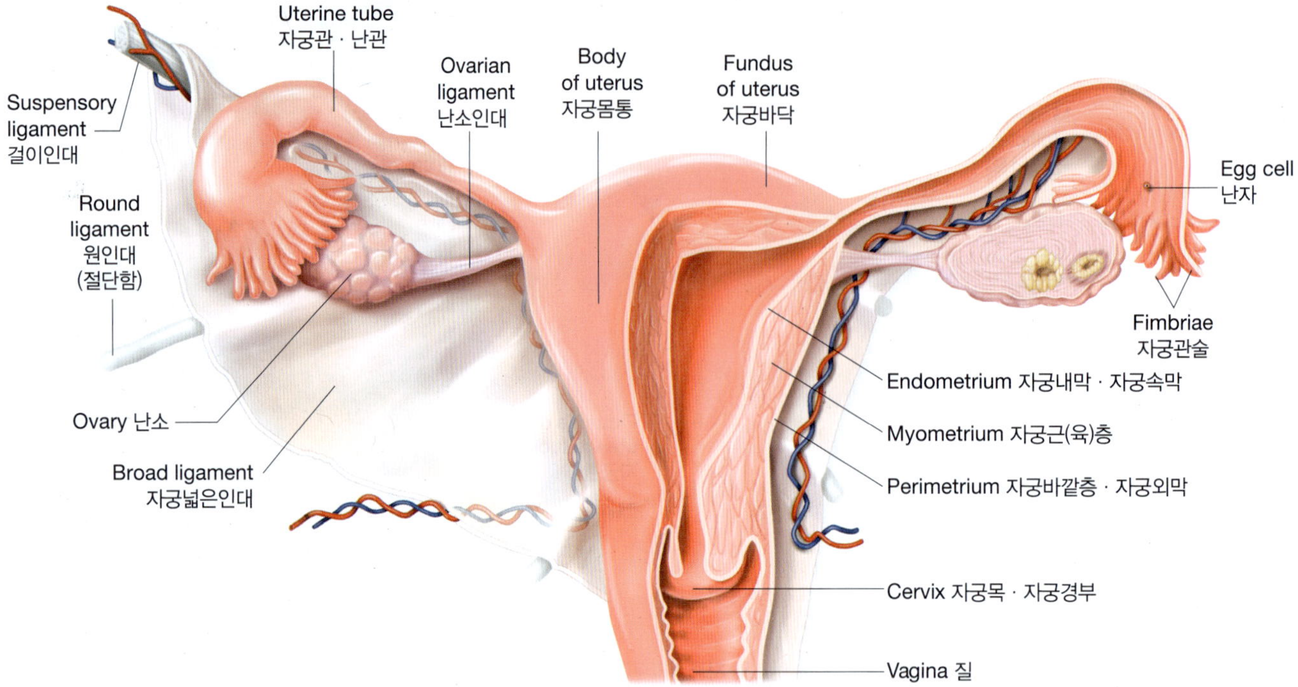

■**그림 10.5** 자궁. 자궁과 자궁목, 그리고 자궁과 자궁관, 자궁목과 질의 관계를 알 수 있게 내부가 보이도록 절단한 그림.

삐쭉삐쭉 돌출된 부위를 이루며, 난소와 이어져 있지 않고 약간 떨어져 있다. 자궁관술은 배란된 난자를 붙잡아 자궁관 속으로 들여보내는 역할을 한다. 자궁관은 이어서 난소로부터 들어온 난자를 자궁 쪽으로 밀어냄으로써 착상이 일어날 수 있게 한다. 수정(fertilization, conception)이라 불리는 난자와 정자의 만남은 정상적으로 자궁관의 상부 절반에서 일어난다.

용어 성분

이 용어 성분들을 찾아보자.
flex/o = 굽힘
men/o = 월경
metr/o = 자궁
my/o = 근육
-al = ~와 연관된
-arche = 시작
-ion = 작용
ante- =앞에
endo- = 안에
peri- = 주위에

알아두기

임신 기간 동안 자궁바닥 높이는 임신 단계와 태아의 크기를 추정할 수 있는 중요한 수치이다. 출산 후 자궁바닥을 원모양으로 압력을 가해 마사지하면 자궁수축이 촉진되므로 출혈을 멈추는데 도움을 주게 된다. 환자들은 *uterus*보다는 일반명칭인 *womb*에 더 익숙하다. 그러나 올바른 의학용어는 *uterus*이다.

자궁

anteflexion [앤터**플렉**션] 전굴·앞굽음
cervix [써ㄹ빅스] 자궁목·자궁경부
corpus [코ㄹ퍼스] 자궁몸통
endometrium [엔도**미**트뤼움] 자궁내막
fundus [풘더스] 자궁바닥
menarche [멘**아**ㄹ키] 초경·첫월경
menopause [**메**너포오즈] 폐경
menstrual period [**멘**스투루얼] 월경기
menstruation [멘스투루**에이**션] 월경
myometrium [마이오**미**트뤼움] 자궁근(육)층
perimetrium [페뤼**미**트뤼움] 자궁바깥막·자궁외막
puberty [**퓨**버ㄹ티] 사춘기

자궁(uterus)은 서양 배(pear)처럼 생긴 속이 빈 장기로 두꺼운 근육벽과 점막, 그리고 많은 혈관을 포함하고 있다(**그림 10.5** 참조). 자궁은 골반강 중심부의 방광과 직장 사이에 위치하고 있다. 자궁은 정상적으로 약간 앞쪽으로 구부러져 있어 **전굴**되어 있다고 표현하며, 강한 섬유성 인대가 **자궁외막**에 연결되어 있다(**그림 10.1** 참조). 자궁은 세 부위, 즉 **자궁바닥**(자궁관이 자궁에 연결된 지점을 이은 가상선의 윗부분)과 **자궁몸통**(중심부분), **자궁목**(질과 연결된 부분)으로 이루어져 있다.

자궁내막에는 많은 혈액이 공급된다. 자궁내막은 호르몬 변화에 반응하여 매달 수정란을 받아들일 준비를 한다. 정상 임신에서 수정란은 자궁내막에 착상하며, 자궁내막은 발생 중인 태아에 영양을 공급하고 태아를 보호한다. **자궁근층**이라 불리는 자궁의 두꺼운 근육벽의 수축은 출산 시 태아가 산도를 통해 나가는 것을 돕는다.

임신되지 않았을 경우 대부분의 자궁내막은 떨어져 나가는데, 이것을 **월경** 또는 **월경기**라

한다. 임신 기간 동안 자궁내막은 유지되어 태아에 영양을 공급한다. 소녀의 첫 월경기는 **사춘기**(어린이가 생식이 가능한 성인으로 발달하는 과정)에 나타나며, 이를 **초경**이라 한다. 미국에서 초경을 경험하는 평균 나이는 12.5세이다. 월경이 종료되어 더 이상 임신을 할 수 없게 되는 것을 **폐경**이라 한다. 일반적으로 폐경은 40~55세 사이에 일어난다.

주의하기
'자궁'을 의미하는 연결형인 *uter/o*와 '요관'을 의미하는 연결형인 *ureter/o*를 사용할 때는 혼동하지 않도록 주의해야 한다.

질

Bartholin's glands [바ㄹ터린즈] 큰질어귀샘·바르톨린샘 **vaginal orifice** [배지널 오뤼퓌스] 질구멍
hymen [하이먼] 처녀막

질(vagina)은 점막으로 덮여 있는 근육관이며, 자궁목에서부터 신체 바깥까지 이어져 있다(그림 10.6). 질은 세 가지 역할을 하는데, 첫 번째는 월경액이 빠져나가는 통로 역할을 하는 것이다. 두 번째는 성교 시 남성의 음경(penis)과 정액(semen)(정자가 포함되어 있는 체액)을 받아들이는 역할을 하는 것이다. 세 번째는 정상 질분만(vaginal delivery) 동안 아기가 나오는 산도(birth canal) 역할을 하는 것이다.

처녀막은 **질구멍**을 부분적으로 가리고 있는 얇은 막 조직이다. 이 막은 탐폰(솜방망이·tampon)을 사용할 때나 육체적 활동을 할 때, 성교를 할 때 대개 파열된다. 큰질어귀샘이라 불리는 한 쌍의 분비샘이 질구멍 양쪽에 하나씩 위치하고 있으며, 이 분비샘은 성교를 하는 동안 윤활작용을 하는 점액을 분비한다.

외음

clitoris [크리터뤼스] 음핵
erectile tissue [이뤡타일] 발기조직
labia majora [래비아 머조롸] 대음순
labia minora [래비아 머노롸] 소음순
perineum [페뤄니움] 회음·샅
urinary meatus [유뤼내뤼 미에이투스] 요도구멍·요도구

외음(음문·vulva)은 여성의 외부생식기를 모두 합쳐 부르는 일반명칭이다. **대음순**과 **소음순**은 피부 주름이며, 이들은 생식기와 질구멍, **요도구멍**을 보호하는 역할을 한다(그림 10.7). 요로(urinary tract)와 생식기관은 서로 붙여 있고, 각 부위에는 감염이 전파될 수 있는 점막이 존재하므로 요로를 통해 감염이 일어날 위험성이 있다. **음핵**은 **발기조직**을 포함하고 있는 예민한 작은 기관으로 성적 자극에 의해 발기하며, 남성의 음경귀두(glans penis)에 해당한다. 질구멍과 항문 사이를 **회음**이라 한다.

주의하기
'질(vagina)'을 의미하는 연결형인 *colp/o*와 '막힌주머니(cul-de-sac)'을 의미하는 연결형인 *culd/o*를 사용할 때는 혼동하지 않도록 주의해야 한다.

용어 성분
이 용어 성분들을 찾아보자.
labi/o = 입술
urin/o = 소변
-ary = ~와 연관된

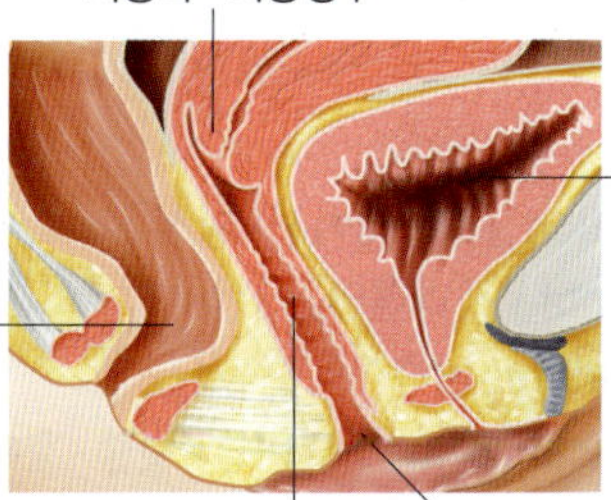

■**그림 10.6** 질. 질의 위치, 그리고 질과 자궁목, 자궁, 직장, 방광의 관계를 보여주는 시상절단면.

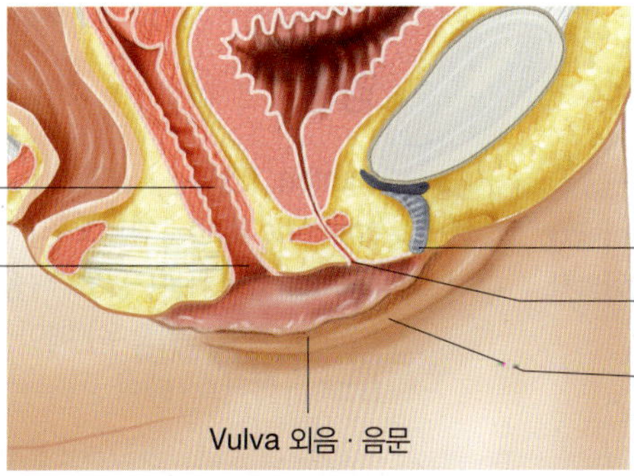

■**그림 10.7** 외음. 질구멍과 음핵, 요도구멍을 보호하기 위해 외음을 덮고 있는 대음순과 소음순을 보여주는 시상절단면.

유방

areola [아**뤼**얼라] 젖꽃판·유륜
lactation [락**테이**션] 젖분비, 수유
lactiferous ducts [락**티퍼**뤄스] 젖샘관·유관
lactiferous glands [락**티퍼**뤄스] 젖샘·유선
mammary glands [**매**머뤼] 젖샘·유선
nipple 젖꼭지·유두
nurse 수유

용어 성분
이 용어 성분들을 찾아보자.
lact/o = 젖

유방(breast, **mammary gland**)은 젖을 생산(**젖분비[lactation]**라 함)하여 신생아에게 영양을 공급하므로 생식과정에서 중추적인 역할을 한다. **수유**하고 있지 않은 여성의 유방 크기는 사람에 따라 매우 큰 차이를 보인다. 젖은 **젖샘**에서 생산된 후 **젖샘관**을 타고 **젖꼭지**로 운반된다(그림 10.8). **젖꽃판**은 젖꼭지 주위의 착색된 부위를 말한다. 유방은 수유 중인 아이에 의해 자극을 받는 한 계속해서 젖을 분비한다.

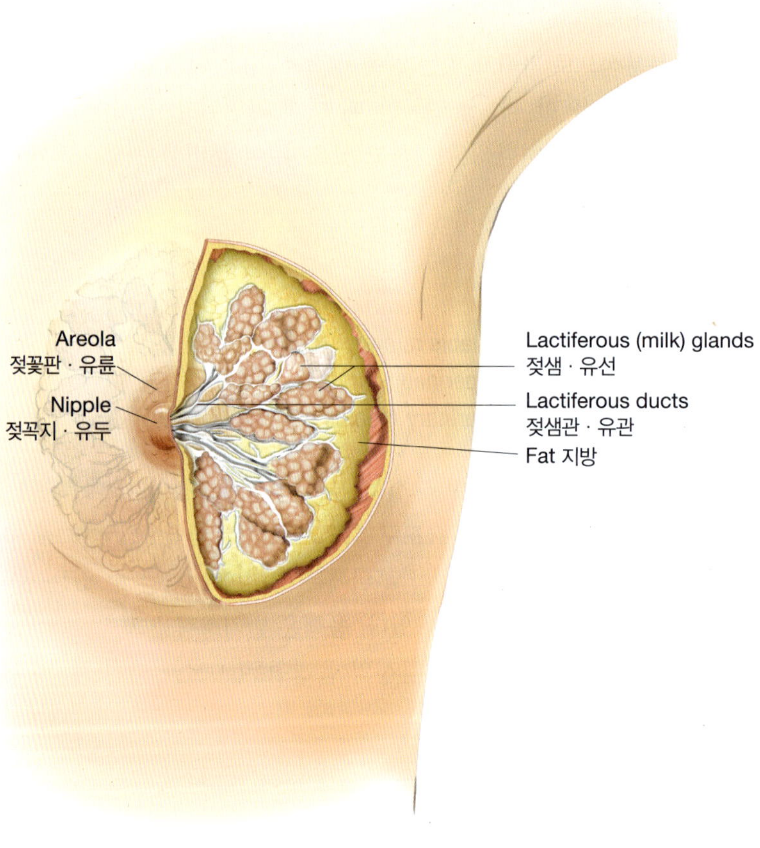

■**그림 10.8** 유방. 유방의 내부구조와 외부구조를 볼 수 있게 절단한 그림.

임신

amnion [**앰**니온] 양막
amniotic fluid [앰니**오**틱] 양수
chorion [**코**뤼온] 융모막·융털막
embryo [**엠**브뤼오우] 배아
fetus [**퓌**터스] 태아
gestation [제스**테이**션] 임신
placenta [플라**쎈**타] 태반
premature 미숙아·조숙아
umbilical cord [엄**빌**이클] 탯줄·제대

용어 성분
이 용어 성분들을 찾아보자.
이 용어 성분들을 찾아보자.
-al = ~와 연관된
pre- = 이전에

임신(pregnancy, **gestation**)은 모체의 자궁에서 태아가 발생 및 성장하는 기간을 말한다(그림 10.9). 정상 임신 기간은 40주이다. 아기가 임신 37주 이전에 출생하면 **미숙아**로 여긴다.

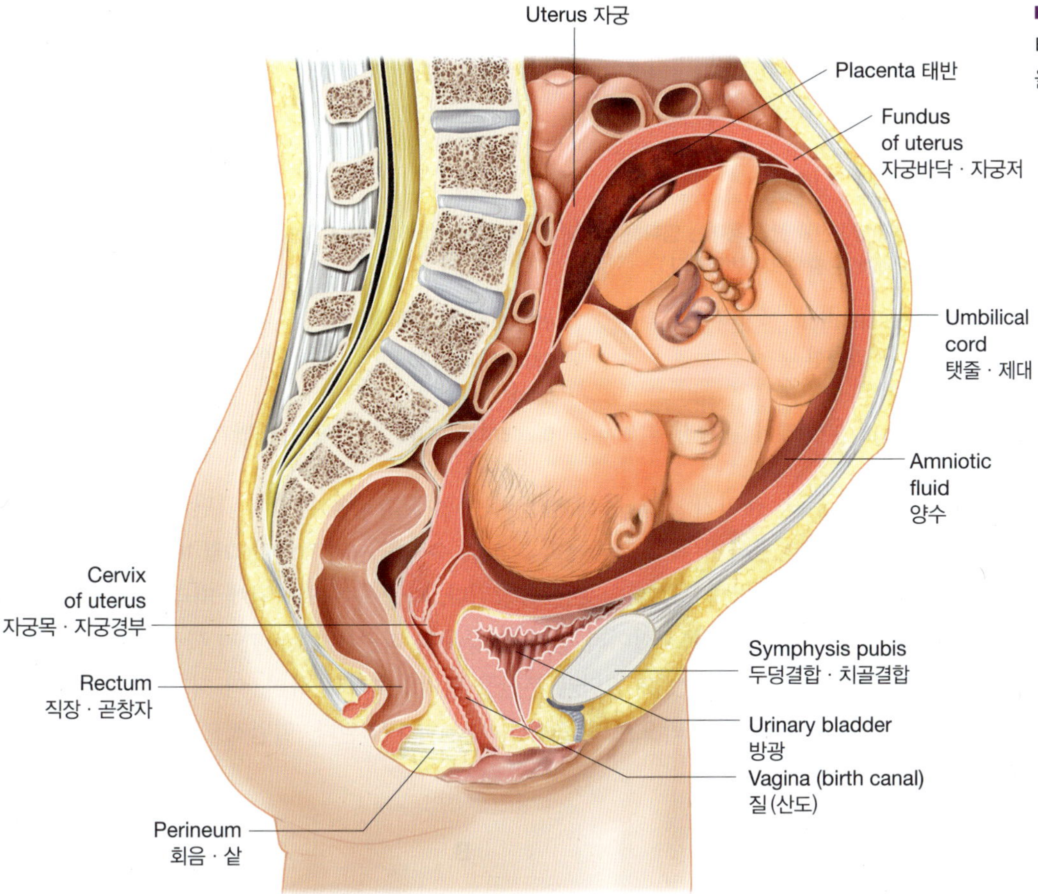

■ **그림 10.9** 만삭 임신. 그림에서 태아의 위치와 임신과 연관된 구조물을 볼 수 있다.

임신 기간 동안 여성의 몸은 다양한 변화를 나타낸다. 실제로 모든 신체계통이 건강한 아기의 발생에 관여한다. 자궁에 수정란이 착상한 때로부터 대략 8주 말까지의 아기를 **배아**라 한다(그림 10.10). 이 기간 동안 모든 주요 장기와 신체계통이 형성된다. 배아기 다음부터 출산할 때까지의 아기를 **태아**라 한다(그림 10.11). 임신 기간 중 가장 긴 시기인 태아기는 장기가 성숙하는 시기이다.

태아는 **태반**을 통해 모체로부터 영양을 공급받는데, 태반은 자궁 속 태아 옆에 형성되는 혈액으로 채워진 스폰지 같은 장기이다. 태반은 태아 출산 후 산도를 통해 배출되는데, 이 과정을 후산(afterbirth)이라 한다. 태아는 **탯줄**을 통해 태반과 연결되어 있으며, 태아 주위에는 두

알아두기

배아기 동안 신체 기관 및 기관계통이 형성된다. 따라서 배아기에는 선천이상이 매우 흔히 발생한다. 선천이상은 여성이 자신이 임신했다는 것을 알아차리기 전에 발생할 수도 있다.

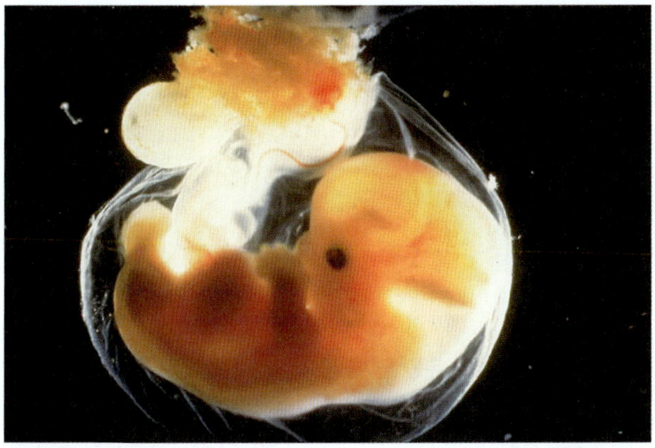

■ **그림 10.10** 발생 중인 배아를 보여주는 사진.

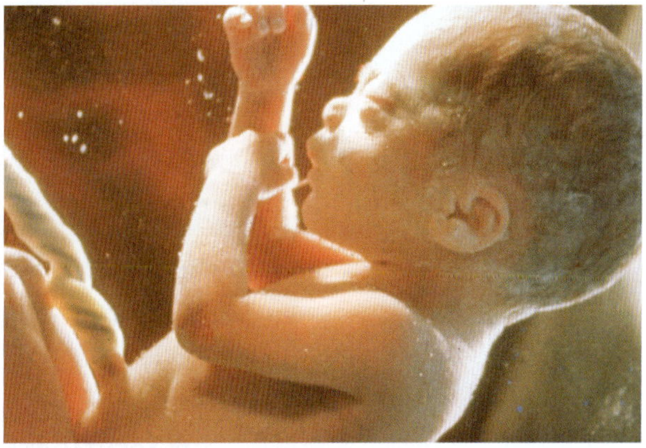

■ **그림 10.11** 발달 중인 태아를 보여주는 사진.

알아두기

태반(*placenta*)은 '납작한 빵'이라는 의미의 라틴어에서 기원한 용어이다. 이런 용어를 갖게 된 이유는 태반이 자궁내벽을 따라 납작하게 붙어 있기 때문이다.

개의 막주머니인 **양막**과 **융모막**이 태아를 감싸며 분포하고 있다. 양막은 안쪽 주머니로서 양수를 담고 있으며, 양수에 태아가 떠 있다. 융모막은 바깥주머니로서 태아를 보호하고 태반의 일부를 형성한다.

분만과 출산

(역자 주: 현재까지 한글 산과 용어는 명확히 정립되어 있지 않은 상태이다. 여기서는 labor는 분만으로, delivery는 출산으로, childbirth는 출생으로 번역한다.)

breech presentation 볼기태위·둔위
crowning 머리출현
delivery 출산
dilation stage [다이**레이**션] 확장기
effacement [에**페이스**멘트] 자궁목소실·자궁경부소실
expulsion stage [익스**펄**션] 압박방출기
labor 분만, 진통
placental stage [플라**쎈**털] 태반기

용어 성분

이 용어 성분들을 찾아보자.
이 용어 성분들을 찾아보자.
dilat/o = 확장
-al = ~와 연관된
ex- = 바깥으로

분만(labor)은 자궁 속 태아가 질을 통해 방출되는 전체 과정을 말한다. 1단계 분만은 **확장기**라 불리며, 태아를 방출하기 위해 자궁근이 강하게 수축하는 시기이다(그림 10.2A). 이 단계 동안 태아가 자궁목을 압박하므로 자궁목은 확장된다. 자궁목이 확장됨에 따라 자궁목은 점점 얇아지는데, 이 과정을 **자궁목소실**이라 한다. 자궁목의 직경은 10cm까지 확장되며, 이어서 2단계 분만이 시작된다(그림 10.12B). 2단계 분만을 **압박방출기**라 하며, 이 시기에는 자궁에 있던 아기가 산도를 통해 모체 밖으로 방출(**출산[delivery]**라 함)된다. 일반적으로 아기 머리가 맨

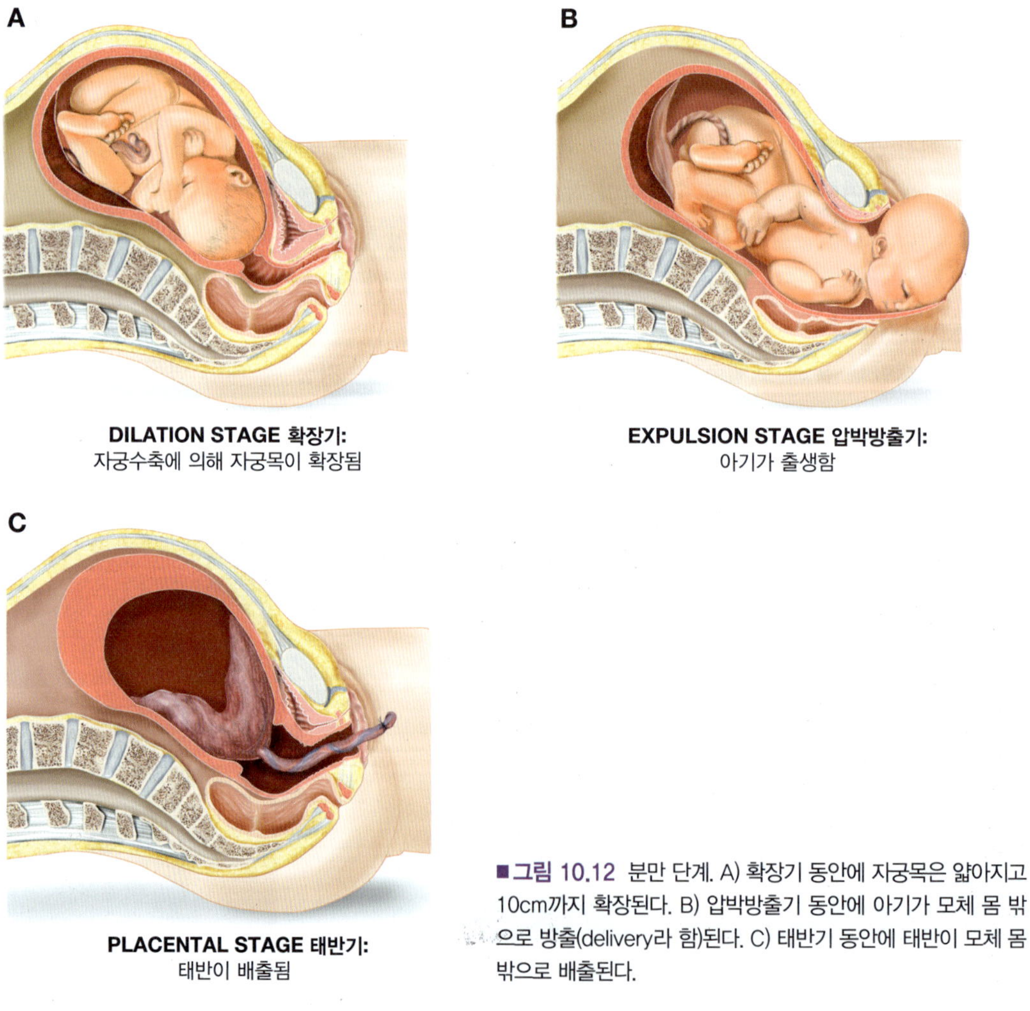

■그림 10.12 분만 단계. A) 확장기 동안에 자궁목은 얇아지고 10cm까지 확장된다. B) 압박방출기 동안에 아기가 모체 몸 밖으로 방출(delivery라 함)된다. C) 태반기 동안에 태반이 모체 몸 밖으로 배출된다.

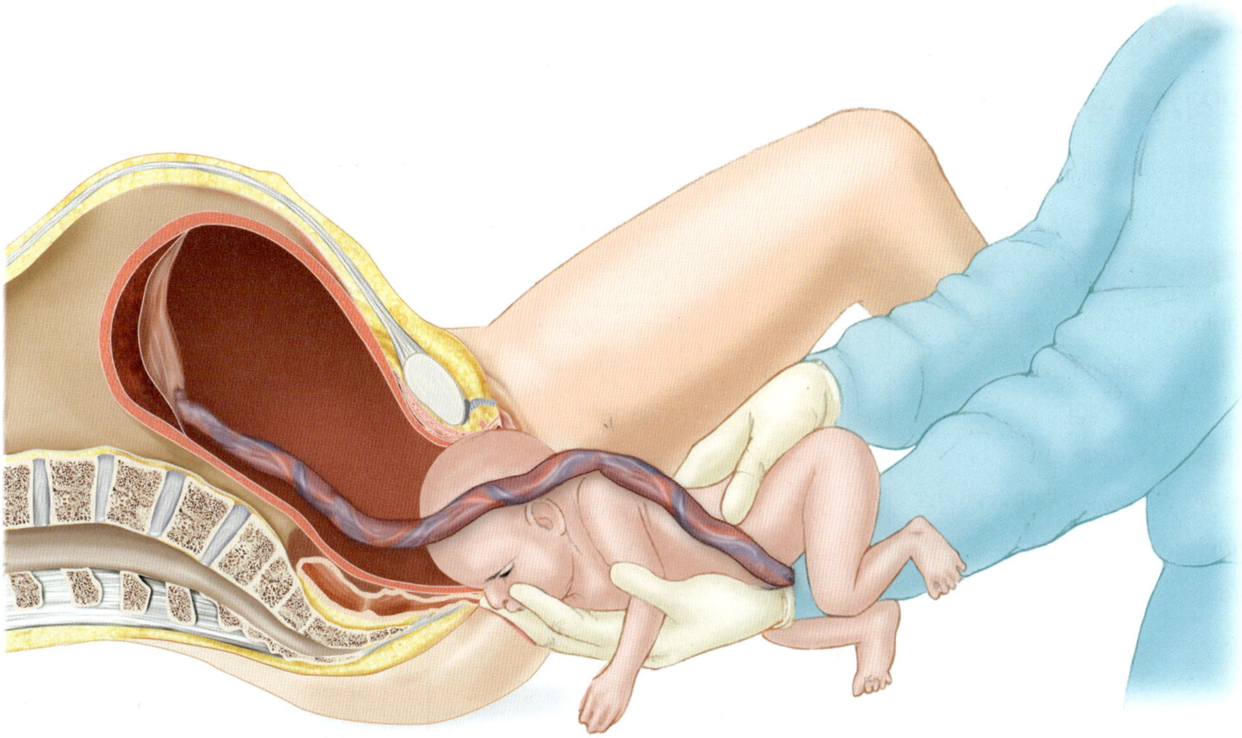

■그림 10.13 볼기분만(둔위분만 · breech birth). 그림에서 아기의 엉덩이가 먼저 방출되는 모습을 볼 수 있다.

처음 보이는 것을 **머리출현**이라 한다. 일부 경우에는 아기의 엉덩이가 먼저 보이기도 하는데, 이를 **볼기태위**라 한다(그림 10.13). 마지막 단계인 3단계 분만을 **태반기**라 한다(그림 10.12C). 아기가 출생한 직후에도 자궁은 여전히 수축을 지속하며, 이에 따라 태반이 질을 통해 배출된다.

자습하기

A. 빈칸 채우기

1. 자궁의 바깥 경계로부터 이어져 난자와 정자를 운반하는데 기여하는 관을 ______________이라 한다.
2. 태아가 모체의 자궁에서 발생 및 발달하는 기간을 ______________이라 한다.
3. 분만 과정은 세 단계, 즉 ______________, ______________, ______________로 나눌 수 있다.
4. 월경이 종료되어 더 이상 임신을 할 수 없게 되는 것을 ______________이라 한다.
5. 여성생식세포를 ______________라 한다.
6. 자궁의 안쪽층을 ______________이라 한다.
7. 발달 중인 태아가 위치하는 기관을 ______________이라 한다.

의학용어

여성생식계통 용어를 만드는데 활용되는 용어 성분

아래 목록에는 이 장에 등장하는 용어를 만드는데 활용되는 연결형과 접미어, 접두어가 정리되어 있다.

연결형

abdomin/o	abdomen 배·복부
amni/o	amnion 양막
bi/o	life 생명
carcin/o	cancer 암
cervic/o	cervix 자궁목·자궁경부
chori/o	chorion 융모막·융털막
colp/o	vagina 질
culd/o	cul-de-sac 막힌주머니·맹낭
cyst/o	urinary bladder 방광
dilat/o	to widen 확장
embry/o	embryo 배아
episi/o	vulva 외음·음문
fet/o	fetus 태아
fibr/o	fibers 섬유
gynec/o	woman 여성
hem/o	blood 혈액
hemat/o	blood 혈액
hymen/o	hymen 처녀막
hyster/o	uterus 자궁
lact/o	milk 젖
lapar/o	abdomen 배·복부
later/o	side ~쪽·~측
leuk/o	white 흰
mamm/o	breast 유방
mast/o	breast 유방
men/o	menstruation 월경
metr/o	uterus 자궁
nat/o	birth 출생
olig/o	scanty 빈약한
oophor/o	ovary 난소
or/o	mouth 입·구강
ovari/o	ovary 난소
pelv/o	pelvis 골반
perine/o	perineum 회음·샅
py/o	pus 고름·농
radic/o	root 뿌리
rect/o	rectum 직장·곧창자
salping/o	uterine tube 자궁관·난관
son/o	sound 소리
tox/o	poison 독·독약
uter/o	uterus 자궁
vagin/o	vagina 질
vulv/o	vulva 외음·음문

접미어

-al	~와 연관된
-algia	통증
-an	~와 연관된
-ar	~와 연관된
-ary	~와 연관된
-cele	돌출
-centesis	체액을 채취·제거하기 위한 천자
-cyesis	임신
-ectomy	외과적 제거
-gram	기록물
-graphy	기록법
-gravida	임신
-ia	상태
-iasis	비정상 상태
-ic	~와 연관된
-ine	~와 연관된
-itis	염증
-logy	~학
-lytic	파괴
-nic	~와 연관된
-oid	유사한
-oma	종양
-opsy	검사
-osis	비정상 상태
-otomy	절개함
-para	분만
-partum	분만
-pexy	외과적 고정
-plasty	외과적 복구
-rrhagia	비정상적으로 흐르는 상태
-rrhaphy	봉합
-rrhea	분비물
-rrhexis	파열
-salpinx	자궁관
-scope	시각적 관찰 기구
-scopy	시각적 관찰법
-tic	~와 연관된
-tocia	분만·출산

접두어

a-	없는
ante-	이전에
bi-	둘
contra-	대항하는
dys-	아픈
endo-	안에

in-	아닌
intra-	안에
multi-	다수의
neo-	새로운
nulli-	없는
peri-	주위에

post-	이후에
pre-	이전에
primi-	첫
pseudo-	가짜
ultra-	너머

해부학 용어의 형용사형

용어	용어 성분	설명
amniotic [앰니아틱] 양수~	amni/o = 양수 -tic = ~와 연관된	양수와 연관된.
cervical [써ㄹ비컬] 자궁목~·자궁경부~	cervic/o = 자궁목 -al = ~와 연관된	자궁목과 연관된.
chorionic [코뤼아닉] 융모막~·융털막~	chori/o = 융모막 -nic = ~와 연관된	융모막과 연관된.
embryonic [엠브뤼아닉] 배아~	embry/o = 배아 -nic = ~와 연관된	배아와 연관된.
endometrial [엔도미트뤼얼] 자궁내막~	endo- = 속 metr/o = 자궁 -al = ~와 연관된	자궁내막과 연관된.
fetal [퓌이털] 태아~	fet/o = 태아 -al = ~와 연관된	태아와 연관된.
lactic [랙틱] 젖~	lact/o = 젖 -ic = ~와 연관된	젖과 연관된.
mammary [매머뤼] 유방~	mamm/o = 유방 -ary = ~와 연관된	유방과 연관된.
ovarian [오우베뤼언] 난소~	ovari/o = 난소 -an = ~와 연관된	난소와 연관된.
perineal [페뤼니얼] 회음~	perine/o = 회음 -al = ~와 연관된	회음과 연관된.
uterine [유터륀] 자궁~	uter/o = 자궁 -ine = ~와 연관된	자궁과 연관된.
vaginal [배지널] 질~	vagin/o = 질 -al = ~와 연관된	질과 연관된.
vulvar [벌바ㄹ] 외음~·음문~	vulv/o = 외음·음문 -ar = ~와 연관된	외음과 연관된.

자습하기

B. 형용사형 만들기

1. The embryo ______________________
2. The fetus ______________________
3. The uterus ______________________
4. An ovary ______________________
5. A breast ______________________
6. The vagina ______________________

임신과 연관된 용어

용어	용어 성분	설명
antepartum [앤티파ㄹ툼] 분만전~·산전~	ante- = 전에 -partum = 분만	분만 전 기간.
colostrum [컬러스트뤔] 첫젖·초유		출산 후 유방으로부터 처음 분비되는 묽은 젖.
fraternal twins 이란성쌍둥이	-al = ~와 연관된	두 개의 다른 정자에 의해 각각 수정된 두 개의 다른 난자로부터 발생한 쌍둥이. 쌍둥이지만 유전자는 동일하지 않음.
identical twins 일란성쌍둥이	-al = ~와 연관된	하나의 수정란이 나뉘어져 발생한 쌍둥이. 동일한 유전자를 가짐.
meconium [메코니움] 배내똥·태변		신생아가 처음 배출하는 똥. 색깔은 초록빛이 감도는 검정색이며 점액과 담즙으로 이루어져 있음.
multigravida [멀티그뢔비다] 다임신부·경임부	multi- = 다수 -gravida = 임신	두 번 이상 임신한 여성.
multipara [멀티파롸] 다산부·다분만부	multi- = 다수 -para = 분만	두 번 이상 살아 있는 아이를 분만한 여성.
neonate [니오네이트] 신생아	neo- = 새로운 nat/o = 출생	신생아.
nulligravida [널리그뢔비다] 미산부	nulli- = 없는 -gravida = 임신	임신한 적이 없는 여성.
nullipara [널리퍼롸] 미분만부	nulli- = 없는 -para = 분만	살아 있는 아이를 분만한 적이 없는 여성.
postpartum [포스트파ㄹ툼] 분만후~·산후~	post- = 후에 -partum = 분만	분만 후의 짧은 기간.
primigravida (GI, grav I) [프롸이미그뢔비다] 초임녀·초임부	primi- = 첫 -gravida = 임신	처음 임신한 여성.
primipara (PI, para I) [프롸이미페롸] 초산녀	primi- = 첫 -para = 분만	살아 있는 아이를 한번 분만한 여성.

병리학

용어	용어 성분	설명
전문 분야		
gynecology (GYN, gyn) [가이네칼어지] 부인과학	gynec/o = 여성 -logy = ~학	여성생식계통의 이상을 진단하고 치료하는 의학 분야. 이 분야를 담당하는 의사를 부인과전문의(*gynecologist*)라 함.
neonatology [니오네이탈어지] 신생아학	neo- = 새로운 nat/o = 출생 -logy = ~학	신생아와 연관된 이상을 진단하고 치료하는 의학 분야. 이 분야를 담당하는 의사를 *neonatologist* 라 함.
obstetrics (OB) [업스테트릭스] 산과학		임신과 분만, 그리고 분만 직후의 여성을 진단하고 치료하는 의학 분야. 이 분야를 담당하는 의사를 산과전문의(*obstetrician*)라 함.
징후 및 증상		
amenorrhea [에이메노뤼아] 무월경	a- = 없는 men/o = 월경 -rrhea = 흐름	월경이 없는 상태.
amniorrhea [앰니오뤼아] 양수흐름·양수루	amni/o = 양막 -rrhea = 흐름	양막이 파열되어 양수가 흘러나옴.
dysmenorrhea [디스메노뤼아] 월경통	dys- = 아픈 men/o = 월경 -rrhea = 흐름	월경 시 통증이 발생하는 상태.
dystocia [디스토쉬아] 난산, 이상분만	dys- = 비정상, 어려운 -tocia = 분만	어려운 분만.
hematosalpinx [히마토쌀핑스] 자궁관혈종·난관혈종	hemat/o = 혈액 -salpinx = 자궁관·난관	자궁관에 혈액이 존재함.
leukorrhea [루고뤼이] 백색질분비물·백대하	leuk/o = 백색 -rrhea = 분비물	약간 하얗거나 약간 누런 질 분비물로서 질 감염에 의해 나타나는 경우가 많음.
mastalgia [마스탤지아] 유방통증	mast/o = 유방 -algia = 통증	유방 통증.
menorrhagia [메노뤠지아] 과다월경	men/o = 월경 -rrhagia = 이상 흐름 상태	정상 월경기 동안 월경량이 비정상적으로 많은 상태.
metrorrhagia [미트로뤠지아] 불규칙과다월경	metr/o = 자궁 -rrhagia = 이상 흐름 상태	월경기 사이에 발생하는 자궁출혈을 나타내는 용어.
metrorrhea [미트로뤼아] 자궁분비이상, 자궁루	metr/o = 자궁 -rrhea = 분비물	월경 이외에 자궁으로부터 나오는 분비물(예, 점액 또는 고름).
oligomenorrhea [올리고메노뤼아] 사이뜬월경·희발월경	olig/o = 드문 men/o = 월경 -rrhea = 흐름	월경이 적거나 드문 상태.
난소		
oophoritis [오오포롸이티스] 난소염	oophor/o = 난소 -itis = 염증	난소의 염증.

병리학 (계속)

용어	용어 성분	설명
ovarian carcinoma [오배뤼언 카ㄹ씨노마] 난소암종	ovari/o = 난소 -an = ~와 연관된 carcin/o = 암 -oma = 종양	난소의 암.
ovarian cyst [오배뤼언 씨스트] 난소낭·난소물혹	ovari/o = 난소 -an = ~와 연관된	난소 내에 발달하는 물주머니. 여러 개의 주머니가 형성된 경우가 많으며, 터질 경우 통증과 출혈을 나타냄.
자궁관		
pyosalpinx [파이오쌀핑스] 고름자궁관·화농자궁관	py/o = 고름·농 -salpinx = 자궁관·난관	자궁관에 고름이 존재함.
salpingitis [쌀핑자이티스] 자궁관염·난관염	salping/o = 자궁관·난관 -itis = 염증	자궁관의 염증.
자궁		
cervical cancer [써ㄹ비컬] 자궁경부암·자궁목암	cervic/o = 자궁목·자궁경부 -al = ~와 연관된	자궁경부에 발생한 악성종양. 일부 자궁경부암은 사람유두종바이러스(HPV)에 의해 발생하는데, HPV는 성매개바이러스이며 현재는 백신이 개발되어 있음. 치료하기 힘든 암으로서 여성에서 암 사망자의 5%를 차지함. 파파니콜로펴바른표본검사(Pap smear test)가 자궁경부암을 조기 발견하는 데 도움이 됨.
endocervicitis [엔도써ㄹ비싸이티스] 자궁경관내막염·내자궁목염	endo- = 안에 cervic/o = 자궁목·자궁경부 -itis = 염증	자궁목 내강에 생긴 염증.
endometrial cancer [엔도미트뤼얼] 자궁내막암	endo- = 안에 metr/o = 자궁 -al = ~와 연관된	자궁내막에 생긴 암.
endometritis [엔도메트롸이티스] 자궁내막염	endo- = 안에 metr/o = 자궁 -itis = 염증	자궁내막의 염증

주의하기

'자궁'을 의미하는 연결형인 *metr/o*와 '측정법'을 의미하는 접미어 *–metry*를 사용할 때 혼동하지 않도록 주의해야 한다.

용어	용어 성분	설명
fibroid tumor [퐈이브로이드 투머ㄹ] 섬유양종양	fibr/o = 섬유 -oid = 닮은	섬유와 유사한 조직을 함유한 양성종양. 자궁의 섬유양종양은 여성에서 가장 흔한 종양임.

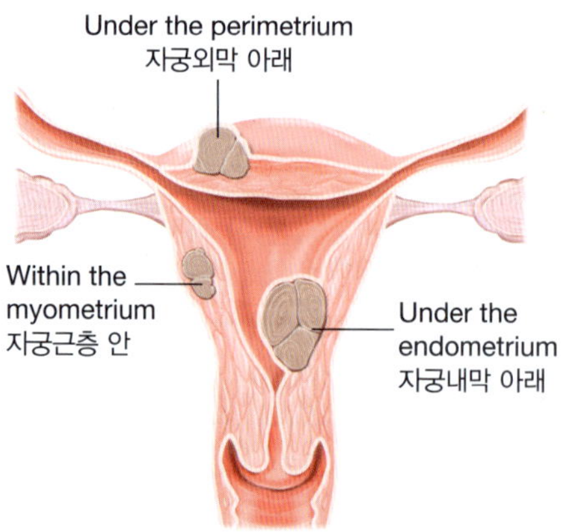

■그림 10.14 섬유양종양이 흔히 발생하는 부위.

병리학 (계속)

용어	용어 성분	설명
hysterorrhexis [히스테로렉씨스] 자궁파열	hyster/o = 자궁 -rrhexis = 파열	자궁의 파열을 말하며, 분만 도중에 발생하는 경우가 많음.
menometrorrhagia [메노미트로롸지아] 불규칙과다월경	men/o = 월경 metr/o = 자궁 -rrhagia = 이상 흐름 상태	월경기 및 월경기 사이에 출혈량이 많은 것.
premenstrual syndrome (PMS) [프리멘스트루얼 씬드로옴] 월경전증후군	pre- = 전에 men/o = 월경 -al = ~와 연관된	월경기 직전에 과민성, 두통, 유방압통, 불안 등의 증상이 나타나는 것을 말함.
prolapsed uterus [프로랩스드 유테뤄스] 자궁탈출·자궁류		자궁 탈출을 말하며 자궁경부가 질구멍을 통해 탈출되기도 함. 일반적으로 질분만에 의해 근육이 약해져 발생하는 경우도 있고, 골반종양이 자궁을 밀어내 발생하는 경우도 있음.
질		
candidiasis [캔디다이아시스] 칸디다증 알아두기 *Candida*는 '눈부시게 희다'라는 뜻을 가진 라틴어에서 기원한 용어이다. 칸디다는 효모균의 학명으로 매우 하얀 분비물을 나타내는데, 하얀 분비물은 효모균 감염 시 나타나는 특징임.	-iasis = 비정상 상태	혀와 질에 백색 플라크를 형성하기도 하는 피부와 점막의 효모균 감염.
cystocele [씨스토씨일] 방광탈출(증)·방광류	cyst/o = 방광 -cele = 탈출	방광이 질 속으로 탈출하는 것. 빈뇨(urinary frequency)와 소변못참음(urinary urgency)을 유발하기도 함.
rectocele [렉토씨일] 직장탈출·곧창자탈출(증)	rect/o = 직장 -cele = 탈출	직장이 질 속으로 탈출하는 것.
toxic shock syndrome (TSS) 독성쇼크증후군	tox/o = 독소 -ic = ~와 연관된	대개 월경 중인 여성에서 발생하는 포도구균 감염을 말하며 드물지만 때로는 치명적임. 포도구균이 맨 처음 질에 감염되는 것은 강력한 흡습성 탐폰을 장기간 사용하는 것과 연관성이 있음.
vaginitis [배지나이티스] 질염	vagin/o = 질 -itis = 염증	질의 염증
골반강		
endometriosis [엔도미트뤼오시스] 자궁내막증	endo- = 안에 metr/o = 자궁 -osis = 비정상 상태	자궁내막 조직이 골반이나 복벽 곳곳에 존재하는 비정상 상태. 정상적으로 자궁내막은 자궁 내에 존재함.
pelvic inflammatory disease (PID) [펠빅 인플라마토뤼] 골반염증질환·골반염	pelv/o = 골반 -ic = ~와 연관된	여성생식기관을 통해 올라가 골반강 속으로 퍼지는 급성 또는 만성 감염으로 대개 세균에 의해 발생함. 흉터를 남기므로 임신을 방해할 수 있음.
perimetritis [페뤼메트롸이티스] 자궁외막염·자궁바깥막염	peri- = 주위에 metr/o = 자궁 -itis = 염증	자궁 주변 골반강의 염증.

병리학 (계속)

용어	용어 성분	설명
유방		
breast cancer 유방암		유방의 악성종양. 대개는 젖 생산 조직이나 젖샘관 내층에서 생김.

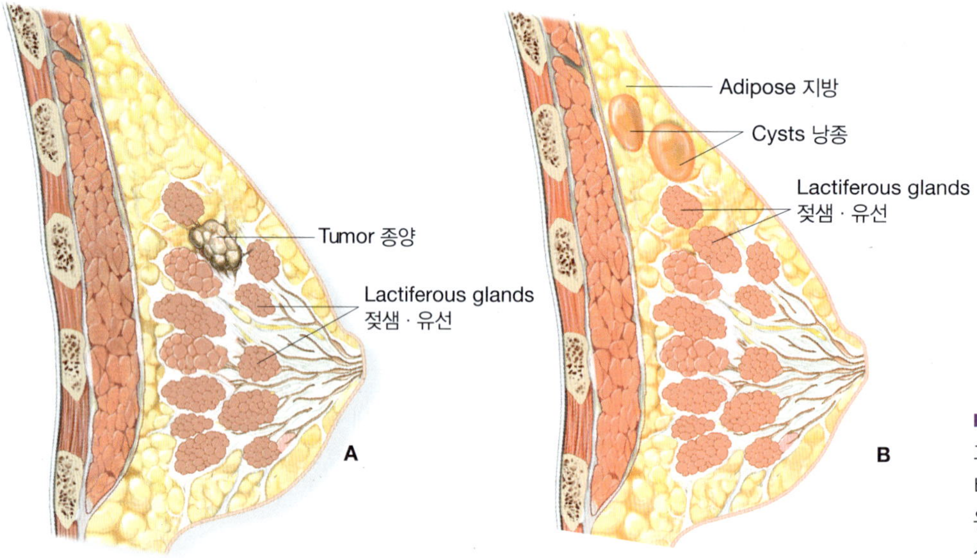

■그림 10.15 유방암(breast cancer)과 유방섬유낭병(fibrocystic disease) 비교. A) 젖샘과 젖샘관에서 발생한 유방암. B) 지방조직에 형성된 유방 섬유낭병.

용어	용어 성분	설명
fibrocystic breast disease [파이브로씨스틱] 유방섬유낭병	fibr/o = 섬유 cyst/o = 주머니 -ic = ~와 연관된	유방에 형성된 양성 낭종(그림 10.5B 참조).
lactorrhea [락토뤼아] 젖흐름증 · 젖분비과다 · 유루증	lact/o = 젖 -rrhea = 흐름	정상적인 젖 분비를 제외하고 유방으로부터 젖이 분비되는 것. 젖꼭지로부터 나오는 모든 백색 분비물.
mastitis [마스타이티스] 유방염	mast/o = 유방 -itis = 염증	유방의 염증.
임신		
abruptio placentae [아ㅂ뤕티오 플라쎈티] 태반조기박리		태아 출산 전에 자궁으로부터 태반이 분리되는 응급 상태. 바로 아기를 출산시켜야 함.
eclampsia [에클램ㅍ시아] 자간	-ia = 상태	자간전증이 더 악화되어 추가로 발작과 혼수를 나타내는 상태로서 임신 20주에서부터 출산 후 6주까지 발생할 수 있음.
hemolytic disease of the newborn (HDN) [히모리틱] 신생아용혈병	hem/o = 혈액 -lytic = 파괴	모체의 혈액형이 Rh^-이고 태아의 혈액형이 Rh^+일 때 태아에서 발생하는 질병. 모체의 혈액에 존재하는 항체가 태반을 통해 태아 순환계로 들어와 태아의 적혈구를 파괴함으로써 빈혈과 황달, 비장비대를 초래하는 질병. 치료는 조기 진단하여 수혈을 하는 것임. 태아적혈모구증(*erythroblastosis fetalis*)이라고도 함.

병리학 (계속)

용어	용어 성분	설명
infertility 불임	in- = 아닌	아기를 생산하지 못하는 것. 대개 1년간 정상적인 성교를 했음에도 불구하고 임신되지 않을 때 불임으로 정의함.
placenta previa [플라쎈타 프뤼비아] 전치태반		태반이 하부 자궁에 착상되어 산도를 막고 있는 상태.
preeclampsia [프뤼에클램ㅍ시아] 자간전증·전자간증	pre- = 전	임신 시 발생하는 대사질환. 치료하지 않을 경우 자간으로 발전할 수 있음. 고혈압과 두통, 알부민뇨, 부종 등의 증상을 나타냄. 임신 20주에서부터 출산 후 6주까지 발생할 수 있음. 임신중독증(*toxemia*) 또는 임신고혈압(*pregnancy-induced hypertension* [PIH])이라고도 함.
prolapsed umbilical cord [프로랩스드 엄빌이컬] 탯줄탈출		출산하는 동안 탯줄이 맨 처음 산도로 내려옴으로써 탯줄이 태아의 머리와 질 벽 사이에 끼이게 됨. 태아의 혈액순환을 악화시키므로 응급 상황을 야기함.
pseudocyesis [수도싸이이시스] 거짓임신·상상임신	pseudo- = 거짓 -cyesis = 임신	실제로는 임신하지 않았지만 임신했을 때처럼 신체가 반응(특히 호르몬 변화)을 나타내는 상태.
salpingocyesis [쌀핑고싸이이시스] 자궁관임신·난관임신	salping/o = 자궁관·난관 -cyesis = 임신	자궁이 아니라 자궁관에 임신된 상태.
spontaneous abortion 자연유산		배아 또는 태아가 사망하여 임신이 불시에 중단되는 것으로, 흔히 유산(낙태·*miscarriage*)이라 함.
stillbirth 사산		생존할 수 있는 시기의 태아가 출산 직전 또는 출산 시 사망한 채 태어나는 것.

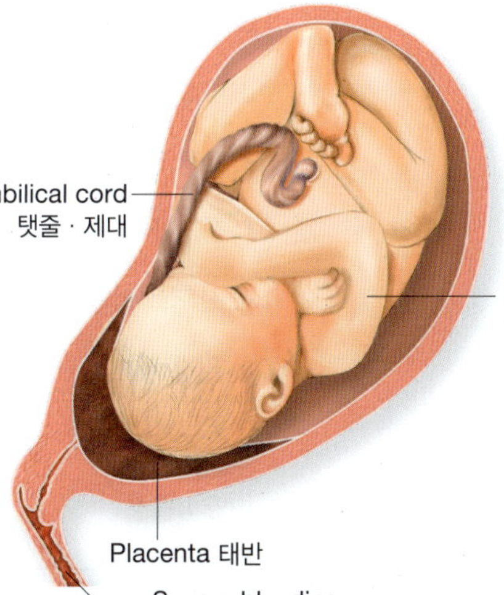

■그림 10.16 전치태반. 질 입구를 막고 있는 태반을 볼 수 있는 세로단면 그림.

알아두기

유산(*abortion* [AB])이라는 용어는 의료종사자와 일반인이 서로 다른 의미로 사용한다. 일반인은 유산을 임신의 계획된 중단과 같은 의미로 사용한다. 그러나 의료종사자는 유산을 좀 더 넓은 의미로 사용하는데, 유산은 태아가 생존할 수 있는 시점 이전에 임신이 종료되는 것을 의미한다.

자습하기

C. 의학용어 짝짓기

의학용어와 그 설명을 짝지어라.

1. __________ hemolytic disease of the newborn
2. __________ dysmenorrhea
3. __________ breech presentation
4. __________ abruptio placentae
5. __________ eclampsia
6. __________ pyosalpinx
7. __________ fibroid
8. __________ candidiasis
9. __________ lactorrhea
10. __________ neonate

a. 임신한 동안 발작과 혼수가 발생하는 것
b. 태아적혈모구증
c. 태반 박리
d. 효모균 감염
e. 유방으로부터 나오는 비정상 분비물
f. 신생아
g. 산도로 엉덩이가 가장 먼저 나옴
h. 월경 시 통증이 발생함
i. 자궁관에 고름이 존재함
j. 양성종양

진단법

용어	용어 성분	설명
임상검사실 진단법		
Pap (Papanicolaou) **smear** [파파니콜루] 파파니콜로펴바른표본		그리스 의사 George Papanicolaou가 개발한 검사법으로 자궁경부암의 조기진단을 위해 이용함. 자궁경부 세포를 긁어 낸 후 현미경으로 관찰함.
pregnancy test [프레그넌씨] 임신검사		임신한 지 몇 주 이내에 임신 여부를 알 수 있는 화학적 검사. 병원이나 가정에서 실시할 수 있음.
영상 진단법		
hysterosalpingography (HSG) [히스테로쌀핀고그래피] 자궁자궁관조영(술)·자궁난관조영(술)	hyster/o = 자궁 salping/o = 자궁관·난관 -graphy = 기록법	자궁과 자궁관에 방사선비투과물질을 주입한 후 X선으로 촬영하는 것.
mammogram [매모그램] 유방촬영사진·유방촬영상	mamm/o = 유방 -gram = 기록물	유방의 X선 촬영 기록물.
mammography [매모그래피] 유방촬영(술)	mamm/o = 유방 -graphy = 기록법	유방질환, 특히 유방암을 진단하기 위해 X선으로 촬영하는 것.

진단법 (계속)

용어	용어 성분	설명
pelvic ultrasonography [펠빅 울트롸쏘노그뤠피] 골반초음파촬영(술)	pelv/o = 골반 -ic = ~와 연관된 ultra- = 너머 son/o = 소리 -graphy = 기록법	고주파 음파를 이용하여 자궁이나 난소 같은 장기나 태아의 영상을 관찰하거나 사진을 촬영하는 것.
내시경 진단법		
colposcope [콜포스코프] 질확대경	colp/o = 질 -scope = 시각적 관찰 기구	질 내부를 관찰하는데 이용하는 기구.
colposcopy [콜포스코피] 질확대경검사	colp/o = 질 -scopy = 시각적 관찰법	질확대경(*colposcope*)을 이용하여 질 내부를 검사하는 것.
culdoscopy [쿨도스코피] 골반강경검사	culd/o = 막힌주머니·맹낭 -scopy = 시각적 관찰법	질 벽을 뚫고 내시경을 삽입하여 여성골반강, 특히 자궁 뒤쪽을 검사하는 것.
laparoscope [래파로스코프] 복강경	lapar/o = 배·복부 -scope = 시각적 관찰 기구	시각적으로 복강 내부를 관찰하기 위해 사용하는 기구.
laparoscopy [라파로스코피] 복강경검사	lapar/o = 배·복부 -scopy = 시각적 관찰법	복강경(*laparoscope*)을 이용하여 복강을 검사하는 것.

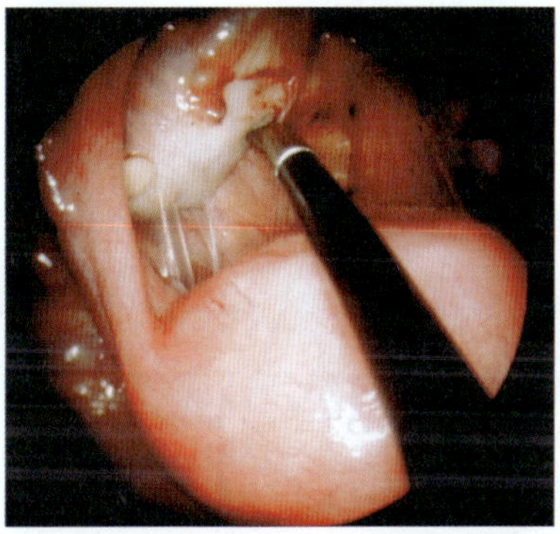

■ 그림 10.17 복강경검사를 통해 촬영한 사진. 탐색자(probe) 아래에서 자궁바닥을 볼 수 있고, 탐색자 끝부위에서 난소를 볼 수 있으며, 사진의 왼쪽에서 자궁과 난소를 잇는 자궁관을 볼 수 있다. *(Southern Illinois University/ Photo Researchers, Inc.)*

용어	용어 성분	설명
산과 진단법		
amniocentesis [앰니오쎈티시스] 양막천자·양수천자	amni/o = 양막 -centesis = 체액을 채취하기 위해 천자함	양수를 채취하기 위해 주사기와 바늘을 이용하여 양막주머니에 구멍을 내어 양수를 채취하는 것. 태아의 성숙 정도, 발달 정도, 유전병 유무 등을 결정하는데 도움을 얻을 수 있음.
Apgar score [애프가ㄹ] 아프가점수		신생아가 외부 세계에 적응할 수 있는지 판단하는 것. 신생아의 색깔과 심박수, 근육긴장도, 호흡수, 자극에 대한 반응을 출생 후 1분과 5분에 검사하여 점수를 부여함.
chorionic villus sampling (CVS) [코뤼오닉 빌러스] 융모막융모채취	chori/o = 융모막·융털막 -nic = ~와 연관된	유전검사를 위해 융모막을 조금 채취하는 것. 대개 양막천자보다 더 이른 시기에 시행함.

진단법 (계속)

용어	용어 성분	설명
fetal monitoring [퓌이틀] 태아감시·태아모니터링	fet/o = 태아 -al = ~와 연관된	산모의 복부나 태아의 두피에 전자장비를 설치해 분만 동안 태아심박수(fetal heart rate [FHR]; 태아심장음[fetal heart tone, FHT]이라고도 함)를 감시하는 것. 정상 태아심박수는 분당 120~160회임. 태아심박수가 감소하는 것은 태아가 곤란을 겪는다는 것을 나타냄.
기타 진단법		
cervical biopsy [써ㄹ비컬 바이옵씨] 자궁목생검·자궁경부생검	cervic/o = 자궁목·자궁경부 -al = ~와 연관된 bi/o = 생명 -opsy = 관찰	암세포가 존재하는지 검사하기 위해 자궁목 조직을 채취하는 것.
endometrial biopsy (EMB) [엔도미트뤼얼 바이옵씨] 자궁내막생검	endo- = 안에 metr/o = 자궁 -al = ~와 연관된 bi/o = 생명 -opsy = 관찰	이상이 있는지 검사하기 위해 자궁내막 조직을 채취하는 것.
pelvic examination [펠빅] 골반검사·골반내진	pelv/o = 골반 -ic = ~와 연관된	의사가 한 손의 손가락을 질 속에 넣어 질과 인접 장기를 검사하는 것. 질을 개방하는데 사용하는 기구를 질경(*vaginal speculum*)이라 함.

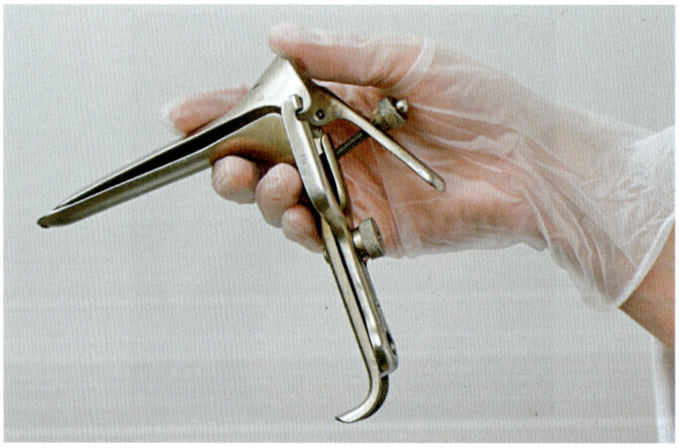

■ 그림 10.18 자궁목을 관찰하기 위해 질을 개방하는데 이용되는 질경.
(Patrick Watson, Pearson Education)

치료법

용어	용어 성분	설명
내과 치료법		
barrier contraception [콘트뢉쎕션] 장벽피임법	contra- = 대항하는	정자가 난자와 만나는 것을 막는 장치를 이용해 임신을 예방하는 것. 예로는 condom과 diaphragm, cervical cap을 들 수 있음.
hormonal contraception 호르몬피임법	-al = ~와 연관된 contra- = 대항하는	호르몬을 이용해 배란을 차단하고 임신을 예방하는 것. 알약이나 부착포, 피하삽입, 주사를 통해 호르몬을 투여함.
intrauterine device (IUD) [인트롸유터륀] 자궁내장치	intra- = 안에 uter/o = 자궁 -ine = ~와 연관된	임신을 방지할 목적으로 의사가 자궁에 삽입하는 기구(그림 10.19 참조)

치료법 (계속)

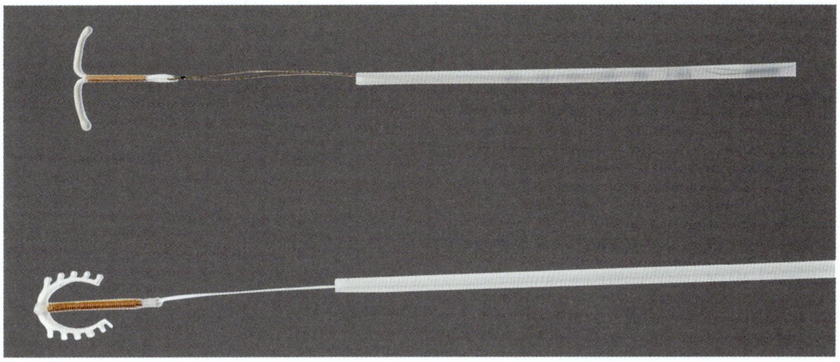

■ 그림 10.19 두 종류의 자궁내장치를 보여주는 그림. *(Jules Selmes and Debi Treloar/Dorling Kindersley Media Library)*

외과 치료법

용어	용어 성분	설명
amniotomy [앰니오토미] 인공양막파열·양막절개(술)	amni/o = 양막 -otomy = 절개	외과적으로 양막을 절개함. 흔히 '양막파열(breaking the water)'이라 함.
cervicectomy [써ㄹ비쎅토미] 자궁목절제술·자궁경부절제술	cervic/o = 자궁목·자궁경부 -ectomy = 외과적 절제	자궁목을 외과적으로 절제함.
cesarean section (CS, C-section) [씨이재뤼언] 제왕절개(술)		복벽과 자궁벽을 절개하는 외과수술을 통해 아기를 출산하는 것. 전설에 따르면 로마 황제 줄리어스 시저가 이 방식으로 맨 처음 출생했다고 함.
conization [코니제이션] 원뿔절제(술)·원추절제(술)		자궁목의 중심 부위를 외과적으로 절제하는 것. 자궁목 부분절제술이라고도 함.
dilation and curettage (D & C) [다이레이션 / 큐뤠타아지] 자궁긁어냄(술)·자궁소파(술)	dilat/o = 확대	자궁목 입구를 확장시킨 후 자궁내막을 긁어내는 외과적 치료법. 흔히 자연유산 이후에 시행하거나 다른 원인에 의해 심한 출혈이 있을 때 시행함.
elective abortion 인공유산		의학적 문제가 아닌 다른 이유로 임신을 합법적으로 종료시키는 것.
episiorrhaphy [에피지오롸피] 외음꿰맴술·외음봉합술	episi/o = 외음·음문 -rrhaphy = 봉합	회음(perineum)을 봉합하는 것을 말하며, 외음부절개 부위 또는 출산 시 찢어진 회음을 봉합하는 것. 회음을 의미하는 연결형 *episi/o*는 외음(vulva)에 속하는 부위가 아닌 것에 주목할 것.
episiotomy [에피지아토미] 외음절개술	episi/o = 외음·음문 -otomy = 절개	출산과정을 촉진하기 위해 회음(perineum)을 절개하는 것. 출산 시 조직이 불규칙적으로 찢어지는 것을 방지할 수 있음. 회음을 의미하는 연결형 *episi/o*는 외음(vulva)에 속하는 부위가 아닌 것에 주목할 것.
hymenectomy [하이멘엑도미] 처녀막절제술	hymen/o = 처녀막 -ectomy = 외과적 절제	처녀막을 외과적으로 절제함.
hysterectomy [히스터뤡토미] 자궁절제술	hyster/o = 자궁 -ectomy = 외과적 절제	자궁을 외과적으로 절제함.
hysteropexy [히스터로펙씨] 자궁고정술	hyster/o = 자궁 -pexy = 외과적 고정	자궁을 골반강 내 적절한 부위에 고정하는 외과수술로서 자궁탈출을 치료하기 위해 시행함.

치료법 (계속)

용어	용어 성분	설명
laparotomy [라파로토미] 개복술·배벽술	lapar/o = 배·복부 -otomy = 절개	복부를 절개하여 개방하는 것으로 복부 속을 수술하거나 제왕절개를 위해 시행함.
lumpectomy [럼펙토미] 덩이절제술·종괴절제술	-ectomy = 외과적 절제	유방종양과 인접 조직만 제거하는 수술.
mammoplasty [매모플라스티] 유방성형술	mamm/o = 유방 -plasty = 외과적 복구	유방을 외과적으로 복구하거나 복원하는 수술.
mastectomy [매스텍토미] 유방절제술	mast/o = 유방 -ectomy = 외과적 절제	유방을 외과적으로 절제함.
oophorectomy [오오포렉토미] 난소절제(술)	oophor/o = 난소 -ectomy = 외과적 절제	난소를 외과적으로 절제함.
radical mastectomy [매스텍토미] 근치유방절제술	radic/o = 뿌리 -al = ~와 연관된 mast/o = 유방 -ectomy = 외과적 절제	유방조직과 여러 가슴근육, 그리고 겨드랑 림프절을 외과적으로 절제하는 수술.
salpingectomy [쌀핀젝토미] 자궁관절제술·난관절제술	salping/o = 자궁관·난관 -ectomy = 외과적 절제	자궁관을 외과적으로 절제하는 수술.
simple mastectomy [매스텍토미] 단순유방절제술	mast/o = 유방 -ectomy = 외과적 절제	유방조직만 외과적으로 절제하는 수술로서 나머지 하부 조직은 남겨둠.
therapeutic abortion 치료적유산		모성의 건강 또는 다른 의학적 이유로 임신을 종료시키는 것.
total abdominal hysterectomy—bilateral salpingo-oophorectomy (TAH-BSO) [히스터렉토미 / 쌀핑고오오포렉토미] 완전배자궁절제술-양쪽자궁관난소절제술·복식전자궁절제술-양측난관절제술	abdomin/o = 배·복부 -al = ~와 연관된 hyster/o = 자궁 -ectomy = 외과적 제거 bi- = 둘 later/o = 쪽·측 -al = ~와 연관된 salping/o = 자궁관·난관 oophor/o = 난소 -ectomy = 외과적 제거	전체 자궁과 양쪽 난소, 양쪽 자궁관을 절제하는 수술.
tubal ligation [투우벌 라이게이션] 자궁관묶음·난관결찰	-al = ~와 연관된	수정이 일어나는 것을 방지할 목적으로 자궁관을 외과적으로 묶는 수술. 수술을 받은 여성은 불임이 초래됨.
vaginal hysterectomy [배지널 히스터렉토미] 질자궁절제술	vagin/o = 질 -al = ~와 연관된 hyster/o = 자궁 -ectomy = 외과적 절제	복부 절개부위를 통하지 않고 질을 통해 자궁을 절제하는 수술.

자습하기

D. 의학용어 짝짓기

의학용어와 그 설명을 짝지어라.

1. __________ Pap smear
2. __________ intrauterine device
3. __________ colposcopy
4. __________ Apgar
5. __________ chorionic villus sampling
6. __________ lumpectomy
7. __________ episiotomy
8. __________ tubal ligation

a. 신생아가 외부 세계에 적응할 수 있을지를 검사함
b. 산도를 넓혀 출산을 촉진함
c. 종양과 주변 조직만 제거함
d. 질을 시각적으로 검사함
e. 자궁경부암을 검사함
f. 불임시술법
g. 산아제한방법
h. 유전검사를 위해 세포를 채취함

약리학

분류	용어 성분	작용	예
abortifacient [어보ㄹ터페이션트] 낙태제		임신을 종료시킴.	mifepristone, Mifeprex; dinoprostone, Prostin E2
fertility drug 임신약		배란을 유도함. 배란촉진제(*ovulation stimulant*)라고도 함.	clomiphene, Clomid; follitropin alfa, Gonal-F
hormone replacement therapy (HRT) 호르몬대치요법		에스트로겐 부족을 초래하는 폐경 또는 난소제거 시 소실된 호르몬을 대치하는 치료법. 호르몬을 대치할 경우 폐경한 여성이나 젊은 나이에 난소를 절제한 여성에서 호르몬 감소에 의해 일어나는 일부 변화를 방지할 수 있음.	conjugated estrogens, Cenestin, Premarin
oral contraceptive pills (OCPs) [칸트롸셉티브] 경구피임제·먹는피임제	**or/o** = 입·구강 **-al** = ~와 연관된 **contra-** = 대항하는	배란을 차단함으로써 배란을 예방할 정도의 저농도 여성호르몬을 투여하여 임신을 방지하는 약물.	desogestrel/ethinyl estradiol, Ortho-Cept; ethinyl estradiol/norgestrel, Lo/Ovral
oxytocin [악씨토신] 옥시토신		분만과 출산 시 자궁 수축을 개시하거나 증가시키는 천연호르몬.	oxytocin, Pitocin, Syntocinon

약어

AB	abortion 유산	**HPV**	human papilloma virus 사람유두종바이러스
AI	artificial insemination 인공정액주입·인공수정	**HRT**	hormone replacement therapy 호르몬대치요법
BSE	breast self-examination 유방자가진단	**HSG**	hysterosalpingography 자궁자궁관조영(술)·자궁난관조영(술)
CS, C-section	cesarean section 제왕절개(술)	**IUD**	intrauterine device 자궁내장치
CVS	chorionic villus sampling 융모막융모채취	**IVF**	*in vitro* fertilization 체외수정
Cx	cervix 자궁목·자궁경부	**LBW**	low birth weight 저체중
D & C	dilation and curettage 자궁긁어냄(술)·자궁소파(술)	**LH**	luteinizing hormone 황체형성호르몬
EDC	estimated date of confinement 분만예정일	**LMP**	last menstrual period 최종월경주기
EMB	endometrial biopsy 자궁내막생검	**NB**	newborn 신생아
ERT	estrogen replacement therapy 에스트로겐대치요법	**OB**	obstetrics 산과학
FEKG	fetal electrocardiogram 태아심전도	**OCPs**	oral contraceptive pills 경구피임제
FHR	fetal heart rate 태아심박수	**Pap**	Papanicolaou test 자궁목질세포검사·파파니콜로검사
FHT	fetal heart tone 태아심장음	**PI, para I**	first delivery 첫 출산
FSH	follicle-stimulating hormone 난포자극호르몬	**PID**	pelvic inflammatory disease 골반염증질환·골반염
FTND	full-term normal delivery 정상만기분만	**PIH**	pregnancy-induced hypertension 임신고혈압
GI, grav I	first pregnancy 첫 임신	**PMS**	premenstrual syndrome 월경전증후군
GYN, gyn	gynecology 부인과학	**TAH-BSO**	total abdominal hysterectomy-bilateral salpingo-oophorectomy 완전배자궁절제술-양쪽자궁관난소절제술 ·복식전자궁절제술-양측난관절제술
HCG, hCG	human chorionic gonadotropin 사람융모생식샘자극호르몬	**TSS**	toxic shock syndrome 독성쇼크증후군
HDN	hemolytic disease of the newborn 신생아용혈병	**UC**	uterine contractions 자궁수축

자습하기

E. 약어로 나타내기

1. first pregnancy ______
2. artificial insemination ______
3. uterine contractions ______
4. full-term normal delivery ______
5. intrauterine device ______
6. dilation and curettage ______
7. hormone replacement therapy ______
8. gynecology ______
9. abortion ______
10. oral contraceptive pills ______

단원 II: 남성생식계통 훑어보기

기능

여성생식계통과 유사하게 남성생식계통(남성생식계 · male reproductive system)은 정자를 생산하고, 남성호르몬을 분비하며, 여성생식계통으로 정자를 운반하는 역할을 한다.

기관

남성생식계통을 구성하는 주요 구조물은 다음과 같다.

bulbourethral glands 망울요도샘 · 구요도선
epididymis 부고환
penis 음경
prostate gland 전립샘 · 전립선
seminal vesicles 정낭
testes 고환
vas deferens 정관

용어 성분

남성생식계통 용어를 만드는데 활용되는 용어 성분들은 다음과 같다. 더 자세한 내용은 이 장의 용어 단락을 참조하기 바란다.

연결형

andr/o	male 남성
balan/o	glans penis 음경귀두
crypt/o	hidden 숨겨진
epididym/o	epididymis 부고환
orch/o	testes 고환
orchi/o	testes 고환
orchid/o	testes 고환
pen/o	penis 음경
prostat/o	prostate 전립샘 · 전립선
spermat/o	sperm 정자
testicul/o	testes 고환
vas/o	vas deferens 정관
vesicul/o	seminal vesicle 정낭

접미어

-cide	죽임
-plasia	세포형성
-spermia	정자 상태

그림으로 살펴본 남성생식계통

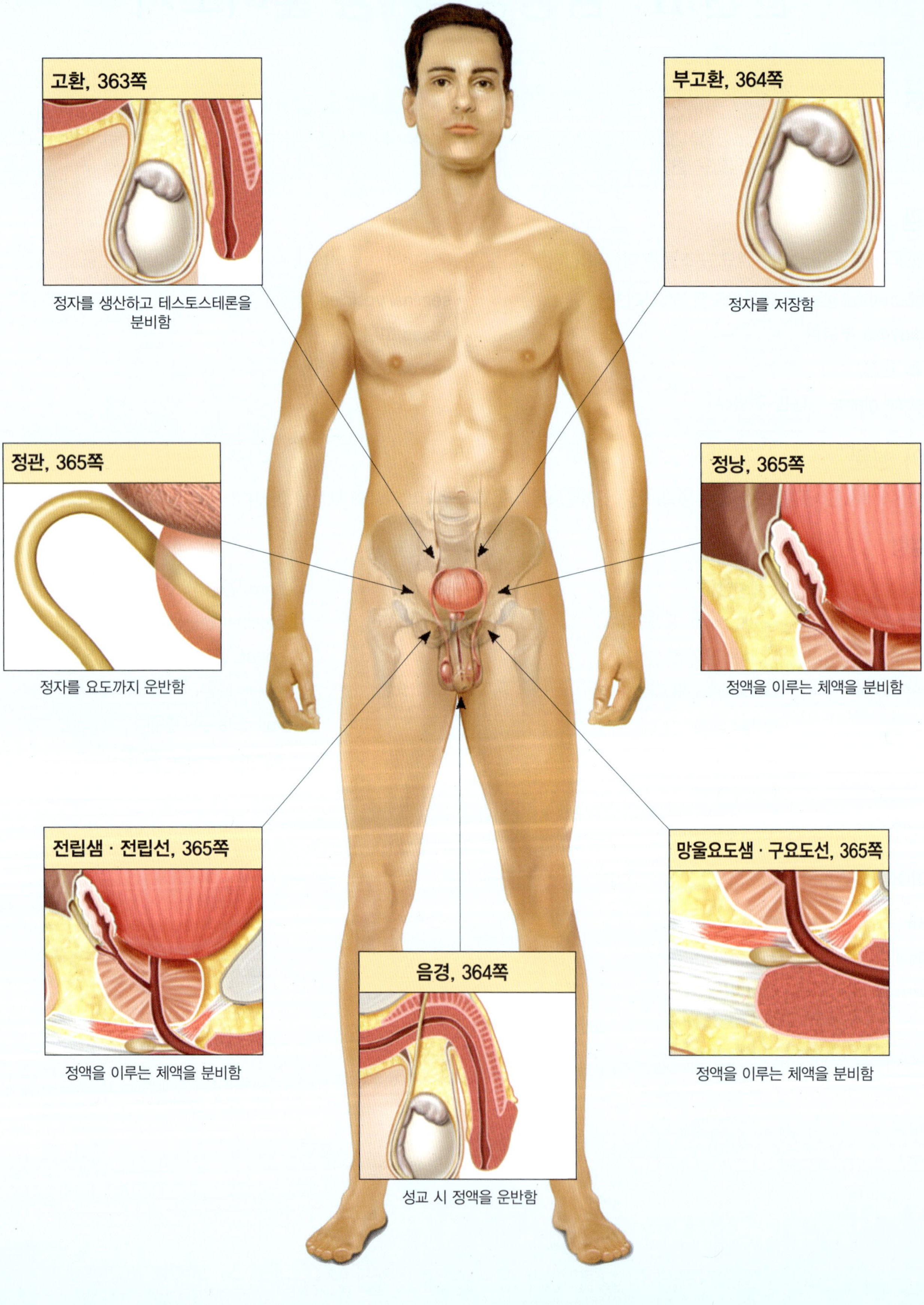

남성생식계통의 해부생리학

bulbourethral glands [벌보유**뤼**쓰뤌] 망울요도샘·구요도선
epididymis [에피**디디**미스] 부고환
genitourinary system [제니토**유**뤼내뤼] 비뇨생식계통
penis [**피이**니스] 음경
prostate gland [**프로스**테잍] 전립샘·전립선
semen [**씨이**먼] 정액
seminal vesicles [**쎄미**널 **베씨**클스] 정낭
sex hormones 성호르몬
sperm 정자
testes [**테스**티즈] 고환
vas deferens [**배스 데퍼**뤈스] 정관

남성생식계통은 두 가지 주요 기능을 수행한다. 첫 번째 기능은 남성생식세포인 **정자**를 생산하는 것이고, 두 번째 기능은 **남성호르몬**을 분비하는 것이다. 남성의 주요 생식기관인 **음경**과 **고환**, **부고환**은 몸 밖에 위치하고 있다(그림 10.20). 음경 속에 위치한 요도는 소변과 **정액**을 몸 밖으로 운반하는 역할을 한다. 이러한 이유로 요도를 **비뇨생식계통**으로 분류하기도 한다.

몸속에 위치한 생식계통으로는 두 개의 **정낭**과 두 개의 **정관**, **전립샘**, 그리고 두 개의 **망울요도샘**을 들 수 있다.

용어 성분

이 용어 성분들을 찾아보자.
genit/o = 생식기관
urethr/o = 요도
urin/o = 소변
-al = ~와 연관된
-ary = ~와 연관된

몸 바깥에 위치한 생식기관

고환

androgen [**앤**드로젠] 남성호르몬·안드로겐
perineum 회음·샅
scrotum [**스크로**툼] 음낭
seminiferous tubules [쎄미**니퍼**뤄스 **투뷸**스] 정세관·세정관
spermatogenesis [스퍼ㄹ마토**제**네시스] 정자발생
testicles [테스**티**클스] 고환
testosterone [테스**타스**테로운] 테스토스테론

용어 성분

이 용어 성분들을 찾아보자.
andr/o = 남성
spermat/o = 정자
-gen = 생산물
-ous = ~와 연관된

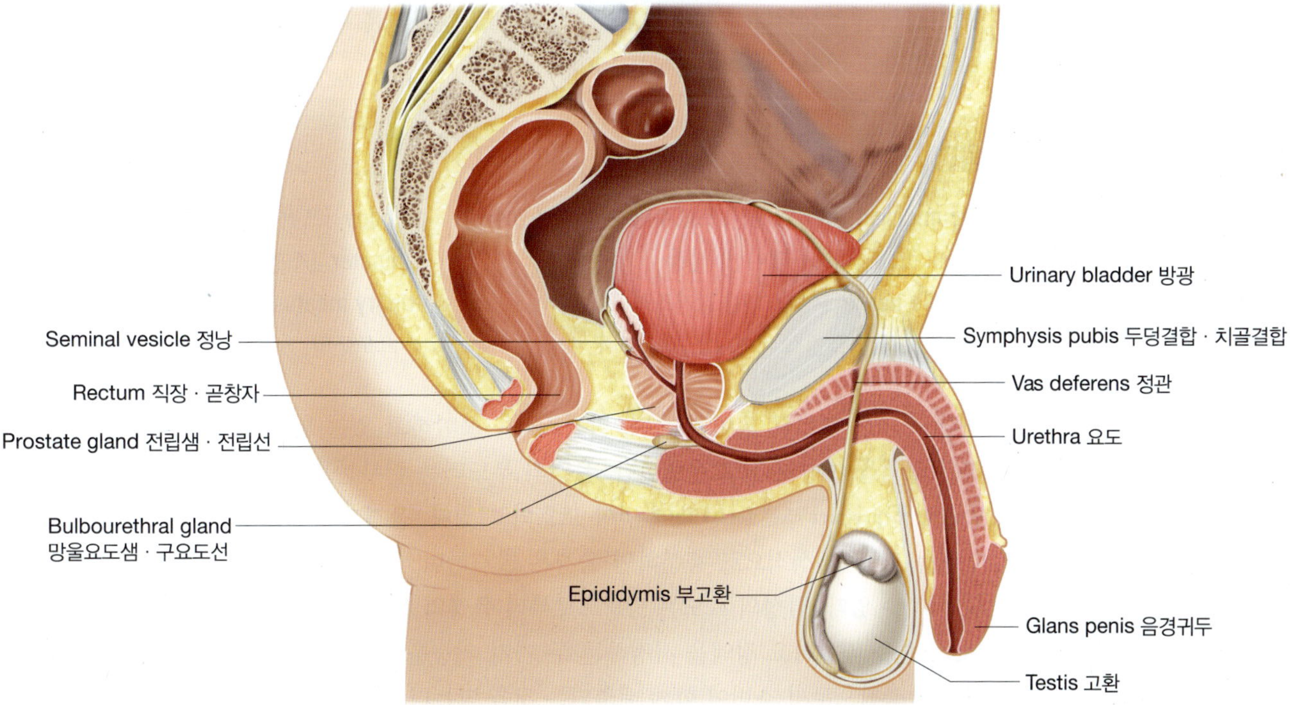

■그림 10.20 남성생식계통을 구성하는 기관들, 그리고 방광 및 직장과 이 기관들의 상관관계를 볼 수 있는 세로단면.

알아두기

정자는 *spermatozoon*(복수형은 *spermatozoa*임) 또는 *sperm*이라 한다. 여러분은 동일한 의미를 지니는 여러 의학용어들이 존재한다는 것을 알고 있을 것이다. 이러한 용어를 활용할 때는 유연한 자세를 취하는 것이 좋겠다. 복수의 용어 중 전공에 따라 또는 국가에 따라 특정 용어를 좀 더 흔히 사용하는 것을 볼 수 있다.

고환(testis [복수형은 testes], **testicle**)은 타원형으로 생겼으며 정자를 생산한다(그림 10.20 참조). **정자발생**이라 불리는 이 과정은 고환 내부에 위치한 **정세관**에서 일어난다(**그림 10.21**). 고환 속에 있는 정자들이 생존하기 위해서는 고환 온도가 적절히 낮게 유지되어야 한다. 고환 온도가 낮게 유지되는 이유는 고환이 신체 바깥에 매달려 있는 **음낭** 속에 위치하고 있기 때문이다. 음낭과 항문 사이에 위치한 남성의 회음은 여성과 유사하다. 주요 **남성호르몬**은 **테스토스테론**이며, 이 호르몬은 남성생식기관의 발달과 정자 생산, 이차성징 발현을 담당하며 고환에서 생산된다.

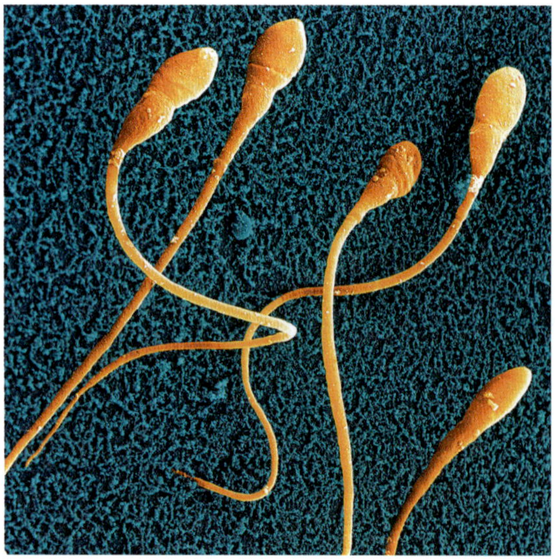

■ 그림 10.21 사람 정자의 전자현미경사진. *(Juergen Berger, Max-Planck Institute/Science Photo Library/Science Source)*

부고환

부고환(epididymis)은 음낭 속에 위치한 고환의 상부에 존재하며 가느다란 관들이 구불구불 꼬여 형성된 구조물이다(그림 10.20 참조). 가늘고 긴 부고환은 정자가 정관 속으로 유리될 수 있도록 정자를 성숙시키고 저장하는 역할을 한다.

음경

용어 성분

이 용어 성분들을 찾아보자.
urin/o = 소변
-ary = ~와 연관된
-ile = ~와 연관된
circum- = 주위에

circumcision [써ㄹ컴**씨**젼] 포경수술·음경꺼풀절제(술)
ejaculation [이재큘**레이**션] 사정
erectile tissue [이**렉**타일] 발기조직
glans penis [글랜스 **피이**니스] 음경귀두
prepuce [**프뤼**퓨스] 음경꺼풀
sphincter [**스핑**터ㄹ] 조임근·괄약근
urinary meatus [**유**뤼내뤼 미**에이**터스] 요도구멍

음경(penis)은 피부로 덮여 있으며, **발기조직**을 포함하고 있는 남성성기관이다(그림 10.20). 음경은 정액을 여성의 질로 운반한다. 음경의 부드러운 끝부분을 **음경귀두**라 한다. 음경귀두는 음경꺼풀(**prepuce** 또는 foreskin)에 덮여 보호되고 있다. 음경꺼풀은 **포경수술**을 할 때 제거하는 부위를 말한다. 성적으로 흥분하면 음경은 발기하며, 정액을 **사정**하기 위해 여성의 질 속에 삽입할 수 있다. 남성의 요도는 방광으로부터 음경의 바깥구멍, 즉 **요도구멍**까지 이어져 있으며, 소변을 배설하고 정액을 사정하는 두 가지 기능을 수행한다. 사정이 일어나는 동안 **조임근**이 수축함으로써 소변이 함께 배출되는 것을 막는다.

알아두기

성교(sexual intercourse 또는 *coitus*)를 하는 동안 남성은 최대 1억 개의 정자세포를 사정할 수 있다. 성인 남성은 매일 거의 2억 개의 정자를 생산한다.

몸속에 위치한 생식기관

정관

spermatic cord [스퍼ㄹ매틱] 정삭

정관(vas deferens)은 부고환에서부터 골반강까지 정액을 운반한다. 정관은 방광 앞까지 올라온 다음 방광 위를 돌아 다시 방광 뒤쪽을 따라 아래로 내려가 요도에 합류한다(그림 10.20 참조). 정관은 신경과 동맥, 정맥, 림프관과 함께 골반강과 고환 사이를 지나며 **정삭**을 형성한다.

정낭

정낭(seminal vesicle)은 방광 바닥에 위치한 작은 분비샘이다(그림 10.20 참조). 정낭은 정관이 요도에 합류하기 직전에 정관에 합류한다. 정낭은 포도당이 풍부한 체액을 분비하여 정자에 영양을 공급한다. 정자와 기타 남성생식샘에서 분비된 체액, 그리고 정낭분비물이 합쳐져 정액을 형성하며, 정액은 성교를 하는 동안 사정된다.

전립샘

전립샘(prostate gland, 전립선이라고도 함)은 방광 바로 아래에 위치하고 있다(그림 10.20 참조). 전립샘은 요도를 둘러싸고 있으므로 커질 경우 배뇨장애를 유발할 수 있다. 전립샘은 요도와 질의 pH를 중화시켜 정자의 생존을 돕는 알칼리성 체액을 분비하므로 생식에서 중요한 역할을 한다.

망울요도샘

Cowper's glands [쿠우퍼ㄹ즈] 쿠퍼샘·쿠퍼선·망울요도샘

망울요도샘(bulbourethral gland, Cowper's gland)은 전립샘 아래의 요도 양쪽에 위치한 두 개의 작은 분비샘이다(그림 10.20 참조). 망울요도샘은 점액과 유사한 윤활액을 생산하며, 이 체액은 정액에 섞여 사정된다.

자습하기

F. 빈칸 채우기

1. 남성생식계통은 ____________________ 계통과 ____________________ 계통이 합쳐져 형성된다.
2. 남성에서 몸 밖에 분포하는 생식기관으로는 ____________________, ____________________, ____________________을 들 수 있다.
3. Prepuce와 같은 의미를 가진 용어는 ____________________이다.
4. 정자세포의 발생을 담당하는 기관은 ____________________이다.
5. 남성의 요도 양쪽에 하나씩 분포하며, 윤활액과 체액을 생산하는 분비샘은 ____________________이다.
6. 남성호르몬은 ____________________이다.
7. 음낭과 항문 사이의 부위를 ____________________이라 한다.

의학용어

남성생식계통 용어를 만드는데 활용되는 용어 성분

아래 목록에는 이 장에 등장하는 용어를 만드는데 활용되는 연결형과 접미어, 접두어가 정리되어 있다.

연결형

andr/o	male 남성
balan/o	glans penis 음경귀두
carcin/o	cancer 암
crypt/o	hidden 숨겨진
epididym/o	epididymis 부고환
genit/o	genital 생식~
hydr/o	water 물
immun/o	protection 보호

olig/o	scanty 빈약한
orch/o	testes 고환
orchi/o	testes 고환
orchid/o	testes 고환
pen/o	penis 음경
prostat/o	prostate gland 전립샘·전립선
rect/o	rectum 직장·곧창자

spermat/o	sperm 정자
testicul/o	testicle 고환
ur/o	urine 소변
urethr/o	urethra 요도
varic/o	dilated vein 확장된 정맥
vas/o	vas deferens 정관
vesicul/o	seminal vesicle 정낭

접미어

-al	~와 연관된
-ar	~와 연관된
-cele	돌출
-cide	죽임
-ectomy	외과적 절제
-gen	생산물
-iasis	비정상 상태
-ic	~와 연관된

-ile	~와 연관된
-ism	상태
-itis	염증
-logy	~학
-lysis	파괴
-oid	유사한
-oma	종양
-osis	비정상 상태

-ostomy	외과적으로 구멍을 냄
-otomy	절개함
-pexy	외과적 고정
-plasia	세포형성
-plasty	외과적 복구
-rrhea	분비물
-spermia	정자 상태

접두어

a-	없는
an-	없는
anti-	대항하는

dys-	비정상
epi-	위
hyper-	과도한

hypo-	아래
trans-	가로질러

해부학 용어의 형용사형

용어	용어 성분	설명
balanic [벌래닉] 음경귀두~	balan/o = 음경귀두 -ic = ~와 연관된	음경귀두와 연관된.
epididymal [에피디디멀] 부고환~	epididym/o = 부고환 -al = ~와 연관된	부고환과 연관된.
penile [피이나일] 음경~	pen/o = 음경 -ile = ~와 연관된	음경과 연관된.
prostatic [프로스태틱] 전립샘~	prostat/o = 전립샘·전립선 -ic = ~와 연관된	전립샘과 연관된.

해부학 용어의 형용사형 (계속)

용어	용어 성분	설명
spermatic [스퍼ㄹ매틱] 정자~	spermat/o = 정자 -ic = ~와 연관된	정자와 연관된.
testicular [테스티큘러ㄹ] 고환~	testicul/o = 고환 -ar = ~와 연관된	고환과 연관된.
vasal [베이설] 정관~	vas/o = 정관 -al = ~와 연관된	정관과 연관된.
vesicular [베씩큘러ㄹ] 정낭~	vesicul/o = 정낭 -ar = ~와 연관된 주의하기 '방광'을 의미하는 연결형 *vesic/o*와 '정낭'을 의미하는 *vesicul/o*를 사용할 때는 혼동하지 않도록 주의해야 한다.	정낭과 연관된.

자습하기

G. 형용사형 만들기

1. A testis ______
2. Sperm ______
3. A seminal vesicle ______
4. The penis ______
5. The prostate gland ______

병리학

용어	용어 성분	설명
전문 분야		
urology [유뢀어지] 비뇨기과학	ur/o = 소변 -logy = 학	비뇨계통과 남성생식계통의 질병과 이상을 진단하고 치료하는 의학 분과. 이 분야를 담당하는 의사를 비뇨기과전문의(*urologist*)라 함.
징후 및 증상		
aspermia [애스퍼ㄹ미아] 정액없음(증)·무정액(증)	a- = 없는 -spermia = 정자 상태	정자가 없는 상태.
balanorrhea [밸러노뤼아] 음경귀두분비물	balan/o = 음경귀두 -rrhea = 분비물	음경귀두 분비물.
oligospermia [올리고스퍼ㄹ미아] 정자부족(증)	olig/o = 빈약한 -spermia = 정자 상태	정자수가 너무 적어 수정될 확률이 매우 낮은 상태.
spermatolysis [스퍼ㄹ마토라이시스] 정자용해	spermat/o = 정자 -lysis = 파괴	정자를 파괴하는 것과 연관된 용어.

병리학 (계속)

용어	용어 성분	설명
고환		
anorchism [애노오ㄹ키즘] 고환없음(증)·무고환(증)	an- = 없는 orch/o = 고환 -ism = 상태	선천적으로 또는 수술이나 사고로 고환이 없는 상태.
cryptorchidism [크륍토오ㄹ키즘] 잠복고환(증)	crypt/o = 숨겨진 orchid/o = 고환 -ism = 상태	고환이 출생 전에 고환주머니 속으로 하강하지 못한 상태. 대개 고환은 출생 전에 하강함. 영구적으로 고환을 음낭 속으로 내리는 고환고정술(orchiopexy)을 해야 할 경우가 많음. 고환이 하강하지 못할 경우 불임이나 고환암 발생 위험성이 증가함.
hydrocele [하이드로씨일] 물음낭(종)·음낭수(종)	hydr/o = 물 -cele = 돌출	고환 또는 정삭 주위에 체액이 축적된 상태. 어린이에서 흔함.
orchitis [오오ㄹ카이티스] 고환염	orch/o = 고환 -itis = 염증	한쪽 또는 양쪽 고환의 염증.
sterility 불임		정자발생에 문제가 있어 수태할 능력이 없음.
testicular carcinoma [카ㄹ씨노마] 고환암종	testicul/o = 고환 -ar = ~와 연관된 carcin/o = 암 -oma = 종양	한쪽 또는 양쪽 고환의 암으로서 40세 이전에 가장 흔한 남성암.
testicular torsion 고환꼬임	testicul/o = 고환 -ar = ~와 연관된	정삭이 꼬임.
varicocele [베뤼코씨일] 덩굴정맥류	varic/o = 확장된 정맥 -cele = 돌출	정삭 정맥이 확장된 것으로 청소년기에 좌측에서 발생하는 경우가 많음.
부고환		
epididymitis [에피디디마이티스] 부고환염	epididym/o = 부고환 -itis = 염증	부고환의 염증.
전립샘		
benign prostatic hyperplasia (BPH) [비나인 프로스타틱 하이퍼ㄹ플레이쥐어] 양성전립샘비대·양성전립선비대	prostat/o = 전립샘 -ic = ~와 연관된 hyper- = 과도한 -plasia = 세포형성	50세 이상의 남성에서 발생하는 양성 전립샘 비대. 이전에는 *benign prostatic hypertrophy* 라고 하였음.
prostate cancer [프로스테잍] 전립샘암·전립선암		50세 이상의 남성에서 발생하는 천천히 자라는 암. 조기 진단을 위해 전립샘특이항원(*prostate-specific antigen* [PSA]) 검사를 시행함.
prostatitis [프로스타타이티스] 전립샘염	prostat/o = 전립샘 -itis = 염증	전립샘의 염증.
음경		
balanitis [밸러나이티스] 귀두염	balan/o = 음경귀두 -itis = 염증	음경귀두의 염증.

병리학 (계속)

용어	용어 성분	설명
epispadias [에피스페이디이어스] 요도위열림(증)·요두상열(증)	epi- = 위	음경 등쪽면에 요도출구가 존재하는 선천이상.
erectile dysfunction (ED) [이뤡타일] 발기장애	-ile = ~와 연관된 dys- = 비정상, 어려운	발기상태를 유지할 수 없어 성교를 할 수 없는 상태. 발기부전(impotence)이라고도 함.
hypospadias [하이포스페이디이어스] 요도밑열림(증)·요도하열(증)	hypo- = 아래	음경 배쪽면에 요도출구가 존재하는 선천이상.
phimosis [퓌모시스] 포경	-osis = 비정상 상태	음경귀두를 덮고 있는 음경꺼풀이 좁아 위생 문제를 초래하는 것. 포경이 있으면 감염이 생길 수 있고 배뇨가 어려워질 수 있음. 음경꺼풀을 제거하는 포경수술로 치료함.
priapism [프롸이어피즘] 지속발기증	-ism = 상태	성적 자극이 아닌 병적인 원인으로 발기가 지속되고 통증이 발생하는 것.
성매개병		
chancroid [쉥크로이드] 무른궤양	-oid = 유사한	매우 전염성이 높은 비매독성 성병 궤양.

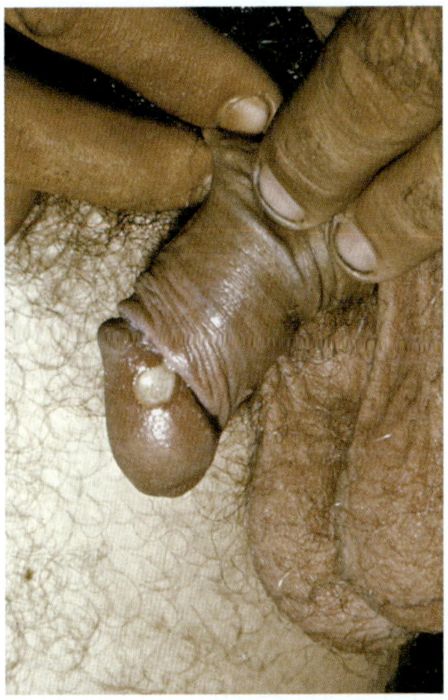

■ 그림 10.22 음경귀두에 발생한 무른궤양을 볼 수 있는 사진. *(Joe Miller/Centers for Disease Control and Prevention [CDC])*

용어	용어 성분	설명
chlamydia [클라미디아] 클라미디아		남성과 여성의 생식기 염증을 일으키는 세균 감염. 여성에서 골반염과 불임을 초래할 수 있음.
genital herpes [젠이털 허ㄹ피즈] 생식기헤르페스	genit/o = 생식기 -al = ~와 연관된	남성과 여성의 생식기 부위에 물집이나 잔물집을 형성하는 전염성 피부질환으로 다른 신체 부위에서 발생하기도 함. 성 접촉으로 전파되는 바이러스에 의해 발생함.
genital warts [젠이털] 생식기사마귀	genit/o = 생식기 -al = ~와 연관된	남성과 여성의 생식기에 발생하는 사마귀로서 여성에서는 자궁경부암을 일으킬 수 있음. 성 접촉으로 전파되는 사람유두종바이러스(HPV)에 의해 발생함.

병리학 (계속)

용어	용어 성분	설명
gonorrhea (GC) [곤오뤄아] 임질	-rrhea = 분비물	남성과 여성의 생식기 점막에서 발생하는 성 접촉으로 전파되는 세균 감염. 출산 과정 동안 신생아에게 전염될 수 있음.
human immunodeficiency virus (HIV) 사람면역결핍바이러스	immun/o = 방어·보호	면역계통을 공격하는 바이러스로서 성 접촉으로 전파됨.
sexually transmitted disease (STD) 성매개병·성병		대개 성교에 의해 전파되는 질환. 성매개감염(*sexually transmitted infection* [STI])이라고도 함. 이전에는 성병(*venereal disease* [VD])이라 하였음.
syphilis [씨필리스] 매독		어떤 장기라도 침범할 수 있는 감염성, 만성, 세균성 성병. 증상 없이 수년간 잠복하기도 하지만 치료하지 않으면 치명적임. 페니실린으로 치료함.
trichomoniasis [트뤼코모나이아시스] 질편모충증	-iasis = 비정상 상태	남성과 여성에서 발생하는 원생생물에 의한 비뇨생식기감염으로 대개 증상은 없음. 여성에서는 가려움이나 작열감, 냄새나는 분비물을 나타낼 수 있으며, 질염을 초래함.

자습하기

H. 용어 짝짓기

용어와 그 설명을 짝지어라.

1. __________ aspermia
2. __________ phimosis
3. __________ balanitis
4. __________ chancroid
5. __________ varicocele
6. __________ oligospermia

a. 음경귀두의 염증
b. 정액에 정자가 존재하지 않음
c. 성병에 의한 궤양
d. 정액에서 정자가 너무 적게 존재함
e. 음경꺼풀이 좁음
f. 정삭 정맥이 확장됨

진단법

용어	용어 성분	설명
임상검사실 진단법		
prostate-specific antigen (PSA) [프로스테잍 스피시픽 앤티젠] 전립샘특이항원	anti- = 대항하는 -gen = 생산물	전립샘암을 선별하는 혈액 검사. 혈중 PSA 농도 증가는 전립샘암과 연관되어 있음.
semen analysis [씨이먼 어낼리시스] 정액검사		수태능력을 검사하기 위해 남성의 정자 생산 능력을 알아보는 검사. 정액은 3~5일간 금욕한 후 환자 스스로 채취함. 정액에 포함되어 있는 정자의 수와 운동능력, 형태를 분석함. 정관절제술이 성공하였는지 알아보기 위해 시행하는 경우도 있음. 정관절제술을 시행한 6주 이후에는 정액 속에 정자가 관찰되지 않아야 함.
기타 진단법		
digital rectal exam (DRE) [디지털 뤡털] 직장손가락검사	rect/o = 직장 -al = ~와 연관된	직장 벽을 통해 전립샘을 촉진하여 전립샘 비대 여부를 알아보는 검사.

치료법

용어	용어 성분	설명
외과 치료법		
balanoplasty [밸아노플라스티] 귀두성형술	balan/o = 음경귀두 -plasty = 외과적 복구	음경귀두를 외과적으로 복구함.
castration [캐스트뤠이션] 거세		남성의 고환이나 여성의 난소를 제거함.
circumcision [써ㄹ컴씨전] 포경수술·음경꺼풀절제(술)		음경꺼풀 끝부분을 외과적으로 절제함.
epididymectomy [에피디디멕토미] 부고환절제(술)	epididym/o = 부고환 -ectomy = 외과적 절제	부고환을 외과적으로 절제함.
orchidectomy [오ㄹ키덱토미] 고환절제(술)	orchid/o = 고환 -ectomy = 외과적 절제	한쪽 또는 양쪽 고환을 외과적으로 절제함.
orchidopexy [오ㄹ키오펙씨] 고환고정(술)	orchid/o = 고환 -pexy = 외과적 고정	하강하지 않은 고환을 음낭 속으로 내려 고정하는 수술로서 고환이 다시 위로 올라가는 것을 방지함. 잠복고환을 치료하는 수술.
orchiectomy [오ㄹ키엑토미] 고환절제(술)	orchi/o = 고환 -ectomy = 외과적 절제	한쪽 또는 양쪽 고환을 외과적으로 절제함.
orchiotomy [오ㄹ키오토미] 고환절개(술)	orchi/o = 고환 -otomy = 절개	고환을 절개함.
orchioplasty [오ㄹ키오플라스티] 고환성형(술)	orchi/o = 고환 -plasty = 외과적 복구	고환을 외과적으로 복구함.

치료법 (계속)

용어	용어 성분	설명
prostatectomy [프로스타텍토미] 전립샘절제(술)	prostat/o = 전립샘 -ectomy = 외과적 제거	전립샘을 외과적으로 절제함.
sterilization [스테릴리줴이션] 불임법		남성과 여성을 불임 상태 또는 아이를 임신할 수 없는 상태로 만드는 과정.
transurethral resection of the prostate (TUR, TURP) [트랜스유뤼쓰럴 뤼섹션 / 프로스테잍] 요도경유전립샘절제(술)·경요도전립선절제(술)	trans- = ~을 통해 urethr/o = 요도 -al = ~와 연관된	요도를 통해 기구를 삽입하여 소변 흐름을 막는 전립샘 조직을 외과적으로 절제하는 수술.
vasectomy [바쎅토미] 정관절제(술)	vas/o = 정관 -ectomy = 외과적 절제	남성의 몸 밖으로 정자가 나가는 것을 막기 위해 정관 일부 또는 전부를 제거하는 수술. 피임 목적으로 시행함.

알아두기

정관은 정관절제술(*vasectomy*)을 시행할 때 절단되는 관이다. 정관절제술은 성교 시 정자가 더 이상 요도를 지나 음경 밖으로 나갈 수 없게 만듦으로 남성 불임을 유도한다. 절제된 정관을 복원하는 수술을 정관문합술(*vasovasostomy*)이라 한다. 정관문합술은 절단된 정관을 서로 이어주기 위해 새로운 구멍을 만들어 정자가 지나갈 통로를 형성하는 수술이다.

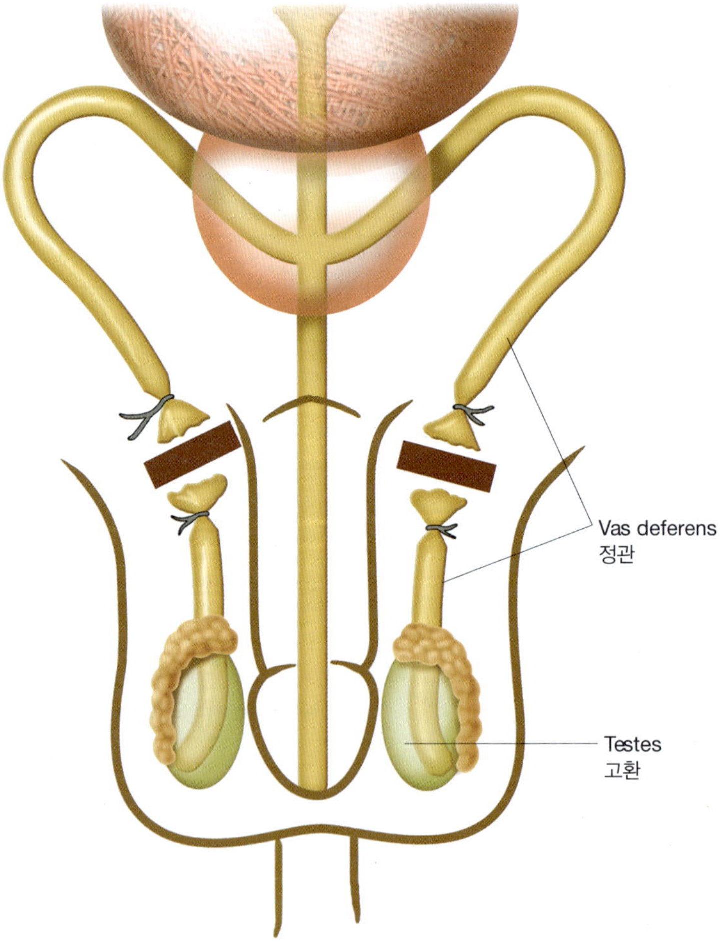

■ 그림 10.23 정관절제술. 정관을 두 부위에서 묶은 후 그 중간을 절단한 그림. 정관절제술은 사정이 일어날 때 정관을 통해 정자가 운반되는 것을 차단한다.

용어	용어 성분	설명
vasovasostomy [바소베이조스토미] 정관문합(술)	vas/o = 정관 -ostomy = 외과적으로 구멍을 냄	정관절제술 후 정관을 복원하기 위해 시행하는 수술.

자습하기

I. 용어 짝짓기

1. __________ digital rectal exam
2. __________ circumcision
3. __________ vasectomy
4. __________ orchidopexy
5. __________ semen analysis

a. 음경꺼풀을 제거함
b. 고환을 외과적으로 고정함
c. 전립샘비대 검사법
d. 불임수술법
e. 생식능력 검사의 일종

약리학

분류	용어 성분	작용	예
androgen therapy [앤드로젠] 남성호르몬요법	andr/o = 남성 -gen = 생성물	남성호르몬을 충분히 생산하지 못하는 남성에게 남성호르몬을 대치하는 치료법.	testosterone cypionate, Andronate, depAndro
antiprostatic agents [앤타이프로스타틱] 전립샘비대증치료제	anti- = 대항하는 prostat/o = 전립샘 -ic = ~와 연관된	초기 양성전립샘비대증 치료법. 경미한 경우에는 수술을 피할 수 있음.	finasteride, Proscar; dutasteride, Avodart
erectile dysfunction agents [이렉타일] 발기장애치료제	-ile = ~와 연관된 dys- = 비정상	발기장애 환자의 발기를 일시적으로 일으킴.	sildenafil citrate, Viagra; tadalafil, Cialis
spermatocide [스퍼ㄹ매토싸이드] 살정(자)약	spermat/o = 정자 -cide = 죽임	정자를 죽임. 산아제한을 목적으로 살정약 크림을 사용함.	octoxynol 9, Semicid, Ortho-Gynol

약어

BPH	benign prostatic hyperplasia 양성전립샘비대증	**SPP**	suprapubic prostatectomy 치골위전립샘절제(술)
DRE	digital rectal exam 직장손가락검사	**STD**	sexually transmitted disease 성매개병·성병
ED	erectile dysfunction 발기장애	**STI**	sexually transmitted infection 성매개감염
GC	gonorrhea 임질	**TUR**	transurethral resection 요도경유절제(술)·경요도절제(술)
GU	genitourinary 비뇨생식~	**TURP**	transurethral resection of the prostate 요도경유전립샘절제(술)·경요도전립선절제(술)
PSA	prostate-specific antigen 전립샘특이항원	**VD**	venereal disease 성병
RPR	rapid plasma reagin (test for syphilis) 신속혈장리아진 (매독검사법)		

자습하기

J. 약어로 나타내기

1. erectile dysfunction ______________________________
2. gonorrhea ______________________________
3. digital rectal exam ______________________________
4. transurethral resection of the prostate ______________________________
5. sexually transmitted infection ______________________________

복습하기

적용하기

의무기록 분석

아래의 산과 고위험환자 자문보고서에는 12개의 의학용어가 포함되어 있다. 각 의학용어에 밑줄을 치고 아래의 목록에 의학용어를 적어라. 그런 다음 각 용어의 의미를 적어라.

고위험환자 산과자문보고서

자문한 이유:	임신 후기에 출혈을 나타내는 고위험임신.
현 병력:	환자의 나이는 23세이다. 그녀는 현재 임신 175일째로 추정된다. 임신 20주에 시행한 양막천자를 통해 남자 아이가 정상적으로 발달하고 있는 것을 확인하였다. 그녀는 아침에 중등도의 출혈이 있었지만 경련통이나 골반통은 없었다고 말하였다. 그녀는 즉시 산과를 방문하였으며, 산과전문의는 그녀의 위험 정도를 평가하기 위해 자문을 요청하였다.
과거 병력:	이 환자는 다임신부이지만 미분만부(임신 초기에 특별한 이유 없이 세 차례 유산함)이다.
진찰 결과:	환자의 건강 상태는 양호하며, 복위는 임신주수와 일치하는 것으로 보인다. 골반초음파검사에서 태반이 거의 완전히 자궁목을 덮고 있는 전치태반이 관찰된다. 그러나 현재 태반조기박리가 일어난 것으로 보이지는 않는다. 추정되는 태아 크기는 임신 25주에 부합한다. 태아심장박동은 강하며 분당 130회이다.
의견:	현재 태아는 잘 성장하고 있으며 곤란을 겪고 있지는 않는 것으로 보인다. 초음파검사에서 태반은 잘 부착되어 있는 것으로 보이지만, 출혈이 발생한 점은 걱정스럽다. 태반이 매우 낮은 위치에 자리를 잡고 있어 태반조기박리가 발생할 가능성이 매우 높다. 분만이 개시되면 제왕절개를 해야 할 것으로 보인다.

	의학용어	설명
1.		
2.		
3.		
4.		
5.		
6.		
7.		
8.		
9.		
10.		
11.		
12.		

의무기록 편집

아래의 의무기록에는 의학용어로 바꿔 적을 수 있는 10개의 구(句)가 포함되어 있다. 각 구(句)는 밑줄로 표시되어 있다. 각 구(句)를 의학용어로 바꿔 적어라.

피어슨종합병원 타과자문보고서

Task Edit View Time Scale Options Help Download Archive Date: 17 May 2015

현재 호소증상: 77세 남자 환자가 비뇨기과의사에게 야간뇨를 나타내며, 요도로 정액을 발사하는 것**1**이 어렵다고 말하였다.

과거 병력: 환자는 출생 시 고환이 음낭 속으로 내려오지 않아**2** 고환을 외과적으로 고정하는 수술**3**을 받았다. 그는 자발적으로 피임을 위해 41세 때 정관 일부를 절제하는 수술**4**을 받았다.

징후와 증상: 환자는 이러한 증상이 약 5년 전에 처음 생겼다고 말했다. 증상은 점점 심해져 지금은 밤에 자다가 깨어 20번 이상 소변을 본다고 하였다. 그는 정액을 발사**5**하는 것이 어려운 증상도 나타낸다. 직장 속에 손가락을 삽입하여 전립샘을 촉진**6**해 본 결과 전립샘에 몇 개의 둥글고 딱딱한 결절이 있었다. 바늘생검에서 50세 이상의 남성에서 흔히 발생하는 천천히 자라는 암**7**은 발견되지 않았고 전립샘암을 진단하는 혈액검사**8**도 정상이었다.

진단명: 전립샘의 비암성 비대.**9**

치료: 환자는 요도를 통해 전립샘을 외과적으로 절제하는 수술**10**을 예약하였다.

1. ______________________

2. ______________________

3. ______________________

4. ______________________

5. ______________________

6. ______________________

7. ______________________

8. ______________________

9. ______________________

10. ______________________

증례

아래 증례는 이 장에서 공부했던 질병을 앓고 있는 환자에 관한 것이다. 증례를 읽고 질문에 답하라. 일부 질문은 이 장에서 공부하지 않았던 내용도 포함하고 있다. 교과서나 의학사전, 다른 참고서를 활용하여 질문에 답하라.

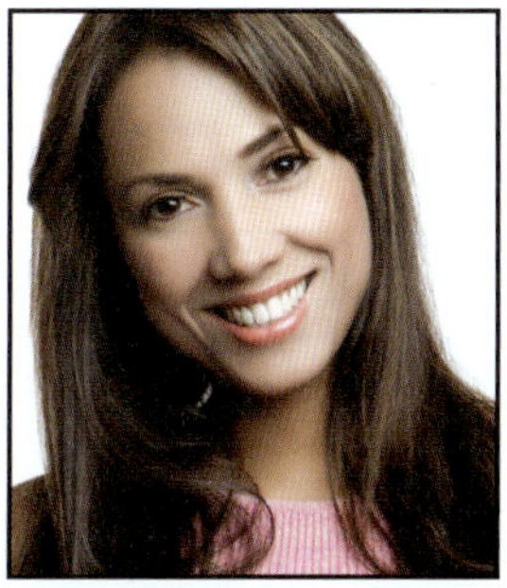

(Jason Stitt/Shutterstock)

22세 여자가 발열과 병감(malaise), 배뇨통, 백색질분비물 때문에 부인과의사에게 왔다. 진찰 결과 환자의 자궁목과 외음, 회음에 체액이 들어있는 잔물집이 관찰된다. 여러 개의 잔물집은 터져 궤양을 형성하고 있으며 주변 부위에서는 심한 홍반과 부종이 관찰된다. 촉진 결과 아프다고 하며 샅고랑림프절이 커져 있다. 성기 뿐 아니라 입에도 병변이 존재한다. 진단명은 생식기헤르페스이다.

질문

1. 환자가 앓고 있는 질병은 무엇인가? 참고서를 활용해 공부한 후 이 질병에 대해 간략하게 설명하라.

2. 환자가 나타내는 증상을 열거하고 설명하라.

3. 의사의 진찰 결과를 설명하라.

4. 성기외병변의 의미를 설명하라.

5. 촉진의 의미를 설명하라.

6. 개방된 생식기병변에 존재하는 바이러스가 장차 환자가 임신하고 출산하는데 어떤 영향을 미칠 가능성이 있는가?

연습하기

A. 약어 풀어쓰기

1. SPP ______
2. TUR ______
3. GU ______
4. BPH ______
5. PSA ______
6. Cx ______
7. LMP ______
8. FHR ______
9. PID ______
10. GYN ______
11. CS ______
12. NB ______
13. PMS ______
14. TSS ______
15. LBW ______

B. 용어 의미 적기

1. spermatogenesis ______
2. hydrocele ______
3. transurethral resection of the prostate (TURP) ______
4. sterility ______
5. orchiectomy ______
6. vasectomy ______
7. castration ______
8. gestation ______
9. meconium ______
10. nulligravida ______
11. dystocia ______
12. metrorrhea ______

13. fibroid tumor ____________________

14. fibrocystic disease ____________________

15. placenta previa ____________________

C. 의학용어 연습하기

연결형 **colp/o**는 질을 의미한다. 이 연결형을 이용하여 아래의 의미를 나타내는 의학용어를 적어라.

1. 질을 시각적으로 검사함 ____________________

2. 질을 검사하는데 사용하는 기구 ____________________

연결형 **cervic/o**는 자궁목을 의미한다. 이 연결형을 이용하여 아래의 의미를 나타내는 의학용어를 적어라.

3. 자궁목 절제 ____________________

4. 자궁목 염증 ____________________

연결형 **hyster/o**는 자궁을 의미한다. 이 연결형을 이용하여 아래의 의미를 나타내는 의학용어를 적어라.

5. 자궁을 외과적으로 고정함 ____________________

6. 자궁 절제 ____________________

7. 자궁 파열 ____________________

연결형 **oophor/o**는 난소를 의미한다. 이 연결형을 이용하여 아래의 의미를 나타내는 의학용어를 적어라.

8. 난소 염증 ____________________

9. 난소 절제 ____________________

연결형 **mamm/o**는 유방을 의미한다. 이 연결형을 이용하여 아래의 의미를 나타내는 의학용어를 적어라.

10. 유방 기록물 ____________________

11. 유방을 외과적으로 복구함 ____________________

연결형 **amni/o**는 양막을 의미한다. 이 연결형을 이용하여 아래의 의미를 나타내는 의학용어를 적어라.

12. 양막 절개 ____________________

13. 양수 유출 ____________________

연결형 **prostat/o**는 전립샘을 의미한다. 이 연결형을 이용하여 아래의 의미를 나타내는 의학용어를 적어라.

14. 전립샘 절제 ____________________

15. 전립샘 염증 ____________________

연결형 **orchi/o**는 고환을 의미한다. 이 연결형을 이용하여 아래의 의미를 나타내는 의학용어를 적어라.

16. 고환 절제 ____________________

17. 고환을 외과적으로 복구함 ____________________

18. 고환 절개 ____________________

접미어 **-spermia**는 정자 상태를 나타낸다. 이 접미어를 이용하여 아래의 의미를 나타내는 의학용어를 적어라.

19. 정자가 없는 상태 ______________________

20. 정자가 너무 적은 상태 ______________________

연결형 **spermat/o**는 정자를 의미한다. 이 연결형을 이용하여 아래의 의미를 나타내는 의학용어를 적어라.

21. 정자 생성 ______________________

22. 정자 파괴 ______________________

D. 연결형의 의미 적기

	의미	이 장에서 등장하였던 예
1. **metr/o**		
2. **hyster/o**		
3. **gynec/o**		
4. **episi/o**		
5. **oophor/o**		
6. **ovari/o**		
7. **salping/o**		
8. **men/o**		
9. **vagin/o**		
10. **mast/o**		
11. **spermat/o**		
12. **orchi/o**		
13. **andr/o**		
14. **pen/o**		
15. **prostat/o**		

E. 접미어 의미 적기

	의미	이 장에서 등장하였던 예
1. -tocia	______	______
2. -gravida	______	______
3. -arche	______	______
4. -cyesis	______	______
5. -partum	______	______
6. -para	______	______
7. -salpinx	______	______
8. -spermia	______	______

F. 빈칸 채우기

premenstrual syndrome	stillbirth	conization	laparoscopy
D & C	puberty	endometriosis	eclampsia
fibroid tumor	cesarean section		

1. 어떤 환자가 검사를 위해 자궁목 중심부위 조직을 절제하는 검사를 받았다. 이것을 ______________ 이라 한다.
2. 어떤 환자가 자궁 속에서 이미 사망한 아기를 출산하였다. 이것을 ______________ 라 한다.
3. 한 소녀가 첫 번째 월경주기를 시작하였다. 이 소녀는 ______________ 에 접어들었다고 한다.
4. 어떤 여성이 월경주기 직전에 유방 압박감과 두통, 과민성을 나타내고 있다. 이것을 ______________ 이라 한다.
5. 어떤 여성이 심한 자궁내막증을 배제하기 위해 복강을 관찰하는 기구를 이용하는 검사를 받기로 예약하였다. 의사는 복벽에 작은 구멍을 낸 후 기구를 삽입할 것이다. 이 시술법을 ______________ 라 한다.
6. 어떤 여성이 통증과 출혈을 일으키는 자궁의 양성종양 때문에 자궁절제술을 받기로 예약하였다. 이 환자의 진단명은 ________ 이다.
7. 유산 후 심한 출혈을 나타내는 환자에게 의사가 출혈을 멈추기 위해 자궁내막을 긁어내자고 제안하였다. 그녀는 ______________ 를 받기로 예약하였다.
8. 어떤 여성이 ______________ 이라 불리는 임신과 연관된 심각한 상태를 예방하기 위해 자주 산전 진찰을 받고 있다.
9. 어떤 여성이 복강 속으로 자궁내막 조직이 파고 들어가 월경통을 나타내고 있다. 이 질환을 ______________ 라 한다.
10. 분만을 하려는 여성의 자궁목이 확장되지 않을 때 태아를 출산하기 위해 시행하는 수술을 ______________ 이라 한다.

G. 의학용어 짝짓기

의학용어와 그 설명을 짝지어라.

1. ________ gonorrhea	a. STD라고도 불리는 질병
2. ________ genital herpes	b. 세균에 의해 발생하는 질병
3. ________ human immunodeficiency virus	c. 페니실린으로 치료함
4. ________ syphilis	d. 사람유두종바이러스에 의해 발생함
5. ________ venereal disease	e. 산도를 통해 아기에 전파될 수 있음
6. ________ genital warts	f. 비뇨생식기감염
7. ________ chancroid	g. 성병에 의한 궤양
8. ________ chlamydia	h. 면역계통을 공격함
9. ________ trichomoniasis	i. 잔물집을 나타내는 피부병

H. 약리학 용어 연습

약물 설명을 보고 해당하는 약물의 종류를 적은 다음, 상품명과 짝지어라.

약물 설명	약물 종류	상품명
1. ________ 남성호르몬을 대치함	____________________	a. Pitocin
2. ________ 자궁수축을 촉진함	____________________	b. Avodart
3. ________ 초기 양성전립샘 비대증을 치료함	____________________	c. Clomid
4. ________ 배란을 차단함	____________________	d. Semicid
5. ________ 정자를 죽임	____________________	e. Mifeprex
6. ________ 발기를 일으킴	____________________	f. Andronate
7. ________ 에스트로겐을 대치함	____________________	g. Ortho-Cept
8. ________ 임신을 종료시킴	____________________	h. Viagra
9. ________ 배란을 유도함	____________________	i. Premarin

명칭 적기

그림 A

숫자와 선으로 표시한 부위의 명칭을 적어라.

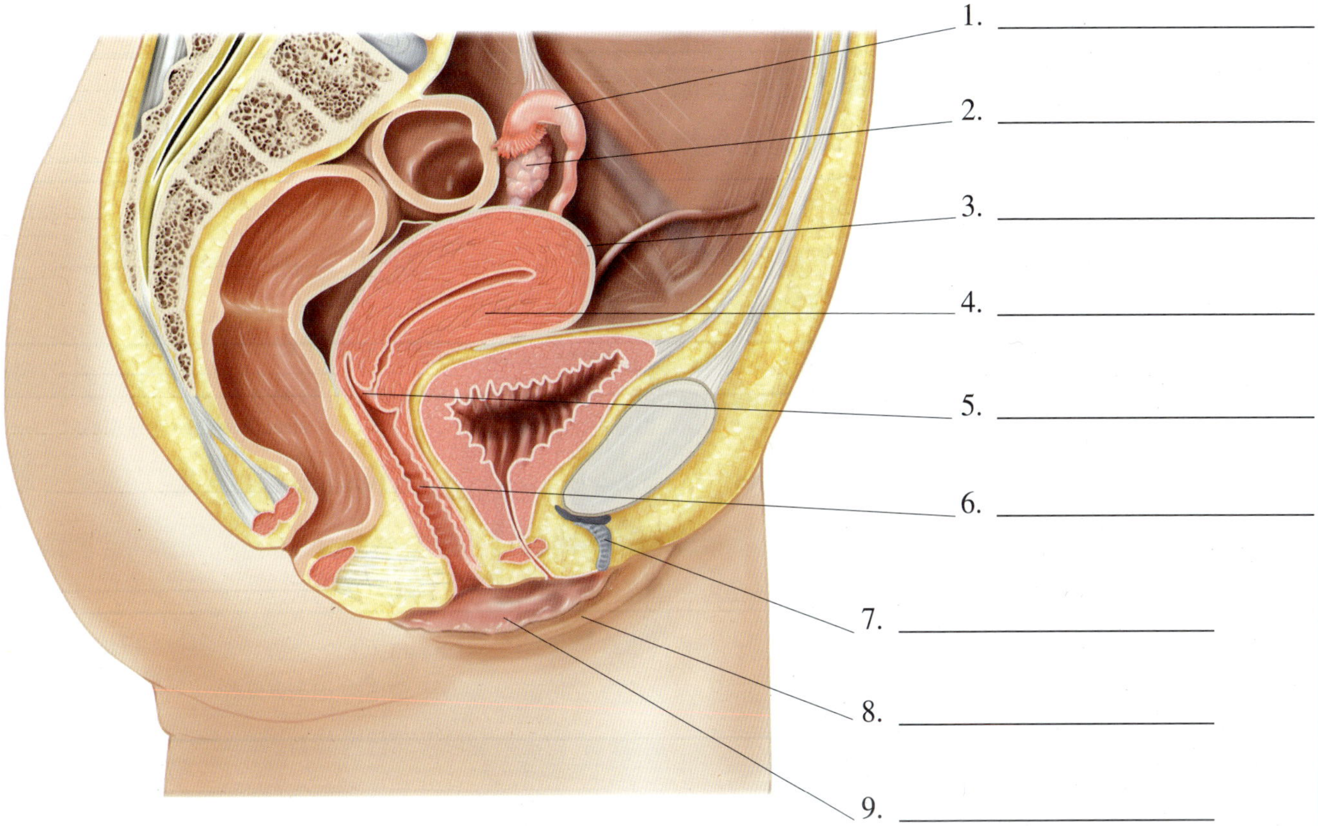

그림 B

숫자와 선으로 표시한 부위의 명칭을 적어라.

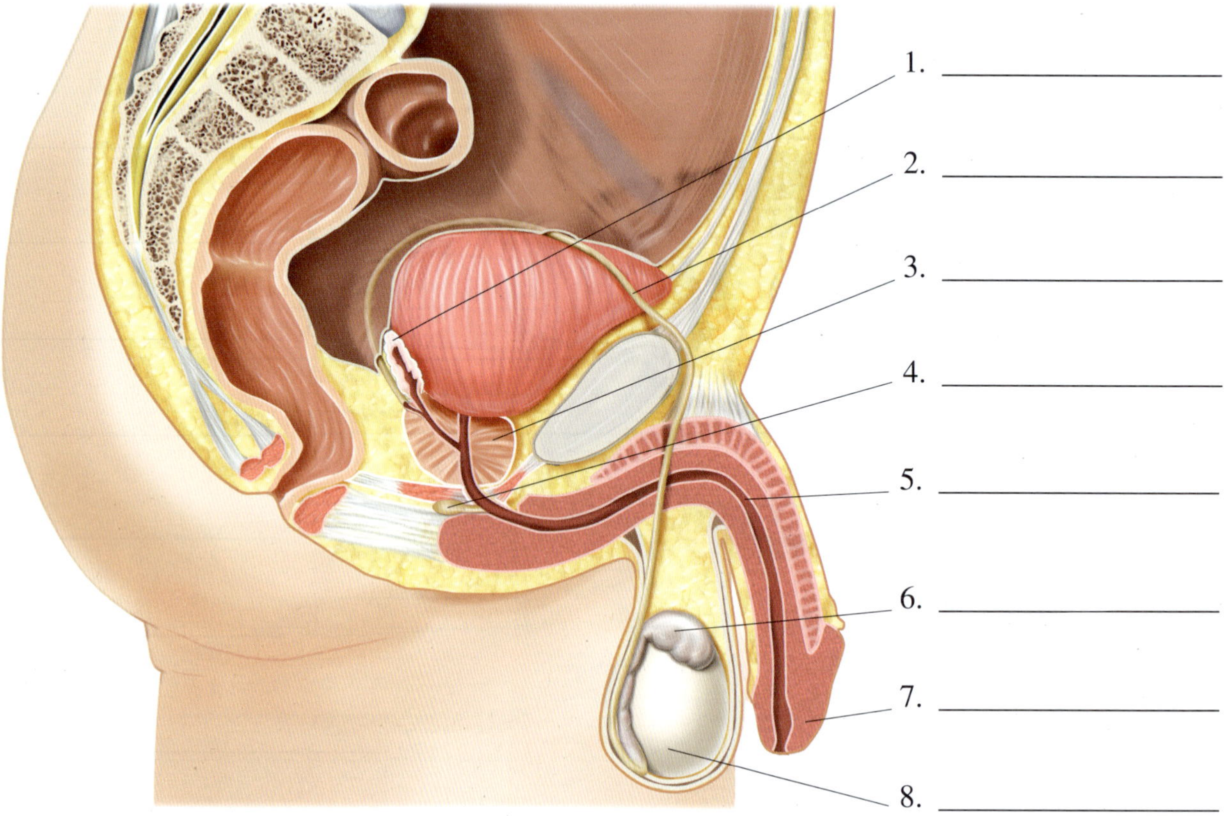

그림 C

숫자와 선으로 표시한 부위의 명칭을 적어라.

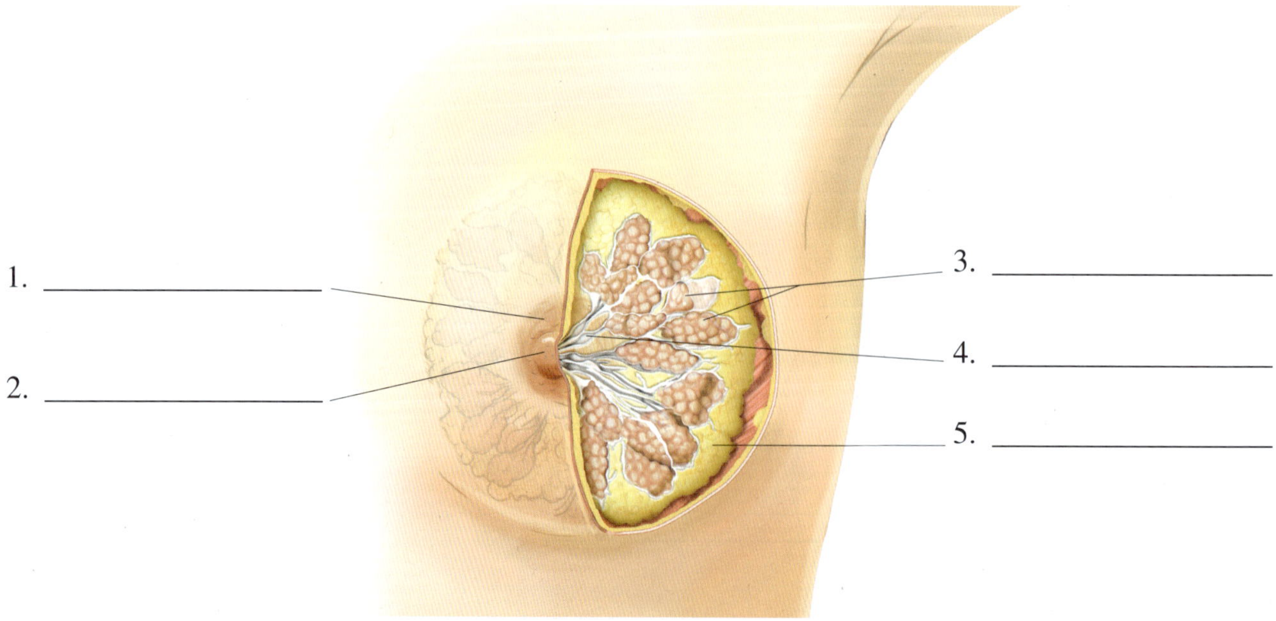

11

내분비계통

Endocrine System

학습목표

이 장을 공부한 학생들은

- 이 장에서 소개하는 연결형과 접미어를 식별하고 그 의미를 설명할 수 있다.
- 내분비계통에 속하는 주요 구조물들의 명칭을 바르게 적고 발음할 수 있다.
- 내분비계통과 연관된 주요 장기를 열거하고 이들의 기능을 설명할 수 있다.
- 각 내분비샘에 의해 분비되는 주요 호르몬을 열거하고 이들의 기능을 설명할 수 있다.
- 내분비계통의 해부학 용어를 식별하고 설명할 수 있다.
- 내분비계통의 병리학 용어를 식별하고 설명할 수 있다.
- 내분비계통의 진단법을 식별하고 설명할 수 있다.
- 내분비계통의 치료법을 식별하고 설명할 수 있다.
- 내분비계통과 연관된 일부 약물을 식별하고 설명할 수 있다.
- 내분비계통과 연관된 일부 약어를 풀어서 적을 수 있다.

내분비계통 훑어보기

기능

내분비샘(내분비선 · endocrine gland)은 호르몬을 분비하여 대사율, 수분평형, 전해질평형, 면역반응, 그리고 성기능 같은 여러 신체 활동을 조절한다.

기관

내분비계통을 구성하는 주요 구조물은 다음과 같다.

adrenal glands 부신 · 콩팥위샘
ovaries 난소
pancreas (islets of Langerhans) 췌장 · 이자 (췌도 · 이자섬)
parathyroid glands 부갑상샘호르몬 · 부갑상선호르몬
pineal gland 솔방울샘 · 송과체
pituitary gland 뇌하수체
testes 고환
thymus gland 가슴샘 · 흉선
thyroid gland 갑상샘 · 갑상선

용어 성분

내분비계통 용어를 만드는데 활용되는 용어 성분들은 다음과 같다. 더 자세한 내용은 이 장의 용어 단락을 참조하기 바란다.

연결형

acr/o	extremities 팔다리, 끝
aden/o	gland 샘 · 선
adren/o	adrenal glands 부신 · 콩팥위샘
adrenal/o	adrenal glands 부신 · 콩팥위샘
calc/o	calcium 칼슘
crin/o	to secrete 분비
gluc/o	glucose 포도당
glyc/o	sugar 당
gonad/o	sex glands 성호르몬 분비샘
iod/o	iodine 아이오딘 · 요오드
kal/i	potassium 칼륨
ket/o	ketones 케톤
mineral/o	minerals 무기질, electrolytes 전해질
natr/o	sodium 나트륨
ovari/o	ovary 난소
pancreat/o	pancreas 췌장 · 이자
parathyroid/o	parathyroid gland 부갑상샘 · 부갑상선
pineal/o	pineal gland 솔방울샘 · 송과체
pituitar/o	pituitary gland 뇌하수체
radi/o	radiation 방사선, 조사, 부챗살
somat/o	body 몸 · 체
testicul/o	testes 고환
thym/o	thymus gland 가슴샘 · 흉선
thyr/o	thyroid gland 갑상샘 · 갑상선
thyroid/o	thyroid gland 갑상샘 · 갑상선
toxic/o	poison 독약, 독물

접미어

-dipsia	갈증
-emic	혈액 상태와 연관된
-pressin	아래로 누르는 것
-tropic	자극과 연관된
-tropin	자극함

그림으로 살펴본 내분비계통

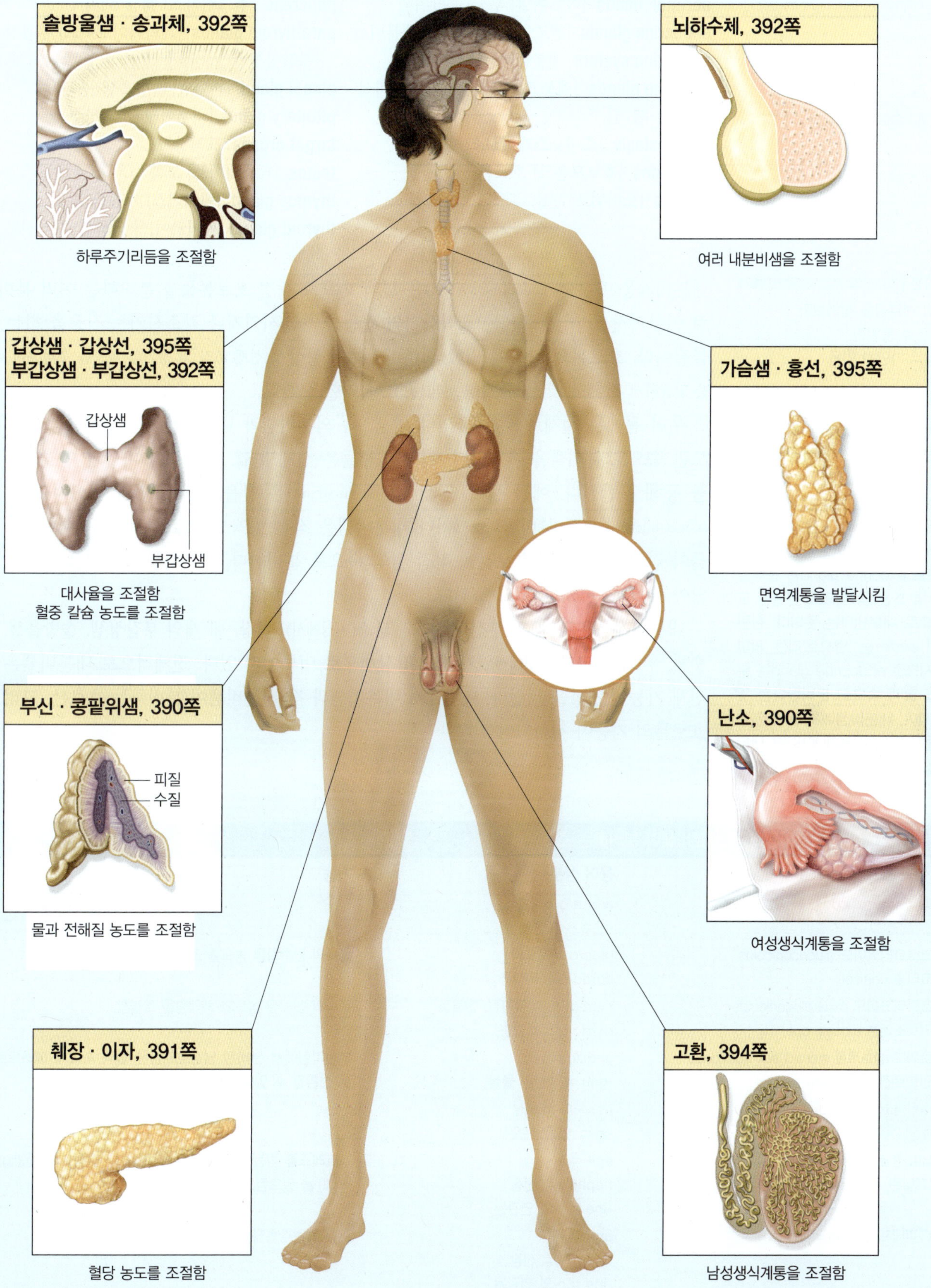

내분비계통의 해부생리학

adrenal glands [아드**뤼**널] 부신·콩팥위샘
endocrine glands [**엔**도크륀] 내분비샘·내분비선
endocrine system 내분비계통·내분비계
exocrine glands [**엑쏘**크륀] 외분비샘·외분비선
glands 샘·선
homeostasis [호미오**스테이**시스] 항상성
hormones [**호**ㄹ모온즈] 호르몬
ovaries [**오**버뤼즈] 난소
pancreas [**팬**크뤼아스] 췌장·이자
parathyroid glands [패롸**싸이**로이드] 부갑상샘·부갑상선
pineal gland [피**니얼**] 솔방울샘·송과체
pituitary gland [피**투**이태뤼] 뇌하수체
target organs 표적장기
testes [**테스**티이즈] 고환
thymus gland [**싸이**머스] 가슴샘·흉선
thyroid gland [**싸이**로이드] 갑상샘·갑상선

용어 성분

이 용어 성분들을 찾아보자.
home/o = 동일한
-stasis = 가만히 있음

알아두기

*Endocrine*과 *exocrine*은 각 분비샘의 기능을 설명하기 위해 만들어졌다. 내분비샘과 외분비샘은 모두 물질을 분비하는데, '분비한다'는 의미는 연결형 *crin/o*에 포함되어 있다. 접두어 *exo-*는 '밖으로'라는 의미를 가지므로 exocrine gland는 분비물을 몸 밖 또는 몸 밖으로 연결된 도관 속으로 내보낸다는 뜻이다. 한편 접두어 *endo-*는 '안으로'라는 의미를 가지므로 endocrine gland는 분비물을 혈액 속으로 분비한다는 뜻을 가지며, 내분비샘에서 분비된 호르몬들은 혈액을 통해 다양한 내부 구조물로 운반된다.

내분비계통(내분비계·endocrine system)은 혈액 속으로 직접 **호르몬**들을 분비하는 여러 **분비샘**으로 이루어져 있다. 호르몬은 표적장기의 활동을 증가시키거나 감소시키는 작용을 하는 화학물질이다. 호르몬의 작용에 의해 내분비계통은 **항상성**(신체 조직 및 장기의 활동을 조절하여 내환경을 일정하게 유지하는 것)을 유지하는데 중요한 역할을 한다.

우리 몸에는 실제로 두 종류의 분비샘, 즉 **외분비샘**과 **내분비샘**이 분포한다. 외분비샘은 도관 속으로 분비물을 분비하며, 이 분비물들은 신체 바깥 또는 신체 바깥과 연결되는 통로를 통해 운반된다. 예를 들어 땀샘(한선·sweat gland)은 땀을 신체 표면과 이어져 있는 땀관(sweat duct) 속으로 분비한다. 그러나 내분비샘은 직접 혈액 속으로 호르몬을 분비한다. 예를 들어 갑상샘은 갑상샘호르몬을 직접 혈액 속으로 분비한다. 내분비샘은 도관을 가지고 있지 않아 *ductless gland*라고도 불린다.

내분비계통은 두 개의 **부신**, 두 개의 **난소**(여성에서), **췌장**, 네 개의 **부갑상샘**, **솔방울샘**, **뇌하수체**, 두 개의 **고환**(남성에서), **가슴샘**, **갑상샘**으로 이루어져 있다. 전체적으로 내분비샘은 모든 신체 기능에 영향을 미친다. 표 11.1에 내분비샘과 각 내분비샘이 분비하는 호르몬, 그리고 각 호르몬의 기능이 정리되어 있다.

표 11.1 여러 내분비샘과 각 내분비샘이 분비하는 호르몬들

분비샘과 호르몬	용어 성분	기능
부신피질 adrenal cortex	adren/o = 부신 -al = ~와 연관된	
글루코코르티코이드 glucocorticoids (예, 코티솔 cortisol)	gluc/o = 포도당 cortic/o = 바깥층	몸속의 탄수화물 농도를 조절함.
광물코르티코이드 mineralocorticoids (예, 알도스테론 aldosterone)	mineral/o = 무기질, 전해질 cortic/o = 바깥층	몸속의 전해질 농도와 체액량을 조절함.
스테로이드 성호르몬 steroid sex hormones (예, 안드로겐 androgen)	andr/o = 남성 -gen = 생산된 물질	부신피질에서 분비된 남성호르몬은 혈액 속에서 에스트로겐으로 전환될 수 있음. 생식과 이차성징을 담당함.
부신수질 adrenal medulla	adren/o = 부신 -al = ~와 연관된	
에피네프린 epinephrine (아드레날린 adrenaline)	epi- = 위 nephr/o = 신장 -ine = ~와 연관된	스트레스를 받는 동안 반응을 강화하고, '맞섬도피반응(fight-or-flight)'을 일으킴.
노르에피네프린 norepinephrine	epi- = 위 nephr/o = 신장 -ine = ~와 연관된	주로 혈관수축작용을 함.

표 11.1 여러 내분비샘과 각 내분비샘이 분비하는 호르몬들 (계속)

분비샘과 호르몬	용어 성분	기능
난소 ovaries		
에스트로겐 estrogen	**estr/o** = 여성 **-gen** = 생산된 물질	여성의 이차성징 발달을 촉진하고, 월경주기를 조절함.
프로게스테론 progesterone	**pro-** = 이전에 **estr/o** = 여성	임신을 준비함.
췌장 pancreas		
글루카곤 glucagon		간으로부터 혈액으로 포도당 유리를 촉진함.
인슐린 insulin		세포 속으로 포도당 유입을 조절하고 촉진함.
부갑상샘 parathyroid glands	**para-** = 곁에	
부갑상샘호르몬 parathyroid hormone (PTH)	**para-** = 곁에	뼈 분해를 촉진하고, 혈중 칼슘농도를 조절함.
솔방울샘 pineal gland	**pineal/o** = 솔방울샘 **-al** = ~와 연관된	
멜라토닌 melatonin		하루주기리듬(circadian rhythm)을 조절함.
뇌하수체전엽 pituitary anterior lobe	**-ary** = ~와 연관된 **anter/o** = 앞에 **-ior** = ~와 연관된	
부신피질자극호르몬 adrenocorticotropic hormone (ACTH)	**adren/o** = 부신 **cortic/o** = 바깥층 **-tropic** = 자극과 연관된	일부 부신피질호르몬 분비를 조절함.
생식샘자극호르몬 gonadotropins	**gonad/o** = 생식샘 **-tropin** = 자극함	FSH와 LH로 이뤄져 있음.
난포자극호르몬 follicle-stimulating hormone (FSH)		난자(여성에서)와 정자(남성에서)의 발달을 촉진함.
황체형성호르몬 luteinizing hormone (LH)		남성 및 여성 생식샘의 기능을 조절하고, 여성에서 난자 유리를 조절하는 역할을 함.
성장호르몬 growth hormone (GH)		신체 성장을 촉진함.
멜라닌세포자극호르몬 melanocyte-stimulating hormone (MSH)	**melan/o** = 검정색 **-cyte** = 세포	피부 색소를 자극함.
프로락틴 prolactin	**pro-** = 전에 **lact/o** = 젖	젖 생산을 촉진함.
갑상샘자극호르몬 thyroid-stimulating hormone (TSH)		갑상샘 기능을 조절함.
뇌하수체후엽 pituitary posterior lobe	**-ary** = ~와 연관된 **poster/o** = 뒤에 **-ior** = ~와 연관된	
항이뇨호르몬 antidiuretic hormone (ADH)	**anti-** = 대항하는 **-tic** = ~와 연관된	신장의 물 재흡수를 촉진함.
옥시토신 oxytocin		자궁 수축과 젖 분비를 촉진함.
고환 testes		
테스토스테론 testosterone		정자 생산과 남성 이차성징 발달을 촉진함.
가슴샘 thymus		
티모신 thymosin	**thym/o** = 가슴샘	면역계통에 관여하는 세포의 발달을 촉진함.
갑상샘 thyroid gland		
칼시토닌 calcitonin (CT)		뼈 속에 칼슘이 침착되는 것을 촉진함.
티록신 thyroxine (T_4)	**thyr/o** = 갑상샘 **-ine** = ~와 연관된	세포 대사를 촉진함.
삼요오드티로닌 triiodothyronine (T_3)	**tri-** = 셋 **iod/o** = 요오드 **thyr/o** = 갑상샘 **-ine** = ~와 연관된	세포 대사를 촉진함.

용어 성분

이 용어 성분들을 찾아보자.
adrenal/o = 부신
-ine = ~와 연관된

알아두기

*Adrenal*이라는 용어는 '신장'을 의미하는 ren/o를 포함하고 있다. 이와 마찬가지로 *epinephrine*이라는 용어도 '신장'을 의미하는 nephr/o를 포함하고 있다. 그렇지만 adrenal gland나 epinephrine은 신장과 연관된 일을 수행하지 않는다. Adrenal gland와 epinephrine이라는 용어는 부신이 신장 바로 위에 위치하고 있어 붙여진 이름이지만, 부신은 신장과 연결되어 있지 않다.

알아두기

*Cortex*는 부신이나 신장 같은 장기의 바깥층을 설명할 때 흔히 사용된다. *Cortex*라는 용어는 나무껍질 같은 '껍질'을 의미한다. *Medulla*는 '골수'를 의미한다. 골수는 뼈 속에 존재하므로 장기의 중심부분이라는 의미도 가지고 있다.

부신

adrenal cortex [코ㄹ텍스] 부신피질
adrenal medulla [메둘라] 부신수질
adrenaline [어드렌얼인] 아드레날린
aldosterone [알더스터론] 알도스테론
androgens [앤드로젠즈] 남성호르몬·안드로겐
corticosteroids [코ㄹ티코스테로이즈] 코르티코스테로이드
cortisol [코ㄹ티솔] 코티솔
epinephrine [에피넾흐린] 에피네프린
estrogen [에스트로젠] 에스트로겐
glucocorticoids [글루코코ㄹ티코이즈] 글루코코르티코이드
mineralocorticoids [미네랄로코ㄹ티코이즈] 광물코르티코이드
norepinephrine [노ㄹ에피넾흐린] 노르에피네프린
progesterone [프로제스테론] 프로게스테론
steroid sex hormones [스테로이드] 스테로이드 성호르몬

부신(콩팥위샘·adrenal gland)은 각 신장 위에 하나씩 위치하고 있다(그림 11.1). 부신은 **부신피질**과 **부신수질**로 이뤄져 있다.

부신피질은 **광물코르티코이드**와 **글루코코르티코이드**, **스테로이드 성호르몬**을 생산한다(그림 11.1 참조). 그러나 이 호르몬들은 모두 부신피질에서 생산되므로 총괄하여 **부신피질호르몬**이라고도 불린다. 광물코르티코이드인 **알도스테론**은 몸속의 **나트륨**(Na^+) 및 **칼륨**(K^+) 농도를 조절한다. 글루코코르티코이드 호르몬인 **코티솔**은 몸속의 탄수화물을 조절한다. 남성 및 여성의 부신피질은 스테로이드 성호르몬인 **안드로겐**을 생산하고, 안드로겐은 혈액 속으로 분비된 다음 **에스트로겐**으로 전환되기도 한다. 이 호르몬들은 이차성징을 조절한다. 부신피질로부터 분비되는 모든 호르몬은 스테로이드호르몬이다.

부신수질은 **에피네프린**(**아드레날린**이라고도 함)과 **노르에피네프린**을 분비한다. 이 호르몬들은 혈압과 심박수, 호흡수를 증가시키기 때문에 응급상황일 때 중요한 역할을 한다. 이 호르몬들은 응급상황이나 스트레스를 받을 때 신체 기능을 촉진하는데 기여한다.

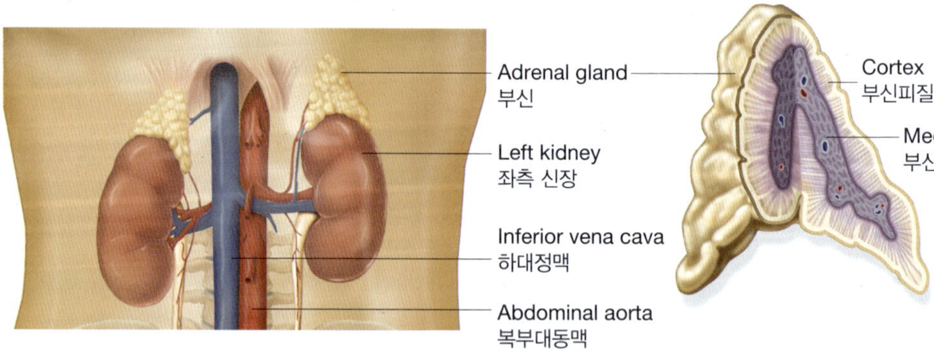

■**그림 11.1** 부신. 부신은 좌우 신장 위에 각각 위치하고 있다. 부신은 바깥쪽의 피질과 안쪽의 수질로 나뉜다. 각 부위는 서로 다른 호르몬을 분비한다.

난소

estrogen 에스트로겐
gametes [갬이츠] 생식자·생식세포
gonads [고나즈] 생식샘·성선
menstrual cycle [멘스트루얼] 월경주기
ova 난자
progesterone 프로게스테론·황(색)체호르몬

용어 성분

이 용어 성분들을 찾아보자.
men/o = 월경
-al = ~와 연관된

두 개의 난소(ovary)는 여성의 하복골반강에 위치하고 있다(그림 11.2). 난소는 여성 **생식샘**이다. 생식샘은 **생식자**를 생산하는 장기이다. 여성 생식자는 **난자**이다. 난소는 여성호르몬인 **에스트로겐**과 **프로게스테론**을 합성하는 내분비샘 역할도 한다(표 11.1 참조). 에스트로겐은 여성의 성징 발현과 **월경주기** 조절을 담당한다. 프로게스테론은 자궁을 임신하기에 적절한 상태로 유지한다.

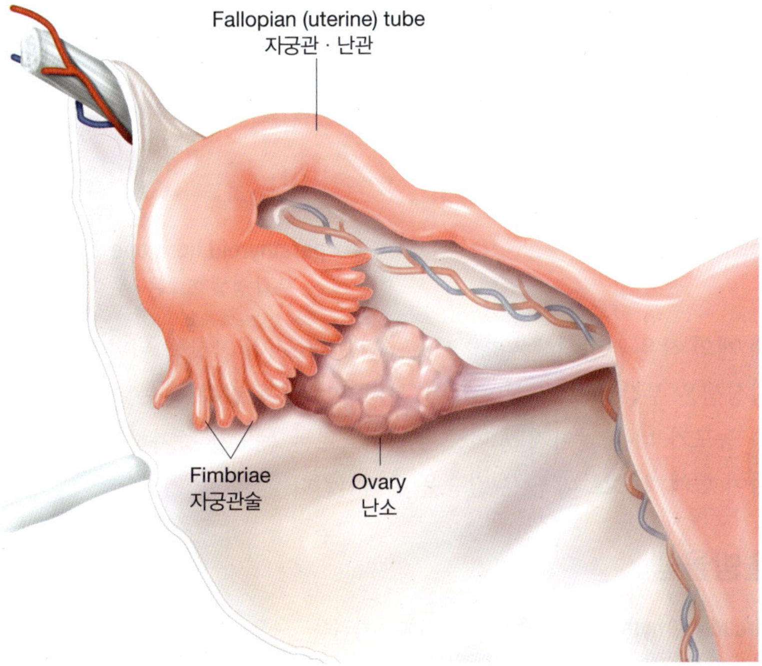

■**그림 11.2** 난소. 난소는 난자를 생산하고, 여성호르몬인 에스트로겐과 프로게스테론을 분비한다.

췌장

glucagon [**굴루**코건] 글루카곤
insulin [**인**설인] 인슐린
islets of Langerhans [**아이**렐스 어ㅂ **롱거**ㄹ한스] 랑게르한스섬
pancreatic islets [팬크뤼**애**틱 **아이**렐스] 췌도 · 이자섬

췌장(이자 · pancreas)은 위(stomach)의 하부 만곡부를 따라 위치하고 있다(그림 11.3A). 췌장은 내분비 기능과 외분비 기능을 동시에 수행하는 유일한 장기이다. 췌장의 외분비 성분은 십이지장으로 연결된 도관 속으로 소화효소를 분비한다. 췌장의 내분비 성분은 **췌도**(**랑게르한스섬**이라고도 함)이다(그림 11.3B). 췌도세포는 **인슐린**과 **글루카곤**을 생산한다(표 11.1 참조). 베타췌도세포에 의해 생산되는 인슐린은 신체 세포가 혈액으로부터 포도당을 흡수하는 것을 촉진하여 혈당 농도를 낮춘다. 이러한 작용은 식사 후 탄수화물이 혈액 속으로 흡수된 다음 일어난다. 이렇게 하여 세포들은 세포호흡에 필요한 포도당을 획득한다.

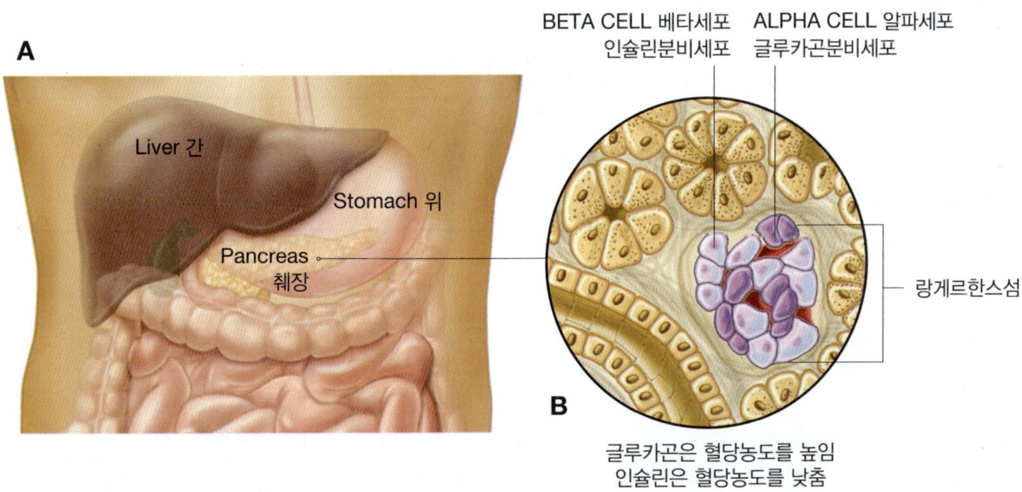

■**그림 11.3** 췌장. 췌장은 위(stomach) 바로 밑에 위치하고 있으며, 외분비샘과 내분비샘으로 이루어져 있다. 내분비샘은 랑게르한스섬이라 불리며, 인슐린과 글루카곤을 분비한다.

알파췌도세포는 혈당 농도를 높이는 글루카곤을 분비한다. 글루카곤은 신체 활동이 증가하였거나 식사 후 수 시간이 경과하여 신체에 포도당이 필요할 때 유리된다. 인슐린은 혈당 농도를 낮추는 반면, 글루카곤은 혈당 농도를 높인다.

부갑상샘

calcium 칼슘

parathyroid hormone [패뢰**싸이**로이드 **호**ㄹ모온] 부갑생샘호르몬·부갑상선호르몬

알아두기

몸속에 칼슘이 부족해지면 테타니(*tetany*; 근육의 흥분성이 증가하고 떨림이 발생하는 것)가 발생할 수 있다. 갑상샘 수술에 의해 부갑상샘이 제거될 경우 칼슘을 대치해야 하는 경우가 종종 발생한다.

네 개의 작은 부갑상샘(부갑상선·parathyroid gland)이 갑상샘 뒷면에 위치하고 있다(그림 11.4). 부갑상샘은 **부갑상샘호르몬**(PTH)을 분비하여 혈중 **칼슘** 농도를 조절한다(표 11.1 참조). 혈중 칼슘 농도가 너무 낮아지면 혈중 부갑샘호르몬 농도가 증가하고, 부갑상샘호르몬은 뼈를 분해하여 혈액 속으로 더 많은 칼슘을 유리시킨다.

솔방울샘

circadian rhythm [써ㄹ**케이**디언] 하루주기리듬

melatonin [멜라**토**닌] 멜라토닌

thalamus [**쌸**라무스] 시상

알아두기

솔방울샘은 생긴 모습에 의해 이름이 부여된 예에 해당한다. *Pineal*은 '솔방울처럼 생긴'이라는 의미이다.

솔방울샘(송과체·pineal gland)은 작은 솔방울처럼 생긴 분비샘으로서 간뇌(diencephalon; **시상**과 시상하부, 시상밑부, 시상상부로 이뤄진 부위로서 솔방울샘은 시상상부에 속함)의 일부이다(그림 11.5). 솔방울샘은 멜라토닌을 분비하는데, 멜라토닌은 **하루주기리듬**을 조절하는 것으로 알려져 있다(표 11.1 참조). 솔방울샘은 인체의 각성과 수면을 조절하는 24시간 주기의 생체시계이다.

뇌하수체

adrenocorticotropic hormone [아드뤼노코ㄹ티코**트로**픽] 부신피질자극호르몬

anterior lobe 전엽

antidiuretic hormone [앤티이다이유**뤠**틱] 항이뇨호르몬

follicle-stimulating hormone [퐐리클 **스티**뮬레이팅] 난포자극호르몬

gonadotropins [고내도**트로**핀스] 생식샘자극호르몬·성선자극호르몬

growth hormone 성장호르몬

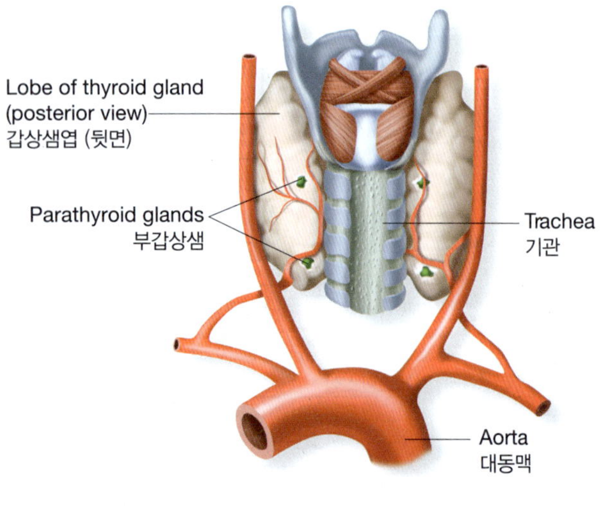

■그림 11.4 부갑상샘호르몬. 갑상샘 뒷면에 네 개의 부갑상샘이 위치하고 있다. 부갑상샘은 부갑상샘호르몬을 분비한다.

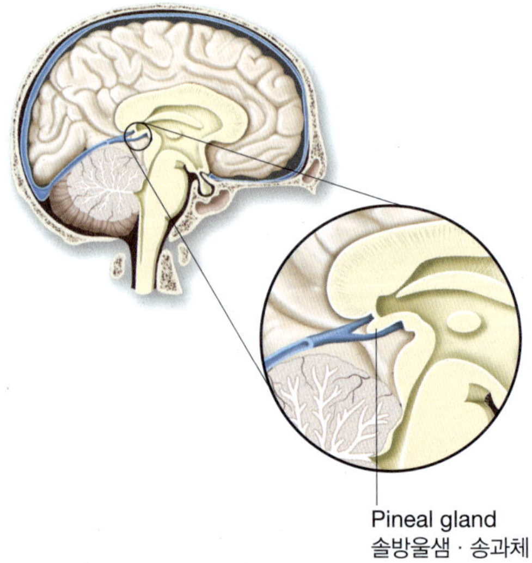

■그림 11.5 솔방울샘은 간뇌에 속한 구조물이다. 이 분비샘은 멜라토닌을 분비한다.

luteinizing hormone [루티에나이징] 황체형성호르몬
melanocyte-stimulating hormone
멜라닌세포자극호르몬
oxytocin [악씨**토**신] 옥시토신
posterior lobe 후엽
hypothalamus [하이포**쌀**라무스] 시상하부
prolactin [프로**랙**틴] 프로락틴
somatotropin [소매토**트로**핀]
소마토트로핀·성장호르몬
thyroid-stimulating hormone
갑상샘자극호르몬·갑상선자극호르몬

뇌하수체(pituitary gland)는 뇌 바닥에 위치한다(그림 11.6). 작은 구슬처럼 생긴 이 분비샘은 **전엽**과 **후엽**으로 나뉘어져 있다. 뇌하수체 전엽과 후엽은 **시상하부**에 의해 조절되는데, 시상하부는 신체의 자율반응을 조절하는 중추이다.

뇌하수체전엽은 다양한 호르몬들을 분비한다(표 11.1 참조, 그림 11.7). **성장호르몬(growth hormone** [GH]; **somatotropin**이라고도 함)은 세포의 성장과 분열 속도를 증가시킴으로써 신체 성장을 촉진한다. **갑상샘자극호르몬**(TSH)은 갑상샘 기능을 조절한다. **부신피질자극호르몬**(ACTH)은 부신피질 기능을 조절한다. 프로락틴(PRL)은 임신과 출산 후 유방의 젖생산을 촉진한다. 난포자극호르몬(FSH)과 황체형성호르몬(LH)은 남성 및 여성 생식샘에 모두 영향을 미친다. 따라서 이 두 호르몬을 합쳐서 **생식샘자극호르몬**이라고도 한다. 난포자극호르몬은 난자(난소에서)와 정자(고환에서)의 발달을 담당한다. 또한 난포자극호르몬은 난소를 자극하여 에스트로겐 분비를 촉진한다. 황체형성호르몬은 남성과 여성에서 성호르몬 분비를 촉진하며, 여성에서 난자 유리에 관여한다. **멜라닌세포자극호르몬**(MSH)은 멜라닌세포를 자극하여 더 많은 멜라닌(melanin)을 생산하게 하여 피부를 검게 만든다.

뇌하수체후엽은 **항이뇨호르몬**(ADH)과 **옥시토신**을 분비한다(표 11.1 참조). 항이뇨호르몬은 신세뇨관에 의한 물 재흡수를 촉진한다. 옥시토신은 분만(labor)과 출산(delivery) 동안 자궁수축을 촉진하고(역자 주: 10장에서 설명한 분만과 출산의 정의 참조), 출산 후 젖샘으로부터 젖을 분비시킨다.

용어 성분

이 용어 성분들을 찾아보자.
somat/o = 몸·체
-tropin = 자극하는 것
hypo- = 아래

알아두기

뇌하수체는 때때로 '주분비샘(master gland)'이라고도 불리는데, 그 이유는 뇌하수체에서 분비되는 여러 호르몬들이 다른 내분비샘을 조절하기 때문이다.

알아두기

많은 사람들은 *diabetes*를 diabetes mellitus(DM, 당뇨병)와 동일한 의미로 사용한다. 그러나 diabetes는 diabetes insipidus(DI, 요붕증)라 불리는 다른 유형도 존재하는데, 요붕증은 뇌하수체로부터 항이뇨호르몬이 부적절하게 분비됨으로써 초래된다.

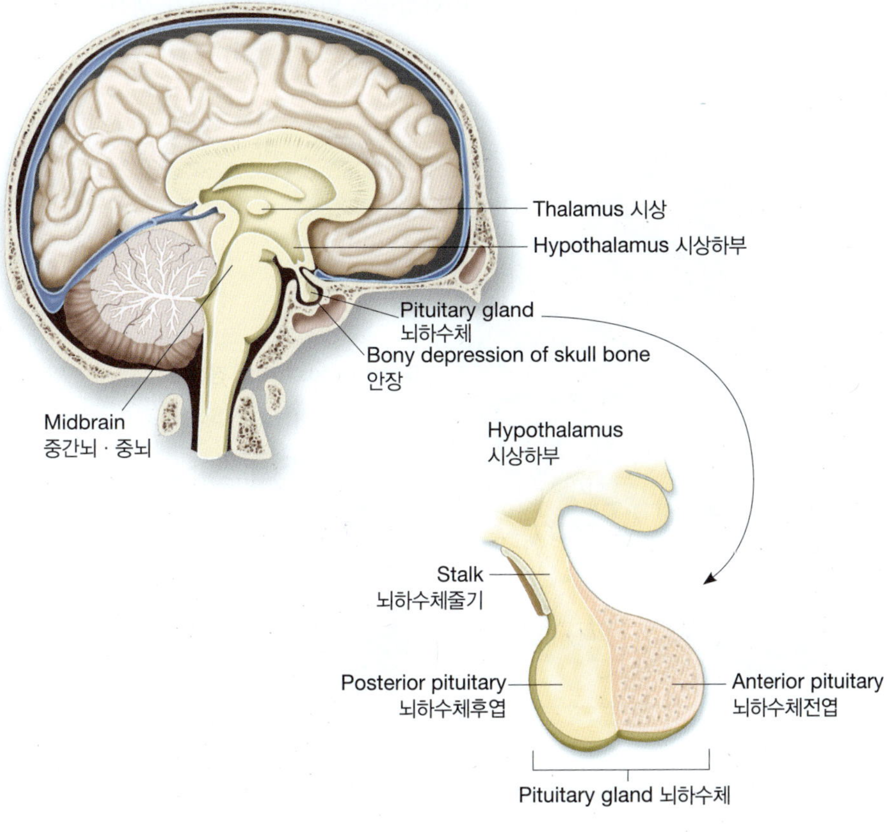

■**그림 11.6** 뇌하수체는 뇌 바닥에 매달려 있다. 뇌하수체는 전엽과 후엽으로 나뉜다. 각 엽은 서로 다른 호르몬을 분비한다.

■ 그림 11.7 뇌하수체전엽은 다른 내분비샘을 조절하는 다양한 호르몬을 분비하므로 종종 주분비샘이라 불린다. 이 그림은 뇌하수체에서 분비되는 호르몬과 그 호르몬의 표적조직을 나타낸 것이다.

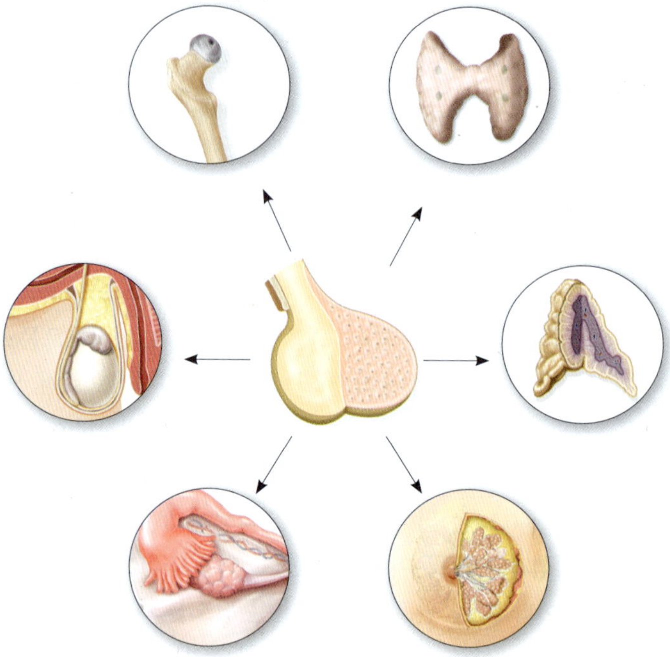

고환

sperm 정자

testosterone [테스타스테로운] 테스토스테론

고환(단수형은 testis, 복수형은 testes임)은 남성의 음낭 속에 위치하는 두 개의 타원형 분비샘이다(그림 11.8). 남성 생식샘인 고환은 남성 생식자인 **정자**와 남성호르몬인 **테스토스테론**을 생산한다(표 11.1 참조). 테스토스테론은 남성의 이차성징을 발현시키고 정자 생산을 조절한다.

■ 그림 11.8 고환. 고환은 정자를 생산하고 남성 호르몬(주로 테스토스테론)을 생산한다.

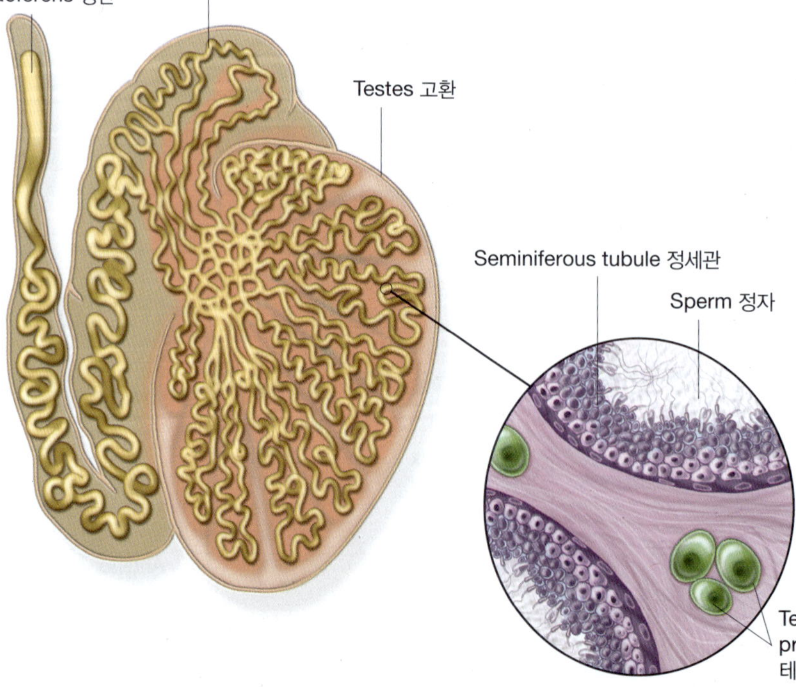

가슴샘

T cells T세포 **thymosin** [싸이**모**신] 티모신

가슴샘(흉선·thymus gland)은 면역계통을 구성할 뿐만 아니라 **티모신**을 분비하는 내분비샘이기도 하다(표 11.1 참조). 나머지 가슴샘과 마찬가지로 티모신은 면역계통이 적절하게 발달하는데 중요한 역할을 한다. 가슴샘은 심장의 앞쪽 위쪽 종격에 위치한다(그림 11.9). 가슴샘은 출생 시에 존재하며 사춘기 동안에 가장 큰 크기로 자란다. 가슴샘은 사춘기에 줄어들기 시작하여 결국에는 결합조직과 지방조직으로 바뀐다.

가슴샘의 가장 중요한 기능은 신생아 시기에 면역계통을 발달시키는 것이다. 가슴샘은 인체 면역계통에 중요한 역할을 하는 T림프구(**T세포**라고도 함)의 성장과 발달에 꼭 필요하다.

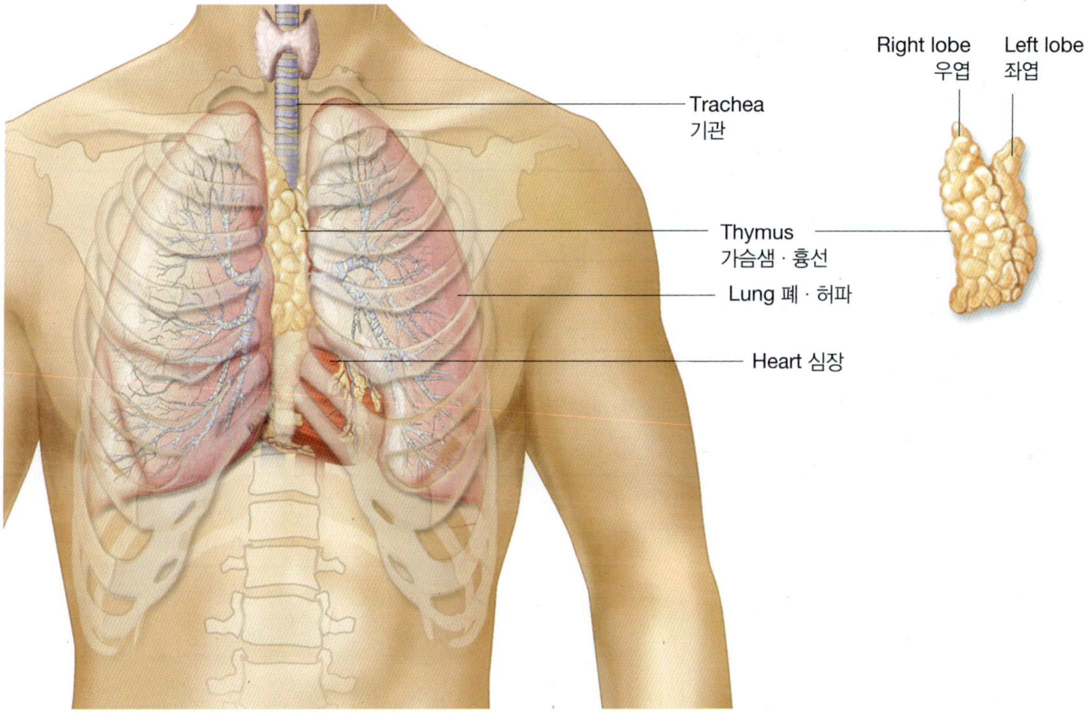

■그림 11.9 가슴샘. 이 분비샘은 심장 바로 위의 종격 속에 위치하고 있다. 가슴샘은 티모신을 분비한다.

갑상샘

basal metabolic rate 기초대사율
calcitonin [갈씨**토**닌] 칼시토닌
iodine [**아이**오다인] 아이오딘·요오드
thyroxine [싸이**록**씬] 티록신
triiodothyronine [트롸이아이오도**싸이**로닌] 삼요오드티로닌

나비처럼 생긴 갑상샘(갑상선·thyroid gland)은 우엽과 좌엽으로 나뉘어져 있다(그림 11.10). 갑상샘은 기관 및 후두의 양쪽에 위치하고 있다. 갑상연골(thyroid cartilage; 아담의 사과[Adam's apple]라고도 함)은 갑상샘 바로 위에 위치한다. 이 분비샘은 **티록신**(T_4)과 **삼요오드티로닌**(T_3)을 생산한다(표 11.1 참조). T_4와 T_3은 갑상샘에서 **요오드**를 원료로 생산된다. 이 호르몬들은 체내의 에너지 및 열 생산 조절에 관여함으로써 신체 대사율을 조절한다. 안정 시 신체가 기능을 발

용어 성분
이 용어 성분들을 찾아보자.
bas/o = 염기
-al = ~와 연관된
-ic = ~와 연관된

알아두기

요오드는 채소와 해산물을 포함한 다양한 음식에 존재한다. 또한 요오드는 요오드를 첨가한 소금에도 존재하는데, **갑상샘종 벨트**(Goiter Belt; 바다로부터 멀리 떨어져 있는 미국의 일부 주를 합쳐서 부르는 명칭)에 사는 사람들에게는 요오드를 첨가한 소금이 요오드를 섭취하는 가장 좋은 방법 중의 하나이다. 음식에 요오드가 부족할 경우 갑상샘종(*goiter*)을 포함한 갑상샘질환이 발생할 수 있다.

휘하는데 필요한 최소 대사율을 **기초대사율**(BMR)이라 한다.

또한 갑상샘은 고칼슘혈증(혈중 칼슘 농도가 높은 상태)에 반응하여 **칼시토닌**(CT)을 분비한다. 칼시토닌은 부갑상샘호르몬(PTH)과 반대 작용을 하므로 칼슘이 뼈에 침착되는 것을 촉진시키며, 이에 따라 혈중 칼슘 농도가 낮아진다.

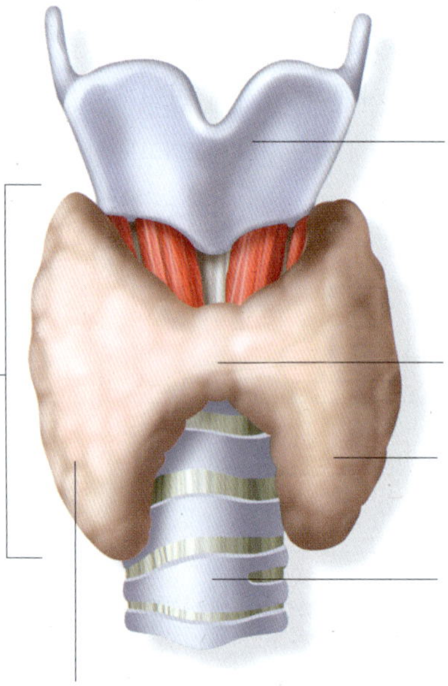

■**그림 11.10** 갑상샘은 두 개의 엽으로 이루어져 있으며, 각 엽은 기관 옆에 위치하고 있다.

자습하기

A. 빈칸 채우기

1. 내분비계통을 다루는 학문을 ______________________ 이라 한다.
2. 내분비계통의 주분비샘은 ______________________ 이다.
3. 생식자를 생산하는 성기관의 일반 명칭은 ______________________ 이다.
4. 부신피질 바깥층에서 생산되는 호르몬을 의미하는 명칭은 ______________________ 이다.
5. 고환에서 생산되는 호르몬은 ______________________ 이다.
6. 난소에서 생산되는 두 가지 호르몬은 ______________ 과 ______________ 이다.
7. ______________________ 이 적절하게 분비되지 않으면 요붕증이 발생한다.
8. 면역계통과 연관된 내분비샘은 ______________________ 이다.

의학용어

내분비계통 용어를 만드는데 활용되는 용어 성분

아래 목록에는 이 장에 등장하는 용어를 만드는데 활용되는 연결형과 접미어, 접두어가 정리되어 있다.

연결형

acr/o	extremities 팔다리, 끝
aden/o	gland 샘·선
adren/o	adrenal gland 부신
adrenal/o	adrenal gland 부신
calc/o	calcium 칼슘
carcin/o	cancer 암
chem/o	drug 약물
cortic/o	outer layer 바깥층
crin/o	to secrete 분비
cyt/o	cell 세포
glyc/o	sugar 당
glycos/o	sugar 당
gynec/o	female 여성
immun/o	protection 방어
kal/i	potassium 칼륨
ket/o	ketones 케톤
lapar/o	abdomen 배·복부
lob/o	lobe 엽
mast/o	breast 유방
natr/o	sodium 나트륨
neur/o	nerve 신경
ophthalm/o	eye 눈
or/o	mouth 입
ovari/o	ovary 난소
pancreat/o	pancreas 췌장
parathyroid/o	parathyroid gland 부갑상샘·부갑상선
pineal/o	pineal gland 솔방울샘·송과체
pituitar/o	pituitary gland 뇌하수체
radi/o	radiation 방사선, 방사, 부챗살
retin/o (13장 참조)	retina 망막
testicul/o	testes 고환
thym/o	thymus gland 가슴샘·흉선
thyr/o	thyroid gland 갑상샘·갑상선
thyroid/o	thyroid gland 갑상샘·갑상선
toxic/o	poison 독약, 독물
vas/o	vessel 혈관

접미어

-al	~와 연관된
-an	~와 연관된
-ar	~와 연관된
-ary	~와 연관된
-dipsia	갈증
-ectomy	외과적 절제
-edema	부종, 부기
-emia	혈액 상태
-emic	혈액 상태와 연관된
-graphy	기록법
-ia	상태
-ic	~와 연관된
-ism	상태
-itis	염증
-logy	~학
-megaly	비대
-meter	측정 기구
-oma	종양
-osis	비정상 상태
-pathy	병
-prandial	식사와 연관된
-pressin	아래로 누름
-scopic	시각적 검사와 연관된
-tic	~와 연관된
-uria	소변 상태

접두어

anti-	대항하는
endo-	안에
ex-	밖으로
hyper-	과도한
hypo-	불충분한
pan-	전부
poly-	다수의
post-	후에

해부학 용어의 형용사형

용어	용어 성분	설명
adrenal [아드뤼널] 부신~	adren/o = 부신·콩팥위샘 -al = ~와 연관된	부신과 연관된.
ovarian [오배뤼언] 난소~	ovari/o = 난소 -an = ~와 연관된	난소와 연관된.
pancreatic [팬크뤼애틱] 췌장~	pancreat/o = 췌장·이자 -ic = ~와 연관된	췌장과 연관된.
parathyroidal [패롸싸이로이덜] 부갑상샘~	parathyroid/o = 부갑상샘·부갑상선 -al = ~와 연관된	부갑상샘과 연관된.
pineal [피니얼] 솔방울샘~	pineal/o = 솔방울샘·송과체 -al = ~와 연관된	솔방울샘과 연관된.
pituitary [피투이테뤼] 뇌하수체~	pituitar/o = 뇌하수체 -ary = ~와 연관된	뇌하수체와 연관된.
testicular [테스티큘러ㄹ] 고환~	testicul/o = 고환 -ar = ~와 연관된	고환과 연관된.
thymic [싸이믹] 가슴샘~	thym/o = 가슴샘·흉선 -ic = ~와 연관된	가슴샘과 연관된.
thyroidal [싸이로이덜] 갑상샘~	thyroid/o = 갑상샘·갑상선 -al = ~와 연관된	갑상샘과 연관된.

자습하기

B. 형용사형 만들기

1. The thymus gland ______________________
2. The pancreas ______________________
3. The thyroid gland ______________________
4. An ovary ______________________
5. A testis ______________________

병리학

용어	용어 성분	설명
전문 분야		
endocrinology [엔도크뤼놀오지] 내분비학	endo- = 안에 crin/o = 분비하는 것 -logy = 학	내분비샘 이상과 질환을 진단하고 치료하는 의학 분야. 이 분야를 담당하는 의사를 내분비전문의(*endocrinologist*)라 함.
징후 및 증상		
adrenomegaly [아드뤼노메걸리] 부신비대	adren/o = 부신 -megaly = 비대	한쪽 또는 양쪽 부신이 커짐.

병리학 (계속)

용어	용어 성분	설명
adrenopathy [아드뤤오패씨] 부신병(증)	adren/o = 부신 -pathy = 병	부신병을 가리키는 일반 명칭.
edema [에디마] 부종	주의하기 Edema는 용어로 사용되기도 하고, 접미어로 사용되기도 한다.	신체 조직 속에 체액이 과도하게 존재하는 상태.
endocrinopathy [엔도크륀오패씨] 내분비병(증)	endo- = 안에 crin/o = 분비하는 것 -pathy = 병	내분비계통질환을 가리키는 일반 용어.
exophthalmos [엑쏘프쌀모스] 안구돌출(증) 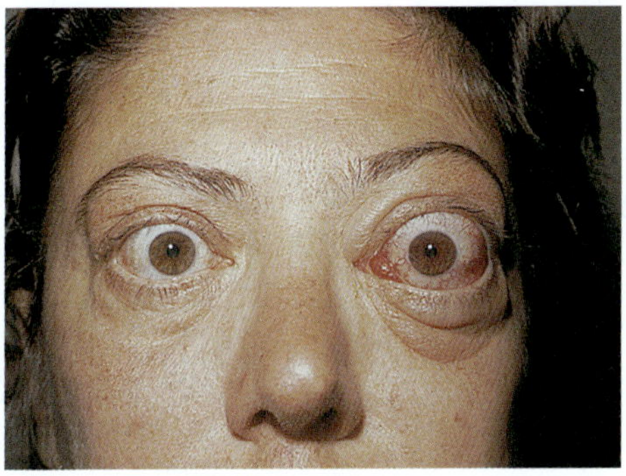 ■ 그림 11.11 안구돌출증을 나타내는 여성의 사진. 안구돌출증은 갑상샘호르몬의 과다분비와 연관되어 있다. *(Petit Format/Science Source)*	ex- = 밖으로 ophthalm/o = 눈	그레이브스병과 같이 안구가 돌출되는 질환. 안구돌출은 일반적으로 갑상샘호르몬 과다분비에 의해 발생함.
glycosuria [글라이코수어뤄아] 당뇨	glycos/o = 당 -uria = 소변 상태	소변으로 고농도의 당이 배출됨.
gynecomastia [가이네코매스티아] 여성형유방증	gynec/o = 여성 mast/o = 유방 -ia = 상태	남성에서 유방조직이 발달함. 부신성여성화의 증상인 경우가 많음.
hirsutism [허ㄹ쑤티즘] 남성형털과다증·남성형다모증	-ism = 상태	털이 과도하게 많이 자라는 상태. 일반적으로 성인 남성형의 털을 가진 여성을 설명할 때 사용함. 호르몬 불균형에 의해 발생할 수 있음.
hypercalcemia [하이퍼ㄹ캘씨미아] 고칼슘혈증	hyper- = 과도한 calc/o = 칼슘 -emia = 혈액 상태	혈중 칼슘 농도가 높은 상태로서 부갑상샘호르몬의 과다분비와 연관되어 있음.
hyperglycemia [하이퍼ㄹ글라이씨미아] 고혈당(증)	hyper- = 과도한 glyc/o = 당 -emia = 혈액 상태	혈당 농도가 높은 상태로서 당뇨병과 연관되어 있음.
hyperkalemia [하이퍼ㄹ캘리미아] 고칼륨혈증	hyper- = 과도한 kal/i = 칼륨 -emia = 혈액 상태	혈중 칼륨 농도가 높은 상태.
hypersecretion 과다분비	hyper- = 과도한	내분비샘에서 호르몬을 과도하게 분비하는 상태.
hypocalcemia [하이포캘씨미아] 저칼슘혈증	hypo- = 불충분한 calc/o = 칼슘 -emia = 혈액 상태	혈중 칼슘 농도가 낮은 상태로서 부갑상샘호르몬의 분비저하와 연관되어 있음. 저칼슘혈증에 의해 테타니가 발생할 수 있음.
hypoglycemia [하이포글라이씨미아] 저혈당(증)	hypo- = 불충분한 glyc/o = 당 -emia = 혈액 상태	혈당 농도가 낮은 상태.

병리학 (계속)

용어	용어 성분	설명
hyponatremia [하이포나트뤼미아] 저나트륨혈증	hypo- = 불충분한 natr/o = 나트륨 -emia = 혈액 상태	혈중 나트륨 농도가 낮은 상태.
hyposecretion 분비저하	hypo- = 불충분한	내분비샘에서 호르몬을 불충분하게 분비하는 상태.
obesity [오비시티] 비만		몸에 비정상적으로 많은 양의 지방이 존재하는 상태.
polydipsia [팔리딥시아] 다음증·다음다갈증	poly- = 많은 -dipsia = 갈증	과도하게 갈증을 느낌.
polyuria [폴리유뤼아] 다뇨	poly- = 많은 -uria = 소변 상태	소변량이 과도하게 많은 상태.
syndrome [씬드롬] 증후군		질병이나 이상이 있을 때 나타나는 일련의 증상들 및 징후들.
thyromegaly [싸이로메걸리] 갑상샘비대	thyr/o = 갑상샘 -megaly = 비대	갑상샘이 커진 상태.
부신		
Addison's disease [애디슨스] 애디슨병		영국의 내과의사 토마스 애디슨의 이름을 따 명명된 병으로 부신피질호르몬 결핍에 의해 발생함. 피부 색소침착, 전반적인 쇠약, 체중 감소를 나타낼 수 있음.
adrenal feminization [아드뤼널 풰미나이제이션] 부신성여성화	adren/o = 부신 -al = ~와 연관된	남성에서 여성의 이차성징(예, 유방)이 나타나는 것. 대개 부신피질에서 에스트로겐 분비가 증가하여 발생함.
adrenal virilism [아드뤼널 빌뤼리즘] 부신성남성화	adren/o = 부신 -al = ~와 연관된 -ism = 상태	여성에서 남성의 이차성징(예, 저음의 목소리와 얼굴의 털)이 나타나는 것. 대개 부신피질에서 안드로겐 분비가 증가하여 발생함.
adrenalitis [아드뤼날아이티스] 부신염	adrenal/o = 부신 -itis = 염증	한쪽 또는 양쪽 부신의 염증.
Cushing's syndrome [쿠씽스 씬드롬] 쿠싱증후군		고용량의 코르티코스테로이드와 부신종양에 의한 코티솔 농도 증가에 따른 일련의 증상을 말함. 쇠약과 부종, 과도한 털, 피부 탈색, 골다공증 등의 증상을 나타냄.

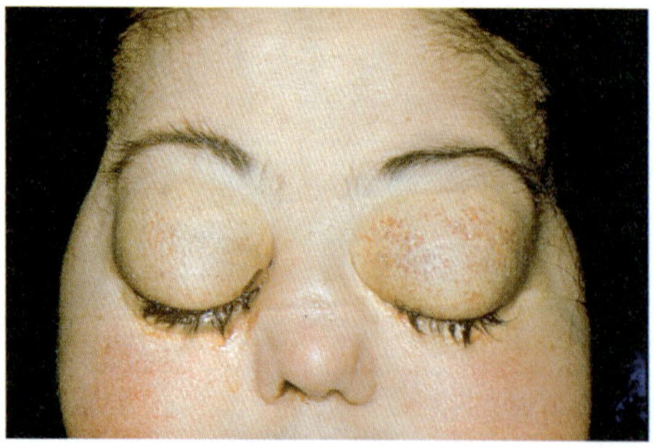

■그림 11.12 쿠싱증후군. 쿠싱증후군의 특징적인 얼굴 특성을 보이는 환자의 사진. *(Biophoto Photo Associates/Science Scource)*

용어	용어 성분	설명
pheochromocytoma [풰오크로모싸이토마] 크롬친화세포종	cyt/o = 세포 -oma = 종양	에피네프린을 분비하는 부신수질의 종양으로 대개 양성종양임. 불안과 가슴 두근거림, 호흡곤란, 과도한 땀남, 두통, 구역 등의 증상을 나타냄.

병리학 (계속)

용어	용어 성분	설명
췌장		
diabetes mellitus (DM) [다이아비티즈 멜라이터스] 당뇨병		고혈당과 당뇨를 초래하는 만성적인 탄수화물 대사 이상. 인슐린의존당뇨병(IDDM; 제1형 당뇨병이라고도 함)과 비인슐린의존당뇨병(NIDDM; 제2형 당뇨병이라고도 함)으로 나뉨.
diabetic retinopathy [다이아베틱 뤠티노퍼씨] 당뇨망막병(증)	-tic = ~와 연관된 retin/o = 망막 -pathy = 병	당뇨병의 합병증으로 망막 혈관이 손상됨으로써 시야 변화를 일으키고, 심할 경우 실명을 일으키기도 함.
insulin-dependent diabetes mellitus (IDDM) [다이아비티즈 멜라이터스] 인슐린의존당뇨병		제1형 당뇨병(*type 1 DM*)이라고도 함. 췌장이 인슐린을 생산하지 못해 생애 초기에 발병함. 매일 인슐린을 주사해야 함.
insulinoma [인설이노마] 인슐린종	-oma = 종양	인슐린을 과도하게 분비하는 췌장 랑게르한섬 종양.
ketoacidosis [키토애씨도시스] 케톤산증	ket/o = 케톤 -osis = 비정상 상태	산성을 띈 케톤체가 과도하게 증가해 발생하는 산증. 즉각적으로 치료해야 하는 심각한 상황이며, 치료하지 않을 경우 사망하는 경우도 있음. 당뇨병산증(*diabetic acidosis*)이라고도 함.
non-insulin-dependent diabetes mellitus (NIDDM) [다이아비티즈 멜라이터스] 비인슐린의존당뇨병		제2형 당뇨병(*type 2 DM*)이라고도 함. 대개 생애 후기에 발병함. 췌장은 정상적으로 인슐린을 생산하지만, 세포들이 인슐린에 반응하지 못해 발생함. 인슐린 기능을 촉진하기 위해 경구혈당강하제를 복용하며, 결국에는 인슐린을 주사함.
peripheral neuropathy [페뤼페뤌 뉴로패씨] 말초신경병(증)	-al = ~와 연관된 neur/o = 신경 -pathy = 병	당뇨병에 의해 다리와 손에 위치한 신경이 손상된 것. 감각이 예민해지는 경우도 있고, 무감각과 저림을 나타내는 경우도 있음.
부갑상샘		
hyperparathyroidism [하이퍼ㄹ패뤄싸이로이디즘] 부갑상샘항진증	hyper- = 과도한 parathyroid/o = 부갑상샘 -ism = 상태	부갑상샘호르몬의 과다분비에 의해 발생하며 고칼슘혈증과 레클링하우젠병을 유발할 수 있음.
hypoparathyroidism [하이포패뤄싸이로이디즘] 부갑상샘저하증	hypo- = 불충분한 parathyroid/o = 부갑상샘 -ism = 상태	부갑상샘호르몬의 분비저하에 의해 발생하며 저칼슘혈증과 테타니를 유발할 수 있음.
Recklinghausen disease [뤠클링하우젠] 레클링하우젠병		부갑상샘호르몬이 과다분비되어 뼈가 약해지는 병.
tetany [텥아니] 테타니		저칼슘혈증에 의해 발생하는 신경의 과다흥분과 근육의 연축(통증 동반). 부갑상샘저하증이 한 원인임.

병리학 (계속)

용어	용어 성분	설명
뇌하수체		
acromegaly [애크로메걸리] 말단비대(증)	acr/o = 팔다리, 끝 -megaly = 비대	머리뼈나 팔다리뼈가 길어지고 비대해지는 성인의 만성 질환. 기분 변화를 동반하기도 함. 성인에서 성장호르몬이 과다분비되어 발생함.
■그림 11.13 아래턱뼈가 비정상적으로 커진 말단비대증 환자의 머리뼈 측면영상 사진. *(Zephyr/Science Source)*	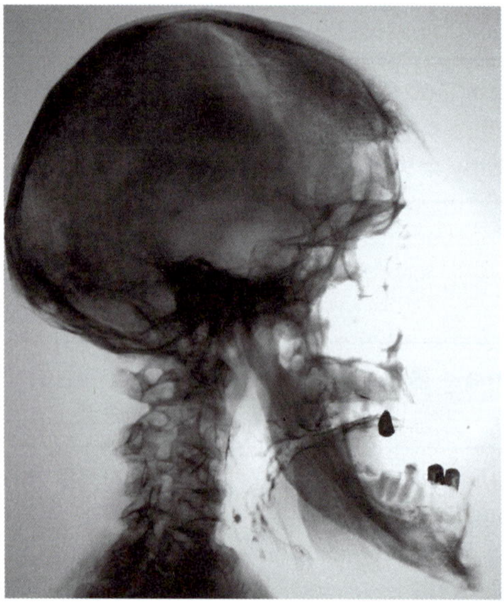	
diabetes insipidus (DI) [다이아비티즈 인씹이더스] 요붕증		뇌하수체후엽에서 항이뇨호르몬이 부적절하게 분비됨으로써 발생하는 이상 상태. 다뇨와 다음증을 일으킴.
dwarfism [두올퓌즘] 난장이증·왜소증	-ism = 상태	키가 비정상적으로 작은 상태. 선천이상 또는 성장호르몬 부족에 의해 발생할 수 있음.
gigantism [쟈이갠티즘] 거인증·거대증	-ism = 상태	소아기나 10대에 뇌하수체에서 성장호르몬이 과다생산됨으로써 신체가 과도하게 발달하는 것. 난장이증(*dwarfism*)의 반대.
hyperpituitarism [하이퍼ㄹ피투이투뤄즘] 뇌하수체항진(증)	hyper- = 과도한 pituitar/o = 뇌하수체 -ism = 상태	한 종류 이상의 뇌하수체호르몬의 과다분비.
hypopituitarism [하이포피투이투뤄즘] 뇌하수체저하증	hypo- = 불충분한 pituitar/o = 뇌하수체 -ism = 상태	한 종류 이상의 뇌하수체호르몬의 분비저하.
panhypopituitarism [팬하이포피투이투뤄즘] 범뇌하수체저하증	pan- = 전부 hypo- = 불충분한 pituitar/o = 뇌하수체 -ism = 상태	뇌하수체로부터 분비되는 모든 호르몬이 부족한 상태. 대개 뇌하수체에 의해 조절되는 내분비샘(부신, 갑상샘, 난소, 고환)의 이상에 의해 발견됨.

병리학 (계속)

용어	용어 성분	설명
가슴샘		
thymitis [싸이마이티스] 가슴샘염·흉선염	thym/o = 가슴샘·흉선 -itis = 염증	가슴샘의 염증.
thymoma [싸이모마] 가슴샘종·흉선종	thym/o = 가슴샘·흉선 -oma = 종양	가슴샘에 생긴 종양.
갑상샘		
congenital hypothyroidism [하이포싸이로이디즘] 선천갑상샘저하증	hypo- = 아래 thyroid/o = 갑상샘 -ism = 상태	선천적으로 갑상샘호르몬이 부족해 신체 및 정신 발달이 정지된 상태. 이전에는 크레틴병(*cretinism*)이라 하였음.
goiter [고이터ㄹ] 갑상샘종·고이터 ■그림 11.14 갑상샘종. 갑상샘이 극도로 커진 갑상샘종을 가진 남자의 사진. *(Eugene Gordon, Pearson Education)*	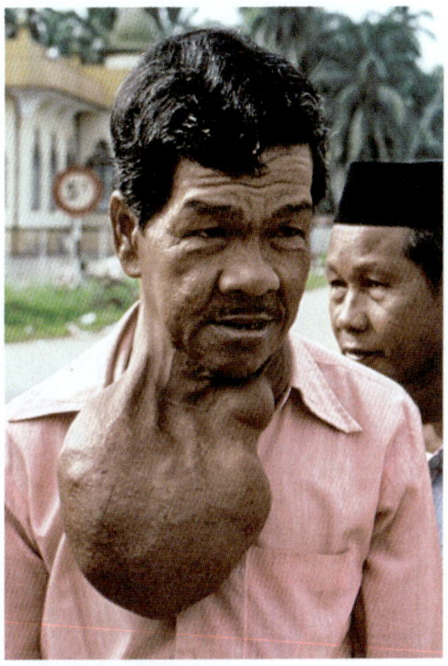	갑상샘이 커진 상태.
Graves' disease 그레이브스병		아일랜드의 내과의사인 로버트 그레이브스의 이름을 따 명명된 질환으로 갑상샘의 과도한 활동에 의해 발생하며, 위기상황을 초래할 수 있음. 안구돌출증과 갑상샘종을 나타낼 수 있음. 갑상샘항진증(*hyperthyroidism*)의 일종임.
Hashimoto's thyroiditis [하쉬모토즈 싸이로이다이티스] 하시모토갑상샘염	thyroid/o = 갑상샘 -itis = 염증	자가면역 반응에 의해 발생하는 만성 갑상샘염으로 갑상샘의 분비저하를 초래함.
hyperthyroidism [하이퍼ㄹ싸이로이디즘] 갑상샘항진(증)	hyper- = 과도한 thyroid/o = 갑상샘 -ism = 상태	갑상샘호르몬의 과다분비.
hypothyroidism [하이포싸이로이디즘] 갑상샘저하증	hypo- = 불충분한 thyroid/o = 갑상샘 -ism = 상태	갑상샘호르몬의 분비저하.
myxedema [믹스에디마] 점액부종	-edema = 부종·부기	성인에서 갑상샘의 분비저하에 의해 발생한 질환. 얼굴 부기, 부종성 피부, 빈혈, 느린 언어, 졸음, 무기력 등의 증상을 보임.

병리학 (계속)

용어	용어 성분	설명
thyrotoxicosis [싸이로톡씨코시스] 갑상샘항진증	thyr/o = 갑상샘 toxic/o = 독소 -osis = 비정상 상태	갑상샘호르몬의 현저한 과다분비를 일으키는 질환. 심박수 증가, 떨림, 갑상샘비대, 안구돌출증, 체중감소 등의 증상을 보임.
모든 분비샘		
adenocarcinoma [애데노카ㄹ씨노마] 샘암종·선암종	aden/o = 샘·선 carcin/o = 암 -oma = 종양	호르몬을 분비하는 각 분비샘의 암종. 과다분비를 일으키는 원인 중 하나임.

자습하기

C. 의학용어 짝짓기

의학용어와 그 설명을 짝지어라.

1. __________ Cushing's disease
2. __________ goiter
3. __________ acromegaly
4. __________ gigantism
5. __________ myxedema
6. __________ diabetes mellitus
7. __________ diabetes insipidus
8. __________ Hashimoto's thyroiditis
9. __________ Graves' disease
10. __________ Addison's disease

a. 갑상샘이 커진 상태
b. 부신피질의 활동이 과도한 상태
c. 갑상샘항진증
d. 부신피질의 활동이 불충분한 상태
e. 머리뼈와 팔다리뼈가 비대해짐
f. 다뇨와 다음증을 초래할 수 있음
g. 자가면역질환
h. 소아기에 성장호르몬이 과도하게 분비되어 발생함
i. 탄수화물 대사장애
j. 성인기에 갑상샘호르몬이 부족해 발생함

진단법

용어	용어 성분	설명
임상검사실 진단법		
blood serum test 혈액검사		칼슘, 전해질, 테스토스테론, 인슐린, 포도당 등의 농도를 측정하는 혈액검사. 여러 내분비샘의 기능을 평가하기 위해 검사함.
fasting blood sugar (FBS) 공복혈당		12시간 이상 금식한 후 혈중 포도당을 측정하는 혈액검사.

진단법(계속)

용어	용어 성분	설명
glucose tolerance test (GTT) [굴루코스] 포도당내성검사		혈당 농도를 측정하는 검사. 구강 또는 정맥을 통해 정해진 양의 포도당을 투여함. 이어서 일정한 시간 간격으로 혈액을 채취하여 포도당을 이용하는 환자의 능력을 검사함. 당뇨병 환자에서는 포도당에 대한 인슐린 반응을 알아보기 위해 이용함.
protein-bound iodine test (PBI) 단백질결합요오드검사		혈중 T_4 농도를 측정하는 혈액검사. 요오드는 혈액 속에서 단백질과 결합하므로 측정할 수 있음. 갑상샘기능을 알아보는데 유용함.
radioimmunoassay (RIA) [뤠디오임유노애쎄이] 방사면역측정(법)	radi/o = 광선 immun/o = 방어	방사성 동위원소로 표지한 호르몬과 항체를 이용하여 혈장 속의 호르몬 양을 측정하는 혈액검사.
thyroid function test (TFT) [싸이로이드] 갑상샘기능검사		갑상샘기능을 평가하기 위해 T_4, T_3, 갑상샘자극호르몬을 측정하는 혈액검사.
total calcium 총칼슘		부갑상샘 질환과 뼈 질환을 알아내기 위해 총칼슘량을 측정하는 혈액검사.
two-hour postprandial glucose tolerance test [포스트프랜디얼] 식후 2시간 포도당내성검사	post- = 후에 -prandial = 식사와 연관된	포도당 대사 정도를 알아보기 위한 혈액검사. 밤새 굶은 환자에게 고탄수화물 식사를 하게 함. 식사 2시간 후에 혈액을 채취함.
영상 진단법		
thyroid echography [싸이로이드 에코그뢔피] 갑상샘초음파검사	-graphy = 기록법	갑상샘 결절과 낭종을 구분할 수 있는 초음파를 이용한 갑상샘 검사.
thyroid scan [싸이로이드] 갑상샘스캔		방사성요오드를 투여하여 갑상샘을 찾는 검사. 이어서 종양과 같은 질병을 찾기 위해 스캔 장비를 이용하여 갑상샘을 촬영함.

치료법

용어	용어 성분	설명
내과 치료법		
chemical thyroidectomy [싸이로이덱토미] 화학갑상샘절제(술)	chem/o = 약물 -al = ~와 연관된 thyroid/o = 갑상샘 -ectomy = 외과적 절제	수술로 제거할 수 없는 갑상샘 세포를 죽이기 위해 고농도의 방사성요오드(radioactive iodine [RAI])를 주입하는 것.
glucometer [굴루코미터ㄹ] 혈당측정기	gluc/o = 포도당 meter = 측정기구	당뇨병 환자가 집에서 혈당을 측정할 수 있도록 개발된 기구.
hormone replacement therapy (HRT) 호르몬대치요법		호르몬 분비저하질환을 앓고 있는 환자에게 인공적으로 호르몬을 투여하는 것. 경구약, 주사제, 피부부착포 형태로 투여함.

치료법 (계속)

용어	용어 성분	설명
외과 치료법		
adrenalectomy [아드뤠날렉토미] 부신절제(술)	adrenal/o = 부신 -ectomy = 외과적 절제	한쪽 또는 양쪽 부신을 외과적으로 절제하는 것.
laparoscopic adrenalectomy [라파로우스코픽 아드뤠날렉토미] 복강경부신절제(술)	lapar/o = 배·복부 -scopic = 시각적 검사와 연관된 adren/o = 부신 -ectomy = 외과적 절제	내시경 기구를 이용하여 복부의 작은 절개부위를 통해 부신을 절제하는 것.
lobectomy [로벡토미] 엽절제(술)	lob/o = 엽 -ectomy = 외과적 절제	장기의 엽을 절제함. 이 경우에는 갑상샘의 한 엽을 의미함.
parathyroidectomy [패러싸이로이덱토미] 부갑상샘절제(술)	parathyroid/o = 부갑상샘 -ectomy = 외과적 절제	하나 이상의 부갑상샘을 외과적으로 절제하는 것.
pinealectomy [핀이어렉토미] 솔방울샘절제(술)·송과체절제(술)	pineal/o = 솔방울샘·송과체 -ectomy = 외과적 절제	솔방울샘을 외과적으로 절제하는 것.
thymectomy [싸이멕토미] 가슴샘절제(술)·흉선절제(술)	thym/o = 가슴샘·흉선 -ectomy = 외과적 절제	가슴샘을 외과적으로 절제하는 것.
thyroidectomy [싸이로이덱토미] 갑상샘절제(술)	thyroid/o = 갑상샘 -ectomy = 외과적 절제	갑상샘을 외과적으로 절제하는 것.

자습하기

D. 의학용어 짝짓기

의학용어와 그 설명을 짝지어라.

1. __________ protein-bound iodine test
2. __________ fasting blood sugar
3. __________ radioimmunoassay
4. __________ thyroid scan
5. __________ two-hour postprandial glucose tolerance test
6. __________ glucose tolerance test
7. __________ glucometer
8. __________ chemical thyroidectomy

a. 혈중 호르몬 농도를 측정함

b. 일정량의 포도당을 투여한 후 환자의 포도당 대사를 측정함

c. 식사 2시간 후 포도당 대사를 측정하는 검사

d. 12시간 금식한 후 혈당 농도를 측정함

e. 혈중 T_4 농도를 측정함

f. 방사성요오드를 이용함

g. 외과수술 대신 이용함

h. 혈당 농도를 측정하는 기구

약리학

분류	용어 성분	작용	예
antithyroid agents 항갑상선제·갑상샘약	anti- = 대항하는	과다분비 질환을 앓고 있는 환자에서 갑상샘호르몬 생산을 차단함.	methimazole, Tapazole; propylthiouracil
corticosteroids [코르티코스테로이즈] 코르티코스테로이드	cortic/o = 바깥층	이 호르몬들의 기능은 탄수화물 대사를 조절하는 것이지만, 이들은 강력한 항염증작용도 나타냄. 따라서 이들은 류마티스관절염 같은 심한 만성염증질환을 치료하는데도 사용됨. 장기간 사용할 경우 골다공증과 쿠싱병 증상 같은 부작용이 발생함. 애디슨병과 같은 부신피질 분비저하 질환을 치료하는데도 사용됨.	prednisone, Deltasone
human growth hormone therapy 사람성장호르몬요법		뼈대성장을 촉진하기 위해 사람 성장호르몬으로 하는 호르몬대치요법. 비정상적으로 키가 작은 어린이를 치료하기 위해 사용함.	somatropin, Genotropin; somatrem, Protropin
insulin [인설인] 인슐린		제1형 당뇨병 환자에게 인슐린을 대치하거나 제2형 당뇨병을 치료하기 위해 사용함.	human insulin, Humulin L
oral hypoglycemic agents [하이포글라이씨믹] 경구혈당강하제	or/o = 입·구강 -al = ~와 연관된 hypo- = 불충분한 glyc/o = 당 -emic = 혈액 상태와 연관된	혈당을 낮추기 위해 경구로 복용하는 약물로서 인슐린의존당뇨병 환자에게는 사용하지 않음.	metformin, Glucophage; glipizide, Glucotrol
thyroid replacement hormone 갑상샘대치호르몬		갑상샘저하증이나 갑상샘절제술을 받은 환자에게 하는 호르몬대치요법.	levothyroxine, Levo-T; liothyronine, Cytomel
vasopressin [배조프레씬] 바소프레신	vas/o = 혈관 -pressin = 아래로 누름	요붕증을 조절하고 신세뇨관의 물 재흡수를 촉진함.	desmopressin acetate, Desmopressin; conivaptan, Vaprisol

약어

α	alpha 알파	**LH**	luteinizing hormone 황체형성호르몬
ACTH	adrenocorticotropic hormone 부신피질자극호르몬	**MSH**	melanocyte-stimulating hormone 멜라닌세포자극호르몬
ADH	antidiuretic hormone 항이뇨호르몬	**Na^+**	sodium 나트륨
β	beta 베타	**NIDDM**	non-insulin-dependent diabetes mellitus 비인슐린의존당뇨병
BMR	basal metabolic rate 기초대사율	**NPH**	neutral protamine Hagedorn (insulin)
CT	calcitonin 칼시토닌	**PBI**	protein-bound iodine 단백질결합요오드
DI	diabetes insipidus 요붕증	**PRL**	prolactin 프로락틴
DM	diabetes mellitus 당뇨병	**PTH**	parathyroid hormone 부갑상샘호르몬
FBS	fasting blood sugar 공복혈당	**RAI**	radioactive iodine 방사성요오드
FSH	follicle-stimulating hormone 난포자극호르몬	**RIA**	radioimmunoassay 방사면역측정(법)
GH	growth hormone 성장호르몬	**T_3**	triiodothyronine 삼요오드티로닌
GTT	glucose tolerance test 포도당내성검사	**T_4**	thyroxine 티록신
HRT	hormone replacement therapy 호르몬대치요법	**TFT**	thyroid function test 갑상샘기능검사
IDDM	insulin-dependent diabetes mellitus 인슐린의존당뇨병	**TSH**	thyroid-stimulating hormone 갑상샘자극호르몬
K^+	potassium 칼륨		

자습하기

E. 약어로 나타내기

1. non-insulin-dependent diabetes mellitus ______________________
2. insulin-dependent diabetes mellitus ______________________
3. adrenocorticotropic hormone ______________________
4. parathyroid hormone ______________________
5. triiodothyronine ______________________
6. thyroid-stimulating hormone ______________________
7. fasting blood sugar ______________________
8. prolactin ______________________

복습하기

적용하기

의무기록 분석

아래의 퇴원요약서에는 10개의 의학용어가 포함되어 있다. 각 의학용어에 밑줄을 치고 아래의 목록에 의학용어를 적어라. 그런 다음 각 용어의 의미를 적어라.

퇴원요약서

입원 시 진단명:	고혈당증, 케톤산증, 당뇨
최종 진단명:	새로 발병한 제1형 당뇨병
현 병력:	12세 소녀가 의사에게 2달 전부터 체중감소와 피로, 다뇨, 다음증이 생겼다고 말했다. 가족력을 보니 소녀의 할아버지와 어머니, 오빠가 제1형 당뇨병을 앓고 있었다. 이 환자의 공복혈당검사에서 고혈당이, 소변검사에서 당뇨가 발견되었다. 이 환자는 현재 새로 발병한 당뇨병을 조절하기 위해 입원 중이다.
입원 경과 요약:	입원 당시 공복혈당은 300mg/dL이었고, 케톤산증을 나타냈다. 환자는 인슐린을 투여 받은 후 빠르게 상태가 좋아졌으며 혈당은 정상 농도를 회복하였다. 다음 날 포도당부하검사를 통해 당뇨병으로 확진하였다. 환자에게 인슐린 주사요법을 시작하였다. 환자와 가족에게 당뇨병에 대해, 그리고 인슐린과 식사, 운동, 합병증에 대해 설명하였다.
퇴원 계획:	환자는 퇴원하여 부모와 함께 집으로 갔다. 환자의 부모는 하루 두 번씩 혈당을 측정하여 그 결과를 병원에 알려야 하며, 담당 의사는 혈당을 기준으로 인슐린 투여량을 결정할 것이다. 환자는 2주 후 병원을 방문할 예정이다.

	의학용어	설명
1.		
2.		
3.		
4.		
5.		
6.		
7.		
8.		
9.		
10.		

의무기록 편집

아래의 의무기록에는 의학용어로 바꿔 적을 수 있는 11개의 구(句)가 포함되어 있다. 각 구(句)는 밑줄로 표시되어 있다. 각 구(句)를 의학용어로 바꿔 적어라.

피어슨종합병원 타과자문보고서

Task Edit View Time Scale Options Help Download Archive Date: 17 May 2015

현재 호소증상: 56세 여자 환자가 쇠약과 부종, 몸에 지방이 너무 많이 존재함,**1** 몸에 털이 너무 많음**2**을 이유로 내분비샘 질병을 치료하는 전문의**3**에게 왔다.

과거병력: 환자는 건강식을 먹고 규칙적으로 운동하였는데도 불구하고 일생 동안 대부분 과체중 상태였다고 말하였다. 그녀는 기침으로 인해 갈비뼈에 병적골절이 발생한 후 골다공증 진단을 받았다.

징후와 증상: 환자의 양쪽 발과 다리에는 중등도의 부종이 있고, 얼굴은 부어 있으며, 윗입술에 수염이 나 있다. 그녀의 체중은 나이와 키를 고려했을 때 정상보다 45kg 정도 과체중 상태이다. 그녀의 움직임은 느리며 전반적으로 기운이 없어 보인다. 혈중 호르몬 농도를 측정하는 검사**4**에서 체내 탄수화물을 조절하는 스테로이드 호르몬**5**이 증가되어 있었다. CT 스캔에서 부신 바깥층**6**에 샘종**7**이 발견되었다.

진단명: 부신 바깥층**8**의 샘종**9**에 의한 부신 과다분비와 연관된 일련의 증상들**10**.

치료: 오른쪽 부신을 외과적으로 절제함.**11**

1. ______________________________

2. ______________________________

3. ______________________________

4. ______________________________

5. ______________________________

6. ______________________________

7. ______________________________

8. ______________________________

9. ______________________________

10. ______________________________

11. ______________________________

증례

아래 증례는 이 장에서 공부했던 질병을 앓고 있는 환자에 관한 것이다. 증례를 읽고 질문에 답하라. 일부 질문은 이 장에서 공부하지 않았던 내용도 포함하고 있다. 교과서나 의학사전, 다른 참고서를 활용하여 질문에 답하라.

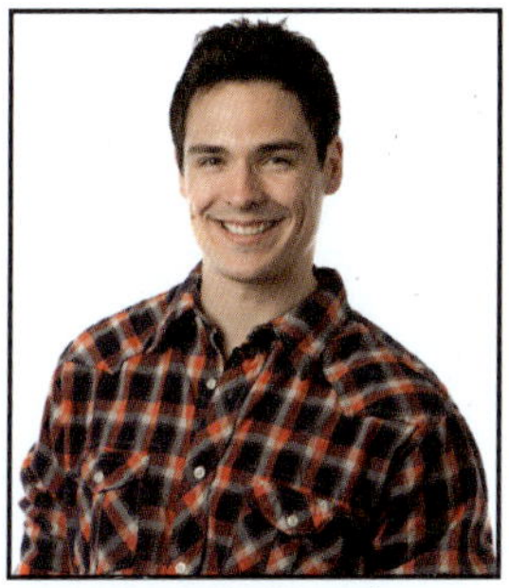
(Flashon Studio/Shutterstock)

22세 대학생이 술집에서 기절하여 그의 친구가 구급차를 불러 응급실에 데려왔다. 그는 혼동 상태였으며, 말은 느렸고, 한 잔의 맥주만 마셨음에도 불구하고 걷는 것이 어려웠다. 응급실에서 그는 땀을 많이 흘렸고, 호흡과 맥박이 빨랐으며, 지남력장애를 나타내었다. 검사결과 환자의 배와 허벅지 바깥쪽에 주사 자국이 발견되었다. 의사는 고혈당과 케톤산증을 확인하기 위해 혈액검사를 의뢰하였다. 그의 친구는 몰랐지만 이 환자는 소아기에 당뇨병 진단을 받았다고 하였다. 인슐린을 주사한 후 환자는 빠르게 회복하였다.

질문

1. 환자가 소아기에 진단받은 질병명은 무엇인가? 참고서를 활용하여 이 질병에 대해 간략하게 설명하라.

2. 환자가 응급실에서 나타낸 증상을 열거하고 설명하라.

3. 어떤 검사를 시행하였는가? 설명하라.

4. 검사결과를 설명하라.

5. 환자는 어떤 유형의 당뇨병을 앓고 있는가? 이유를 설명하라.

6. 환자가 앓고 있는 당뇨병 유형 외의 다른 당뇨병 유형을 설명하라.

연습하기

A. 의학용어 연습하기

연결형 **thyroid/o**는 갑상샘을 의미한다. 이 연결형을 이용하여 아래의 의미를 나타내는 의학용어를 적어라.

1. 갑상샘 절제 ______
2. 갑상샘과 연관된 ______
3. 갑상샘이 과도하게 분비하는 상태 ______

연결형 **pancreat/o**는 췌장을 의미한다. 이 연결형을 이용하여 아래의 의미를 나타내는 의학용어를 적어라.

4. 췌장과 연관된 ______
5. 췌장 염증 ______
6. 췌장 절제 ______
7. 췌장 절개

연결형 **adren/o**는 부신을 의미한다. 이 연결형을 이용하여 아래의 의미를 나타내는 의학용어를 적어라.

8. 부신과 연관된 ______
9. 부신 비대 ______
10. 부신병 ______

연결형 **thym/o**는 가슴샘을 의미한다. 이 연결형을 이용하여 아래의 의미를 나타내는 의학용어를 적어라.

11. 가슴샘 종양 ______
12. 가슴샘 절제 ______
13. 가슴샘과 연관된 ______
14. 가슴샘 염증 ______

B. 연결형의 의미 적기

	의미	이 장에서 등장하였던 예
1. **natr/o**	______	______
2. **estr/o**	______	______
3. **pineal/o**	______	______
4. **pituitar/o**	______	______
5. **kal/i**	______	______
6. **calc/o**	______	______
7. **parathyroid/o**	______	______
8. **acr/o**	______	______
9. **glyc/o**	______	______
10. **gonad/o**	______	______

C. 약어 풀어쓰기

1. PBI ______
2. K^+ ______
3. T_4 ______
4. GTT ______
5. DM ______
6. BMR ______
7. Na^+ ______
8. ADH ______

D. 접미어 연습하기

다음 접미어를 이용하여 아래에 설명한 의미를 갖는 의학용어를 적어라.

-pressin **-uria** **-tropin**
-dipsia **-emia** **-prandial**

1. 소변에 당이나 포도당이 존재함 ______
2. 혈관을 눌러 압박함 ______
3. 소변량이 과도함 ______
4. 혈중 칼슘이 과도함 ______
5. 갈증이 과도함 ______
6. 생식샘을 자극함 ______
7. 식사 후 ______

E. 의학용어 의미 적기

1. corticosteroid ______
2. hirsutism ______
3. tetany ______
4. diabetic retinopathy ______
5. hyperglycemia ______
6. hypoglycemia ______
7. adrenaline ______
8. insulin ______
9. thyrotoxicosis ______
10. hypersecretion ______.

F. 빈칸 채우기

insulinoma	ketoacidosis	pheochromocytoma
gynecomastia	panhypopituitarism	Hashimoto's thyroiditis

1. 의사가 어떤 환자의 혈중 인슐린 농도가 높고, 혈당 농도가 낮다는 것을 발견하였다. 이 징후들은 ______________에 의해 발생한다.
2. 당뇨병 때문에 발생하며 응급치료가 필요한 상태이다. 이 상태는 ______________이다.
3. 의사가 환자의 갑상샘과 부신, 난소에서 문제가 발생하였다는 것을 알았다면 의사는 ______________ 이라고 진단할 것이다.
4. ______________는 환자의 혈중 에피네프린 농도를 높인다.
5. 어떤 환자의 갑상샘염이 자가면역반응에 의해 발생하였다면 이 사람의 진단명은 ______________이다.
6. 남자 환자에게서 성호르몬이 과도할 경우 ______________가 발생할 수 있다.

G. 약리학 용어 연습

약물 설명을 보고 해당하는 약물의 종류를 적은 다음, 상품명과 짝지어라.

약물 설명	약물 종류	상품명
1. ________ 강력한 항염증 효과를 나타냄	______________	a. Genotropin
2. ________ 뼈대 성장을 촉진함	______________	b. Desmopressin
3. ________ 제1형 당뇨병 치료제	______________	c. Tapazole
4. ________ 갑상샘호르몬 생산을 차단함	______________	d. Glucophage
5. ________ 제2형 당뇨병 치료제	______________	e. Deltasone
6. ________ 요붕증을 조절함	______________	f. Humulin

명칭 적기

그림 A

숫자와 선으로 표시한 부위의 명칭을 적어라.

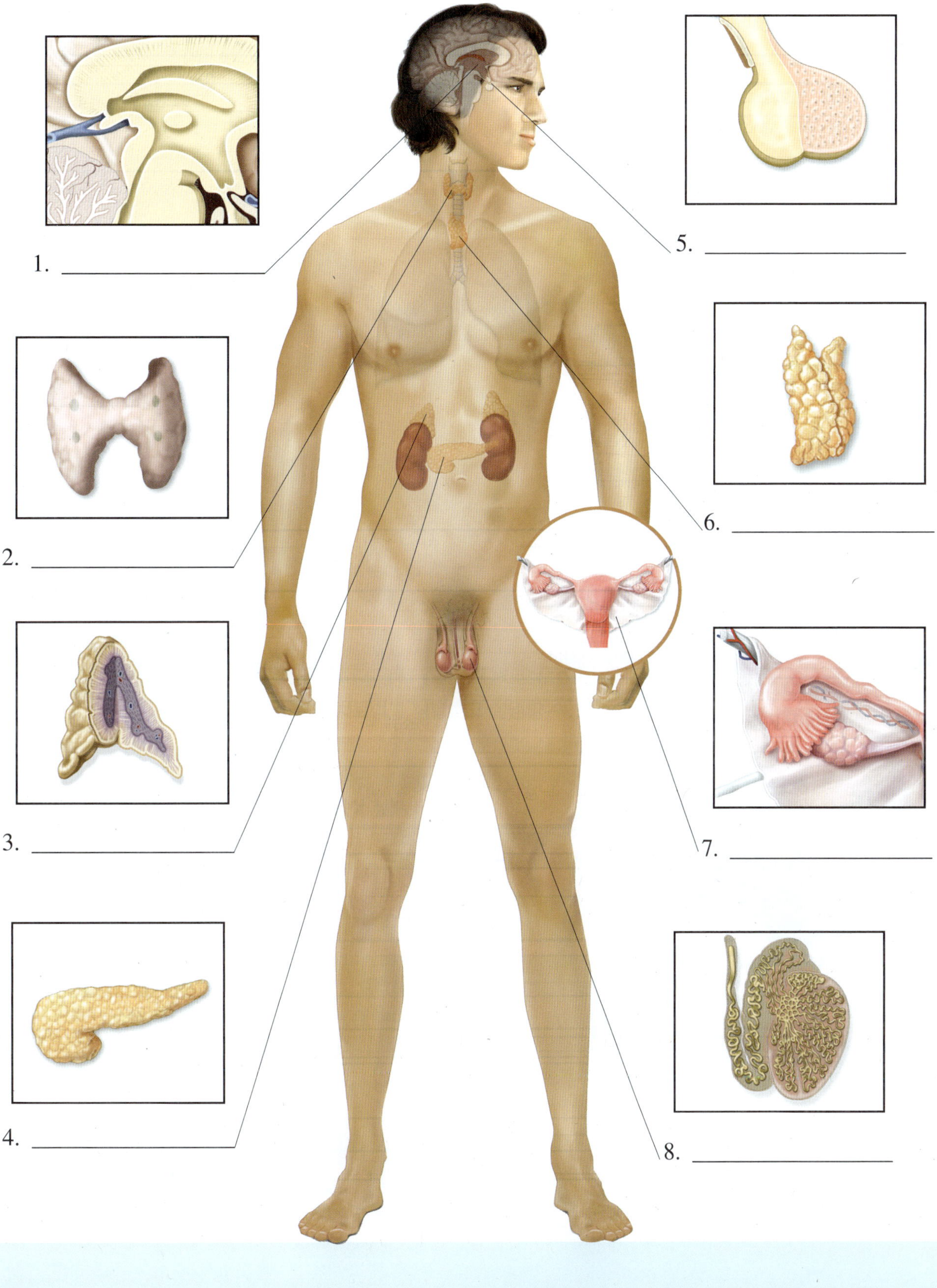

그림 B

숫자와 선으로 표시한 부위의 명칭을 적어라.

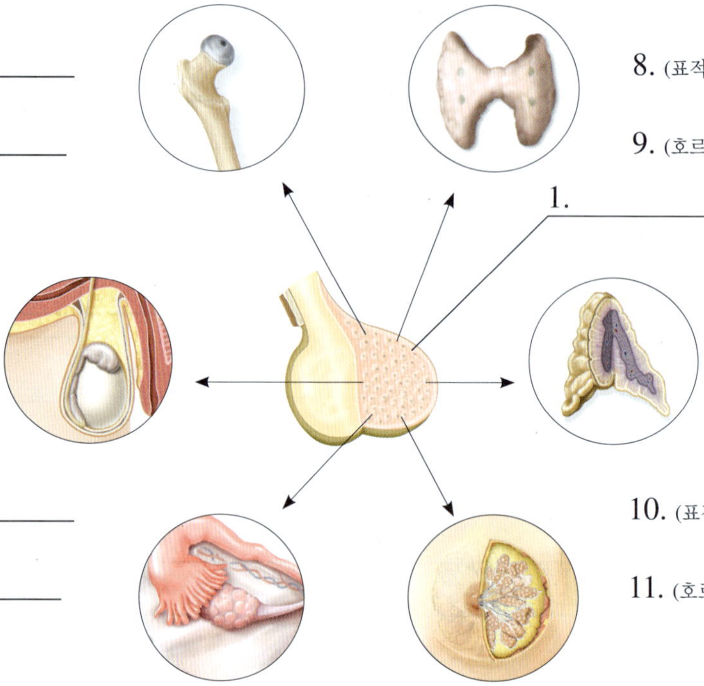

그림 C

숫자와 선으로 표시한 부위의 명칭을 적어라.

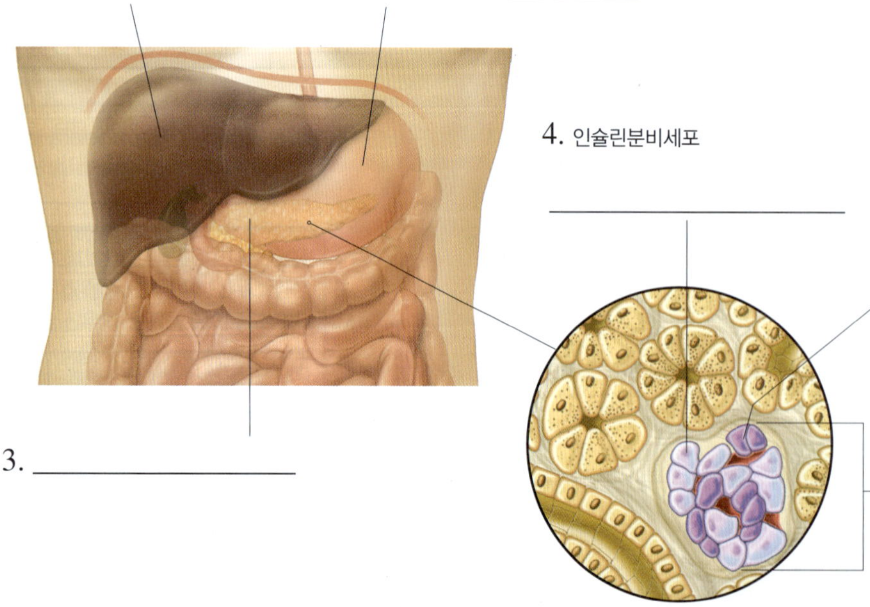

12

신경계통

Nervous System

학습목표

이 장을 공부한 학생들은

- 이 장에서 소개하는 연결형과 접미어를 식별하고 그 의미를 설명할 수 있다.
- 신경계통에 속하는 주요 구조물들의 명칭을 바르게 적고 발음할 수 있다.
- 신경계통과 연관된 주요 장기를 열거하고 이들의 기능을 설명할 수 있다.
- 신경세포의 성분을 설명할 수 있다.
- 중추신경계통과 말초신경계통, 자율신경계통을 식별할 수 있다.
- 신경계통의 해부학 용어를 식별하고 설명할 수 있다.
- 신경계통의 병리학 용어를 식별하고 설명할 수 있다.
- 신경계통의 진단법을 식별하고 설명할 수 있다.
- 신경계통의 치료법을 식별하고 설명할 수 있다.
- 신경계통과 연관된 일부 약물을 식별하고 설명할 수 있다.
- 신경계통과 연관된 일부 약어를 풀어서 적을 수 있다.

신경계통 훑어보기

기능

신경계통(신경계·nervous system)은 신체 기능을 통합하고 조절한다. 신경계통은 감각정보를 받아들여, 결정을 내린 후, 적절한 신체 반응을 명령한다.

기관

신경계통을 구성하는 주요 구조물은 다음과 같다.

brain 뇌

spinal cord 척수

nerves 신경

용어 성분

신경계통 용어를 만드는데 활용되는 용어 성분들은 다음과 같다. 더 자세한 내용은 이 장의 용어 단락을 참조하기 바란다.

연결형

alges/o	sense of pain 통각
astr/o	star 별
centr/o	center 중심
cerebell/o	cerebellum 소뇌
cerebr/o	cerebrum 대뇌
clon/o	rapid contracting and relaxing 수축과 이완을 빠르게 반복함
concuss/o	to shake violently 격렬하게 흔듦
dur/o	dura mater 경막·경질막
encephal/o	brain 뇌
esthesi/o	sensation 감각, feeling 느낌
gli/o	glue 접착제
medull/o	medulla oblongata 숨뇌·연수
mening/o	meninges 뇌척수막·수막
meningi/o	meninges 뇌척수막·수막
ment/o	mind 마음, 정신
myel/o	spinal cord 척수
neur/o	nerve 신경
peripher/o	away from center 중심에서 멀어짐
poli/o	gray matter 회질·회색질
pont/o	pons 다리뇌·교뇌
radicul/o	nerve root 신경뿌리
thalam/o	thalamus 시상
thec/o	sheath 싸개, meninges 뇌척수막·수막
tom/o	to cut 절단하기
ton/o	tone 긴장도
ventricul/o	ventricle 뇌실

접미어

-paresis	근력약화
-phasia	말하기, 발음, 연설
-taxia	근육운동 조정

그림으로 살펴본 신경계통

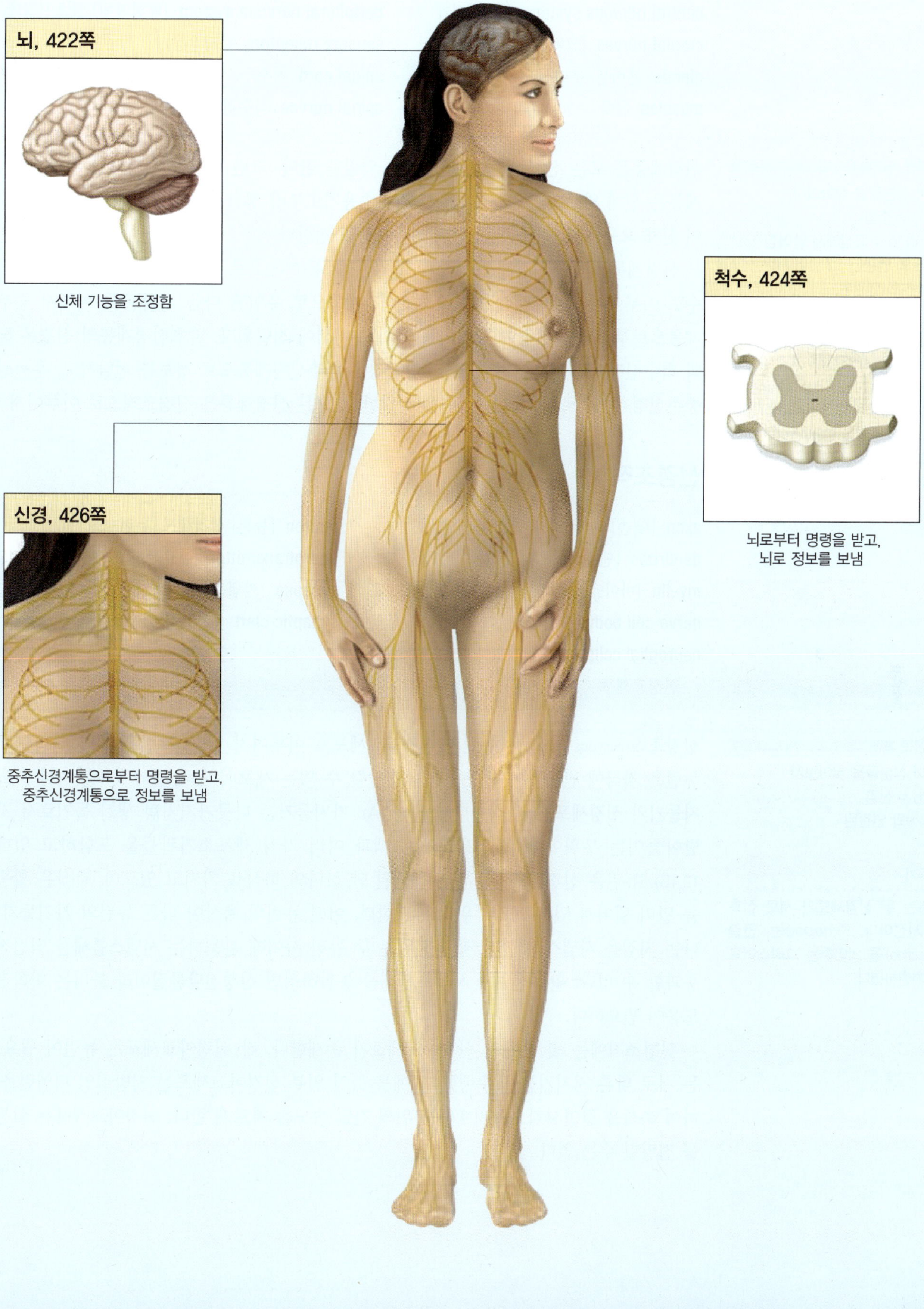

신경계통의 해부생리학

brain 뇌
central nervous system 중추신경계(통)
cranial nerves [크뤠니얼] 뇌신경
glands 분비샘·분비선
muscles 근육
nerves 신경
peripheral nervous system [페뤼퍼뤌] 말초신경계(통)
sensory receptors 감각수용기
spinal cord 척수
spinal nerves 척수신경

용어 성분
이 용어 성분들을 찾아보자.
centr/o = 중심
peripher/o = 중심에서 멀어짐
-al = ~와 연관된
-ory = ~와 연관된

알아두기
Neuroglial tissue(신경아교조직)라는 용어는 그들이 하는 기능으로부터 유래하였다. 이 조직은 신경세포를 함께 붙잡고 있는 역할을 한다. *Neuroglial*은 'nerve glue(신경아교)'를 의미하는 용어이다.

신경계통은 모든 신체 활동을 조정하는 역할을 한다. 그런 역할을 수행하기 위해 먼저 신경계통은 신체 외부 및 내부에 위치한 **감각수용기**로부터 정보를 받아들이며, 이 정보를 활용하여 신체 요구에 맞춰 **근육** 및 **분비샘** 활동을 조정한다.

신경계통은 **중추신경계통**(CNS)과 **말초신경계통**(PNS)으로 나뉜다. 중추신경계통은 **뇌**와 **척수**로 이루어져 있다. 감각정보는 중추신경계통으로 유입된 다음 처리된다. 이어서 중추신경계통으로부터 운동명령이 내려와 근육과 분비샘에 전달된다. 말초신경계통의 신경은 **뇌신경**과 **척수신경**으로 이루어져 있다. 감각신경은 중추신경계통으로 정보를 전달하고, 운동신경은 중추신경계통으로부터 오는 명령을 전달한다. 모든 신경계통은 신경조직으로 이루어져 있다.

신경조직

axon [액손] 축삭
dendrites [덴드롸이츠] 가지돌기·수상돌기
myelin [마이엘린] 말이집·수초·미엘린
nerve cell body 신경세포체
neuroglial cells [뉴로글리얼] 신경아교세포·신경교세포
neuron [뉴론] 신경세포·뉴런·신경원
neurotransmitter [뉴로트뢘스미터ㄹ] 신경전달물질
synapse [씨냅스] 시냅스·연접
synaptic cleft [씨냅틱] 시냅스틈새·연접틈새

용어 성분
이 용어 성분들을 찾아보자.
neur/o = 신경
-tic = ~와 연관된

알아두기
시냅스는 두 신경세포가 서로 접촉하는 지점이다. *Synapse*는 '연결(connection)'을 의미하는 그리스어로부터 기원하였다.

신경조직(nervous tissue)은 **뉴런**과 **신경아교세포**로 이루어져 있다. 뉴런은 개별 신경세포이다. 뉴런은 자극에 반응하여 활동전위를 전달할 수 있는 세포이다. 뉴런의 3가지 기본구조는 **가지돌기**와 **신경세포체**, **축삭**이다(그림 12.1A). 가지돌기는 나뭇가지처럼 생긴 돌기로서 자극을 받아들이는 부위이다. 신경세포체는 핵과 여러 가지 세포소기관들을 포함하고 있다(그림 12.1B). 뉴런은 신경세포체로부터 돌출된 단 하나의 축삭을 가지고 있으며, 축삭은 활동전위를 멀리 떨어져 있는 표적부위로 전달한다. 어떤 뉴런의 축삭이 다른 뉴런의 가지돌기와 만나는 지점을 **시냅스**라 한다. 활동전위는 두 뉴런 사이에 분포하는 **시냅스틈새**를 직접적으로 통과할 수 없다. 활동전위가 시냅스틈새를 통과하려면 **신경전달물질**이라 불리는 화학전령의 도움이 필요하다.

신경조직에는 몇 종류의 신경아교세포가 존재한다. 각 신경아교세포는 뉴런이 필요로 하는 서로 다른 지지기능을 수행한다. 예를 들어 일부 신경아교세포는 지방질인 **미엘린**을 생산하여 축삭을 절연시킴으로써 활동전위의 전달 속도를 빠르게 한다. 신경아교세포는 활동전위를 전달할 수는 없다.

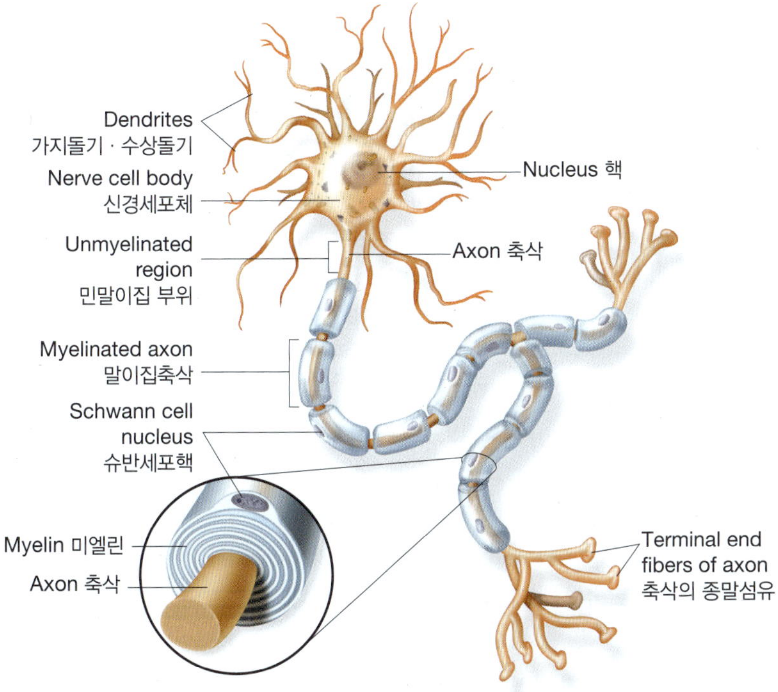

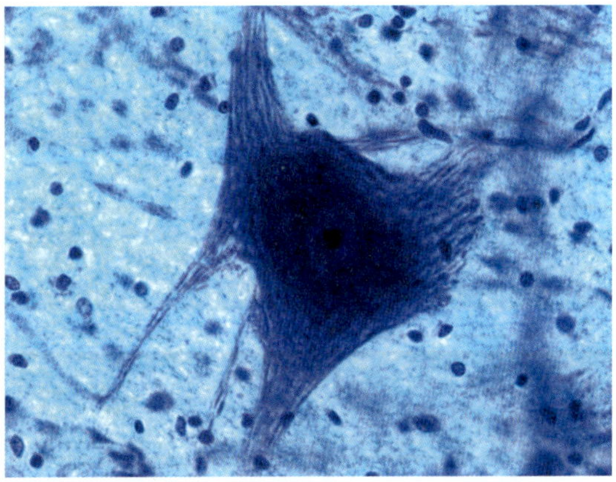

■그림 12.1 A) 뉴런의 구조, 세 가지 기본 구조물인 가지돌기와 신경세포체, 축삭을 볼 수 있다. B) 신경세포체와 핵, 가지돌기를 볼 수 있는 전형적인 신경세포 사진. *(Christopher Meade/Shutterstock)*

중추신경계통

gray matter 회(색)질
meninges [메**닌**지즈] 뇌척수막 · 수막
myelinated [**마이**엘리네이티드] 말이집~ · 수초~ · 유수~
tract 신경로
white matter 백(색)질

중추신경계통은 뇌와 척수로 이루어져 있으며, 뇌와 척수는 전신으로부터 정보를 받아들여, 이 정보를 처리한 다음, 적절한 동작으로 반응한다. 중추신경계통은 **회색질**과 **백색질**로 이루어져 있다. 회색질은 말이집에 싸여 있지 않은 세포체와 가지돌기로 이루어져 있다. 백색질은 말이집에 싸인 신경섬유로 구성되어 있다(그림 12.2). 말이집은 신경조직을 백색으로 보이게 한다. 중추신경계통의 여러 부위를 서로 연결해주는 신경섬유다발을 **신경로**(tract)라 한다. 중추신경계통은 **수막**이라 불리는 3개의 막에 의해 싸여져 보호받고 있다.

알아두기

*Myelin*은 흰색을 띄는 지질 분자이다. 이런 이유로 myelinated neuron을 백색질(*white matter*)이라 부른다.

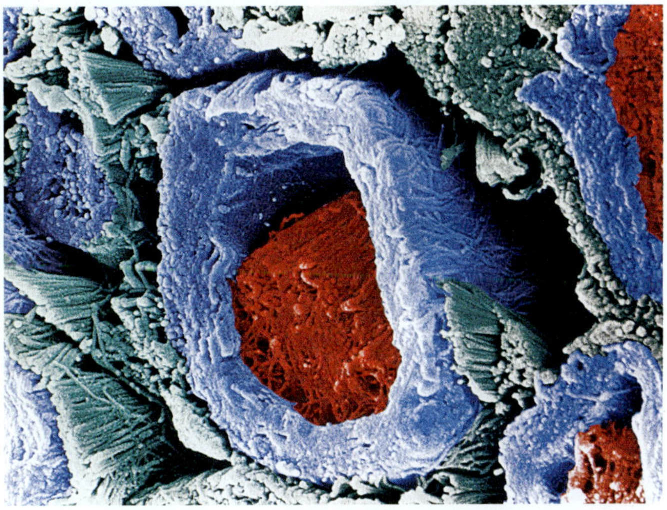

■그림 12.2 말이집(청색)에 싸여 있는 축삭(적색)을 볼 수 있는 전자현미경사진. *(Quest/Science Photo Library/Science Source)*

뇌

brain stem 뇌줄기·뇌간
cerebellum [쎄뤄**벨**럼] 소뇌
cerebral cortex [**쎄**뤄브뤌 **코**ㄹ텍스] 대뇌피질
cerebral hemisphere 대뇌반구
cerebrospinal fluid [쎄뤄브로**스파이**널] 뇌척수액
cerebrum [**쎄**뤄브럼; 써**뤼**브럼] 대뇌
diencephalon [다이엔**쎄팔**론] 사이뇌·간뇌
frontal lobe 전두엽·이마엽
gyri [**자이**롸이] 이랑·회
hypothalamus [하이포**쌀**라머스] 시상하부
medulla oblongata [메**덜**라 오브롱**가**타] 숨뇌·연수
midbrain 중(간)뇌
occipital lobe [옥**씨피**털] 후두엽·뒤통수엽
parietal lobe [퍼**롸이**에털] 두정엽·마루엽
pons [**판**즈] 다리뇌·교뇌
sulci [**썰**카이] 고랑·구
temporal lobe [**템**포뤌] 측두엽·관자엽
thalamus [**쌀**라머스] 시상
ventricles [**벤**트뤽클스] 뇌실

용어 성분

이 용어 성분들을 찾아보자.
encephal/o = 뇌
-al = ~와 연관된
hypo- = 아래

뇌는 우리 몸속에 존재하는 가장 큰 기관 중의 하나로서 대부분의 신체 활동을 조정하는 역할을 한다. 뇌는 모든 사고와 기억, 판단, 감정의 중추이다. 뇌의 각 부위는 체온과 혈압, 호흡 조절 같은 서로 다른 신체 기능을 조절하는 역할을 한다. 뇌는 **대뇌**와 **소뇌**, **간뇌**, **뇌간**으로 나뉜다(그림 12.3).

뇌에서 가장 큰 부위는 대뇌이다. 대뇌는 뇌의 윗부분에 위치하고 있으며, 사고와 판단, 기억, 문제해결, 언어를 처리하는 부위이다. 대뇌의 바깥층은 **대뇌피질**로서 회색질 주름으로 이

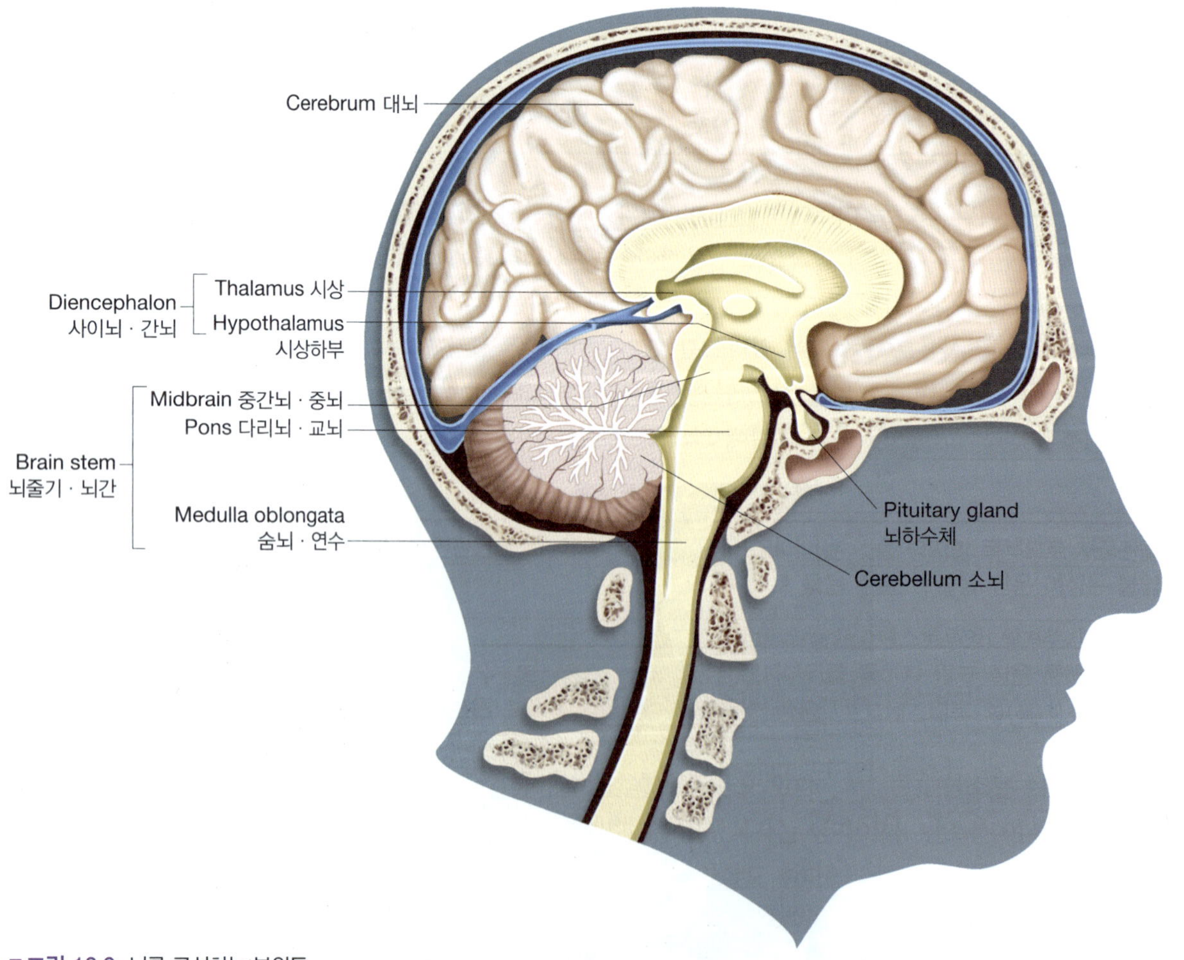

■그림 12.3 뇌를 구성하는 부위들.

루어져 있다. 대뇌는 움푹 들어간 **고랑**에 의해 나뉘어져 있는 볼록하게 돌출된 부위인 **이랑**으로 구성되어 있다. 대뇌는 좌측 절반과 우측 절반으로 나뉘며, 각 대뇌 절반을 **대뇌반구**라 한다. 각 대뇌반구는 4개의 엽으로 이루어져 있다. 각 엽의 위치와 기능은 다음과 같다(그림 12.4).

1. **전두엽**: 대뇌의 가장 앞쪽에 위치한 엽으로서 운동기능과 인격, 언어를 조절한다.
2. **두정엽**: 대뇌의 가장 상부에 위치한 엽으로서 감각수용기로부터 정보를 받아 해석하는 역할과 언어를 해석하는 역할을 한다.
3. **후두엽**: 대뇌의 가장 뒤쪽에 위치한 엽으로서 시각을 조절한다.
4. **측두엽**: 대뇌의 좌우 측면에 위치한 부위로서 청각과 후각을 조절한다.

대뇌 아래에 위치하고 있는 간뇌는 뇌에서 가장 중요한 부위인 **시상**과 **시상하부**를 포함하고 있다. 시상은 회색질로 이루어져 있으며 눈과 귀, 피부로부터 대뇌로 들어오는 정보를 중계하는 역할을 한다. 통증 지각은 시상에 의해 조절된다. 시상 바로 아래에 위치한 시상하부는 체온과 식욕, 수면, 성욕, 감정을 조절한다. 시상하부는 실제로 자율신경계통과 심장혈관계통, 소화계통, 그리고 뇌하수체로부터의 호르몬 분비를 조절하는 역할을 한다.

뇌에서 두 번째로 큰 부위인 소뇌는 대뇌 뒷부분 아래에 위치하고 있다. 소뇌는 신체 수의운동 조정 및 균형 유지에 기여한다. 소뇌는 대뇌에서 개시되는 근육운동을 정교하게 조정한다.

뇌의 가장 아래부위는 뇌간이다. 이 부위는 **중뇌**와 **교뇌**, **연수**로 이루어져 있다. 중뇌는 뇌와 척수 사이에서 활동전위를 전달하는 통로 역할을 한다. '다리'라는 의미를 가진 교뇌는 소뇌와 나머지 뇌 부위를 연결하는 역할을 한다. 연수는 뇌의 맨 아래부위로서 뇌와 척수를 연

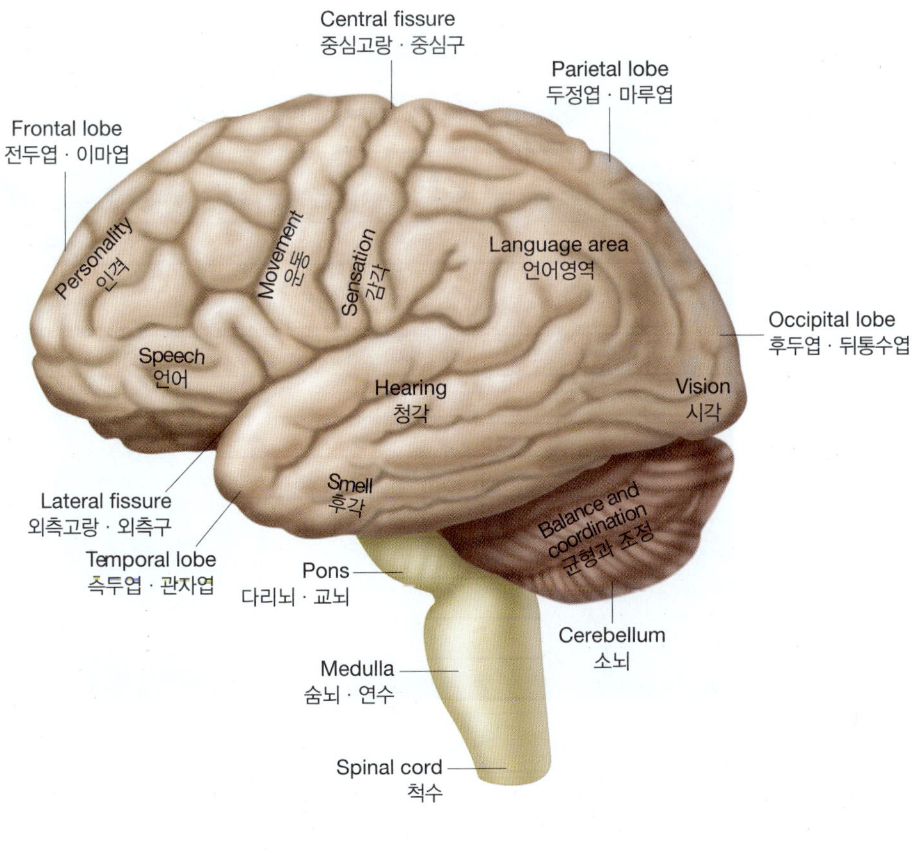

■그림 12.4 대뇌의 기능영역들.

결하는 역할을 한다. 이 중요한 부위에는 호흡과 심박수, 체온, 혈압을 조절하는 중추들이 분포해 있다. 게다가 연수는 한쪽 뇌에서 출발해 다른 쪽 신체의 기능과 운동을 조절하는 신경로가 교차하는 부위이기도 하다. 몇 가지 예외가 있기는 하지만, 연수에서 신경로가 교차함에 따라 좌측 뇌는 우측 신체를 조절하고, 우측 뇌는 좌측 신체를 조절하게 된다.

뇌에는 서로 연결되어 있는 **뇌실**이 존재하는데, 각 대뇌반구에 하나씩, 시상하부 사이에 하나, 그리고 소뇌 앞에 하나가 존재한다. 뇌실에는 **뇌척수액**(CSF)이 분포하는데, 뇌척수액은 뇌와 척수를 충격이나 갑작스런 움직임으로부터 보호하는 물과 유사한 맑은 체액이다.

척수

ascending tracts 오름길·상행로
central canal 중심관
descending tracts 내림길·하행로
spinal cavity 척주관
vertebral canal 척주관
vertebral column 척주·등골뼈

척수는 뇌에서 내려오는 또는 뇌로 올라가는 신경흥분파를 전달하는 통로 역할을 한다. 실제로 척수는 **척주** 속에 분포하고 있는 연수에서부터 두 번째 허리뼈까지 쭉 이어져 있는 신경조직기둥이다. 33개의 척추뼈가 상하로 쭉 이어져 척수가 들어있는 **척주관**(**spinal cavity** 또는 **vertebral canal**이라 함)을 형성한다(그림 12.5).

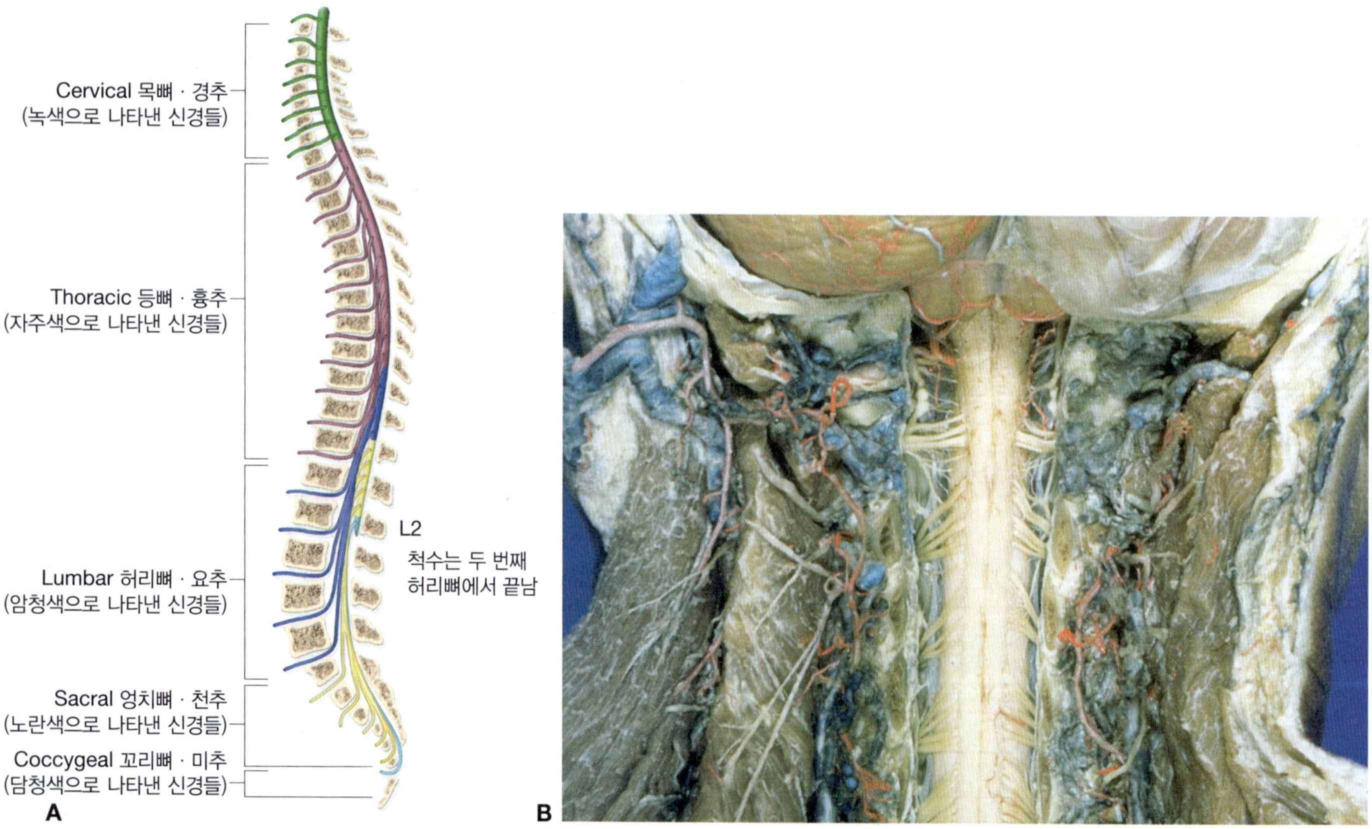

■ 그림 12.5 A) 척수와 척수신경의 높이. B) 뇌로부터 하행하는 척수를 볼 수 있는 사진. 몇 가닥의 가지로 나뉘어 척수로부터 나오는 척수신경뿌리를 명확히 볼 수 있다. *(VideoSurgery/Science Source)*

뇌와 유사하게, 척수도 뇌척수액에 의해 보호를 받는다. 뇌척수액은 척수 **중심관**을 따라 순환한다. 척수 중심부위는 말초신경 세포체와 가지돌기로 이루어진 회색질이다. 척수 바깥부위는 말이집축삭으로 이루어진 백색질이다. 백색질은 감각정보를 뇌로 전달하는 **상행로**이거나 뇌로부터 내려오는 운동명령을 말초신경으로 전달하는 **하행로**이다.

알아두기

어떤 질병은 중추신경계통의 회색질과 백색질을 침범한다. 예를 들어 *poliomyelitis*(회색질척수염)는 척수 회색질을 침범하는 바이러스감염이다. 연결형 *poli/o*는 '회색질(*gray matter*)'을 의미한다. 이 질병은 폴리오백신이 개발된 덕분에 현재는 거의 발생하지 않는다.

수막

arachnoid layer [어래ㅋ노이드] 거미막·지주막
dura mater [듀롸 **메이터**ㄹ] 경(질)막
pia mater [**피이**아 **메이터**ㄹ] 연(질)막
subarachnoid space [써ㅂ어래ㅋ노이드] 거미막밑공간·지주막하공간
subdural space [써ㅂ**듀**뤌] 경질막밑공간·경막하공간

용어 성분

이 용어 성분들을 찾아보자.
-oid = ~와 유사한
sub- = 아래

수막(뇌척수막·meninges)은 뇌와 척수를 감싸고 있는 세 층으로 이루어진 결합조직막이다(그림 12.6). 수막은 밖에서부터 안으로 진행하면서 다음과 같이 구성되어 있다.

1. **경질막**: '질긴 골마지(tough mother)'를 의미하며, 중추신경계통 주위를 감싸고 있는 질긴 섬유성 주머니이다.
2. **경질막밑공간**: 경질막과 거미막 사이에 실제로 존재하는 공간이다.
3. **거미막**: '거미와 같은(spiderlike)'을 의미하며, 거미줄 같은 섬유에 의해 연질막에 부착되어 있는 가늘고 섬세한 막이다.
4. **거미막밑공간**: 거미막과 연질막 사이의 공간을 말하며, 이 공간에는 외부로부터 뇌에 가해지는 충격을 완화시키는 뇌척수액이 분포한다.
5. **연질막**: '부드러운 골마지(soft mother)'를 의미하며, 수막 중 가장 안쪽에 위치하는 막으로서 뇌와 척수 표면과 직접적으로 접촉한다.

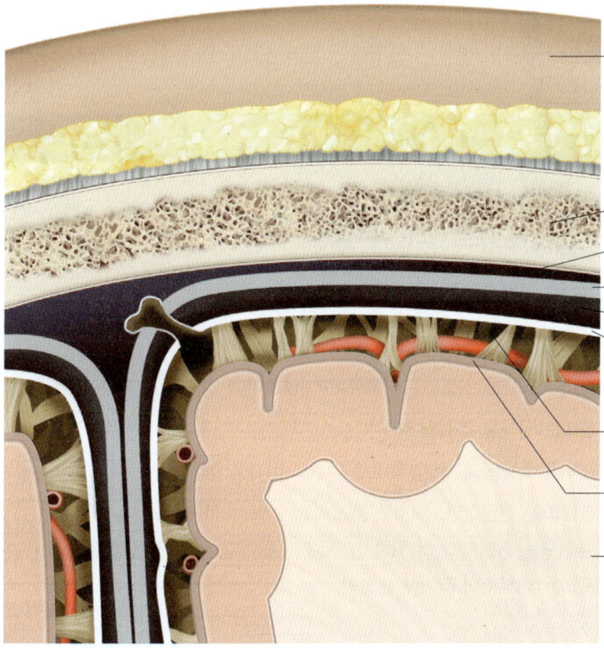

■ 그림 12.6 수막. 그림에서 수막을 이루고 있는 각 층의 위치와 구조를 볼 수 있고, 머리뼈 및 뇌와 수막과의 관계를 볼 수 있다.

말초신경계통

용어 성분

이 용어 성분들을 찾아보자.
somat/o = 몸·체
-ic = ~와 연관된
auto- = 자기

afferent neurons [앺허뤈트] 들신경세포·구심신경세포
autonomic nervous system [오우토놈익] 자율신경계통
efferent neurons [엪허뤈트] 날신경세포·원심신경세포
ganglion [갱글리언] 신경절
motor neurons 운동신경세포·운동뉴런
nerve root 신경뿌리
sensory neurons 감각신경세포·감각뉴런
somatic nerves 몸신경·체신경

말초신경계통(PNS)은 12쌍의 뇌신경(cranial nerve)과 31쌍의 척수신경(spinal nerve)으로 이루어져 있다. 신경(nerve)은 중추신경계통 밖에 위치한 축삭다발로서 중추신경계통과 다른 신체 부위 사이에 정보를 전달하는 역할을 한다. 뇌신경인지 척수신경인지는 신경이 기원하는 부위에 의해 결정된다. 뇌신경은 뇌에서 출현하는 신경이며, 주로 연수에서 기원한다. 척수신경은 척수로부터 기원하며, 각 척추 사이에서 좌우 한 쌍씩 출현한다. 중추신경계통에 신경이 부착되는 지점을 **신경뿌리**라 한다. 대부분의 신경 명칭은 해당 신경이 지배하는 장기나 신경이 지나는 부위에 대한 의미를 담고 있다. 전체 뇌신경은 표 12.1에 정리되어 있다. 그림 12.7에는 사람에게 존재하는 일부 주요 척수신경을 나타내었다.

대부분의 신경들은 중추신경계통으로 들어가고 나가는 정보를 모두 전달하지만, 일부 신경은 한 방향으로 전달되는 정보만 포함하고 있는 경우도 있다. **구심신경세포** 또는 **감각신경세포**는 감각수용기로부터 중추신경계통으로 향하는 감각정보를 운반한다. 원심신경세포 또는 운동신경세포는 중추신경계통으로부터 근육이나 분비샘으로 향하는 활동 명령을 운반한다(그림 12.8). 말초신경세포의 세포체들은 중추신경계통 바깥에 함께 모여 **신경절**이라 불리는 매듭을 형성한다.

말초신경계통의 신경들은 **자율신경계통**(ANS)과 **체신경**으로 나뉘며, 각 신경은 다른 신체 부위에 분포한다.

알아두기

신경로는 한쪽 신체로부터 다른 쪽 뇌로 교차하므로 한쪽 뇌가 손상되면 증상은 반대쪽 신체에서 나타난다. 우측 신체 운동을 조절하는 신경세포는 좌측 연수에 위치하므로 우측 신체 마비가 초래되는 경우는 실제로는 뇌졸중이 좌측 뇌에서 발생한 경우이다.

자율신경계통

parasympathetic branch [패뤄씸파쎄틱] 부교감신경
sympathetic branch [씸파쎄틱] 교감신경

자율신경계통(autonomic nervous system)은 신체의 불수의적 기능 또는 무의식적 기능을 조절하는데 관여한다. 자율신경계통은 평활근(내장·혈관), 심장근, 분비샘의 활동을 증가시키거나 감

알아두기

*Autonomic*은 '독립적인'을 의미하는 라틴어 *autonomia*로부터 기원하였다.

표 12.1 뇌신경

번호	명칭	기능
I	후각신경 Olfactory	후각 흥분파를 운반함.
II	시신경·시각신경 Optic	시각 흥분파를 운반함.
III	눈돌림신경·동안신경 Oculomotor	안구근육 운동 및 동공을 조절하는 운동 흥분파를 운반함.
IV	도르래신경·활차신경 Trochlear	양 눈에 하나씩 분포하는 상사근을 조절함.
V	삼차신경 Trigeminal	얼굴 감각을 전달하고, 저작근을 조절하는 신경으로서 눈과 이마, 상하 턱으로 가는 분지로 나뉨.
VI	갓돌림신경·외전신경 Abducens	안구를 외측으로 돌리는 근육을 조절함.
VII	얼굴신경·안면신경 Facial	얼굴표정근과 침 분비를 조절하고, 혀 앞쪽 2/3 부위의 미각을 담당함.
VIII	속귀신경·전정와우신경 Vestibulocochlear	평형감각과 청각 흥분파를 전달하며, 청(각)신경(*auditory nerve*)이라고도 함.
IX	혀인두신경·설인신경 Glossopharyngeal	인두(삼킴)로부터 들어오는 흥분파와 혀 뒤쪽 1/3로부터 들어오는 흥분파를 전달함.
X	미주신경 Vagus	복강과 흉강에 분포하는 대부분의 장기에 분포함.
XI	더부신경·부신경 Accessory	목근육과 어깨근육을 조절함.
XII	혀밑신경·설하신경 Hypoglossal	혀근육을 조절함.

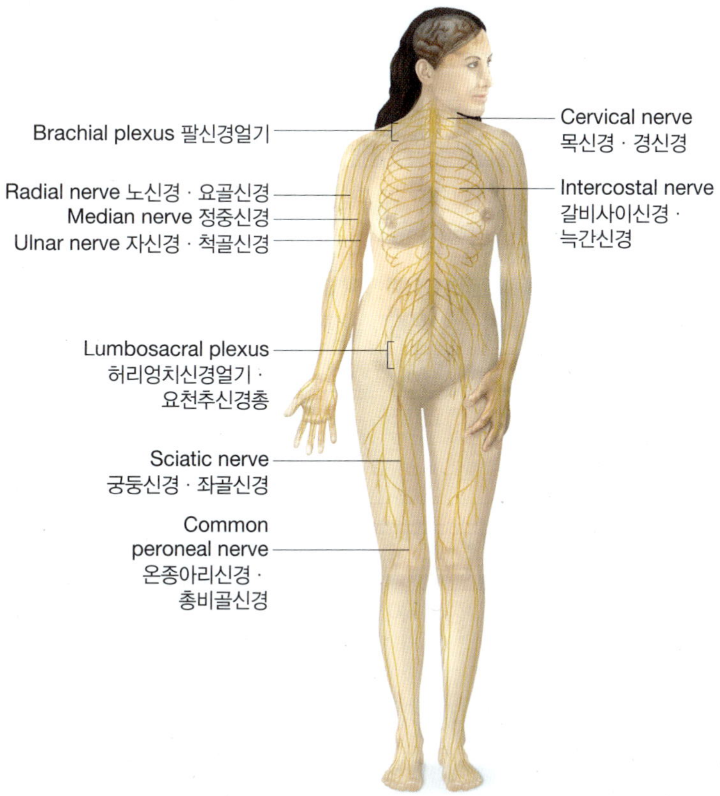

■그림 12.7 주요 척수신경.

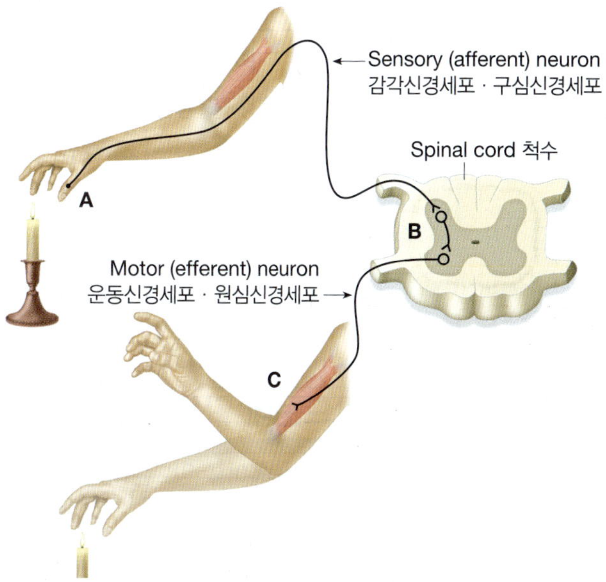

■그림 12.8 말초신경계통의 기능적 구조. A) 구심신경세포 또는 감각신경세포는 척수로 감각정보를 운반한다. B) 척수는 유입되는 감각정보를 받아들이고 운동정보를 전달한다. C) 원심신경세포 또는 운동신경세포는 운동명령을 근육과 분비샘에 전달한다.

소시킨다. 자율신경계통은 **교감신경**과 **부교감신경**으로 나뉜다. 교감신경은 스트레스 및 위기 상황에서 '맞섬도피반응(fight-or-flight reaction)'을 조절한다. 교감신경은 위기 상황일 때 심박수를 증가시키고, 기도를 확장시키며, 혈압을 증가시키고, 소화를 억제시키며, 에피네프린 생산을 증가시킨다. 부교감신경은 교감신경의 반대 작용인 '안정소화반응(rest-and-digest reaction)'을 담당한다. 따라서 부교감신경은 심박수와 혈압을 낮추고, 소화를 촉진한다.

체신경

체신경(somatic nerve)은 피부와 골격근을 지배하며, 주로 신체의 수의적 활동 또는 의식적 활동에 관여한다. 피부 진피층에 분포하는 여러 감각수용기들은 촉각과 압력감각, 통각 등의 정보를 체신경을 통해 뇌로 보낸다. 체신경은 운동명령을 골격근으로 보내는 역할도 한다.

자습하기

A. 빈칸 채우기

1. 신경계통을 이루는 기관은 ____________________와 ____________________, ____________________ 이다.
2. 신경계통은 ____________________과 ____________________으로 나눌 수 있다.
3. 뇌와 척수로부터 말초로 흥분파를 전달하는 신경세포를 ____________________이라 하며, 뇌와 척수로 흥분파를 전달하는 신경세포를 ____________________이라 한다.

4. 뇌에서 가장 큰 부위는 ____________________이다.

5. 뇌에서 두 번째로 큰 부위는 ____________________이다.

6. 후두엽은 ____________________을 조절한다.

7. 측두엽은 ____________________과 ____________________을 조절한다.

8. 자율신경계통을 ____________________과 ____________________으로 나눌 수 있다.

의학용어

신경계통 용어를 만드는데 활용되는 용어 성분

아래 목록에는 이 장에 등장하는 용어를 만드는데 활용되는 연결형과 접미어, 접두어가 정리되어 있다.

연결형

alges/o	sense of pain 통각
angi/o	vessel 혈관
arteri/o	artery 동맥
astr/o	star 별
cephal/o	head 머리
cerebell/o	cerebellum 소뇌
cerebr/o	cerebrum 대뇌
clon/o	rapid contracting and relaxing 수축과 이완을 빠르게 반복함
concuss/o	to shake violently 격렬하게 흔듦
crani/o	skull 머리뼈·두개골
cyt/o	cell 세포
dur/o	dura mater 경질막
electr/o	electricity 전기
encephal/o	brain 뇌
esthesi/o	sensation 감각, feeling 느낌
gli/o	glue 접착제
hemat/o	blood 혈액
hem/o	blood 혈액
hydr/o	water 물
isch/o	to hold back 저지함
later/o	side 외측
lumb/o	low back 허리
medull/o	medulla oblongata 숨뇌·연수
mening/o	meninges 뇌척수막·수막
meningi/o	meninges 뇌척수막·수막
ment/o	mind 마음
my/o	muscle 근육
myel/o	spinal cord 척수
neur/o	nerve 신경
poli/o	gray matter 회색질
pont/o	pons 다리뇌·교뇌
radicul/o	nerve root 신경뿌리
scler/o	hard 단단한
spin/o	spine 가시, 척추, 척주
thalam/o	thalamus 시상
thec/o	sheath 피복
tom/o	to cut 절단하는 것
ton/o	tone 긴장도
vascul/o	blood vessel 혈관
ventricul/o	ventricle 뇌실
vertebr/o	vertebra 척추뼈

접미어

-al	~와 연관된
-algia	통증
-ar	~와 연관된
-ary	~와 연관된
-asthenia	근력약화
-cele	돌출
-eal	~와 연관된
-ectomy	외과적 절제
-gram	기록물
-graphy	기록법
-ia	상태
-ic	~와 연관된
-ine	~와 연관된
-ion	작용
-itis	염증
-logy	~학
-nic	~와 연관된
-oma	종양, 덩어리
-osis	비정상 상태
-otomy	절개
-paresis	근력약화
-pathy	병·병증
-phasia	말하기
-plasty	외과적 복구
-plegia	마비
-rrhaphy	봉합
-taxia	근육협동
-tic	~와 연관된
-trophic	발달과 연관된

접두어

a-	없는
an-	없는
anti-	대항하는
bi-	둘
de-	없는
dys-	비정상, 어려운
endo-	안에
epi-	위에
hemi-	절반
hyper-	과도한
intra-	안에
mono-	하나
para-	비정상, 두 개로 이뤄진 한 쌍
poly-	다수
quadri-	넷
semi-	부분
sub-	아래에
un-	아닌

해부학 용어의 형용사형

용어	용어 성분	설명
cerebellar [쎄뤄벨러ㄹ] 소뇌~	cerebell/o = 소뇌 -ar = ~와 연관된	소뇌와 연관된.
cerebral [쎄뤄브뤌] 대뇌~	cerebr/o = 대뇌 -al = ~와 연관된	대뇌와 연관된.
cerebrospinal [쎄뤄브로스파이널] 뇌척수~	cerebr/o = 대뇌 spin/o = 척추 -al = ~와 연관된	대뇌 및 척추와 연관된.
cranial [크뤠니얼] 머리~·두개~	crani/o = 머리뼈·두개골 -al = ~와 연관된	머리뼈와 연관된.
encephalic [엔쎄퐐릭] 뇌~	encephal/o = 뇌 -ic = ~와 연관된	뇌와 연관된.
intracranial [인트롸크뤠니얼] 머리뼈안~·두개내~	intra- = 안에 crani/o = 머리뼈·두개골 -al = ~와 연관된	머리뼈안과 연관된.
intrathecal [인트롸씨컬] 수막공간내~·경막내~	intra- = 안에 thec/o = 피복 -al = ~와 연관된	수막 안과 연관된 것으로 특히 경막하공간 또는 지주막하공간을 가리킴.
medullary [메듈래뤼] 숨뇌~·연수~	medull/o = 숨뇌·연수 -ary = ~와 연관된	연수와 연관된.
meningeal [메닌지얼] 수막~	mening/o = 뇌척수막·수막 -eal = ~와 연관된	수막과 연관된.
myelonic [마이엘론익] 척수~	myel/o = 척수 -nic = ~와 연관된	척수와 연관된.
neural [누우뤌] 신경~	neur/o = 신경 -al = ~와 연관된	신경과 연관된.
neuroglial [뉴로글리얼] 신경아교~·신경교~	neur/o = 신경 gli/o = 접착제 -al = ~와 연관된	신경을 지지하는 아교세포와 연관된.
pontine [폰타인] 다리뇌~·교뇌~	pont/o = 다리뇌·교뇌 -ine = ~와 연관된	교뇌와 연관된.
spinal [스파이널] 척추~·척수~	spin/o = 척추 -al = ~와 연관된	척추와 연관된.

해부학 용어의 형용사형 (계속)

용어	용어 성분	설명
subdural 경질막밑~·경막하~ [써ㅂ듀뤌]	sub- = 아래 dur/o = 경질막 -al = ~와 연관된	경질막 아래와 연관된.
thalamic [쌀람익] 시상~	thalam/o = 시상 -ic = ~와 연관된	시상과 연관된.
ventricular [벤트뤼큘러ㄹ] 뇌실~	ventricul/o = 뇌실 -ar = ~와 연관된	뇌실과 연관된.
vertebral [버ㄹ테브뤌] 척추~	vertebr/o = vertebra 척추뼈 -al = ~와 연관된	척추뼈와 연관된.

자습하기

B. 형용사형 만들기

1. The cerebrum and spinal cord ____________________
2. The meninges ____________________
3. Under the dura mater ____________________
4. The brain ____________________
5. A nerve ____________________
6. Within the skull ____________________

병리학

용어	용어 성분	설명
전문 분야		
anesthesiology [앤에스씨지올오지] 마취과학	an- = 없는 esthesi/o = 감각, 느낌 -logy = 학	외과수술에 필요한 마취, 소생술, 급·만성통증 처치를 전문으로 하는 의학 분야. 이 분야를 담당하는 의사를 마취과의사(*anesthesiologist*)라 함.
neurology [뉴롤오지] 신경학	neur/o = 신경 -logy = 학	신경계통의 질병과 이상을 진단하고 치료하는 의학 분야. 이 분야를 담당하는 의사를 신경과의사(*neurologist*)라 함.
neurosurgery [뉴로써ㄹ저뤼] 신경외과학	neur/o = 신경	수술을 통해 신경계통의 질병과 이상을 치료하는 의학 분야. 이 분야를 담당하는 의사를 신경외과의사(*neurosurgeon*)라 함.
징후 및 증상		
absence seizure 소발작·실신발작		수 초에서 30초 가량 지속되는 뇌전증발작으로 의식소실과 행동소실이 일어나는 것이 특징임. 소발작뇌전증(*petit mal seizure*)이라고도 함.

병리학 (계속)

용어	용어 성분	설명
analgesia [앤알**쥐**지아] 진통, 무통증	an- = 없는 alges/o = 통각 -ia = 상태	통증이 없음.
anesthesia [앤에스**씨**지아] 마취, 무감각	an- = 없는 esthesi/o = 느낌, 감각 -ia = 상태	느낌 또는 감각이 없음.
aphasia [어**풰**지아] 실어증·언어상실증	a- = 없는 -phasia = 말하기	뇌 언어중추 손상에 의해 언어나 수기로 의사소통을 할 수 없는 상태.
ataxia [어**택**씨아] 실조	a- = 없는 -taxia = 근육협동	근육협동이 안됨.
aura [**오**우롸] 조짐		뇌전증발작이나 편두통이 발생하기 전에 경험하는 이상한 감각(이상한 냄새가 나거나 색깔이 보임).
cephalalgia [세팔**앨**지아] 두통	cephal/o = 머리 -algia = 통증	두통(headache [HA]).
coma [**코**우마] 혼수		질병이나 손상에 의해 일어나는 심각한 의식소실.
conscious [**콘**셔스] 의식~		깨어 있고 주변을 인식할 수 있는 상태.
convulsion [컨**벌**션] 경련, 발작		불수의적으로 격렬하게 일어나는 근육의 반복적인 수축과 이완. 뇌전증이나 발열, 중독에 의해 발생함.
delirium [딜**리**뤼움] 섬망	de- = 없는	혼동과 지남력장애, 초조를 나타내는 비정상적인 정신상태.
dementia [디**멘**쉬아] 치매	de- = 없는 ment/o = 마음 -ia = 상태	일상 활동을 방해하는 진행성 지적기능 장애. 환자는 자신이 치매에 걸렸다는 것을 거의 인지하지 못함. 알츠하이머병 등에서 관찰됨.
dysphasia [디스**풰**이지아] 언어장애(증)	dys- = 비정상, 어려운 -phasia = 말하기	뇌 언어중추 손상에 의해 대화로 또는 수기로 의사소통을 하는 것이 어려운 상태.
focal seizure [**풔**오컬] 초점발작	-al = ~와 연관된	흔히 하나의 팔이나 다리를 침범하는 국소 발작.
hemiparesis [헤미파**뤼**시스] 반신불완전마비	hemi- = 절반 -paresis = 근력약화	한쪽 신체의 운동이 소실되거나 근육이 약해진 것.
hemiplegia [헤미**플**리지아] 반신완전마비·반신마비·편마비	hemi- = 절반 -plegia = 마비	한쪽 신체에서만 마비가 발생한 것.
hyperesthesia [하이퍼ㄹ에스**띠**지아] 감각과민(증)	hyper- = 과도한 esthesi/o = 느낌, 감각 -ia = 상태	일반적 감각이나 통각, 촉각 민감도가 비정상적으로 증가한 것.
monoparesis [몬오파**뤼**시스] 단일불완전마비	mono- = 하나 -paresis = 근력약화	하나의 팔 또는 다리의 근력약화.
monoplegia [몬오**플**리지아] 단일마비	mono- = 하나 -plegia = 마비	하나의 팔 또는 다리의 마비.
neuralgia [뉴**랄**지아] 신경통	neur/o = 신경 -algia = 통증	신경 통증.
palsy [**포**올지] 마비		일시적으로 또는 영구적으로 운동 조절 능력을 소실한 것.

병리학 (계속)

용어	용어 성분	설명
paralysis [퍼랄이시스] 마비		일시적으로 또는 영구적으로 기능이나 수의운동을 소실한 것.
paraplegia [패러플리지아] 하반신완전마비·하반신마비	para- = 두 개로 한 쌍을 이룬 -plegia = 마비	신체 하부 및 양쪽 다리의 마비.
paresthesia [패뤄스띠지아] 감각이상	para- = 비정상 esthesi/o = 감각, 느낌 -ia = 상태	화끈거리거나 저리는 등의 비정상 감각.
quadriplegia [콰드뤄플리지아] 사지마비	quadri- = 넷 -plegia = 마비	모든 팔다리가 마비된 것.
seizure [씨이져ㄹ] 발작		뇌전증발작과 같이 여러 증상들이 갑자기 통제할 수 없이 나타나는 것.
semiconscious [쎄미콘셔스] 반의식~	semi- = 부분	일부 시간에만 자극에 반응하고 주변을 인지할 수 있는 상태.
syncope [씬커피] 실신		기절한 것.
tonic-clonic seizure 강직간대발작·긴장간대발작	ton/o = 긴장도 clon/o = 수축과 이완을 빠르게 반복함 -ic = ~와 연관된	의식소실과 경련을 나타내는 심각한 뇌전증발작. 발작은 강직(tonic: 근육이 강하게 수축함)과 간대(clonic: 근육 수축과 이완이 율동적으로 반복됨)가 교대로 일어남. 대발작(*grand mal seizure*)이라고도 함.
tremor [트레머ㄹ] 떨림·진전		불수의적으로 일부 신체 움직임이 교대로 반복되는 것.
unconscious [언콘셔스] 무의식~	un- = 없는	주변을 인지할 수 없고, 자극에 반응할 수 없는 상태.
뇌		
Alzheimer's disease [오올쯔하이머ㄹ스] 알츠하이머병		65세 이상의 성인에서 자주 발생하는 치매를 나타내는 만성 기질정신장애. 점진적인 지남력장애와 무감동, 언어장애, 보행장애, 기억소실을 나타냄. 독일의 신경과의사인 알로이스 알츠하이머(Alois Alzheimer)의 이름을 따 명명하였음.
astrocytoma [애스트로싸이토마] 별아교세포종	astr/o = 별 cyt/o = 세포 -oma = 종양	신경아교세포의 일종인 별아교세포로 구성된 뇌나 척수의 종양.
brain tumor 뇌종양		두개내종양을 말하며, 양성인 경우도 있고 악성인 경우도 있음. 양성종양이라도 종양이 자랄 경우 정상 뇌조직을 압박하므로 치명적일 수 있음.

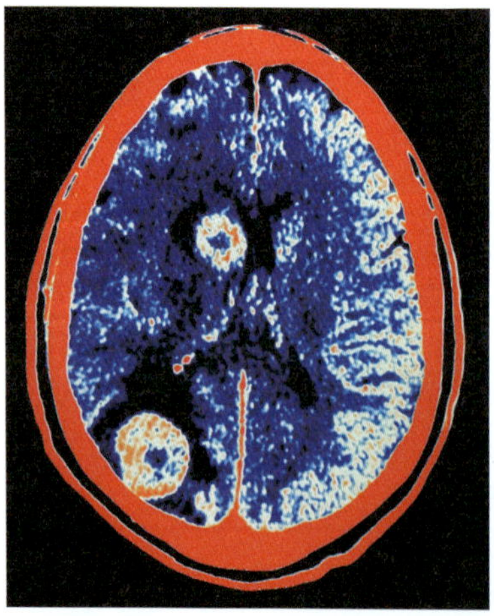

■그림 12.9 두 개의 악성 뇌종양을 보여주는 색깔을 입힌 컴퓨터단층촬영영상.
(Scott Camazine/Science Source)

병리학 (계속)

용어	용어 성분	설명
cerebellitis [쎄뤄벨라이티스] 소뇌염	cerebell/o = 소뇌 -itis = 염증	소뇌의 염증.
cerebral aneurysm [애뉴뤼즘] 뇌동맥류·뇌동맥꽈리·뇌동맥자루	cerebr/o = 대뇌 -al = ~와 연관된	혈관(대개 동맥) 일부가 비정상적으로 확장된 것을 말하며, 선천적으로 혈관벽이 약하거나 결함이 존재해 발생함. 뇌동맥류 파열은 뇌출혈의 가장 흔한 원인임.

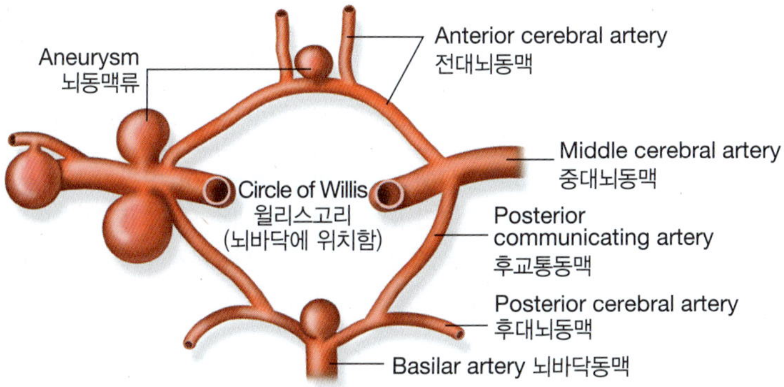

■**그림 12.10** 윌리스고리에서 뇌동맥류가 흔히 발생하는 부위.

용어	용어 성분	설명
cerebral contusion [컨튜젼] 뇌타박상	cerebr/o = 대뇌 -al = ~와 연관된	부딪혀 뇌에 멍이 든 것.
cerebral palsy (CP) [쎄뤄브뤌 포올지] 뇌성마비	cerebr/o = 대뇌 -al = ~와 연관된	결함이나 감염, 산소결핍(출생 전이나 출생 동안, 출생 직후의)에 의한 뇌손상.
cerebrovascular accident (CVA) [쎄뤄브로배스큘러ㄹ] 뇌혈관사고	cerebr/o = 대뇌 vascul/o = 혈관 -ar = ~와 연관된	뇌 부위에 혈액공급이 되지 않아 경색이 일어난 것. 혈액공급은 혈관파열(출혈)이나 피떡 유입(색전), 혈관 압박에 의해 발생할 수 있음. 손상 정도는 경색의 크기와 위치에 따라 달라지며 대개 언어장애와 반신마비를 초래함. 흔히 뇌졸중(stroke)이라 함.

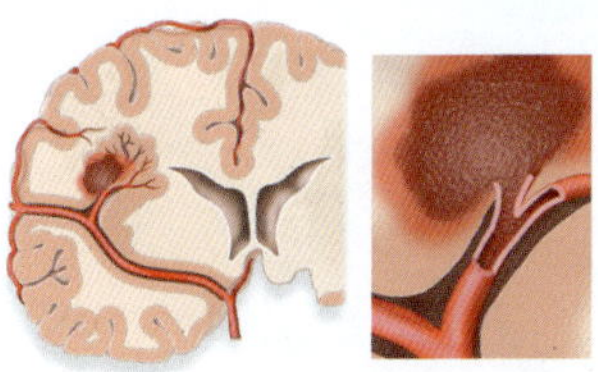

뇌출혈: 대뇌동맥이 파열되어 뇌조직으로 출혈이 일어남.

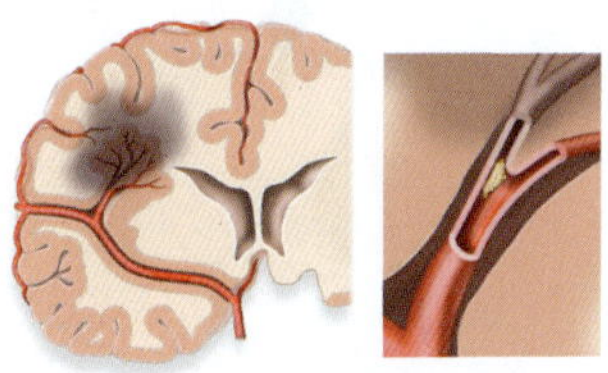

뇌색전증: 다른 부위에서 유입된 색전이 대뇌동맥에 걸려 혈류를 차단함.

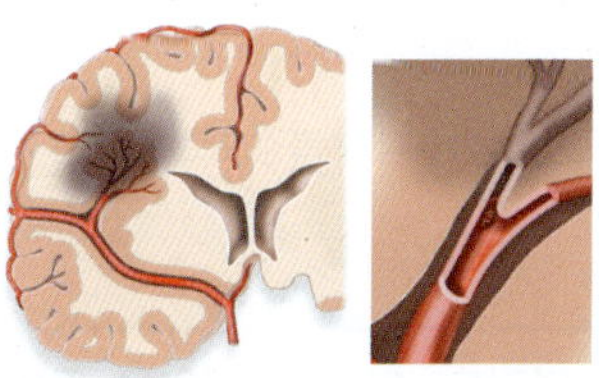

뇌혈전증: 대뇌동맥에서 혈전이 형성되어 혈류를 차단함.

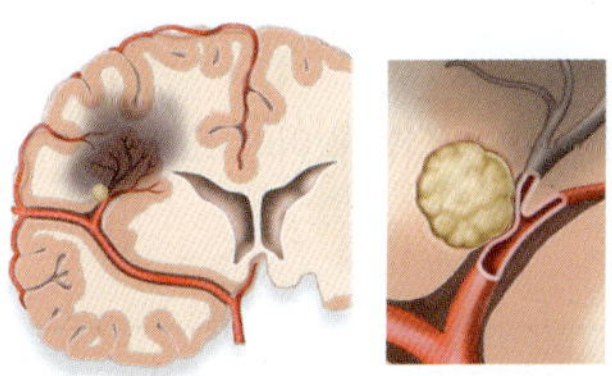

압박: 종양이 인접한 혈관을 압박해 혈류를 차단하는 것.

■**그림 12.11** 뇌혈관사고를 일으키는 흔한 4가지 원인.

병리학 (계속)

용어	용어 성분	설명
concussion [컨커션] 진탕	concuss/o = 격렬히 흔듦 -ion = 작용	뇌가 격렬하게 흔들림으로써 두개골에 부딪혀 발생하는 뇌손상. 증상은 다양하지만, 두통과 흐려보임, 구역·구토, 어지럼, 평형장애 등이 발생할 수 있음. 경외상뇌손상(*mild traumatic brain injury* [TBI])이라고도 함.
encephalitis [엔쎄팔라이티스] 뇌염	encephal/o = 뇌 -itis = 염증	뇌의 염증.
epilepsy [에피렙씨] 뇌전증·간질		뇌 신경세포의 통제되지 않는 전기활동에 의해 발작과 의식소실을 반복적으로 나타내는 뇌질환.
hydrocephalus [하이드로쎄팔러스] 물뇌증·수두증	hydr/o = 물 cephal/o = 머리	뇌실에 뇌척수액이 축적되어 머리가 커지는 것. 뇌로부터 뇌척수액을 빼내는 인공지름길을 만들어주는 수술을 하여 치료함. 치료하지 않을 경우 발작과 정신지체를 유발할 수 있음.

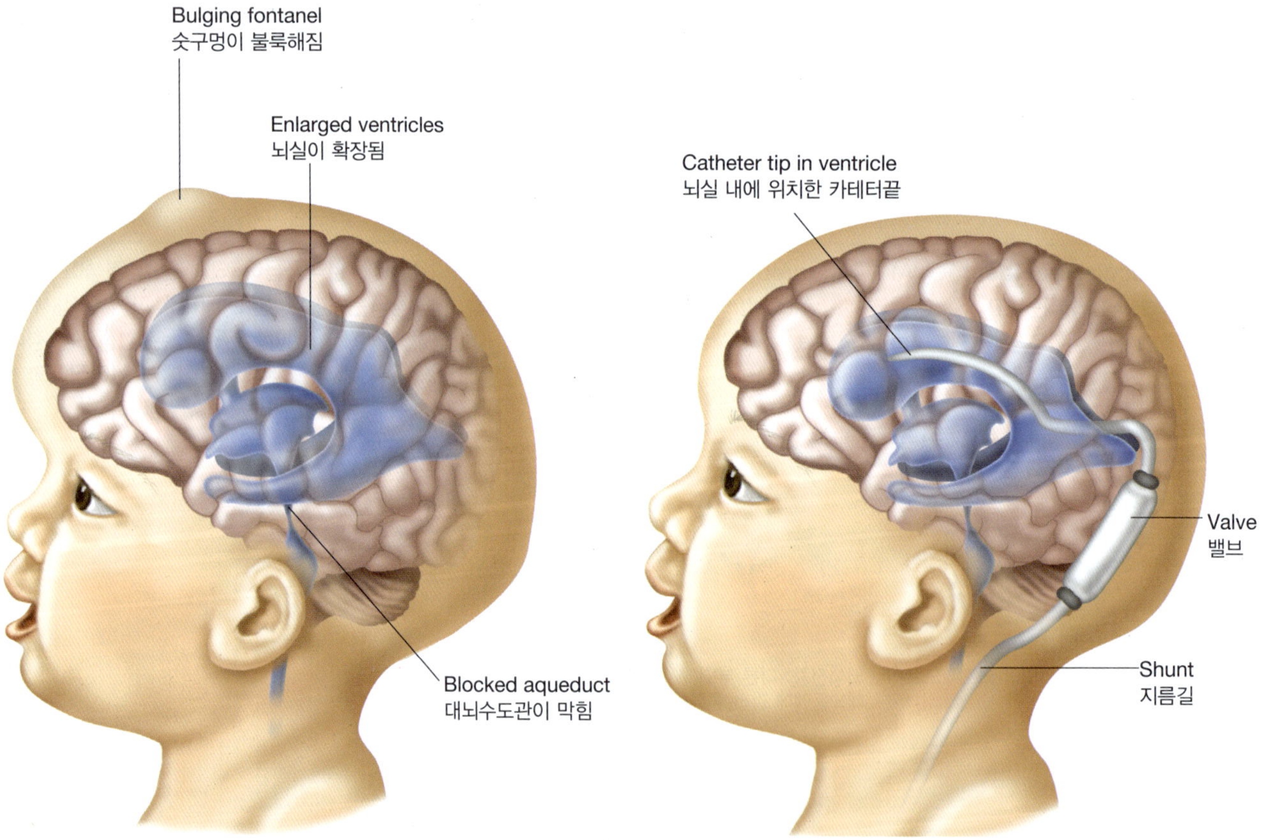

■그림 12.12 물뇌증. 왼쪽 그림은 물뇌증을 앓고 있는 뇌실이 커진 어린이를 나타낸 것이다. 오른쪽 그림은 과도한 뇌척수액을 복강으로 보내는 지름길 수술을 받은 동일한 어린이를 나타낸 것이다.

용어	용어 성분	설명
migraine [마이그뤠인] 편두통		심한 두통과 광선민감도, 어지럼, 구역을 동반하는 특정 유형의 두통.

병리학 (계속)

용어	용어 성분	설명
Parkinson's disease [파ㄹ킨슨스] 파킨슨병		미세 떨림과 근력약화, 경축, 발을 끌며 걷는 보행 등을 나타내는 신경계통의 만성질환. 영국의 내과의사 제임스 파킨슨(James Parkinson)의 이름을 따서 명명함.
Reye's syndrome [롸이스 씬드롬] 라이증후군		호주의 병리의사인 R. D. K. Reye가 최초로 보고한 일련의 증상 모음을 말하며, 급성뇌병증과 다양한 장기(특히, 간)의 손상을 나타냄. 바이러스에 감염된 15세 미만의 어린이에게서 발생함. 아스피린 복용과도 연관되어 있음. 이런 이유로 어린이들에게는 아스피린 복용을 권장하지 않음.
transient ischemic attack (TIA) [트랜지언트 이쓰케믹] 일과성허혈발작	isch/o = 저지하는 것 hem/o = 혈액 -ic = ~와 연관된	일시적으로 뇌혈류가 차단됨으로써 어지럼과 저림, 반신불완전마비 등의 신경학적 증상이 나타나는 것. 결국에는 완전한 뇌졸중으로 진행할 수 있음.
traumatic brain injury (TBI) 외상뇌손상	-tic = ~와 연관된	충돌(예, 자동차사고)이나 충격파(예, 폭발), 발사체(예, 총알)에 의해 생긴 뇌손상. 경증, 중등도, 중증으로 나눌 수 있고, 증상으로는 의식소실과 두통, 구토, 운동조절소실, 어지럼 등을 들 수 있음.
척수		
amyotrophic lateral sclerosis (ALS) [에이마이오트로픽 래터뤌 스클에로시스] 근위축측삭경화(증)	a- = 없는 my/o = 근육 -trophic = 발달과 연관된 later/o = 외측 -al = ~와 연관된 scler/o = 단단한 -osis = 비정상 상태	척수운동뉴런의 변성에 의해 근력약화와 근위축을 나타내는 병. 이 병으로 사망한 뉴욕 양키스의 야구선수 이름을 따서 루게릭병(*Lou Gehrig's disease*)이라고도 함.
meningocele [메닌고씨일] 수막탈출(증)·수막류	mening/o = 수막 -cele = 돌출	개방된 척주를 통해 수막이 탈출되는 선천이상(그림 12.13A). 척추갈림증(*spina bifida*) 참조.
myelitis [마이엘라이티스] 척수염	myel/o = 척수 -itis = 염증	척수의 염증.
myelomeningocele [마이엘오메닌고씨일] 척수수막탈출증·척수수막류	myel/o = 척수 mening/o = 수막 -cele = 돌출	개방된 척주를 통해 수막과 척수가 탈출되는 선천이상(그림 12.13B). 척추갈림증(*spina bifida*) 참조.
poliomyelitis [폴리오마이엘라이티스] 회색질척수염	poli/o = 회색질 myel/o = 척수 -itis = 염증	바이러스에 의한 척수회색질의 염증. 손상 정도에 따라 다양한 수준의 마비가 초래되는데, 경증이고 가역적인 경우도 있고, 중증이고 영구적인 경우도 있음. 이 병은 1950년대에 백신이 발명된 이후에는 거의 발생하지 않음.

병리학 (계속)

용어	용어 성분	설명
spina bifida [스파이나 비퓌다] 척추갈림증·이분척추	spin/o = 척추 bi- = 둘	척추뼈 고리판이 만나지 못해 생기는 척주관 벽의 선천이상(그림 12.13C). 수막탈출증이나 척수수막탈출증이 생길 수 있음.

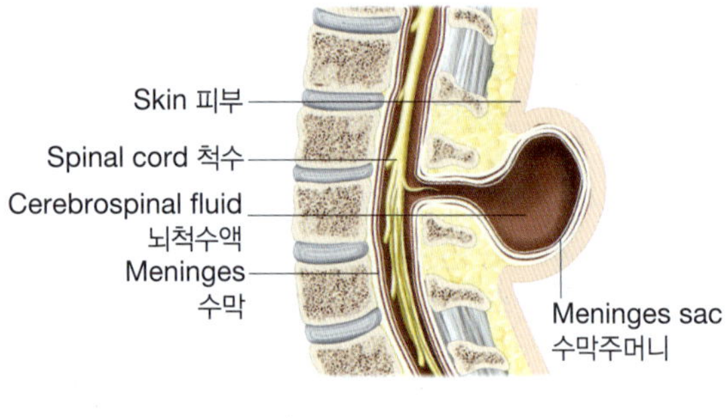

A. Meningocele 수막탈출증

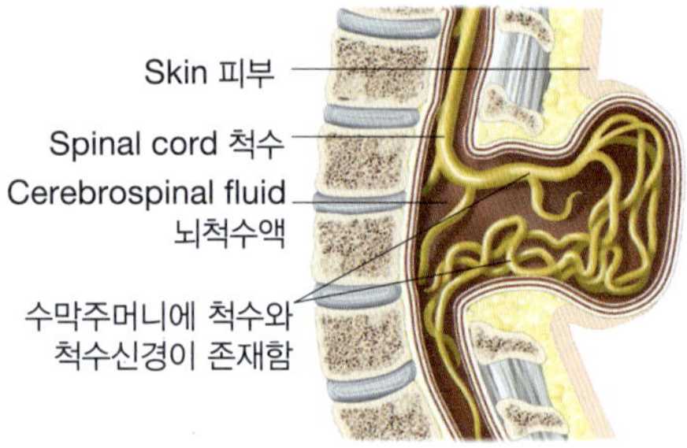

B. Myelomeningocele 척수수막탈출증

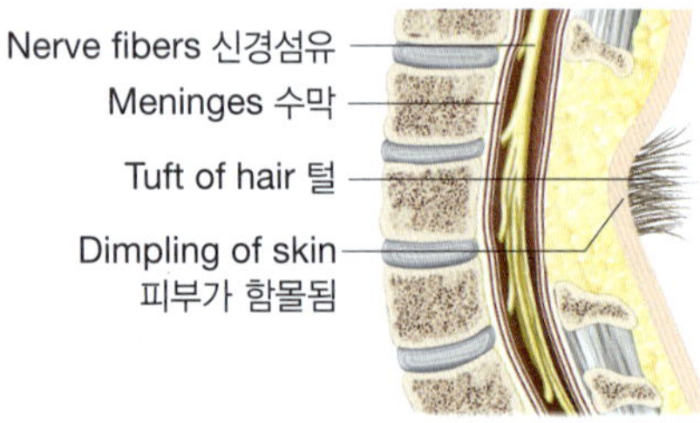

C. Spina bifida 척추갈림증

■그림 12.13 A) 수막탈출증. 개방된 척추뼈를 통해 수막주머니가 탈출되어 있다. B) 척수수막탈출증. 개방된 척추뼈를 통해 수막주머니와 척수가 탈출되어 있다. C) 척추갈림증. 척추뼈가 완전하게 형성되지 않았지만 신경계통 구조물은 탈출되지 않았다.

용어	용어 성분	설명
spinal cord injury (SCI) 척수손상	spin/o = 척추 -al = ~와 연관된	외상에 의해 척수가 손상된 것. 척수는 멍이 들거나 완전히 손상될 수 있음.
신경		
Bell's palsy [벨스 포올지] 벨마비		얼굴신경의 염증에 의해 한쪽 얼굴이 마비되는 것으로 아마도 바이러스에 의해 발생하는 것으로 보임. 환자는 침분비와 눈물분비, 얼굴표정을 조절할 수 없지만, 결국에는 대부분 회복됨.
Guillain-Barré syndrome [기옌 바레이] 길랭-바레증후군		신경에 분포하는 말이집이 소실되는 신경질환. 자가면역 질환에 의해 일어나는 것으로 보임. 다리에서 시작되는 감각소실과 근육조절 소실이 특징임. 이어서 증상은 몸통으로 진행하며 심한 경우에는 횡격막 마비를 초래하기도 함.
multiple sclerosis (MS) [멀티플 스클에로시스] 다발경화증	scler/o = 단단한 -osis = 비정상 상태	중추신경계통에서 발생하는 염증질환으로 말이집 소실에 따라 심각한 근력약화와 저림을 나타냄.
myasthenia gravis [마이애스씨니아 그래비스] 중증근(육)무력증	my/o = 근육 -asthenia = 근력약화	시냅스에서 신경전달물질이 부족하여 심한 근력약화와 피로를 나타내는 병.
neuroma [뉴로마] 신경종	neur/o = 신경 -oma = 종양	신경종양 또는 신경 주위의 결합조직막의 종양.

병리학 (계속)

용어	용어 성분	설명
neuropathy [뉴로퍼씨] 신경병(증)	neur/o = 신경 -pathy = 병	신경병 또는 신경손상을 나타내는 일반 용어.
polyneuritis [폴리뉴롸이티스] 여러신경염·다발신경염	poly- = 다수의 neur/o = 신경 -itis = 염증	두 개 이상의 신경의 염증.
radiculitis [뢔디큘아이티스] 신경뿌리염·신경근염	radicul/o = 신경뿌리 -itis = 염증	신경뿌리의 염증으로, 추간판탈출에 의해 발생하는 경우가 많음.
radiculopathy [뢔디큘로퍼씨] 신경뿌리병(증)·신경근병(증)	radicul/o = 신경뿌리 -pathy = 병	추간판탈출에 의해 신경뿌리가 눌릴 때 나타나는 이상을 말함. 증상으로는 침범된 신경이 분포하는 부위의 통증과 저림을 들 수 있음.
shingles [쉥글스] 대상포진·띠헤르페스		신경 분포 부위를 따라 심한 통증을 동반한 물집이 생기는 병. 신경뿌리에 대상포진 바이러스(*Herpes zoster* virus)가 감염되어 생기는 것으로 생각함.

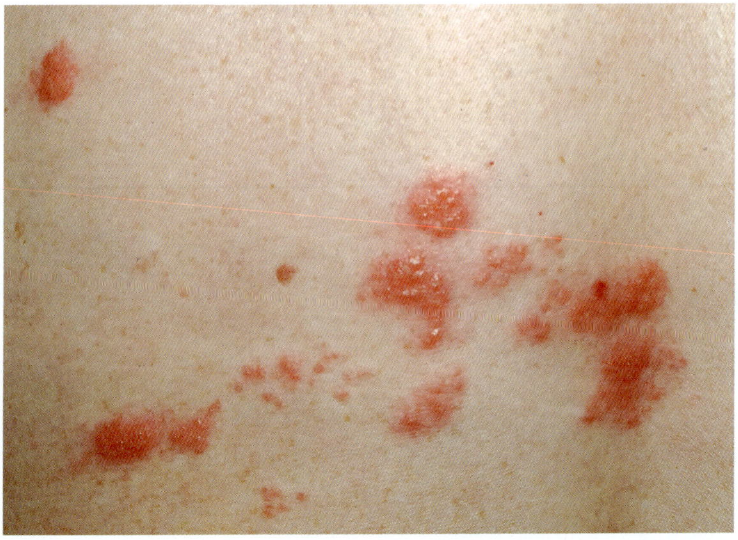

■ **그림 12.14** 대상포진과 연관된 피부발진을 보여주는 사진. *(Stephen VanHorn/Shutterstock)*

수막

용어	용어 성분	설명
epidural hematoma [에피듀뤌 히마토마] 경질막바깥혈종·경막외혈종	epi- = 위 dur/o = 경(질)막 -al = ~와 연관된 hemat/o = 혈액 -oma = 덩어리	뇌와 척수의 경질막바깥공간에 존재하는 혈액 덩어리.
meningioma [메닌지오마] 수막종	meningi/o = 수막 -oma = 종양	수막에 발생한 송양.
meningitis [메닌쟈이티스] 수막염	mening/o = 수막 -itis = 염증	세균 또는 바이러스 감염에 의해 뇌나 척수 주위의 수막에 발생한 염증. 증상으로는 발열과 두통, 목경직, 졸음증, 구토, 과민성, 눈부심 등을 들 수 있음.

병리학 (계속)

용어	용어 성분	설명
subdural hematoma [써ㅂ듀뤌 히마토마] 경막밑혈종·경막하혈종	sub- = 아래 dur/o = 경(질)막 -al = ~와 연관된 hemat/o = 혈액 -oma = 덩어리	외상에 의해 경질막이 찢어졌을 경우에 생기는 경질막 아래에 존재하는 혈액 덩어리. 혈종을 수술로 제거하지 않을 경우 혈종이 뇌를 눌러 사망할 수 있음.

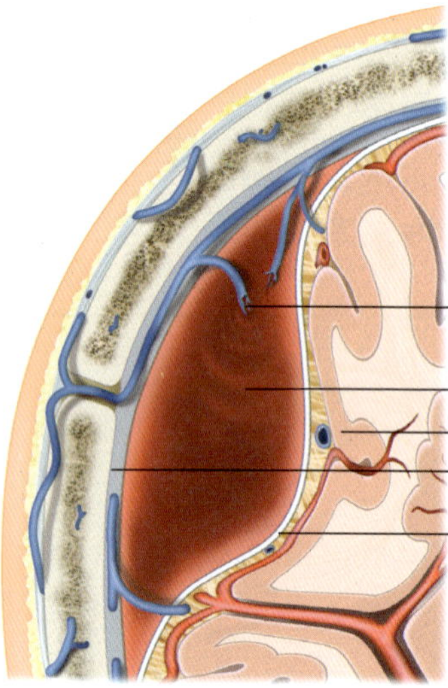

■ 그림 12.15 경막하혈종. 수막정맥이 파열되어 혈액이 경막하공간에 축적됨으로써 뇌를 압박하게 된다.

자습하기

C. 의학용어 짝짓기

의학용어와 그 설명을 짝지어라.

1. __________ aura
2. __________ meningitis
3. __________ coma
4. __________ shingles
5. __________ syncope
6. __________ palsy
7. __________ absence seizure
8. __________ tonic-clonic seizure
9. __________ meningocele
10. __________ concussion

a. 경외상뇌손상
b. 발작 전에 경험하는 이상감각
c. 경련과 함께 발작을 나타냄
d. 선천이상에 의해 수막이 탈출함
e. 경련을 동반하지 않고 발작을 나타냄
f. 수막의 염증
g. 심각한 의식소실
h. 대상포진 바이러스 감염
i. 기절
j. 운동 조절 능력을 상실함

진단법

용어	용어 성분	설명
임상검사실 진단법		
cerebrospinal fluid analysis [쎄뤠브로스파이널 / 언낼이시스] 뇌척수액분석	cerebr/o = 대뇌 spin/o = 척추 -al = ~와 연관된	뇌와 척수 속에 분포하는 맑은 무색의 물 같은 체액인 뇌척수액을 검사하는 것. 이 검사를 통해 감염과 비정상적인 혈액이 존재하는지 알 수 있음.
영상 진단법		
brain scan 뇌스캔		순환계 속에 방사성 동위원소를 주입한 후 촬영한 뇌영상.
cerebral angiography [쎄뤠브뤌 앤지오그래피] 뇌혈관조영(술)	cerebr/o = 대뇌 -al = ~와 연관된 angi/o = 혈관 -graphy = 기록법	방사선 조영제를 주입한 후 X선으로 혈관을 촬영하는 검사법.
echoencephalography [에코엔쎄팔로그래피] 뇌초음파검사·뇌초음파(술)	encephal/o = 뇌 -graphy = 기록법	뇌의 초음파 메아리를 기록하는 검사법. 뇌의 비정상 양상의 변화를 알아내는데 유용함.
myelogram [마이엘오그램] 척수조영상	myel/o = 척수 -gram = 기록물	척수를 X선으로 촬영한 영상.
myelography [마이엘오그래피] 척수조영(술)	myel/o = 척수 -graphy = 기록법	척주관에 방사선 조영제를 주입함. 그런 다음 조영제에 의한 정상 및 비정상 윤곽을 조사하기 위해 X선 사진을 촬영함.
positron emission tomography (PET) [파지트론 이미쉬언 토모그래피] 양전자방출단층촬영(술)	tom/o = 절단 -graphy = 기록법	양전하를 띤 동위원소로 표지된 포도당을 주사한 후 뇌에서 방출되는 감마선을 측정하여 생성한 뇌영상. 뇌조직에 의한 포도당 이용량을 측정하면 조직의 대사적 활성도를 알 수 있음.
기타 진단법		
Babinski's reflex [버빈스키스] 바빈스키반사		프랑스 신경학자 조셉 바빈스키(Joseph Babinski)가 신경계 병변과 이상을 판단하기 위해 개발한 반사를 활용한 검사. 발바닥 바깥부분을 뭉툭한 도구로 자극하였을 때 엄지발가락이 굽혀지는 것이 아니라 펴지면 바빈스키반사가 일어났다고 말함. 정상적으로는 발바닥을 자극하면 발가락이 굽혀짐.
electroencephalogram (EEG) [일렉트로엔쎄팔로그램] 뇌파도	electr/o = 전기 encephal/o = 뇌 -gram = 기록물	뇌의 전기적 양상을 기록한 것.
electroencephalography (EEG) [일렉트로엔쎄팔로그래피] 뇌파검사(법)	electr/o = 전기 encephal/o = 뇌 -graphy = 기록법	두피의 여러 부위에 전극을 설치하여 뇌의 전기적 활동을 기록함. 수면 중에 정상 수면 활동 양상이 나타나는지 확인하기 위한 수면검사에도 이용함.

진단법 (계속)

용어	용어 성분	설명
lumbar puncture (LP) [럼버ㄹ 펑ㅋ춰ㄹ] 허리천자·요추천자	lumb/o = 허리 -ar = ~와 연관된	검사를 위해 체액을 채취하거나 마취제를 주입하기 위해 요추부위(대개는 네 번째 척추사이공간)에 바늘을 삽입함. 척추천자(*spinal puncture, spinal tap*)라고도 함.

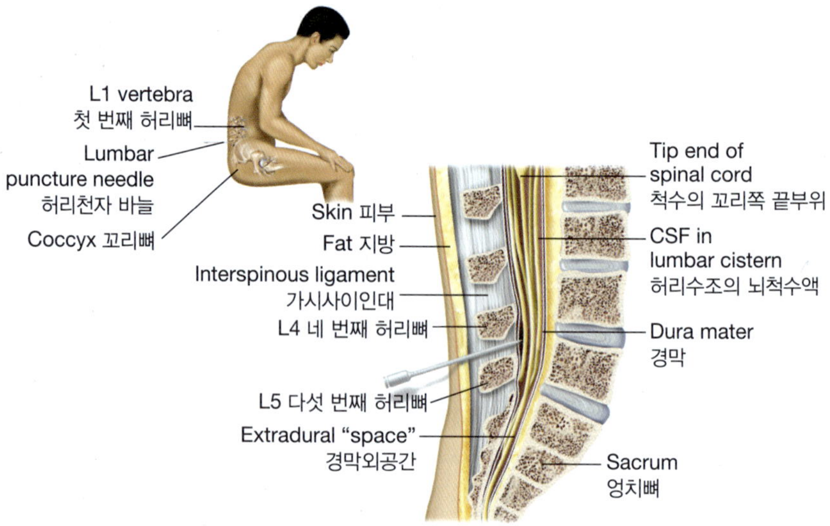

■그림 12.16 허리천자. 허리뼈 사이 공간을 통해 척주관에 바늘을 삽입한다.

용어	용어 성분	설명
nerve conduction velocity 신경전도속도		신경을 따라 활동전위가 전달되는 속도를 측정하는 검사. 신경 손상 부위를 찾아 낼 수 있음.

치료법

용어	용어 성분	설명
내과 치료법		
nerve block 신경차단·신경블록		신경로를 통해 전달되는 감각자극이나 통증자극을 차단할 목적으로 시행하는 국소마취 주사.
외과 치료법		
carotid endarterectomy [커롸티드 엔드아ㄹ테뤡토미] 목동맥내막절제(술)·경동맥내막절제(술)	endo- = 안에 arteri/o = 동맥 -ectomy = 외과적 절제	뇌에 산소를 공급하는 주요동맥인 경동맥이 막혔을 때 시행하는 수술법. 뇌졸중을 예방할 목적으로 개발되었지만, 일과성 허혈발작을 유발하는 심각한 협착증에만 효과가 있다는 것이 밝혀짐.
cerebrospinal fluid shunts [쎄뤄브로스파이널] 뇌척수액션트	cerebr/o = 대뇌 spin/o = 척추 -al = ~와 연관된	뇌척수액을 배출하기 위한 션트를 만드는 수술법. 뇌에 과도하게 분포하는 뇌척수액을 복강으로 보냄으로써 수두증을 치료하는데 이용함.
laminectomy [라미넥토미] 척추후궁절제(술)·고리판절제(술)	-ectomy = 외과적 절제	척추신경에 대한 압력을 완화하기 위해 척추후궁(*lamina*)을 제거하는 수술법.
neurectomy [뉴뤡토미] 신경절제(술)	neur/o = 신경 -ectomy = 외과적 절제	신경을 외과적으로 절제함.
neuroplasty [뉴로플라스티] 신경성형(술)	neur/o = 신경 -plasty = 외과적 복구	신경을 외과적으로 복구함.

치료법 (계속)

용어	용어 성분	설명
neurorrhaphy [뉴로롸피] 신경봉합(술)	neur/o = 신경 -rrhaphy = 봉합	신경을 다시 봉합하는 것. 실제로는 신경 주위에 분포하는 결합조직막을 봉합하는 것을 말함.
tractotomy [트랙토토미] 신경로절단(술)	-otomy = 절개	척수에 분포하는 신경로를 외과적으로 절단하는 수술법. 심한 만성통증이나 근육연축을 치료하는 데 이용됨.

자습하기

D. 진단법 또는 치료법과 그 의미를 짝지어라.

1. __________ brain scan
2. __________ lumbar puncture
3. __________ cerebral angiography
4. __________ EEG
5. __________ PET scan
6. __________ nerve block
7. __________ neurorrhaphy
8. __________ myelogram

a. 감마선을 측정하여 만든 영상
b. 뇌의 전기적 활동을 기록한 것
c. 척수 주위에서 뇌척수액을 채취함
d. 마취제를 국소부위에 주입함
e. 방사성 동위원소를 이용하여 얻은 진단영상
f. 척수를 X선으로 촬영하여 얻은 영상
g. 뇌혈관을 X선으로 촬영하여 얻은 영상
h. 신경 주위에 분포하는 신경집을 봉합하여 이어줌

약리학

분류	용어 성분	작용	예
analgesic [애날지직] 진통제	an- = 없는 alges/o = 통각 -ic = ~와 연관된	의식상실 없이 경미한 또는 중등도의 통증을 치료함.	aspirin, Bayer, Ecotrin; acetaminophen, Tylenol; ibuprofen, Motrin
anesthetic [애네스쎄틱] 마취제	an- = 없는 esthesi/o = 느낌, 감각 -tic = ~와 연관된	감각상실 또는 의식상실을 일으킴.	lidocaine, Xylocaine; pentobarbital, Nembutal; propofol, Diprivan; procaine, Novocain
anticonvulsant [앤티컨벌전트] 항경련제	anti- = 대항하는	뉴런의 흥분성을 감소시킴으로써 발작과 연관된 통제되지 않은 뉴런 활동을 억제함.	carbamazepine, Tegretol; phenobarbital, Nembutal
dopaminergic drugs [도파메너ㄹ직] 도파민제	-ic = ~와 연관된	도파민을 보충함으로써 파킨슨병을 치료함.	levodopa; L-dopa, Larodopa; levodopa/carbidopa, Sinemet

약리학 (계속)

분류	용어 성분	작용	예
hypnotic [히프노틱] 수면제	-ic = ~와 연관된	수면을 촉진함.	secobarbital, Seconal; temazepam, Restoril
narcotic analgesic [나ㄹ칼틱] 마약성진통제	-ic = ~와 연관된 an- = 없는 alges/o = 통각 -ic = ~와 연관된	심한 통증을 치료하는 약물로서 장기간 사용할 경우 의존성이 생길 수 있음. 아편제제(*opiate*)라고도 함.	morphine, MS Contin; oxycodone, OxyContin; meperidine, Demerol
sedative [쎋아티브] 진정제		마음을 느긋하게 만드는 진정효과를 나타냄.	amobarbital, Amytal; butabarbital, Butisol

약어

ALS	amyotrophic lateral sclerosis 근위축측삭경화(증)	**ICP**	intracranial pressure 머리속압력·두개내압
ANS	autonomic nervous system 자율신경계(통)	**LP**	lumbar puncture 허리천자·요추천자
CNS	central nervous system 중추신경계(통)	**MS**	multiple sclerosis 다발경화증
CP	cerebral palsy 뇌성마비	**PET**	positron emission tomography 양전자방출단층촬영(술)
CSF	cerebrospinal fluid 뇌척수액	**PNS**	peripheral nervous system 말초신경계(통)
CVA	cerebrovascular accident 뇌혈관사고	**SCI**	spinal cord injury 척수손상
CVD	cerebrovascular disease 뇌혈관질환	**TBI**	traumatic brain injury 외상뇌손상
EEG	electroencephalogram 뇌파도, electroencephalography 뇌파검사(법)	**TIA**	transient ischemic attack 일과성허혈발작
HA	headache 두통		

자습하기

E. 약어로 나타내기

1. cerebrospinal fluid ______
2. cerebrovascular disease ______
3. electroencephalogram ______
4. intracranial pressure ______
5. positron emission tomography ______
6. cerebrovascular accident ______
7. autonomic nervous system ______

복습하기

적용하기

의무기록 분석

아래의 퇴원요약서에는 12개의 의학용어가 포함되어 있다. 각 의학용어에 밑줄을 치고 아래의 목록에 의학용어를 적어라. 그런 다음 각 용어의 의미를 적어라.

퇴원요약서

입원 시 진단명:	오토바이 사고로 인한 하반신마비.
최종 진단명:	L2 높이 이하에서 완전하반신마비를 초래한 경막외혈종과 척수손상을 동반한 L2 분쇄골절.
현 병력:	환자는 23세 남자로 오토바이 사고를 겪었다. 그는 35분 동안 의식을 잃었지만, 의식을 되찾았을 때에는 주변 상황을 완전히 인지하고 있었다. 그는 곧 자신의 허리 아래 부위에서 완전한 감각마비와 운동마비가 생겼다는 것을 알아차렸다.
입원 경과 요약:	CT스캔 결과 골절부위에서 뼈가 심하게 파괴되어 있었고 척수는 절단되어 있었다. 환자는 자발적으로 다리근육을 움직일 수 없었고, 접촉 자극이나 바늘로 찌르는 자극을 느낄 수 없었다. 요추후궁절제술과 척추유합술을 통해 골절을 안정시키고 경막외혈종을 제거하였다. 수술 후 정상적인 회복 과정을 거쳤다. 환자는 물리치료와 작업치료를 받기 시작했다. 두 달 후 촬영한 방사선사진에서 척추유합이 완전히 일어난 것을 확인하였다.
퇴원 계획:	환자는 물리치료와 작업치료를 계속하기 위해 재활시설로 옮겨졌다.

	의학용어	설명
1.		
2.		
3.		
4.		
5.		
6.		
7.		
8.		
9.		
10.		
11.		
12.		

의무기록 편집

아래의 의무기록에는 의학용어로 바꿔 적을 수 있는 11개의 구(句)가 포함되어 있다. 각 구(句)는 밑줄로 표시되어 있다. 각 구(句)를 의학용어로 바꿔 적어라.

피어스종합병원 타과자문보고서

Task Edit View Time Scale Options Help Download Archive Date: 17 May 2015

현재 호소증상: <u>말하는 것이 어려우며,</u>**1** <u>신체 한쪽을 움직일 수 없고,</u>**2** <u>심한 불수의적 근육수축</u>**3**을 나타내는 38세 여자 환자를 단골 의사가 <u>신경계 질병을 치료하는 전문의</u>**4**에게 의뢰하였다.

과거병력: 환자는 결혼하였고, 미분만부이다. 현재 호소하는 증상을 나타내기 이전까지는 건강하게 지냈다.

징후와 증상: 그녀의 남편은 그녀가 왼발을 끌기 시작했을 때 한쪽 신체의 움직임이 없다는 것을 처음 발견했다. 이어서 증상은 좌측 팔다리로 진행되었으며, 좌측 다리의 움직임은 약 50% 감소하였고, 좌측 팔의 움직임은 약 25% 감소하였다. 말하기 어려운 증상은 경미하며, 주로 일반 사물의 이름을 상기하는 것을 어려워했다. 심한 불수의적 근육수축은 스트레스에 의해 유발되는 것으로 보이며 약 2분 간 지속된다. <u>뇌의 전기적 활동을 기록한 결과</u>**5**와 <u>허리뼈 사이에 바늘을 삽입하여 체액을 채취하여 검사한 결과</u>**6**는 정상이었다. 그러나 <u>방사성 동위원소를 주사하여 얻은 영상</u>**7**에서 오른쪽 <u>뇌의 가장 큰 부위의 바깥층</u>**8**에서 종괴가 발견되었다.

진단명: 오른쪽 <u>뇌의 가장 큰 부위의 바깥층</u>**8**에 존재하는 <u>별아교세포 종양.</u>**9**

치료: <u>냉동수술</u>**10**을 통해 종양을 파괴하기 위해 오른쪽 <u>머리뼈를 절개</u>**11**하였다. 수술 후 <u>신체 한쪽을 움직이기 어려운 증상</u>**2**과 <u>심한 불수의적 근육수축</u>**3**은 약간 회복되었지만, <u>말하는 것이 어려운 증상</u>**1**은 회복되지 않았다.

1. ______________________________

2. ______________________________

3. ______________________________

4. ______________________________

5. ______________________________

6. ______________________________

7. ______________________________

8. ______________________________

9. ______________________________

10. ______________________________

11. ______________________________

증례

아래 증례는 이 장에서 공부했던 질병을 앓고 있는 환자에 관한 것이다. 증례를 읽고 질문에 답하라. 일부 질문은 이 장에서 공부하지 않았던 내용도 포함하고 있다. 교과서나 의학사전, 다른 참고서를 활용하여 질문에 답하라.

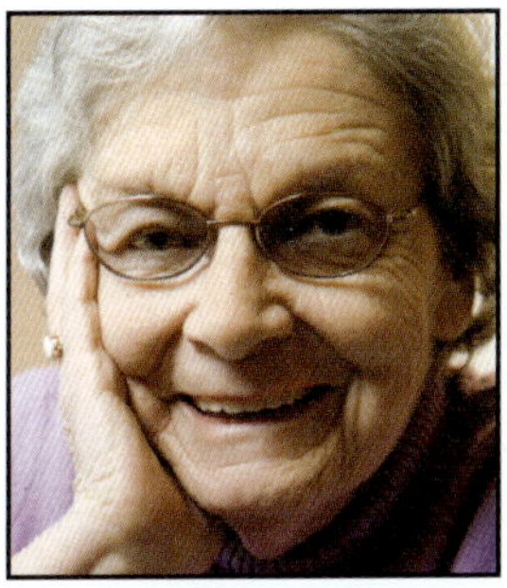

(iofoto/Shutterstock)

83세 여자인 안나 무어(Anna Moore)가 실어증(aphasia)과 좌측 반신불완전마비(hemiparesis), 실신(syncope), 섬망(delirium)을 나타내어 응급실에 왔다. 그녀의 딸은 집에서 이러한 상태로 있던 자신의 어머니를 발견한 후 구급차를 불렀다. 환자는 고혈압과 죽상경화증, 당뇨병 병력이 있다. 이 환자는 뇌스캔을 통해 중대뇌동맥이 막혀 허혈이 발생했다는 진단을 받고 입원하였다.

질문

1. 환자의 질병명은 무엇인가? 참고서를 활용하여 이 질병에 대해 간략하게 설명하라.

2. 환자가 응급실에서 나타낸 증상들을 열거하고 설명하라.

3. 환자는 3가지 중요한 병력을 가지고 있다. 설명하라.

4. 의사는 어떤 진단검사를 의뢰하였는가? 진단검사와 그 결과를 설명하라.

5. 경색의 의미와 원인을 설명하라.

6. 뇌졸중이 발생하는 4가지 흔한 이유를 열거하고 설명하라.

연습하기

A. 의학용어 짝짓기

뇌신경과 그 기능을 짝지어라.

1. ________ olfactory	a. 얼굴감각 정보를 전달함
2. ________ optic	b. 눈을 외측 방향으로 돌림
3. ________ oculomotor	c. 혀근육을 조절함
4. ________ trochlear	d. 안구근육과 동공을 조절함
5. ________ trigeminal	e. 삼키기
6. ________ abducens	f. 얼굴근육을 조절함
7. ________ facial	g. 안구 빗근을 조절함
8. ________ vestibulocochlear	h. 후각
9. ________ glossopharyngeal	i. 목과 어깨 근육을 조절함
10. ________ vagus	j. 청각과 평형감각
11. ________ accessory	k. 시각
12. ________ hypoglossal	l. 하부 체강에 분포한 장기

B. 의학용어 연습하기

연결형 **neur/o**는 신경을 의미한다. 이 연결형을 이용하여 아래의 의미를 나타내는 의학용어를 적어라.

1. 신경 염증 ________________
2. 신경 전문의 ________________
3. 신경 통증 ________________
4. 여러 신경의 염증 ________________
5. 신경 절제 ________________
6. 신경의 외과적 복구 ________________
7. 신경 종양 ________________
8. 신경 봉합 ________________

연결형 **mening/o**는 수막을 의미한다. 이 연결형을 이용하여 아래의 의미를 나타내는 의학용어를 적어라.

9. 수막 염증 ________________
10. 수막 탈출 ________________
11. 척수 및 수막 탈출 ________________

연결형 **encephal/o**는 뇌를 의미한다. 이 연결형을 이용하여 아래의 의미를 나타내는 의학용어를 적어라.

12. 뇌의 X선 기록물 ______
13. 뇌 질병 ______
14. 뇌 염증 ______
15. 뇌 탈출 ______

연결형 **cerebr/o**는 대뇌를 의미한다. 이 연결형을 이용하여 아래의 의미를 나타내는 의학용어를 적어라.

16. 대뇌 및 척수와 연관된 ______
17. 대뇌와 연관된 ______

C. 약어 풀어쓰기

1. TIA ______
2. MS ______
3. SCI ______
4. CNS ______
5. PNS ______
6. HA ______
7. CP ______
8. LP ______
9. ALS ______

D. 치료법과 검사법의 의미 적기

1. myelography ______
2. cerebral angiography ______
3. Babinski's reflex ______
4. nerve conduction velocity ______
5. cerebrospinal fluid analysis ______
6. PET scan ______
7. echoencephalography ______
8. lumbar puncture ______

E. 접미어의 의미 적기

	의미	이 장에서 등장하였던 예
1. **-plegia**		
2. **-taxia**		
3. **-trophic**		
4. **-paresis**		
5. **-phasia**		

F. 연결형의 의미 적기

	의미	이 장에서 등장하였던 예
1. **mening/o**		
2. **encephal/o**		
3. **cerebell/o**		
4. **myel/o**		
5. **cephal/o**		
6. **thalam/o**		
7. **neur/o**		
8. **radicul/o**		
9. **cerebr/o**		
10. **pont/o**		

G. 의학용어 의미 적기

1. astrocytoma ____________________
2. epilepsy ____________________
3. anesthesia ____________________
4. hemiparesis ____________________
5. neurosurgeon ____________________
6. analgesia ____________________
7. focal seizure ____________________
8. quadriplegia ____________________
9. subdural hematoma ____________________
10. intrathecal ____________________

H. 의학용어 짝짓기

의학용어와 그 의미를 짝지어라.

1. ________ neurologist	a. 갑작스런 발작
2. ________ cerebrovascular accident	b. 심한 두통의 일종
3. ________ concussion	c. 지적능력의 소실
4. ________ aphasia	d. 신경계 질환을 다루는 의사
5. ________ migraine	e. 뇌졸중
6. ________ seizure	f. 가벼운 외상뇌손상
7. ________ dementia	g. 말하는 능력을 상실함
8. ________ ataxia	h. 선천이상
9. ________ spina bifida	i. 인식하지 못하는 상태
10. ________ unconscious	j. 근육협동이 잘 되지 않음

I. 빈칸 채우기

Parkinson's disease	transient ischemic attack	cerebral palsy	cerebrospinal fluid shunt
Bell's palsy	subdural hematoma	amyotrophic lateral sclerosis	nerve conduction velocity
delirium	cerebral aneurysm		

1. 96세 환자가 주위 상황을 혼동하며, 방향감각을 잃고, 불안해한다. 이러한 증상을 ______________________________이라 한다.
2. 척수에 분포하는 운동뉴런의 변성에 의해 근력약화가 초래되는 질환은 ______________________________ 라 한다.
3. ______________________가 발생한 환자는 한쪽 얼굴에서만 근력약화가 발생한다.
4. 의사가 뇌혈관조영상을 의뢰하였다면 환자는 ______________________________이 발생하였을 가능성이 높다.
5. 어떤 환자가 떨림과 근력약화, 경축, 발을 끌며 걷는 보행을 나타낸다면 이 환자의 진단명은 __________________일 가능성이 높다.
6. 물뇌증을 앓고 있는 환자는 ____를 설치하여 치료한다.
7. 어떤 환자가 일시적으로 반신불완전마비를 나타내다가 회복되었다면 최종 진단명은 ______________________________이다.
8. 교통사고를 겪은 후 촬영한 CT 스캔에서 뇌를 압박하고 있는 ______________________ 가 발견되었다면 즉시 수술을 해야 한다.
9. 출산 중에 외상을 입은 신생아는 ____를 나타낼 수 있다.
10. ____ 검사는 신경손상부위를 정확히 알기 위해 시행한다.

J. 약리학 용어 연습

약물 설명을 보고 해당하는 약물의 종류를 적은 다음, 상품명과 짝지어라.

약물 설명	약물 종류	상품명
1. ________ 감각을 소실시킴	______________________	a. L-Dopa
2. ________ 파킨슨병을 치료함	______________________	b. Amytal
3. ________ 수면을 촉진함	______________________	c. OxyContin
4. ________ 가벼운 통증을 치료함	______________________	d. Seconal
5. ________ 진정효과를 나타냄	______________________	e. Xylocaine
6. ________ 심한 통증을 치료함	______________________	f. Tegretol
7. ________ 발작을 치료함	______________________	g. Motrin

명칭 적기

그림 A

숫자와 선으로 표시한 부위의 명칭을 적어라.

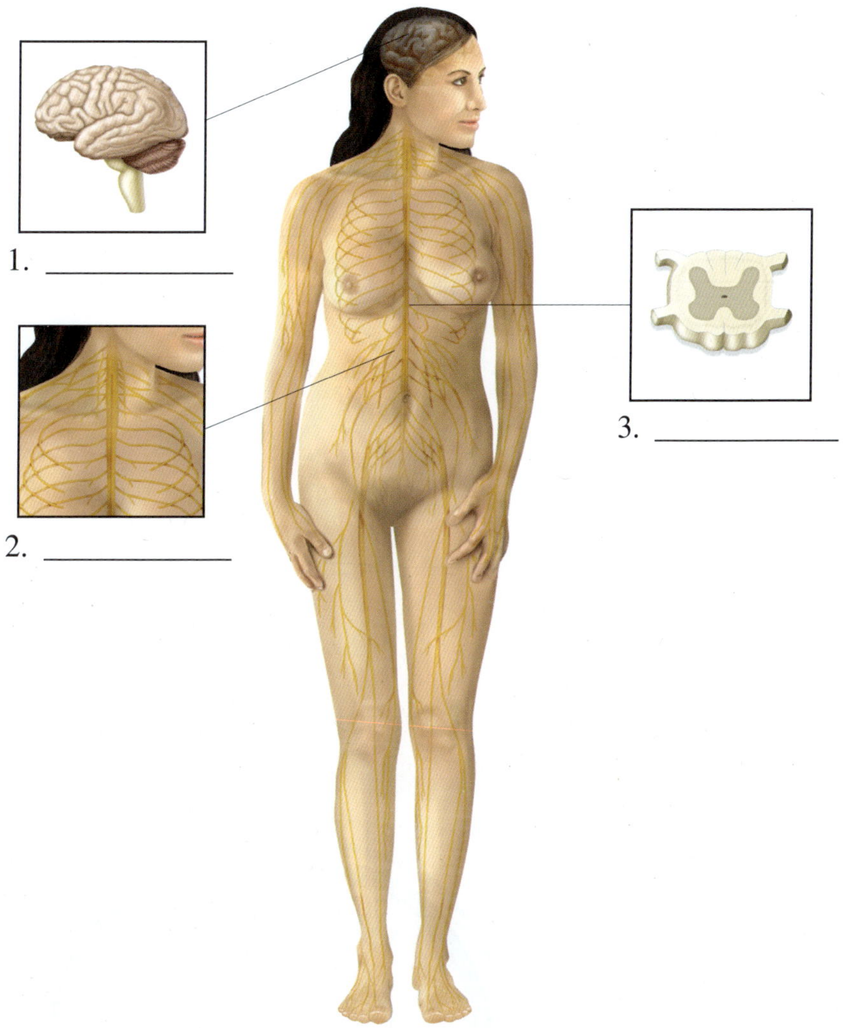

그림 B

숫자와 선으로 표시한 부위의 명칭을 적어라.

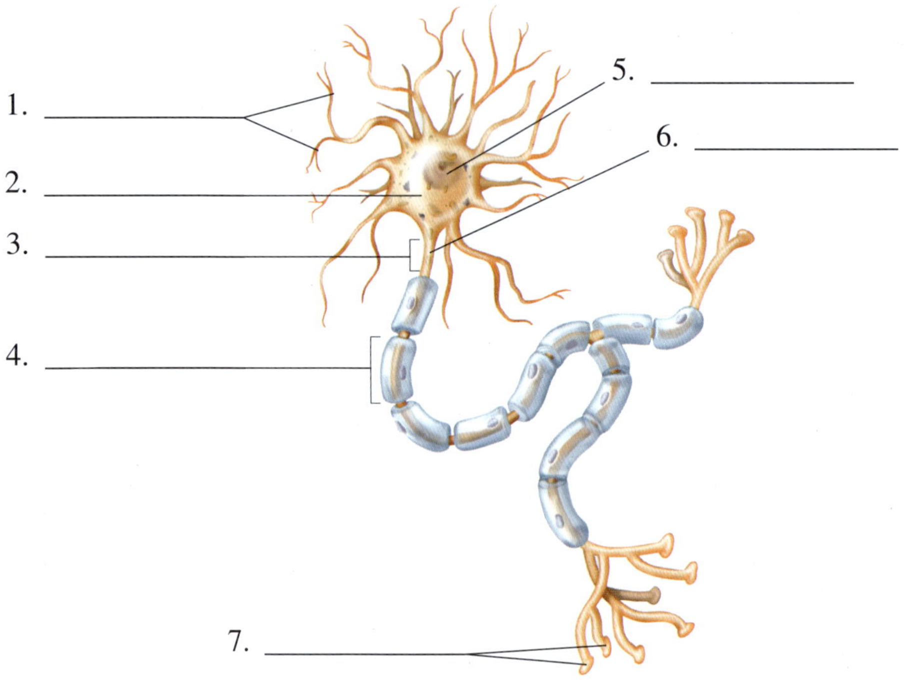

그림 C

숫자와 선으로 표시한 부위의 명칭을 적어라.

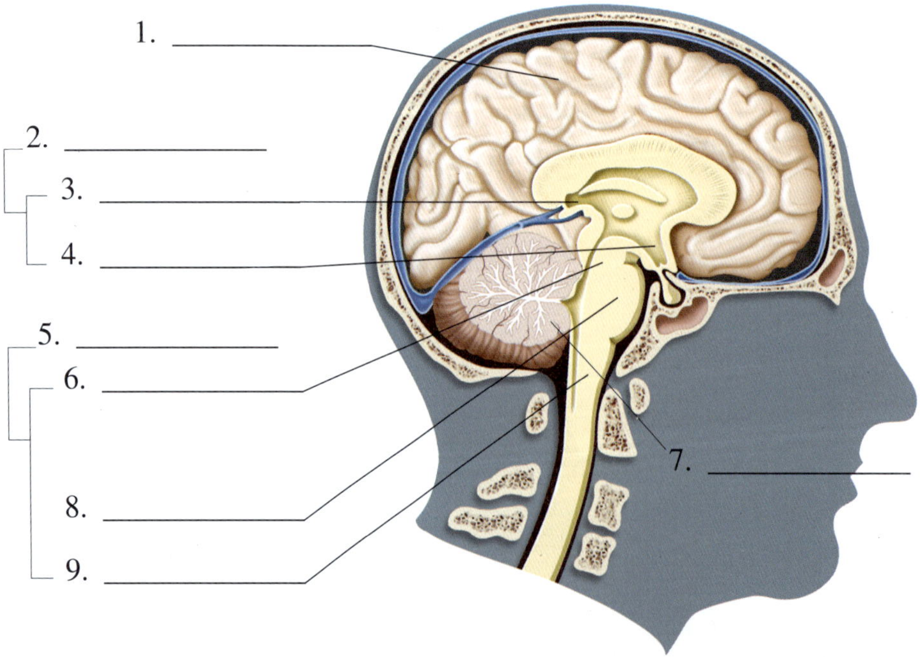

13

특수감각: 눈과 귀

Special Senses: The Eye and Ear

학습목표

이 장을 공부한 학생들은

- 이 장에서 소개하는 연결형과 접미어, 접두어를 식별하고 그 의미를 설명할 수 있다.
- 눈 및 귀와 연관된 주요 구조물들의 명칭을 바르게 적고 발음할 수 있다.
- 눈 및 귀와 연관된 주요 장기를 열거하고 이들의 기능을 설명할 수 있다.
- 우리들이 어떻게 외부 세계를 눈으로 관찰하는지 설명할 수 있다.
- 소리가 전달되는 경로를 설명할 수 있다.
- 눈과 귀의 해부학 용어를 식별하고 설명할 수 있다.
- 눈과 귀의 일부 병리학 용어를 식별하고 설명할 수 있다.
- 눈과 귀의 일부 진단법을 식별하고 설명할 수 있다.
- 눈과 귀의 일부 치료법을 식별하고 설명할 수 있다.
- 눈 및 귀와 연관된 일부 약물을 식별하고 설명할 수 있다.
- 눈 및 귀와 연관된 일부 약어를 풀어서 적을 수 있다.

단원 I: 눈 훑어보기

기능

눈(eye)에는 시각(vision)과 연관된 감각수용기(sensory receptor)가 분포한다.

기관

눈을 구성하는 주요 구조물은 다음과 같다.

choroid 맥락막·얼킴막
conjunctiva 결막·이음막
eye muscles 눈근육·안구근육
eyeball 안구
eyelids 눈꺼풀·안검
lacrimal apparatus 눈물기관·누기관
retina 망막
sclera 공막·흰자위막

용어 성분

눈과 연관된 용어를 만드는데 활용되는 가장 흔한 용어 성분들은 다음과 같다. 더 자세한 내용은 이 장의 용어 단락을 참조하기 바란다.

연결형

ambly/o	dull 흐릿한, dim 어둑한
aque/o	water 물
blast/o	immature 미숙한
blephar/o	eyelid 눈꺼풀·안검
chromat/o	color 색·색깔
conjunctiv/o	conjunctiva 결막·이음막
corne/o	cornea 각막
cycl/o	ciliary body 섬모체
dacry/o	tears 눈물
dipl/o	double 두 배의
emmetr/o	correct 바른, proper 적절한
glauc/o	gray 회색
ir/o	iris 홍채
irid/o	iris 홍채
kerat/o	cornea 각막
lacrim/o	tears 눈물
macul/o	macula lutea 황반
mi/o	lessening 약화
mydr/i	widening 확대·확장
nyctal/o	night 밤·야간
ocul/o	eye 눈
ophthalm/o	eye 눈
opt/o	eye 눈, vision 시각, 시력
optic/o	eye 눈, vision 시각, 시력
papill/o	optic disk 시신경유두
phac/o	lens 수정체·렌즈
phot/o	light 빛
presby/o	old age 노령·노년
pupill/o	pupil 동공
retin/o	retina 망막
scler/o	sclera 공막·흰자위막
stigmat/o	point 점
uve/o	choroid 맥락막
vitre/o	glassy 유리 같은

접미어

-ician	전문가, 전공자
-metrist	측정사, 계측사, 측정학자
-opia	시력 상태
-opsia	시력 상태
-phobia	두려움
-tropia	돌아간 상태

접두어

eso-	안으로
exo-	밖으로
myo-	닫힘

그림으로 살펴본 눈

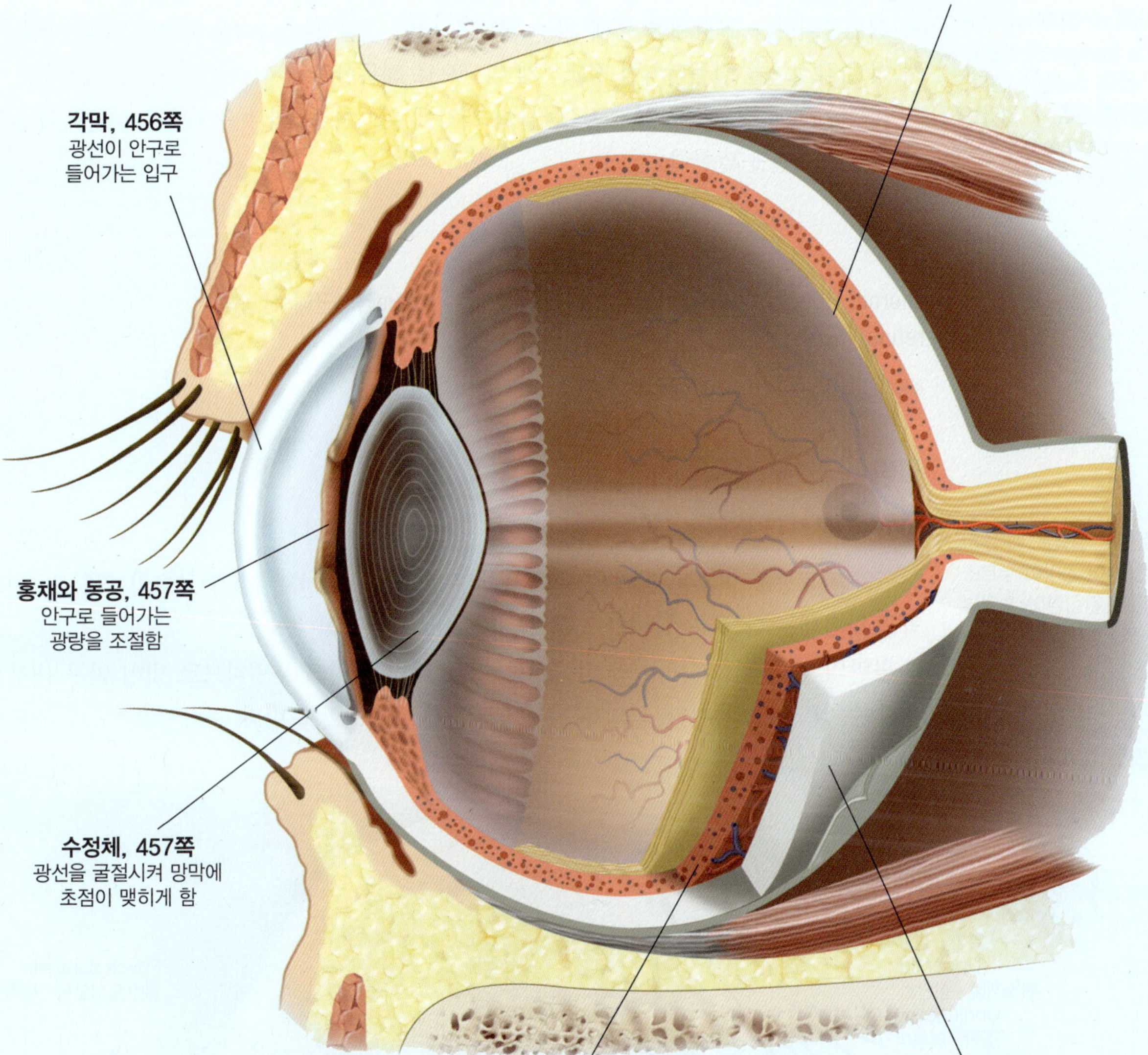
망막, 457쪽
시각을 담당하는
감각수용기가 존재함
각막, 456쪽
광선이 안구로
들어가는 입구
홍채와 동공, 457쪽
안구로 들어가는
광량을 조절함
수정체, 457쪽
광선을 굴절시켜 망막에
초점이 맺히게 함
맥락층, 457쪽
안구 구조물에
혈액을 공급함
공막, 456쪽
안구 바깥층을 이루는 질긴
막으로 안구를 보호함

눈의 해부생리학

conjunctiva [칸정ㅋ타이바] 결막 · 이음막
eye muscles 눈근육 · 안구근육
eyeball 안구
eyelids 눈꺼풀 · 안검
lacrimal apparatus [래크뤼멀] 눈물기관 · 누기관
ophthalmology [옾쌀몰오지] 안과학
optic nerve [압틱] 시신경 · 시각신경

알아두기

눈의 기능과 용어를 공부할 때 *opaque*(불투명한)와 *transparent*(투명한)의 의미를 아는 것이 도움이 된다. Opaque는 빛이 통과할 수 없다는 것을 의미한다. Transparent는 빛이 통과할 수 있다는 것을 의미한다.

눈(eye)을 연구하는 학문을 **안과학**(ophthalmology [ophth])이라 한다. **안구**(eyeball)는 시각기관으로 **시신경**이라는 신경계를 통해 외부 영상을 뇌에 전달하는 놀라운 기능을 한다. 뇌는 이어서 이 감각정보를 컴퓨터처럼 정교하게 영상으로 해독한다.

안구 이외에 몇 개의 외부 구조물들이 시각에 관여한다. 외부 구조물은 **눈근육**과 **눈꺼풀**, **결막**, **눈물기관**을 말한다.

안구

choroid [코로이드] 맥락막 · 얼킴막
retina [뤠이나] 망막
sclera [스끌래롸] 공막

안구(eyeball)는 **공막**과 **맥락막**, **망막**으로 이루어져 있다.

공막

알아두기

공막 색깔은 질병에 걸렸을 때 변하기도 한다. 예를 들어 공막이 누르스름하게 변할 경우 간질환이나 일부 유형의 빈혈을 의심해야 한다.

cornea [코ㄹ니아] 각막
refracts 굴절

안구의 바깥층을 이루는 공막은 눈의 내부 구조물을 보호하는 질긴 보호막 역할을 한다. 공막을 나타내는 다른 용어는 '안구 흰자위(white of the eye)'이다.

공막의 앞 부위를 **각막**이라 한다(**그림 13.1**). 각막은 맑고 투명하므로 빛이 안구 내부로 들어갈 수 있도록 허용한다. 각막은 광선을 **굴절**시키는 역할도 한다.

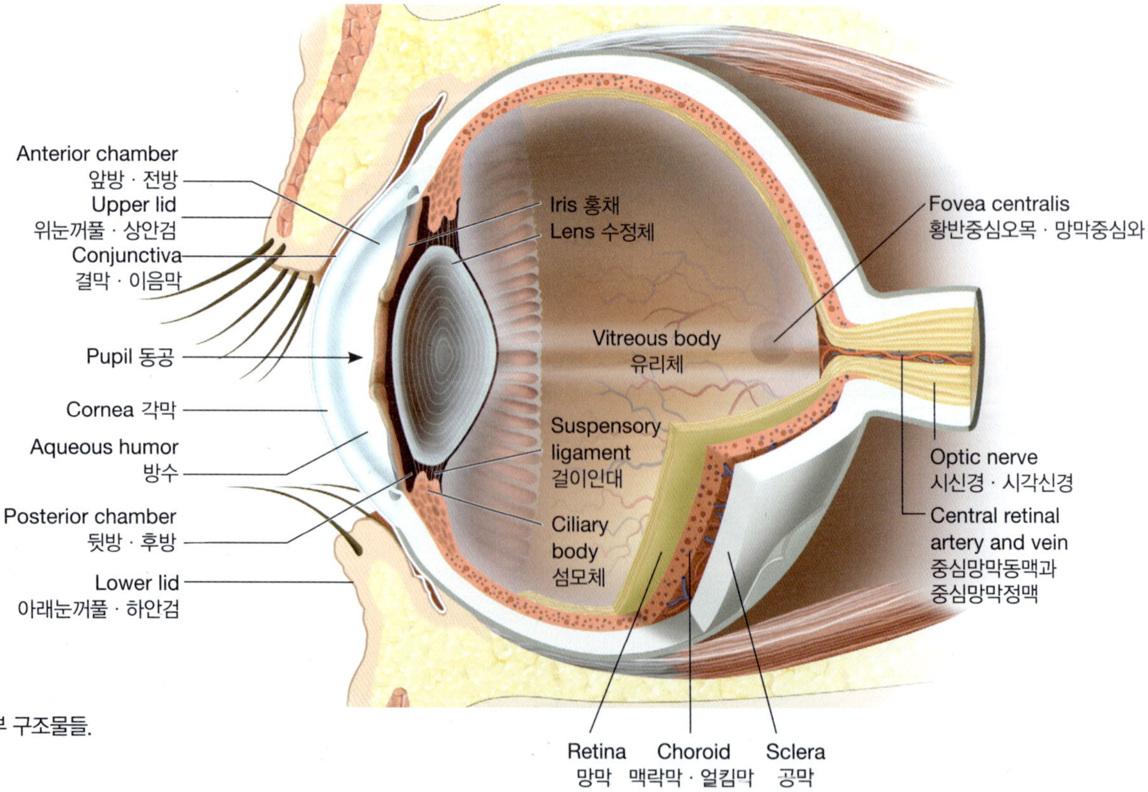

■**그림 13.1** 눈의 내부 구조물들.

맥락막

ciliary body [씰리아뤼] 섬모체
iris 홍채
lens 수정체
pupil 동공

안구의 중간층을 **맥락막**이라 한다. 불투명한 이 층은 눈에 혈액을 공급하는 역할을 한다.

맥락층의 앞부분은 **홍채**와 **동공**, **섬모체**로 이루어져 있다(그림 13.1 참조). 홍채는 눈에서 색깔을 나타내는 부위로서 평활근을 포함하고 있다. 동공은 홍채 중심부위에 위치하는 부위로서 안구 속으로 광선이 들어올 수 있게 허용한다. 홍채 근육은 수축하거나 이완함으로써 동공 크기를 변화시킬 수 있어 안구 속으로 들어오는 광량을 조절하는 역할을 한다. 홍채 바로 뒤에는 섬모체가 위치한다. 섬모체는 평활근고리이다. 평활근고리 중앙 부위에 **수정체**가 위치하고 있다. 수정체는 실제로는 맥락층에 속하지는 않지만, **걸이인대**라 불리는 수많은 가느다란 인대에 의해 섬모체에 연결되어 있다. 근육을 포함하고 있는 섬모체는 수축하거나 이완함으로써 수정체 가장자리에 힘을 가할 수 있고(섬모체가 수축하면 수정체는 더욱 동그랗게 변하며, 섬모체가 이완하면 수정체는 약간 납작하게 변함), 이에 따라 수정체의 모양이 변하므로 빛이 망막에 초점을 맺게 된다.

알아두기

나머지 안구에 혈액을 공급하는 맥락막은 포도막(*uvea*)이라고도 불린다. 연결형 *uve/o*는 혈관을 의미한다.

알아두기

용어 *ciliary*는 속눈썹(또는 털같이 생긴 구조물)을 의미하는 라틴어 *cilium*으로부터 기원하였다. Ciliary body라는 용어를 사용하게 된 이유는 수정체 가장자리로부터 뻗어 나온 수많은 가느다란 인대들이 이 구조물을 형성하기 때문이다.

망막

aqueous humor [에이퀴어스] 방수
cones 원뿔세포
fovea centralis [풔비아 쎈트뢜리스] 황반중심오목·망막중심와
macula lutea [매큘라 루티아] 황반
optic disk 시신경유두·시(각)신경원반
retinal blood vessels [렡이널] 망막혈관
rods 막대세포
vitreous humor [비트뤼어스] 유리체

안구의 맨 안쪽층은 망막이다. 망막에는 광선에 반응하는 감각수용기세포인 **막대세포**와 **원뿔세포**가 존재한다. 막대세포는 빛이 어두울 때 활동하며 회색 색조를 보는데 관여한다. 원뿔세포는 빛이 밝을 때에만 활동하며 색각(color vision)을 담당한다. 직접 물체를 보았을 때 물체의 영상은 **황반**(macula lutea; 'yellow spot'이라고도 함)에 맺힌다(그림 13.1 참조). 황반 중심부위에 위치한 함몰 부위를 **황반중심오목**(fovea centralis; 'central pit'이라는 의미임)이라 한다. 황반중심오목에는 감각수용기세포가 밀집되어 있으므로 가장 선명한 시력을 나타낸다. 또한 망막에는 **시신경유두**가 존재한다. 시신경유두는 **망막혈관**이 안구로 들어오고 나가는 부위이며, 이곳을 통해 시신경이 안구를 떠난다(그림 13.2). 시신경유두에는 감각수용기세포가 분포하고 있지 않으

용어 성분

이 용어 성분들을 찾아보자.
aque/o = 물
centr/o = 중심
vitre/o = 유리 같은
-ous = ~와 연관된

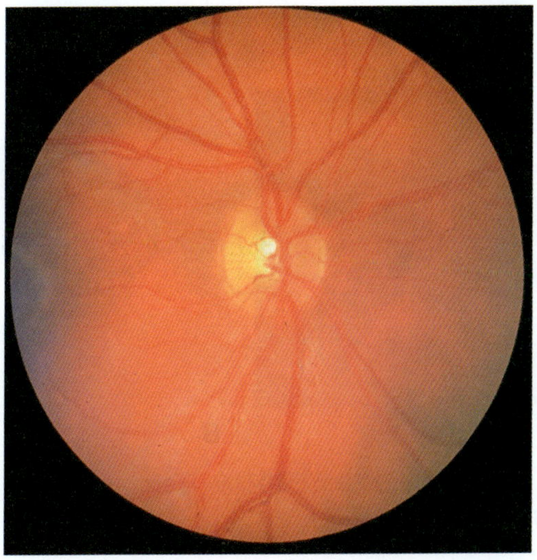

■**그림 13.2** 안구의 망막을 촬영한 사진. 시신경유두는 노랗게 보이며, 망막동맥은 시신경유두로부터 방사상으로 뻗어 있다. *(Science Source)*

므로 맹점(blind spot)을 형성하게 된다. 안구의 내부 공간은 비어 있지 않다. 각막과 수정체 사이에는 **방수**(물과 유사한 체액)가 분포하고 있으며, 수정체와 망막 사이의 공간에는 **유리체**(반고체 상태의 젤)가 분포하고 있다.

안구근육

oblique muscles [오블리크] 빗근·경사근
rectus muscles [뤡터스] 곧은근·직근

알아두기

다른 근육들과 마찬가지로 *rectus*와 *oblique*는 근육섬유의 방향 또는 견인작용선(*line of pull*)을 나타낸다. Rectus는 곧다는 것을 의미하며, oblique는 경사져 있다는 것을 의미한다. Rectus muscle(곧은근)은 견인작용선이 똑바르다. Oblique muscle(빗근) 섬유는 각을 이루고 있으므로 안구를 회전시키는 역할을 한다.

실제 안구와 두개골 사이에는 여섯 개의 근육이 존재한다(그림 13.3). 이 근육들은 각 눈의 시선 방향을 바꾸는 역할을 한다. 이 근육들은 안와(눈확·eye socket)에 안구를 고정하는 역할도 한다. 어린이들은 일부 안구근육의 근력이 약한 상태로 출생하는 경우가 있으며, 이를 사시(crossed eyes 또는 *strabismus*)라 하는데, 사시가 있을 경우 눈 운동을 시키거나 수술을 하여 교정해야 한다(그림 13.4). 안구근육은 4개의 곧은근과 2개 빗근으로 이루어져 있다. 곧은근의 견인작용선은 일직선이며 안구를 상하좌우 방향으로 당긴다. 빗근의 견인작용선을 일정한 각도를 형성하고 있으므로 안구를 대각선 방향으로 당긴다.

눈꺼풀

cilia [씰리아] 속눈썹
eyelashes 속눈썹
sebaceous glands [씨베이셔스] 피부기름샘·피지선

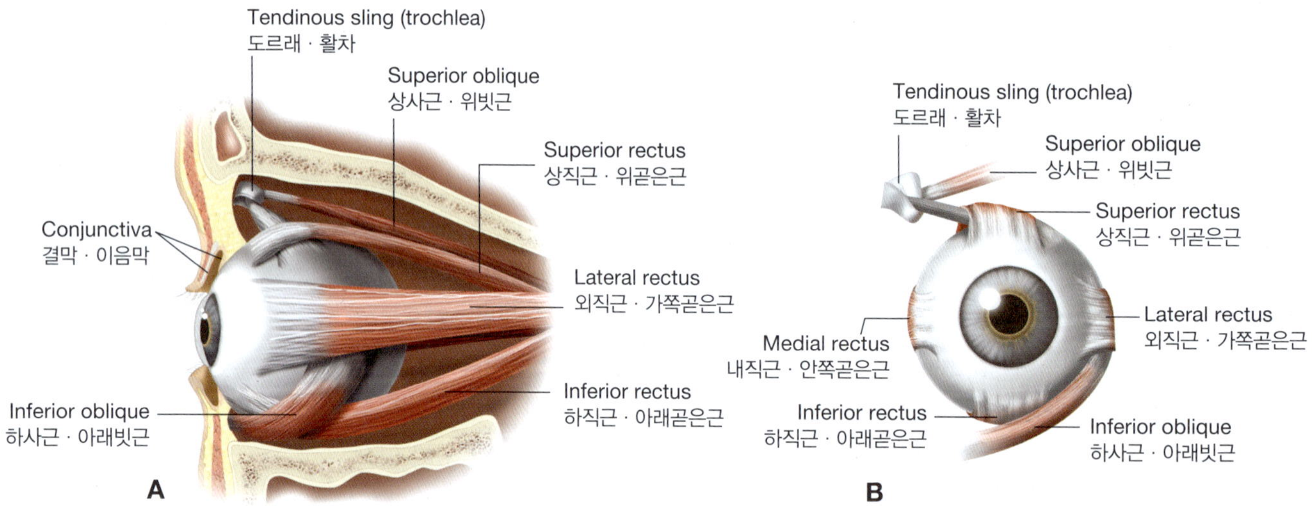

■**그림 13.3** 안구근육의 배열. A) 옆에서 본 그림, B) 앞에서 본 그림.

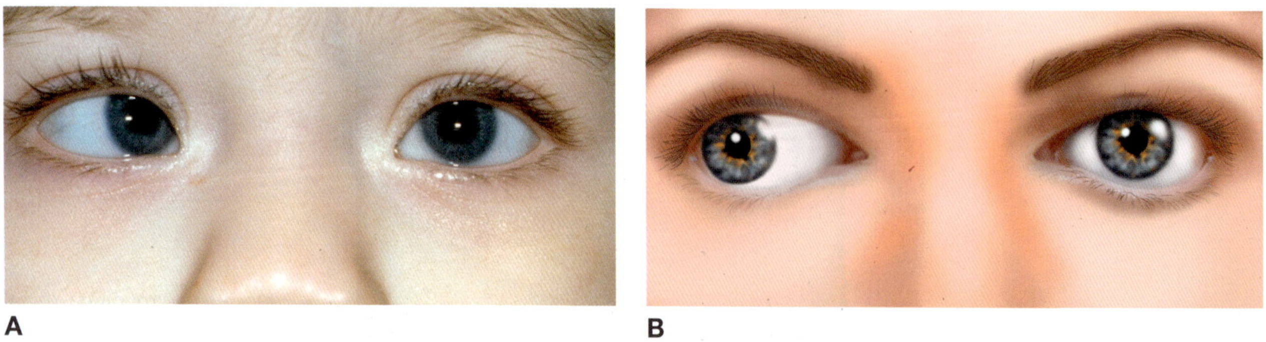

■**그림 13.4** 흔히 볼 수 있는 사시의 예. A) 오른쪽 눈이 안쪽으로 편위된 내사시(esotropia). *(Biophoto Associates/Science Source)* B) 오른쪽 눈이 바깥쪽으로 편위된 외사시(exotropia). *(Gwen Shockey/Science Source)*

각 안구를 덮고 있는 한 쌍의 눈꺼풀(안검)이 이물질로부터 안구를 보호하며, 햇빛과 강한 빛 그리고 외상에 의한 손상으로부터 안구를 보호한다(그림 13.1 참조). 위눈꺼풀(상안검)과 아래눈꺼풀(하안검)에는 **속눈썹**(eyelashes 또는 cilia라 함)이 존재하며, 이들은 이물질로부터 눈을 보호한다. 또한 눈꺼풀에 분포하는 **피부기름샘**은 안구를 쉽게 움직이게 하는 윤활기름을 분비한다.

용어 성분
이 용어 성분들을 찾아보자.
seb/o = 기름
-ous = ~와 연관된

결막

mucous membrane 점막

결막은 **점막**으로 덮여 있다. 결막은 눈꺼풀 안쪽면과 안구 앞쪽면을 연속적으로 덮고 있다(그림 13.1 참조). 결막은 안구를 안와 속에 가둠으로써 안구를 보호하는 역할을 한다.

용어 성분
이 용어 성분들을 찾아보자.
muc/o = 점액
-ous = ~와 연관된

눈물기관

lacrimal ducts 눈물관·누관
lacrimal gland 눈물샘·누선
nasal cavity 코안·비강
nasolacrimal duct [나조래크뤼멀] 코눈물관·비루관
tears 눈물

눈물샘은 각 눈꺼풀의 바깥쪽 위쪽 모서리에 위치하고 있다. 이 분비샘들은 **눈물**을 생산한다. 눈물은 안구의 앞면을 청소하고 매끄럽게 하는 중요한 역할을 한다. 안구를 적신 눈물은 안와의 내측 모서리에 위치한 **눈물관**을 통해 모인 후 **코눈물관** 속으로 배출된다. 코눈물관은 비강 속으로 눈물을 배출한다(그림 13.5).

용어 성분
이 용어 성분들을 찾아보자.
lacrim/o = 눈물
nas/o = 코
-al = ~와 연관된

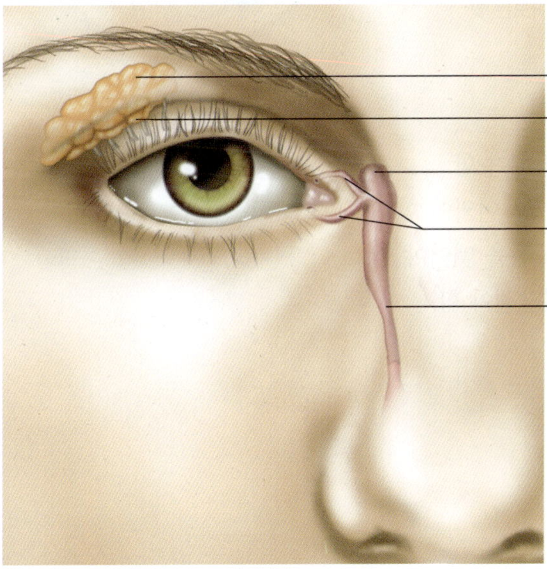

■ 그림 13.5 눈물기관을 이루는 구조물들.

우리는 어떻게 사물을 보게 되는가?

눈으로 들어온 광선(빛)은 각막, 동공, 방수, 수정체, 유리체를 순차적으로 통과한다(그림 13.6). 빛은 이어서 망막에 도달하여 막대세포와 원뿔세포를 자극한다. 망막에 도달한 빛은 활동전위로 바뀌어 시신경을 통해 상하좌우가 뒤집힌 상태로 전달된다(그림 13.7). 시신경은 시각 활동전위를 뇌에 전달하며, 뇌에서 상하좌우가 뒤집힌 영상이 우리가 봤던 뒤집히지 않은 똑바른 영상으로 해독된다.

시각이 인식되려면 아래의 4가지 기전이 제대로 작동해야 한다.

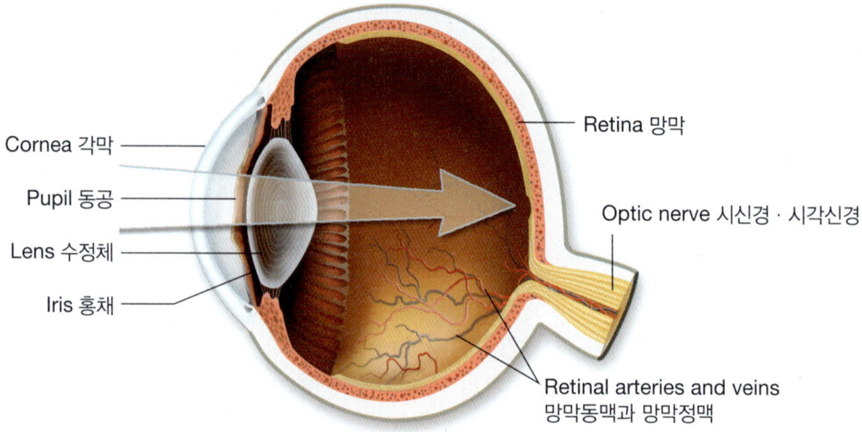

■ **그림 13.6** 빛의 경로. 빛은 각막, 동공, 수정체를 순차적으로 통과한 후 망막에 도달한다.

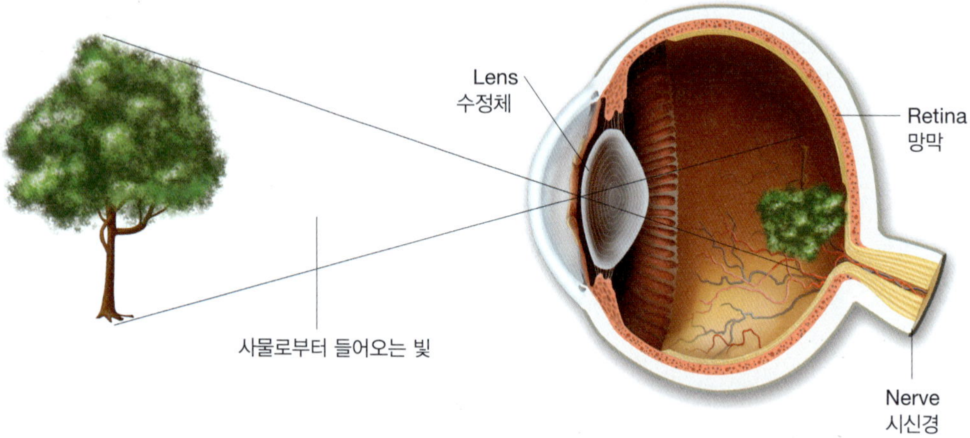

■ **그림 13.7** 망막에 맺히는 영상은 상하좌우가 뒤집힌다. 뒤집힌 영상은 뇌에서 일어나는 해독과정을 통해 뒤집히지 않은 똑바른 영상으로 인식된다.

1. 눈근육들이 양 눈을 함께 조정해야 함.
2. 동공을 통해 적절한 양의 빛이 들어와야 함.
3. 빛이 수정체에 의해 망막에 초점을 맺어야 함.
4. 시신경이 시각영상을 뇌에 전달해야 함.

자습하기

A. 빈칸 채우기

1. 눈을 연구하는 학문은 ________________이다.
2. eyelashes(속눈썹)와 같은 의미를 갖는 용어는 ________________이다.
3. 눈물을 생산하는 분비샘은 ________________이다.
4. 공막 중 맑고 투명한 부위는________________이다.
5. 감각수용기가 분포하는 안구의 맨안쪽층은 ________________이다.
6. 동공은 ________________ 속에 있는 실제 구멍이다.

의학용어

눈 용어를 만드는데 활용되는 용어 성분

아래 목록에는 이 장에 등장하는 용어를 만드는데 활용되는 연결형과 접미어, 접두어가 정리되어 있다.

연결형

aden/o	gland 샘·선
ambly/o	dull 흐릿한, dim 어둑한
angi/o	vessel 혈관
bi/o	life 생명
blast/o	immature 미성숙한
blephar/o	eyelid 눈꺼풀
chromat/o	color 색깔
conjunctiv/o	conjunctiva 결막
corne/o	cornea 각막
cry/o	cold 차가운
cycl/o	ciliary body 섬모체
cyst/o	sac 주머니
dacry/o	tears 눈물
dipl/o	double 이중

emmetr/o	correct 올바른, proper 적절한
esthesi/o	sensation 감각, feeling 느낌
glauc/o	gray 회색
ir/o	iris 홍채
irid/o	iris 홍채
kerat/o	cornea 각막
lacrim/o	tears 눈물
macul/o	macula lutea 황반
mi/o	lessening 축소된
myc/o	fungus 곰팡이
mydr/i	widening 확장된
nyctal/o	night 밤·야간
ocul/o	eye 눈

ophthalm/o	eye 눈
opt/o	eye 눈, vision 시각
optic/o	eye 눈, vision 시각
papill/o	optic disk 시신경유두
phac/o	lens 수정체
phot/o	light 빛
presby/o	old age 노년
pupill/o	pupil 동공
retin/o	retina 망막
scler/o	sclera 공막
stigmat/o	point 점·지점
ton/o	tone 긴장도
uve/o	choroid 맥락막
xer/o	dry 건조한

접미어

-al	~와 연관된
-algia	통증
-ar	~와 연관된
-ary	~와 연관된
-atic	~와 연관된
-ectomy	외과적 절제
-edema	부기·종창
-graphy	기록법
-ia	상태
-ic	~와 연관된
-ician	전문의·전문가
-ism	상태
-itis	염증

-logist	전문의·전문가
-logy	~학
-malacia	비정상적 연화
-meter	측정기구
-metrist	측정사
-metry	측정법
-oma	종양, 덩이
-opia	시각 상태
-opsia	시각 상태
-osis	비정상 상태
-otomy	절개
-pathy	병·병증

-pexy	외과적 고정
-phobia	공포
-plasty	외과적 복구
-plegia	마비
-ptosis	처짐
-rrhagia	비정상적으로 유출되는 상태
-scope	시각적 관찰기구
-scopy	시각적 관찰법
-tic	~와 연관된
-tropia	편위된 상태

접두어

a-	없는
an-	없는
anti-	대항하는
de-	없는
eso-	안쪽으로

exo-	바깥쪽으로
extra-	바깥에
hemi-	절반
hyper	과도한
intra-	안에

micro-	작은
mono-	하나
myo-	닫힘

해부학 용어의 형용사형

용어	용어 성분	설명
conjunctival [컨정ㅋ타이발] 결막~·이음막~	conjunctiv/o = 결막·이음막 -al = ~와 연관된	결막과 연관된.
corneal [코ㄹ니얼] 각막~	corne/o = 각막 -al = ~와 연관된 주의하기 '동공'을 의미하는 연결형 *core/o*와 '각막'을 의미하는 연결형 *corne/o*를 사용할 때는 혼동하지 않도록 주의해야 한다.	각막과 연관된.
extraocular [엑스트뤄옥큘러ㄹ] 눈바깥~·안구외~	extra- = 바깥에 ocul/o = 눈 -ar = ~와 연관된	안구 바깥에 있는 것과 연관된. 예를 들어 extraocular muscle(외안근).
iridal [이뤼달] 홍채~	irid/o = 홍채 -al = ~와 연관된	홍채와 연관된.
lacrimal [래크뤼멀] 눈물~·누액~, 눈물샘~·누선~	lacrim/o = 눈물 -al = ~와 연관된	눈물과 연관된.
macular [매큘러ㄹ] 황반~	macul/o = 황반 -ar = ~와 연관된	황반과 연관된.
ocular [옥큘러ㄹ] 눈~·안구~	ocul/o = 눈·안구 -ar = ~와 연관된	눈과 연관된.
intraocular [인트롸옥큘러ㄹ] 안구내~	intra- = 안에 ocul/o = eye -ar = ~와 연관된	안구 안과 연관된.
ophthalmic [옾쌀믹] 눈~·안구~	ophthalm/o = 눈·안구 -ic = ~와 연관된	눈과 연관된.
optic [압틱] 눈~·시각~	opt/o = 눈, 시각 -ic = ~와 연관된	눈이나 시각과 연관된.
optical [압티컬] 눈~, 광학~, 시각~	optic/o = 눈, 시각 -al = ~와 연관된	눈이나 시각과 연관된.
pupillary [퓨우필래뤼] 동공~	pupill/o = 동공 -ary = ~와 연관된	동공과 연관된.
retinal [뤠이널] 망막~	retin/o = 망막 -al = ~와 연관된	망막과 연관된.
scleral [스클래뤌] 공막~	scler/o = 공막 -al = ~와 연관된	공막과 연관된.
uveal [유우비얼] 포도막~	uve/o = 맥락막·포도막 -al = ~와 연관된	맥락층과 연관된.

자습하기

B. 형용사형 만들기

1. The pupil ____________________
2. The eye or vision ____________________ 또는 ____________________
3. The retina ____________________
4. Tears ____________________
5. Within the eye ____________________
6. Outside of the eye ____________________

병리학

용어	용어 성분	설명
전문 분야		
ophthalmologist [옾쌀몰오지스트] 안과의사	ophthalm/o = 눈·안구 -logist = 전문의·전문가	눈의 이상 및 질병을 진단하고 치료하는 전문의.
ophthalmology (Ophth.) [옾쌀몰오지] 안과학	ophthalm/o = 눈·안구 -logy = ~학	눈과 눈 주변 구조물의 이상 및 질병을 진단하고 치료하는 의학 분야.
optician [옾티션] 안경사, 광학기사	opt/o = 시각 -ician = 전문가	교정용 렌즈의 모서리를 연마해 안경테에 끼워 넣을 수 있도록 훈련받은 사람.
optometrist [옾토메트뤼스트] 눈계측사·안계측사	opt/o = 시각 -metrist = 계측사	눈을 계측하는 의사.
optometry [옾토메트뤼] 눈계측·안계측	opt/o = 시각 -metry = 측정법	눈 검사와 시력검사, 교정렌즈 처방을 전문으로 하는 의학분야.
징후 및 증상		
blepharoptosis [블레파랍토시스] 눈꺼풀처짐·안검하수	blephar/o = 눈꺼풀·안검 -ptosis = 처짐	눈꺼풀이 처진 상태.
cycloplegia [싸이클로플리지아] 조절마비·섬모체근마비	cycl/o = 섬모체 -plegia = 마비	섬모체가 마비된 상태. 섬모체는 수정체의 모양을 변경시킴으로써 망막에 영상 초점이 맺히는데 영향을 줌.
diplopia [디플로피아] 복시·겹보임	dipl/o = 이중, 두 개 -opia = 시각 상태	두 개로 보이는 상태.
emmetropia (EM) [에메트로피아] 정시	emmetr/o = 올바른, 적절한 -opia = 시각 상태	시각이 정상인 상태.
iridoplegia [이뤼도플리지아] 홍채마비	irid/o = 홍채 -plegia = 마비	홍채가 마비된 상태. 홍채는 동공 크기를 변화시킴으로써 눈으로 유입되는 광량을 조절함.

병리학 (계속)

용어	용어 성분	설명
nyctalopia [닉탈오피아] 밤소경증·야맹증	nyctal/o = 밤 -opia = 시각 상태	빛이 어두울 때 보는 것이 힘든 상태를 말하며 *night blindness*라고도 함. 대개 막대세포 손상에 의해 발생함.
	알아두기 *Nyctalopia*를 단순하게 번역한 의미는 '야간 시력(night vision)'이다. 그러나 이 용어는 밤소경증이란 의미로 사용된다.	
ophthalmalgia [옾쌀말지아] 눈통증·안통	ophthalm/o = 눈 -algia = 통증	눈의 통증.
ophthalmoplegia [옾쌀모플리지아] 눈근육마비·안근마비	ophthalm/o = 눈 -plegia = 마비	하나 이상의 눈근육이 마비된 상태.
ophthalmorrhagia [옾쌀모롸지아] 눈출혈	ophthalm/o = 눈 -rrhagia = 비정상적으로 유출되는 상태	눈에서 출혈되는 상태.
papilledema [패필에디마] 시(각)신경유두부종	papill/o = 시(각)신경유두 -edema = 부종	시신경유두의 부종. 대개 안압 증가에 의해 발생함. *Choked disk*라고도 함.
photophobia [풔토풔비아] 눈부심, 광선눈통증	phot/o = 빛 -phobia = 두려움	이 용어는 빛에 대한 두려움으로 해석되지만, 실제로는 밝은 빛에 대해 민감도가 높은 것을 의미함.
presbyopia [프뤠즈비오피아] 노안·노시	presby/o = 노년 -opia = 시각 상태	노화에 의해 근거리시력이 감소해 가까이 있는 대상(예, 독서)에 초점을 맞추기 어려운 상태.
scleromalacia [스클래로말레이시아] 공막연화(증)	scler/o = 공막 -malacia = 비정상적 연화	공막의 비정상적 연화.
xerophthalmia [즈ㄹ옾쌀미아] 눈마름증·안구건조증	xer/o = 건조한 ophthalm/o = 눈 -ia = 상태	안구 건조.
안구		
achromatopsia [에이크로머탑시아] 완전색맹	a- = 없는 chromat/o = 색깔 -opsia = 시각 상태	하나 이상의 색을 인식하지 못하는 색맹 상태로서 남성에게 더 흔함.
amblyopia [앰블리오피아] 약시	ambly/o = 흐릿한, 어두운 -opia = 시각 상태	눈의 질환에 의해 초래되지 않은 시각상실. 환자는 대개 복시를 나타냄. 하나의 영상만 보기 위해 뇌는 한쪽 눈에서 들어오는 영상을 더 이상 인식하지 않음. 사시를 교정하지 않을 경우에 나타날 수 있음. 교정렌즈로 치료할 수 없음. 흔히 *lazy eye*라고도 함.
astigmatism (Astigm) [아스티그마티즘] 난시	a- = 없는 stigmat/o = 점 -ism = 상태	광선이 망막에 균등하게 초점을 맺지 못하는 상태를 말하며, 곡률이 비정상적이기 때문에 영상이 왜곡됨.

병리학 (계속)

용어	용어 성분	설명
cataract [캘아랙트] 백내장	알아두기 백내장은 '폭포'를 의미하는 라틴어로부터 유래하였다. 백내장 환자의 시야는 마치 폭포를 들여다 보듯이 뿌옇게 보이게 된다.	수정체가 뿌옇게 변해 시력이 감소하는 것. 대개 수술을 하여 백내장이 발생한 수정체를 제거한 후 인공수정체로 교체하여 치료함.
corneal abrasion 각막찰과상	corne/o = 각막 -al = ~와 연관된	각막이 벗겨진 상태. 치유되지 않을 경우 궤양으로 발전할 수 있음.
glaucoma 녹내장	glauc/o = 회색 -oma = 덩이	안압이 증가한 상태로 치료하지 않을 경우 시신경 위축과 실명이 발생할 수 있음. 녹내장은 약물과 수술로 치료함. 60세 이상, 미국 혈통, 지속적으로 심한 안구손상을 입은 사람, 당뇨병이나 녹내장 가족력이 있을 때 발생 가능성이 높음.
hyperopia [하이퍼ㄹ오피아] 원시	hyper- = 과도한 -opia = 시각 상태	원시 상태인 사람은 멀리 있는 물체는 볼 수 있지만 가까이 있는 물체를 보는데 어려움을 나타냄. *Farsightedness*라고도 함. 볼록렌즈를 이용하여 교정할 수 있음.

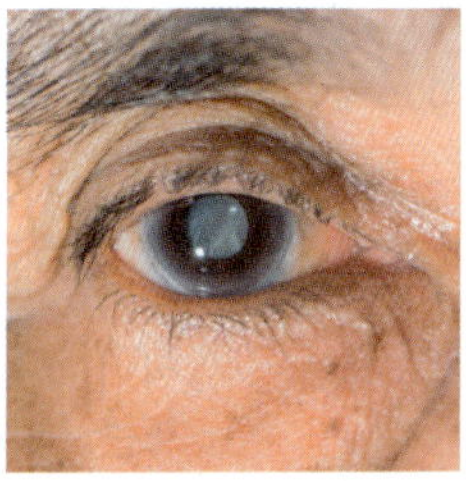

■ 그림 13.8 오른쪽 눈에 백내장이 생긴 사람의 사진. *(ARZTSAMUI/Shutterstock)*

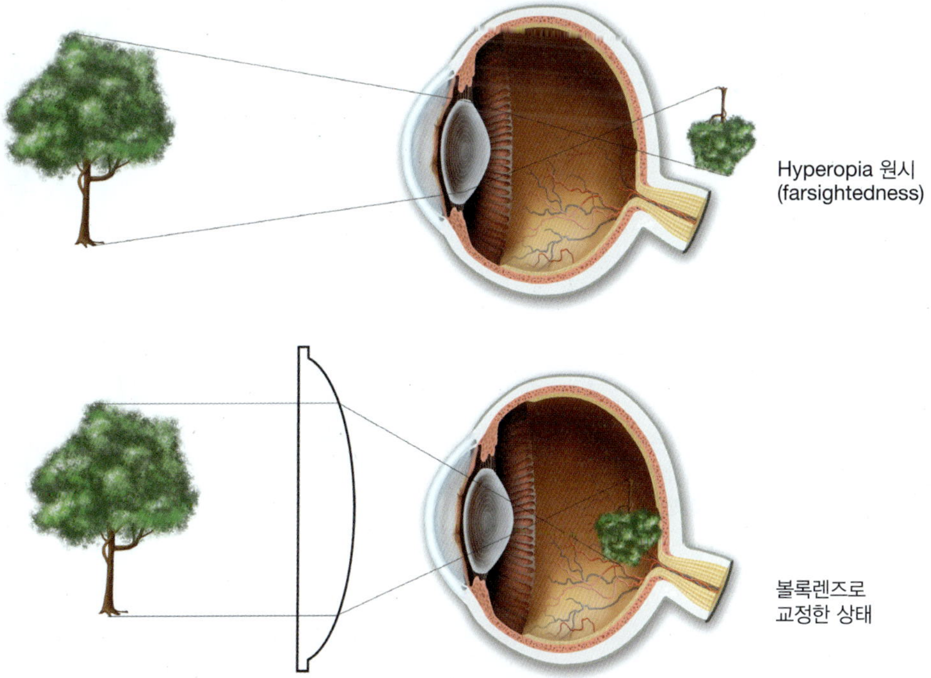

■ 그림 13.9 원시. 위 그림은 교정하지 않은 상태로서 영상의 초점이 망막 뒤에 위치하므로 영상이 흐릿하게 보이는 것을 나타내고 있다. 아래 그림은 볼록렌즈로 교정한 상태이다.

병리학 (계속)

용어	용어 성분	설명
iritis [아이롸이티스] 홍채염	**ir/o** = 홍채 **-itis** = 염증	홍채의 염증.
keratitis [캐롸타이티스] 각막염	**kerat/o** = 각막 **-itis** = 염증 **주의하기** 연결형 *kerat/o*는 '각막(cornea)'과 '딱딱한 각질 단백질(hard keratin protein)'을 의미하므로 사용할 때 주의해야 한다.	각막의 염증.
legally blind 법적시각상실		심한 시력장애를 나타내는 사람을 의미함. 대개 시력이 0.1 수준이고 교정렌즈로 교정되지 않을 때 또는 시야가 20° 이하일 때를 말함.
macular degeneration [매큘러ㄹ] 황반변성	**macul/o** = 황반 **-ar** = ~와 연관된	망막 황반 부위의 변성. 레이저수술로 황반 아래에 분포하는 혈관을 파괴하여 치료함.
monochromatism [모노크로마티즘] 단색형색각·완전색맹	**mono-** = 하나 **chromat/o** = 색깔 **-ism** = 상태	색깔을 전혀 구별할 수 없는 색맹 유형.
myopia (MY) [마이오피아] 근시 **알아두기** *Myopia*(근시)는 근육을 의미하는 연결형처럼 보이는 my/o를 포함하고 있다. 이 연결형은 그리스어 *mys*로부터 유래하였다. Myopia에 존재하는 *myo*는 연결형이 아니라 접두어이며, 이 그리스어 접두어는 '닫히다'라는 의미를 가지고 있다.	**myo-** = 닫힘 **-opia** = 시각 상태	근시 상태인 사람은 가까이 있는 물체는 볼 수 있지만 멀리 있는 물체는 흐릿하게 보임. *Nearsightedness*라고도 함. 오목렌즈로 교정함. Myopia라고 불리게 된 이유는 근시 상태인 사람들은 좀 더 나은 상을 얻기 위해 눈을 가늘게 뜬 상태(눈을 반쯤 감은 상태)로 물체를 관찰하기 때문에 이런 이름을 가지게 됨.

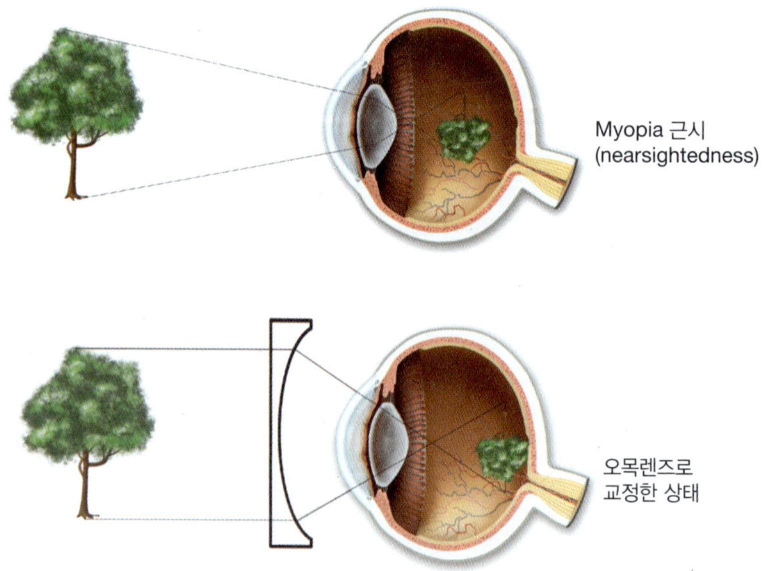

■ **그림 13.10** 근시. 위 그림은 교정하지 않은 상태로서 영상의 초점이 망막 앞에 위치하므로 영상이 흐릿하게 보이는 것을 나타내고 있다. 아래 그림은 오목렌즈로 교정한 상태이다.

용어	용어 성분	설명
oculomycosis [옥큘로마이코시스] 눈곰팡이증	**ocul/o** = 눈 **myc/o** = 곰팡이 **-osis** = 비정상 상태	눈에 곰팡이가 감염됨.

병리학 (계속)

용어	용어 성분	설명
retinal detachment [뤹이널] 망막박리	retin/o = 망막 -al = ~와 연관된	망막이 맥락층과 분리된 상태. 망막박리는 혈관과 신경을 심각하게 손상시키므로 실명을 초래할 수 있음. 망막을 안정시키고 박리를 방지하는 수술을 하거나 약물로 치료할 수 있음.
retinitis pigmentosa [뤹이나이티스 피그멘토사] 망막색소변성·색소망막염	retin/o = 망막 -itis = 염증	망막의 경화와 색소침착, 위축을 나타내는 진행성 질환. 치료법은 알려져 있지 않음.
retinoblastoma [뤹이노블라스토마] 망막모세포종	retin/o = 망막 blast/o = 미성숙한 -oma = 종양	대개 3세 미만의 어린이들의 눈에서 발생하는 악성종양. 안구적출(enucleation)이 필요함.
retinopathy [뢰티노패씨] 망막병(증)	retin/o = 망막 -pathy = 병·병증	망막을 침범하는 병을 나타내는 일반 용어.
scleritis [스클레롸이티스] 공막염	scler/o = 공막 -itis = 염증	공막의 염증.
uveitis [유우비아이티스] 포도막염	uve/o = 맥락막 -itis = 염증	맥락층의 염증.
결막		
conjunctivitis [컨정ㅋ티봐이티스] 결막염	conjunctiv/o = 결막 -itis = 염증	대개 세균 감염에 의해 발생하는 결막의 염증. 일반적으로 *pinkeye*라 부름.
pterygium [테뤼지움] 군날개·익상편		눈의 안쪽 모서리에서 발생하는 결막조직의 비후.
눈꺼풀		
blepharitis [플레퐈롸이티스] 눈꺼풀염·안검염	blephar/o = 눈꺼풀·안검 -itis = 염증	눈꺼풀의 염증.
hordeolum [호ㄹ디얼럼] 다래끼·맥립종		눈꺼풀에 분포하는 지방분비샘에서 발생하는 작은 고름을 형성하는 감염에 의한 염증으로 *stye*(또는 *sty*)라 하며, 온습포를 하거나 수술로 절개하여 치료함.
눈물기관		
dacryoadenitis [다크뤼오아데나이티스] 눈물샘염·누선염	dacry/o = 눈물 aden/o = 샘 -itis = 염증	눈물샘의 염증.
dacryocystitis [다크뤼오씨스타이티스] 눈물주머니염·누낭염	dacry/o = 눈물 cyst/o = 주머니 -itis = 염증	눈물주머니의 염증.
눈근육		
esotropia (ST) [에쏘트로피아] 내사시	eso- = 안쪽으로 -tropia = 편위된 상태	안구가 안쪽으로 편위된 상태를 말하며, *Cross-eyed*라고도 함. 눈근육의 근력약화에 의해 나타나는 사시의 한 유형.
exotropia (XT) [엑쏘트로피아] 외사시	exo- = 바깥쪽으로 -tropia = 편위된 상태	안구가 바깥쪽으로 편위된 상태를 말하며, *Wall-eyed*라고도 함. 눈근육의 근력약화에 의해 나타나는 사시의 한 유형.

병리학 (계속)

용어	용어 성분	설명
strabismus [스트롸비즈머스] 사시		흔히 어린이에게 관찰됨. 눈근육의 근력약화에 의해 발생하며 양쪽 눈이 서로 다른 방향을 향하고 있음. 안경이나 눈운동, 수술로 치료할 수 있음.
뇌와 연관된 시각이상		
hemianopia [헤미아노피아] 반맹·편측시야결손	hemi- = 절반 an- = 없는 -opia = 시각 상태	시야 절반의 시각상실. 뇌졸중 환자는 이런 시각이상을 나타내는 경우가 많음.
nystagmus [니쓰태그머스] 안진·눈떨림		갑작스럽게 나타나는 불수의적 눈 움직임을 말하며, 대개 수평 방향으로 나타남. 종종 뇌손상이 있음을 나타냄.

자습하기

C. 의학용어 짝짓기

의학용어와 그 설명을 짝지어라.

1. __________ emmetropia
2. __________ hyperopia
3. __________ cataract
4. __________ astigmatism
5. __________ esotropia
6. __________ xerophthalmia
7. __________ myopia
8. __________ nystagmus
9. __________ amblyopia
10. __________ presbyopia

a. 수정체의 혼탁
b. 사시의 일종
c. 근시
d. 비정상적인 각막 곡률에 의해 발생함
e. lazy eye
f. 안구의 불수의적 움직임
g. 원시
h. 정시
i. 건성안
j. 노년에 나타나는 시각장애

진단법

용어	용어 성분	설명
시각검사		
color vision tests 색각검사		여러 색으로 이뤄진 도표를 활용하여 환자가 색깔을 인식할 수 있는지 평가하는 검사.
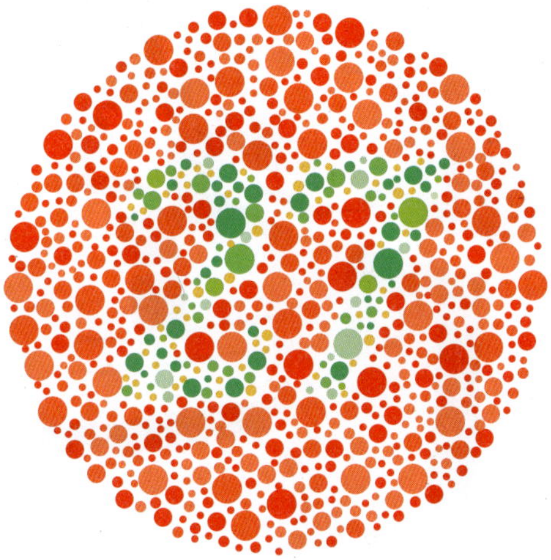 ■그림 13.11 색각검사의 예. 황청색맹(red-green color blindness) 환자는 원으로 된 적색 배경에 녹색으로 쓰여진 27을 구분하지 못한다.		
fluorescein angiography [프루뢰씨인 앤지오그래피] 형광혈관조영(술)	angi/o = 혈관 -graphy = 기록법	염료(fluorescein)를 주입하여 혈류를 관찰하고 망막 황반 부위의 병변을 찾는 검사법. 망막 박리 여부를 확인할 때도 사용함.
fluorescein staining [프루뢰씨인] 플루오레세인염색(법)·형광물질염색(법)		밝은 녹색 형광을 내는 점안약을 점적하여 각막찰과상이나 각막궤양을 찾는 검사.
keratometer [케롸토미터ㄹ] 각막곡률계·각막계	kerat/o = 각막 -meter = 측정 기구	각막 곡률을 측정하는데 사용하는 기구.
keratometry [케롸토메트뤼] 각막곡률측정(법)	kerat/o = 각막 -metry = 측정법	각막곡률계(*keratometer*)를 이용하여 각막 곡률을 측정하는 것.
ophthalmoscope [옾쌀모스코프] 검안경	ophthalm/o = 눈 -scope = 시각적 관찰 기구	동공을 통해 안구 내부를 검사하는데 사용하는 기구.
ophthalmoscopy [옾쌀모스코피] 검안경검사	ophthalm/o = 눈 -scopy = 시각적 관찰법	검안경(*ophthalmoscope*)을 이용하여 눈의 내부를 검사하는 것(그림 13.12). 의사는 각막과 렌즈, 망막을 관찰하기 위해 동공을 확장시킴. 눈의 혈관 이상과 일부 전신질환을 관찰하는데 이용됨.

진단법 (계속)

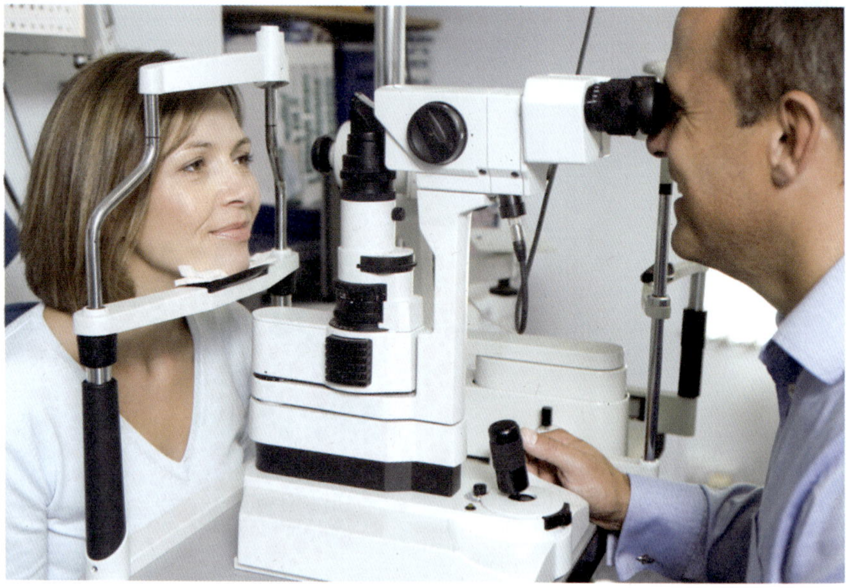

■ 그림 13.12 검안경을 이용한 눈 내부 검사.
(Monkey Business Images/Shutterstock)

용어	용어 성분	설명
optometer [옵토미터ㄹ] 눈계측계·안계측계	opt/o = 시각 -meter = 측정 기구	눈이 망막에 선명한 영상을 맺는 정도를 측정하는 기구.
refractive error test [뤼프랙티브] 굴절이상검사		눈이 망막에 초점을 맺히게 하는데 문제가 있는지 확인할 수 있는 시각검사. 굴절이상은 근시 및 원시를 초래함.
slit lamp microscopy 틈새빛현미경검사(법)·세극등현미경검사(법)	micro- = 작은 -scopy = 시각적 검사법	틈새빛현미경으로 결막과 각막, 홍채, 수정체를 검사하는 것.
Snellen chart [스넬은] 스넬렌시력표		네덜란드 안과의사 Herman Snellen의 이름을 딴 원거리 시력검사표. 검사표에는 다양한 크기의 문자들이 포함되어 있으며 20 feet (6m) 거리에서 측정함. 평균적인 사람이 20 feet 거리에서 읽을 수 있는 문자를 읽는 사람의 시력을 20/20(우리나라에서는 이것을 1.0이라 함)이라 함.
tonometry [톤오메트뤼] 안압측정(법)	ton/o = 탄력 -metry = 측정법	녹내장을 검사하기 위해 안압계를 이용해 안압(intraocular pressure)을 측정하는 것. 대개 성인의 일반적인 정상 눈검사에 포함되어 있음.
visual acuity (VA) **test** [비쥬얼 어큐이티] 시력검사	-al = ~와 연관된	시력을 측정하는 검사. 일반적으로 스넬렌시력표를 이용하여 6m 거리에서 측정함.

치료법

용어	용어 성분	설명
외과 치료법		
blepharectomy [블레퐈렉토미] 눈꺼풀부분절제(술)·안검부분절제(술)	blephar/o = 눈꺼풀·안검 -ectomy = 외과적 절제	눈꺼풀의 전부 또는 일부를 외과적으로 절제함.
blepharoplasty [블레퐈로플래스티] 눈꺼풀성형(술)·안검성형(술)	blephar/o = 눈꺼풀·안검 -plasty = 외과적 복구	눈꺼풀 성형. 눈꺼풀처짐을 교정하기 위해 흔히 시행하는 성형수술.
conjunctivoplasty [컨정ㅋ티보플라스티] 결막성형(술)	conjunctiv/o = 결막 -plasty = 외과적 복구	결막 성형.
cryoextraction [크롸이오익스트랙션] 냉동적출	cry/o = 차가운	냉동프로브를 이용하여 백내장이 생긴 수정체를 제거하는 수술법.
cryoretinopexy [크롸이오뤠이노펙씨] 냉동망막유착(술)	cry/o = 차가운 retin/o = 망막 -pexy = 외과적 고정	극도로 낮은 온도를 이용하여 망막을 외과적으로 고정하는 것.
enucleation [이뉴우클리에이션] 안구적출(술)		안구를 외과적으로 제거함.
iridectomy [이뤼덱토미] 홍채절제(술)	irid/o = 홍채 -ectomy = 외과적 절제	홍채 일부를 외과적으로 제거함.
iridosclerotomy [이뤼도스클레롵오미] 홍채공막절개(술)	irid/o = 홍채 scler/o = 공막 -otomy = 절개	홍채와 공막을 절개함.
keratoplasty [케어롸토플라스티] 각막이식(술)	kerat/o = 각막 -plasty = 외과적 복구	이 용어는 각막성형을 의미하지만, 현재는 대개 각막이식을 의미함.
laser-assisted in situ keratomileusis (LASIK) [인씨츄 케어롸토밀루시스] 레이저보조제자리각막절삭성형(술)	kerat/o = 각막	각막 조직을 레이저로 절삭하여 근시를 교정하는 수술.
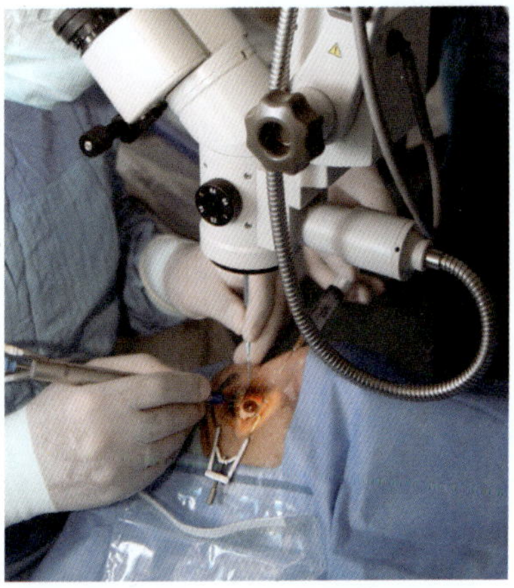 ■그림 13.13 레이저를 이용한 라식수술. 각막 모양을 바꾸기 위해 시행한다. *(mehmetcan/Shutterstock)*		
laser photocoagulation [레이저ㄹ 풔토코애귤레이션] 레이저광응고(술)	phot/o = 빛	레이저광을 이용해 매우 작은 망막영역을 파괴함. 망막박리 또는 황반변성을 치료하기 위해 사용함.

치료법 (계속)

용어	용어 성분	설명
phacoemulsification [퐈코이멀시피케이션] 수정체유화(술)	phac/o = 수정체	고주파를 이용하여 백내장이 생긴 수정체를 유화시키는 것을 말하며, 이어서 유화된 수정체를 주사바늘로 흡입하여 제거함.
photorefractive keratectomy (PRK) [퐈토뤼프뤡티브 케어롹텍토미] 굴절교정레이저각막절제(술)	phot/o = 빛 kerat/o = 각막 -ectomy = 외과적 절제	레이저를 이용하여 각막 모양을 바로잡고 굴절 이상을 교정함.
prosthetic lens implant [프로스테틱] 인공렌즈이식(술)		백내장 수술로 수정체를 제거한 후 인공렌즈를 삽입하는 수술.
radial keratotomy (RK) [뤠이디얼 케어롹톹오미] 방사상각막절개(술)·부챗살각막절개(술)	-al = ~와 연관된 kerat/o = 각막 -otomy = 절개	각막 주위를 부챗살형태로 절개하여 각막을 편평하게 만드는 수술. 근시 수술법.
retinopexy [뤠티노펙시] 망막유착(술)	retin/o = 망막 -pexy = 외과적 고정	망막을 고정함. 망막박리 치료법의 일종.
scleral buckling [스클레뤌] 공막좀밀착술·공막돌륭술	scler/o = 공막 -al = ~와 연관된	공막 바깥면 주위에 실리콘밴드를 설치해 망막박리를 안정화시킴.
sclerotomy [스클레뤁오미] 공막절개(술)	scler/o = 공막 -otomy = 절개	공막을 절개하는 것.
strabotomy [스트롸볻오미] 사시절개(술)	-otomy = 절개	사시를 교정하기 위해 눈근육을 절개하는 것.

자습하기

D. 의학용어 짝짓기

의학용어와 그 설명을 짝지어라.

1. __________ fluorescein staining
2. __________ ophthalmoscopy
3. __________ tonometry
4. __________ enucleation
5. __________ keratoplasty
6. __________ phacoemulsification

a. 안구 내부를 검사함
b. 각막이식을 의미하는 용어
c. 백내장 수정체를 유화시킴
d. 각막 찰과상이나 각막 궤양을 관찰함
e. 안구를 외과적으로 제거함
f. 안압을 측정함

약리학

분류	용어 성분	작용	예
anesthetic ophthalmic solution [윺쌀믹] 마취안과용액	an- = 없는 esthesi/o = 감각, 느낌 -tic = ~와 연관된 ophthalm/o = 눈 -ic = ~와 연관된	눈 감염이나 각막찰과상, 수술과 연관된 통증을 완화시키는 점안약.	proparacain, Ak-Taine, Ocu-Caine; tetracaine, Opticaine, Pontocaine
antibiotic ophthalmic solution [윺쌀믹] 항생제안과용액	anti- = 대항하는 bi/o = 생명 -tic = ~와 연관된 ophthalm/o = 눈 -ic = ~와 연관된	세균에 감염된 눈을 치료하는 점안약.	erythromycin, Del-Mycin, Ilotycin Ophthalmic
antiglaucoma medications [앤타이글라우코마] 항녹내장약물	anti- = 대항하는 glauc/o = 회색 -oma = 덩이	안구에 분포하는 방수의 양을 감소시켜 안압을 낮춤. 방수 생산량을 줄이거나 유출량을 증가시킴.	timolol, Betimol, Timoptic; acetazolamide, Ak-Zol, Dazamide; prostaglandin analogs, Lumigan, Xalatan
artificial tears 인공눈물		건조한 눈을 치료하는 약물이며, 일반의약품으로 판매되는 것도 있음.	buffered isotonic solutions, Akwa Tears, Refresh Plus, Moisture Eyes
miotic drops [마이오틱] 축동제	mi/o = 축소된 -tic = ~와 연관된	동공을 수축시키는 약물. 녹내장 치료제로도 사용됨.	physostigmine, Eserine Sulfate, Isopto Eserine; carbachol, Carbastat, Miostat
mydriatic drops [미드뤼애틱] 산동제	mydr/i = 확장된 -atic = ~와 연관된	홍채나 섬모체근을 마비시켜 동공을 확장시킴. 눈 검사와 눈 수술에 특히 유용함.	atropine sulfate, Atropine-Care Ophthalmic, Atropisol Ophthalmic
ophthalmic decongestants 충혈제거제	ophthalm/o = 눈 -ic = ~와 연관된 de- = 없는	눈에 분포하는 세동맥을 수축시켜 충혈과 결막가려움을 감소시키는 일반의약품.	tetrahydrozoline, Visine, Murine

약어

ARMD	age-related macular degeneration 노년기황반변성	**EM**	emmetropia 정시
Astigm	astigmatism 난시	**EOM**	extraocular movement 눈운동·안구운동
c.gl.	correction with glasses 안경으로 교정함	**ICCE**	intracapsular cataract extraction 낭내백내장적출(술)
D	diopter (lens strength) 디옵터 (굴절력 단위)	**IOP**	intraocular pressure 안압
DVA	distance visual acuity 원거리시력	**LASIK**	laser-assisted in situ keratomileusis 레이저보조제자리각막절삭성형(술)
ECCE	extracapsular cataract extraction 낭외백내장적출(술)	**OD**	right eye 오른눈
EENT	eye, ear, nose, and throat 눈·귀·코·목구멍	**Ophth.**	ophthalmology 안과학

약어 (계속)

OS	left eye 왼눈	**s.gl.**	without correction or glasses 교정하지 않음
OU	each eye/both eyes 각 눈/양눈	**SMD**	senile macular degeneration 노년황반변성
PERRLA	pupils equal, round, react to light and accommodation 동공은 동일하고, 둥글며, 빛에 반응하고, 조절됨	**ST**	esotropia 내사시
PRK	photorefractive keratectomy 굴절교정레이저각막절제(술)	**VA**	visual acuity 시력
REM	rapid eye movement 빠른눈운동·급속안구운동	**VF**	visual field 시야
RK	radial keratotomy 방사상각막절개(술)·부챗살각막절개(술)	**XT**	exotropia 외사시

알아두기

오른눈을 의미하는 약어 OD와 왼눈을 의미하는 약어 OS는 용어의 유래를 알면 혼동하지 않고 기억할 수 있다. OD는 *oculus* (eye) *dexter* (right), 즉 오른눈을 의미하고, OS는 *oculus* (eye) *sinister* (left), 즉 왼눈을 의미한다. 한때는 어떤 사람이 다른 사람의 좌측면만을 바라볼 경우 불길하다고 생각한 적이 있었다. 이런 이유로 oculus sinister는 왼눈을 의미한다.

자습하기

E. 약어로 나타내기

1. pressure equalizing tube ______
2. emmetropia ______
3. exotropia ______
4. left eye ______
5. extraocular movement ______
6. visual acuity ______

단원 II: 귀 훑어보기

기능

귀(ear)에는 청각(hearing) 및 평형감각(equilibrium)과 연관된 감각수용기(sensory receptor)가 분포한다.

기관

귀를 구성하는 주요 구조물은 다음과 같다.

auricle 귓바퀴
external ear 바깥귀·외이
inner ear 속귀·내이
middle ear 가운데귀·중이

용어 성분

귀와 연관된 용어를 만드는데 활용되는 가장 흔한 용어 성분들은 다음과 같다. 더 자세한 내용은 이 장의 용어 단락을 참조하기 바란다.

연결형

acous/o	hearing 청각
audi/o	hearing 청각
audit/o	hearing 청각
aur/o	ear 귀
auricul/o	ear 귀
cerumin/o	cerumen 귀지
cochle/o	cochlea 달팽이·와우
labyrinth/o	labyrinth·inner ear 미로·내이
myring/o	tympanic membrane 고막
ot/o	ear 귀
salping/o	auditory tube·eustachian tube 귀관·이관·유스타키오관
staped/o	stapes 등자뼈·등골
tympan/o	tympanic membrane 고막
vestibul/o	vestibule 안뜰·전정

접미어

-cusis	청각
-otia	귀 상태

그림으로 살펴본 귀

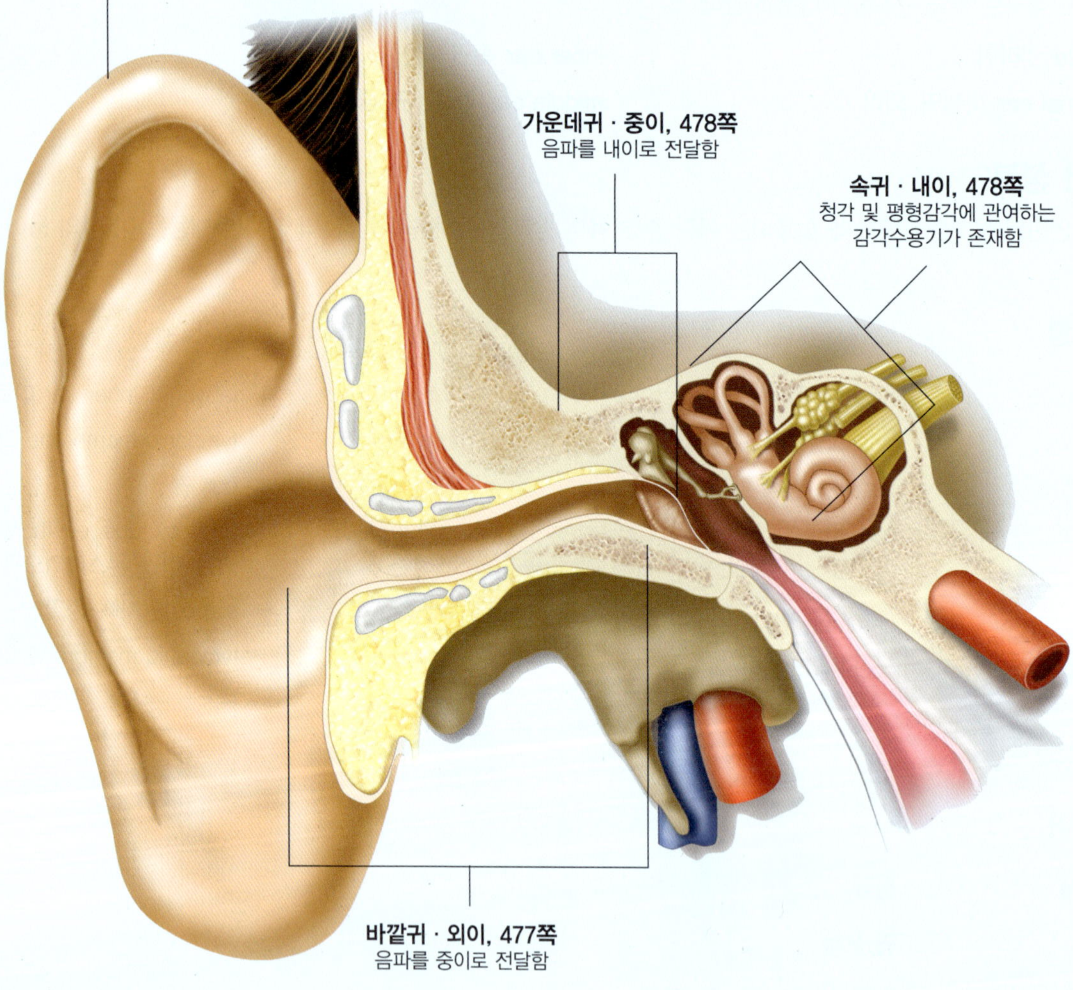

귓바퀴, 477쪽
음파를 이도(auditory canal)로 안내함
가운데귀 · 중이, 478쪽
음파를 내이로 전달함
속귀 · 내이, 478쪽
청각 및 평형감각에 관여하는 감각수용기가 존재함
바깥귀 · 외이, 477쪽
음파를 중이로 전달함

귀의 해부생리학

audiology [오디올오지] 청각학
cochlear nerve [칵을리아ㄹ] 달팽이신경·와우신경
equilibrium [이퀼리브뤼움] 평형
external ear 바깥귀·외이
hearing 청각
inner ear 속귀·내이
middle ear 가운데귀·중이
otology [오톨오지] 이과학·귀과학
vestibular nerve [베스티뷸러ㄹ] 안뜰신경·전정신경
vestibulocochlear nerve [베스티뷸로콕을뤼어ㄹ] 속귀신경·전정와우신경·안뜰달팽이신경

귀(ear)를 연구하는 학문을 **이과학**(otology [Oto])이라 하고, 청각 질환을 연구하는 학문을 **청각학**(audiology)이라 한다. 이과학과 청각학은 겹치는 부분이 많지만 청각을 손상시키지 않는 귀 문제도 존재한다. 귀는 **청각**과 **평형**감각을 담당한다. 청각 정보와 평형감각 정보는 **전정와우신경**(cranial nerve VIII)에 의해 뇌로 전달된다. 전정와우신경은 두 개의 가지로 나뉜다. **와우신경**은 청각 정보를 전달하고, **전정신경**은 평형감각 정보를 전달한다.

귀는 외이와 중이, 내이로 나뉜다.

용어 성분
이 용어 성분들을 찾아보자.
cochle/o = 달팽이·와우
vestibul/o = 안뜰·전정
-al = ~와 연관된
-ar = ~와 연관된
ex- = 밖으로

외이

auditory canal [오디토뤼] 이도
auricle [오뤼클] 귓바퀴
cerumen [쎄루먼] 귀지
external auditory meatus [오디토뤼 미에이터스] 외이도
pinna [핀아] 귓바퀴
tympanic membrane [팀팬익] 고막

외이(external ear)는 귓바퀴와 외이도, 고막으로 이루어져 있다(그림 13.14). 귓바퀴는 흔히 귀(ear)라고 불리는데, 그 이유는 귓바퀴가 밖에서 보이는 유일한 귀 부위이기 때문이다. 귓바퀴와 귓불(earlobe)은 사람마다 독특한 모양을 나타내며 대체적으로 깔때기 모양을 하고 있어 외

용어 성분
이 용어 성분들을 찾아보자.
-al = ~와 연관된
ex- = 밖으로

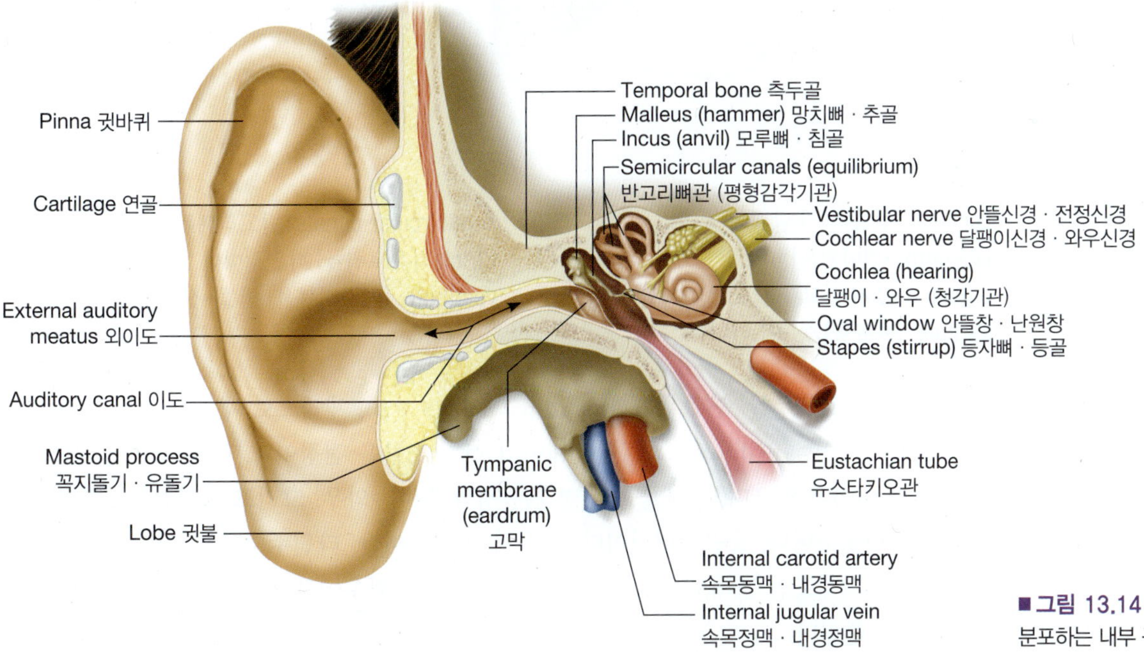

■ **그림 13.14** 외이와 중이, 내이에 분포하는 내부 구조물들.

알아두기

Tympanic membrane(고막)은 '북 가죽'을 의미하는 그리스어로부터 기원하였다. 고막은 북 가죽처럼 소리에 의해 진동한다.

이 주변을 지나는 음파를 붙잡아 **외이도**로 전달하는 역할을 한다. 이어서 소리는 이도(auditory canal)를 따라 전달된 다음 고막을 진동시킨다. 고막은 외이와 중이 사이에 위치한 구조물이다. 귀지는 이도에 분포하는 귀지샘에서 생산된다. 귀지는 귀를 보호하고 매끄럽게 하는데 기여한다. 또한 귀지는 체온에서 간신히 녹을 수 있다. 이런 이유로 귀지는 때와 먼지를 운반하면서 이도를 따라 천천히 흘러나오게 된다. 따라서 이도는 자동적으로 청소된다.

중이

auditory tube [오디토뤼] 귀관·이관
eustachian tube [유스테이쉬언] 유스타키오관
incus [잉커스] 모루뼈·침골
malleus [맬리어스] 망치뼈·추골
ossicles [아씨클스] 귓속뼈
oval window 안뜰창·난원창
stapes [스테이피즈] 등자뼈·등골

알아두기

중이 속에 존재하는 세 개의 뼈 이름은 각 뼈의 모양과 연관되어 있다. 망치뼈는 망치(hammer)와 유사하고, 모루뼈는 모루(anvil)와 유사하며, 등자뼈는 등자(stirrup)와 유사하다. (그림 13.15 참조)

중이(middle ear)는 측두골 속에 위치하고 있다. 공기로 채워져 있는 이 공간에는 **귓속뼈**라 불리는 3개의 작은 뼈들이 존재한다(그림 13.15). 세 개의 귓속뼈(망치뼈, 모루뼈, 등자뼈)는 소리 전달에 중요한 역할을 한다. 귓속뼈는 망치뼈, 모루뼈, 등자뼈 순으로 배열되어 있으며, 망치뼈는 고막과 접촉하고 있는데, 이 귓속뼈들은 중이에서 소리진동을 증폭하여 내이에 전달한다. 등자뼈는 **난원창**이라 불리는 내이의 입구를 덮고 있는 매우 얇은 막과 접촉하고 있다.

유스타키오관(**이관**이라고도 함)은 중이와 코인두를 연결한다(그림 13.14 참조). 유스타키오관은 음식을 삼킬 때마다 열린다. 이 연결관은 중이 공간의 압력을 대기압과 동일하게 만들어준다.

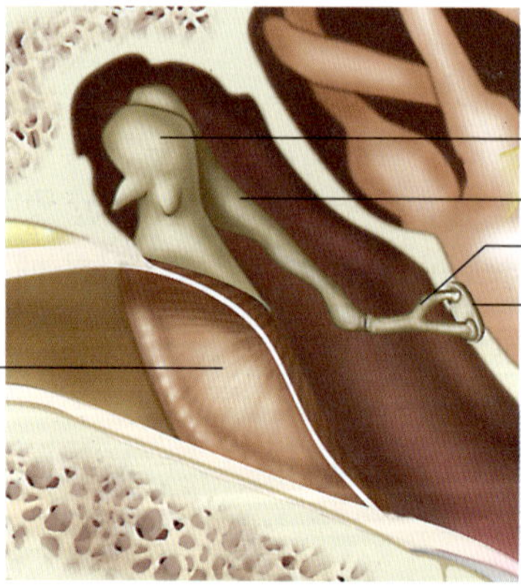

■**그림 13.15** 중이 속에 분포하는 귓속뼈를 확대한 그림. 세 개의 귓속뼈들이 고막과 난원창을 잇고 있다.

내이

cochlea [칵을리아] 달팽이·와우
labyrinth [랩이륀쓰] 미로
organs of Corti [코ㄹ티] 코르티기관·나선기관
saccule [쌔큐울] 둥근주머니
semicircular canals 반고리뼈관
utricle [유트뤼클] 타원주머니
vestibule [베스티뷰울] 안뜰·전정

용어 성분

이 용어 성분들을 찾아보자.
-ar = ~와 연관된
-ule = 작은
semi- = 부분적인

알아두기

*Vestibule*은 '입구'를 의미하는 라틴어 *vestibulum*에서 유래한 용어이다. 이러한 명칭을 사용하게 된 이유는 전정이 내이의 입구이기 때문이다.

내이(inner ear)도 측두골 속에 위치하고 있다(그림 13.14 참조). 체액으로 채워져 있는 이 공간은 **미로**(형태가 미로처럼 생김)라고도 불린다. 내이의 첫 구조물은 **전정**이다. 나머지 내이 구조물들은 전정과 이어져 있으며, 구조물들의 명칭은 청각기관인 **와우**, 그리고 평형감각기관인 **반고리뼈관**과 **타원주머니**, **둥근주머니**이다. 와우와 반고리뼈관, 타원주머니, 둥근주머니에는 실제 감각수용기세포인 털세포(hair cell)가 분포하고 있다. 와우에 분포하는 털세포는 **코르티기관**이라고도 불린다.

어떤 과정을 통해 소리를 듣게 되는가?

conductive hearing loss [컨닥티브] 전음난청 · 전도난청
sensorineural hearing loss [쎈써뤼누뤌] 감각신경난청

그림 13.16에는 외이와 중이를 거쳐 내이의 와우에 도달하는 소리의 전달 경로가 요약되어 있다. 외이도를 따라 전달된 음파는 고막에 부딪쳐 고막을 진동시킨다. 고막 진동은 귓속뼈로 전달된 다음 와우의 입구에 해당하는 난원창으로 전달된다. 난원창이 움직임에 따라 와우 속에 분포하는 체액이 진동하기 시작한다. 체액의 진동은 털세포를 자극하게 되고, 털세포가 구부러짐에 따라 신경말단이 자극받게 된다. 이어서 신경말단에서 생성된 활동전위는 전정와우신경의 와우신경가지를 통해 뇌로 전달된다.

난청(hearing loss)은 두 유형으로 나뉘는데, 하나는 **전도난청**이고, 다른 하나는 **감각신경난청**이다. 전도난청은 외이나 중이의 질병 또는 이상으로 인해 생기는 난청을 말한다. 전도난청이 생기면 모든 소리가 약해지므로 제대로 내이에 전달되지 못하게 된다. 감각신경난청은 와우나 와우신경의 손상 또는 이상에 의해 발생한다. 난청이 생길 경우 일부 소리는 왜곡되어 제대로 들리지 않게 된다. 전도난청과 감각신경난청이 함께 발생하는 경우도 있다.

용어 성분

이 용어 성분들을 찾아보자.
neur/o = 신경
-al = ~와 연관된

알아두기

청각장애는 몇 가지 이유로 인해 사람들에게 큰 문제가 되고 있다. 첫째, 사람들이 점점 더 오래 살고 있다. 청력소실(난청이라고도 함)은 노년에 발생할 수 있는데, 50세 이상의 사람들 중에 청각 보조기를 필요로 하는 사람들이 매우 많다. 둘째, 음향 기술의 발달로 인해 이전에는 결코 들을 수 없었던 음질의 소리를 들을 수 있게 되었다. 그러나 자연스럽게 또는 이어폰을 통해 시끄러운 음악을 들을 경우 청각 기전이 점차 손상될 수 있다.

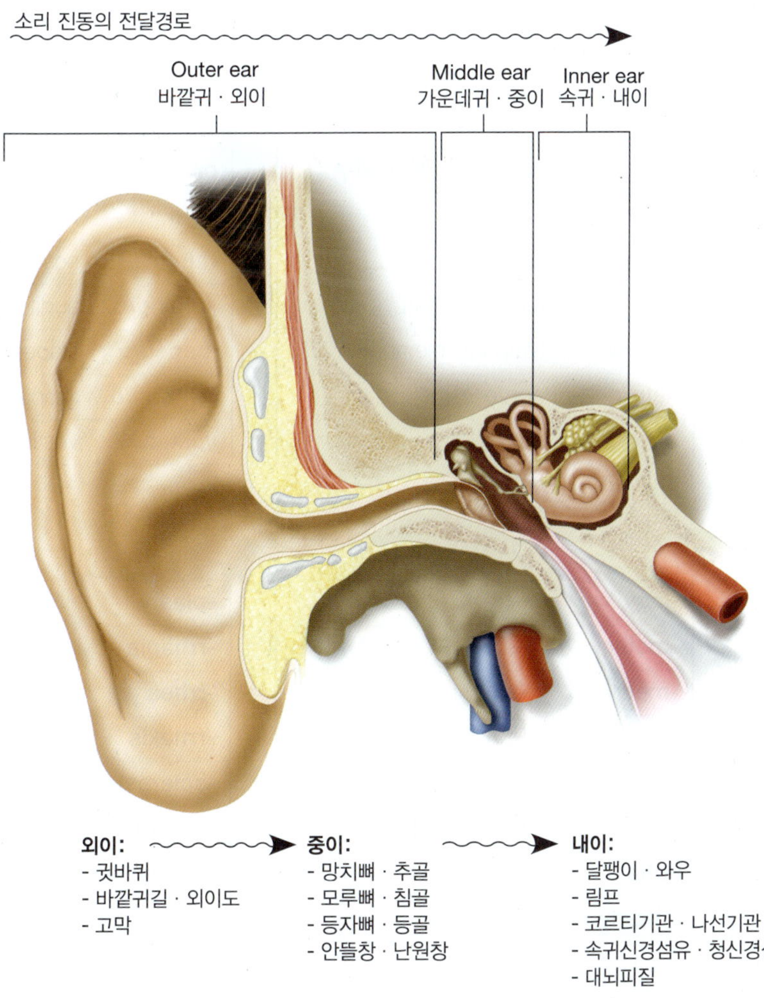

■ **그림 13.16** 외이와 중이, 내이를 통한 음파의 전달 경로.

자습하기

F. 빈칸 채우기

1. 중이 속에 위치한 3개의 뼈는 ____________, ____________, ____________이다.
2. 귀를 연구하는 학문을 ____________이라 한다.
3. eardrum과 같은 의미를 가지는 용어는 ____________이다.
4. ____________는 이도(auditory canal)에 분포하는 기름샘에서 생산된다.
5. 코인두와 중이를 잇는 관을 ________________________이라 한다.
6. 귀로부터 뇌로 활동전위를 전달하는 신경은 ____________이다.

의학용어

귀 용어를 만드는데 활용되는 용어 성분

아래 목록에는 이 장에 등장하는 용어를 만드는데 활용되는 연결형과 접미어, 접두어가 정리되어 있다.

연결형

acous/o	hearing 청각·청력
audi/o	hearing 청각·청력
audit/o	hearing 청각·청력
aur/o	ear 귀
auricul/o	ear 귀
bi/o	life 생명
cerumin/o	cerumen 귀지

cochle/o	cochlea 달팽이·와우
labyrinth/o	labyrinth 미로
laryng/o	larynx 후두
myc/o	fungus 곰팡이
myring/o	tympanic membrane 고막
neur/o	nerve 신경
ot/o	ear 귀

presby/o	old age 노년
py/o	pus 고름·농
rhin/o	nose 코
salping/o	auditory tube 귀관·이관
staped/o	stapes 등자뼈·등골
tympan/o	tympanic membrane 고막
vestibul/o	vestibule 안뜰·전정

접미어

-al	~와 연관된
-algia	통증
-ar	~와 연관된
-cusis	청각·청력
-ectomy	외과적 절제
-emetic	구토와 연관된
-gram	기록물
-ic	~와 연관된
-itis	염증

-logy	~학
-meter	측정기구
-metry	측정법
-oma	덩이, 종양
-ory	~와 연관된
-osis	비정상 상태
-otia	귀 상태
-otomy	절개함

-plasty	외과적 복구
-rrhagia	비정상적으로 흐름
-rrhea	분비물
-rrhexis	파열
-sclerosis	딱딱해짐
-scope	시각적 검사기구
-scopy	시각적 검사법
-tic	~와 연관된

접두어

an-	없는	bi-	둘	micro-	작은
anti-	대항하는	macro-	큰	mono-	하나

해부학 용어의 형용사형

용어	용어 성분	설명
acoustic [어쿠우스틱] 청각~, 소리~	acous/o = 청각 -tic = ~와 연관된	청각과 연관된.
auditory [오디토뤼] 청각~	audit/o = 청각 -ory = ~와 연관된	청각과 연관된.
aural [오우뤌] 귀~	aur/o = 귀 -al = ~와 연관된 주의하기 '귀와 연관된'이라는 의미를 갖는 *aural* 그리고 '입과 연관된'이라는 의미를 갖는 *oral*을 사용할 때는 혼동하지 않도록 주의해야 한다.	귀와 연관된.
auricular [오뤼큘러ㄹ] 귀~	auricul/o = 귀 -ar = ~와 연관된	귀와 연관된.
binaural [바이놀뤌] 양귀~	bi- = 둘 aur/o = 귀 -al = ~와 연관된	양쪽 귀와 연관된.
cochlear [칵을리어ㄹ] 달팽이~·와우~	cochle/o = 달팽이·와우 -ar = ~와 연관된	와우와 연관된.
monaural [만오뤌] 한귀~	mono- = 하나 aur/o = 귀 -al = ~와 연관된	한쪽 귀와 연관된.
otic [오우틱] 귀~	ot/o = 귀 -ic = ~와 연관된	귀와 연관된.
tympanic [팀팬익] 고막~	tympan/o = 고막 -ic = ~와 연관된	고막과 연관된.
vestibular [베스팁율러ㄹ] 안뜰~·전정~	vestibul/o = 안뜰·전정 -ar = ~와 연관된	전정과 연관된.

자습하기

G. 형용사형 만들기

1. The cochlea ____________
2. The ear ____________, ____________, 또는 ____________
3. The vestibule ____________
4. Hearing ____________ 또는 ____________
5. One ear ____________

병리학

용어	용어 성분	설명
전문 분야		
audiology [오디올어지] 청각학	audi/o = 청각 -logy = ~학	청각 기능을 측정하고 청력소실을 확인하는 의학 분야. 이 분야를 담당하는 전문가를 청각전문가(*audiologist*)라 함.
otorhinolaryngology (ENT) [오토롸이노래륑골러지] 이비인후과학	ot/o = 귀 rhin/o = 코 laryng/o = 후두 -logy = ~학	귀와 코, 인두, 후두에 발생하는 이상과 질병을 진단하고 치료하는 의학 분야. ENT라고도 함. 이 분야를 담당하는 의사를 이비인후과전문의(*otorhinolaryngologist*)라 함.
징후 및 증상		
macrotia [마크로쉬아] 큰귀증·대이증	macro- = 큰 -otia = 귀 상태	귀가 비정상적으로 큰 상태.
microtia [마이크로쉬아] 작은귀증·소이증	micro- = 작은 -otia = 귀 상태	귀가 비정상적으로 작은 상태.
otalgia [오탈지아] 귀통증·귀아픔	ot/o = 귀 -algia = 통증	귀가 아픈 것.
otopyorrhea [오토파이오뤼아] 귀고름	ot/o = 귀 py/o = 고름·농 -rrhea = 분비물	귀에서 고름이 나오는 것.
otorrhagia [오토롸지아] 귀출혈	ot/o = 귀 -rrhagia = 비정상적 흐름	귀에서 피가 나는 것.
presbycusis [프레즈비쿠우시스] 노년난청	presby/o = 노년 -cusis = 청각 상태	노화과정과 연관된 정상적인 청각소실.
residual hearing [뤼지듀얼] 잔청	-al = ~와 연관된	청력기전이 손상된 후에 남아 있는 청력 정도.
tinnitus [틴아이터스] 이명·귀울림		귀가 울리는 것.
tympanorrhexis [팀파노뤡씨스] 고막파열	tympan/o = 고막 -rrhexis = 파열	고막의 파열.
vertigo [버ㄹ티고] 현훈		방이 빙빙 돌아가는 감각에 의해 초래되는 어지럼.
청각소실		
anacusis [언아쿠우시스] 완전청각소실	an- = 없는 -cusis = 청각	완전한 청각소실을 말하며, 소리를 인식하지 못함. 귀먹음(*deafness*)이라고도 함.
deafness 귀먹음, 난청		듣지 못하거나 약간의 청각장애를 가진 상태.
외이		
ceruminoma [쎄루멘오마] 귀지샘종	cerumin/o = 귀지 -oma = 덩이	귀지가 딱딱하여 이도(auditory canal)에 과도하게 축적되는 것. 소리가 잘 들리지 않게 됨.

병리학 (계속)

용어	용어 성분	설명
otitis externa (OE) [오타이티스 익스터ㄹ나] 외이도염	ot/o = 귀 -itis = 염증	외이의 염증. 세균이나 곰팡이에 의해 발생할 수 있음. *Otomycosis*라고도 하며, 대개는 *swimmer's ear*라고 함.
otomycosis [오토마이코시스] 귀곰팡이증	ot/o = 귀 myc/o = 곰팡이 -osis = 비정상 상태	귀에 곰팡이가 감염된 상태. 외이도염의 일종.
중이		
myringitis [미륑자이티스] 고막염	myring/o = 고막 -itis = 염증	고막의 염증.
otitis media (OM) [오타이티스 미디아] 중이염	ot/o = 귀 -itis = 염증	어린이에서 흔하며, 일반적으로 *middle ear infection*이라 함. 대개 상기도감염(감기)을 앓는 동안 유스타키오관을 통해 인두로부터 중이로 병원체가 유입되어 발생함. 중이 공간에 체액이 축적됨. 체액은 물처럼 묽은 경우(장액성중이염 [*serous OM*])도 있고, 고름인 경우(화농성중이염 [*purulent OM*])도 있음.
otosclerosis [오토스클레로시스] 귀경화증	ot/o = 귀 -sclerosis = 딱딱해짐	등자뼈가 움직이지 않아 점진적으로 청력이 소실되는 질환.
salpingitis [쌀핀자이티스] 귀관염·이관염	salping/o = 귀관·이관 -itis = 염증 주의하기 연결형 *salping/o*는 '유스타키오관(이관)'과 '자궁관'을 모두 의미하므로 사용될 때 주의해야 한다.	이관(auditory tube)의 염증.
tympanitis [팀파나이티스] 중이염	tympan/o = 고막 -itis = 염증	고막의 염증.
내이		
acoustic neuroma [어쿠우스틱 뉴로마] 속귀신경집종·청(각)신경집종	acous/o = 청각 -tic = ~와 연관된 neur/o = 신경 -oma = 종양	전정와우신경의 신경집에서 발생한 양성종양. 종양이 전정와우신경을 압박하므로 이명과 두통, 어지럼, 그리고 점진적인 청각소실을 나타냄.
labyrinthitis [랩이린싸이티스] 미로염·내이염	labyrinth/o = 미로 -itis = 염증	청각과 평형감각 이상을 모두 초래할 수 있음. *Inner ear infection*이라고도 함.
Ménière's disease [메이니에얼즈] 메니에르병		점진적으로 청각소실을 나타내는 내이 미로의 이상. 현훈과 청각소실, 이명을 나타냄. 프랑스 의사인 Prosper Ménière의 이름을 따서 명명됨.

자습하기

H. 의학용어 짝짓기

의학용어와 그 설명을 짝지어라.

1. __________ anacusis
2. __________ otitis externa
3. __________ microtia
4. __________ otopyorrhea
5. __________ labyrinthitis
6. __________ tinnitus
7. __________ otosclerosis
8. __________ vertigo
9. __________ otomycosis
10. __________ tympanorrhexis

a. 귀가 작음
b. 어지럼
c. 귀가 울림
d. 곰팡이 감염
e. 소리가 들리지 않음
f. 고막이 파열됨
g. 귀에서 고름이 나옴
h. swimmer's ear
i. 등자뼈의 움직임이 소실됨
j. 내이의 감염

진단법

용어	용어 성분	설명
청각학(audiology) 진단법		
audiogram [오디오그램] 청력도	audi/o = 청각·청력 -gram = 기록물	청력검사 결과를 그림으로 나타낸 것.
audiometer [오디오메터ㄹ] 청력계	audi/o = 청각·청력 -meter = 측정 기구	청력을 측정하는 기구.
audiometry [오디오메트뤼] 청력검사	audi/o = 청각·청력 -metry = 측정법	피검자가 식별할 수 있는 소리강도(dB)와 소리주파수(Hz)의 최저치 및 최고치를 검사하여 청력을 검사하는 것. 방음된 공간에 앉아 있는 피검자에게 의료기사가 작은 소리 또는 낮은 주파수음을 이어폰을 통해 들려줌.

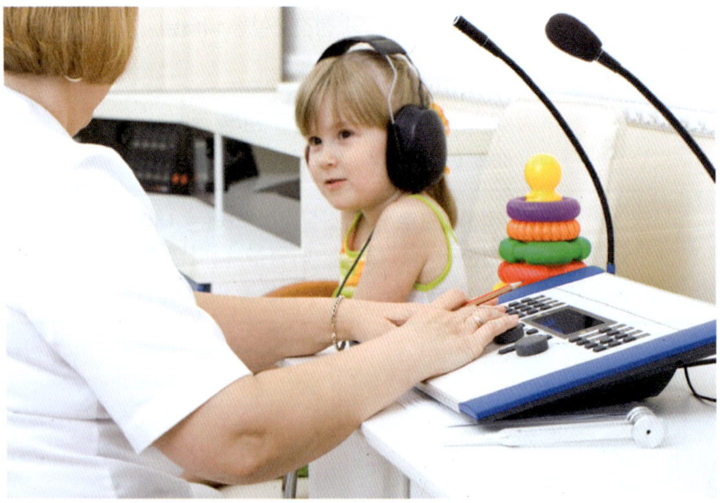

■그림 13.17 이어폰을 끼고 청력검사를 받고 있는 어린이.
(Capifrutta/Shutterstock)

진단법 (계속)

용어	용어 성분	설명
decibel (dB) [데시벨] 데시벨		소리의 강도(intensity)를 측정한 값의 단위. 0dB은 가장 작은 강도의 소리이고, 120dB은 일반적으로 측정되는 가장 큰 강도의 소리임.
hertz (Hz) 헤르츠		소리의 높낮이(frequency)를 측정한 값의 단위. 청력도에 표시된 최저 주파수는 250Hz임. 최고 주파수는 8000Hz까지 증가할 수 있음.
Rinne and Weber tuning-fork tests [륀네] 린네음차검사와 웨버음차검사		소리의 신경전도 및 골전도를 평가하는 검사. 의사가 음차(쳤을 때 일정한 주파수의 소리를 생성하는 기구)를 잡고 머리 양쪽의 뼈나 뼈 근처에 위치시켜 검사함.
이과학(otology) 진단법		
otoscope [오토스코프] 이경	ot/o = 귀 -scope = 시각적 검사기구	이도(ear canal) 내부를 관찰하는 기구.
otoscopy [오토스코피] 이경검사	ot/o = 귀 -scopy = 시각적 검사법	이경(*otoscope*)을 이용하여 이도(ear canal)와 고막, 외이를 검사하는 것.

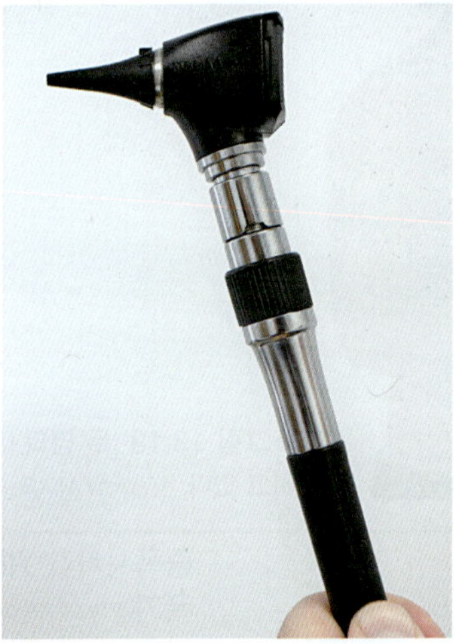

■**그림 13.18** 외이도와 고막을 시각적으로 검사하는데 이용하는 이경. *(Patrick Watson, Pearson Education)*

알아두기

아이들은 자신의 귀에 물체를 집어넣는 경향이 있다. 어떤 아이들은 콩을 넣기도 하는데, 이도에 들어간 콩은 수분을 머금어 부풀어 올라 제거하는 것이 어려워질 수 있다. 이경검사는 청력소실을 일으킬 수 있는 이물질을 확인하고 제거하는데 도움을 줄 수 있다.

용어	용어 성분	설명
tympanogram [팀파노그램] 고실도	tympan/o = 고실 -gram = 기록물	고막 움직임을 측정한 결과를 그림으로 나타낸 것.
tympanometer [팀파노메터ㄹ] 고실계	tympan/o = 고실 -meter = 측정 기구	고막 움직임을 측정하는데 사용하는 기구.
tympanometry [팀파노메트뤼] 고실측정(법)	tympan/o = 고실 -metry = 측정법	고막 움직임을 측정하는 것. 중이 압력이 높아졌는지 알 수 있음.

진단법 (계속)

용어	용어 성분	설명
평형감각(balance) 진단법		
falling test 쓰러짐검사		균형 및 평형 검사법. 환자를 한 발로 서게 한 다음, 눈을 뜬 채 한 발을 다른 발 앞에 일직선으로 두는 방식으로 걷게 함. 눈을 감게 한 후 같은 검사를 시행함. 환자가 눈을 감았을 때 흔들리고 넘어지면 평형기관 이상을 의심할 수 있음.

치료법

용어	용어 성분	설명
청각학(audiology) 치료법		
American Sign Language (ASL) 미국신호화언어		손과 손가락을 이용하여 단어와 개념을 표현하여 비언어적으로 하는 의사소통 방법. 청각 장애와 언어장애가 있는 사람들이 사용함.

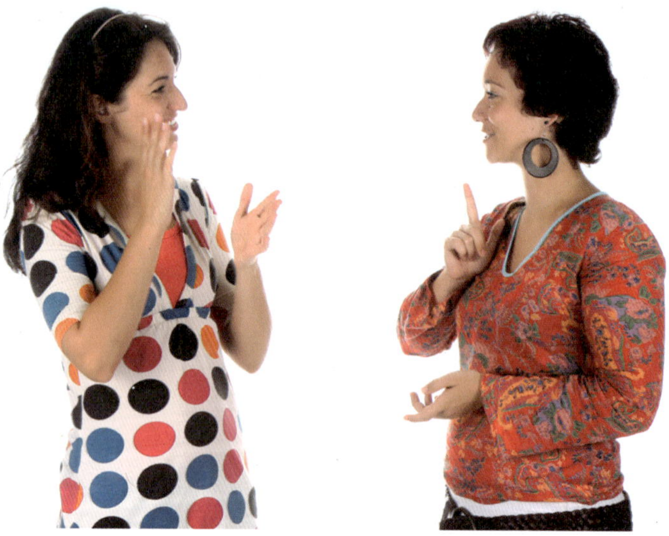

■그림 13.19 두 명의 여성이 미국신호화언어를 이용하여 대화하고 있다. *(Vladimir Mucibabic/Shutterstock)*

용어	용어 성분	설명
hearing aid 보청기		증폭시키기 위해 청각장애인들이 사용하는 장치. 증폭기(*amplification device*)라고도 함.
외과 치료법		
cochlear implant [칵을리어ㄹ] 달팽이이식·와우이식	cochle/o = 달팽이·와우 -ar = -와 연관된	귓바퀴 뒤 피하에 설치된 기계장치가 소리 신호를 자기 신호로 바꾸어 청각신경을 자극함. 심각한 감각신경난청을 가진 환자의 청력 회복에 도움이 됨.

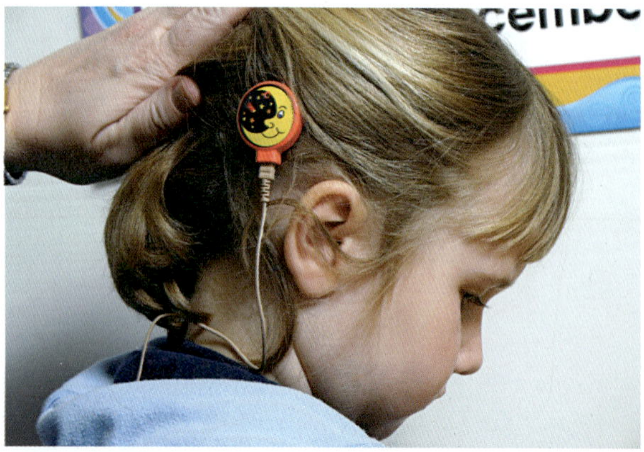

■그림 13.20 달팽이이식을 받은 어린이 사진. 그림에 보이는 장치가 직접 활동전위를 뇌로 전달한다. *(George Dodson, Pearson Education)*

치료법 (계속)

용어	용어 성분	설명
labyrinthectomy [랩이륀쎅토미] 미로절제(술)	labyrinth/o = 미로 -ectomy = 외과적 절제	미로를 외과적으로 제거함.
labyrinthotomy [랩이륀쏱오미] 미로절개(술)	labyrinth/o = 미로 -otomy = 절개	미로를 절개함.
myringectomy [미륀젝토미] 고막절제(술)	myring/o = 고막 -ectomy = 외과적 절제	고막을 외과적으로 제거함.
myringoplasty [미륀고플라스티] 고막성형(술)	myring/o = 고막 -plasty = 외과적 복구	고막을 외과적으로 복구함.
myringotomy [미륀곹오미] 고막절개(술)	myring/o = 고막 -otomy = 절개	지속되는 귀 감염 그리고 고막에 가해지는 과도한 압력을 완화시키기 위해 고막을 절개하여 중이로부터 체액과 고름을 제거하는 것. 고막에 균압관을 설치하여 중이 공간에 있는 물질이 배출될 수 있게 하며, 균압관은 대개 저절로 떨어져 나옴.
otoplasty [오토플라스티] 귀성형(술)	ot/o = 귀 -plasty = 외과적 복구	외이를 외과적으로 복구함.
pressure equalizing tube (PE tube) 균압관		중이 공간에 존재하는 체액을 배출시키거나 중이 공간의 압력을 대기압과 균등하게 유지하기 위해 어린이의 고막에 외과적으로 삽입하는 작은 관.
salpingotomy [쌀핑곹오미] 귀관절개(술)·이관절개(술)	salping/o = 귀관·이관 -otomy = 절개	귀관을 절개함.
stapedectomy [스테이피덱토미] 등자뼈절제(술)·등골절제(술)	staped/o = 등자뼈·등골 -ectomy = ~와 연관된	귀경화증을 치료하기 위해 등자뼈를 제거하는 것. 인공등자뼈를 삽입해 줌.
tympanectomy [팀파넥토미] 고막절제(술)	tympan/o = 고막 -ectomy = 외과적 절제	고막을 외과적으로 제거함.
tympanoplasty [팀파노플라스티] 고실성형(술)	tympan/o = 고막 -plasty = 외과적 복구	고막을 외과적으로 복구함.
tympanotomy [팀파놑오미] 고실절개(술)·고막절개(술)	tympan/o = 고막 -otomy = 절개	고막을 절개함.

자습하기

I. 의학용어 짝짓기

의학용어와 그 설명을 짝지어라.

1. __________ myringotomy
2. __________ tympanoplasty
3. __________ otoplasty
4. __________ stapedectomy
5. __________ Rinne & Weber
6. __________ falling test
7. __________ PE tube
8. __________ cochlear implant

a. 등자뼈를 제거함
b. 고막을 재건함
c. 외과적으로 고막에 구멍을 냄
d. 외이를 복구함
e. 체액을 배출시킴
f. 감각신경난청을 치료함
g. 음차를 이용한 검사
h. 평형감각 검사

약리학

분류	용어 성분	작용	예
antibiotic otic solution [오우틱] 항생제귀용액	anti- = 대항하는 bi/o = 생명 -tic = ~와 연관된 ot/o = 귀 -ic = ~와 연관된	외이염을 치료하는 귀물약(eardrop)	Neomycin, polymyxin B and hydrocortisone solution, Otocort, Cortisporin, Otic Care
antiemetic [앤티이메틱] 항구토제	anti- = 대항하는 -emetic = 구토와 연관된	현훈과 연관된 구역을 치료하는데 효과를 보임.	meclizine, Antivert, Meni-D; prochlorperazine, Compazine
anti-inflammatory otic solution [오우틱] 항염증귀용액	anti- = 대항하는 -ory = ~와 연관된 ot/o = 귀 -ic = ~와 연관된	외이염과 연관된 염증과 가려움, 부종을 감소시킴.	antipyrine and benzoaine, A/B Otic
wax emulsifiers 귀지유화제		외이도에 귀지가 축적되는 것을 방지할 목적으로 귀지를 부드럽게 하는 약물.	carbamide peroxide, Debrox Drops, Murine Ear Wax Removal Drops

약어

AD	right ear 오른쪽 귀	**Hz**	hertz 헤르츠
AS	left ear 왼쪽 귀	**OE**	otitis externa 외이도염
ASL	American Sign Language 미국신호화언어	**OM**	otitis media 중이염
AU	both ears 양쪽 귀	**Oto**	otology 이과학·귀과학
BC	bone conduction 뼈전도·골전도	**PE tube**	pressure equalizing tube 균압관
dB	decibel 데시벨	**PORP**	partial ossicular replacement prosthesis 귓속뼈부분대치술·이소골부분대치술
EENT	eye, ear, nose, throat 눈·귀·코·목구멍	**SOM**	serous otitis media 장액성중이염
ENT	ear, nose, and throat 귀·코·목구멍	**TORP**	total ossicular replacement prosthesis 귓속뼈완전대치술·이소골완전대치술
HEENT	head, ear, eye, nose, throat 머리·귀·눈·코·목구멍		

자습하기

J. 약어로 나타내기

1. otitis externa ______________________
2. eye, ear, nose, and throat ______________________
3. bone conduction ______________________
4. both ears ______________________
5. otitis media ______________________

복습하기

적용하기

의무기록 분석

아래의 안과자문보고서에는 11개의 의학용어가 포함되어 있다. 각 의학용어에 밑줄을 치고 아래의 목록에 의학용어를 적어라. 그런 다음 각 용어의 의미를 적어라.

안과자문보고서

자문한 이유:	오른쪽 눈의 점진적 시력상실을 평가하기 위함.
현 병력:	환자는 79세 여성으로 지난 1년 동안 오른쪽 눈의 시력이 점차 악화되고 눈부심이 나타났다고 말했다. 그녀는 자신의 오른쪽 눈을 얇은 막이 덮고 것처럼 느껴진다고 말했다. 그녀는 왼쪽 눈에서는 아무런 시력 변화도 없다고 말했다. 환자는 원시용 렌즈를 사용하고 있다고 말했다.
진찰 결과:	시력검사를 한 결과, 환자의 원시는 변화가 없었다. 동공은 빛에 적절히 반응하였다. 안압은 정상이었다. 산동제를 투여한 후 시행한 검안경검사에서 오른쪽 눈 수정체에 커다란 불투명 백내장이 존재하는 것이 발견되었다. 왼쪽 눈에서는 매우 작은 백내장이 형성되고 있는 중이다. 망막병증이나 황반변성, 각막염의 증거는 발견되지 않았다.
평가:	백내장에 의해 이차적으로 발생한 오른쪽 눈의 시력저하.
의견:	수정체유화술로 백내장을 제거한 후 인공렌즈로 대치함.

	의학용어	설명
1.	______	______
2.	______	______
3.	______	______
4.	______	______
5.	______	______
6.	______	______
7.	______	______
8.	______	______
9.	______	______
10.	______	______
11.	______	______

의무기록 편집

아래의 의무기록에는 의학용어로 바꿔 적을 수 있는 10개의 구(句)가 포함되어 있다. 각 구(句)는 밑줄로 표시되어 있다. 각 구(句)를 의학용어로 바꿔 적어라.

피어슨종합병원 타과자문보고서

Task Edit View Time Scale Options Help Download Archive Date: 17 May 2015

현재 호소증상: 만성적으로 좌측 중이의 염증**1**을 앓고 있는 8세 여아를 진찰한 소아과의사가 이 환자를 눈과 코, 목구멍의 질병을 치료하는 전문의**2**에게 보냈다.

과거병력: 환자의 어머니에 따르면 환자는 생후 6개월경부터 귀 감염이 재발하기 시작했다고 말했다. 지난 2년간 감염 빈도가 증가했으며, 학교에서 선생님의 말을 알아들을 수 없게 되었다고 말했다. 어머니는 딸의 선생님이 딸이 교실에서 듣지 못하는 것 같다고 말했다고 전했다.

징후와 증상: 양쪽 귀**3**의 외이도와 고막을 시각적으로 관찰**4**한 결과 외이도와 중이 사이에 위치한 막**5**은 오른쪽은 정상이고 왼쪽은 팽창되어 있었다. 양쪽 귀**3**에는 많은 양의 귀지**6**가 있었다. 고막의 움직임을 측정**7** 한 결과 왼쪽 중이에 체액이 축적되어 있는 것으로 나타났다. 청력검사**8** 결과는 오른쪽은 정상이었고, 왼쪽은 중이에서의 소리 전달 차단으로 인해 청력이 감소**9**되어 있었다. 또한 환자는 급성인두염을 앓고 있는 것이 발견되었고 고름이 배출되고 있었다.

진단명: 좌측 만성중이염에 의해 이차적으로 발생한 청각상실.

치료: 좌측 고막을 절개**10**하여 배액을 위한 균압관을 삽입함.

1. ______________________________

2. ______________________________

3. ______________________________

4. ______________________________

5. ______________________________

6. ______________________________

7. ______________________________

8. ______________________________

9. ______________________________

10. ______________________________

증례

아래 증례는 이 장에서 공부했던 질병을 앓고 있는 환자에 관한 것이다. 증례를 읽고 질문에 답하라. 일부 질문은 이 장에서 공부하지 않았던 내용도 포함하고 있다. 교과서나 의학사전, 다른 참고서를 활용하여 질문에 답하라.

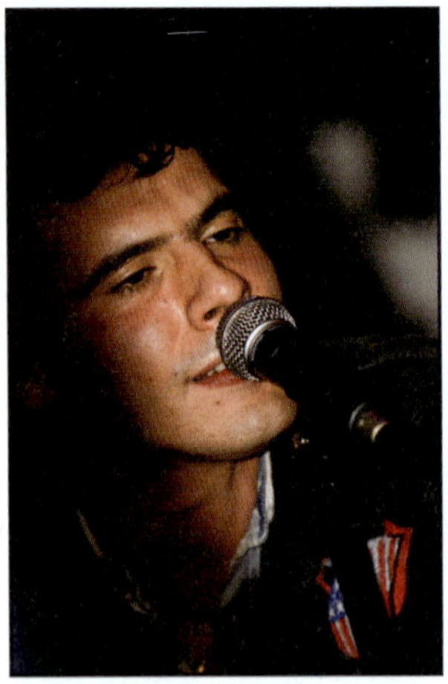
(© My-Music/Alamy)

EENT클리닉에 온 35세 남성 음악가가 지난 15년 동안 점진적으로 청력상실이 일어났다고 말했다. 그는 현재 소음이 있을 경우 다른 사람이 무슨 말을 하는지 알아들을 수 없다고 한다. 그는 지난 20년간 큰 소리가 나는 악기를 사용하는 밴드그룹에서 귀마개를 착용하지 않고 활동했다고 한다. 이경으로 관찰한 결과 외이 구조물은 양쪽 모두 정상이다. 고실측정 결과는 양쪽 모두 정상이다. 청력검사 결과 양쪽 귀에서 청력이 감소되어 있다. 린네음차검사와 웨버음차검사 결과, 환자는 약간의 전도난청을 나타내지만, 감각신경난청은 나타내지 않는다. 진단은 장기간 소음에 노출되어 발생하는 중등도의 양쪽 전도난청이다. 환자를 보청기 착용을 위한 검사를 위해 다른 곳으로 보냈다.

질문

1. 환자는 어떤 종류의 난청을 나타내고 있는가? 참고서를 활용하여 이 질병에 대해 간략하게 설명하라.

2. 환자가 나타내는 난청과 다른 유형의 난청의 차이점을 설명하라.

3. 의사는 어떤 진단검사를 하였는가? 설명하라.

4. 보청기와 달팽이이식의 차이점을 설명하라.

5. 환자가 어떤 행위를 하였더라면 이러한 난청을 피할 수 있었을까?

연습하기

A. 약리학 용어 연습

약물 설명을 보고 해당하는 약물의 종류를 적은 다음, 상품명과 짝지어라.

약물 설명	약물 종류	상품명
1. ________ 건조한 눈을 치료함	________________	a. Atropine-Care
2. ________ 안압을 감소시킴	________________	b. A/B Otic
3. ________ 귀 감염을 치료하는 귀물약	________________	c. Timoptic
4. ________ 동공을 확장시킴	________________	d. Opticaine
5. ________ 현훈에 의해 발생하는 구역을 치료함	________________	e. Debrox Drops
6. ________ 세균감염을 치료하는 점안약	________________	f. Eserine Sulfate
7. ________ 귀 가려움을 치료함	________________	g. Antivert
8. ________ 동공을 수축시킴	________________	h. Refresh Plus
9. ________ 귀지를 녹임	________________	i. Otocort
10. ________ 통증을 줄이는 점안약	________________	j. Del-Mycin

B. 의학용어 연습하기

연결형 **blephar/o**는 눈꺼풀을 의미한다. 이 연결형을 이용하여 아래의 의미를 나타내는 의학용어를 적어라.

1. 눈꺼풀 염증 ________________
2. 눈꺼풀의 외과적 복구 ________________
3. 위눈꺼풀 처짐 ________________

연결형 **retin/o**는 망막을 의미한다. 이 연결형을 이용하여 아래의 의미를 나타내는 의학용어를 적어라.

4. 망막병 ________________
5. 망막의 외과적 고정 ________________

연결형 **ophthalm/o**는 눈을 의미한다. 이 연결형을 이용하여 아래의 의미를 나타내는 의학용어를 적어라.

6. 눈을 공부하는 학문 ________________
7. 눈과 연관된 ________________
8. 기구를 이용하여 눈을 검사함 ________________

연결형 **irid/o**는 홍채를 의미한다. 이 연결형을 이용하여 아래의 의미를 나타내는 의학용어를 적어라.

9. 홍채 마비 ________________
10. 홍채 절제 ________________

연결형 **ot/o**는 귀를 의미한다. 이 연결형을 이용하여 아래의 의미를 나타내는 의학용어를 적어라.

11. 귀의 외과적 복구 ______
12. 귀에서 고름이 나옴 ______
13. 귀 통증 ______
14. 귀 염증 ______

연결형 **tympan/o**는 고막을 의미한다. 이 연결형을 이용하여 아래의 의미를 나타내는 의학용어를 적어라.

15. 고막 파열 ______
16. 고막 절개 ______
17. 고막 염증 ______

연결형 **audi/o**는 청각을 의미한다. 이 연결형을 이용하여 아래의 의미를 나타내는 의학용어를 적어라.

18. 청각 기록물 ______
19. 청각을 측정하는 기구 ______
20. 청각을 공부하는 학문 ______

C. 접미어로 나타내기

	접미어	이 장에서 등장하였던 예
1. to turn		
2. vision		
3. inflammation of		
4. the study of		
5. cutting into		
6. surgical repair		
7. surgical fixation		
8. pain		
9. ear condition		
10. hearing		

D. 연결형의 의미 적기

	의미	이 장에서 등장하였던 예
1. **dacry/o**		
2. **uve/o**		

	의미	이 장에서 등장하였던 예
3. **aque/o**	______	______
4. **phot/o**	______	______
5. **kerat/o**	______	______
6. **vitre/o**	______	______
7. **dipl/o**	______	______
8. **glauc/o**	______	______
9. **presby/o**	______	______
10. **ambly/o**	______	______
11. **aur/o**	______	______
12. **staped/o**	______	______
13. **acous/o**	______	______
14. **salping/o**	______	______
15. **myring/o**	______	______

E. 물음에 답하기

1. 전도난청과 감각신경난청의 차이점을 설명하라. ______
2. 안구 구조물을 빛이 통과하는 순서대로 열거하라. ______
3. 결막의 역할을 설명하라. ______
4. 귓속뼈을 적고 그들의 역할을 설명하라. ______

F. 약어 풀어쓰기

1. Oto ______
2. OU ______
3. REM ______
4. Hz ______
5. SMD ______
6. PERRLA ______
7. IOP ______
8. dB ______

9. OD ______________________________

10. VF ______________________________

G. 빈칸 채우기

emmetropia	tonometry	Ménière's disease
hyperopia	cataract	hordeolum
acoustic neuroma	strabismus	myopia
otorhinolaryngologist	presbycusis	
conjunctivitis	inner ear	

1. 어떤 사람이 안과 정기검진을 받고 있다. 의사가 녹내장이 발생하였는지 알아보는 압력측정검사는 ____________ 이다.

2. 어떤 사람에게 안과의사가 시력이 정상이라고 말하였다. 시력이 정상인 눈을 ____________라고 한다.

3. 어떤 환자가 충혈된 눈을 치료하기 위해 항생제안연고를 받았다. 눈이 충혈된 상태를 나타내는 의학용어는 ____________ 이다.

4. 어떤 사람이 가까이 있는 물체는 볼 수 있지만 멀리 있는 표지판을 볼 수 없다. 이러한 눈을 ____________라 한다.

5. 어떤 사람이 오른쪽 눈의 수정체가 혼탁해져서 이 수정체를 제거하기 위한 수술을 기다리고 있다. 이러한 상태를 ____________ 이라 한다.

6. 어떤 사람의 왼쪽 눈 모서리에 다래끼(stye)가 생겼다. 그는 치료를 위해 뜨거운 찜질을 하라는 지시를 받았다. 이러한 상태를 나타내는 의학용어는 ____________이다.

7. 어떤 사람의 아이가 사시를 나타내고 있으며 수술로 교정해야 한다. 이러한 상태를 나타내는 의학용어는 ____________ 이다.

8. 어떤 사람이 멀리 있는 물체는 볼 수 있지만, 책을 읽는 것이 어렵다. 이 사람이 착용하고 있는 안경은 ____________ 를 교정한다.

9. 의사가 어떤 사람에게 노화과정에 의해 청력이 감소됐다고 말하였다. 이러한 상태를 나타내는 의학용어는 ____________ 이다.

10. 어떤 사람이 자주 중이감염을 나타내며, 전문의의 치료를 받고 싶어 한다. 이 환자가 치료받고 싶어 하는 의사를 ____________라 한다.

11. ____________에 문제가 생기면 어지럼이 발생할 수 있다.

12. 어떤 사람이 내이 이상과 현훈, 이명으로 고생하고 있다. 이 환자가 앓고 있는 병은 ____________일 가능성이 높다.

13. 어떤 환자가 자신의 전정와우신경에 발생한 종양이 양성이라는 설명을 들었지만, 여전히 종양 때문에 청력상실을 나타내고 있다. 이 종양을 ____________라 한다.

H. 의학용어 설명하기

1. amblyopia ______________________________
2. diplopia ______________________________
3. mydriatic ______________________________
4. miotic ______________________________
5. presbyopia ______________________________
6. tinnitus ______________________________
7. stapes ______________________________
8. tympanometry ______________________________
9. eustachian tube ______________________________
10. labyrinth ______________________________
11. audiogram ______________________________
12. otitis media ______________________________

명칭 적기

그림 A

숫자와 선으로 표시한 부위의 명칭을 적어라.

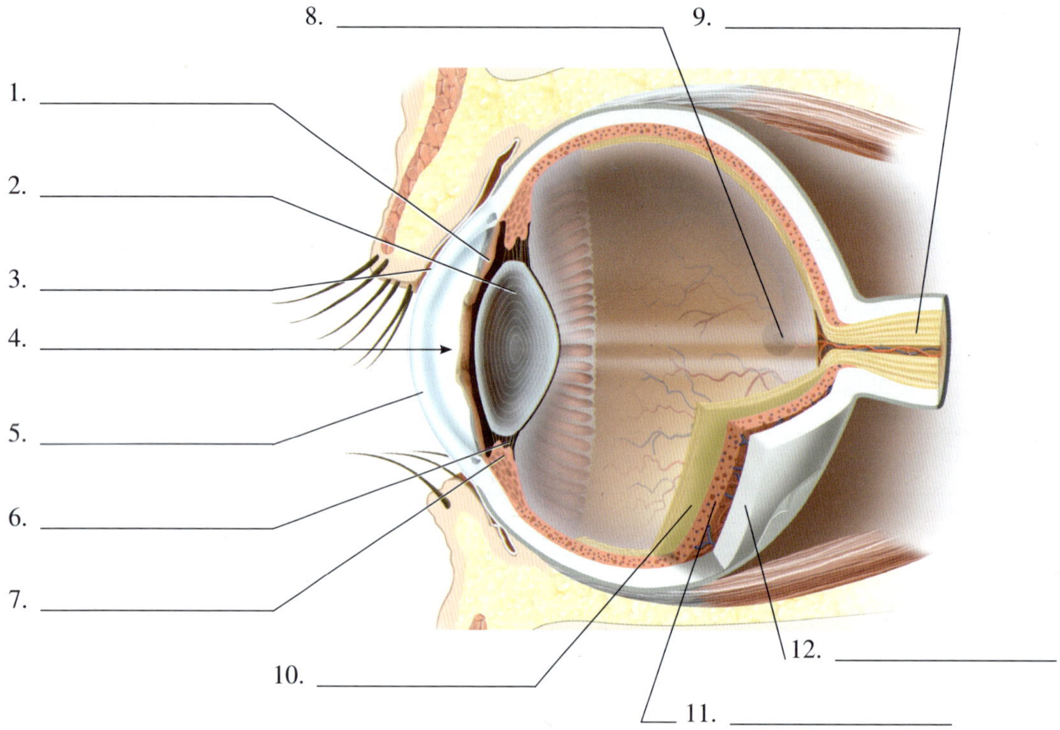

그림 B

숫자와 선으로 표시한 부위의 명칭을 적어라.

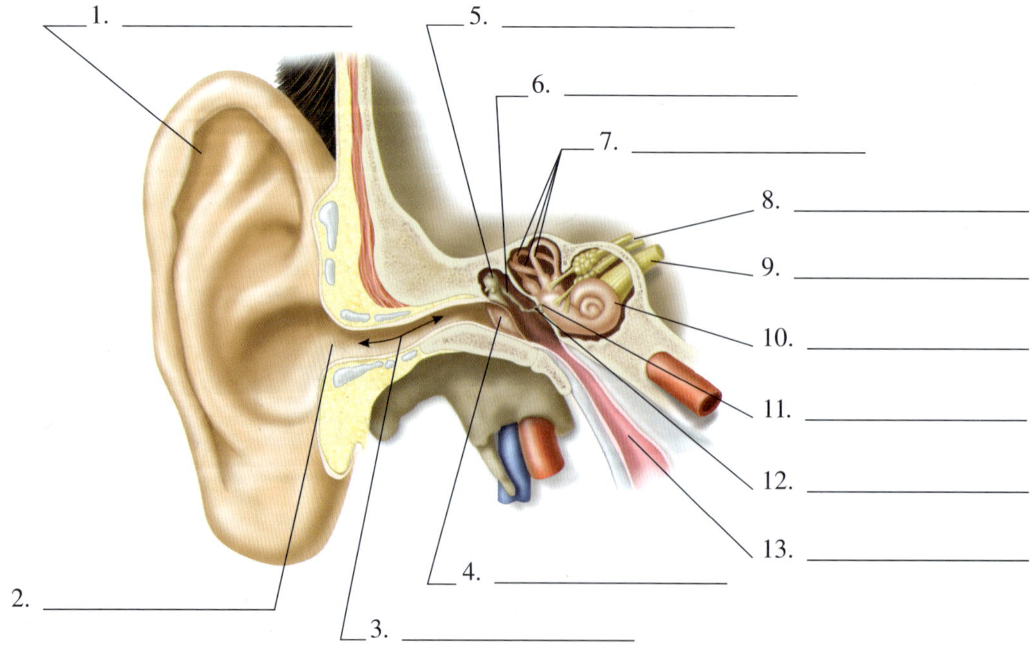

14
특별한 주제들
Special Topics

학습목표

이 장을 공부한 학생들은

- 이 장에서 소개하는 연결형과 접미어, 접두어를 식별하고 그 의미를 설명할 수 있다.
- 이 장에서 소개하는 학문과 연관된 주요 의학용어를 바르게 적고 발음할 수 있다.
- 약리학과 연관된 정보를 설명할 수 있다.
- 정신건강과 연관된 정보를 설명할 수 있다.
- 진단영상과 연관된 정보를 설명할 수 있다.
- 재활서비스와 연관된 정보를 설명할 수 있다.
- 수술과 연관된 정보를 설명할 수 있다.
- 종양학과 연관된 정보를 설명할 수 있다.
- 특별한 주제들과 연관된 용어를 식별하고 설명할 수 있다.
- 특별한 주제들과 연관된 일부 병리학 용어를 식별하고 설명할 수 있다.
- 특별한 주제들과 연관된 일부 진단법을 식별하고 설명할 수 있다.
- 특별한 주제들과 연관된 일부 치료법을 식별하고 설명할 수 있다.
- 특별한 주제들과 연관된 일부 약어를 설명할 수 있다.

들어가기

의학에는 많은 전문분야가 있으며, 각 전문분야에는 해당 분야와 연관된 의학용어들이 존재한다. 이 장에서는 아래 6개 분야와 연관된 의학용어를 소개한다.

단원 I: 약리학 훑어보기

용어 성분

약리학 용어를 만드는데 활용되는 가장 흔한 용어 성분들은 다음과 같다.

연결형

aer/o	air 공기
bucc/o	cheek 볼·뺨
chem/o	drug 약물
cutane/o	skin 피부
derm/o	skin 피부
enter/o	intestine 창자
hal/o	to breathe 숨쉬기
iatr/o	physician 의사, medicine 의학, treatment 치료
idi/o	distinctive 독특한
lingu/o	tongue 혀
muscul/o	muscle 근육
or/o	mouth 입
pharmac/o	drug 약물
rect/o	rectum 직장
thec/o	sheath 피복, meninges 수막
topic/o	a specific area 특정영역
toxic/o	poison 독·독약
vagin/o	vagina 질
ven/o	vein 정맥

접미어

-al	~와 연관된
-ar	~와 연관된
-ary	~와 연관된
-genic	~에 의해 생산된
-ical	~와 연관된
-ist	전문의, 전문가
-logy	~학
-ous	~와 연관된
-phylaxis	보호

접두어

anti-	대항하는
contra-	대항하는
in-	안으로
intra-	안에
non-	아닌
para-	곁에
pro-	전에
sub-	아래에
trans-	가로질러

약리학

pharmacology [파ㄹ마**콜**오지] 약리학

약리학은 여러 약물의 원천과 특징, 작용을 공부하는 학문이다. 비타민 같은 일부 약물들은 우리들이 먹는 음식에 포함되어 있다. 호르몬 같은 다른 약물들은 동물로부터 얻는다. 페니실린이나 다른 일부 항생제들은 곰팡이로부터 추출한다. 화학요법에 사용하는 약물을 포함한 다양한 약물들은 실험실에서 인공적 수단을 이용해 합성한다.

약물명

brand name 상품명
chemical name 화학명
generic name 속명·일반명
nonproprietary name [논프뤄**프롸이어**테어뤼] 일반명
pharmaceutical [파ㄹ마**수**티컬] 제약~, 약사~
pharmacist [**파**ㄹ마씨스트] 약사
proprietary name [프뤄**프롸이어**테어뤼] 상품명
trademark 상표

모든 약물은 화학물질이다. **화학명**은 특정 약물의 화학구조나 분자구조를 나타낸다. 예를 들어 ibuprofen(이부프로펜; 일반의약품으로 판매되는 진통제)의 화학명은 2-*p*-isobutylphenyl propionic acid이다. 이 경우에서처럼 화학명은 대개 매우 길기 때문에 좀 더 짧은 이름으로 바꿔 부르게 된다. 이와 같이 좀 더 짧게 부여한 명칭을 **일반명**(generic name 또는 nonproprietary name이라 함)이라 하며, 이것을 약물의 공식 명칭으로 사용한다.

각 약물은 단 하나의 일반명(예, ibuprofen)을 가지고 있는데, 일반명은 특허로 보호되는 이름이 아니므로 어떤 제약회사(**pharmaceutical** manufacturer라 함)라도 사용할 수 있다. 그러나 특정 약물을 처음 개발한 제약회사는 그 약을 17년간 독점적으로 생산할 권리를 가진다. 이 기간이 지나면 어떤 제약회사라도 그 약물을 생산·판매할 수 있다. 어떤 제약회사가 판매할 약물을 제조할 때는 반드시 **상품명**(brand name 또는 proprietary name이라 함)을 부여해야 한다. 상품명은 특정 회사가 붙인 해당 약물의 **상표**이다. 예를 들어 ibuprofen은 Motrin™, Advil™, Nuprin™이라는 상품명으로 판매되고 있다. 세 가지 이름으로 불리는 약물은 모두 동일한 ibuprofen을 포함하고 있지만, 서로 다른 제약회사에서 판매하는 약품이다. (여러 약물명의 예를 표 14.1에서 볼 수 있음.)

일반명(generic name)으로 표시된 약물은 일반적으로 상품명(brand name)으로 표시된 약보다 가격이 싸다. 의사는 약사가 상품명 약물을 일반명 약물로 대체할 수 있는지 여부를 처방전에 표시할 수 있다. 의사들은 특정 상품명 약물이 일반명 약물보다 효과가 더 크다고 생각할 경우 특정 상품명 약물을 선호하기도 한다.

표 14.1 여러 약물명의 예

화학명	일반명	상품명
2-*p*-isobutylphenyl propionic acid	Ibuprofen	Motrin™
		Advil™
		Nuprin™
Acetylsalicylic acid	Aspirin	Anacin™
		Bufferin™
		Excedrin™
S-2-[1-(methylamino) ethyl] benzenemethanol hydrochloride	Pseudoephedrine hydrochloride	Sudafed™
		Actifed™
		Nucofed™

알아두기

*Drug*과 *medication*은 같은 의미이다. 그러나 일반인들은 종종 마약류를 *drug*이라 말한다. 마약이라는 의미로 사용하는 *drug*은 불법약물을 의미하기도 한다. 의학용어에서 사용하는 *drug*은 *medication*과 같은 의미이다.

용어 성분

이 용어 성분들을 찾아보자.
chem/o = 약물
pharmac/o = 약물
-ary = ~와 연관된
-ical = ~와 연관된
-ist = 전문의, 전문가
-logy = ~학
non- = 아닌

약물의 법적 분류 (역자 주: 우리나라와 미국의 법이 다르므로 주의할 것)

controlled substances 규제약물
Drug Enforcement Agency 연방마약단속국
over-the-counter drug 일반의약품
prescription [프뤼스크륍션] 처방
prescription drug [프뤼스크륍션] 처방약

처방약은 의사나 치과의사 같은 면허를 가진 진료의사의 지시에 의해 처방되는 약물이다. 이 약물들은 반드시 표지에 '주의: 연방법에 따라 처방 없이는 판매할 수 없음'이라는 문구를 표시해야 한다. 페니실린(penicillin) 같은 항생제와 디곡신(digoxin) 같은 심장약은 처방에 의해서만 판매할 수 있다. **처방**은 의사가 약품명과 용량, 투약시간에 관해 약사에게 서면으로 설명한 것이다. 면허를 소지한 진료의사는 약사에게 구두로도 처방지시를 할 수 있다.

처방이 필요하지 않은 약물을 **일반의약품**이라 한다. 아스피린이나 제산제, 지사제 같은 많은 약물들은 처방 없이도 구매할 수 있다. 그러나 아스피린을 쿠마딘(coumadin) 같은 항응고제와 함께 복용할 경우 일부에서 내출혈이 발생할 수 있고, 제산제는 처방약인 테트라사이클린(tetracycline)의 흡수를 방해한다. 의사나 약사는 처방약과 함께 사용할 수 있는 적절한 일반의약품에 대해 환자에게 조언해 주는 것이 좋다. 남용되고 있거나 남용될 가능성이 있는 일부 약물을 **규제약물**이라 한다. **연방마약단속국**(DEA)은 규제약물을 통제하는 역할을 한다. 자주 처방되는 규제약물은 다음과 같다.

> **알아두기**
>
> 환자가 올바른 약을 제공받는 것은 매우 중요하지만, 모든 약품명을 열거하거나 기억하는 것은 불가능하다. 따라서 여러분은 잘 모르는 약물이 있을 경우 반드시 의사처방참고집(*Physician's Desk Reference, [PDR]*)을 검색하는 습관을 길러야 한다. 모든 진료실에는 이 책이 한 권씩 비치되어 있어야 한다.

- butabarbital
- chloral hydrate
- codeine
- diazepam
- oxycontin
- morphine
- phenobarbital
- secobarbital

규제약물들은 남용 위험성에 따라 I-V등급으로 분류된다. 각 등급의 차이점은 표 14.2에 정리되어 있다.

표 14.2 규제약물 등급

분류	설명
I등급 schedule I	약물 중독 및 남용 가능성이 가장 높은 약물. 의학적 용도로 사용할 수 없음. 예로는 헤로인(heroin)과 LSD를 들 수 있음.
II등급 schedule II	약물 중독 및 남용 가능성이 높은 약물로서 미국에서 의학적 용도로 사용할 수 있음. 예로는 코데인(codeine)과 코카인(cocaine), 모르핀(morphine), 아편(opium), 세코바르비탈(secobarbital)을 들 수 있음.
III등급 schedule III	약물 중독 및 남용 가능성이 중등도인 약물. 예로는 부타바르비탈(butabarbital)과 합성대사스테로이드(anabolic steroids), 그리고 아세트아미노펜과 코데인을 함께 복용(acetaminophen with codeine)하는 경우를 들 수 있음.
IV등급 schedule IV	III등급 약물보다는 중독 및 남용 가능성이 낮은 약물. 예로는 포수클로랄(chloral hydrate)과 페노바르비탈(phenobarbital), 다이아제팜(diazepam)을 들 수 있음.
V등급 schedule V	약물 중독 및 남용 가능성이 낮은 약물. 예로는 기침을 억제하기 위해 다른 약물과 함께 처방된 저강도 코데인(low-strength codeine)을 들 수 있음.

처방전 읽는 법

처방에 사용되는 기호를 이해하게 되면 처방을 쉽게 읽을 수 있다. 라틴어와 그리스어를 기반으로 하는 다양한 기호와 약어가 처방 시간을 줄일 목적으로 사용되고 있다. 예를 들어 약어 po는 '경구섭취'를 의미하는데, 이 용어는 라틴어 *per os* ("by mouth")에서 유래하였다.

그림 14.1에서 처방의 예를 볼 수 있다. 이 예에서 처방약물(prescribed medication; 약어로 Rx라 함)은 800mg 용량의 Tagamet(제산제의 일종)이다. 처방전을 해독하면 다음과 같다: 지시 내용(Sig; '말하다'라는 의미임); 취침 시간(hs) 마다(q) 입을 통해(po) 1회 투여(i̇)할 것. 약사가 조제(disp)할 약의 개수는 30정(#30)이다. 처방전에는 약사가 같은 처방으로 조제할 수 있는 횟수

알아두기

약어 중 두 가지 의미를 갖는 예로는 od를 들 수 있는데, 소문자 od는 overdose(과용량)를 의미하고, 대문자 OD는 oculus dexter(오른쪽 눈)를 의미한다. 글을 휘갈겨 써 판독하기 어려운 경우도 있으므로 약어를 읽을 때는 주의해야 한다. 인정되지 않는 약어를 스스로 만들어 사용하면 절대로 안 된다.

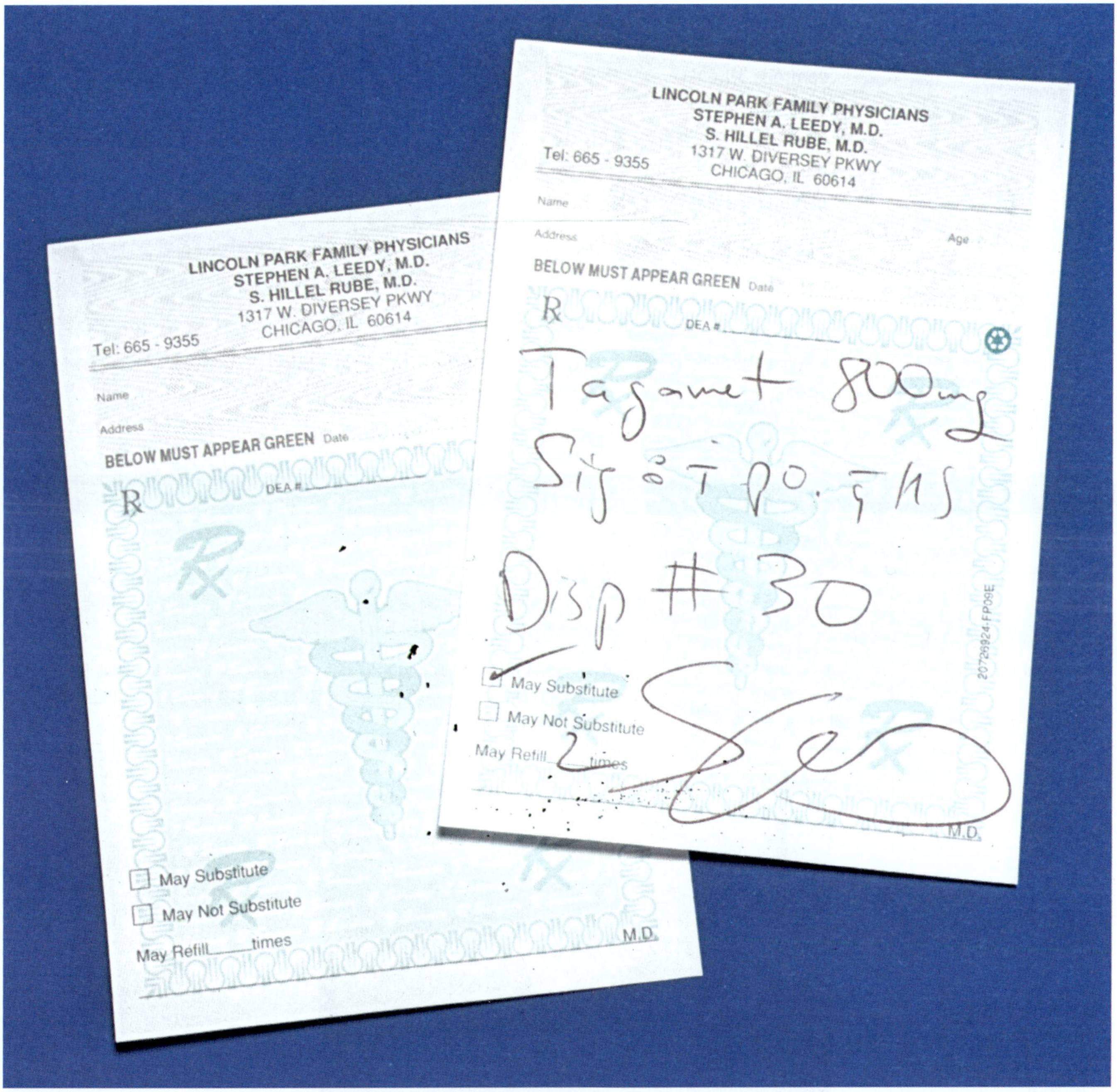

■그림 14.1 의사가 작성한 처방의 예. *(Michal Heron, Pearson Education)*

(이 처방은 2회)와 다른 약으로 대체 조제할 수 있는지(이 처방은 대체 조제할 수 있음)에 대한 내용도 포함하고 있다. 처방전에는 반드시 처방한 날짜와 처방한 의사의 이름, 병의원의 주소, DEA 번호, 그리고 환자의 이름과 출생일이 포함되어 있어야 한다. 의사는 반드시 처방전 맨 아랫부분에 자신의 이름을 적어 서명해야 한다. 환자에게 빈 처방전을 교부해서는 안 된다.

환자에게 교부하는 라벨에는 의사 처방이 적혀 있을 것이다. 약사도 환자에게 약물에 대한 조제설명서와 부작용(발생할 경우 의사에게 말해야 한다는 것을 알려줌)에 대해 설명한다. 또한 약사는 약물에 관해 추가로 특별히 설명할 내용(예, 음식과 함께 섭취할 수 있는지, 그리고 유제품과 함께 섭취하면 안 되는지 등)이 있을 경우에는 환자에게 설명한다.

약물 투여 경로 및 방법

aerosol [**에**뤄솔] 분무제·에어로졸
buccal [**버**컬] 볼~, 입~
eardrops 귀물약
eyedrops 점안약
inhalation [인할**레이**션] 흡입
oral [**오**뤌] 경구~
parenteral [패**뤤**트뤌] 비경구~
rectal [**뤡**털] 좌약~, 직장~
sublingual [써ㅂ**링**궐] 혀밑~·설하~
suppositories [써**포지**토뤼스] 좌약
topical [**타피**컬] 국소~
transdermal [트랜즈**더**ㄹ멀] 피부통과~·경피~
vaginal [**배**지널] 질~

약물을 체내로 투여하는 방법을 투여경로(*route of administration*)라 한다. 효과를 보려면 약물은 반드시 특정 경로를 통해 투여되어야 한다. 어떤 경우에는 다양한 경로를 통해 약물을 투여하기도 한다. 예를 들어 여성호르몬인 에스트로겐은 알약 형태로 경구로 투여하기도 하고, 피부에 붙이는 부착포를 통해 투여하기도 한다. 가장 흔히 사용되는 투여 경로들이 표 14.3에 정리되어 있다.

표 14.3 흔히 사용되는 약물투여경로

투여경로	용어 성분	설명
oral 경구투여	or/o = 입 -al = ~와 연관된	입을 통한 투약. 장점은 관리가 용이하고 위장 벽을 통해 느리게 흡수되는 것임. 단점은 흡수 속도가 느리고 위액에 의해 일부 화학물질이 파괴되는 것임. 또한 아스피린과 같은 일부 약물은 위벽을 손상시킬 수 있음.
sublingual 혀밑투여	sub- = 아래 lingu/o = 혀 -al = ~와 연관된	약물을 삼키기 않고 혀 아래에 넣어 투약하는 것. 약물은 침에 녹아 혀 아래에 있는 혈관을 통해 흡수됨. 흡수 속도는 구강 경로보다 빠름. 협심증 치료에 사용되는 니트로글리세린이 이 경로로 투여됨.

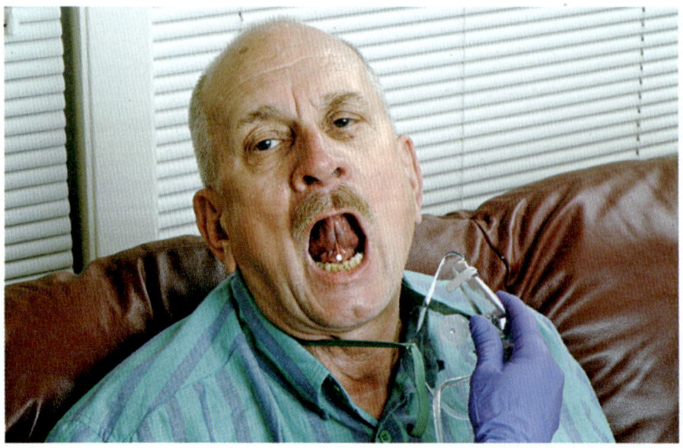

■ **그림 14.2** 혀밑투여. 니트로글리세린을 혀 밑에 넣은 남자 환자의 사진. *((Michal Heron, Pearson Education)*

표 14.3 흔히 사용되는 약물투여경로 (계속)

투여경로	용어 성분	설명
inhalation 흡입투여	in- = 안으로 hal/o = 숨쉬기	약물을 직접 코와 입으로 흡입함. **에어로졸**(aer/o = 공기) 분무약제는 이 경로로 투여됨.

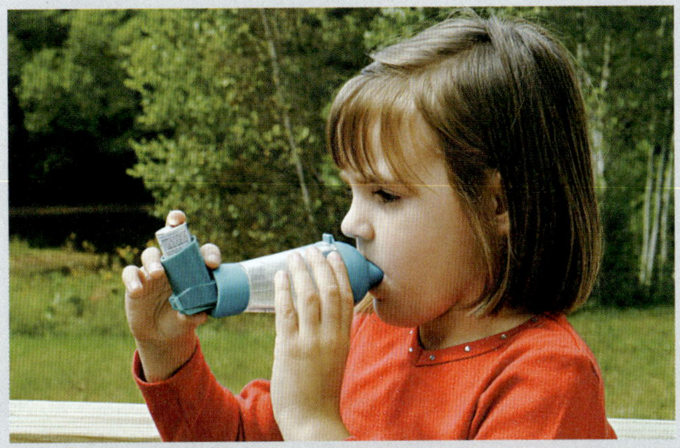

■그림 14.3 흡입투여. 계량흡입기를 통해 약물을 흡입하고 있는 소녀의 사진. *(Michal Heron, Pearson Education)*

투여경로	용어 성분	설명
parenteral 비경구투여	para- = 이외에 enter/o = 창자 -al = ~와 연관된	피부를 통해 주사바늘을 찔러 투약하는 침습적 투약법. 주사기에 부착된 주사바늘을 피하, 근육, 정맥, 체강에 삽입함.
intracavitary [인트롸캐비테어뤼] 강내투여·공간속투여	intra- = 안에 -ary = ~와 연관된	약물을 복강이나 흉강 같은 체강 속에 투약하는 것. 비경구투여의 일종.
intradermal (ID) [인트롸더ㄹ멀] 진피내투여·피내투여	intra- = 안에 derm/o = 피부 -al = ~와 연관된	피부 맨 위층 바로 아래의 매우 얇은 부위에 약물을 주입하는 것. 일반적으로 알레르기나 결핵을 검사하기 위한 피부검사에 이용됨. 비경구투여 경로의 일종.

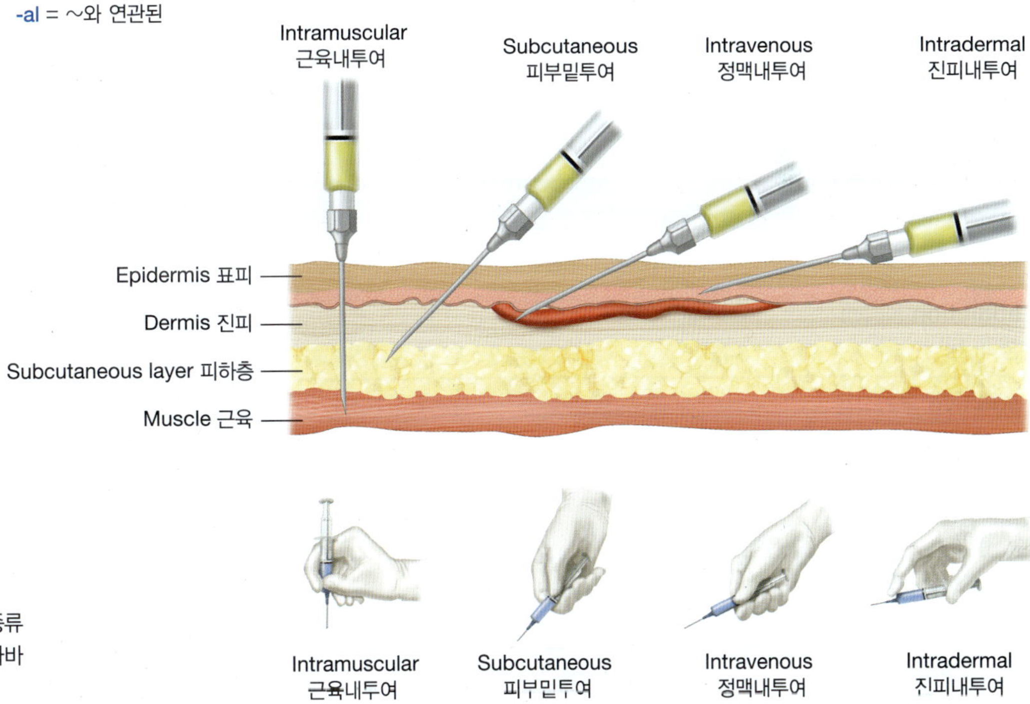

■그림 14.4 비경구투여법. 네 종류의 비경구투여법에 적용하는 주사바늘의 삽입 각도.

투여경로	용어 성분	설명
intramuscular (IM) [인트롸머쓰큘러ㄹ] 근(육)내투여	intra- = 안에 muscul/o = 근육 -ar = ~와 연관된	엉덩이나 허벅지, 위팔 근육에 직접 주사하는 것. 약물의 양이 많거나 자극성일 때 사용함(그림 14.4). 비경구투여 경로의 일종.
intrathecal [인트롸씨컬] 수막공간내투여·경막내투여	intra- = 안에 thec/o = 피복 (수막) -al = ~와 연관된	뇌와 척수를 감싸고 있는 수막공간에 주사하는 것. 비경구투여 경로의 일종.

표 14.3 흔히 사용되는 약물투여경로 (계속)

투여경로	용어 성분	설명
intravenous (IV) [인트롸비너스] 정맥내투여	intra- = 안에 ven/o = 정맥 -ous = ~와 연관된	정맥 속에 주사하는 것. 약물을 매우 신속하게 투여하거나 지속적으로 투여할 때 이용함(그림 14.4). 비경구투여 경로의 일종.
subcutaneous (Subc, Subq) [써ㅂ큐테이니어스] 피부밑투여·피하투여	sub- = 아래에 cutane/o = 피부 -ous = ~와 연관된	대개 위팔 바깥부위나 복부의 피하층에 주사하는 것(그림 14.4)으로 인슐린주사를 예로 들 수 있음. 비경구투여 경로의 일종.
transdermal 피부통과투여·경피투여	trans- = 통하여 derm/o = 피부 -al = ~와 연관된	약물을 포함하고 있는 부착포의 밑면을 피부에 접촉시켜 투여하는 것. 피임약 부착포, 니코틴 부착포, 해독 부착포를 예로 들 수 있음.
rectal 직장내투여	rect/o = 직장 -al = ~와 연관된	좌약이나 용액 형태로 직장에 약물을 직접 투여하는 것. 구역·구토가 심할 때나 수술로 인해 환자의 입으로 투여할 수 없을 때 이용함.
topical 국소투여	topic/o = 특정 부위 -al = ~와 연관된	피부나 점막을 통해 직접 약물을 투여하는 것. 연고나 크림, 로션 형태로 제작되어 있는 약물을 피부 감염이나 발진을 치료하는 데 이용함.
vaginal 질내투여	vagin/o = 질 -al = ~와 연관된	질내 효모균 감염이나 기타 이상을 치료하기 위해 질내에 정제나 좌약을 투여하는 것.
eyedrops 점안약투여		눈 내부를 관찰하기 위해 동공을 확장시킬 때 사용하는 투약법. 안압을 조절하거나 감염을 치료하기 위해서도 사용할 수 있음.
eardrops 귀물약투여		통증을 완화하거나 감염을 치료할 목적으로 외이도에 직접 물약을 투여하는 것.
buccal 구강점막투여	bucc/o = 볼 -al = ~와 연관된	입술 아래나 뺨과 잇몸 사이에 약물을 투여하는 것.

약리학 용어

용어	용어 성분	설명
addiction [어딕션] 중독·탐닉		약물 의존성이 생김.
additive 부가작용		투여된 두 가지(또는 그 이상) 약물의 작용의 합. 약물의 총 강도는 각 약물의 강도 합계와 같음.
antidote [앤티도트] 해독제	anti- = 대항하는	독소나 약물 부작용을 중화시키는 약물.
broad spectrum 광범위·광역		다양한 미생물에 효과를 나타냄.
contraindication [칸트롸인티케이션] 금기	contra- = 대항하는	특정 약물을 사용하면 안 되는 상태.
cumulative action 누적작용		약물이 몸에 축적될 때 몸에서 일어나는 작용.

약리학 용어 (계속)

용어	용어 성분	설명
drug interaction 약물상호작용		다른 약물과 동시에 복용하였을 때 어떤 약물의 효과가 변하는 것.
drug tolerance 약물내성·약물저항성		약물을 계속 투여하였을 때 약물에 대한 감수성이 감소하는 것.
habituation [해비츄에이션] 습관화		반복 사용에 의해 약물에 대한 정서적 의존이 생기는 것.
iatrogenic [아이아트로젠익] 의인~·의원~	iatr/o = 의학 -genic = ~에 의해 생성된	일반적으로 약물 복용에 의해 생기는 나쁜 반응.
idiosyncrasy [이디오씬크래씨] 특이체질	idi/o = 독특한	약물이나 음식에 대한 일반적이지 않은 비정상 반응.
placebo [플라씨보] 속임약·플라세보		약물에 대한 환자의 욕구를 충족시키기 위해 사용되는 무해한 비활성 물질. 약물 효과를 관찰하기 위한 연구에서 대조군에게 투여함. 이어서 약물 효과와 속임약 효과를 관찰함.
potentiation [퍼텐쉬에이션] 강화작용·상승작용		환자에게 다른 약의 효과를 높이기 위해 제2의 약물을 투여하는 것. 약물의 총 강도는 개별 약물의 강도의 합보다 큼.
prophylaxis [프로퍼랙씨스] 예방	pro- = 이전에 -phylaxis = 방어	질병의 예방. 예를 들어 항생제는 질병을 예방하는데 사용됨.
side effect 부작용		원하는 효과 이외의 약물에 대한 반응. *Adverse reaction* 이라고도 함.
tolerance [탈어뤈스] 내성·저항성		부작용 없이 많은 양의 물질(음식, 약물, 독소)에 견딜 수 있는 능력. 추가 용량에 대해 민감도 감소를 의미하기도 함.
toxicity [탁씨씨티] 독성	toxic/o = 독약	어떤 물질의 유독한 정도.
unit dose 단위용량		환자가 즉시 사용할 수 있게 사전에 포장되어 표지가 붙여진 개별 약품.

약어

@	at 투여시간	**non rep**	do not repeat 반복 조제 불가
ā	before 이전에	**NPO**	nothing by mouth 금식
ac	before meals 식전에	**NS**	normal saline 생리식염수
ad lib	as desired 원할 때	**od**	overdose 과량투여, 과용량
ante	before 이전에	**oint**	ointment 연고
APAP	acetaminophen (Tylenol™) 아세트아미노펜 (타이레놀)	**OTC**	over-the-counter 일반의약품
aq	aqueous (water) 수용액 (물)	**oz**	ounce 온스
ASA	aspirin 아스피린	**p̄**	after 후에
bid	twice a day 하루 두 번	**pc**	after meals 식후에
c̄	with 함께	**PCA**	patient-controlled administration 환자통제관리
cap(s)	capsule(s) 캡슐	**PDR**	*Physician's Desk Reference* 의사처방참고집
d	day 날	**per**	with 함께
d/c, DISC	discontinue 중단	**po**	by mouth 경구투여
DC, disc	discontinue 중단	**prn**	as needed 필요할 때
DEA	Drug Enforcement Agency 연방마약단속국	**pt**	patient 환자
dil	dilute 희석	**q**	every 마다
disp	dispense 조제	**qam**	every morning 아침마다
dtd	give of such a dose 이 용량을 줄 것	**qh**	every hour 매 시간마다
Dx	diagnosis 진단명	**qhs**	at bedtime 취침 시간에
et	and 그리고	**qid**	four times a day 하루 네 번
FDA	Federal Drug Administration 연방의약품청	**qs**	quantity sufficient 충분한 양
gm	gram (g) 그램	**Rx**	take 복용
gr	grain G	**s̄**	without 없이
gt	drop 방울	**Sig**	label as follows/directions 아래와 같이/설명과 같이
gtt	drop 방울	**sl**	under the tongue 혀 밑에
hs	at bedtime 취침 시간에	**sol**	solution 용액
i̇	one 하나	**s̄s̄**	one-half 절반
ID	intradermal 진피내투여	**stat**	at once/immediately 즉시
i̇i̇	two 둘	**Subc, Subq**	subcutaneous 피부밑투여
i̇i̇i̇	three 셋	**suppos, supp**	suppository 좌약
IM	intramuscular 근육내투여	**susp**	suspension 현탁액
inj	injection 주사	**syr**	syrup 시럽
IV	intravenous 정맥내투여	**T, tbsp**	tablespoon 큰 스푼
kg	kilogram (kg)	**t, tsp**	teaspoon 차 스푼
L	liter (L)	**tab**	tablet 알약, 정
mcg	microgram (μg)	**tid**	three times a day 하루 세 번
mEq	milliequivalent (mEq)	**TO**	telephone order 전화 지시
mg	milligram (mg)	**top**	apply topically 국소투여
mL	milliliter (mL)	**VO**	verbal order 구두 지시
no sub	no substitute 대체 조제 불가	**wt**	weight 무게
noc	night 밤	**x**	times 횟수

단원 II: 정신건강 훑어보기

용어 성분

정신건강 용어를 만드는데 활용되는 가장 흔한 용어 성분들은 다음과 같다.

연결형

amnes/o	forgetfulness 건망증
anxi/o	fear 두려움, worry 걱정
compuls/o	drive 충동, compel 강박
delus/o	false belief 틀린 신념
depress/o	to press down 아래로 누름
electr/o	electricity 전기
hallucin/o	imagined perception 상상된 지각
klept/o	to steal 훔치기
ment/o	mind 마음, 정신
narc/o	stupor 인사불성, sleep 수면
neur/o	nerve 신경
obsess/o	besieged by thoughts 생각으로 포위된
ped/o	child 어린이
pharmac/o	drug 약물
phob/o	irrational fear 과도한 두려움
phren/o	mind 마음, 정신
psych/o	mind 마음, 정신
pyr/o	fire 불
schiz/o	split 분열
soci/o	society 사회
somat/o	body 몸
somn/o	sleep 수면
vers/o	to turn 방향을 바꿈

접미어

-al	~와 연관된
-ar	~와 연관된
-ia	상태
-iatric	의학적 치료와 연관된
-iatrist	의사
-iatry	의학적 치료
-ic	~와 연관된
-ile	~와 연관된
-ism	상태
-lepsy	발작
-logist	전문의, 전문가
-logy	~학
-mania	광분, 광란
-orexia	식욕
-philic	~에 끌리는 것과 연관된
-phoria	감정 상태, 느낌, 경향 등
-therapy	치료
-tic	~와 연관된

접두어

an-	없는
anti-	대항하는
auto-	자기
bi-	둘
de-	없는
dis-	떨어져
dys-	어려운
ex-	밖으로
hyper-	과도한
in-	아닌
para-	비정상
post-	후에
pre-	전에

정신건강 교과목

심리학

abnormal psychology 비정상심리학
clinical psychologist [싸이칼러지스트] 임상심리학자
normal psychology 정상심리학
psychology [싸이칼러지] 심리학

알아두기

모든 사회적 상호작용은 일부 사람들에게 몇 가지 문제를 야기한다. 이러한 문제가 반드시 비정상적인 것은 아니다. 행동이 비정상인지 판단하는 방법은 어떤 사람의 행동을 지역 사회의 다른 사람들과 비교하는 것이다. 또한 어떤 사람의 행동이 일상생활을 방해하는 경우 대개 비정상으로 간주된다.

심리학은 인간의 행동(behavior)과 사고(thought) 과정을 연구하는 학문이다. 이러한 행동과학은 주로 인간이 물리적 환경과 어떻게 상호작용하는지, 그리고 다른 인간과 어떻게 상호작용하는지에 대해 다룬다. 행동은 두 범주, 즉 정상 행동과 비정상 행동으로 분류된다. **정상심리학**은 어떻게 인격이 발달하고, 어떻게 스트레스를 다스리는지에 대해 공부할 뿐만 아니라 사고 발달 단계에 대해서도 공부한다. 이와 반대로 **비정상심리학**은 정상 범주에 속하지 않는 행동, 그리고 인간이나 사회에 해로운 행동에 대해 공부하고 치료한다. 이러한 부적응 행동들은 스트레스에 대처하는데 가끔 어려움을 나타내는 단계부터 괴상한 행동과 신념을 보여 완전히 퇴출되는 단계까지 다양하게 나타난다. 임상심리학자는 의사는 아니지만 정신장애 및 감정장애를 앓고 있는 환자를 평가하고 치료하는 전문가이다.

정신과학

용어 성분

이 용어 성분들을 찾아보자.
psych/o = 마음, 정신
-iatric = 의학 치료와 연관된
-iatrist = 의사
-logist = 전문의, 전문가
-logy = ~학

psychiatric nurse [싸이키애트뤽] 정신과간호사
psychiatric social worker 정신사회요원
psychiatrist [싸이카이어트뤼스트] 정신과의사
psychiatry [싸이카이어트뤼] 정신과학

정신과학(정신의학이라고도 함)은 정신장애를 진단·치료·예방하는 의학 분야이다. **정신과의사**는 정신장애·감정장애·행동장애를 앓고 있는 환자를 진단하고 치료하는 의사이다. 다른 정신건강종사자들에게도 정신장애를 앓고 있는 환자를 돌보는 전문 분야가 있다. 이러한 좋은 예로는 **정신과간호사**와 **정신사회요원**을 들 수 있다.

병리학

정신장애란 법적으로 '판단력이 부족하고 스스로 조절할 수 없는 상태'를 말한다. 정신장애와 연관된 용어 및 분류 지침은 2013년 미국 정신의학회에서 펴낸 '정신장애 진단 및 통계 편람' 제5판(DSM-5)을 따른다. DSM-5에는 정신장애를 19가지 주요 진단범주로 분류하고 있다. 범주 및 각 범주에 속하는 이상들을 아래에서 설명하고 있다.

알아두기

정신장애는 때때로 신경증(neurosis)과 정신병(psychosis)으로 나누기도 한다. 신경증은 스트레스에 대한 부적절한 대응 반응을 말하며, 공포증과 공황발작을 예로 들 수 있다. 정신병은 현실의 심각한 왜곡과 사고의 혼란으로 인해 나타나며, 기괴한 행동과 환각, 망상을 예로 들 수 있다. 조현병은 정신병에 속한다.

용어	용어 성분	설명
Anxiety Disorders 불안장애	anxi/o = 두려움, 걱정 dis- = 떨어져	지속적인 걱정과 불안을 나타냄.
panic disorder 공황장애	-ic = ~와 연관된 dis- = 떨어져	심각한 불안이나 공포, 위험이 닥칠 것 같은 기분을 느낌.
general anxiety disorder [앵자이어티] 범불안장애	anxi/o = 두려움, 걱정 dis- = 떨어져	인식 가능한 뚜렷한 스트레스 자극이 없는데도 불구하고 두려움을 느끼는 것.
phobias [풔비아스] 공포증	phob/o = 극단적 두려움 -ia = 상태	거미공포증(*arachnophobia*)과 같은 비이성적인 공포.
Obsessive-Compulsive and Related Disorders 강박장애 및 그 연관 장애	dis- = 떨어져	강박적인 선입관과 반복적인 행동을 나타냄.
obsessive-compulsive disorder (OCD) [업쎄씨브 컴펄씨브] 강박장애	obsess/o = 생각으로 포위된 compuls/o = 충동, 강박 dis- = 떨어져	불안을 줄이기 위해 반복적으로 특정 의식을 수행함.

병리학 (계속)

용어	용어 성분	설명
Neurocognitive Disorders **신경인지장애**	neur/o = 신경 dis- = 떨어져	일시적인 또는 영구적인 뇌기능장애에 의해 발생하는 정신기능의 저하.
dementia [디멘쉬아] 치매	de- = ~없이 ment/o = 마음, 정신 -ia = 상태	점진적인 혼동과 지남력장애를 나타냄.
Alzheimer's disease (AD) [올츠하이머ㄹ스] 알츠하이머병	dis- = 떨어져	인지능력이 점진적으로 감소하는 퇴행성뇌질환.
Neurodevelopmental Disorders **신경발달장애**	neur/o = 신경 -al = ~와 연관된 dis- = 떨어져	중추신경계의 성장장애나 발달장애.
intellectual development disorder 지능발달장애	-al = ~와 연관된 dis- = 떨어져	지적능력이 평균 이하인 상태.
attention deficit hyperactivity disorder (ADHD) 주의력결핍과다활동장애	hyper- = 과도한 dis- = 떨어져	부주의하고 충동적인 행동을 나타냄.
autism spectrum disorder [오티즘] 자폐증스펙트럼장애	auto- = 자기 -ism = 상태 dis- = 떨어져	사회적 상호작용 결핍과 의사소통기술 결핍, 제한적인 행동패턴을 나타내는 장애.
Dissociative Disorders **해리장애**	dis- = 떨어져 soci/o = 사회	심각한 정서적 갈등이 과도하게 억제됨으로써 인격분열이나 기억상실을 나타내는 장애.
dissociative amnesia [앰니쥐아] 해리기억상실	dis- = 떨어져 soci/o = 사회 amnes/o = 건망증 -ia = 상태	기억상실을 나타냄.
dissociative identity disorder 해리정체성장애	dis- = 떨어져 soci/o = 사회	두 가지 이상의 독립적인 인격을 나타냄.
Feeding and Eating Disorders **섭식장애**		섭식과 연관된 비정상 행동.
anorexia nervosa [애노렉씨아 너ㄹ보사] 신경성식욕부진	an- = 없이 -orexia = 식욕	왜곡된 신체 이미지를 특징으로 하는 장애로서 비만에 대한 병적인 두려움으로 인해 과도한 식이요법을 함으로써 체중이 심각하게 감소하는 질환.

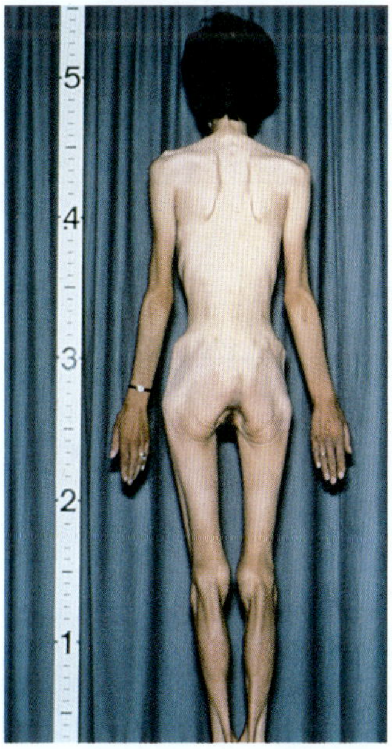

■ 그림 14.5 신경성식욕부진을 나타내는 젊은 여성을 뒤에서 촬영한 사진. *(© Wellcome Image Library/Custom Medical Stock Photo, Inc.)*

병리학 (계속)

용어	용어 성분	설명
bulimia [벌임이아] 폭식(증)	-ia = 상태	폭음과 폭식 후 고의로 토함.
Disruptive, Impulse Control, and Conduct Disorders **파탄행동, 충동조절장애 및 행동장애**	dis- = 떨어져	다른 사람에게 해로운 행위를 하고 싶은 충동을 억제하지 못함.
kleptomania [클렙토매이니아] 절도벽	klept/o = 훔치기 -mania = 광분	물건을 훔침.
pyromania [파이로매이니아] 방화벽	pyr/o = 불 -mania = 광분	불을 지름.
explosive disorder 폭발장애	ex- = 밖으로 dis- = 떨어져	폭력적인 분노.
Depressive Disorders **우울장애**	depress/o = 아래로 누르기 dis- = 떨어져	기분이 불안정함.
major depressive disorder 주요우울장애	depress/o = 아래로 누르기 dis- = 떨어져	절망감과 무력감, 무가치함을 느낌. 어떤 활동을 해도 즐겁지 않음. 자살 위험성이 높음.
mania [매이니아] 조증	-mania = 광분	극단적인 의기양양함.
Bipolar and Related Disorders **양극성장애 및 그 연관질환**	bi- = 둘 -ar = ~와 연관된 dis- = 떨어져	
bipolar disorder (BPD) 양극성장애	bi- = 둘 -ar = ~와 연관된 알아두기 의료종사자들은 환자의 모든 자살 위협을 심각하게 받아들여야 한다. 심리학자들에 따르면 자살과 연관된 명확한 유형은 존재하지 않으므로 실제로 누가 자살할지 예측하는 것은 불가능하다. 환자가 자살과 연관된 이야기를 할 경우에는 항상 의사에게 알려야 한다. 환자가 자살할 위험이 있다고 판단될 경우, "자살하려고 합니까?"라고 질문해야 한다.	심한 우울증과 조증이 교대로 나타남.
Personality Disorders **인격장애**	dis- = 떨어져	사회생활을 하는데 필요한 사람의 능력에 영향을 미치는 유연하지 않거나 부적절한 행동패턴.
paranoid personality disorder 편집인격장애	dis- = 떨어져	괴롭힘을 당하고 있다고 과장되게 느낌.
narcissistic personality disorder [나ㄹ씨씨스틱] 자기애성인격장애	dis- = 떨어져	자신이 비정상적으로 중요하다고 느낌.
antisocial personality disorder 반사회적인격장애	anti- = 대항하는 soci/o = 사회 -al = ~와 연관된 dis- = 떨어져	법적 규범이나 사회적 규범에 위배되는 행동을 함.
Schizophrenia Spectrum and Other Psychotic Disorders **조현병범주장애 및 기타 정신장애**	schiz/o = 분열 phren/o = 정신 -ia = 상태	왜곡된 현실 인식을 나타내는 정신장애.
delusional disorder [딜루젼얼] 망상장애	delus/o = 잘못된 믿음 -al = ~와 연관된 dis- = 떨어져	틀렸다는 증거가 분명한데도 불구하고 잘못된 믿음을 고수함.
hallucination [할루씨네이션] 환각	hallucin/o = 왜곡된 인식	존재하지 않는 무언가를 지각함.

병리학 (계속)

용어	용어 성분	설명
Paraphilic Disorders **성도착장애**	para- = 비정상 -philic = ~에 끌리는 것과 연관된 dis- = 떨어져	비정상적인 성적활동과 성기능장애를 나타냄.
pedophilic disorder [피도퓔릭] 어린이성애증·소아성애증	ped/o = 어린이 -philic = ~에 끌리는 것과 연관된 dis- = 떨어져	어린이에게 성적 흥미를 나타냄.
sexual masochism disorder [매소키즘] 성피학증	-al = ~와 연관된 -ism = 상태 dis- = 떨어져	상처를 입거나 학대를 당하면서 쾌감을 나타냄.
voyeuristic disorder [보이어뤼스틱] 관음증	-tic = ~와 연관된	성행위를 하는 다른 사람들을 보면서 성적 만족감을 얻음.
Sleep-Wake Disorders 수면각성장애	dis- = 떨어져	수면이나 각성과 연관된 장애.
insomnia disorder [인쏨니아] 불면증	in- = 아닌 somn/o = 수면 -ia = 상태	잠들지 못함.
narcolepsy [나ㄹ코렙씨] 발작수면·기면증	narc/o = 수면 -lepsy = 발작	주간에 잠이 드는 에피소드가 반복되고 야간에는 잠드는 것이 어려움.
Somatic Symptom and Related Disorders **신체증상 및 그 연관질환**	somat/o = 몸 -ic = ~와 연관된 dis- = 떨어져	몸에는 이상이 없지만 신체증상을 나타냄.
somatic symptom disorder (SSD) 신체증상장애	somat/o = 몸 -ic = ~와 연관된 dis- = 떨어져	일상생활을 방해하고 교란시키는 신체증상을 나타냄. 증상에 집착하고 증상에 따라 행동함.
conversion disorder 전환장애	vers/o = 방향을 바꿈 dis- = 떨어져	불안이 두근거림이나 마비, 시각상실 같은 신체증상으로 전환됨.
Substance Use and Addictive Disorders **물질남용 및 중독질환**	dis- = 떨어져	
substance use disorders 물질남용장애	dis- = 떨어져	알코올과 불법약물, 처방약을 포함한 화학물질에 지나치게 의존함.
gambling disorder 도박장애	dis- = 떨어져	도박하는 것을 멈출 수 없음.
Gender Dysphoria **성별불쾌감**	dys- = 비정상 -phoria = 감정 상태	
gender dysphoria [디스풔뤼아] 성별불쾌감	dys- = 비정상 -phoria = 감정 상태	어떤 사람의 출생한 성과 그 사람의 성정체성이 다를 때 발생함. 남성이 여성 정체성을 나타내기도 하고(MTF), 여성이 남성 정체성을 나타내기도 함(FTM).
Trauma- and Stressor-Related Disorders **외상연관장애 및 스트레스연관장애**	dis- = 떨어져	
posttraumatic stress disorder (PTSD) 외상후스트레스장애	post- = 후에 -ic = ~와 연관된 dis- = 떨어져	사망이나 심한 손상, 성폭력에 노출된 후 발생함. 사람의 사회적 상호작용과 작업 능력을 손상시킴.

병리학 (계속)

용어	용어 성분	설명
Elimination Disorders 배설장애	dis- = 떨어져	
enuresis 유뇨증		배변훈련을 획득한 사람이 부적절한 장소에 소변을 보는 행위를 함.
encopresis 대변실금·유분증		배변훈련을 획득한 사람이 부적절한 장소에서 대변을 보는 행위를 함.
Sexual Dysfunctions 성기능장애	-al = ~와 연관된 dys- = 비정상, 어려운	정상 성행위의 모든 단계에서 장애를 나타내 삶의 질에 부정적 영향을 미침.
erectile dysfunction 발기장애	-ile = ~와 연관된 dys- = 어려운	발기를 일으키거나 유지하지 못함.
premature ejaculation 조기사정	pre- = 전에	삽입 전이나 직후에 정액을 사정함.

치료법

용어	용어 성분	설명
electroconvulsive therapy (ECT) [일렉트로컨벌시브] 전기경련요법	electr/o = 전기	주요우울증이 장기간 지속되는 경우에 종종 사용함. 이 치료법은 논란이 많은데, 환자의 머리의 한쪽 또는 양쪽에 전극을 부착한 후 전류를 흘려 경련 발작을 일으키게 함. 현재는 저전압요법이 사용되고 있으며, 환자에게는 근육이완제와 마취제를 투여함. 이 치료법을 옹호하는 사람들은 심한 우울증을 치료하는데 약물을 사용하는 것보다 효과적이라고 주장하고 있음. 이 치료법은 조현병이나 알코올중독 같은 우울증 이외의 질환에는 효과적이지 않음.
Psychopharmacology [싸이코퐈ㄹ마콜오지] **정신약리학**	psych/o = 마음, 정신 pharmac/o = 약물 -logy = ~학	정신에 영향을 미치는 약물, 특히 정신장애 치료제에 대해 연구하는 학문. 주요 정신장애 치료제는 아래와 같음.
antipsychotic drugs 정신병약	anti- = 대항하는 psych/o = 마음, 정신 -tic = ~와 연관된	이 약물들은 주요정온제(주요신경안정제, major tranquilizer)라 불리며, 그 예로는 chlorpromazine (Thorazine™)과 haloperidol (Haldol™), clozapine (Clozaril™), risperidone을 들 수 있음. 이 약물들은 환자의 초조와 공황을 감소시키고 조현병 에피소드를 단축시킴으로써 정신병과 조현병 환자의 치료법을 완전히 바꿔 놓았음. 이 약물들의 부작용 중 하나는 약을 복용하는 사람의 약 1/4에서 불수의적 근육운동이 나타나는 것임.
antidepressant drugs 항우울제	anti- = 대항하는 depress/o = 아래로 누르기	각성제로 분류되며, 뇌의 신경전달물질 농도에 영향을 미침으로써 환자의 기분을 변화시킴. 세로토닌-노르에피네프린재흡수억제제와 같은 항우울제는 중독성은 없지만, 구강건조와 체중 증가, 시야혼탁, 구역 같은 부작용을 나타낼 수 있음.
minor tranquilizers 부정온제·부신경안정제		대표적인 약물로는 Valium™과 Xanax™를 들 수 있음. 또한 이 약물들은 중추신경계 억제제로 분류되며, 불안을 치료하기 위해 처방됨.
lithium 리튬		양극성장애(우울증과 조울증이 교대로 나타나는 질환)를 앓고 있는 환자를 진정시키는 데 효과를 보이는 특수한 범주에 속하는 약물.

치료법 (계속)

용어	용어 성분	설명
Psychotherapy [싸이코쎄어롸피] **정신요법**	psych/o = 마음, 정신 -therapy = 치료	약물이나 물리적 수단을 통해서가 아니라 정신적인 방법으로 정신장애를 치료하는 것. 정신요법은 아래와 같음.
psychoanalysis 정신분석	psych/o = 마음, 정신	환자의 과거와 현재의 정서적 경험과 정신적 경험에 대해 자세한 설명을 들은 후 문제의 원인을 파악하고 그 영향을 제거하는 정신요법. 지그문트 프로이트가 개발한 치료법으로서 환자의 억압된 경험이나 고통스런 경험, 숨겨진 경험에 대해 문제를 해결하려 하거나 최소화하려는 희망을 갖도록 환자를 도와줌.
humanistic psychotherapy 인간성 정신요법	-tic = ~와 연관된 psych/o = 마음, 정신 -therapy = 치료	치료자는 이 정신요법을 사용할 때 환자의 과거를 캐면 안 됨. 그 대신 환자가 자신의 내부자원을 사용하여 자신의 문제를 해결하는 방법을 배우게 함. 치료자는 환자의 자긍심을 고취하고 문제에 대한 토론을 장려하는 치료 분위기를 조성하여 치료 방법에 대한 통찰력을 얻음. *Client-centered psychotherapy* 또는 *nondirective psychotherapy*라고도 함.
family and group psychotherapy 가족정신요법 및 집단정신요법	psych/o = 마음, 정신 -therapy = 치료	환자의 과거력에 중점을 두지 않고, 치료자가 환자의 현재 상태에 집중하여 목표를 토론한 다음 그 목표를 달성해 나가는 해결 중심 정신요법.

약어

AD	Alzheimer's disease 알츠하이머병	**MA**	mental age 정신연령
ADD	attention deficit disorder 주의력결핍장애	**MMPI**	Minnesota Multiphasic Personality Inventory 미네소타다면인성검사
ADHD	attention deficit hyperactivity disorder 주의력결핍과다활동장애	**MTF**	male to female 남성이 여성 정체성을 나타냄
BPD	bipolar disorder 양극성장애	**OCD**	obsessive-compulsive disorder 강박장애·강박병
CA	chronological age 실제나이·달력나이	**PTSD**	posttraumatic stress disorder 외상후스트레스장애
DSM	*Diagnostic and Statistical Manual of Mental Disorders* 정신장애 진단 및 통계 편람	**SAD**	seasonal affective disorder 계절정동장애
ECT	electroconvulsive therapy 전기경련요법	**SSD**	somatic symptom disorder 신체증상장애
FTM	female to male 여성이 남성 정체성을 나타냄		

단원 III: 진단영상 훑어보기

용어 성분

진단영상 용어를 만드는데 활용되는 가장 흔한 용어 성분들은 다음과 같다.

연결형

anter/o	front 앞·전	**radi/o**	ray, X-ray 광선 [X선]
fluor/o	fluorescence 형광, luminous 발광	**roentgen/o**	X-ray X선
later/o	side 쪽·측	**son/o**	sound 소리·음파
nucle/o	nucleus 핵	**tom/o**	to cut 절단하기
poster/o	back 뒤·후		

접미어

-al	~와 연관된	**-logist**	전문의, 전문가
-ar	~와 연관된	**-logy**	~학
-graphy	기록법	**-lucent**	투과하는
-ic	~와 연관된	**-opaque**	불투명한
-ior	~와 연관된	**-scopy**	시각적 검사법

접두어

ultra-	저편에, 초과하여

진단영상

roentgenology [뢴트게날러지] 방사선(의)학·영상의학   **X-rays** X선

진단영상(diagnostic imaging) 분야는 신체 내부구조물의 영상을 얻기 위해 다양한 방법을 이용하는 의학 분야이다. 영상은 질병을 진단하는데 이용된다. 이 분야는 처음에는 **방사선학**(roentgenology)이라 불렸는데, 이 명칭은 1895년 X선을 발견하였던 독일의 물리학자 빌헬름 뢴트겐(Wilhelm Roentgen)의 이름을 딴 것이다. 대개 X선으로 불리는 이 방사선의 발견으로 인해 질병 진단 분야에서는 대변혁이 일어났다.

용어 성분

이 용어 성분들을 찾아보자.
roentgen/o = X선
-logy = ~학

진단영상 용어

용어	용어 성분	설명
anteroposterior view [에이피 비유우] 전후상·앞뒤방향영상	anter/o = 앞 poster/o = 뒤 -ior = ~와 연관된	X선이 환자의 몸을 앞에서 뒤로 통과하도록 환자를 위치시켜 촬영한 영상.
barium (Ba) [배뤼움] 바륨		방사선조영제로 사용되는 부드러운 금속 원소.
film 필름		방사선 영상을 촬영할 때 사용하는 감광물질이 입혀진 셀룰로오스로 된 얇은 막. X선에 민감한 특수한 영상 필름이 있음.
film badge 필름배지		X선에 민감한 필름이 들어있는 배지. 방사선노출량을 측정하기 위해 방사선과에 근무하는 모든 사람들이 착용함.
lateral view 측면영상	later/o = 쪽·측 -al = ~와 연관된	몸의 옆면이 X선 기기를 향하도록 환자를 위치시켜 촬영한 영상.
oblique view [오블리크] 경사영상		X선이 환자의 몸을 일정한 각도로 비스듬히 통과하도록 환자를 위치시켜 촬영한 영상.
posteroanterior view [피에이 비유우] 뒤앞방향영상	poster/o = 뒤 anter/o = 앞 -ior = ~와 연관된	X선이 환자의 몸을 뒤에서 앞으로 통과하도록 환자를 위치시켜 촬영한 영상.
radiography [뤠디오그뢔피] 방사선촬영(술)	radi/o = X선 -graphy = 기록법	X선 영상을 촬영하는 것.
radioisotope [뤠디오아이소토프] 방사성동위원소	radi/o = X선	방사성을 띠는 원소.
radiologist [뤠디알러지스트] 영상의학과의사·방사선과의사	radi/o = X선 -logist = 전문의, 전문가	방사선영상을 이용하여 질병을 진단하는 의사와 방사선에너지를 이용하여 암과 같은 다양한 질병을 치료하는 의사.
radiolucent [뤠디오루우썬트] 방사선투과~	radi/o = X선 -lucent = 투과	X선을 통과시킴으로써 사진용 판에 노출되어 X선에 검게 보이는 구조물들.
radiopaque [뤠디오페이크] 방사선비투과~	radi/o = X선 -opaque = 비투과	X선을 통과시키지 않아 X선에 하얗게 나타나는 구조물들.

진단영상 용어 (계속)

용어	용어 성분	설명
roentgen [뢴트겐] 뢴트겐	roentgen/o = X선	방사선 피폭량을 나타내는 단위.
scan 스캔	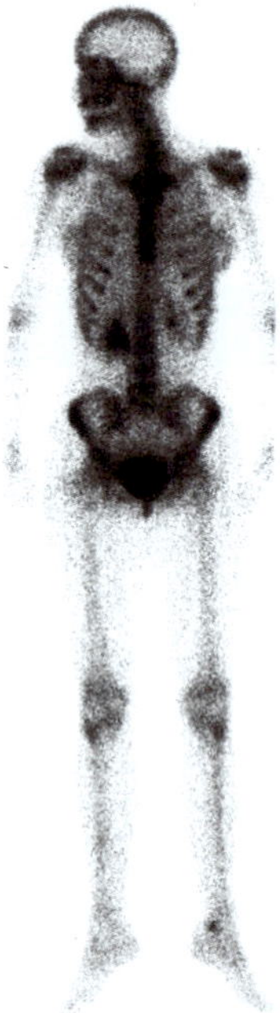 ■그림 14.6 핵의학. 체내에 방사성물질을 주사한 후 촬영한 뼈스캔. *(Photodisc/Getty Images)*	체내에 방사성물질을 주입한 후 방출되는 방사선을 사진판에 기록하는 것.
shield 차폐		방사선을 막는데 사용하는 기구.
tagging 표지하기		화학물질에 방사성물질을 붙여 체내에 주입한 후 이동하는 것을 추적하는 것.
uptake 흡수		방사성물질과 의약품이 장기나 조직으로 흡수됨.
X-ray X선		대부분의 고체를 투과할 수 있어 필름에 영상을 남기는 고에너지파.

영상진단법

용어	용어 성분	설명
computed tomography scan (CT scan) [터모그래피] 컴퓨터단층촬영(술) 스캔	tom/o = 절단하기 -graphy = 기록법	신체의 횡단면 영상을 만들 수 있는 영상기법. 다양한 각도로 X선 사진을 촬영함. 이어서 컴퓨터가 모든 이미지를 사용하여 횡단면 영상을 구성함. 컴퓨터단층촬영 스캔의 예는 그림 12.9(뇌종양을 관찰할 수 있음)를 참조할 것.

영상진단법 (계속)

용어	용어 성분	설명
contrast studies 조영제주입검사		방사선 비투과성물질을 몸에 주입하거나 삼킴. 이어서 X선으로 비투과물질을 포함하고 있는 신체 구조물의 윤곽을 촬영함. 조영제를 사용한 예로는 혈관조영상과 척수조영상을 들 수 있음.

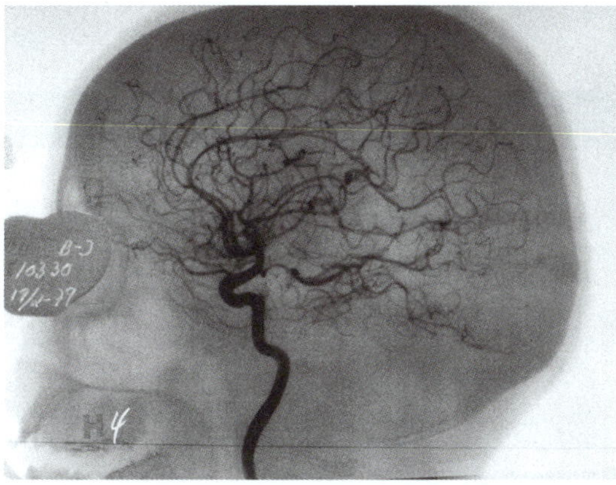

■ **그림 14.7** 조영제주입검사. 방사선비투과물질을 혈관에 주입한 후 X선으로 뇌혈관을 촬영한 영상. *(Neil Goldstein, Pearson Education)*

용어	용어 성분	설명
Doppler ultrasonography 도플러초음파촬영(술)	ultra- = 초과하여 son/o = 음파 -graphy = 기록법	초음파를 이용하여 혈류속도를 기록함. 혈전과 혈관폐쇄를 검사하는데 이용됨.
fluoroscopy [뭐루로스코피] 투시검사	fluor/o = 투과 -scopy = 시각적 검사법	X선이 사진판이 아니라 형광스크린에 부딪히면 빛을 냄. 화면이 순간순간 바뀌므로 심장 박동이나 소화관의 움직임을 관찰할 수 있음.
magnetic resonance imaging (MRI) [뭬즈넌스] 자기공명영상	-ic = ~와 연관된	전자기에너지를 이용하여 신체의 모든 평면에서 연조직 영상을 생성하는 기법. 강한 자기장에 놓이게 되면 원자들은 각각 다르게 반응함. 신체를 자기장에 노출시키면 신체에 분포하는 원자핵들은 고주파 신호를 방출하며, 이 신호를 이용해 영상을 만듦.

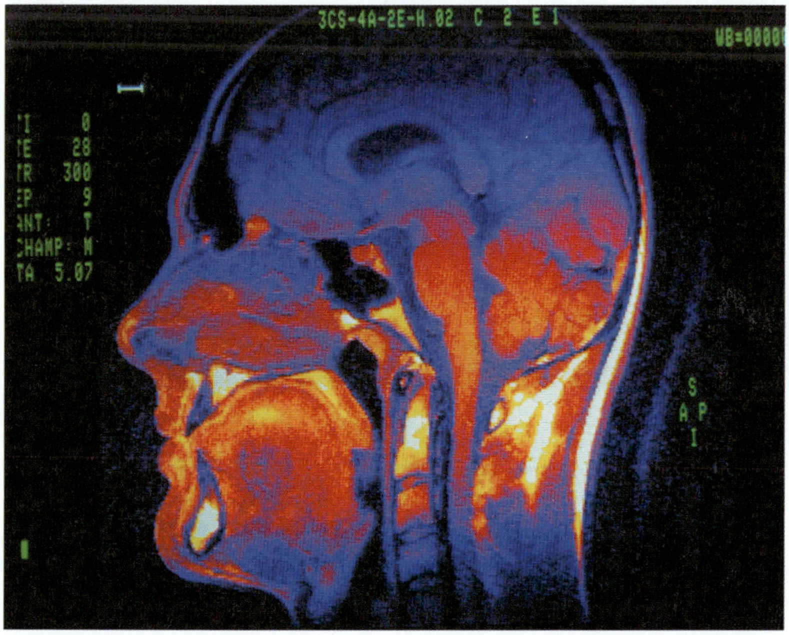

■ **그림 14.8** 머리의 시상단면을 보여주는 색을 입힌 자기공명영상. *(Science Source)*

영상진단법 (계속)

용어	용어 성분	설명
nuclear medicine scan 핵의학스캔	nucle/o = 핵 -ar = ~와 연관된	방사성물질을 이용해 질병을 진단하는 기법. 특정 신체 조직에 축적되는 방사성물질을 주입함. 방사성물질이 원하는 신체 부위로 이동할 때까지 기다린 후 방사능 수준을 기록함. 일반적으로 스캔이라고 함(그림 14.6 참조). 표 14.4에 핵의학에서 사용하는 방사성물질의 예들이 정리되어 있음.

표 14.4 여러 신체 장기를 관찰하기 위해 핵의학에서 사용하는 물질들

장기	물질
뼈	technetium (^{99m}Tc)-labeled phosphate
종양	gallium (^{67}Ga)
폐	xenon (^{133}Xe)
간	technetium (^{99m}Tc)-labeled sulfur
심장	thallium (^{201}Tl)
갑상샘	iodine (^{131}I)

용어	용어 성분	설명
positron emission tomography (PET) [파지트론 이밋션 터모그래피] 양전자방출단층촬영(술)	tom/o = 절단하기 -graphy = 기록법	방사성 포도당을 주입한 후 영상을 촬영함. 포도당은 대사활동이 높은 신체 부위에 모임. 따라서 영상에서 밝게 보이는 부위는 많은 양의 포도당을 소비하는 부위임. 밝게 보이는 곳은 뇌의 활성영역이거나 종양 부위일 가능성이 높음.

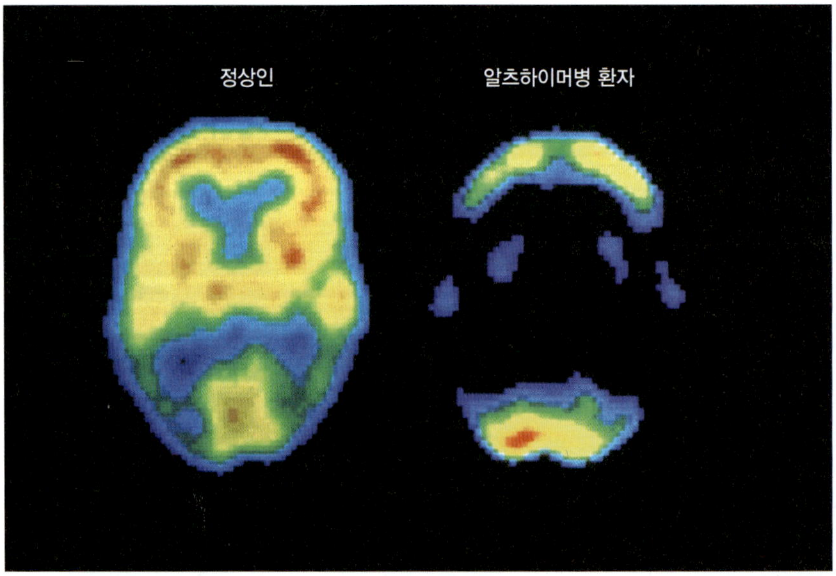

■그림 14.9 알츠하이머병 환자 뇌와 정상 뇌의 대사활동 차이를 보여주는 양전자방출단층촬영 영상. *(Science Source)*

용어	용어 성분	설명
radiology [뤠디알러지] 영상의학·방사선과학	radi/o = X선 -logy = ~학	고에너지 방사선인 X선을 사진판에 노출시킴. 영상은 흑백으로 보이며, 뼈와 같은 방사선 비투과구조물은 하얗게 보이고, 근육과 같은 방사선 투과구조물은 까맣게 보임.

영상진단법 (계속)

용어	용어 성분	설명
ultrasound (US) [얼트롸싸운드] 초음파촬영(술)	ultra- = 초과하여	고주파 음파를 이용하여 영상을 생성하는 것. 트랜스듀서를 통해 신체로 들어간 음파는 내부구조물에 부딪힌 후 다시 트랜스듀서로 되돌아 옴. 되돌아오는 소리(에코[echo]라 함)의 속도는 조직의 밀도에 따라 결정됨. 컴퓨터는 에코의 속도를 밀도로 변환하여 영상을 만듦. 내부 장기와 심장판막, 태아를 관찰하는데 이용함.

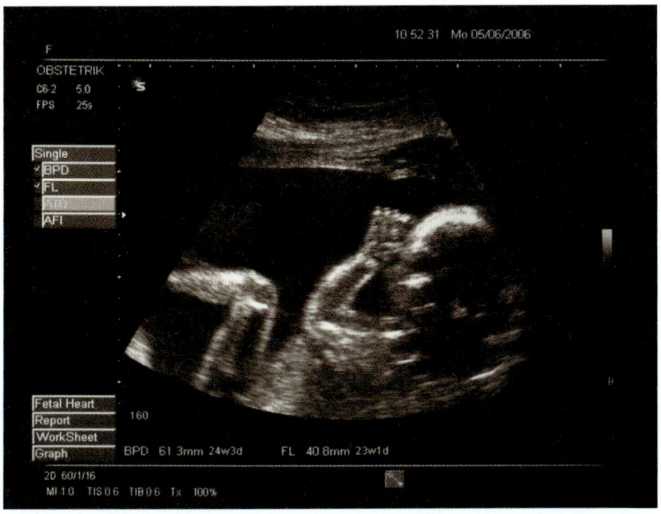

■그림 14.10 태아의 윤곽을 볼 수 있는 초음파 영상.

약어

^{67}Ga	radioactive gallium 방사성 갈륨	**IVP**	intravenous pyelogram 정맥신우조영사진
^{99m}Tc	radioactive technetium 방사성 테크네튬	**KUB**	kidneys, ureters, bladder 콩팥요관방광단순촬영
^{131}I	radioactive iodine 방사성 요오드	**LAT**	lateral 측면영상
^{201}Tl	radioactive thallium 방사성 탈륨	**LGI**	lower gastrointestinal series 하부위장관조영술
^{133}Xe	radioactive xenon 방사성 크세논	**LL**	left lateral 좌측
Angio	angiography 혈관조영(술)	**mA**	milliampere 밀리암페어
AP	anteroposterior 전후상·앞뒤방향영상	**mCi**	millicurie 밀리퀴리
Ba	barium 바륨	**MRA**	magnetic resonance angiography 자기공명혈관촬영(술)
BaE	barium enema 바륨관장	**MRI**	magnetic resonance imaging 자기공명영상
CAT	computerized axial tomography 컴퓨터축단층촬영(술)	**NMR**	nuclear magnetic resonance 핵자기공명
Ci	curie 퀴리	**PA**	posteroanterior 뒤앞방향영상
CT	computerized tomography 컴퓨터단층촬영(술)	**PET**	positron emission tomography 양전자방출단층촬영(술)
CXR	chest X-ray 단순흉부촬영	**PTC**	percutaneous transhepatic cholangiography 피부경유담관조영(술)·피부간경유쓸개관조영(술)·경피담관조영(술)
decub	lying down 누운자세촬영	**R**	roentgen 뢴트겐
DI	diagnostic imaging 진단영상	**Ra**	radium 라듐
DSA	digital subtraction angiography 디지털감산혈관조영(술)	**rad**	radiation-absorbed dose 방사선흡수선량
ERCP	endoscopic retrograde cholangiopancreatography 내시경역행담췌관조영(술)	**RL**	right lateral 우측면상
Fx, FX	fracture 골절	**RRT**	registered radiologic technologist 공인방사선기사
GB	gallbladder X-ray 담낭촬영	**UGI**	upper gastrointestinal series 상부위장관조영(술)
IVC	intravenous cholangiogram 정맥쓸개관조영상·정맥담관조영상	**US**	ultrasound 초음파촬영(술)

단원 IV: 재활서비스 훑어보기

용어 성분

재활서비스 용어를 만드는데 활용되는 가장 흔한 용어 성분들은 다음과 같다.

연결형

cry/o	cold 냉동	**my/o**	muscle 근육
cutane/o	skin 피부	**orth/o**	straight 똑바른, correct 맞는
electr/o	electric current 전류	**phon/o**	sound 소리
erg/o	work 일	**physic/o**	body 몸
habilitat/o	ability 능력	**prosthet/o**	addition 부가물
hydr/o	water 물	**therm/o**	heat 열

접미어

-al	~와 연관된	**-ous**	~와 연관된
-graphy	기록법	**-phoresis**	전달
-ic	~와 연관된	**-therapy**	요법, 치료
-nomics	법규와 연관된	**-tic**	~와 연관된

접두어

re-	다시
trans-	가로질러
ultra-	초과하는

재활서비스

occupational therapy 작업치료 **physical therapy** 물리치료·물리요법

재활은 장애를 예방하고, 질병이나 부상을 입은 후 가능하면 많은 신체기능을 회복시키는 것을 목적으로 한다. 재활서비스로는 **물리치료**(physical therapy [PT])와 **작업치료**(occupational therapy [OT])를 들 수 있다.

용어 성분
이 용어 성분들을 찾아보자.
physic/o = 신체
-al = ~와 연관된

물리치료

물리치료는 물리적인 수단과 방법을 이용하여 장애를 치료하는 것을 말한다. 물리치료사는 관절운동과 근력, 근지구력, 심폐기능, 일상생활에 필요한 활동수행능력, 기타 작업수행능력을 평가한다. 물리치료는 보행훈련과 치료운동, 마사지, 관절·연조직 가동화, 열요법, 냉동요법, 전기자극, 초음파치료, 물치료 등을 이용한다. 이 치료법들은 근육을 강화하고, 운동과 순환을 개선하며, 통증을 줄이고, 신체기능을 향상시킨다.

작업치료

작업치료는 환자가 독립적으로 일상생활을 할 수 있도록 일상생활에 필요한 술기를 회복시키고, 발달시키며, 개선하도록 돕는다. 작업치료사는 질병을 앓고 있는 사람이나 부상을 입은 사람, 또는 발달장애나 심리적 장애를 가진 사람들에게 개인위생과 일, 여가활동과 관련하여 독립적이고 생산적이고 만족스러운 삶을 영위하는데 필요한 술기를 전문적으로 훈련시키는 일을 한다. 작업치료사는 환자에게 적응 장비·기법과 신체역학, 에너지보존에 대해 교육한다. 또한 작업치료사는 열이나 저온, 치료훈련 같은 방식을 활용한다.

재활서비스 용어

용어	용어 성분	설명
activities of daily living (ADLs) 일상생활능력		식사와 옷입기, 씻기 같은 일상생활에 필요한 활동을 수행함.

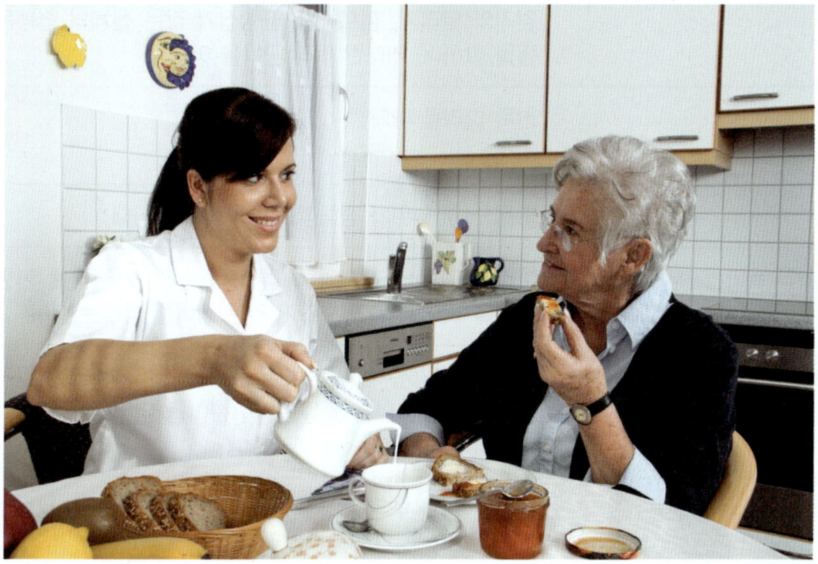

■ **그림 14.11** 독립적인 일상생활능력을 익히고 있는 환자를 돕는 작업치료사를 촬영한 사진. *(Gina Sanders/Shutterstock)*

재활서비스 용어 (계속)

용어	용어 성분	설명
adaptive equipment 적응장비		장애인의 기능과 독립성을 개선하기 위해 고안된 장비나 기구.

■ 그림 14.12 적응장비를 사용하는 모습. A) 남성이 구두를 신고 있는 모습. B) 여성이 한 손으로 식사하고 있는 모습. *(Michal Heron, Pearson Education)*

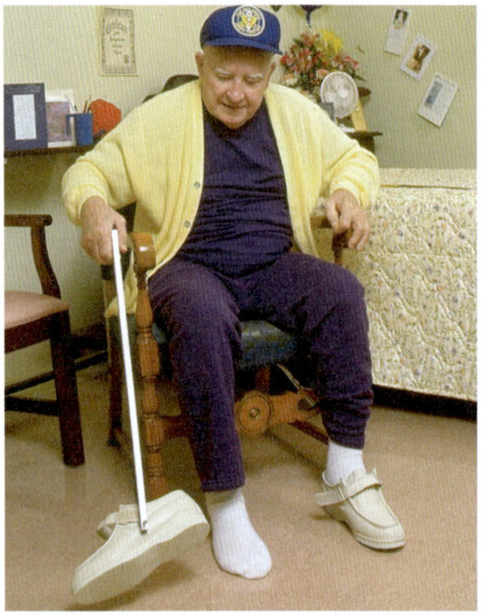

A

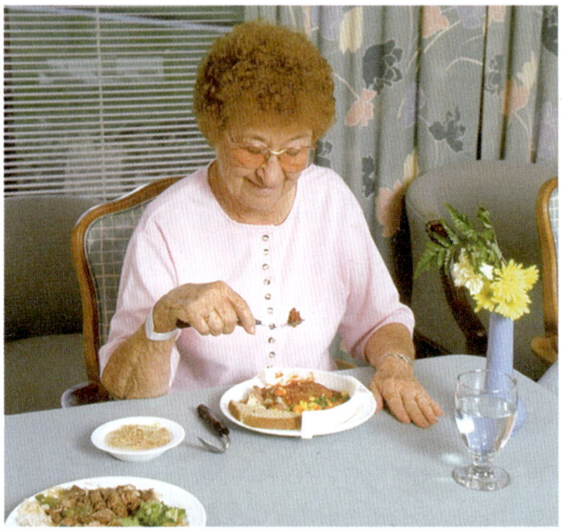

B

용어	용어 성분	설명
body mechanics 신체역학	-ic = ~와 연관된	신체 부위의 부상과 스트레스를 예방하기 위해 일상생활을 수행하면서 취해야 하는 좋은 자세를 알려줌.
ergonomics [어ㄹ고놈익스] 인간공학·에르고노믹스	erg/o = 일 -nomics = 법규와 연관된	작업수행요건과 작업환경이 근골격계와 신경계에 어떤 영향을 미치는지 등과 같은 사람이 수행하는 작업에 대해 연구함.
fine motor skills 미세운동기술		글쓰기와 버턴 조작하기, 자르기 같은 활동에 필요한 정교한 협동운동 기술.
gait [게잍] 보행		걷는 방법.
gross motor skills 대운동기술		걷기와 달리기, 점프하기, 균형잡기 같은 신체의 협동운동을 말하며, 커다란 여러 근육을 이용함.
lower extremity (LE) 다리		한쪽 다리를 나타냄.
mobility 움직임·이동성		모든 신체 부위가 정상적으로 움직이는 상태.
orthotics [오ㄹ쏘틱스] 보조기학	orth/o = 똑바른 -tic = ~와 연관된	마비된 근육의 지지와 특정 동작 촉진, 근골격계 기형 교정을 위해 부목과 보조기 같은 장비를 다루는 분야.
physical medicine 재활의학	physic/o = 몸 -al = ~와 연관된	기능을 복원하는데 중점을 두는 의학 분야. 주로 근골격계 및 신경계 환자를 돌봄. 이 분야를 담당하는 의사를 재활의학전문의(*physiatrist*)라 함.
prosthetics [프롸스테틱스] 의지학	prosthet/o = 추가물 -ic = ~와 연관된	소실된 신체 부위(예, 팔다리, 관절)를 대체하는 인공장치.

재활서비스 용어 (계속)

용어	용어 성분	설명
range of motion (ROM) 운동범위		관절을 완전히 굽혔다 펴는 정도. 원의 각도로 나타냄.
rehabilitation 재활	re- = 다시 habilitat/o = 능력	장애인의 소실된 기능을 최대한 회복시키고 행복하게 살 수 있게 돕는 치료 및 운동 과정.
upper extremity (UE) 팔		한쪽 팔을 나타냄.

치료법

용어	용어 성분	설명
active exercises 능동운동		도움을 받지 않고 환자가 수행하는 운동.
active range of motion (AROM) 능동운동범위		도움을 받지 않고 환자가 움직일 수 있는 관절의 운동범위.
active-resistive exercises 능동저항운동		환자가 근육에 가해지는 저항(예, 체중)에 대항하면서 수행하는 운동. 근력을 증가시키는데 이용함.
cryotherapy [크롸이오쎄어롸피] 냉동요법	cry/o = 냉동 -therapy = 치료	치료 목적으로 냉기를 이용함.
debridement [데브뤼드만] 죽은조직제거(술)·데브리망		상처 부위에 있는 죽은 또는 손상된 조직을 제거하는 것. 흔히 화상치료를 할 때 시행함.
electromyography (EMG) [일렉트로마이오그래피] 근전도검사(법)	electr/o = 전기 my/o = 근육 -graphy = 기록법	전기로 자극한 후 근육의 반응을 기록하는 것. 기록물을 근전도(*electromyogram*)라 함.
gait training 보행훈련		환자가 다시 걸을 수 있게 돕거나, 환자에게 보행 보조기를 사용하는 방법을 알려주는 것.

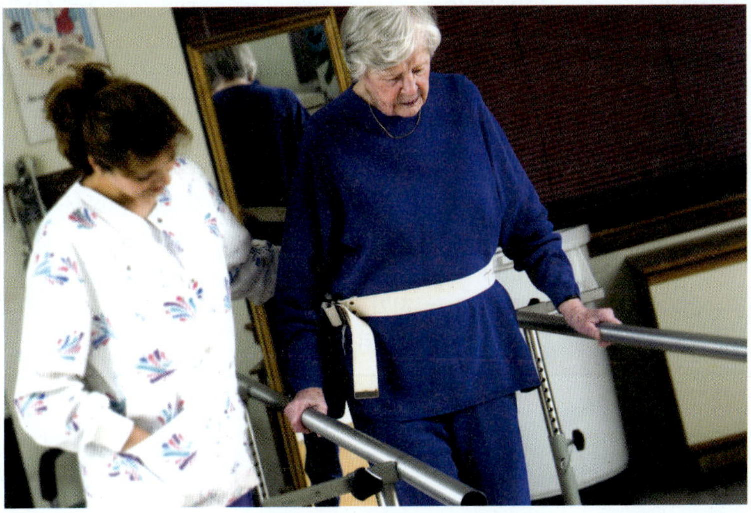

■ 그림 14.13 평행봉을 이용하여 걷고 있는 환자를 돕는 물리치료사.
(auremat/Shutterstock)

치료법 (계속)

용어	용어 성분	설명
hydrotherapy [하이드로쎄어롸피] 물치료(법)	hydr/o = 물 -therapy = 치료	치료 목적으로 온수를 이용하는 것. 욕조나 수영장, 소용돌이욕조에서 시행함.
massage 마사지		근육이완을 촉진하고 긴장을 줄이기 위해 환자의 신체 일부를 손으로 주무르거나 신체 일부에 압력을 가하는 행위.
mobilization 가동화		운동을 시키거나 마시지를 하여 관절과 연조직의 움직임을 회복시키는 치료법.
moist hot packs 온습찜질		피부 혈관이 약간 확장되도록 신체 부위를 촉촉하고 따뜻하게 함. 이에 따라 근육이 이완되고 혈류량이 증가하므로 치유가 촉진됨.
nerve conduction velocity 신경전도속도		신경을 따라 활동전위가 이동하는 속도를 기록하여 신경이 손상되었는지 여부를 판단하는 검사. 신경이 손상되면 신경전도속도가 감소함.
pain control 통증조절		다양한 방법(약물, 바이오피드백, 기계장치)으로 통증을 조절하는 것.
passive range of motion (PROM) 피동운동범위		치료사가 환자의 관절을 움직였을 때(이때 환자는 스스로 움직이지 않음)의 관절의 운동범위.
phonophoresis [풔노풔뤼시스] 음파영동법	phon/o = 소리 -phoresis = 운반	초음파를 이용하여 피부와 피하조직에 약물을 투여하는 것.
postural drainage with clapping 두드림 및 체위배출(술)·두드림 및 체위배액(술)	-al = ~와 연관된	중력을 이용하여 기관지나 폐 분비물을 배출시키는 것. 손바닥을 오목하게 하여 가슴을 두드림. 분비물과 점액이 떨어지는 것을 도와줌.
therapeutic exercise [쎄어롸퓨틱] 치료운동	-ic = ~와 연관된	운동범위나 근육강도, 심혈관기능 향상 같은 특정 목적으로 행해지는 계획된 운동.
thermotherapy [써ㄹ모쎄어롸피] 열요법	therm/o = 열 -therapy = 치료	치료 목적으로 신체에 열을 가하는 것.
traction 당김·견인		대개 기계장치를 이용하여 당기는 것. 뼈와 관절 문제, 부상을 치료하는데 이용함.
transcutaneous electrical nerve stimulation (TENS) [트랜스큐테이니어스] 경피전기신경자극·피부경유전기신경자극	trans- = 가로질러 cutane/o = 피부 -ous = ~와 연관된 electr/o = 전기 -al = ~와 연관된	통증을 완화시키기 위해 말초신경에 전류를 가하는 것.

치료법 (계속)

용어	용어 성분	설명
ultrasound (US) 초음파치료	ultra- = 초과하는	고주파 음파를 사용하여 피하 연조직에 열을 발생시킴. 근육연축 뿐 아니라 근육과, 힘줄, 인대 부상을 치료하는데 특히 효과적임.

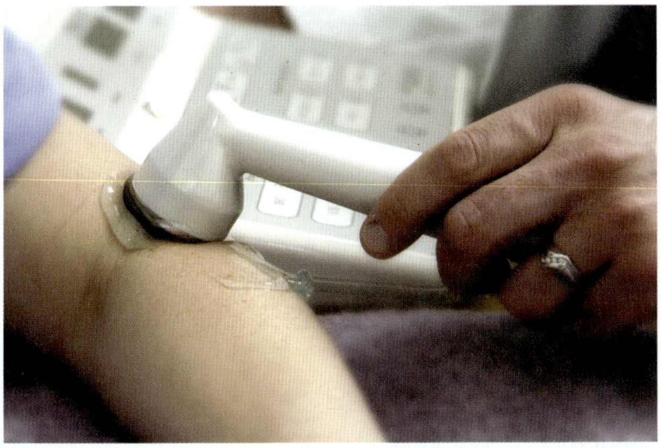

■그림 14.14 환자가 좌측 팔꿈치에 초음파치료를 받고 있는 모습. *(GWImages/Shutterstock)*

용어	용어 성분	설명
whirlpool 소용돌이욕조		연속적으로 뜨거운 물을 뿜어 신체 표면을 자극하는 장치를 가진 욕조.

약어

AAROM	active assistive range of motion 능동보조운동범위	**PROM**	passive range of motion 피동운동범위
ADLs	activities of daily living 일상생활능력	**PT**	physical therapy 물리치료
AROM	active range of motion 능동운동범위	**ROM**	range of motion 운동범위
EMG	electromyogram 근전도	**TENS**	transcutaneous electrical nerve stimulation 경피전기신경자극·피부경유전기신경자극
e-stim	electrical stimulation 전기자극	**UE**	upper extremity 팔
LE	lower extremity 다리	**US**	ultrasound 초음파
OT	occupational therapy 작업치료		

단원 V: 외과학 훑어보기

용어 성분

외과학 용어를 만드는데 활용되는 가장 흔한 용어 성분들은 다음과 같다.

연결형

alges/o	pain 통증
aspir/o	to breathe in 흡입
cis/o	to cut 절단
cry/o	cold 냉동
cutane/o	skin 피부
dilat/o	to widen 확장
electr/o	electricity 전기
esthesi/o	sensation 감각, feeling 느낌
hal/o	to breathe 숨쉬기
hem/o	blood 혈액
later/o	side 쪽·측
lith/o	stone 돌
recumb/o	to lie back 누움
sect/o	to cut 절단
specul/o	to look at 관찰
tenacul/o	to hold 붙잡음
topic/o	a specific area 특정 부위
ven/o	vein 정맥

접미어

-al	~와 연관된
-ia	상태
-ic	~와 연관된
-ion	작용
-ist	전문의, 전문가
-logist	전문의, 전문가
-otomy	절개
-ous	~와 연관된
-scopic	시각적 검사와 연관된
-stasis	움직이지 있음
-stat	움직이지 않음

접두어

an-	없는
dis-	떨어져
endo-	속에
ex-	밖으로
in-	안으로
intra-	속에
peri-	주위에
post-	후에
pre-	전에
re-	다시
sub-	아래에

외과학

operative report 수술보고서
surgeon 외과의사
surgery 외과학, 외과, 수술

외과학은 수술을 통해 기형과 결함을 교정하고, 손상을 복구하며, 질병을 진단·치료하는 의학 분야이다. **외과의사**는 외과 전문분야에서 5년 이상의 교육을 마친 의사를 말한다. 외과학에는 정형외과학(orthopedics), 신경외과학(neurosurgery), 부인과학(gynecology), 안과학(ophthalmology), 비뇨기과학(urology), 흉부외과학(thoracic surgery), 성형외과학(plastic surgery), 일반외과학(general surgery) 등이 포함된다. 외과의사는 자신이 행한 모든 수술절차에 대해 반드시 **수술보고서**를 작성해야 한다. 수술보고서에는 아래 내용이 포함되어야 한다.

- 수술 전 진단명
- 수술 내용
- 수술명
- 수술법
- 수술 소견
- 수술 후 진단명
- 수술한 의사의 이름

수술보고서에는 환자의 이름과 주소, 나이, 식별번호, 수술날짜 등의 환자와 관련된 정보도 포함되어 있다.

외과 용어는 마취, 수술기구, 수술절차, 절개법, 봉합재료 등과 연관된 용어들도 포함한다. 수술명은 신체 부위를 나타내는 연결형과 수술내용을 나타내는 접미어를 조합하여 만든다. 예를 들어 가슴을 절개하는 수술은 **가슴절개술**(*thoracotomy*; **thorac/o**는 가슴을 의미하는 연결형이고, **-otomy**는 절개를 의미하는 접미어임)이라 하고, 위를 절제하는 수술은 **위절제술**(*gastrectomy*; **gastr/o**는 위를 나타내는 연결형이고, **-ectomy**는 절제를 나타내는 접미어임)이라 하며, 피부를 외과적으로 복구하는 수술은 **피부성형술**(*dermatoplasty*; **dermat/o**는 피부를 나타내는 연결형이고, **-plasty**는 외과적 복구를 나타내는 접미어임)이라 한다. 흔히 사용하는 수술과 연관된 접미어는 1장에 정리되어 있으며, 수술법은 해당 장에 설명되어 있다.

마취

anesthesia [애네스**씨**지아] 마취
anesthesiologist [애네스씨지**알**러지스트] 마취과의사
general anesthesia 전신마취
inhalation [인할**레이**션] 흡입
intravenous [인트롸**비**너스] 정맥내
local anesthesia 국소마취
nurse anesthetist [아**네**스터티스트] 마취간호사
regional anesthesia 부위마취
subcutaneous [써ㅂ큐**테이**니어스] 피하
topical anesthesia 국소마취, 점안마취

마취과의사는 마취제를 전문적으로 투여하는 의사이다. **마취간호사**는 마취제 투여에 대해 추가적인 교육과 훈련을 받은 등록된 간호사이다. **마취**는 감각소실을 유발한다. 가장 흔한 마취 유형은 전신마취와 부위마위, 국소마취, 점안마취이다(표 14.5).

용어 성분

이 용어 성분들을 찾아보자.
an- = 없는
esthesi/o = 감각, 느낌
-ist = 전문의, 전문가
-logist = 전문의, 전문가

수술기구

의사들은 초기 이집트 시대부터 수술기구를 개발해 왔다. 수술기구에는 외과용 칼과 톱, 클램프, 드릴, 바늘이 포함된다. 흔히 사용되는 수술기구의 일부가 표 14.6과 그림 14.15에 정리되어 있다.

표 14.5 마취 유형

종류	용어 성분	설명
general anesthesia (GA) 전신마취	an- = 없는 esthesi/o = 감각, 느낌 -ia = 상태	통증을 없애고 의식상실을 일으킴. 전신마취를 할 때는 환자의 활력징후(심박수, 호흡수, 혈압, 체온)를 주의하여 감시해야 함.
intravenous (IV) 정맥마취	intra- = 내에 ven/o = 정맥 -ous = ~와 연관된	정맥으로 마취제를 투여하는 것으로 전신마취에 사용함.
inhalation 흡입마취	in- = 안으로 hal/o = 숨쉬기	흡입을 통해 마취제를 투여하는 것으로 전신마취에 사용함.
regional anesthesia 부위마취	-al = ~와 연관된 an- = 없는 esthesi/o = 감각, 느낌 -ia = 상태	신경차단(nerve block)이라고도 함. 팔과 같은 특정 신체 부위의 통증을 차단할 때 사용함. 마취제를 감각을 전달하는 신경 주위에 주사함. 대개 환자의 의식은 유지됨.
local anesthesia 국소마취	-al = ~와 연관된 an- = 없는 esthesi/o = 감각, 느낌 -ia = 상태	원하는 신체 부위의 감각이 소실됨. 환자의 의식은 유지됨.
subcutaneous 피하마취	sub- = 아래에 cutane/o = 피부 -ous = ~와 연관된	피하에 마취제를 주입하여 국소부위를 마취하는 것. 열상을 봉합하기 전에 피부를 마취하는데 사용함.
topical 도포마취	topic/o = 특정 부위 -al = ~와 연관된	특정 피부 부위에 액체나 젤 상태의 마취제를 발라 국소부위를 마취하는 것. 피부와 각막, 점막에 사용함.

표 14.6 흔히 사용하는 수술기구

기구명	용어 성분	용도
aspirator [애스퍼레이터ㄹ] 흡인기	aspir/o = 흡인	액체를 빨아들임.
clamp 클램프		조직을 붙잡고 출혈을 조절함.
curette [키유렡] 퀴레트		조직을 긁어 제거함.
dilator [다이레이터ㄹ] 확장기	dilat/o = 확장	구멍을 확장하여 넓힘.
forceps [풔ㄹ쎕스] 집게·겸자		조직을 붙잡음.
hemostat [히머스탵] 지혈집게	hem/o = 혈액 -stat = 움직이지 않음	출혈을 멈추기 위해 혈관을 집는 집게.
probe 더듬자, 탐색자		조직을 탐색함.
scalpel 작은칼·스캘펄		조직을 잘라 분리시킴.
speculum [스펙큘럼] 경, 벌리개	specul/o = 관찰	체강 벽을 서로 분리시킴.
tenaculum [터낵큘럼] 당기개	tenacul/o = 붙잡음	긴 손잡이가 달린 클램프.
trephine [트뤠퐈인] 원형절제기·천공기		조직이나 뼈를 둥근 형태로 잘라 제거하는 톱.

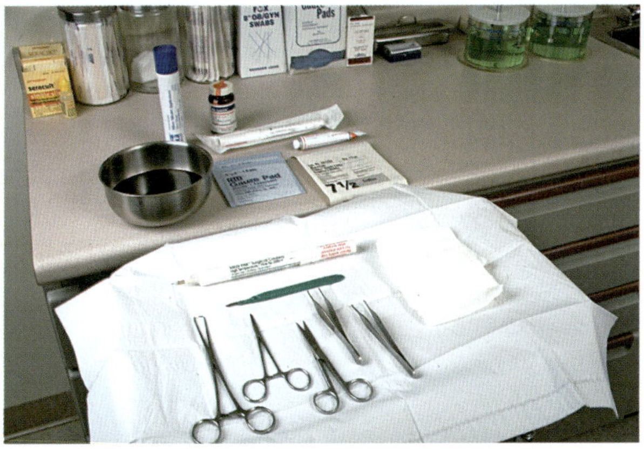

■**그림 14.15** 수술 준비를 마친 상태의 수술기구. *(Brian Warling, Pearson Education)*

수술자세

외과의사가 수술부위에 쉽게 접근할 수 있도록 환자에게 특정 자세를 취하게 한다. 표 14.7과 그림 14.16에 흔히 사용되는 수술자세 몇 종류들이 정리되어 있다.

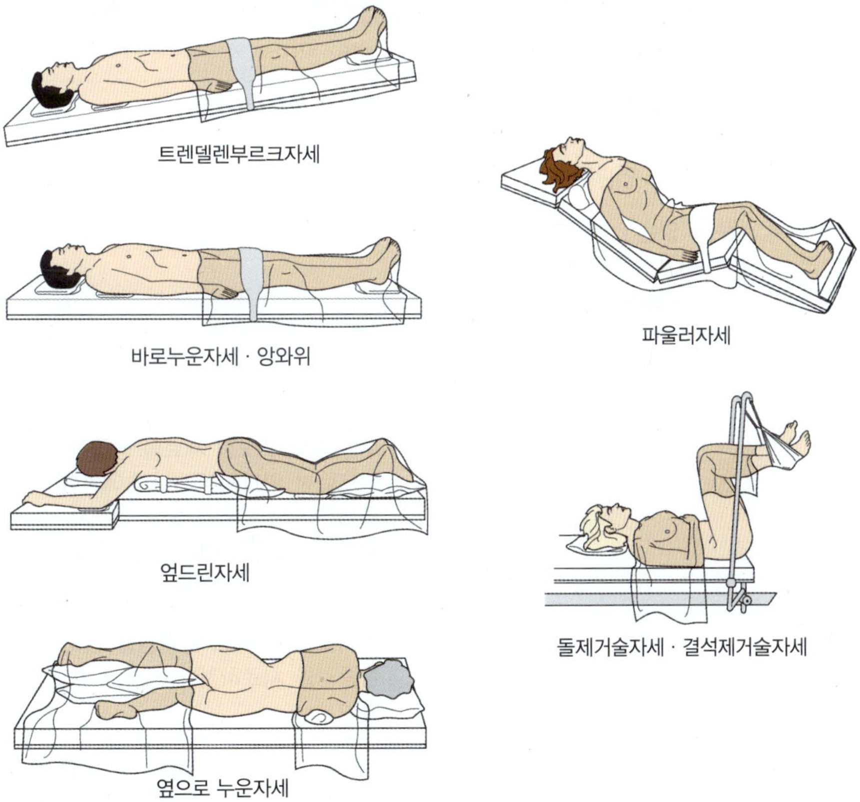

■**그림 14.16** 흔히 이용하는 수술자세의 예들.

표 14.7 흔히 이용하는 수술자세

자세	용어 성분	설명
Fowler 파울러자세		뒤로 45° 기대앉은 자세
lateral recumbent [뤼컴번트] 옆으로 누운자세	later/o = 쪽·측 -al = ~와 연관된 recumb/o = 등을 대고 누움	왼쪽 또는 오른쪽을 향하여 누운 자세.
lithotomy [리쏘토미] 돌제거술자세	lith/o = 돌 -otomy = 절개	엉덩관절과 무릎관절을 90° 굽히고, 얼굴은 위로 향하게 누운 자세.
prone [프론] 엎드린자세		얼굴이 아래로 향하게 반듯하게 엎드린 자세.
supine [수파인] 바로누운자세		얼굴이 위로 향하게 반듯하게 누운 자세로 *dorsal recumbent*라고도 함.
Trendelenburg [트뤤더렌발그] 트렌델렌부르크자세		얼굴은 위로 향한 채, 경사를 주어 머리를 다리보다 낮게 한 자세.

외과학 용어

용어	용어 성분	설명
analgesic [애날지직] 진통제	an- = 없는 alges/o = 통증 -ic = ~와 연관된	통증을 줄이는 약물.
anesthetic [애네스쎄틱] 마취제	an- = 없는 esthesi/o = 감각, 느낌 -ic = ~와 연관된	부분적으로 또는 완전히 감각을 소실시키는 약물.
cauterization [코우터뤼줴이션] 지짐술		열이나, 냉기, 전기, 화학물질을 이용하여 흉터나 화상을 만들거나 조직을 자르는 것.
circulating nurse 순환간호사		수술 중에 필요한 재료를 공급하고, 수술표본을 취급함으로써 외과의사와 수술에 직접 참여하는 간호사를 보조하는 역할을 하는 간호사. 순환간호사는 멸균된 옷을 입지 않으며, 수술을 하는 동안 수술실을 출입하며 필요한 역할을 수행함.
cryosurgery [크롸이오써ㄹ저뤼] 냉동수술	cry/o = 냉동	조직을 얼려 세포에 손상을 입히거나 죽이는 것. 악성종양을 치료하거나 통증과 출혈을 조절하는데 이용됨.
day surgery 통원수술, 주간수술		환자가 입원하여 수술한 후 입원 당일 퇴원하는 것으로 *ambulatory surgery*(통원수술)라고도 함.
dissection [디쎅션] 박리	dis- = 떨어져 sect/o = 자름	조직을 분리하거나 공부하기 위해 외과적으로 절단하는 것.
draping 덮개		수술부위만 노출시켜 놓은 채 멸균된 천으로 환자를 감싸는 것.

외과학 용어 (계속)

용어	용어 성분	설명
electrocautery [일렉트로코우터뤼] 전기지짐기, 전기지짐(술)	electr/o = 전기	전류를 이용하여 혈관을 폐쇄해 출혈을 멈추게 하는 것.
endoscopic surgery [엔도스코픽] 내시경수술	endo- = 안에 -scopic = 시각적 검사와 연관된	체강 내부를 관찰할 수 있는 광학장비를 이용한 수술.
excision [엑씨젼] 절제(술)	ex- = 밖으로 cis/o = 자름 -ion = 작용	잘라냄. 장기나 구조물의 일부 또는 전부를 외과적으로 제거함.
hemostasis [히모스테이시스] 지혈	hem/o = 혈액 -stasis = 멈춤	기구, 압력, 약물을 이용하여 출혈을 멈추게 하는 것.
incision [인씨젼] 절개	in- = 안으로 cis/o = 자름 -ion = 작용	장기나 구조물을 절개하거나 구멍을 내는 것.
intraoperative [인트롸오퍼롸티브] 수술중~	intra- = 안에	수술을 하는 시간.
laser surgery 레이져수술		레이져를 이용하여 조직을 자르거나, 지혈을 하거나, 조직을 파괴하는 것.
perioperative [페뤼오퍼롸티브] 수술전후~	peri- = 주위에	수술하는 시간과 그 전후의 시간.
postoperative (post-op) [포스트오퍼롸티브] 수술후~	post- = 후에	수술이 끝난 후의 시간.
preoperative (preop) [프뤼오퍼롸티브] 수술전~	pre- = 전에	수술 전 시간.
resection [뤼쎅션] 절제(술)	re- = 다시 sect/o = 자름	외과적으로 제거함. Excision과 같은 의미임.
scrub nurse 수술에 직접 참여하는 간호사		외과의사에게 수술기구를 건네주는 역할을 함. 멸균된 수술복을 입은 채 수술영역을 멸균된 상태로 유지함.
suture material [수우쳐ㄹ] 봉합재료		상처나 절개 부위를 봉합하는데 사용됨. 면화나 고양이창자, 실크, 스테이플 등을 들 수 있음. 봉합재료에 따라 상처 치유 후 제거해야 하는 것도 있고, 흡수되어 저절로 사라지는 것도 있음.

약어

D & C	dilation and curettage 자궁긁어냄술·자궁소파술	**PARR**	postanesthetic recovery room 마취후회복실
Endo	endoscopy 내시경검사	**post-op**	postoperative 수술후~
EUA	exam under anesthesia 마취후검사	**preop, pre-op**	preoperative 수술전~
GA	general anesthesia 전신마취	**prep**	preparation 수술준비, prepared 수술준비
I & D	incision and drainage 절개배농(술)·절개배액(술)	**T & A**	tonsillectomy and adenoidectomy 편도절제(술)과 아데노이드절제(술)
MUA	amanipulation under anesthesia 마취후처치	**TAH**	total abdominal hysterectomy 배전체자궁절제(술)·복식전자궁절제(술)
OR	operating room 수술실	**TURP**	transurethral resection of prostate 요도경유전립샘절제(술)·경요도전립선절제(술)

단원 VI: 종양학 훑어보기

용어 성분

종양학 용어를 만드는데 활용되는 가장 흔한 용어 성분들은 다음과 같다.

연결형

bi/o	life 생명
capsul/o	to box 피막
carcin/o	cancerous 암성
chem/o	drug 약물
cyt/o	cell 세포
immun/o	protection 방어
lapar/o	abdomen 배·복부
laps/o	to slide back 되돌아옴
miss/o	to send back 되돌려 보냄
morbid/o	ill 아픈
mort/o	death 죽음
mutat/o	to change 변함
onc/o	tumor 종양
path/o	disease 질병
radic/o	root 뿌리
radi/o	radiation 방사선
tox/o	poison 독·독약

접미어

-al	~와 연관된
-gen	생성하는 것
-genic	생성하는
-logic	연구하는 것과 연관된
-logist	전문의, 전문가
-logy	~학
-oma	종양
-opsy	검사
-otomy	절개
-plasia	세포형성
-plasm	형성
-stasis	멈춤
-therapy	치료

접두어

en-	안으로
hyper-	과도한
in-	안으로
meta-	너머에
neo-	새로운
re-	다시

종양학

benign [비**나인**] 양성
carcinoma [카ㄹ씨**노**마] 암종
malignant [멀**리그**넌트] 악성
oncology [언**칼**러지] 종양학
protocol [**프롸**터코올] 프로토콜
tumors 종양

종양학은 **종양**을 치료하는 의학 분야이다. 종양은 양성 또는 악성으로 분류된다. 일반적으로 양성종양은 진행하거나 재발하지 않는다. 양성종양을 나타내는 용어는 대개 끝 부분이 접미어 **-oma**로 끝난다. 그러나 악성종양은 암성 증식이 일어난다(그림 14.17). 악성종양을 나타내는 용어는 대개 끝 부분이 *carcinoma*(암종)로 끝난다. 종양학 분야는 주로 암을 가진 환자를 치료한다.

암을 치료하는 방법은 다양하다. 어떤 환자를 치료하는 **프로토콜**(protocol)은 약물투여, 수술, 그리고 화학요법이나 방사선요법을 포함한 실제 치료 계획으로 이루어져 있다. 종종 주치의와 종양전문의, 방사선과의사, 간호사, 환자, 환자 가족을 포함한 전체 의료팀이 치료 계획을 수립하는데 관여한다.

용어 성분

이 용어 성분들을 찾아보자.
calcin/o = 암
onc/o = 종양
-logy = ~학
-oma = 종양

알아두기

암종(carcinoma)이나 암(cancer)은 거의 모든 장기에서 발생할 수 있다. 암과 관련된 의학용어는 암이 발생한 신체 부위뿐만 아니라 종양세포의 종류에 대한 정보도 포함하고 있다. 그 예로는 식도암종(esophageal carcinoma)이나 위암종(gastric carcinoma), 자궁샘암종(uterine adenocarcinoma)을 들 수 있다.

종양 병기결정

grade 종양등급
metastases [머**태쓰**태씨즈] 전이
pathologist [패**쏠**로지스트] 병리의사
staging 병기결정·병기분류

조직침범 정도와 치료에 대한 잠재적 반응을 기준으로 종양을 분류하는 과정을 **병기결정**(**병기분류**라고도 함)이라 한다. 자주 이용되는 TNM 병기분류 체계는 종양의 크기와 침윤을 나타내는 T, 림프절 침범을 나타내는 N, 종양세포의 전이를 나타내는 M으로 이루어져 있다(그림 14.18).

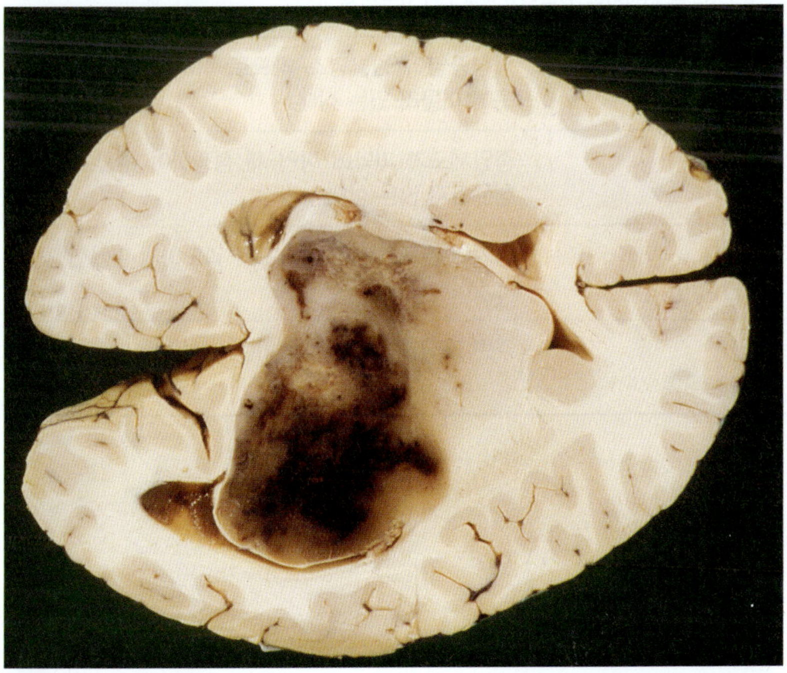

■ **그림 14.17** 커다란 악성종양이 발생한 뇌검체 사진. *(Biophoto Associates/Photo Researchers, Inc.)*

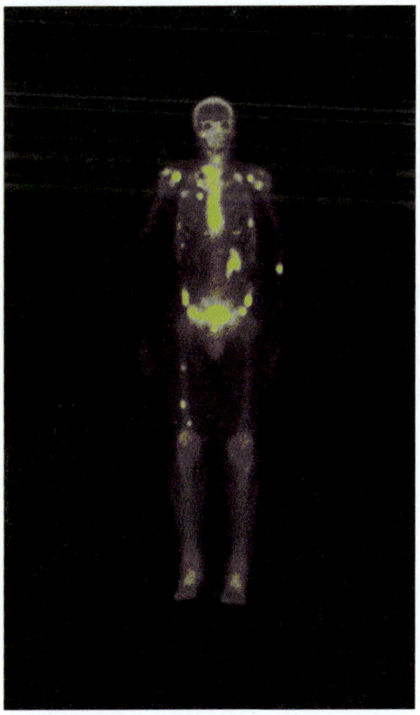

■ **그림 14.18** 뼈에 종양이 전이된 것을 볼 수 있는 핵의학 뼈스캔. *(Medical Body Scans/Science Source)*

용어 성분

이 용어 성분들을 찾아보자.

patho/o = 병

-logist = 전문의, 전문가

meta- = 저편에

종양은 추가로 1등급부터 4등급까지 나눌 수 있다. 등급은 종양세포의 현미경 소견을 기준으로 분류한다. **병리의사**는 종양이 정상조직과 얼마나 유사한지를 기준으로 세포의 등급을 결정한다. 이 분류 체계는 표 14.8에 정리되어 있다. I등급 종양은 세포들이 잘 분화되어 있어 다른 등급의 종양보다 쉽게 치료된다.

표 14.8 종양등급 분류

등급	의미
미분류 GX	등급이 결정되지 않음.
1등급 GI	세포들이 잘 분화됨.
2등급 GII	세포들이 중등도로 분화됨.
3등급 GIII	세포들이 불완전하게 분화됨.
4등급 GIV	세포들이 분화되지 않음.

종양학 용어

용어	용어 성분	설명
carcinogen [카ㄹ씨노젠] 발암물질	carcin/o = 암 -gen = 생성하는 것	암을 발생시키거나 발병 위험성을 증가시키는 물질이나 화학물질. 예를 들어 담배연기와 살충제는 발암물질로 간주됨.
	알아두기 용어 *benign*은 '친절한 또는 좋은'을 의미하는 라틴어 *bene*로부터 유래하였다. 한편, 용어 malignant는 '나쁜 또는 악의적인'을 의미하는 라틴어 *mal*로부터 유래하였다.	
carcinoma in situ (CIS) [카ㄹ씨노마] 제자리암종	carcin/o = 암 -oma = 종양	악성종양이 원발병소 밖으로 퍼지지 않고 발생한 곳에 머물러 있는 상태.
encapsulated [인캡설레이티드] 피막~	en- = 안으로 capsul/o = 피막	종양세포가 피막에 싸인 채 성장하여 주변 조직을 침윤하지 않은 상태.
hyperplasia [하이퍼ㄹ플레이쥐아] 과다형성·증식	hyper- = 과도한 -plasia = 세포형성	장기에 분포하는 정상 세포가 과도하게 발달한 것.
invasive disease [인베이시브] 침습질환	in- = 안으로	주변 조직과 장기를 침범하는 악성종양의 성향.

종양학 용어 (계속)

용어	용어 성분	설명
metastasis (mets) [머태쓰태시스] 전이	meta- = 너머에 -stasis = 멈춤	신체 한 부위에서 발생한 암세포가 다른 신체 부위로 이동하여 퍼지는 것. 복수형은 metastases임.

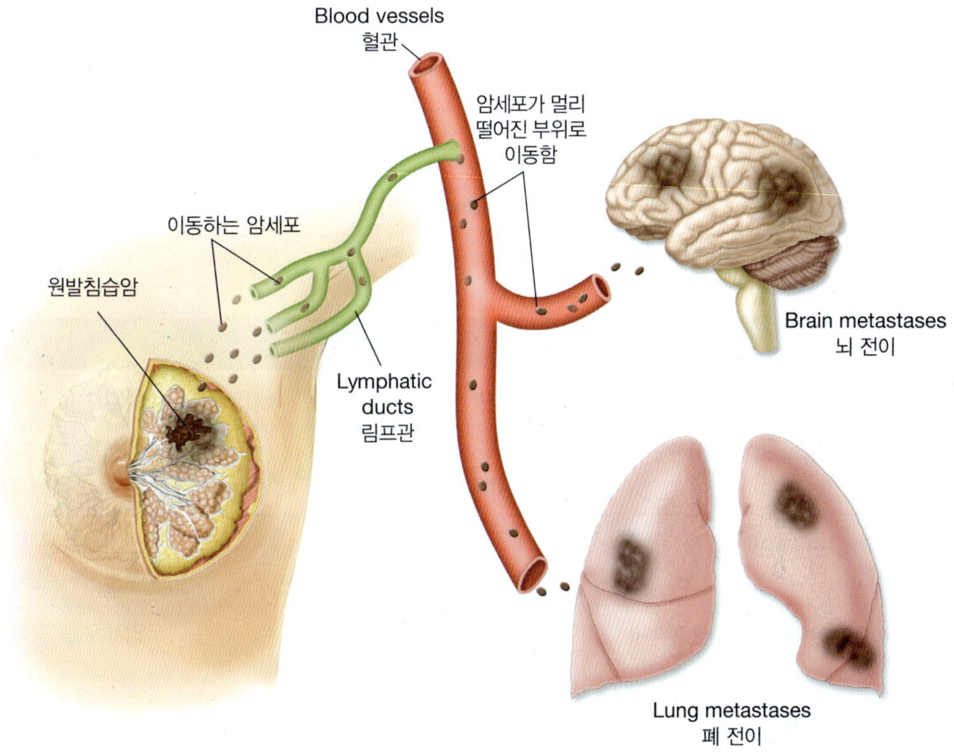

■ 그림 14.19 원발유방암이 림프관과 혈관을 타고 이차병소인 뇌와 폐로 전이하는 것을 설명한 그림.

용어	용어 성분	설명
morbidity [모ㄹ비디티] 이환율	morbid/o = 병	특정 집단에서 병에 걸린 사람의 비율.
mortality [모ㄹ탤러티] 사망률	mort/o = 사망	특정 집단에서 사망한 사람의 비율.
mutation [미우테이션] 돌연변이	mutat/o = 변함	본래 가졌던 특성이 변함.
neoplasm [니오플라즘] 신생물, 종양	neo- = 새로운 -plasm = 형성	새로운 종양이 발생함. 종양은 양성인 경우도 있고, 악성인 경우도 있음.
oncogenic [옹코제닉] 종양발생~·종양형성~	onc/o = 종양 -genic = 생성하는	암을 유발하는.
primary site 원발병소		악성종양이 맨 처음 발생한 부위.
relapse [륄랩스] 재발	re- = 다시 laps/o = 되돌아옴	병이 호전된 후 다시 증상이 나타남.
remission [뤼미션] 완화	re- = 다시 miss/o = 되돌려 보냄	질병의 증상이 나타나지 않는 시기. 일시적인 변화일 수 있음.

진단법

용어	용어 성분	설명
biopsy (bx) [바이압씨] 생검	bi/o = 생명 -opsy = 관찰	현미경검사를 통한 진단에 필요한 작은 조직을 떼내는 것.
cytologic testing [싸이탈러직] 세포검사	cyt/o = 세포 -logic = 학문과 연관된	세포의 구조와 기원을 알아보기 위해 세포를 검사하는 것. 파파니콜로검사는 세포검사에 해당됨.
exploratory surgery 탐색수술		암이 존재하는지 또는 암이 퍼졌는지를 알아보기 위해 하는 수술. 대개 생검을 함.
staging laparotomy [라파롵오미] 병기결정개복(술)	lapar/o = 배·복부 -otomy = 절개	종양이 퍼진 범위와 병기를 결정하기 위해 개복하는 수술.

치료법

용어	용어 성분	설명
chemotherapy (chemo) [키모쎄어롸피] 화학요법	chem/o = 약물 -therapy = 치료	신체 조직, 특히 암 조직에 독성 효과를 나타내는 약물을 이용해 질병을 치료하는 것.
hormone therapy 호르몬요법		천연호르몬 또는 호르몬유사작용을 하는 화학물질을 이용하여 암을 치료하는 것.
immunotherapy [임유노쎄어롸피] 면역요법	immun/o = 방어 -therapy = 치료	암세포를 공격하기 위해 면역계를 강화하는 치료법.
palliative therapy [팔리에이티브] 완화요법		질병 치료보다는 통증 완화를 목적으로 하는 치료.
radiation therapy 방사선치료·방사선요법	radi/o = 방사선	종양과 그 주변 조직에 X선이나 감마선, 중성자, 양성자, 기타 방사선을 내는 물질을 조사하여 암세포를 죽이고 종양 크기를 줄이는 치료법.
radical surgery 근치수술	radic/o = 뿌리 -al = ~와 연관된	종양과 관련된 조직을 가능한 범위에서 많이 제거하는 광범위 수술.
radioactive implant [뤠디오액티브] 방사성삽입물	radi/o = 방사선	방사선을 발생시키는 물질을 직접 조직에 삽입하여 국소 부위에 높은 방사선량을 조사함으로써 근처에 분포하는 암세포를 손상시키는 것. 근접치료(*brachytherapy*)라고도 함.

약어

bx	biopsy 생검	**mets**	metastases 전이
Ca	cancer 암	**MTX**	methotrexate 메토트렉세이트
chemo	chemotherapy 화학요법	**prot**	protocol 프로토콜
CIS	carcinoma in situ 제자리암종	**st**	stage 병기
5-FU	5-fluorouracil 5-불소유라실	**TNM**	tumor, nodes, metastases 종양·림프절·전이
GA	gallium 갈륨		

복습하기

적용하기

의무기록 편집

아래의 의무기록에는 의학용어로 바꿔 적을 수 있는 11개의 구(句)가 포함되어 있다. 각 구(句)는 밑줄로 표시되어 있다. 각 구(句)를 의학용어로 바꿔 적어라.

현재 호소증상:	내과의사가 56세 환자의 CT 영상을 보고 오른쪽 신장에서 종괴로 의심되는 소견을 발견한 후 이 환자를 암을 전문적으로 치료하는 의사**1**에게 보냈다.
과거병력:	환자는 지난 6개월간 오른쪽 옆구리 통증과 배뇨장애, 체중감소를 나타내었다.
징후 및 증상:	암이 존재하는지 확인하기 위한 수술**2**을 하였고, 현미경 검사를 위해 오른쪽 신장 종괴에서 조직을 조금 채취**3**하였다. 채취된 조직이 암성으로 자라는 것**4**을 확인한 후 오른쪽 신장을 절제하였다. 보고서에 따르면 신생물 및 비정상 종괴**5**는 중등도로 분화**6**되어 있었고, 피막에 싸여져 있었으며,**7** 다른 신체 부위로 퍼진**8** 징후는 관찰되지 않았다.
진단명:	우측 신장의 암종.**9**
치료:	수술 후 환자는 치료 계획**10**에 따라 특정 독성효과를 나타내는 약물을 투여**11**받기 시작했다.

1. ______________________________

2. ______________________________

3. ______________________________

4. ______________________________

5. ______________________________

6. ______________________________

7. ______________________________

8. ______________________________

9. ______________________________

10. ______________________________

11. ______________________________

증례

아래 증례는 이 장에서 공부했던 질병을 앓고 있는 환자에 관한 것이다. 증례를 읽고 질문에 답하라. 일부 질문은 이 장에서 공부하지 않았던 내용도 포함하고 있다. 교과서나 의학사전, 다른 참고서를 활용하여 질문에 답하라.

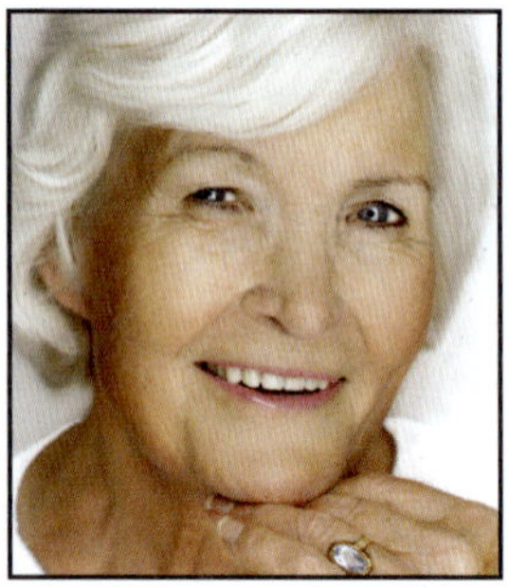
(Martina Ebel/Shutterstock)

환자는 72세 여성으로 지난 6개월간 활동할 때 호흡곤란이 발생한다고 호소하고 있다. 그녀는 현재 심하게 기침을 하고 있으며, 기침을 할 때 짙은 객담이 배출되고 가끔 객혈을 한다. 환자는 야위고 키가 작다. 그녀는 검사실에 있는 의자에 앉아 있을 때는 SOB를 나타내지 않는다. 기관지나무 CT스캔에서 우측 폐에 종괴가 발견되었다. 객담배양 및 항생제감수성검사와 객담세포검사를 하기 위해 객담을 채취하였다. 객담배양 결과, 세균은 자라지 않았다. 객담세포검사에서 기관지유래암종이 확인되었다. 환자를 폐엽절제술을 위해 흉부외과의사에게 보냈다. 폐엽절제술을 받은 후 환자는 화학요법과 종양이 전이 되었는지 알아보기 위해 종양클리닉으로 돌아왔다.

질문

1. 환자의 진단명은 무엇인가? 자료를 찾아 공부한 후 간략히 설명하라.

2. 환자의 세 가지 호소증상은 무엇인가? 세 가지 호소증상을 적은 후 설명하라.

3. 환자에게 적용한 영상진단법을 설명하라. 그리고 그 결과를 설명하라.

4. 환자에게 적용한 임상검사실 진단검사를 열거하고 설명하라. 그리고 그 결과를 설명하라.

5. 환자가 받은 수술은 무엇인가? 설명하라.

6. '전이'란 어떤 의미인가?

연습하기

A. 빈칸 채우기

1. 약물에 관한 중요한 정보를 담고 있는 참고서를 ______________________________이라 한다.
2. 약물을 전문적으로 조제하는 사람을 ______________________________ 라 한다.
3. 약물의 공식 이름은 ______________________________이다.
4. 약물의 상품명을 의미하는 영문은 ______________________________이다.
5. 약물의 화학명은 의미하는 영문은 ______________________________이다.
6. 의존을 일으키는 약물의 사용을 통제하는 미국 연방기구는 무엇인가? ______________________________

B. 약물투여 용어 연습하기

아래에서 설명한 약물투여경로를 나타내는 용어를 적어라.

1. 혀 밑에 ______________________________
2. 항문이나 직장 속에 ______________________________
3. 피부에 직접 ______________________________
4. 피부의 첫 번째 층 아래에 주사 ______________________________
5. 근육에 주사 ______________________________
6. 정맥에 주사 ______________________________
7. 입으로 ______________________________

C. 용어 설명하기

1. idiosyncrasy ______________________________
2. parenteral ______________________________
3. placebo ______________________________
4. toxicity ______________________________
5. side effect ______________________________
6. unit dose ______________________________
7. habituation ______________________________
8. antidote ______________________________
9. contraindication ______________________________
10. prophylaxis ______________________________

D. 약어 풀어쓰기

1. gr ____________________
2. bid ____________________
3. tid ____________________
4. ad lib ____________________
5. prn ____________________
6. ante ____________________
7. OTC ____________________
8. gt ____________________
9. Sig ____________________
10. stat ____________________
11. mg ____________________
12. aq ____________________
13. noc ____________________
14. NPO ____________________
15. hs ____________________
16. IV ____________________
17. TO ____________________
18. gtt ____________________
19. pc ____________________
20. d/c ____________________

E. 처방 설명하기

아래의 약물 처방을 풀어서 설명하라.

1. Pravachol, 20mg, Sig. ī – daily hs, 30, refill 3x, no sub. ____________________
2. Lanoxin, 0.125mg, Sig. īīī – stat, then īī q AM, 100, refills prn. ____________________
3. Synthroid, 0.075mg, Sig. ī – daily, 100, refill x4. ____________________
4. Norvasc, 5mg, ī – q am, 60, refillable. ____________________

F. 의학용어 짝짓기

의학용어와 그 설명을 짝지어라.

1. ________ neurocognitive disorder
2. ________ elimination disorder
3. ________ dissociative disorder
4. ________ eating disorder
5. ________ sleep-wake disorder
6. ________ depressive disorder
7. ________ impulse control disorder
8. ________ somatic symptom disorder
9. ________ personality disorder
10. ________ paraphilic disorder
11. ________ anxiety disorder

a. 전환장애
b. 절도벽
c. 어린이성애증
d. 자기애성인격장애
e. 불면증
f. 조증
g. 공황발작
h. 기억상실
i. 치매
j. 신경성식욕부진
k. 유뇨증

G. 치료법 명칭 적기

아래에 설명된 정신건강치료법을 적어라.

1. 불안을 치료하기 위해 처방되는 중추신경계 억제제 ________________
2. 환자중심정신요법 ________________
3. 양극성장애 환자를 진정시키는데 사용하는 약물 ________________
4. 조현병 환자의 초조와 공황을 감소시키고, 조현병 에피소드 기간을 단축시키는 약물 ________________
5. 과거와 현재의 정서적·성신적 경험에 대해 자세히 듣는 것 ________________
6. 신경전달물질 농도를 변화시켜 환자의 기분을 자극하는 약물 ________________

H. 마취명 적기

아래에 설명된 마취 유형을 적어라.

1. 통증과 의식을 소실시킴 ________________
2. 신체 일부분의 감각을 소실시킴 ________________
3. 특정 피부부위에 직접 마취제를 투여함 ________________
4. 신경차단이라고도 불림 ________________

I. 의학용어 짝짓기

의학용어와 그 설명을 짝지어라.

1. ________ ultrasound
2. ________ MRI
3. ________ Doppler US
4. ________ nuclear medicine scan
5. ________ CT scan
6. ________ contrast study
7. ________ fluoroscopy
8. ________ radiography
9. ________ PET scan

a. 조영제를 사용하여 속이 빈 구조물의 윤곽을 관찰함
b. 혈관을 따라 이동하는 혈류 속도를 기록함
c. 전자기에너지를 이용하여 영상을 생성함
d. 화면에 움직임이 보임
e. X선 촬영
f. 다양한 각도로 조사된 X선을 이용하여 단면영상을 만듦
g. 방사성물질을 이용함
h. 음파를 이용하여 내부 장기의 영상을 만듦
i. 대사활동을 나타냄

J. 약어 풀어쓰기

1. ROM ________
2. OT ________
3. ADLs ________
4. LE ________
5. EMG ________
6. TENS ________
7. PT ________
8. PROM ________
9. e-stim ________
10. US ________

K. 재활치료 적기

아래에 설명된 재활치료의 명칭을 적어라.

1. 손으로 주무르거나 압력을 가함 ________
2. 상처로부터 죽었거나 손상된 조직을 제거함 ________
3. 치료목적으로 물을 이용함 ________
4. 기관지분비물을 배출시킴 ________
5. 부하를 가하지 않고 환자가 행하는 운동 ________
6. 초음파를 이용하여 약물을 투여함 ________
7. 치료목적으로 냉기를 이용함 ________
8. 기계장치를 이용하여 당김 ________

L. 의학용어 짝짓기

의학용어와 그 설명을 짝지어라.

1. ________ forceps	a. 긁어서 조직을 제거함
2. ________ tenaculum	b. 조직을 자르고 분리함
3. ________ Trendelenburg	c. 얼굴을 위쪽으로 향하게 누움
4. ________ lithotomy	d. 왼쪽 또는 오른쪽을 향하여 누움
5. ________ curette	e. 긴 자루가 달린 클램프
6. ________ aspirator	f. 조직을 탐색함
7. ________ supine	g. 얼굴을 위로 향한 채, 엉덩관절과 무릎관절을 90° 굽힘
8. ________ probe	h. 조직을 붙잡음
9. ________ scalpel	i. 액체를 흡입함
10. ________ lateral recumbent	j. 얼굴을 위로 향한 상태에서 머리가 다리보다 낮게 경사를 이룬 자세

M. 약어 풀어쓰기

1. MRI ____________________
2. Ba ____________________
3. AP ____________________
4. CT ____________________
5. RL ____________________
6. PA ____________________
7. LL ____________________
8. PET ____________________
9. UGI ____________________
10. KUB ____________________

N. 의학용어 짝짓기

의학용어와 그 설명을 짝지어라.

1. ________ oncogenic
2. ________ benign
3. ________ encapsulated
4. ________ relapse
5. ________ primary site
6. ________ protocol
7. ________ staging laparotomy
8. ________ cytologic testing
9. ________ radioactive implant
10. ________ bx

a. 세포의 구조와 기원을 알아보기 위해 세포를 검사함
b. 각 환자의 치료 계획
c. 생검
d. 재발하거나 진행하지 않는 종괴
e. 방사성물질을 직접 조직에 삽입함
f. 악성종양이 맨 처음 발생한 부위
g. 종괴가 조직막으로 싸여 있는 상태
h. 암을 유발하는
i. 종양이 퍼진 정도를 알아보기 위한 개복수술
j. 질병 증상이 다시 나타남

부 록

부록 I

알파벳순으로 정리한 용어 성분과 그 의미

이 책에서 다루었던 용어 성분들을 참조할 수 있도록 그 의미와 함께 정리하였다.

접두어	의미
a-	없는
ab-	~에서 떠나서
ad-	~을 향하여
allo-	다른, 일반적인 경우와는 다른
an-	없는
ante-	전에, 앞에
anti-	대항하는
auto-	자기
bi-	둘
brady-	느린
circum-	주위에
contra-	대항하는
de-	없는
di-	둘
dis-	떨어져
dys-	아픈, 어려운, 비정상의
e-	밖으로
en-	안으로
endo-	안에, 내에
epi-	~보다 위에
eso-	안으로
eu-	정상
ex-	밖으로
exo-	밖으로
extra-	밖에
hemi-	절반
hetero-	다른
homo-	같은
hyper-	과도한
hypo-	~보다 아래에, 불충분한
in-	아닌, 안으로
inter-	사이에
intra-	안에
macro-	큰
meta-	저편에
micro-	작은
mono-	하나
multi-	많은
myo-	닫힘
neo-	새로운
non-	아닌
nulli-	없음
pan-	모두
para-	곁에, 비정상, 두 개가 쌍을 이루고 있는 구조물
per-	~을 통해
peri-	주위에
poly-	많은
post-	후에
pre-	전에
primi-	첫째
pro-	이전에
pseudo-	가짜의
quadri-	넷
re-	다시
retro-	뒤쪽으로, 뒤에
semi-	부분의
sub-	아래에
tachy-	빠른
tetra-	넷
trans-	가로질러
tri-	셋
ultra-	저편에
un-	아닌
xeno-	이물질

연결형	의미
abdomin/o	abdomen 배·복부
acous/o	hearing 청각, 청력
acr/o	extremities 팔다리
aden/o	gland 분비샘·분비선
adenoid/o	adenoids 아데노이드
adip/o	fat 지방
adren/o	adrenal glands 부신·콩팥위샘
adrenal/o	adrenal glands 부신·콩팥위샘

연결형	의미
aer/o	air 공기
agglutin/o	clumping 응괴
albin/o	white 흰
alges/o	pain 통증, sense of pain 통각
alveol/o	alveolus 허파꽈리·폐포, 이틀·치조
ambly/o	dull 흐릿한, dim 어둑한
amnes/o	forgetfulness 건망증
amni/o	amnion 양막
an/o	anus 항문
andr/o	male 남성
angi/o	vessel 혈관
ankyl/o	stiff joint 관절경직
anter/o	front 앞에
anthrac/o	coal 석탄
anxi/o	fear 공포, worry 근심
aort/o	aorta 대동맥
append/o	appendix 부속물, 막창자꼬리·충수
appendic/o	appendix 부속물, 막창자꼬리·충수
aque/o	water 물
arteri/o	artery 동맥
arthr/o	joint 관절
articul/o	joint 관절
aspir/o	to breathe in 들이쉼
astr/o	star 별
atel/o	incomplete 불충분한
ather/o	fatty substance 지방질
atri/o	atrium 심방
audi/o	hearing 청각, 청력
audit/o	hearing 청각, 청력
aur/o	ear 귀
auricul/o	ear 귀
axill/o	axilla 겨드랑이
azot/o	nitrogenous waste 질소폐기물
bacteri/o	bacteria 세균
balan/o	glans penis 음경귀두
bar/o	weight 무게
bas/o	base 염기
bi/o	life 생명
blast/o	immature 미성숙한
blephar/o	eyelid 눈꺼풀·안검
brachi/o	arm 위팔, 팔
bronch/o	bronchus 기관지
bronchi/o	bronchus 기관지
bronchiol/o	bronchiole 세기관지
bucc/o	cheek 뺨
burs/o	sac 주머니·낭, bursa 주머니·낭
calc/o	calcium 칼슘
capsul/o	to box 피막
carcin/o	cancer 암
cardi/o	heart 심장
carp/o	carpus 손목

연결형	의미
caud/o	tail 꼬리
cauter/o	to burn 태움
cec/o	cecum 맹장·막창자
centr/o	center 중심
cephal/o	head 머리
cerebell/o	cerebellum 소뇌
cerebr/o	cerebrum 대뇌
cerumin/o	cerumen 귀지
cervic/o	neck 목, cervix 자궁목·자궁경부
chem/o	chemical 화학물질, drug 약물
chol/e	bile 담즙, gall 담즙
cholangi/o	bile duct 쓸개관·담관
cholecyst/o	gallbladder 담낭·쓸개
choledoch/o	common bile duct 총담관·온쓸개관
chondr/o	cartilage 연골
chori/o	chorion 융모막·융털막
chrom/o	color 색깔
chromat/o	color 색깔
cirrh/o	yellow 노란색
cis/o	to cut 절단
clavicul/o	clavicle 빗장뼈·쇄골
cleid/o	clavicle 빗장뼈·쇄골
clon/o	rapid contracting and relaxing 빠르게 수축하고 이완함
coagul/o	clotting 응고
coccyg/o	coccyx 꼬리뼈
cochle/o	cochlea 달팽이·와우
col/o	colon 결장
colon/o	colon 결장
colp/o	vagina 질
compuls/o	drive 욕구, compel 강요
concuss/o	to shake violently 격렬하게 흔듦
coni/o	dust 먼지
conjunctiv/o	conjunctiva 결막·이음막
core/o	pupil 동공
corne/o	cornea 각막
coron/o	heart 심장
corpor/o	body 몸·체
cortic/o	outer layer 바깥층·피질
cost/o	rib 갈비뼈·늑골
crani/o	skull 머리뼈·두개골
crin/o	to secrete 분비
crur/o	leg 다리
cry/o	cold 찬
crypt/o	hidden 숨겨진
culd/o	cul-de-sac 막힌주머니·맹낭
cutane/o	skin 피부
cyan/o	blue 청색
cycl/o	ciliary body 섬모체
cyst/o	sac 주머니, urinary bladder 방광, pouch 주머니

연결형	의미
cyt/o	cell 세포
dacry/o	tears 눈물
delus/o	false belief 잘못된 신념
dent/o	tooth 치아
depress/o	to press down 아래로 누름
derm/o	skin 피부
dermat/o	skin 피부
diaphor/o	profuse sweating 과도하게 땀을 흘림
diaphragmat/o	diaphragm 가로막·횡격막
dilat/o	to widen 확장
dipl/o	double 이중의
dist/o	away from ~에서 떠나서
diverticul/o	pouch 주머니
dors/o	back 등
duct/o	to bring 가지고 옴
duoden/o	duodenum 십이지장
dur/o	dura mater 경막·경질막
electr/o	electricity 전기
embol/o	plug 마개
embry/o	embryo 배아
emmetr/o	correct 올바른, proper 적절한
encephal/o	brain 뇌
enter/o	small intestine 소장
eosin/o	rosy red 빨간 장미처럼 붉은색
epididym/o	epididymis 부고환
epiglott/o	epiglottis 후두덮개
episi/o	vulva 외음·음문
epitheli/o	epithelium 상피
erg/o	work 일
erythr/o	red 적색
esophag/o	esophagus 식도
esthesi/o	sensation 감각, feeling 느낌
estr/o	female 여성
extens/o	to stretch out 연장, 뻗음
fasci/o	fibrous band 섬유띠
femor/o	femur 넙다리뼈·대퇴골
fet/o	fetus 태아
fibr/o	fibers 섬유
fibrin/o	fibers 섬유
fibul/o	fibula 종아리뼈·비골
flex/o	to bend 굽힘
fluor/o	fluorescence 형광, luminous 야광의
fus/o	pouring 마구 쏟아짐
gastr/o	stomach 위
genit/o	genital 생식기
gingiv/o	gums 잇몸·치은
glauc/o	gray 회색
gli/o	glue 접착제
glomerul/o	glomerulus 토리·사구체
gloss/o	tongue 혀
gluc/o	glucose 포도당
glute/o	buttock 궁둥이
glyc/o	sugar 설탕
glycos/o	sugar 설탕, glucose 포도당
gonad/o	sex glands 생식샘·생식선
granul/o	granules 과립
gynec/o	woman 여자, female 여성
habilitat/o	ability 능력
hal/o	to breathe 숨쉼
hallucin/o	imagined perception 상상 지각
hem/o	blood 혈액
hemat/o	blood 혈액
hepat/o	liver 간
hidr/o	sweat 땀
hist/o	tissue 조직
home/o	sameness 동일함
humer/o	humerus 위팔뼈·상완골
hydr/o	water 물
hymen/o	hymen 처녀막
hyster/o	uterus 자궁
iatr/o	physician 의사, medicine 의학, treatment 치료
ichthy/o	scaly 비늘이 있는, dry 건조한
idi/o	distinctive 독특한
ile/o	ileum 회장·돌창자
ili/o	ilium 엉덩뼈·장골
immun/o	immunity 면역, protection 방어
infer/o	below -보다 아래
inguin/o	groin region 샅굴부위·서혜부
iod/o	iodine 요오드
ir/o	iris 홍채
irid/o	iris 홍채
isch/o	to hold back 저지
ischi/o	ischium 궁둥뼈·좌골
jejun/o	jejunum 공장·빈창자
kal/i	potassium 칼륨
kerat/o	hard 단단한, horny 각질의, cornea 각막
ket/o	ketones 케톤
keton/o	ketones 케톤
kinesi/o	movement 움직임, 운동
klept/o	to steal 잠복, 잠행
kyph/o	hump 혹
labi/o	lip 입술
labyrinth/o	labyrinth inner ear 미로: 내이의 다른 명칭
lacrim/o	tears 눈물
lact/o	milk 젖
lamin/o	lamina part of vertebra 척추후궁·척추고리판
lapar/o	abdomen 배·복부
laps/o	to slide back 뒤로 미끄러짐

연결형	의미
laryng/o	larynx 후두
later/o	side 측, 쪽
leuk/o	white 흰색
lingu/o	tongue 혀
lip/o	fat 지방
lith/o	stone 돌
lob/o	lobe 엽
lord/o	bent backward 뒤로 굽음
lumb/o	loin low back between ribs and pelvis 허리: 갈비뼈와 골반 사이를 말함
lymph/o	lymph 림프
lymphaden/o	lymph node 림프절
lymphangi/o	lymph vessel 림프관
macul/o	macula lutea 황반
mamm/o	breast 유방·젖, 가슴
mandibul/o	mandible 아래턱뼈·하악골
mast/o	breast 유방·젖, 가슴
maxill/o	maxilla 위턱뼈·상악골
meat/o	meatus 길, 구멍
medi/o	middle 중간
medull/o	inner region 안쪽 부위, medulla oblongata 숨뇌·연수
melan/o	black 흑색
men/o	menses 월경, menstruation 월경
mening/o	meninges 뇌척수막·수막
meningi/o	meninges 뇌척수막·수막
ment/o	mind 마음, 정신
metacarp/o	metacarpus 손허리뼈·중수골
metatars/o	metatarsus 발허리뼈·중족골
metr/o	uterus 자궁
mi/o	lessening 느슨해짐
mineral/o	minerals 무기질, electrolytes 전해질
miss/o	to send back 돌려보냄
morbid/o	ill 아픈
morph/o	shape 형태
mort/o	death 사망
muc/o	mucus 점액
muscul/o	muscle 근육
mutat/o	to change 변함
my/o	muscle 근육
myc/o	fungus 곰팡이
mydr/i	widening 확장
myel/o	bone marrow 골수, spinal cord 척수
myocardi/o	heart muscle 심근
myos/o	muscle 근육
myring/o	tympanic membrane 고막
narc/o	stupor 혼미, sleep 수면
nas/o	nose 코
nat/o	birth 출생
natr/o	sodium 나트륨
necr/o	death 사망

연결형	의미
nephr/o	kidney 신장·콩팥
neur/o	nerve 신경
neutr/o	neutral 중성의
noct/i	night 밤
nucle/o	nucleus 핵, 신경핵
nyctal/o	night 밤
o/o	egg 난자
obsess/o	besieged by thoughts 어떤 생각에 포위된, 어떤 생각에 집착하는
ocul/o	eye 눈
odont/o	tooth 치아
olig/o	scanty 희박한
onc/o	tumor 종양
onych/o	nail 손발톱
oophor/o	ovary 난소
ophthalm/o	eye 눈
opt/o	eye 눈, vision 시각, 시력
optic/o	eye 눈, vision 시각, 시력
or/o	mouth 입
orch/o	testes 고환
orchi/o	testes 고환
orchid/o	testes 고환
orth/o	straight 똑바른, upright 꼿꼿한, correct 올바른
oste/o	bone 뼈
ot/o	ear 귀
ov/o, ov/i	ovum 난자
ovari/o	ovary 난소
ox/o, ox/i	oxygen 산소
palat/o	palate 입천장·구개
pancreat/o	pancreas 췌장·이자
papill/o	optic disk 시신경유두
parathyroid/o	parathyroid gland 부갑상샘·부갑상선
pariet/o	cavity wall 내강 벽
patell/o	patella 무릎뼈·슬개골
path/o	disease 질병
pector/o	chest 가슴·흉부
ped/o	child 어린이, foot 발
pedicul/o	lice 이
pelv/o	pelvis 골반
pen/o	penis 음경
perine/o	perineum 회음·샅
peripher/o	away from center 중심으로부터 떨어진
peritone/o	peritoneum 복막·배막
phac/o	lens 수정체, 렌즈
phag/o	eat 먹다, swallow 삼키다
phalang/o	phalanges 가락뼈
pharmac/o	drug 약물
pharyng/o	pharynx 인두
phleb/o	vein 정맥

연결형	의미
phob/o	irrational fear 비이성적인 공포
phon/o	sound 소리
phot/o	light 빛
phren/o	mind 생각, 마음
physic/o	body 몸·체
pineal/o	pineal gland 솔방울샘·송과체
pituitar/o	pituitary gland 뇌하수체
plant/o	sole of foot 발바닥
pleur/o	pleura 가슴막·흉막
pneum/o	lung 폐, air 공기
pneumon/o	lung 폐, air 공기
pod/o	foot 발
poli/o	gray matter 회색질
polyp/o	polyp 폴립·용종
pont/o	pons 교뇌·다리뇌
poster/o	back 등, 뒤
presby/o	old age 노년
proct/o	rectum and anus 직장과 항문
prostat/o	prostate gland 전립샘·전립선
prosthet/o	addition 부가물
protein/o	protein 단백질
proxim/o	near to ~에 가까운
psych/o	mind 생각, 마음
pub/o	genital region 생식부위, pubis 두덩뼈·치골
pulmon/o	lung 허파·폐
pupill/o	pupil 동공
py/o	pus 고름
pyel/o	renal pelvis 신우·콩팥깔때기
pylor/o	pylorus 날문·유문
pyr/o	fire 불
radi/o	radius 노뼈·요골; ray X선, radiation 방사선, 방사성
radic/o	root 뿌리
radicul/o	nerve root 신경뿌리
rect/o	rectum 직장·곧창자
recumb/o	to lie back 뒤로 누움
ren/o	kidney 신장·콩팥
retin/o	retina 망막
rhin/o	nose 코
rhytid/o	wrinkle 주름
roentgen/o	X-ray X선
rotat/o	to revolve 회전
sacr/o	sacrum 엉치뼈·천골
salping/o	uterine (fallopian) tubes 자궁관·난관, auditory tube (eustachian tube) 귀관·이관
sanguin/o	blood 혈액
sarc/o	flesh 살
scapul/o	scapula 어깨뼈·견갑골
schiz/o	split 분열, 분리

연결형	의미
scler/o	hard 단단한, sclera 공막
scoli/o	crooked 휜
seb/o	oil 기름
sect/o	to cut 절단
sept/o	wall 벽
septic/o	infection 감염
sialaden/o	salivary gland 침샘
sigmoid/o	sigmoid colon 구불결장
sinus/o	sinus 굴·동
soci/o	society 사회
somat/o	body 몸·체
somn/o	sleep 수면
son/o	sound 소리
specul/o	to look at 관찰
spermat/o	sperm 정자
sphygm/o	pulse 맥박
spin/o	spine 가시, 척추, 척주
spir/o	breathing 숨쉬기
splen/o	spleen 비장·지라
spondyl/o	vertebrae 척추뼈
staped/o	stapes 등자뼈·등골
stern/o	sternum 복장뼈·흉골
steth/o	chest 가슴·흉부
stigmat/o	point 점
super/o	above ~보다 위에
synov/o, synovi/o	synovial membrane 윤활막·활막
system/o	system 계통·계
tars/o	tarsus 발목, 눈꺼풀판
ten/o	tendon 힘줄
tenacul/o	to hold 붙잡음
tend/o, tendin/o	tendon 힘줄
testicul/o	testicle 고환
thalam/o	thalamus 시상
thec/o	sheath 피막, meninges 수막
theli/o	nipple 젖꼭지
therm/o	heat 열
thorac/o	chest 가슴·흉부
thromb/o	clot 피떡·혈전
thym/o	thymus gland 갑상샘·갑상선
thyr/o	thyroid gland 갑상샘·갑상선
thyroid/o	thyroid gland 갑상샘·갑상선
tibi/o	tibia 정강뼈·경골
tom/o	to cut 절단
ton/o	tone 긴장도
tonsill/o	tonsils 편도
topic/o	a specific area 특정 영역
tox/o, toxic/o	poison 독
trache/o	trachea 기관
trich/o	hair 털
tuss/o	cough 기침
tympan/o	tympanic membrane 고막

연결형	의미
uln/o	ulna 자뼈·척골
ungu/o	nail 손발톱
ur/o	urine 소변
ureter/o	ureter 요관
urethr/o	urethra 요도
urin/o	urine 소변
uter/o	uterus 자궁
uve/o	choroid 맥락막·얼킴막
vagin/o	vagina 질
valv/o	valve 판막
valvul/o	valve 판막
varic/o	dilated vein 확장된 정맥
vas/o	vessel 혈관, vas deferens 정관
vascul/o	blood vessel 혈관
ven/o	vein 정맥
ventr/o	belly 배
ventricul/o	ventricle 심실, 뇌실
vers/o	to turn 회전
vertebr/o	vertebra 척추뼈
vesic/o	sac 주머니, bladder 방광
vesicul/o	seminal vesicle 정낭
vestibul/o	vestibule 안뜰·전정
viscer/o	internal organ 내부장기·내장
vitre/o	glassy 유리 같은
vulv/o	vulva 외음·음문
xer/o	dry 건조한

접미어	의미
-ac	~와 연관된
-al	~와 연관된
-algia	통증
-an	~와 연관된
-apheresis	제거, 가져가버림
-ar	~와 연관된
-arche	시작
-ary	~와 연관된
-asthenia	약화
-atic	~와 연관된
-blast	미성숙한
-capnia	이산화탄소
-cardia	심장 상태
-cele	돌출
-centesis	체액을 채취할 목적으로 바늘을 삽입함
-cide	죽임
-clasia	외과적으로 파괴함
-crit	분리함
-cusis	청각, 청력
-cyesis	임신 상태
-cyte	세포
-cytic	세포와 연관된
-cytosis	세포수가 정상보다 더 많은 상태
-derma	피부 상태
-desis	융합
-dipsia	갈증
-dynia	통증
-eal	~와 연관된
-ectasis	확장
-ectomy	외과적 절제
-edema	부기, 부종
-emesis	구토
-emetic	구토와 연관된
-emia	혈액 상태
-emic	혈액 상태와 연관된
-gen	생성되는 것
-genesis	생산된
-genic	생산하는
-globin	단백질
-globulin	단백질
-gram	기록물 또는 그림
-graphy	기록법
-gravida	임신
-ia	상태
-iac	~와 연관된
-iasis	비정상 상태
-iatric	의학적 치료와 연관된
-iatrist	의사
-iatry	의학적 치료
-ic	~와 연관된
-ical	~와 연관된
-ician	전문의, 전문가
-ile	~와 연관된
-ine	~와 연관된
-ion	작용
-ior	~와 연관된
-ism	상태
-ist	전문의, 전문가
-istry	전문분야
-itis	염증
-kinesia	운동, 움직임
-lepsy	발작
-listhesis	미끄러짐
-lith	돌·결석
-lithiasis	결석이 있는 상태
-logic	학문과 연관된

접미어	의미	접미어	의미
-logist	전문의, 전문가	-plasia	세포 형성
-logy	~학	-plasm	형성
-lucent	투명한, 투과하는	-plastic	형성과 연관된
-lysis	파괴	-plastin	형성
-lytic	파괴	-plasty	외과적 복구
-malacia	비정상적 연화	-plegia	마비
-mania	광란	-pnea	숨쉬기
-manometer	압력계	-poiesis	형성
-megaly	커진	-porosis	다공성의
-meter	측정 기구	-prandial	식사와 연관된
-metrist	측정 전문가	-pressin	아래로 누름
-metry	측정법	-ptosis	처짐
-nic	~와 연관된	-ptysis	뱉기
-nomics	법과 연관된	-rrhage	체액이 과도하고 비정상적으로 흐름
-oid	유사한	-rrhagia	비정상적으로 체액이 흐르는 상태
-ole	작은	-rrhagic	비정상적 흐름과 연관된
-oma	종양, 덩어리	-rrhaphy	봉합
-opaque	불투명한, 투과하지 않는	-rrhea	분비물
-opia	시각 상태	-rrhexis	파열
-opsia	시각 상태	-salpinx	자궁관
-opsy	관찰	-sclerosis	딱딱해짐
-orexia	식욕	-scope	시각적 관찰기구
-ory	~와 연관된	-scopic	시각적 검사와 연관된
-ose	~와 연관된	-scopy	시각적 관찰법
-osis	비정상 상태	-spasm	불수의적 근육수축
-osmia	냄새	-spermia	정자 상태
-ostomy	외과적으로 절개하여 구멍을 만듦	-stasis	가만이 있음
-otia	귀 상태	-stat	움직이지 않음
-otomy	절개	-stenosis	좁아짐
-ous	~와 연관된	-taxia	근육협동
-para	출산	-tension	압력
-paresis	근력약화	-therapy	치료
-partum	출산	-thorax	가슴·흉부
-pathy	병	-tic	~와 연관된
-penia	비정상적으로 수가 너무 적음	-tocia	분만, 출산
-pepsia	소화	-tome	절단하는 기구
-pexy	외과적 고정	-tonia	긴장도
-phage	먹음	-tonic	긴장도와 연관된
-phagia	먹다, 삼키다	-toxic	독과 연관된
-phasia	말하다	-tripsy	외과적으로 으깸
-phil	친화성이 있는	-trophic	발생·발달과 연관된
-philia	친화성에 의해 끌려가는 상태	-trophy	발생, 발달
-philic	친화성에 의해 끌려가는 것과 연관된	-tropia	돌아간 상태
-phobia	공포	-tropic	자극과 연관된
-phonia	목소리	-tropin	자극
-phoresis	운반	-ule	작은
-phoria	견디는 상태	-uria	소변 상태
-phylaxis	방어		

부록 II

알파벳순으로 정리한 용어 성분과 그 의미

이 책에서 다루었던 용어 성분들의 의미를 알파벳순으로 정리하였다. 접두어, 연결형, 접미어 순으로 정리되어 있다.

의미	접두어
abnormal 비정상	**dys-, para-**
above ~보다 위에	**epi-**
across ~을 가로질러	**trans-**
after 후에	**post-**
again 다시	**re-**
against 대항하는	**anti-, contra-**
all 모두	**pan-**
apart 떨어져	**dis-**
around 주위에	**circum-, peri-**
away from ~에서 떠나서	**ab-**
backward 뒤쪽으로, behind 뒤에	**retro-**
before 이전에	**pre-, pro-**
before 이전에, in front of ~앞에	**ante-**
below 아래에, insufficient 불충분한	**hypo-**
beside 곁에, abnormal 비정상의, two like parts of a pair 두개가 쌍을 이룬	**para-**
between 사이에	**inter-**
beyond 저편에	**meta-, ultra-**
different 다른	**hetero-**
excessive 과도한	**hyper-**
false 거짓	**pseudo-**
fast 빠른	**tachy-**
first 첫째	**primi-**
foreign 이물질	**xeno-**
four 넷	**quadri-, tetra-**
half 절반	**hemi-**
inward 안으로	**en-**
inward 안으로	**eso-**
large 큰	**macro-**
many 많은	**multi-, poly-**
new 새로운	**neo-**
none 없는	**nulli-**
normal 정상	**eu-**
not 아닌	**non-, un-**
not 아닌, inward 안으로	**in-**
one 하나	**mono-**
other 다른, different from usual 보통과 다른	**allo-**
outside of 바깥에	**extra-**
outward 밖으로	**e-, ex-, exo-**
painful 아픈, different 어려운, abnormal 비정상	**dys-**
partial 부분적인	**semi-**
same 동일한	**homo-**
self 자기, 자신	**auto-**
to shut 닫음	**myo-**
slow 느린	**brady-**
small 작은	**micro-**
three 셋	**tri-**
through ~을 통해, 관통하여	**per-**
toward ~을 향하여	**ad-**
two 둘	**bi-, di-**
under 아래에	**sub-**
within 안에	**intra-**
within 안에, inner 속에	**endo-**
without ~없이	**a-, an-, de-**

의미	연결형
ability 능력	**habilitat/o**
above ~보다 위에	**super/o**
addition 부가물	**prosthet/o**
adenoids 아데노이드	**adenoid/o**
adrenal glands 부신·콩팥위샘	**adren/o, adrenal/o**
air 공기	**aer/o**
alvelous 폐포·허파꽈리, 이틀·치조	**alveol/o**
amnion 양막	**amni/o**
anus 항문	**an/o**
aorta 대동맥	**aort/o**
appendix 부속물, 막창자꼬리·충수	**append/o, appendic/o**
arm 위팔·상완, 팔·상지	**brachi/o**
artery 동맥	**arteri/o**
atrium 심방, 방	**atri/o**
auditory tube (eustachian tube) 귀관·이관	**salping/o**
away from ~에서 떠나서	**dist/o**
away from center 중심에서 떠나서	**peripher/o**
axilla 겨드랑이	**axill/o**
back 등, 뒤	**dors/o, poster/o**
bacteria 세균	**bacteri/o**
base 바닥, 염기	**bas/o**
belly 배·복부	**ventr/o**
below 아래에	**infer/o**
to bend 굽힘	**flex/o**
bent backward 뒤로 굽힘	**lord/o**
besieged by thoughts 생각에 갇힌	**obsess/o**
bile duct 쓸개관·담관	**cholangi/o**
bile 담즙, gall 담즙	**chol/e**
birth 출생	**nat/o**
black 흑색	**melan/o**
blood 혈액	**hem/o, hemat/o, sanguin/o**
blood vessel 혈관	**vascul/o**
blue 청색	**cyan/o**

의미	연결형
body 몸·체	corpor/o, physic/o, somat/o
bone 뼈·골	oste/o
bone marrow 골수, spinal cord 척수	myel/o
to box 피막	capsul/o
brain 뇌	encephal/o
breast 유방	mamm/o, mast/o
to breathe 숨쉼	hal/o
breathing 숨을 들이쉼	aspir/o
breathing 숨쉬기	spir/o
to bring 가져감	duct/o
bronchiole 세기관지	bronchiol/o
bronchus 기관지	bronch/o, bronchi/o
to burn 태움	cauter/o
buttock 볼기·궁둥이	glute/o
calcium 칼슘	calc/o
cancer 암	carcin/o
carpus 손목	carp/o
cartilage 연골	chondr/o
cavity wall 내강 벽	pariet/o
cecum 맹장·막창자	cec/o
cell 세포	cyt/o
center 중심	centr/o
cerebellum 소뇌	cerebell/o
cerebrum 대뇌	cerebr/o
cerumen 귀지	cerumin/o
to change 변함	mutat/o
cheek 뺨	bucc/o
chemical 화학물질, drug 약물	chem/o
chest 가슴·흉부	pector/o, steth/o, thorac/o
child 어린이, foot 발	ped/o
chorion 양막	chori/o
choroid 맥락막·얼킴막	uve/o
ciliary body 섬모체	cycl/o
clavicle 빗장뼈·쇄골	clavicul/o, cleid/o
clot 피떡·혈전	thromb/o
clotting 응고	coagul/o
clumping 뭉침	agglutin/o
coal 석탄	anthrac/o
coccyx 꼬리뼈	coccyg/o
cochlea 달팽이·와우	cochle/o
cold 찬	cry/o
colon 결장	col/o, colon/o
color 색깔	chrom/o, chromat/o
common bile duct 총담관·온쓸개관	choledoch/o
conjunctiva 결막·이음막	conjunctiv/o
cornea 각막	corne/o
correct 올바른, proper 적절한	emmetr/o
cough 기침	tuss/o
crooked 휘어진	scoli/o
cul-de-sac 막힌주머니·맹낭	culd/o
to cut 절단	cis/o, sect/o, tom/o
death 죽음	mort/o, necr/o
diaphragm 가로막·횡격막	diaphragmat/o
dilated vein 확장된 정맥	varic/o
disease 병	path/o
distinctive 독특한	idi/o
double 두 개로 된	dipl/o
drive 욕구, compel 강요함	compuls/o
drug 약물	pharmac/o
dry 건조한	xer/o
dull 흐릿한, dim 어둑한	ambly/o
duodenum 십이지장·샘창자	duoden/o
dura mater 경질막	dur/o
dust 먼지	coni/o
ear 귀	aur/o, auricul/o, ot/o
eat 먹다, swallow 삼키다	phag/o
egg 난자	o/o
electricity 전기	electr/o
embryo 배아	embry/o
epididymis 부고환	epididym/o
epiglottis 후두덮개	epiglott/o
epithelium 상피	epitheli/o
esophagus 식도	esophag/o
extremities 팔다리	acr/o
eye 눈	ocul/o, ophthalm/o
eye 눈, vision 시각, 시력	opt/o, optic/o
eyelid 눈꺼풀·안검	blephar/o
false belief 잘못된 믿음	delus/o
fat 지방	adip/o, lip/o
fatty substance 지방질	ather/o
fear 두려움, worry 근심	anxi/o
female 여성	estr/o, gynec/o
femur 넙다리뼈·대퇴골	femor/o
fetus 태아	fet/o
fibers 섬유	fibr/o, fibrin/o
fibrous band 섬유띠	fasci/o
fibula 종아리뼈·비골	fibul/o
fire 불	pyr/o
flesh 살	sarc/o
fluorescence 형광, luminous 빛을 발하는	fluor/o
foot 발	pod/o
forgetfulness 건망증	amnes/o
front 정면에	anter/o
fungus 곰팡이	myc/o
gallbladder 담낭·쓸개	cholecyst/o
genital 생식의	genit/o
genital region 생식기 부위, pubis 두덩뼈·치골	pub/o
gland 분비샘·분비선	aden/o
glans penis 음경귀두	balan/o
glassy 유리 같은	vitre/o
glomerulus 토리·사구체	glomerul/o
glucose 포도당	gluc/o
glue 접착제	gli/o
granules 과립	granul/o
gray 회색	glauc/o
gray mater 회색질	poli/o

의미	연결형
groin region 샅굴부위·서혜부	inguin/o
gums 잇몸·치은	gingiv/o
hair 털	trich/o
hard 단단한, horny 각질의, cornea 각막	kerat/o
hard 단단한, sclera 공막	scler/o
head 머리	cephal/o
hearing 청각, 청력	acous/o, audi/o, audit/o
heart 심장	cardi/o, coron/o
heart muscle 심근	myocardi/o
heat 열	therm/o
hidden 숨겨진	crypt/o
to hold 붙잡음	tenacul/o
to hold back 저지함	isch/o
humerus 위팔뼈·상완골	humer/o
hump 등에 난 혹	kyph/o
hymen 처녀막	hymen/o
ileum 회장·돌창자	ile/o
ilium 엉덩뼈·장골	ili/o
ill 병든	morbid/o
imagined perception 상상된 지각	hallucin/o
immature 미성숙한	blast/o
immunity 면역, protection 방어	immun/o
incomplete 불완전한	atel/o
infection 감염	septic/o
inner region 안쪽 부위, medulla oblongata 숨뇌·연수	medull/o
internal organ 내부장기·내장	viscer/o
iodine 요오드	iod/o
iris 홍채	ir/o, irid/o
irrational fear 비논리적인 두려움	phob/o
ischium 궁둥뼈·좌골	ischi/o
jejunum 공장·빈창자	jejun/o
joint 관절	arthr/o, articul/o
ketones 케톤	ket/o, keton/o
kidney 신장·콩팥	nephr/o, ren/o
labyrinth (inner ear) 미로·내이	labyrinth/o
lamina (part of vertebra) 척추후궁·척추고리판	lamin/o
larynx 후두	laryng/o
leg 다리	crur/o
lens 수정체, 렌즈	phac/o
lessening 긴장 완화	mi/o
lice 이	pedicul/o
to lie back 등을 대고 누움	recumb/o
life 생명	bi/o
light 빛	phot/o
lip 입술	labi/o
liver 간	hepat/o
lobe 엽	lob/o
loin 허리: 갈비뼈와 골반 사이 부위를 말함	lumb/o
to look at 관찰함	specul/o
lung 폐·허파	pulmon/o
lung 폐·허파, air 공기	pneum/o, pneumon/o

의미	연결형
lymph 림프	lymph/o
lymph node 림프절	lymphaden/o
lymph vessel 림프관	lymphangi/o
macula lutea 황반	macul/o
male 남성	andr/o
mandible 아래턱뼈·하악골	mandibul/o
maxilla 위턱뼈·상악골	maxill/o
meatus 길·도	meat/o
meninges 뇌척수막·수막	mening/o, meningi/o
menses 월경, menstruation 월경	men/o
metacarpus 손허리뼈·중수골	metacarp/o
metatarsus 발허리뼈·중족골	metatars/o
middle 가운데	medi/o
milk 젖	lact/o
mind 마음, 생각	ment/o, phren/o, psych/o
minerals 무기질, electrolytes 전해질	mineral/o
mouth 입	or/o
movement 움직임, 운동	kinesi/o
mucus 점액	muc/o
muscle 근육	muscul/o, my/o, myos/o
nail 손발톱	onych/o, ungu/o
near to ~에 가까운	proxim/o
neck 목, cervix 자궁목·자궁경부	cervic/o
nerve 신경	neur/o
nerve root 신경뿌리	radicul/o
neutral 중성	neutr/o
night 밤	noct/i, nyctal/o
nipple 젖꼭지	theli/o
nitrogenous waste 질소폐기물	azot/o
nose 코	nas/o, rhin/o
nucleus 핵, 신경핵	nucle/o
oil 기름	seb/o
old age 노년	presby/o
optic disk 시신경유두	papill/o
outer layer 바깥층	cortic/o
ovary 난소	oophor/o, ovari/o
ovum 난자	ov/o, ov/i
oxygen 산소	ox/o, ox/i
pain 통증, sense of pain 통각	alges/o
palate 입천장·구개	palat/o
pancreas 췌장·이자	pancreat/o
parathyroid gland 부갑상샘·부갑상선	parathyroid/o
patella 무릎뼈·슬개골	patell/o
pelvis 골반	pelv/o
penis 음경	pen/o
perineum 회음·샅	perine/o
peritoneum 복막·배안	peritone/o
phalanges 가락뼈	phalang/o
pharynx 인두	pharyng/o
physician 의사, medicine 의학, treatment 치료	iatr/o
pineal gland 솔방울샘·송과체	pineal/o
pituitary gland 뇌하수체	pituitar/o
pleura 가슴막 ·흉막	pleur/o

의미	연결형
plug 마개	embol/o
point 점	stigmat/o
poison 독	tox/o, toxic/o
polyp 폴립·용종	polyp/o
pons 다리뇌·교뇌	pont/o
potassium 칼륨	kal/i
pouch 주머니	diverticul/o
pouring 퍼붓기	fus/o
to press down 아래로 누름	depress/o
profuse sweating 심한 땀흘림	diaphor/o
prostate gland 전립샘·전립선	prostat/o
protein 단백질	protein/o
pulse 맥박	sphygm/o
pupil 동공	core/o, pupill/o
pus 고름	py/o
pylorus 날문·유문	pylor/o
radius 반경, ray X선, radiation 방사선	radi/o
rapid contracting and relaxing 빠르게 수축하고 이완함	clon/o
rectum 직장·곧창자	rect/o
rectum and anus 직장과 항문	proct/o
red 적색	erythr/o
renal pelvis 신우·콩팥깔때기	pyel/o
retina 망막	retin/o
to revolve 회전	rotat/o
rib 갈비뼈·늑골	cost/o
root 뿌리	radic/o
rosy red 붉은 장밋빛	eosin/o
sac 주머니, bladder 방광	vesic/o
sac 주머니, bursa 윤활낭	burs/o
sac 주머니, urinary bladder 방광, pouch 주머니	cyst/o
sacrum 엉치뼈·천골	sacr/o
salivary gland 침샘·타액선	sialaden/o
sameness 동일함	home/o
scaly 비늘로 뒤덮인, dry 건조한	ichthy/o
scanty 소량의	olig/o
scapula 어깨뼈·견갑골	scapul/o
to secrete 분비	crin/o
seminal vesicle 정낭	vesicul/o
to send back 되돌려 보냄	miss/o
sensation 감각, feeling 느낌	esthesi/o
sex glands 생식샘·성선	gonad/o
to shake violently 격렬하게 흔듦	concuss/o
shape 형태	morph/o
sheath 피막, meninges 수막	thec/o
side 쪽·측	later/o
sigmoid colon 구불결장	sigmoid/o
sinus 굴·동	sinus/o
skin 피부	cutane/o, derm/o, dermat/o
skull 머리뼈·두개골	crani/o
sleep 잠·수면	somn/o
to slide back 되돌아감	laps/o

의미	연결형
small intestine 소장	enter/o
society 사회	soci/o
sodium 나트륨	natr/o
sole of foot 발바닥	plant/o
sound 소리	phon/o, son/o
specific area 특정 영역	topic/o
sperm 정자	spermat/o
spine 가시, 척추, 척주	spin/o
spleen 비장·지라	splen/o
split 분리, 분열	schiz/o
stapes 등자뼈·등골	staped/o
star 별	astr/o
to steal 훔침	klept/o
sternum 복장뼈·흉골	stern/o
stiff joint 관절경직	ankyl/o
stomach 위	gastr/o
stone 돌·결석	lith/o
straight 똑바른, upright 꼿꼿한, correct 올바른	orth/o
to stretch out 뻗음	extens/o
stupor 혼미, sleep 수면	narc/o
sugar 당	glyc/o
sugar 당, glucose 포도당	glycos/o
sweat 땀	hidr/o
synovial membrane 윤활막·활막	synov/o, synovi/o
system 계통	system/o
tail 꼬리	caud/o
tarsus 발허리뼈·중족골	tars/o
tears 눈물	dacry/o, lacrim/o
tendon 힘줄	ten/o, tend/o, tendin/o
testes 고환	orch/o, orchi/o, orchid/o
testicle 고환	testicul/o
thalamus 시상	thalam/o
thymus gland 가슴샘·흉선	thym/o
thyroid gland 갑상샘·갑상선	thyr/o, thyroid/o
tibia 정강뼈·경골	tibi/o
tissue 조직	hist/o
tone 긴장도	ton/o
tongue 혀	gloss/o, lingu/o
tonsils 편도	tonsill/o
tooth 치아	dent/o, odont/o
trachea 기관	trache/o
tumor 종양	onc/o
to turn 돌아감	vers/o
typanic membrane 고막	tympan/o, myring/o
ulna 자뼈·척골	uln/o
ureter 요관	ureter/o
urethra 요도	urethr/o
urine 소변	ur/o, urin/o
uterine (fallopian) tubes 자궁관·난관	salping/o
water 물	hydr/o
to widen 확장	dilat/o
woman 여성	gynec/o
yellow 황색	cirrh/o

의미	접미어
abnormal condition 비정상 상태	-iasis, -osis
abnormal decrease, too few 수가 비정상적으로 적음	-penia
abnormal flow (pertaining to) 비정상적으로 흐르는 것과 연관된	-rrhagic
abnormal flow condition 비정상적으로 흐르는 상태	-rrhagia
abnormal softening 비정상적 연화	-malacia
action 작용	-ion
appetite 식욕	-orexia
attracted to ~에 끌림	-phil
to bear (offspring) 임신	-para
beginning 시작	-arche
being attracted to (condition of) ~에 끌리는 상태	-philia
being attracted to (pertaining to) ~에 끌리는 것과 연관된	-philic
blood condition 혈액 상태	-emia
blood condition (pertaining to a) 혈액 상태와 연관된	-emic
breathing 숨쉬기	-pnea
carbon dioxide 이산화탄소	-capnia
carrying 운반하기	-phoresis
cell 세포	-cyte
cells (pertaining to) 세포와 연관된	-cytic
chest 가슴·흉부	-thorax
childbirth 출산	-partum
condition (abnormal) 비정상 상태	-iasis, -osis
condition of being attracted to ~에 끌리는 상태	-philia
condition of sperm 정자 상태	-spermia
condition of stones 돌이 존재하는 상태	-lithiasis
condition of the urine 소변 상태	-uria
condition to bear 견디는 상태	-phoria
crushing (surgical) 외과적으로 으깸	-tripsy
cut (instrument to) 기구로 절단	-tome
cutting into 절개	-otomy
decrease, too few (abnormal) 수가 비정상적으로 적음	-penia
to destroy (to break down) 파괴	-lysis
destruction 파괴	-lytic
development 발생, 발달	-trophy
development (pertaining to) 발생이나 발달과 연관된	-trophic
digestion 소화	-pepsia
dilation 확장	-ectasis
discharge 분비물	-rrhea
disease 병	-pathy
drooping 처짐	-ptosis
ear condition 귀 상태	-otia
to eat 먹기	-phage
eat 먹다, swallow 삼키다	-phagia
enlarged 커진	-megaly
excessive, abnormal flow 비정상적으로 과도하게 유출됨	-rrhage

의미	접미어
fear 두려움, 공포	-phobia
fixation (surgical) 외과적 고정	-pexy
flow condition (abnormal) 비정상적으로 유출되는 상태	-rrhagia
formation 형성	-plasm, -plastin, -poiesis
formation (pertaining to) 형성과 연관된	-plastic
formation of cells 세포 형성	-plasia
frenzy 광분, 광란	-mania
to fuse 융합하기	-desis
hardening 경화	-sclerosis
hearing 청각, 청력	-cusis
heart condition 심장 상태	-cardia
immature 미성숙한	-blast
inflammation 염증	-itis
instrument for measuring 측정 기구	-meter
instrument from viewing 시각적 관찰 기구	-scope
instrument to cut 절단 기구	-tome
instrument to measure pressure 압력계	-manometer
involuntary muscle contraction 불수의적 근육 수축	-spasm
to keep from moving 움직이지 않음	-stat
to kill 죽이기	-cide
labor 분만, childbirth 출생	-tocia
laws (pertaining to) 법칙과 연관된	-nomics
meal (pertaining to) 음식과 연관된	-prandial
measure pressure (instrument to) 압력계	-manometer
measuring (instrument for) 측정 기구	-meter
measuring (process of) 측정법	-metry
medical treatment 의학 치료	-iatry
medicla treatmet (pertaining to) 의학 치료와 연관된	-iatric
more than the normal number of cells 세포가 정상보다 더 많음	-cytosis
movement 움직임, 운동	-kinesia
muscle coordination 근육 협동	-taxia
narrowing 좁아짐	-stenosis
nontransparent 불투과성인	-opaque
on who studies 전문의, 전문가	-logist
opening (surgically create an) 외과적으로 구멍을 냄	-ostomy
pain 통증	-algia
pain 통증	-dynia
paralysis 마비	-plegia
pertaining to ~와 연관된	-ac, -al, -an, -ar,-ary, -atic, -eal, -ia,-iac, -ic, -ical, -ile,-ine, -ior, -nic, -ory,-ose, -ous, -tic
pertaining to a blood condition 혈액 상태와 연관된	-emic
pertaining to a meal 음식과 연관된	-prandial
pertaining to abnormal flow 비정상적 유출과 연관된	-rrhagic

의미	접미어
pertaining to being attracted to 끌리는 것과 연관된	**-philic**
pertaining to cells 세포와 연관된	**-cytic**
pertaining to development 발달 및 발생과 연관된	**-trophic**
pertaining to formation 생성과 연관된	**-plastic**
pertaining to laws 법칙과 연관된	**-nomics**
pertaining to medical treatment 의학 치료와 연관된	**-iatric**
pertaining to poison 독소와 연관된	**-toxic**
pertaining to stimulating 자극하는 것과 연관된	**-tropic**
pertaining to study of 학문과 연관된	**-logic**
pertaining to tone 긴장도와 연관된	**-tonic**
pertaining to visually examining 시각적 검사와 연관된	**-scopic**
pertaining to vomiting 구토와 연관된	**-emetic**
physician 의사	**-iatrist**
poison (pertaining to) 독소와 연관된	**-toxic**
porous 다공성인	**-porosis**
pregnancy 임신	**-gravida**
to press down 아래로 누름	**-pressin**
pressure 압력	**-tension**
process of measuring 측정법	**-metry**
process of recording 기록법	**-graphy**
process of visually examining 시각적 검사법	**-scopy**
produced 생성	**-genesis**
producing 생성하는	**-genic**
protection 방어	**-phylaxis**
protein 단백질	**-globin, -globulin**
protrusion 돌출	**-cele**
puncture to withdraw fluid 체액을 채취하기 위해 바늘을 찌름	**-centesis**
recording (process of) 기록법	**-graphy**
record of picture 기록물	**-gram**
removal, carry away 제거	**-apheresis**
removal (surgical) 외과적 절제	**-ectomy**
repair (surgical) 외과적 복구	**-plasty**
resembling 유사한	**-oid**
rupture 파열	**-rrhexis**
seizure 발작	**-lepsy**
separation of 분리	**-crit**
to shine through 투명한	**-lucent**
skin condition 피부 상태	**-derma**
slipping 미끄럼	**-listhesis**
small 작은	**-ole, -ule**
smell 냄새	**-osmia**
softening (abnormal) 비정상적 연화	**-malacia**
specialist 전문의, 전문가	**-ician, -ist**
specialist in measuring 측정 선문가	**-metrist**
speciality of 전문영역	**-istry**
speech 말하기	**-phasia**
sperm (condition of) 정자 상태	**-spermia**

의미	접미어
spitting 뱉기	**-ptysis**
standing still 가만히 있음	**-stasis**
state of 상태	**-ism**
state of pregnancy 임신 상태	**-cyesis**
state 상태, condition 상태	**-ia**
to stimulate 자극하기	**-tropin**
stimulating (pertaining to) 자극하는 것과 연관된	**-tropic**
stone 돌·결석	**-lith**
stone (condition of) 돌이 존재하는 상태	**-lithiasis**
study of 학문	**-logy**
study of (pertaining to) 학문과 연관된	**-logic**
surgical crushing 외과적으로 으깸	**-tripsy**
surgical fixation 외과적 고정	**-pexy**
to surgically break 외과적으로 파괴함	**-clasia**
surgical removal 외과적 절제	**-ectomy**
surgical repair 외과적 복구	**-plasty**
surgically create an opening 외과적으로 구멍을 냄	**-ostomy**
to suture 봉합하기	**-rrhaphy**
swelling 부기, 부종	**-edema**
that which produces 생산된 것	**-gen**
thirst 갈증	**-dipsia**
to bear (offspring) 분만	**-para**
to destroy (to break down) 파괴하기	**-lysis**
to eat 먹기	**-phage**
to fuse 융합하기	**-desis**
to kill 죽이기	**-cide**
to press down 아래로 누르기	**-pressin**
to shine through 투명한	**-lucent**
to stimulate 자극하기	**-tropin**
to surgically break 외과적으로 파괴하기	**-clasia**
to suture 봉합하기	**-rrhaphy**
tone 긴장도	**-tonia**
tone (pertaining to) 긴장도와 연관된	**-tonic**
treatment 치료	**-therapy**
tumor 종양, mass 덩어리	**-oma**
turned condition 돌아간 상태	**-tropia**
the urine (condition of) 소변 상태	**-uria**
uterine tube 자궁관·난관	**-salpinx**
view of 관찰	**-opsy**
viewing (instrument for) 시각적 관찰 기구	**-scope**
vision condition 시각 상태	**-opia, -opsia**
visually examining (pertaining to) 시각적 검사와 연관된	**-scopic**
visually examining (process of) 시각적 검사법	**-scopy**
voice 목소리	**-phonia**
vomiting 구토	**-emesis**
vomiting (pertaining to) 구토와 연관된	**-emetic**
weakness 약화, 근력약화	**-asthenia, -paresis**

부록 III

약어

약어	의미
†	one 하나
††	two 둘
†††	three 셋
@	at
5-FU	5-fluorouracil 5-불소유라실
^{67}Ga	radioactive gallium 방사성 갈륨
^{99m}Tc	radioactive technetium 방사성 테크네튬
^{131}I	radioactive iodine 방사성 요오드
^{133}Xe	radioactive xenon 방사성 크세논
^{201}Tl	radioactive thallium 방사성 탈륨
α	alpha 알파
ā	before 이전에
AAROM	active assistive range of motion 능동보조운동범위
AB	abortion 유산
ABGs	arterial blood gases 동맥혈가스
ac	before meals 식전에
ACTH	adrenocorticotropic hormone 부신피질자극호르몬
AD	Alzheimer's disease 알츠하이머병, right ear 오른쪽 귀
ad lib	as desired 임의 량 (원하는 대로)
ADD	attention-deficit disorder 주의력결핍장애
ADH	antidiuretic hormone 항이뇨호르몬
ADHD	attention-deficit/hyperactivity disorder 주의력결핍과다활동장애
ADL	activities of daily living 일상생활능력
AE	above elbow 팔꿈치 위
AED	automated external defibrillator 외부형자동세동제거기·체외자동제세동기
AF	atrial fibrillation 심방세동
AGN	acute glomerulonephritis 급성사구체신염
AI	artificial insemination 인공정액주입·인공수정
AIDS	acquired immunodeficiency syndrome 후천면역결핍증후군·에이즈
AK	above knee 무릎 위
ALL	acute lymphocytic leukemia 급성림프구백혈병
ALS	amyotrophic lateral sclerosis 근위축측삭경화증
ALT	alanine transaminase 알라닌아미노기전달효소
AMI	acute myocardial infarction 급성심근경색증
AML	acute myelogenous leukemia 급성골수성백혈병
Angio	angiography 혈관조영술
ANS	autonomic nervous system 자율신경계통
ante	before 이전에
AP	anteroposterior 전후 방향의
APAP	acetaminophen (Tylenol™) 아세트아미노펜 (타이레놀)
aq	aqueous (water) 수용액

약어	의미
ARC	AIDS-related complex 에이즈관련증후군
ARDS	adult (or acute) respiratory distress syndrome 성인(또는 급성) 호흡곤란증후군
ARF	acute renal failure 급성신부전·급성콩팥기능상실
ARMD	age-related macular degeneration 노년기황반변성
AROM	active range of motion 능동운동범위
AS	arteriosclerosis 동맥경화, left ear 좌측 귀
ASA	aspirin 아스피린
ASD	atrial septal defect 심장사이막결손·심방중격결손
ASHD	arteriosclerotic heart disease 동맥경화심장병
ASL	American Sign Language 미국신호화언어
AST	aspartate transaminase 아스파르테이트아미노전달효소
Astigm	astigmatism 난시
ATN	acute tubular necrosis 급성요세관괴사·급성세뇨관괴사
AU	both ears 양쪽 귀
AV, A-V	atrioventricular 방실~·심방심실~
β	beta 베타
Ba	barium 바륨
BaE	barium enema 바륨관장
basos	basophils 호염기구
BBB	bundle branch block 다발갈래차단·각차단 (L: 좌; R: 우)
BC	bone conduction 뼈전도·골전도
BCC	basal cell carcinoma 바닥세포암종·기저세포암종
BDT	bone density testing 뼈밀도검사
BE	barium enema 바륨관장, below elbow 팔꿉 아래
bid	twice a day 하루 두 번
BK	below knee 무릎 아래
BM	bowel movement 장운동, 배변
BMR	basal metabolic rate 기초대사율
BMT	bone marrow transplant 골수이식
BNO	bladder neck obstruction 방광목막힘·방광경부폐쇄
BP	blood pressure 혈압
BPD	bipolar disorder 양극성장애
BPH	benign prostatic hyperplasia 양성전립샘비대·양성전립선비대
bpm	beats per minute 분당 심박수
Bronch	bronchoscopy 기관지경술
BS	bowel sounds 창자소리·장음
BSE	breast self-examination 유방자가진단
BUN	blood urea nitrogen 혈액요소질소
bx, BX	biopsy 생검

약어	의미
c̄	with 함께
C&S	culture and sensitivity 배양 및 항생제 감수성 검사
c.gl.	correction with glasses 안경으로 교정함
C1, C2, etc.	first cervical vertebra 첫 번째 목뼈, second cervical vertebra 두 번째 목뼈...
Ca	calcium 칼슘, cancer 암
CA	chronological age 실제나이·달력나이
CABG	coronary artery bypass graft 관상동맥우회술·심장동맥우회술
CAD	coronary artery disease 관상동맥병·심장동맥병
cap(s)	capsule(s) 캡슐
CAPD	continuous ambulatory peritoneal dialysis 지속외래복막투석
CAT	computerized axial tomography 컴퓨터축단층촬영(술)
cath	catheterization 카테터삽입·도관삽입
CBC	complete blood count 온혈구계산·전체혈구계산
CBD	common bile duct 총담관·온쓸개관
CC	cardiac catheterization 심장도삽입·심장카테터삽입, chief complaint 주요호소증상, clean catch urine specimen 청결채취검체
CCU	coronary care unit 심혈관집중치료실
CF	cystic fibrosis 낭성섬유증
chemo	chemotherapy 화학요법
CHF	congestive heart failure 울혈심부전·울혈심장기능상실
Ci	curie 퀴리
CIS	carcinoma in situ 제자리암종
Cl^-	chloride 염소
CLL	chronic lymphocytic leukemia 만성림프구백혈병
CML	chronic myelogenous leukemia 만성골수성백혈병
CNS	central nervous system 중추신경계통
CO_2	carbon dioxide 이산화탄소
CoA	coarctation of the aorta 대동맥축착
COPD	chronic obstructive pulmonary disease 만성폐쇄폐질환
CP	cerebral palsy 뇌성마비, chest pain 가슴통증·흉통
CPK	creatine phosphokinase크레아틴인산화효소
CPR	cardiopulmonary resuscitation 심폐소생술
CRF	chronic renal failure 만성신부전·만성콩팥기능상실
CS, C-section	cesarean section 제왕절개(술)
CSD	congenital septal defect 선천사이막결손·선천중격결손
CSF	cerebrospinal fluid 뇌척수액
CT	calcitonin 칼시토닌, computerized tomography 컴퓨터단층촬영(술)
CTA	clear to auscultation 정상 청진소견
CTS	carpal tunnel syndrome 손목굴증후군·수근관증후군
CV	cardiovascular 심장혈관~·심혈관~
CVA	cerebrovascular accident 뇌혈관사고
CVD	cerebrovascular disease 뇌혈관질환
CVS	chorionic villus sampling 융모막융모채취
Cx	cervix 자궁목·자궁경부
CXR	chest X-ray 단순흉부촬영
cysto	cystoscopy 방광경검사
D	diopter 디옵터 (렌즈 굴절력 단위)
d	day 일
D & C	dilation and curettage 자궁긁어냄(술)·자궁소파(술)
Db	decibel 데시벨
d/c, DISC	discontinue 중단
DC, disc	discontinue 중단
DEA	Drug Enforcement Agency 연방마약단속국
decub	decubitus ulcer 욕창궤양, lying down 누운자세촬영
Derm, derm	dermatology 피부과학
DI	diabetes insipidus 요붕증, diagnostici maging 진단영상
diff	differential 백혈구감별
dil	dilute 희석
disp	dispense 조제
DJD	degenerative joint disease 퇴행관절병
DM	diabetes mellitus 당뇨병
DOE	dyspnea on exertion 호흡곤란
DPT	diphtheria, pertussis, tetanus injection 디프테리아·백일해·테타누스접종
DRE	digital rectal exam 직장손가락검사
DSA	digital subtraction angiography 디지털감산혈관조영(술)
DSM	*Diagnostic and Statistical Manual of Mental Disorders* 정신장애 진단 및 통계 편람
dtd	give of such a dose 이 용량을 줄 것
DTR	deep tendon reflex 깊은힘줄반사·심(부)건반사
DVA	distance visual acuity 원거리시력
DVT	deep vein thrombosis 깊은정맥혈전증·심부정맥혈전증
Dx	diagnosis 진단
DXA	dual-energy absorptiometry 이중에너지흡수계측(법)
ECC	extracorporeal circulation 체외순환
ECCE	extracapsular cataract extraction 낭외백내장적출(술)
ECG, EKG	electrocardiogram 심전도
ECHO	echocardiogram 심(장)초음파상·심(장)에코사진
ECT	electroconvulsive therapy 전기경련요법
ED	erectile dysfunction 발기장애
EDC	estimated date of confinement 분만예정일
EEG	electroencephalogram 뇌파도, electroencephalography 뇌파검사(법)
EENT	eye, ear, nose, and throat 눈·귀·고·목구멍
EGD	esophagogastroduodenoscopy 식도위십이지장내시경검사

약어	의미
ELISA	enzyme-linked immunosorbent assay 효소결합면역흡착측정(법)
EM	emmetropia 정시
EMB	endometrial biopsy 자궁내막생검
EMG	electromyogram 근전도·근전도기록
Endo	endoscopy 내시경검사
ENT	ear, nose, and throat 귀·코·목구멍
EOM	extraocular movement 눈운동·안구운동
eosins, eos	eosinophils 호산구
ERCP	endoscopic retrograde cholangiopancreatography 내시경역행쓸개이자조영(술)·내시경역행담췌관조영(술)
ERT	estrogen replacement therapy 에스트로겐대치요법
ERV	expiratory reserve volume 날숨예비량·호기예비량
ESR, SR, sed rate	erythrocyte sedimentation rate 적혈구침강속도·혈침속도
ESRD	end-stage renal disease 말기신질환
e-stim	electrical stimulation 전기자극
ESWL	extracorporeal shockwave lithotripsy 체외충격파쇄석(술)
et	and 그리고
EU	excretory urography 배설요로조영(술)
EUA	exam under anesthesia 마취후검사
FBS	fasting blood sugar 공복혈당
FDA	Federal Drug Administration 연방의약품청
FEKG	fetal electrocardiogram 태아심전도
FHR	fetal heart rate 태아심박수
FHT	fetal heart tone 태아심장음
flu	influenza 인플루엔자
FOBT	fecal occult blood test 대변잠혈검사
FRC	functional residual capacity 기능잔기용량
FS	frozen section 동결절편
FSH	follicle-stimulating hormone 난포자극호르몬
FTM	female to male 여성이 남성 정체성을 나타냄
FTND	full-term normal delivery 정상만기분만
Fx, FX	fracture 골절
GA	general anesthesia 전신마취, gallium 갈륨
GB	gallbladder X-ray 담낭촬영
GC	gonorrhea 임질
GERD	gastroesophageal reflux disease 위식도역류병
GH	growth hormone 성장호르몬
GI	gastrointestinal 위창자~·위장관~
GI, grav I	first pregnancy 첫 임신
gm	gram 그램
GOT	glutamic oxaloacetic transaminase
gr	grain 가루
gt	drop 방울
GTT	glucose tolerance test 포도당내성검사
gtt	drops 방울
GU	genitourinary 비뇨생식~
GVHD	graft versus host disease 이식편대숙주병
GYN	gynecology 부인과학

약어	의미
H_2O	water 물
HA	headache 두통
HAV	hepatitis A virus A형간염바이러스
HBV	hepatitis B virus B형간염바이러스
HCG, hCG	human chorionic gonadotropin 사람융모생식샘자극호르몬·사람융모생식선자극호르몬
HCl	hydrochloric acid 염산
HCO_3^-	bicarbonate 중탄산염
HCT, Hct, crit	hematocrit 적혈구용적률·헤마토크리트
HCV	hepatitis C virus C형간염바이러스
HD	Hodgkin's disease 호지킨병, hemodialysis 용혈
HDN	hemolytic disease of the newborn 신생아용혈병
HDV	hepatitis D virus D형간염바이러스
HEENT	head, ear, eye, nose, throat 머리·귀·눈·코·목구멍
HEV	hepatitis E virus E형간염바이러스
Hgb, Hb, HGB	hemoglobin 혈색소·헤모글로빈
HIV	human immunodeficiency virus 사람면역결핍바이러스
HMD	hyaline membrane disease 유리질막병
HNP	herniated nucleus pulposus 추간판탈출·수핵탈출증
HPV	human papilloma virus 사람유두종바이러스
HRT	hormone replacement therapy 호르몬대치요법
hs	at bedtime 취침 시간에
HSG	hysterosalpingography 자궁자궁관조영(술)·자궁난관조영(술)
HSV-1	herpes simplex virus type 1 1형단순헤르페스바이러스
HTN	hypertension 고혈압
Hz	hertz 헤르츠
I&D	incision and drainage 절개배농(술)·절개배액(술)
I&O	intake and output 섭취량과 배설량
IBD	inflammatory bowel disease 염증창자질환
IBS	irritable bowel syndrome 과민대장증후군
IC	inspiratory capacity 들숨용적·흡기용적
ICCE	intracapsular cataract extraction 낭내백내장적출(술)
ICD	implantable cardioverter-defibrillator 삽입 심장율동전환기-세동제거기
ICP	intracranial pressure 머리속압력·두개내압
ICU	intensive care unit 집중치료실
ID	intradermal 진피내투여·피내투여
IDDM	insulin-dependent diabetes mellitus 인슐린의존당뇨병
Ig	immunoglobulins 면역글로불린 (IgA, IgD, IgE, IgG, IgM)
IM	intramuscular 근(육)내투여
inj	injection 주사
IOP	intraocular pressure 안압
IPD	intermittent peritoneal dialysis 간헐복막투석

약어	의미
IPPB	intermittent positive pressure breathing 간헐양압호흡
IRDS	infant respiratory distress syndrome 신생아호흡곤란증후군
IRV	inspiratory reserve volume 들숨예비량·흡기예비량
IUD	intrauterine device 자궁내장치
IV	intravenous 정맥내~
IVC	intravenous cholangiography 정맥쓸개관조영(술)·정맥담관조영(술)
IVF	*in vitro* fertilization 체외수정
IVP	intravenous pyelogram 정맥신우조영사진
JRA	juvenile rheumatoid arthritis 소아류마티스관절염
K^+	potassium 칼륨
kg	kilogram 킬로그램
KS	Kaposi's sarcoma 카포시육종
KUB	kidneys, ureters, bladder 콩팥요관방광단순촬영
L	liter 리터
L1, L2, etc.	first lumbar vertebra 첫 번째 허리뼈, second lumbar vertebra 두 번째 허리뼈...
LASIK	laser-assisted in situ keratomileusis 레이저보조제자리각막절삭성형(술)
lat	lateral 측면영상
LBW	low birth weight 저체중
LE	lower extremity 다리·하지
LGI	lower gastrointestinal series 하부위장관조영(술)
LH	luteinizing hormone 황체형성호르몬
LL	left lateral 좌측
LLE	left lower extremity 왼다리
LLL	left lower lobe 좌하엽
LLQ	left lower quadrant 좌하사분역
LMP	last menstrual period 최종월경주기
LP	lumbar puncture 허리천자·요추천자
LUE	left upper extremity 왼팔
LUL	left upper lobe 좌상엽
LUQ	left upper quadrant 좌상사분역
LVH	left ventricular hypertrophy 좌심실비대
lamphs	lymphocytes 림프구
MA	mental age 정신연령
mA	milliampere 밀리암페어
mcg	microgram 마이크로그램
mCi	millicurie 밀리퀴리
MD	muscular dystrophy 근육디스트로피
MDI	metered-dose inhaler 계량흡입기
mEq	milliequivalent 밀리당량
mets	metastases 전이
mg	milligram 밀리그램
MI	myocardial infarction 심근경색증, mitral insufficiency 승모판(기능)부전
mL	milliliter 밀리리터
MM	malignant melanoma 악성흑색종
mm Hg	millimeters of mercury

약어	의미
MMPI	Minnesota Multiphasic Personality Inventory 미네소타다면인성검사
mono	mononucleosis 단핵구증
monos	monocytes 단핵구
MR	mitral regurgitation 승모판역류
MRA	magnetic resonance angiography 자기공명혈관촬영(술)
MRI	magnetic resonance imaging 자기공명영상
MS	musculoskeletal 근골격·근육뼈대, mitral stenosis 승모판협착(증), multiple sclerosis 다발경화증
MSH	melanocyte-stimulating hormone 멜라닌세포자극호르몬
MTF	male to female 남성이 여성 정체성을 나타냄
MTX	methotrexate 메토트렉세이트
MUA	manipulation under anesthesia 마취후처치
MVP	mitral valve prolapse 승모판탈출증
n&v	nausea and vomiting 구역 및 구토
Na^+	sodium 나트륨
NB	newborn 신생아
NG	nasogastric (tube) 코위(관)
NHL	non-Hodgkin's lymphoma 비호지킨림프종
NIDDM	non-insulin-dependent diabetes mellitus 비인슐린의존당뇨병
NK	natural killer cells 자연살해세포
NMR	nuclear magnetic resonance 핵자기공명
no sub	no substitute 대체 조제 불가
noc	night 밤
non rep	do not repeat 반복 조제 불가
NPH	neutral protamine Hagedorn (insulin)
NPO	nothing by mouth 금식
NS	nephrotic syndrome 신증후군·콩팥증후군, normal saline 생리식염수
NSAID	nonsteroidal anti-inflammatory drug 비스테로이드소염제
O&P	ova and parasites 분변충란검사
O_2	oxygen 산소
OA	osteoarthritis 골관절염
OB	obstetrics 산과학
OCD	obsessive-compulsive disorder 강박장애
OCPs	oral contraceptive pills 경구피임제·먹는피임제
OD	right eye 우측 눈
od	overdose 과량투여·과용량
OE	otitis externa 외이도염
oint	ointment 연고
OM	otitis media 중이염
Ophth.	ophthalmology 안과학
OR	operating room 수술실
ORIF	open reduction-internal fixation 개방정복-내부고정
Orth, ortho	orthopedics 정형외과학
OS	left eye 좌측 눈
OT	occupational therapy 작업치료
OTC	over the counter 일반약

약어	의미
Oto	otology 이과학·귀과학
OU	each eye/both eyes 한쪽 눈/양쪽 눈
oz	ounce 온스
	after 이후에
P	phosphorus 인, pulse 맥박
PA	posteroanterior 뒤앞방향, pernicious anemia 악성빈혈
PCA	premature atrial contraction 조기심방수축
Pap	Papanicolaou test 자궁목질세포검사·파파니콜로검사
PARR	postanesthetic recovery room 마취후회복실
PBI	protein-bound iodine 단백질결합요오드
pc	after meals 식후에
PCA	patient-controlled administration 환자통제관리
PCP	pneumocystis pneumonia 폐포자충폐렴
PCV	packed cell volume 농축세포용적
PDA	patent ductus arteriosus 동맥관열림증·동맥관개존증
PDR	*Physician's Desk Reference* 의사처방참고집
PE tube	pressure equalizing tube 균압관
per	through ~을 통해
PERRLA	pupils equal, round, react to light and accommodation 동공은 동일하고 둥글며, 빛에 반응하고 조절됨
PET	positron emission tomography 양전자방출단층촬영(술)
PFT	pulmonary function test 폐기능검사
pH	acidity or alkalinity of urine 소변의 산도 또는 알칼리도
PI, para I	first delivery 첫 출산
PID	pelvic inflammatory disease 골반염증질환·골반염
PIH	pregnancy-induced hypertension 임신고혈압
PMN, polys	polymorphonuclear neutrophil 다형핵중성구
PMS	premenstrual syndrome 월경전증후군
PNS	peripheral nervous system 말초신경계통
PO	by mouth 경구투여
PORP	partial ossicular replacement prosthesis 귓속뼈부분대치술·이소골부분대치술
post-op	postoperative 수술후~
pp	postprandial 식후~
PPD	purified protein derivative 정제단백질유도체
preop, pre-op	preoperative 수술전~
prep	preparation 수술준비, prepared 수술준비
PRK	photorefractive keratectomy 굴절교정레이저각막절제(술)
PRL	prolactin 프로락틴
prn	as needed 필요할 때
PROM	passive range of motion 피동운동범위
prot	protocol 프로토콜
PSA	prostate-specific antigen 전립샘특이항원
pt	patient 환자
PT	physical therapy 물리치료·물리요법

약어	의미
PT, pro-time	prothrombin time 프로트롬빈시간
PTC	percutaneous transhepatic cholangiography 피부경유담관조영(술)·피부간경유쓸개관조영(술)·경피담관조영(술)
PTCA	percutaneous transluminal coronary angioplasty 피부경유혈관경유혈관성형(술)
PTH	parathyroid hormone 부갑생샘호르몬·부갑상선호르몬
PTSD	posttraumatic stress disorder 외상후스트레스장애
PUD	peptic ulcer disease 소화성궤양질환
PVC	premature ventricular contraction 조기심실수축
q	every 마다
qam	every morning 아침마다
qh	every hour 매 시간마다
qhs	at bedtime 취침 시간에
qid	four times a day 하루 네 번
qs	quantity sufficient 충분한 양
R	respiration 호흡, roentgen 뢴트겐
RA	rheumatoid arthritis 류마티스관절염, room air 대기·실내공기
Ra	radium 라듐
rad	radiation-absorbed dose 방사선흡수선량
RAI	radioactive iodine 방사성 요오드
RBC	red blood cell 적혈구
RDS	respiratory distress syndrome 호흡곤란증후군
REM	rapid eye movement 빠른눈운동·급속안구운동
Rh^+	Rh-positive Rh양성·Rh^+
Rh^-	Rh-negative Rh음성·Rh^-
RIA	radioimmunoassay 방사면역측정(법)
RK	radial keratotomy 방사상각막절개(술)·부챗살각막절개(술)
RL	right lateral 우측면상
RLE	right lower extremity 우측 다리
RLL	right lower lobe 우하엽
RLQ	right lower quadrant 우하사분역
RML	right middle lobe 우중간엽
ROM	range of motion 운동범위
RP	retrograde pyelogram 역방향신우조영(술)
RPR	rapid plasma reagin (test for syphilis) 신속혈장리아진 (매독검사법)
RRT	registered respiratory therapist 공인호흡치료사, egistered radiologic technologist 공인방사선기사
RUE	right upper extremity 우측 팔
RUL	right upper lobe 우상엽
RUQ	right upper quadrant 우상사분역
RV	residual volume 잔기량·남은공기량
Rx	take 복용
$\bar{s}$	without 없이
$\overline{ss}$	one-half 1/2
s.gl.	without correction or glasses 안경으로 교정하지 않음
S1	first heart sound 제1심음

약어	의미
S2	second heart sound 제2심음
SA, S-A	sinoatrial 동방
SAD	seasonal affective disorder 계절정동장애
SARS	severe acute respiratory syndrome 중증급성호흡증후군
SCC	squamous cell carcinoma 편평세포암종
SCI	spinal cord injury 척수손상
SCIDS	severe combined immunodeficiency syndrome 중증복합면역결핍증후군
segs	segmented neutrophils 분엽핵중성구
SG	skin graft 피부이식
SG, sp. gr.	specific gravity 비중
SIDS	sudden infant death syndrome 영아돌연사증후군
Sig	label as follows/directions 아래와 같이/설명과 같이
SK	streptokinase 스트렙토키나아제
sl	under the tongue 혀 밑에
SLE	systemic lupus erythematosus 전신홍반루푸스
SMAC	sequential multiple analyzer computer 연속다중분석기
SMD	senile macular degeneration 노년황반변성
SOB	shortness of breath 호흡곤란
sol	solution 용액
SOM	serous otitis media 장액성중이염
SPP	suprapubic prostatectomy 치골위전립샘절제(술)
SSD	somatic symptom disorder 신체증상장애
ST	esotropia 내사시
st	stage 병기
stat	at once/immediately 즉시
STD	sexually transmitted disease 성매개병·성병
STI	sexually transmitted infection 성매개감염
STSG	split-thickness skin graft 부분층피부이식
Subc, Subq	subcutaneous 피부밑투여·피하투여
suppos, supp	suppository 좌약
susp	suspension 현탁액
syr	syrup 시럽
T & A	tonsillectomy and adenoidectomy 편도절제(술)과 아데노이드절제(술)
T, tbsp	tablespoon 큰 스푼
t, tsp	teaspoon 차 스푼
T1, T2, etc.	first thoracic vertebra 첫 번째 등뼈, secondthoracic vertebra 두 번째 등뼈...
T_3	triiodothyronine 삼요오드티로닌
T_4	thyroxine 티록신
tab	tablet 알약·정
TAH	total abdominal hysterectomy 배전체자궁절제(술)·복식전자궁절제(술)
TAH-BSO	total abdominal hysterectomy-bilateral salpingo-oophorectomy 배전체자궁절제(술)-양쪽자궁관난소절제(술)·복식전자궁절제(술)-양측난관절제(술)
TB	tuberculosis 결핵

약어	의미
TBI	traumatic brain injury 외상뇌손상
TENS	transcutaneous electrical nerve stimulation 경피전기신경자극·피부경유전기신경자극
TFT	thyroid function test 갑상샘기능검사
THA	total hip arthroplasty 전고관절성형(술)
THR	total hip replacement 전고관절치환술
TIA	transient ischemic attack 일과성허혈발작
tid	three times a day 하루 세 번
TKA	total knee arthroplasty 전슬관절성형(술)
TKR	total knee replacement 전슬관절치환술
TLC	total lung capacity 총폐용량
TNM	tumor, nodes, metastases 종양·림프절·전이
TO	telephone order 전화 지시
top	apply topically 국소투여
TORP	total ossicular replacement prosthesis 귓속뼈완전대치술·이소골완전대치술
tPA	tissue plasminogen activator 조직플라스미노겐활성제
TPN	total parenteral nutrition 완전비경구영양·완전정맥영양
TPR	temperature, pulse, and respiration 체온·맥박·호흡
TSH	thyroid-stimulating hormone 갑상샘자극호르몬·갑상선자극호르몬
TSS	toxic shock syndrome 독성쇼크증후군
TUR	transurethral resection 요도경유절제(술)·경요도절제(술)
TURP	transurethral resection of the prostate 요도경유전립샘절제(술)·경요도전립선절제(술)
TV	tidal volume 일회호흡량
U/A, UA	urinalysis 소변검사·요검사
UC	urine culture 소변배양, uterine contractions 자궁수축
UE	upper extremity 팔
UGI	upper gastrointestinal series 상부위장관조영(술)
URI	upper respiratory infection 상기도감염
US	ultrasound 초음파
UTI	urinary tract infection 요로감염
UV	ultraviolet 자외선
V fib	ventricular fibrillation 심실세동
VA	visual acuity 시력
VC	vital capacity 폐활량
VCUG	voiding cystourethrography 배뇨방광요도조영(술)
VD	venereal disease 성병
VF	visual field 시야
VO	verbal order 구두 지시
VSD	ventricular septal defect 심실사이막결손·심실중격결손
VT	ventricular tachycardia 심실빠른맥·심실성빈맥
WBC	white blood cell 백혈구
wt	weight 무게
x	times 횟수
XT	exotropia 외사시

정답

1장

자습하기

A. **1.** 어근(word root), 연결모음(combing vowel), 접두어(prefix), 접미어(suffix) **2.** 연결형(combing form) **3.** o **4.** 접미어(suffix) **5.** 접두어(prefix)

B. **1.** cardiology **2.** gastrology **3.** dermatology **4.** ophthalmology **5.** immunology **6.** nephrology **7.** hematology **8.** gynecology **9.** neurology **10.** pathology

C. **1.** tachy-, fast **2.** pseudo-, false **3.** hypo-, insufficient **4.** inter-, between **5.** eu-, normal **6.** post-, after **7.** mono-, one **8.** sub-, under

D. **1.** pulmonology **2.** rhinorrhea **3.** nephromalacia **4.** cardiomegaly **5.** gastrotomy **6.** dermatitis **7.** laryngectomy **8.** arthroplasty

E. **1.** metastases **2.** ova **3.** diverticula **4.** atria **5.** diagnoses **6.** vertebrae

연습하기

A. **1.** l **2.** e **3.** j **4.** f **5.** d **6.** k **7.** m **8.** o **9.** g **10.** n **11.** b **12.** h **13.** a **14.** c **15.** i

B. **1.** 외과적 복구 **2.** 좁음 **3.** 염증 **4.** ~와 연관된 **5.** 통증 **6.** 절개 **7.** 커진 **8.** 외과적 절제 **9.** 비정상적이고 과도한 누출 **10.** 체액을 제거하기 위해 찌름 **11.** 기록물 **12.** ~와 연관된 **13.** 비정상적 연화 **14.** 상태 **15.** 봉합 **16.** 외과적으로 구멍을 냄 **17.** 외과적 고정 **18.** 분비물 **19.** 시각적 검사방법 **20.** 종양, 덩이

C. **1.** endo- **2.** macro- **3.** pre- **4.** peri- **5.** neo- **6.** a-/an-/de- **7.** hemi-/semi- **8.** dys- **9.** hyper- **10.** epi- **11.** poly-/multi- **12.** brady- **13.** auto- **14.** trans- **15.** bi-

D. **1.** cardiomalacia **2.** gastrostomy **3.** rhinoplasty **4.** hypertrophy **5.** pathology **6.** neuroma **7.** gastroenterology **8.** otitis **9.** chemotherapy **10.** carcinogen

E. **1.** 생명 **2.** 암 **3.** 심장 **4.** 화학물질~ **5.** 절단 **6.** 피부 **7.** 소장 **8.** 위 **9.** 여성 **10.** 혈액 **11.** 면역 **12.** 성대 **13.** 병 **14.** 신장 **15.** 신경 **16.** 눈 **17.** 귀 **18.** 폐 **19.** 코

2장

자습하기

A. **1.** 세포, 조직, 기관, 계통, 신체 **2.** 세포막, 세포질, 핵 **3.** 상피 **4.** 심장, 골격, 평활 **5.** 결합 **6.** 신경세포

B. **1.** integumentary system, d **2.** cardiovascular system, i **3.** digestive system, g **4.** female reproductive system, b **5.** musculoskeletal (skeletal) system, a **6.** respiratory system, j **7.** urinary system, c **8.** male reproductive system, f **9.** nervous system, h **10.** musculoskeletal (muscular) system, e

C. **1.** c **2.** a **3.** b

D. **1.** cephalic region **2.** pubic region **3.** crural region **4.** gluteal **5.** cervical region **6.** brachial region **7.** dorsum **8.** thoracic region

E. **1.** 해부학적 **2.** 우하 **3.** 두개강, 척수강 **4.** 9 **5.** 오른쪽 샅굴 **6.** 흉막강, 심낭

연습하기

A. **1.** epi-; 위에 **2.** peri-; 주위에 **3.** hypo-; 아래에 **4.** retro-; 뒤에

B. **1.** n **2.** f **3.** k **4.** d **5.** a **6.** e **7.** m **8.** i **9.** b **10.** j **11.** h **12.** l **13.** c **14.** g

C. **1.** MS **2.** lat **3.** RUQ **4.** CV **5.** GI **6.** AP **7.** OB **8.** LLQ

D. **1.** dorsal **2.** thoracic **3.** superior **4.** caudal **5.** visceral **6.** lateral **7.** distal **8.** neural **9.** pulmonology **10.** muscular **11.** ventral **12.** anterior **13.** cephalic **14.** medial

E. **1.** 내장 **2.** 등 **3.** 배 **4.** 가슴 **5.** 중간 **6.** 배 **7.** 앞 **8.** 조직 **9.** 상피 **10.** 두개골 **11.** 세포 **12.** ~에 가까운 **13.** 머리

F. **1.** a **2.** c **3.** f **4.** e **5.** a **6.** d **7.** b **8.** e **9.** c **10.** b

G. **1.** otorhinolaryngology **2.** cardiology **3.** gynecology **4.** orthopedics **5.** ophthalmology **6.** urology **7.** dermatology **8.** gastroenterology

명칭 적기

A. **1.** cephalic **2.** cervical **3.** thoracic **4.** brachial **5.** abdominal **6.** pelvic **7.** pubic **8.** crural **9.** trunk **10.** vertebral **11.** dorsum **12.** gluteal

B. **1.** frontal or coronal plane **2.** sagittal or median plane **3.** transverse or horizontal plane

3장

자습하기

A. **1.** 표피, 진피 **2.** 피하층 **3.** 기저세포 **4.** 지방조직 **5.** 진피 **6.** 케라틴 **7.** 멜라닌 **8.** corium **9.** 손발톱바닥 **10.** 피부기름, 땀

B. **1.** ungual **2.** dermal, cutaneous **3.** epidermal **4.** hypodermic, subcutaneous **5.** intradermal

C. **1.** e **2.** f **3.** i **4.** j **5.** a **6.** c **7.** l **8.** g **9.** k **10.** h **11.** d **12.** b

D. **1.** h **2.** i **3.** j **4.** e **5.** c **6.** a **7.** f **8.** g **9.** b **10.** d

E. **1.** FS **2.** I&D **3.** ID **4.** Subq, Subc **5.** UV **6.** BX, bx **7.** C&S **8.** BCC **9.** decub **10.** Derm, derm

적용하기

의무기록 분석

1. 기저세포암종(basal cell carcinoma); 표피 기저세포층에 생긴 암종으로, 흔히 발생하는 피부암 유형지만 전이하는 경우는 드묾. 햇볕에 노출된 피부에서 발생할 수 있음.
2. 병변(lesions); 상처나 손상, 이상을 나타내는 일반용어
3. 생검(biopsies); 현미경을 이용한 검사를 위해 주사기·주사바늘,

칼, 펀치, 또는 솔을 이용해 조직 조각을 채취하는 것. 대개 진단 목적으로 시행함.
4. 절제(excised); 외과적으로 잘라서 제거함.
5. 가려움증(pruritus); 심한 가려움
6. 앞(anterior); 신체의 전면과 연관된
7. 홍반(erythema); 피부 발적 또는 홍조
8. 탈색소화(depigmentation); 정상 피부색 또는 피부색소의 소실
9. 표피(epidermis); 피부 표층
10. 진피(dermis); 피부 중간층
11. 피부성형술(dermatoplasty); 피부이식

의무기록 편집

1. dermatologist **2.** ulcer **3.** pruritus **4.** erythema **5.** pustules **6.** dermis **7.** necrosis **8.** culture and sensitivity **9.** cellulitis **10.** debridement

증례

1. 전신홍반루푸스(systemic lupus erythematosus); 자가면역질환의 다른 예로는 류마티스관절염(rheumatoid arthritis)을 들 수 있다.
2. 홍반(erythema)—피부가 붉어짐; 광과민성(photosensitivity)—강한 햇볕에 견디지 못함; 탈모(alopecia)—대머리; 관절경직(stiffness in joints)
3. 박탈세포검사(exfoliative cytology)와 진균찰과표본검사(fungal scrapings)—피부에서 세포를 긁어낸 후 현미경을 이용해 진단하는 검사법으로서 발진의 원인이 곰팡이 감염 같은 다른 원인에 의해 발생하지 않았는지 확인할 목적으로 시행함.
4. 내과의사: 소염제 투여(통증과 부기, 관절경직을 줄이기 위함); 피부과의사: 스테로이드크림 투여(염증과 발진을 줄이기 위함)
5. 질병을 진단할 목적으로 시행하는 완전하고 다양한 검사

연습하기

A. **1.** 차가운(cold) **2.** 피부(skin) **3.** 심한 땀남(profuse sweating) **4.** 고름(pus) **5.** 지짐(to burn) **6.** 손발톱(nail) **7.** 지방(fat) **8.** 땀(sweat) **9.** 주름(wrinkles) **10.** 기름(oil) **11.** 털(hair) **12.** 죽음(death) **13.** 피부 상태(skin condition) **14.** 다른, 일반적인 것과 다른 **15.** 이물질(foreign)

B. **1.** 피부 표층을 침범한 상태로서 발적을 나타냄.
2. 표피를 관통하여 진피 일부가 손상된 상태로서 물집을 나타냄.
3. 표피와 진피 전체가 손상된 상태.

C. **1.** 피부가 변색된 부위로 편평함. **2.** 피부에 생긴 직경 0.5cm 이하의 단단한 덩어리 **3.** 체액으로 채워진 주머니 **4.** 갈라진 병변 **5.** 고름을 포함한 채 돌출된 병변 **6.** 작고 둥글게 부풀어 오른 부위 **7.** 체액으로 채워진 물집 **8.** 개방된 상처 **9.** 직경 0.5cm 이상의 단단한 덩어리 **10.** 찢긴 상처

D. **1.** dermatitis **2.** dermatosis **3.** dermatome **4.** dermatologist **5.** dermatoplasty **6.** dermatology **7.** melanoma **8.** melanocyte **9.** ichthyoderma **10.** leukoderma **11.** erythroderma **12.** onychomalacia **13.** paronychia **14.** onychophagia **15.** onychectomy

E. **1.** culture and sensitivity **2.** basal cell carcinoma **3.** dermatology **4.** skin graft **5.** decubitus ulcer **6.** malignant melanoma

F. **1.** xeroderma **2.** petechiae **3.** tinea **4.** scabies **5.** paronychia **6.** Kaposi's sarcoma **7.** impetigo **8.** keloid **9.** exfoliative cytology **10.** frozen section

G. **1.** antifungal, e **2.** antipruritic, c **3.** antiparasitic, a **4.** corticosteroid cream, b **5.** anesthetic, f **6.** antibiotic, d

명칭 적기

A. **1.** epidermis **2.** dermis **3.** subcutaneous layer **4.** sweat gland **5.** sweat duct **6.** hair shaft **7.** sebaceous gland **8.** arrector pili muscle **9.** sensory receptors

B. **1.** epidermis **2.** dermis **3.** subcutaneous layer **4.** sebaceous gland **5.** arrector pili muscle **6.** hair shaft **7.** hair follicle **8.** hair root **9.** papilla

C. **1.** free edge **2.** lateral nail groove **3.** lunula **4.** nail bed **5.** nail body **6.** cuticle **7.** nail root

4장

자습하기

A. **1.** 몸통뼈대, 팔다리뼈대 **2.** 골조 형성, 장기 보호, 움직임을 나타내기 위해 근육과 협동, 무기질 저장, 적혈구 생산 **3.** 짧은뼈 **4.** 뼈막 **5.** cancellous bone **6.** 윤활관절 **7.** foramen **8.** 뼈몸통

B. **1.** femoral **2.** sternal **3.** clavicular **4.** coccygeal **5.** maxillary **6.** tibial **7.** patellar **8.** phalangeal **9.** humeral **10.** pubic

C. **1.** c **2.** h **3.** f **4.** g **5.** d **6.** e **7.** a **8.** b

D. **1.** TKR **2.** HNP **3.** UE **4.** L5 **5.** AK **6.** fx/FX **7.** NSAID

E. **1.** smooth muscle **2.** 신경근육 **3.** 뼈대근육, 민무늬근육, 심장근육

F. **1.** e **2.** d **3.** b **4.** c **5.** a **6.** h **7.** g **8.** f

G. **1.** IM **2.** DTR **3.** MD **4.** EMG **5.** CTS

적용하기

의무기록 분석

1. 골관절염(osteoarthritis): 뼈와 관절의 퇴행(특히 체중이 실리는 부위)에 의해 발생하는 관절의 염증. 뼈와 뼈가 직접 부딪치게 됨.
2. 양측·양쪽(bilateral): 양쪽과 연관된.
3. TKA: 슬관절에 인공물을 삽입하는 외과적 재건술. *TKR (total knee replacement)*이라고도 함.
4. 정형외과의사(orthopedic surgeon): 외과적 방법으로 근골격계 이상을 전문적으로 진단하고 치료하는 의사.
5. 컴퓨터단층촬영(CT scan): Computed tomography scan; 신체 단면을 촬영하는 영상기법.
6. 물리치료(physical therapy): 물리적 수단이나 방법을 이용하여 관절움직임이나 근력과 연관된 신체 이상을 치료하는 것.
7. 운동범위(ROM): 최대로 굽혔다가 최대로 펼 수 있는 관절의 운동범위로서 원의 각도로 나타냄.
8. 보행훈련(gait training): 보행방법을 훈련하는 것.
9. 작업치료(occupational therapy): 환자가 독립적으로 생활하는데 필요한 술기를 훈련시키는 것.
10. 일상생활능력(ADLs): 일상생활에 필요한 활동.

의무기록 편집

1. 콜리스골절(Colles' fracture) **2.** 석고붕대(cast) **3.** 골절(fracture) **4.** 정형외과의사(orthopedist) **5.** 컴퓨터축단층촬영(computerized axial tomography [CT 또는 CAT scan]) **6.** 골다공증(osteoporosis) **7.** 굽힘(flexion) **8.** 폄(extension) **9.** 대퇴골(femur) **10.** 분쇄골절(comminuted fracture) **11.** 전고관절성형술(total hip arthroplasty [THA])

증례

1. 류마티스관절염(rheumatoid arthritis).
2. 연골손상과 연골손상에 의한 변형.
3. 골관절염(osteoarthritis).
4. 뼈스캔(bone scan): 방사성 동위원소를 이용하여 신체를 촬영하는 것. 적혈구침강속도(erythrocyte sedimentation rate): 염증질환이 있는지 알아보기 위해 시행하는 혈액검사.
5. 염증을 감소시키고 통증을 완화시키기 위해 소염제를 투여함. 물리치료: 온수를 이용한 치료와 관절의 유연성을 유지시키는 운동.
6. 급성기(acute): 잠시 동안 앓는 병을 의미하기도 하고, 갑자기 발생한 심한 병을 의미하기도 함. 만성기(chronic): 오랜 시간 동안 앓는 병.

연습하기

A. **1.** osteocyte **2.** osteoblast **3.** osteoporosis **4.** osteopathy **5.** osteotomy **6.** osteotome **7.** osteomyelitis **8.** osteomalacia **9.** osteochondroma **10.** myopathy **11.** myoplasty **12.** myorrhaphy **13.** electromyogram **14.** myasthenia **15.** tenodynia **16.** tenorrhaphy **17.** arthrodesis **18.** arthroplasty **19.** arthrotomy **20.** arthritis **21.** arthrocentesis **22.** arthralgia **23.** chondrectomy **24.** chondroma **25.** chondromalacia

B. **1.** -desis **2.** -asthenia **3.** -listhesis **4.** -clasia **5.** -kinesia **6.** -porosis

C. **1.** cervical, 7 **2.** thoracic, 12 **3.** lumbar, 5 **4.** sacrum, 1 (5 fused) **5.** coccyx, 1 (3~5 fused)

D. **1.** S = -scopy; 관절 내부를 시각적으로 관찰함
2. P = inter-, S = -al; 척추뼈 사이와 연관된
3. S = -malacia; 연골의 비정상적 연화
4. S = -ectomy; 추간판을 외과적으로 절제함
5. P = intra- S = -al; 두개골 내부와 연관된
6. S = -osis; 척추뼈가 비정상인 상태

E. **1.** lamina **2.** stiff joint **3.** cartilage **4.** vertebrae **5.** muscle **6.** straight **7.** hump **8.** tendon **9.** bone marrow **10.** joint

F. **1.** osteoporosis **2.** rickets **3.** lateral epicondylitis **4.** herniated nucleus pulposus **5.** osteogenic sarcoma **6.** scoliosis **7.** pseudotrophic muscular dystrophy **8.** systemic lupus erythematosus **9.** spondylolisthesis **10.** carpal tunnel syndrome

G. **1.** patella **2.** tarsus **3.** clavicle **4.** femur **5.** phalanges **6.** carpus **7.** tibia **8.** scapula **9.** phalanges

H. **1.** degenerative joint disease **2.** electromyogram **3.** first cervical vertebra **4.** sixth thoracic vertebra **5.** intramuscular **6.** deep tendon reflexes **7.** juvenile rheumatoid arthritis **8.** left lower extremity **9.** orthopedics **10.** carpal tunnel syndrome

I. **1.** 관절을 외과적으로 복구함 **2.** 심장이 느리게 박동함 **3.** 다공성뼈 **4.** 허리뼈의 전방 만곡도가 비정상적으로 증가한 것 **5.** 발달이 빈약함 **6.** 골수 종양 **7.** 신체 부위를 대치하는 인공물 **8.** 두개골을 절개함 **9.** 체액을 채취할 목적으로 관절공간에 주사바늘을 삽입함 **10.** 윤활낭의 염증

J. **1.** 비스테로이드소염제(nonsteroidal anti-inflammatory drugs), b
2. 코르티코스테로이드(corticosteroids), e
3. 근이완제(skeletal muscle relaxants), a
4. 뼈흡수억제제(bone reabsorption inhibitors), c
5. 칼슘보충제(calcium supplements), d

명칭 적기

A. **1.** skull **2.** cervical vertebrae **3.** sternum **4.** ribs **5.** thoracic vertebrae **6.** lumbar vertebrae **7.** ilium **8.** pubis **9.** ischium **10.** femur **11.** patella **12.** tibia **13.** fibula **14.** tarsus **15.** metatarsus **16.** phalanges **17.** maxilla **18.** mandible **19.** scapula **20.** humerus **21.** ulna **22.** radius **23.** sacrum **24.** coccyx **25.** carpus **26.** metacarpus **27.** phalanges

B. **1.** proximal epiphysis **2.** diaphysis **3.** distal epiphysis **4.** articular cartilage **5.** epiphyseal line **6.** spongy or cancellous bone **7.** compact or cortical bone **8.** medullary cavity

C. **1.** periosteum **2.** synovial membrane **3.** articular cartilage **4.** joint cavity **5.** joint capsule

5장

자습하기

A. **1.** 심장학(cardiology) **2.** 심내막(endocardium), 심근층(myocardium), 심외막(epicardium) **3.** 동방결절(sinoatrial node) **4.** 으로부터 나오는 **5.** 삼첨판(tricuspid valve), 폐동맥판(pulmonary valve), 승모판(mitral valve, bicuspid valve), 대동맥판(aortic valve) **6.** 심방(atria), 심실(ventricles) **7.** 폐순환(pulmonary circulation) **8.** 심첨(apex) **9.** 심장중격(septum) **10.** 수축기(systole), 확장기(diastole)

B. **1.** cardiac or coronary **2.** interventricular **3.** arterial **4.** venule **5.** myocardial **6.** atrial

C. **1.** f **2.** h **3.** d **4.** g **5.** b **6.** i **7.** a **8.** c **9.** e **10.** j

D. **1.** c **2.** g **3.** j **4.** a **5.** d **6.** b **7.** i **8.** e **9.** f **10.** h

E. **1.** MVP **2.** VSD **3.** PTCA **4.** Vfib **5.** DVT **6.** LDH **7.** CoA **8.** tPA **9.** CV **10.** ECC

적용하기

의무기록 분석

1. 고혈압(hypertension): 혈압이 정상 범위보다 높은 상태.
2. 빈맥(tachycardia): 쉬고 있는 데도 불구하고 심박수가 분당 100회 이상인 상태.
3. 울혈심부전(congestive heart failure): 좌심실 근육의 수축력이 너무 약해 좌심실의 심장박출량이 감소한 병적 상태. 힘이 없고, 숨이 차며, 부종이 발생함.
4. 승모판탈출증(mitral valve prolapse): 심장판막이 너무 느슨하여 꽉 닫히지 않음으로써 심장이 수축할 때 판막을 통해 혈액이 역류하는 상태. 승모판에서 가장 흔히 발생하지만 다른 판막에서도 발생할 수 있음.
5. 두근거림(palpitations): 환자가 자신의 심장이 쿵쾅거리면서 빨리 박동하는 것을 느끼는 것.
6. 심전도법(electrocardiography): 심장의 전기활동을 기록하는 검사법. 부정맥이나 심근손상을 진단하는데 활용됨.
7. 심장효소(cardiac enzymes): 혈액에서 심근과 연관된 특정 효소의 농도를 측정하는 검사. 심장효소가 증가하면 심근경색증과 같은 심

근손상이 생겼을 가능성이 높음. 심근효소로는 크레아틴인산활성효소(CPK), 젖산탈수소효소(LDH), 글루탐산옥살아세트산 트란스아미나제(GOT) 등을 들 수 있음.

8. 심초음파검사(echocardiography): 초음파를 이용해 심장 내부구조물을 관찰하는 비침습적 진단법. 심장판막을 관찰하는 데에도 활용할 수 있음.
9. 부하검사(stress test): 심혈관계 건강상태를 평가하는 진단법. 트레드밀이나 운동용 자전거를 이용하여 환자에게 점진적으로 부하 강도를 증가시키는 검사법. 운동을 하는 동안 환자의 심전도와 산소포화도 등을 측정함. 심전도에서 비정상 소견이 나타나면 검사를 중단함. 운동검사(exercise test) 또는 트레드밀검사(*treadmill test*)라고도 함.
10. 심장혈관조영술(angiocardiography): 혈관 속에 조영제를 투여한 후 X선을 조사하는 영상진단법. 대동맥에서 시행하면 대동맥혈관조영술이라 하고, 심장에서 시행하면 심장혈관조영술이라 하며, 뇌에서 시행하면 뇌혈관조영술이라 함.
11. 관상동맥병(coronary artery disease): 하나 이상의 관상동맥이 막힘으로써 심근에 공급되는 혈류량이 불충분한 상태. 죽상경화에 의해 발생하는 경우가 많으며, 협심증과 심근경색증을 초래할 수 있음.
12. 심근경색증(myocardial infarction): 하나 이상의 관상동맥이 부분적으로 또는 완전히 막힌 상태. 쥐어짜는 듯한 통증과 가슴 중앙 부위를 꽉 누르는 듯한 증상이 나타남(협심증). 치료가 늦어질 경우 사망할 수 있음. Heart attack이라고도 함.
13. 승모판대치술(*mitral* valve replacement): 이상이 생긴 승모판을 제거한 다음 인공판막으로 대치하는 수술.

의무기록 편집

1. 협심증(angina pectoris) **2.** 서맥(bradycardia) **3.** 고혈압(hypertension) **4.** 심근경색증(myocardial infarction) **5.** 심전도(electrocardiogram) **6.** 심장효소(cardiac enzymes) **7.** 관상동맥병(coronary artery disease) **8.** 심장도관삽입(cardiac catheterization) **9.** 부하검사(stress test, treadmill test) **10.** 피부경유혈관경유혈관성형술(percutaneous transluminal coronary angioplasty) **11.** 관상동맥우회술(coronary artery bypass graft)

증례

1. 심근경색증(heart attack, myocardial infarction): 하나 이상의 관상동맥이 부분적으로 또는 완전히 막힌 상태. 쥐어짜는 듯한 통증과 가슴 중앙 부위를 꽉 누르는 듯한 증상이 나타남(협심증). 치료가 늦어질 경우 사망할 수 있음.
2. 주요호소증상은 환자가 가장 중요하게 생각하는 또는 가장 걱정하는 증상을 말함.
3. 협심증(angina pectoris): 심장 주위에서 가슴조임과 함께 심한 통증이 나타나는 질환. 심근에 산소 공급이 부족해 발생함.
4. 구역(nausea): 토할 것 같은 느낌; 호흡곤란: 숨쉬기 어려움; 발한: 심한 땀흘림.
5. 심장효소(Cardiac enzymes); 심장혈관조영술(angiocardiography); 심장스캔(cardiac scan); 심전도법(electrocardiography); 부하검사(stress testIng); 심장도관삽입(cardiac catheterization); 홀터감시장치(Holter monitor).
6. 흡연, 과체중, 가족력, 좌식 생활습관. 금연과 체중조절, 더 많은 활동이 필요함.

연습하기

A. **1.** cardiac **2.** cardiomyopathy **3.** cardiomegaly **4.** tachycardia **5.** bradycardia **6.** electrocardiogram **7.** angiostenosis **8.** angiitis **9.** angiospasm **10.** arterial **11.** arteriosclerosis **12.** arteriole **13.** endocarditis **14.** epicarditis **15.** myocarditis

B. **1.** 심장(heart) **2.** 판막(valve) **3.** 가슴(chest) **4.** 동맥(artery) **5.** 정맥(vein) **6.** 혈관(vessel) **7.** 심실(ventricle) **8.** 혈전(clot) **9.** 심방(atrium) **10.** 지방질(fatty substance)

C. **1.** venous **2.** cardiology **3.** venogram **4.** electrocardiography **5.** hypertension **6.** hypotension **7.** valvoplasty **8.** interventricular **9.** atherectomy **10.** arteriostenosis

D. **1.** -tension **2.** -stenosis **3.** -manometer **4.** -ule, -ole **5.** -sclerosis

E. **1.** blood pressure **2.** congestive heart failure **3.** myocardial infarction **4.** coronary care unit **5.** premature ventricular contraction **6.** cardiopulmonary resuscitation **7.** coronary artery disease **8.** chest pain **9.** electrocardiogram **10.** first heart sound

F. **1.** 가늘고 유연한 도관 **2.** 조직이 죽은 부위 **3.** 혈전 **4.** 가슴이 두근거림 **5.** 역류 **6.** 동맥벽이 약해져 부풀어 오른 것 **7.** 심장 활동이 완전히 멈춘 것 **8.** 심각한 심장부정맥 **9.** 심근경색증 **10.** 항문부위의 정맥류

G. **1.** murmur **2.** defibrillation **3.** hypertension **4.** pacemaker **5.** varicose vein **6.** angina pectoris **7.** CCU **8.** MI **9.** angiography **10.** echocardiography **11.** Holter monitor **12.** CHF

H. **1.** 항부정맥제, e **2.** 항지방제, g **3.** 강심제, f **4.** 이뇨제, h **5.** 항응고제, b **6.** 혈전용해제, a **7.** 혈관확장제, d **8.** 칼슘통로차단제, c

명칭 적기

A. **1.** pulmonary arteries **2.** vena cavae **3.** right atrium **4.** right ventricle **5.** systemic veins**6.** capillary bed lungs **7.** pulmonary veins **8.** aorta **9.** left atrium **10.** left ventricle **11.** systemic arteries **12.** systemic capillary beds

B. **1.** superior vena cava **2.** aorta **3.** pulmonary trunk **4.** pulmonary valve **5.** right atrium **6.** tricuspid valve **7.** right ventricle **8.** inferior vena cava **9.** pulmonary artery **10.** pulmonary vein **11.** left atrium **12.** aortic valve **13.** mitral or bicuspid valve **14.** left ventricle **15.** endocardium **16.** myocardium **17.** pericardium

6장

자습하기

A. **1.** 혈액학(hematology) **2.** 포식(phagocytosis) **3.** 적혈구(erythrocytes), 백혈구(leukocytes), 혈소판(platelets) **4.** 혈장(plasma) **5.** hemostasis

B. **1.** hematic 또는 sanguinous **2.** leukocytic **3.** thrombocytic **4.** fibrinous **5.** erythrocytic

C. **1.** d **2.** e **3.** c **4.** b **5.** a

D. **1.** c **2.** e **3.** a **4.** b **5.** d

E. **1.** ALL **2.** BMT **3.** eosins, eos **4.** HCT, Hct, crit **5.** PA **6.** CBC **7.** diff **8.** WBC

F. **1.** 비장(spleen), 편도(tonsils), 흉선(thymus) **2.** 가슴림프관

(thoracic duct), 오른림프관(right lymphatic duct)
3. 겨드랑이, 목, 샅굴, 종격 **4.** 능동후천면역 **5.** 항체매개면역

G. **1.** splenic **2.** lymphatic **3.** tonsillar **4.** thymic **5.** lymphangial

H. **1.** c **2.** a **3.** d **4.** e **5.** b

I. **1.** e **2.** c **3.** d **4.** a **5.** b

J. **1.** AIDS **2.** ARC **3.** HIV **4.** mono **5.** KS **6.** Ig **7.** SCIDS **8.** PCP

적용하기

의무기록 분석

1. 비장비대(splenomegaly): 비장이 커짐.
2. 비호지킨림프종(non-Hodgkin's lymphoma): 호지킨림프종을 제외한 림프조직 종양.
3. 비장(spleen): 좌상복부에 위치한 장기로서 혈관이 풍부한 림프조직으로 이루어져 있음. 오래된 적혈구를 걸러서 파괴함.
4. 비장절제술(splenectomy): 비장을 제거하는 외과수술법.
5. Monospot: 감염성단핵구증을 진단하는 혈액검사법.
6. 효소결합면역흡착측정법(ELISA): HIV에 대한 항체를 검사하는 혈액검사법. 검사 결과가 양성이라는 것은 이 환자가 바이러스에 노출된 적이 있다는 것을 의미함. 거짓양성을 나타낼 수 있으며, 그럴 경우 웨스턴블롯검사를 통해 확진해야 함.
7. 자기공명영상(MRI): 전자기에너지를 이용하여 촬영한 영상. 조영제를 투여할 필요가 없고 방사선에 노출되지 않음. 큰 혈관이나 심장, 뇌, 연조직을 관찰하는 데 유용함.
8. 종양(tumor): 조직이 비정상으로 자라는 것을 말하며, 양성인 경우도 있고 악성인 경우도 있음.
9. 생검(biopsy): 주사기-주사바늘이나 칼, 펀치, 솔을 이용하여 조직을 채취한 후 현미경을 통해 관찰함. 질병 진단에 유용함.
10. 종양전문의(oncologist): 전문적으로 암 치료를 담당하는 의사.
11. 전이(metastases): 암종이 원발부위로부터 다른 부위로 확산하는 것.

의무기록 편집

1. 혈액전문의(hematologist) **2.** 효소결합면역흡착측정법(ELISA)
3. 프로트롬빈시간(prothrombin time) **4.** 온혈구계산(CBC)
5. 적혈구감소증(erythropenia) **6.** 혈소판감소증(thrombopenia)
7. 백혈구증가증(leukocytosis) **8.** 골수흡인(bone marrow aspiration)
9. 백혈병(leukemia) **10.** 동종수혈(homologous transfusion)

증례

1. 급성림프구백혈병(acute lymphocytic leukemia).
2. 고열(high fever), 혈소판감소증(thrombocytopenia), 코피(epistaxis), 잇몸출혈(gingival bleeding), 출혈점(petechia), 반상출혈(ecchymosis).
3. 골수흡인(bone marrow aspiration): 질병을 진단하기 위해 주사기-주사바늘로 흡인하여 채취함.
4. X선과 검사 결과를 기반으로 하지 않고 의사의 직관을 기반으로 한 진단.
5. 화학요법(chemotherapy): 항암제를 이용하여 질병, 특히 암조직을 치료하는 것.
6. 완화(remission): 질병의 증상이 나타나지 않는 시기로서 일시적일 수 있음.

연습하기

A. **1.** splenomegaly **2.** splenectomy **3.** splenotomy **4.** lymphocytes **5.** lymphoma **6.** lymphadenopathy **7.** lymphadenoma **8.** lymphadenitis **9.** immunologist **10.** immunoglobulin **11.** immunology **12.** hematic **13.** hematoma **14.** hematopoiesis **15.** hemolytic **16.** hemoglobin **17.** leukopenia **18.** erythropenia **19.** pancytopenia **20.** leukocytosis **21.** erythrocytosis **22.** thrombocytosis **23.** erythrocyte **24.** leukocyte **25.** lymphocyte

B. **1.** basophil **2.** complete blood count **3.** hemoglobin **4.** prothrombin time **5.** graft versus host disease **6.** red blood count/red blood cell **7.** packed cell volume **8.** erythrocyte sedimentation rate **9.** differential **10.** lymphocyte

C. **1.** lymphaden/o **2.** thromb/o **3.** sanguin/o, hem/o, hemat/o **4.** tonsill/o **5.** phag/o **6.** lymphangi/o **7.** path/o **8.** splen/o **9.** lymph/o

D. **1.** polycythemia vera **2.** mononucleosis **3.** anaphylactic shock **4.** HIV **5.** Kaposi's sarcoma **6.** AIDS **7.** Hodgkin's disease **8.** Pneumocystis **9.** aplastic anemia **10.** pernicious anemia

E. **1.** 역전사효소억제제(reverse transcriptase inhibitor), e
2. 항응고제(anticoagulant), a **3.** 지혈제(antihemorrhagic), d
4. 항히스타민제(antihistamine), h
5. 면역억제제(immunosuppressant), f
6. 혈전용해제(thrombolytic), b **7.** 조혈제(hematinic), g
8. 코티코스테로이드(corticosteroid), c
9. 항혈소판제(antiplatelet agent), i

F. **1.** d **2.** f **3.** b **4.** g **5.** a **6.** e **7.** c

G. **1.** 항체를 주사하여 치료하는 것 **2.** HIV를 검사하기 위해 ELISA 시행 후 하는 검사 **3.** 면역결핍 환자에게서 관찰되는 감염 **4.** 심한 가려움 **5.** 손상에 대한 조직의 반응 **6.** 다른 사람의 혈액을 수혈함 **7.** 비타민B_{12} 결핍에 의한 발생하는 빈혈 **8.** 혈액을 생산하는 골수의 암 **9.** 혈액의 빠른 소실 **10.** 혈액 속에 세균이나 세균 독소가 존재하는 상태

명칭 적기

A. **1.** plasma **2.** red blood cells or erythrocytes **3.** platelets or thrombocytes **4.** white blood cells or leukocytes

B. **1.** cervical nodes **2.** mediastinal nodes **3.** axillary nodes **4.** inguinal nodes

C. **1.** thymus gland **2.** lymph node **3.** tonsil **4.** spleen **5.** lymphatic vessels

7장

자습하기

A. **1.** 비강(nasal cavity), 인두(pharynx), 후두(larynx), 기관(trachea), 기관지나무(bronchial tubes), 폐(lungs) **2.** 인두(pharynx) **3.** 후두덮개(epiglottis) **4.** 횡격막(diaphragm) **5.** 3, 2 **6.** 폐포(alveoli) **7.** 흉막(pleura) **8.** 세기관지(bronchioles), 폐포(alveoli)

B. **1.** laryngeal **2.** pulmonary **3.** paranasal **4.** alveolar **5.** nasal **6.** diaphragmatic

C. **1.** e **2.** i **3.** h **4.** a **5.** j **6.** d **7.** b **8.** g **9.** f **10.** c

D. **1.** f **2.** c **3.** e **4.** a **5.** d **6.** b

E. **1.** URI **2.** PFT **3.** O_2 **4.** CO_2 **5.** COPD **6.** Bronch **7.** TB **8.** IRDS

적용하기

의무기록 분석

1. 천식(asthma): 알레르기항원과 같은 다양한 자극에 의해 발생하는 병으로 기관지수축과 호흡곤란(dyspnea), 기침(coughing), 쌕쌕거림(wheezing)을 나타냄. 격렬한 기관지 수축이 발생할 수 있지만 일반적으로 생명을 위협할 정도는 아님. 약물에 잘 반응함.
2. 호흡곤란(dyspnea): 호흡이 어렵거나 힘들다는 것을 의미하는 용어.
3. 청색증(cyanosis): 산소공급이나 혈액순환이 불충분하여 피부가 시퍼렇게 변하는 것.
4. 날숨(expiration): 숨을 내쉼.
5. 점액질(phlegm): 기도를 덮고 있는 점막에서 생성되는 끈적끈적한 점액. 기침에 의해 입으로 올라온 점액질을 가래(sputum)라 함. 세균이나 바이러스, 곰팡이가 존재하는지 검사하기 위해 가래의 색깔과 냄새, 농도를 검사함.
6. 청진(auscultation): 일반적으로 청진기를 이용하여 몸에서 나는 소리를 듣는 것.
7. 건성수포음(rhonchi): 주로 날숨을 쉴 때 들리는 소리로 천식이나 감염이 있을 때 흔히 들림. 기관지나무의 연축에 의해 발생함. Wheezing이라고도 함.
8. 동맥혈가스(arterial blood gases, ABGs): 혈액에 존재하는 가스를 검사함. 일반적으로 혈중 산소 및 이산화탄소 농도를 측정하기 위해 사용함.
9. 저산소혈증(hypoxemia): 혈중 산소 농도가 불충분한 상태.
10. 폐활량측정법(spirometry): 폐활량계를 이용하여 폐용적 및 폐용량을 측정하는 것.
11. Proventil: 기관지나무의 근육연축을 이완시키는 약물. 천식 치료제임.
12. 기관지연축(bronchospasms): 기관지벽에 분포하는 평활근의 불수의적 연축.

의무기록 편집

1. 호흡곤란(dyspnea) **2.** 빠른호흡(tachypnea) **3.** 동맥혈가스(arterial blood gases, ABGs) **4.** 저산소혈증(hypoxemia) **5.** 청진(auscultation) **6.** 거품소리·수포음(crackles) **7.** 고름형성·화농(purulent) **8.** 가래(sputum) **9.** 단순흉부방사선촬영(CXR) **10.** 폐렴(pneumonia) **11.** 기관내삽관(endotracheal intubation)

증례

1. 폐렴(pneumonia).
2. 호흡곤란(dyspnea); 어지럼(dizziness); 앉아숨쉬기(orthopnea); 발열(fever), 기침(cough).
3. 청진 시 비정상 소리인 수포음(crackles)이 들림; 흉부X선촬영 결과 오른쪽 폐의 상부엽에 체액이 분포하는 것이 발견됨.
4. 환자의 전신 건강 상태와 심장 및 폐 기능을 나타내는 지표이며, 이 환자의 활력징후는 심박수 100회/분, 호흡수 24회/분, 체온 38.9℃, 혈압 180/110임.
5. 항생제 정맥주사(정맥으로 세균을 죽이는 약물을 주사함); 간헐양압호흡(intermittent positive pressure breathing).
6. 주사용 항생제를 경구용 항생제로 바꿈.

연습하기

A. **1.** 산소와 이산화탄소를 교환하는 것 **2.** 환기(ventilation) **3.** 폐에서 산소와 이산화탄소를 교환하는 것 **4.** 세포수준에서 산소와 이산화탄소를 교환하는 것

B. **1.** 확장(dilation) **2.** 이산화탄소(carbon dioxide) **3.** 목소리(voice) **4.** 가슴(chest) **5.** 호흡(breathing) **6.** 뱉음(spitting) **7.** 냄새(smell)

C. **1.** rhinitis **2.** rhinorrhea **3.** rhinoplasty **4.** laryngitis **5.** laryngospasm **6.** laryngoscopy **7.** laryngeal **8.** laryngectomy **9.** laryngoplasty **10.** laryngoplegia **11.** bronchial **12.** bronchitis **13.** bronchoscopy **14.** bronchogenic **15.** bronchospasm **16.** thoracotomy **17.** thoracalgia **18.** thoracic **19.** tracheotomy **20.** tracheostenosis **21.** endotracheal **22.** dyspnea **23.** tachypnea **24.** orthopnea **25.** apnea

D. **1.** 기관(trachea 또는 windpipe) **2.** 후두(larynx) **3.** 기관지(bronchus) **4.** 숨쉬기(breathing) **5.** 폐(lung) 또는 공기(air) **6.** 코(nose) **7.** 먼지(dust) **8.** 흉막(pleura) **9.** 후두덮개(epiglottis) **10.** 폐포(alveolus 또는 air sac) **11.** 폐(lung) **12.** 산소(oxygen) **13.** 굴·동(sinus) **14.** 엽(lobe) **15.** 코(nose)

E. **1.** inhalation 또는 inspiration **2.** hemoptysis **3.** pulmonary emboli **4.** sinusitis **5.** pharyngitis **6.** pneumothorax **7.** pertussis **8.** pleurotomy **9.** pleurodynia **10.** nasopharyngitis

F. **1.** chest X-ray **2.** tidal volume **3.** temperature, pulse, respirations **4.** arterial blood gases **5.** dyspnea on exertion **6.** right upper lobe **7.** sudden infant death syndrome **8.** total lung capacity **9.** adult respiratory distress syndrome **10.** metered-dose inhaler **11.** clear to auscultation **12.** severe acute respiratory syndrome

G. **1.** 최대한 숨을 들이쉰 후 폐 속에 존재하는 공기량 **2.** 편안한 상태에서 숨을 들이쉬거나 내쉴 때 폐로 들어오거나 나가는 공기량. **3.** 강제로 숨을 최대한 내쉰 후 폐 속에 남아있는 공기량

H. **1.** cardiopulmonary resuscitation **2.** thoracentesis **3.** respirator **4.** supplemental oxygen **5.** patent **6.** ventilation-perfusion scan **7.** sputum cytology **8.** hyperventilation **9.** rhonchi **10.** anthracosis

I. **1.** decongestant, f **2.** antitussive, a **3.** antibiotic, c **4.** expectorant, g **5.** mucolytic, h **6.** bronchodilator, d **7.** antihistamine, e **8.** corticosteroid, b

명칭 적기

A. **1.** pharynx and larynx **2.** trachea **3.** nasal cavity **4.** bronchial tubes **5.** lungs

B. **1.** nares **2.** paranasal sinuses **3.** nasal cavity **4.** hard palate **5.** soft palate **6.** palatine tonsil **7.** epiglottis **8.** vocal cords **9.** esophagus **10.** trachea

C. **1.** trachea **2.** right upper lobe **3.** right middle lobe **4.** right lower lobe **5.** apex of lung **6.** left upper lobe **7.** left lower lobe **8.** diaphragm

8장

자습하기

A. **1.** 위장관 **2.** 창자(gut), 소화관(alimentary canal), 입(mouth), 항문(anus) **3.** 침샘(salivary glands), 간(liver), 담낭(gallbladder), 췌장(pancreas) **4.** 음식물 소화, 영양소 흡수, 폐기물 배출 **5.** 음식물을 절단하는 것, 음식물을 갈아 뭉개는 것 **6.** 꿈틀운동(peristalsis) **7.** 염산, 미즙(chyme) **8.** 십이지장(duodenum), 공장(jejunum), 회장(ileum) **9.** 구불결장(sigmoid colon) **10.** 담즙(bile), 유화(eumulsification), 담낭(gallbladder)

B. **1.** duodenal **2.** nasogastric **3.** hepatic **4.** pancreatic

5. cholecystic or cystic 6. sublingual 7. esophageal 8. sigmoidal

C. 1. i 2. f 3. c 4. a 5. j 6. l 7. e 8. b 9. k 10. d 11. g 12. o 13. h 14. n 15. m

D. 1. f 2. g 3. e 4. h 5. b 6. a 7. d 8. c

E. 1. NG 2. GI 3. HBV 4. FOBT 5. IBD 6. HSV-1 7. AST 8. pc 9. PUD 10. GERD

적용하기

의무기록 분석

1. 명치·상복부(epigastric): 명치부위 복벽 하부에는 위(stomach)가 위치함.
2. 빈혈(anemia): 혈액 속의 적혈구수 감소 또는 혈색소 농도 감소를 나타내는 이상. 조직에 산소공급이 줄어듦.
3. 흑색변(melena): 짙은 검정색 대변을 배출하는 것. 위장관 속으로 새어 나간 혈액이 소화효소에 의해 소화됨으로써 까만색을 나타내게 됨.
4. 소화불량(dyspepsia): 배탈이 난 상태. 소화불량.
5. 제산제(antacids): 위산을 중화시키는 약물.
6. 온혈구계산(complete blood count [CBC]): 적혈구수와 백혈구수, 혈색소, 적혈구용적률, 백혈구감별, 혈소판수를 측정하는 혈액검사.
7. 대변잠혈검사(fecal occult blood): 대변에 소량의 혈액이 존재하는지 알아내는 검사법. Hemoccult 또는 stool guaiac이라고도 함.
8. 헬리코박터필로리(*Helicobacter pylori*): 위점막을 손상킴으로써 소화성궤양질환을 일으키는 세균의 일종.
9. 위내시경검사(gastroscopy): 유연한 위내시경을 구강을 통해 위까지 넣은 후 위 내부를 관찰하는 검사. 소화성궤양과 위암종을 진단하는데 이용함.
10. 궤양(ulcer): 피부나 점막에 생긴 개방된 상처 또는 병변.
11. 소화성궤양질환(peptic ulcer disease): 하부 식도나 위, 십이지장에서 발생한 궤양으로 위산에 의해 발생하는 것으로 생각함. 위점막의 초기 손상은 헬리코박터필로리(*H. pylori*) 감염에 의해 발생하는 것으로 보임. 궤양이 위 벽 전체로 확장된 상태를 천공궤양(perforated ulcer)이라 하며, 이 경우에는 즉시 수술해야 함.
12. 위절제술(gastrectomy): 위를 외과적으로 절제함.

의무기록 편집

1. 변비(constipation) 2. 위장병전문의(gastroenterologist) 3. 담석증(cholelithiasis) 4. 담낭절제술(cholecystectomy) 5. 위식도역류병(gastroesophageal reflux disease) 6. 복수(ascites) 7. 하부위장관조영술(lower gastrointestinal series) 8. 폴립증(polyposis) 9. 대장내시경검사(colonoscopy) 10. 구불결장(sigmoid colon) 11. 결장절제술(colectomy) 12. 결장창냄술(colostomy)

증례

1. 심한 우상복부 통증; 구역(nausea: 토할 것 같은 느낌; 구토(emesis): 토하는 것; 공막황달(scleral jaundice): 공막에 노란 색소가 침착되는 것.
2. 담낭(gallbladder), 우측 신장(right kidney), 대부분의 간(liver), 췌장(pancreas) 일부, 결장과 소장 일부.
3. 담석이 총담관을 막아 담즙이 소장으로 배출되지 못해 발생함.
4. 복부초음파검사(abdominal ultrasound): 고주파 음파를 이용하여 장기를 관찰하는 검사; 피부경유담관조영술(percutaneous transhepatic cholangiography [PTC]): 간에 직접 조영제를 주입한 다음 담관을 관찰하는 검사. 담석 등에 의해 총담관이 막혔는지 검사하는데 이용됨.
5. 담석증(cholelithiasis)은 담낭에 결석을 가지고 있지만 증상을 나타내지는 않는 상태를 말함; 담낭염(cholecystitis)은 담석이 담낭 출구를 막아 담낭에 염증이 발생한 것을 말함.
6. Laparoscopic cholecystectomy: 복벽을 조금 절개한 후 복강경을 이용하여 담낭을 제거하는 외과 수술법.

연습하기

A. 1. gastritis 2. gastroenterology 3. gastrectomy 4. gastroscopy 5. gastralgia 6. gastromegaly 7. gastrotomy 8. esophagitis 9. esophagoscopy 10. esophagoplasty 11. esophageal 12. esophagectasis 13. proctopexy 14. proctoptosis 15. proctitis 16. proctologist 17. cholecystectomy 18. cholecystolithiasis 19. cholecystolithotripsy 20. cholecystitis 21. laparoscope 22. laparotomy 23. laparoscopy 24. hepatoma 25. hepatomegaly 26. hepatic 27. hepatitis 28. pancreatitis 29. pancreatic 30. colostomy 31. colitis

B. 1. esophagus 2. liver 3. ileum 4. anus and rectum 5. tongue 6. lip 7. jejunum 8. sigmoid colon 9. rectum 10. gum 11. gallbladder 12. duodenum 13. anus 14. small intestine 15. tooth

C. 1. postprandial 2. cholelithiasis 3. anorexia 4. dysphagia 5. hematemesis 6. bradypepsia

D. 1. bowel movement 2. upper gastrointestinal series 3. barium enema 4. bowel sounds 5. nausea and vomiting 6. ova and parasites 7. by mouth 8. common bile duct 9. nothing by mouth 10. postprandial

E. 1. 결장을 시각적으로 관찰하는 검사 2. X선으로 치아를 검사하는 영상진단법 3. 대변에 선홍색 혈액이 존재하는 상태 4. 혈액에 존재하는 폐기물의 양을 알아내는 혈액검사 5. 만성 질환에 의한 체중 소실 및 쇠약 6. 코위관(NG tube)을 통해 위를 세척하는 것 7. 외과적으로 탈장을 교정하는 것 8. 발치 9. 총담관 결석을 외과적으로 부숨 10. 외과적으로 두 장기를 잇는 것

F. 1. liver biopsy 2. colostomy 3. barium swallow 4. lower GI series 5. colectomy 6. fecal occult blood test 7. choledocholithotripsy 8. total parenteral nutrition 9. gastric stapling 10. intravenous cholecystography 11. colonoscopy 12. ileostomy

G. 1. d 2. g 3. h 4. e 5. f 6. b 7. c 8. a

H. 1. 설사약·지사제(antidiarrheal), f
2. 양성자펌프억제제(proton pump inhibitor), h
3. 구토약·항구토제(antiemetic), d 4. H_2수용체대항제(H_2-receptor antagonist), a 5. 식욕감퇴제·식욕억제제(anorexiant), b
6. 완화제·설사제(laxative), c 7. 제산제(antacid), e
8. 바이러스약·항바이러스제(antiviral), g

명칭 적기

A. 1. salivary glands 2. esophagus 3. pancreas 4. small intestine 5. oral cavity 6. stomach 7. liver and gallbladder 8. colon

B. 1. esophagus 2. cardiac or lower esophageal sphincter 3. pyloric sphincter 4. duodenum 5. antrum 6. fundus of stomach 7. rugae 8. body of stomach

C. 1. cystic duct 2. common bile duct 3. gallbladder

4. duodenum 5. liver 6. hepatic duct 7. pancreas
8. pancreatic duct

9장

자습하기

A. **1.** 네프론(nephron) **2.** 여과(filtration), 재흡수(reabsorption), 분비(secretion) **3.** 전해질(electrolytes) **4.** 후복강(retroperitoneal) **5.** 사구체(glomerulus) **6.** 콩팥잔(calyx) **7.** 2, 1 **8.** micturition, voiding

B. **1.** ureteral **2.** renal **3.** glomerular **4.** urinary **5.** urethral

C. **1.** c **2.** g **3.** h **4.** i **5.** f **6.** e **7.** d **8.** b **9.** a **10.** j

D. **1.** f **2.** e **3.** h **4.** a **5.** g **6.** c **7.** d **8.** b

E. **1.** kidneys, ureters, bladder **2.** catheter/catheterization **3.** cystoscopy **4.** genitourinary **5.** extracorporeal shockwave lithotripsy **6.** urinary tract infection **7.** urine culture **8.** retrograde pyelogram **9.** acute renal failure **10.** blood urea nitrogen **11.** chronic renal failure **12.** water

의무기록 분석

1. 혈뇨(hematuria): 소변 속에 혈액이 존재함.
2. 신우신염(pyelonephritis): 신우와 신장의 염증. 가장 흔한 신장질환의 하나임. 요관을 통해 하부요로감염이 신장으로 퍼져 발생하는 경우가 많음. 소변으로 많은 백혈구와 세균이 배출될 수 있음. 혈뇨가 나타나기도 함. 치료하지 않았거나 지속되는 방광염에 의해 발생할 수 있음.
3. 만성방광염(chronic cystitis): 방광의 염증.
4. 배뇨통(dysuria): 배뇨가 어렵거나 배뇨 시 통증이 발생하는 것.
5. 청결채취소변검사(clean catch urinalysis): 소변의 물리적·화학적 검사와 현미경을 이용한 검사로 이루어진 검사실검사.
6. 고름뇨(pyuria): 소변에 고름이 존재하는 상태.
7. 소변배양 및 항생제 감수성 검사(culture and sensitivity): 소변에 세균이 존재하는지를 알아보는 검사실검사. 세균이 있는지 알아보기 위해 소변검체를 배지에서 배양한 후 세균이 자랄 경우 감수성이 있는 항생제를 찾음.
8. 병원체(pathogen): 질병을 일으킬 수 있는 세균이나 바이러스, 곰팡이, 독소 등을 말함.
9. 항생제(antibiotic): 세균 감염을 치료하는 약물.
10. 방광경검사(cystoscopy): 방광경을 이용해 방광을 시각적으로 검사하는 것.
11. 방광목막힘(bladder neck obstruction): 방광 출구가 막힌 것. 남성에서 전립샘비대에 의해 흔히 발생함.
12. 선천성(congenital): 출생 시부터 존재함.
13. 카테터 삽입(catheterized): 소변을 채취하거나 조영제를 주입하기 위해 요도를 통해 방광 속에 도관을 삽입하는 것.

의무기록 편집

1. 혈뇨(hematuria) **2.** 비뇨기과의사(urologist) **3.** 방광염(cystitis) **4.** 청결채취검체(clean-catch specimen) **5.** 소변검사(urinalysis) **6.** 고름뇨(pyuria) **7.** 역방향신우조영술(retrograde pyelogram) **8.** 요관(ureter) **9.** 요관결석(ureterolith) **10.** 체외충격파쇄석술(extracorporeal shockwave lithotripsy) **11.** 결석(calculi)

증례

1. 방광염(cystitis): 방광의 염증; 신우신염(pyelonephritis): 신우와 신장의 염증. 가장 흔한 신장질환의 하나로서 하부요로감염이 요관을 통해 신장으로 퍼져 발생하는 경우가 많음. 소변으로 많은 백혈구와 세균이 배출될 수 있음. 혈뇨가 나타나기도 함. 치료하지 않았거나 지속되는 방광염에 의해 발생할 수 있음.
2. 발열(fever); 오한(chills); 피로(fatigue); 소변못참음(urgency): 즉각 배뇨를 해야 할 것 같은 느낌; 빈뇨(frequency): 소변 횟수가 정상보다 증가한 것; 배뇨통(dysuria): 배뇨가 어렵거나 배뇨 시 통증이 발생하는 것; 혈뇨(hematuria): 소변에 혈액이 존재하는 것; 소변이 뿌옇고 생선비린내가 남: 소변이 깨끗하지 않고 악취가 남.
3. 청결채취검체(clean catch specimen): 생식기관으로부터의 오염을 최소화하기 위해 요도구멍을 깨끗이 한 후 채취한 중간뇨(배뇨 중간 시기쯤에 채취함) 검체; 소변검사(urinalysis): 소변의 물리적·화학적 검사와 현미경을 이용한 검사로 이루어진 검사실검사; 소변배양 및 항생제 감수성 검사(urine C&S): 소변에 세균이 존재하는지를 알아보는 검사실검사. 세균이 있는지 알아보기 위해 소변검체를 배지에서 배양한 후 세균이 자랄 경우 감수성이 있는 항생제를 찾음; 콩팥요관방광단순촬영(KUB): 조영제를 사용하지 않고 신장과 요관, 방광을 살펴보기 위해 X선으로 복부를 촬영하는 것.
4. 고름뇨(pyuria): 소변에 고름이 존재함; 세균뇨(bacteriuria): 소변에 세균이 존재함; 산성 pH: 요로감염을 나타냄; 배양 및 항생제 감수성 검사(culture and sensitivity): 세균의 종류와 세균에 감수성을 보이는 항생제를 찾는 검사; 콩팥요관방광단순촬영(KUB): 신우신염(pyelonephritis).
5. 항생제(antibiotic): 세균을 죽이는 약물; 물을 많이 마시게 함: 방광을 세척함.
6. 밝은 노란색부터 진한 금색까지, 방향성 냄새, 비중(1.001~1.030), pH(5.0~8.0), 단백질(음성 또는 미량), 포도당(음성), 케톤(음성), 혈액(음성).

연습하기

A. **1.** nephropexy **2.** nephrogram **3.** nephrolithiasis **4.** nephrectomy **5.** nephritis **6.** nephropathy **7.** nephrosclerosis **8.** cystitis **9.** cystorrhagia **10.** cystoplasty **11.** cystoscope **12.** cystalgia **13.** pyeloplasty **14.** pyelitis **15.** pyelogram **16.** ureterolith **17.** ureterectasis **18.** ureterostenosis **19.** urethritis **20.** urethroscope

B. **1.** 소변(urine) **2.** 구멍(meatus) **3.** 방광(urinary bladder) **4.** 신장(kidney) **5.** 신우(renal pelvis) **6.** 당(sugar) **7.** 밤(night) **8.** 희박한(scanty) **9.** 요관(ureter) **10.** 사구체(glomerulus)

C. **1.** 항연축제(antispasmodic), b **2.** 항생제(antibiotic), c **3.** 이뇨제(diuretic), a

D. **1.** 배뇨 **2.** 소변생산량을 증가시킴 **3.** 신장결석에 의한 통증 **4.** 요도를 통해 방광 속에 도관을 삽입함 **5.** 신우의 염증 **6.** 신장 사구체의 염증 **7.** 결석을 제거하기 위해 장기를 절개함 **8.** 유뇨증·야뇨증 **9.** 요도구멍을 확장함 **10.** 당뇨병에 의해 이차적으로 사구체가 손상되는 것 **11.** 소변의 화학적 조성을 검사하는 것 **12.** 소변 줄기의 힘이 감소하는 것.

E. **1.** 무뇨증(anuria) **2.** 혈뇨(hematuria) **3.** 신장결석(calculus·nephrolith) **4.** 결석을 깸(lithotripsy) **5.** 요도염(urethritis) **6.** 고름뇨(pyuria) **7.** 세균뇨(bacteriuria) **8.** 배뇨통(dysuria) **9.** 케톤뇨(ketonuria) **10.** 단백뇨(proteinuria) **11.** 다뇨(polyuria)

F. **1.** K^+ **2.** Na^+ **3.** UA **4.** BUN **5.** SG, sp. gr. **6.** IVP **7.** BNO

8. I&O 9. ATN 10. ESRD

G. **1.** 처짐(drooping) **2.** 소변 상태(condition of the urine) **3.** 결석(stone) **4.** 외과적으로 부숨(surgical crushing) **5.** 결석증(condition of stones)

H. **1.** renal transplant **2.** nephropexy **3.** urinary tract infection **4.** pyelolithectomy **5.** renal biopsy **6.** ureterectomy **7.** cystostomy **8.** cystoscopy **9.** IVP

명칭 적기

A. **1.** kidney **2.** urinary bladder **3.** ureter **4.** male urethra **5.** female urethra

B. **1.** cortex **2.** medulla **3.** calyx **4.** renal pelvis **5.** renal papilla **6.** renal pyramid **7.** ureter

C. **1.** efferent arteriole **2.** glomerular (Bowman's) capsule **3.** glomerulus **4.** afferent arteriole **5.** proximal convoluted tubule **6.** descending nephron loop **7.** distal convoluted tubule **8.** collecting tubule **9.** ascending nephron loop **10.** peritubular capillaries

10장

자습하기

A. **1.** 자궁관·난관(uterine tubes) **2.** 임신(gestation) **3.** 확장기(dilation stage), 압박방출기(expulsion stage), 태반기(placental stage) **4.** 폐경(menopause) **5.** 난자(ovum) **6.** 자궁내막(endometrium) **7.** 자궁(uterus)

B. **1.** embryonic **2.** fetal **3.** uterine **4.** ovarian **5.** mammary **6.** vaginal

C. **1.** b **2.** h **3.** g **4.** c **5.** a **6.** i **7.** j **8.** d **9.** e **10.** f

D. **1.** e **2.** g **3.** d **4.** a **5.** h **6.** c **7.** b **8.** f

E. **1.** GI, grav I **2.** AI **3.** UC **4.** FTND **5.** IUD **6.** D & C **7.** HRT **8.** gyn/GYN **9.** AB **10.** OCPs

F. **1.** 비뇨, 생식 **2.** 고환(testes), 부고환(epididymis), 음경(penis) **3.** foreskin **4.** 고환(testes) **5.** 망울요도샘(bulbourethral glands) **6.** 테스토스테론(testosterone) **7.** 회음(perineum)

G. **1.** testicular **2.** spermatic **3.** vesicular **4.** penile **5.** prostatic

H. **1.** b **2.** e **3.** a **4.** c **5.** f **6.** d

I. **1.** c **2.** a **3.** d **4.** b **5.** e

J. **1.** ED **2.** GC **3.** DRE **4.** TURP **5.** STI

의무기록 분석

1. 임신(gestation): 임신 기간을 말하며, 정상적으로 약 40주임.
2. 양막천자(amniocentesis): 양수를 채취할 목적으로 주사바늘을 이용하여 양막주머니에 구멍을 내는 것. 태아의 성숙 정도와 발달 정도, 유전적 이상을 판단하는데 도움을 얻을 수 있음.
3. 태아(fetus): 임신 9주부터 출생할 때까지의 아기를 말함.
4. 산과전문의(obstetrician): 임신과 출산, 출산 직후의 여성을 진단하고 치료하는 전문의.
5. 다임신부(multigravida): 임신 횟수가 2회 이상인 여성.
6. 미분만부(nullipara): 살아 있는 아기를 출산한 적이 없는 여성.
7. 유산(miscarriage): 배아 또는 태아가 사망하여 임신이 불시에 중단되는 것으로서 자연유산이라고도 함.
8. 골반초음파검사(pelvic ultrasound): 고주파음을 이용하여 자궁이나 난소, 태아의 영상을 관찰하거나 사진을 촬영하는 것.
9. 전치태반(placenta previa): 태반이 하부 자궁에 착상되어 산도를 막고 있는 상태.
10. 태반조기박리(abruptio placentae): 태아 출산 전에 자궁으로부터 태반이 분리되는 응급 상태. 바로 아기를 출산시켜야 함.
11. 태반(placenta): 태아와 모체 자궁을 연결하는 기관으로서 태아에게 산소와 영양소를 공급함.
12. 제왕절개(C-section): 복벽과 자궁벽을 절개하여 아기를 출산하는 수술법.

의무기록 편집

1. 사정(ejaculation) **2.** 잠복고환(cryptorchidism) **3.** 고환고정술(orchidopexy) **4.** 정관절제술(vasectomy) **5.** 사정(ejaculation) **6.** 직장손가락검사(digital rectal exam) **7.** 전립샘암(prostate cancer) **8.** 전립샘특이항원(prostate-specific antigen) **9.** 양성전립샘비대(benign prostatic hyperplasia) **10.** 요도경유전립샘절제술(transurethral resection)

증례

1. 생식기헤르페스(genital herpes).
2. 발열(fever): 체온이 높음; 병감(malaise): 전반적인 불편감; 배뇨통(dysuria): 배뇨시 통증이 동반됨; 백색질분비물(vaginal leukorrhea): 질로부터 백색 분비물이 나옴.
3. 잔물집(vesicles): 체액이 들어 있는 작은 물집; 궤양(ulcers): 피부가 패인 병변; 홍반(erythema): 피부가 붉음; 부종(edema): 피부가 부어 있음.
4. 성기 이외의 신체 부위에서 비정상 소견이 관찰됨.
5. 손으로 만져 진찰하는 것.
6. 아기가 산도를 통과할 때 바이러스에 감염될 위험성이 있음.

연습하기

A. **1.** suprapubic prostatectomy **2.** transurethral resection **3.** genitourinary **4.** benign prostatic hyperplasia **5.** prostate-specific antigen **6.** cervix **7.** last menstrual period **8.** fetal heart rate **9.** pelvic inflammatory disease **10.** gynecology **11.** cesarean section **12.** newborn **13.** premenstrual syndrome **14.** toxic shock syndrome **15.** low birth weight

B. **1.** 성숙한 정자를 생산함 **2.** 고환에 체액이 축적되는 것 **3.** 요도를 통해 기구를 삽입한 후 전립샘 조직을 외과적으로 제거함 **4.** 정자생산에 문제가 있어 아이를 수태할 수 없는 상태 **5.** 고환을 외과적으로 제거함 **6.** 정관의 일부 또는 전부를 외과적으로 제거함 **7.** 남성의 고환이나 여성의 난소를 제거함 **8.** 정상 임신 기간으로서 대략 37주임 **9.** 신생아가 맨 처음 배출하는 대변 **10.** 임신한 적이 없는 여성 **11.** 난산 **12.** 월경혈을 제외한 자궁 분비물 **13.** 섬유와 유사한 조직을 함유한 양성종양 **14.** 유방의 양성 낭종 **15.** 태반이 하부 자궁에 위치해 산도를 막고 있는 상태

C. **1.** colposcopy **2.** colposcope **3.** cervicectomy **4.** cervicitis **5.** hysteropexy **6.** hysterectomy **7.** hysterorrhexis **8.** oophoritis **9.** oophorectomy **10.** mammogram **11.** mammoplasty **12.** amniotomy **13.** amniorrhea **14.** prostatectomy **15.** prostatitis **16.** orchiectomy **17.** orchioplasty **18.** orchiotomy **19.** aspermia **20.** oligospermia **21.** spermatogenesis **22.** spermatolysis

D. **1.** 자궁(uterus) **2.** 자궁(uterus) **3.** 여성(female) **4.** 음문(vulva) **5.** 난소(ovary) **6.** 난소(ovary) **7.** 자궁관(uterine tube) **8.** 월경

(menstruation) **9.** 질(vagina) **10.** 유방(breast) **11.** 정자(sperm) **12.** 고환(testes) **13.** 남성(male) **14.** 음경(penis) **15.** 전립샘(prostate)

E. **1.** 분만, 출산 **2.** 임신(pregnancy) **3.** 시작(beginning) **4.** 임신(pregnancy) **5.** 출산 **6.** 분만 **7.** 자궁관 **8.** 정자 상태

F. **1.** conization **2.** stillbirth **3.** puberty **4.** premenstrual syndrome **5.** laparoscopy **6.** fibroid tumor **7.** D & C **8.** eclampsia **9.** endometriosis **10.** cesarean section

G. **1.** e **2.** i **3.** h **4.** c **5.** a **6.** d **7.** g **8.** b **9.** f

H. **1.** 남성호르몬요법, f **2.** 옥시토신, a **3.** 전립샘비대증치료제, b **4.** 경구피임제, g **5.** 살정약, d **6.** 발기장애치료제, h **7.** 호르몬대치요법, i **8.** 낙태제, e **9.** 임신약, c

명칭 적기

A. **1.** uterine tube **2.** ovary **3.** fundus of uterus **4.** corpus (body) of uterus **5.** cervix **6.** vagina **7.** clitoris **8.** labium majora **9.** labium minora

B. **1.** seminal vesicle **2.** vas deferens **3.** prostate gland **4.** bulbourethral gland **5.** urethra **6.** epididymis **7.** glans penis **8.** testis

C. **1.** areola **2.** nipple **3.** lactiferous gland **4.** lactiferous duct **5.** fat

11장

자습하기

A. **1.** 내분비학(endocrinology) **2.** 뇌하수체 **3.** 생식샘(gonads) **4.** 코르티코스테로이드(corticosteroids) **5.** 테스토스테론(testosterone) **6.** 에스트로겐(estrogen), 프로게스테론(progesterone) **7.** 항이뇨호르몬(antidiuretic hormone) **8.** 가슴샘(thymus gland)

B. **1.** thymic **2.** pancreatic **3.** thyroidal **4.** ovarian **5.** testicular

C. **1.** b **2.** a **3.** e **4.** h **5.** j **6.** i **7.** f **8.** g **9.** c **10.** d

D. **1.** e **2.** d **3.** a **4.** f **5.** c **6.** b **7.** h **8.** g

E. **1.** NIDDM **2.** IDDM **3.** ACTH **4.** PTH **5.** T_3 **6.** TSH **7.** FBS **8.** PRL

의무기록 분석

1. 고혈당(hyperglycemia): 혈당 농도가 높은 상태로서 당뇨병과 연관되어 있음.
2. 케톤산증(ketoacidosis): 산성을 띈 케톤체가 과도하게 증가해 발생하는 산증. 즉각적으로 치료해야 하는 심각한 상황이며, 치료하지 않을 경우 사망하는 경우도 있음. 당뇨병산증(diabetic acidosis)이라고도 함.
3. 당뇨(glycosuria): 소변에 고농도의 당이 존재하는 상태.
4. 제1형 당뇨형(type 1 diabetes mellitus): 인슐린의존당뇨병이라고도 함. 췌장에서 인슐린 생산을 멈추는 생애 초기에 발병함. 환자는 매일 인슐린 주사를 맞아야 함.
5. 다뇨(polyuria): 소변량이 너무 많은 상태.
6. 다음증(polydipsia): 과도하게 갈증을 느낌.
7. 공복혈당(fasting blood sugar): 12시간 이상 금식한 후 측정한 혈중 포도당 농도.
8. 인슐린(insulin): 제1형 당뇨병 환자에게 인슐린을 제공하거나 심한 제2형 당뇨병을 치료하기 위해 투여하는 약물.
9. 포도당내성검사(glucose tolerance test): 혈당 농도를 측정하는 검사. 구강 또는 정맥을 통해 정해진 양의 포도당을 투여함. 이어서 일정한 시간 간격으로 혈액을 채취하여 포도당을 이용하는 환자의 능력을 검사함. 당뇨병 환자에서는 포도당에 대한 인슐린 반응을 알아보기 위해 이용함.
10. 혈당측정기(glucometer): 당뇨병 환자가 집에서 혈당을 측정할 수 있도록 개발된 기구.

의무기록 편집

1. 비만(obesity) **2.** 남성형털과다증(hirsutism) **3.** 내분비전문의(endocrinologist) **4.** 방사면역측정법(radioimmunoassay) **5.** 코티솔(cortisol) **6.** 부신피질(adrenal cortex) **7.** 샘종(adenoma) **8.** 부신피질(adrenal cortex) **9.** 샘종(adenoma) **10.** 쿠싱증후군(Cushing's syndrome) **11.** 부신절제술(adrenalectomy)

증례

1. 당뇨병(diabetes mellitus).
2. 발한(diaphoresis): 과도하게 땀을 흘림; 빠른 호흡; 빠른 맥막; 지남력장애(disorientation): 자신을 둘러싼 환경에 대해 혼동함.
3. 혈액검사(blood serum test): 내분비샘 기능을 평가하기 위해 다양한 물질들의 농도를 측정하는 검사법.
4. 고혈당증(hyperglycemia): 혈당 농도가 너무 높은 상태; 케톤산증(ketoacidosis): 체내에 산성 케톤체 농도가 과도하게 높은 상태.
5. 소아기에 당뇨병 진단을 받았고 인슐린 주사를 맞고 있는 것으로 보아 제1형 당뇨병으로 생각됨.
6. 제2형 당뇨병은 대개 생애 후기에 발병함. 췌장에서는 정상적으로 인슐린이 생산되지만 세포가 인슐린에 반응하지 않음. 환자는 인슐린 기능을 향상시키는 경구혈당강하제를 복용하기도 하고 인슐린 주사를 맞기도 함.

연습하기

A. **1.** thyroidectomy **2.** thyroidal **3.** hyperthyroidism **4.** pancreatic **5.** pancreatitis **6.** pancreatectomy **7.** pancreatotomy **8.** adrenal **9.** adrenomegaly **10.** adrenopathy **11.** thymoma **12.** thymectomy **13.** thymic **14.** thymitis

B. **1.** 나트륨(sodium) **2.** 여성(female) **3.** 솔방울샘(pineal gland) **4.** 뇌하수체(pituitary gland) **5.** 칼륨(potassium) **6.** 칼슘(calcium) **7.** 부갑상샘(parathyroid glands) **8.** 말단(extremities) **9.** 당(sugar) **10.** 생식샘(sex glands)

C. **1.** protein-bound iodine **2.** potassium **3.** thyroxine **4.** glucose tolerance test **5.** diabetes mellitus **6.** basal metabolic rate **7.** sodium **8.** antidiuretic hormone

D. **1.** glycosuria **2.** vasopressin **3.** polyuria **4.** hypercalcemia **5.** polydipsia **6.** gonadotropin **7.** postprandial

E. **1.** 부신피질에서 분비되는 호르몬 **2.** 과도하게 털이 자람 **3.** 팔다리에서 연축이 발생하는 상태로서 pH 이상이나 칼슘 이상, 부갑상샘 이상에 의해 발생할 수 있음 **4.** 당뇨병으로 인해 망막에 이상이 발생한 것 **5.** 혈당 농도가 증가한 상태 **6.** 혈당 농도가 감소한 상태 **7.** 부신에서 생산되는 물질로서 에피네프린이라고도 함 **8.** 췌장에서 생산되는 호르몬으로서 혈당 대사에 필수적 역할을 함 **9.** 갑상샘의 과잉 활동에 의해 발생하는 질병 상태 **10.** 내분비샘이 신체가 필요로 하는 것보다 더 많은 양의 호르몬을 분비하는 상태

F. **1.** insulinoma **2.** ketoacidosis **3.** panhypopituitarism **4.** pheochromocytoma **5.** Hashimoto's thyroiditis **6.** gynecomastia

G. **1.** 코르티코스테로이드(corticosteroids), e **2.** 사람성장호르몬요법

(human growth hormone therapy), a **3.** 인슐린(insulin), f **4.** 항갑상선제(antithyroid agent), c **5.** 경구혈당강하제(oral hypoglycemic agent), d **6.** 바소프레신(vasopressin), b

명칭 적기

A. **1.** pineal gland **2.** thyroid and parathyroid glands **3.** adrenal glands **4.** pancreas **5.** pituitary gland **6.** thymus gland **7.** ovary **8.** testis

B. **1.** pituitary gland **2.** bone and soft tissue **3.** GH **4.** testes **5.** FSH, LH **6.** ovary **7.** FSH, LH **8.** thyroid gland **9.** TSH **10.** adrenal cortex **11.** ACTH **12.** breast **13.** PRL

C. **1.** liver **2.** stomach **3.** pancreas **4.** beta cell **5.** alpha cell **6.** islet of Langerhans

12장

자습하기

A. **1.** 뇌(brain), 척수(spinal cord), 신경(nerves) **2.** 말초신경계통(peripheral nervous system), 중추신경계통(central nervous system) **3.** 원심신경(efferent or motor); 구심신경(afferent or sensory) **4.** 대뇌(cerebrum) **5.** 소뇌(cerebellum) **6.** 시각(eyesight) **7.** 청각(hearing), 후각(smell) **8.** 부교감신경, 교감신경

B. **1.** cerebrospinal **2.** meningeal **3.** subdural **4.** encephalic **5.** neural **6.** intracranial

C. **1.** b **2.** f **3.** g **4.** h **5.** i **6.** j **7.** e **8.** c **9.** d **10.** a

D. **1.** e **2.** c **3.** g **4.** b **5.** a **6.** d **7.** h **8.** f

E. **1.** CSF **2.** CVD **3.** EEG **4.** ICP **5.** PET **6.** CVA **7.** ANS

의무기록 분석

1. 하반신마비(paraplegia): 신체 하부 및 양쪽 다리의 마비.
2. 분쇄골절(comminuted fracture): 뼈가 여러 조각으로 부서진 골절.
3. 경막외혈종(epidural hematoma): 뇌와 척수의 경질막바깥공간에 존재하는 혈액 덩어리.
4. 척수손상(spinal cord injury): 외상에 의한 척수 손상. 척수가 부분적으로 손상될 수도 있고 완전히 손상될 수 있음.
5. 무의식(unconscious): 주변을 인지할 수 없고, 자극에 반응할 수 없는 상태.
6. 무감각(anesthesia): 느낌이나 감각이 없음.
7. 마비(paralysis): 일시적으로 또는 영구적으로 기능이나 수의운동을 소실함
8. 컴퓨터단층촬영(CT scan): 신체의 횡단면 영상을 만들 수 있는 영상기법.
9. 척추후궁절제술(laminectomy): 척수신경이 눌리는 것을 해결하기 위해 척추후궁을 제거하는 수술.
10. 척추유합술(spinal fusion): 인접한 척추뼈를 외과적으로 유합시키는 것. 탈출추간판을 치료하는 것을 포함한 다양한 이유로 시행할 수 있음.
11. 물리치료(physical therapy): 물리적 수단과 방법을 동원하여 장애를 치료하는 것으로서 관절운동과 근력을 증가시킴.
12. 작업치료(occupational therapy): 환자가 독립적으로 생활할 수 있도록 일상생활에 필요한 술기를 회복·발달·개선하는 치료법.

의무기록 편집

1. 언어장애(dysphasia) **2.** 반신마비(hemiplegia) **3.** 발작(convulsions) **4.** 신경과의사(neurologist) **5.** 뇌파검사(electroence-phalography) **6.** 허리천자(lumbar puncture) **7.** 뇌스캔(brain scan) **8.** 대뇌피질(cerebral cortex) **9.** 별아교세포종(astrocytoma) **10.** 냉동수술(cryosurgery) **11.** 머리뼈절개술(craniotomy)

증례

1. 뇌졸중(CVA or stroke).
2. 실어증(aphasia): 말할 수 없는 상태; 반신불완전마비(hemiparesis): 한쪽 신체의 근력약화; 실신(syncope): 기절함; 섬망(delirium): 혼동과 지남력장애, 초조를 나타내는 비정상적인 정신상태.
3. 고혈압(hypertension): 혈압이 높음; 죽상경화증(atherosclerosis): 노란 지방질이 쌓여 동맥이 딱딱해진 상태; 당뇨병(diabetes mellitus): 혈당 농도를 조절하는 인슐린을 생산하지 못하거나 인슐린에 반응하지 않는 상태.
4. 뇌스캔(brain scan): 순환계 속에 방사성 동위원소를 주입한 후 촬영한 뇌영상. 우측 대뇌반구에 경색이 발견됨.
5. 경색(infarct): 혈액 공급이 차단되어 조직이 괴사된 상태.
6. 출혈(hemorrhage); 혈전(thrombus): 고정된 피떡; 색전(embolus): 떠돌아다니는 피떡; 혈관압박(compression).

연습하기

A. **1.** h **2.** k **3.** d **4.** g **5.** a **6.** b **7.** f **8.** j **9.** e **10.** l **11.** i **12.** c

B. **1.** neuritis **2.** neurologist **3.** neuralgia **4.** polyneuritis **5.** neurectomy **6.** neuroplasty **7.** neuroma **8.** neurorrhaphy **9.** meningitis **10.** meningocele **11.** myelomeningocele **12.** encephalogram **13.** encephalopathy **14.** encephalitis **15.** encephalocele **16.** cerebrospinal **17.** cerebral

C. **1.** transient ischemic attack **2.** multiple sclerosis **3.** spinal cord injury **4.** central nervous system **5.** peripheral nervous system **6.** headache **7.** cerebral palsy **8.** lumbar puncture **9.** amyotrophic lateral sclerosis

D. **1.** 불투과조영제를 주입한 후 척주(spinal column)를 촬영하는 진단법 **2.** 방사선 조영제를 주입한 후 X선으로 혈관을 촬영하는 검사법. **3.** 신경계 병변 및 이상을 검사하기 위해 발바닥을 자극하는 반사 검사 **4.** 신경 손상 부위를 찾기 위해 신경을 따라 활동전위가 전달되는 속도를 측정하는 검사 **5.** 뇌와 척수로부터 채취한 체액인 뇌척수액을 검사하는 것 **6.** 뇌혈류량과 혈액량, 산소소비량, 포도당 소비량을 측정하기 위한 양전자방출단층촬영 **7.** 뇌의 초음파 메아리를 기록하는 검사법 **8.** 척주관 내에 바늘을 삽입하여 체액을 채취하는 것

E. **1.** 마비(paralysis) **2.** 근육협동(muscular coordination) **3.** 발생(development)과 연관된 **4.** 근력약화(weakness) **5.** 말하기(speech)

F. **1.** 수막(meninges) **2.** 뇌(brain) **3.** 소뇌(cerebellum) **4.** 척수(spinal cord) **5.** 머리(head) **6.** 시상(thalamus) **7.** 신경(nerve) **8.** 신경뿌리(nerve root) **9.** 대뇌(cerebrum) **10.** 교뇌(pons)

G. **1.** 별아교세포의 종양 **2.** 발작(seizure) **3.** 무감각 **4.** 신체 한쪽의 근력약화 **5.** 수술로 신경계 질환을 치료하는 의사 **6.** 통증을 느끼지 않음 **7.** 한 팔다리의 국소발작 **8.** 모든 팔다리 마비 **9.** 경막하공간에 혈액이 축적된 것 **10.** 수막공간 내

H. **1.** d **2.** e **3.** f **4.** g **5.** b **6.** a **7.** c **8.** j **9.** h **10.** i

I. **1.** delirium **2.** amyotrophic lateral sclerosis **3.** Bell's palsy **4.** cerebral aneurysm **5.** Parkinson's disease **6.** cerebrospinal fluid shunt **7.** transient ischemic attack **8.** subdural hematoma

9. cerebral palsy **10.** nerve conduction velocity

J. **1.** 마취제(anesthetic), e **2.** 도파민제(dopaminergic drugs), a **3.** 수면제(hypnotic), d **4.** 진통제(analgesic), g **5.** 진정제(sedative), b **6.** 마약성진통제(narcotic analgesic), c **7.** 항경련제(anticonvulsant), f

명칭 적기

A. **1.** brain **2.** spinal nerves **3.** spinal cord

B. **1.** dendrites **2.** nerve cell body **3.** unmyelinated region **4.** myelinated axon **5.** nucleus **6.** axon **7.** terminal end fibers

C. **1.** cerebrum **2.** diencephalon **3.** thalamus **4.** hypothalamus **5.** brain stem **6.** midbrain **7.** cerebellum **8.** pons **9.** medulla oblongata

13장

자습하기

A. **1.** 안과학(ophthalmology) **2.** cilia **3.** 눈물샘(lacrimal gland) **4.** 각막(cornea) **5.** 망막(retina) **6.** 홍채(iris)

B. **1.** pupillary **2.** optic or optical **3.** retinal **4.** lacrimal **5.** intraocular **6.** extraocular

C. **1.** h **2.** g **3.** a **4.** d **5.** b **6.** i **7.** c **8.** f **9.** e **10.** j

D. **1.** d **2.** a **3.** f **4.** e **5.** b **6.** c

E. **1.** PE tube **2.** EM **3.** XT **4.** OS **5.** EOM **6.** VA

F. **1.** 망치뼈(malleus), 모루뼈(incus), 등자뼈(stapes) **2.** 이과학(otology) **3.** tympanic membrane **4.** 귀지(cerumen) **5.** 유스타키오관(eustachian tube) 또는 귀관(auditory tube) **6.** 전정와우신경(vestibulocochlear nerve)

G. **1.** cochlear **2.** otic, aural, auricular **3.** vestibular **4.** acoustic, auditory **5.** monoaural

H. **1.** e **2.** h **3.** a **4.** g **5.** j **6.** c **7.** i **8.** b **9.** d **10.** f

I. **1.** c **2.** b **3.** d **4.** a **5.** g **6.** h **7.** e **8.** f

J. **1.** OE **2.** EENT **3.** BC **4.** AU **5.** OM

적용하기

의무기록 분석

1. 눈부심(photophobia): 이 용어는 빛에 대한 두려움으로 해석되지만, 실제로는 밝은 빛에 대해 민감도가 높은 것을 의미함.
2. 원시(hyperopia): 원시 상태인 사람은 멀리 있는 물체는 볼 수 있지만 가까이 있는 물체를 보는데 어려움을 나타냄. *Farsightedness* 라고도 함. 볼록렌즈를 이용하여 교정할 수 있음.
3. 시력검사(visual acuity test): 시력을 측정하는 검사. 일반적으로 스넬렌 시력표를 이용하여 6m 거리에서 측정함.
4. 안압(intraocular pressure): 안구의 압력.
5. 검안경검사(ophthalmoscopy): 검안경을 이용하여 눈의 내부를 검사하는 것(그림 13.12). 의사는 각막과 렌즈, 망막을 관찰하기 위해 동공을 확장시킴. 눈의 혈관 이상과 일부 전신질환을 관찰하는데 이용됨.
6. 산동제(mydriatic drops): 홍채나 섬모체근을 마비시켜 동공을 확장시킴. 눈 검사와 눈 수술에 특히 유용함.
7. 백내장(cataract): 수정체가 뿌옇게 변해 시력이 감소하는 것. 대개 수술을 하여 백내장이 발생한 수정체를 제거한 후 인공수정체로 교체하여 치료함.
8. 망막병증(retinopathy): 망막을 침범하는 병을 나타내는 일반 용어.
9. 황반변성(macular degeneration): 망막 황반 부위의 변성. 레이저 수술로 황반 아래에 분포하는 혈관을 파괴하여 치료함.
10. 수정체유화술(phacoemulsification): 고주파를 이용하여 백내장이 생긴 수정체를 유화시키는 것을 말하며, 이어서 유화된 수정체를 주사바늘로 흡입하여 제거함.
11. 인공렌즈이식술(prosthetic lens implant): 백내장 수술로 수정체를 제거한 후 인공렌즈를 삽입하는 수술.

의무기록 편집

1. 중이염(otitis media) **2.** 이비인후과전문의(otorhinolaryngologist) **3.** 양귀(AU, binaural) **4.** 이경검사(otoscopy) **5.** 고막(tympanic membrane) **6.** 귀지(cerumen) **7.** 고실측정법(tympanometry) **8.** 청력검사(audiometric test) **9.** 전도난청(conductive hearing loss) **10.** 고막절개술(myringotomy)

증례

1. 전도난청(conductive hearing loss): 외이나 중이의 질병 또는 이상으로 인해 생기는 난청을 말한다. 전도난청이 생기면 모든 소리가 약해지므로 제대로 내이에 전달되지 못하게 된다.
2. 감각신경난청(sensorineural hearing loss): 와우나 와우신경의 손상 또는 이상에 의해 발생한다.
3. 이경검사(otoscopy examination); 고실측정법(tympanometry); 청력검사(audiometry test); 린네음차검사(Rinne tuning-fork test)와 웨버음차검사(Weber tuning-fork test).
4. 보청기는 소리를 증폭하는 기구로서 전도난청에 도움이 된다. 달팽이이식(cochlear implant)은 소리를 전자기 신호로 바꾸어 청각신경을 자극하게 하는 수술법으로 감각신경난청에 도움이 된다.
5. 음악을 연주할 때 귀마개를 착용하여 자신의 귀를 보호하였다면 난청을 피할 수 있었을 것이다.

연습하기

A. **1.** 인공눈물(artificial tears), h **2.** 항녹내장약물(antiglaucoma medication), c **3.** 항생제귀용액(antibiotic otic solution), i **4.** 산동제(mydriatic), a **5.** 항구토제(antiemetic), g **6.** 항생제안과용액(antibiotic ophthalmic solution), j **7.** 항염증귀용액(anti-inflammatory otic solution), b **8.** 축동제(miotic), f **9.** 귀지유화제(wax emulsifier), e **10.** 마취안과용액(anesthetic ophthalmic solution), d

B. **1.** blepharitis **2.** blepharoplasty **3.** blepharoptosis **4.** retinopathy **5.** retinopexy **6.** ophthalmology **7.** ophthalmic **8.** ophthalmoscopy **9.** iridoplegia **10.** iridectomy **11.** otoplasty **12.** otopyorrhea **13.** otalgia **14.** otitis **15.** tympanorrhexis **16.** tympanotomy **17.** tympanitis **18.** audiogram **19.** audiometer **20.** audiology

C. **1.** -tropia **2.** -opia **3.** -itis **4.** -logy **5.** -otomy **6.** -plasty **7.** -pexy **8.** -algia **9.** -otia **10.** -cusis

D. **1.** 눈물(tear) 또는 눈물관(tear duct) **2.** 맥락막(choroid) **3.** 물(water) **4.** 빛(light) **5.** 각막(cornea) **6.** 유리 같은(glassy) **7.** 이중의(double) **8.** 회색(gray) **9.** 노년(old age) **10.** 흐릿한(dull or dim) **11.** 귀(ear) **12.** 등자뼈(stapes) **13.** 청각(hearing) **14.** 귀관(eustachian or auditory tube) **15.** 고막(eardrum or tympanic membrane)

E. **1.** 전도난청은 외이 또는 중이에 발생한 문제 때문에 발생한 난청

이고, 감각신경난청은 내이 또는 청각신경에 발생한 문제 때문에 발생한 난청임. **2.** 각막, 동공, 수정체, 망막 **3.** 안구 앞면을 덮고 있는 점막으로서 안구를 보호함. **4.** 망치뼈, 모루뼈, 등자뼈. 중이에서 소리를 증폭하여 내이로 전달함.

F. **1.** otology **2.** both eyes **3.** rapid eye movement **4.** hertz **5.** senile macular degeneration **6.** pupils equal, round, react to light and accommodation **7.** intraocular pressure **8.** decibel **9.** right eye **10.** visual field

G. **1.** tonometry **2.** emmetropia **3.** conjunctivitis **4.** myopia **5.** cataract **6.** hordeolum **7.** strabismus **8.** hyperopia **9.** presbycusis **10.** otorhinolaryngologist **11.** inner ear **12.** Ménière's disease **13.** acoustic neuroma

H. **1.** 약시(시각이 흐릿함) **2.** 복시(두개로 보임) **3.** 동공 확장 **4.** 동공 수축 **5.** 노화로 인한 시력 감소 **6.** 귀에서 소리가 남 **7.** 중이에 있는 작은 뼈 **8.** 고막의 움직임을 측정하는 검사법 **9.** 귀관(auditory tube) **10.** 내이(inner ear) **11.** 청력검사 결과물 **12.** 중이염

명칭 적기

A. **1.** iris **2.** lens **3.** conjunctiva **4.** pupil **5.** cornea **6.** suspensory ligaments **7.** ciliary body **8.** fovea centralis **9.** optic nerve **10.** retina **11.** choroid **12.** sclera

B. **1.** pinna **2.** external auditory meatus **3.** auditory canal **4.** tympanic membrane **5.** malleus **6.** incus **7.** semicircular canals **8.** vestibular nerve **9.** cochlear nerve **10.** cochlea **11.** oval window **12.** stapes **13.** Eustachian tube

14장

적용하기

의무기록 편집

1. 종양전문의(oncologist) **2.** 탐색수술(exploratory surgery) **3.** 생검(biopsies) **4.** 악성(malignant) **5.** 신생물(neoplasm) **6.** 2등급(grade II) **7.** 피막에 싸인(encapsulated) **8.** 전이(metastases) **9.** 신장암(nephrocarcinoma) **10.** 프로토콜(protocol) **11.** 화학요법(chemotherapy)

증례

1. 기관지유래암종(bronchogenic carcinoma): 기관지에서 유래한 악성종양.

2. 호흡곤란(dyspnea): 숨쉬기 어려움; 짙은 객담을 동반함; 기침: 기침을 할 때 짙은 객담이 배출됨; 객혈(hemoptysis): 기침을 할 때 피가 배출됨.

3. 컴퓨터단층촬영 스캔(CT scan): 신체의 횡단면 영상을 만들 수 있는 영상기법. 다양한 각도로 X선 사진을 촬영함. 이어서 컴퓨터가 모든 이미지를 이용하여 구성한 횡단면 영상을 통해 우측 폐에서 종괴를 발견함.

4. 객담배양 및 항생제 감수성 검사(sputum culture and sensitivity): 객담을 배지에 배양해 세균이 자라는지 검사하는 것. 세균이 자랄 경우 어떤 항생제에 효과를 보이는지를 검사함; 객담세포검사(sputum cytology): 객담에 악성세포가 존재하는지 알아보는 검사법이며, 이 검사를 통해 기관지유래암종으로 확진함.

5. 엽절제술(lobectomy): 폐의 한쪽 엽을 제거함.

6. 종양이 다른 신체 부위로 전파됨.

연습하기

A. **1.** 의사처방참고집(*Physician's Desk Reference*) **2.** 약사(pharmacist) **3.** 일반명(generic or nonproprietary name) **4.** brand name 또는 proprietary name **5.** chemical formula **6.** Drug Enforcement Agency

B. **1.** sublingual **2.** rectal **3.** topical **4.** intradermal **5.** intramuscular **6.** intravenous **7.** oral

C. **1.** 약물이나 음식에 대한 일반적이지 않은 비정상 반응. **2.** 주사기와 실린지를 이용하여 피부 밑이나 근육, 정맥, 체강에 약물을 투여하는 것. **3.** 약물에 대한 환자의 욕구를 충족시키기 위해 사용되는 무해한 비활성 물질. **4.** 어떤 물질의 유독한 정도. **5.** 원하는 효과 이외의 약물에 대한 반응. **6.** 환자가 즉시 사용할 수 있게 사전에 포장되어 표지가 붙여진 개별 약품. **7.** 반복 사용에 의해 약물에 대한 정서적 의존이 생기는 것. **8.** 독소나 약물 부작용을 중화시키는 약물. **9.** 특정 약물을 사용하면 안 되는 상태. **10.** 질병의 예방.

D. **1.** grain **2.** two times a day **3.** three times a day **4.** as desired **5.** as needed **6.** before **7.** over the counter **8.** drop **9.** label as follows/directions **10.** immediately **11.** milligram **12.** aqueous **13.** night **14.** nothing by mouth **15.** at bedtime **16.** intravenous **17.** telephone order **18.** drops **19.** after meals **20.** discontinue

E. **1.** Pravachol 20mg을 매일 취침 전에 복용할 것. 처방일수는 30일이며, 이 처방전으로 3회 조제할 수 있으며, 대체 조제하지 말 것. **2.** Lanoxin 0.125mg을 지금 세 개 복용하고 이어서 매일 아침 두 개씩 복용할 것. 100개를 조제하고 필요할 경우에는 다시 조제해도 됨. **3.** Synthroid 0.075mg을 매일 1개씩 복용할 것. 100개를 조제하고 4회까지 조제할 수 있음. **4.** Norvasc 5mg을 매일 아침 1개씩 복용할 것. 60개를 조제하고, 다시 조제해도 됨.

F. **1.** i **2.** k **3.** h **4.** j **5.** e **6.** f **7.** b **8.** a **9.** d **10.** c **11.** g

G. **1.** 부정온제(minor tranquilizers) **2.** 인간성 정신요법(humanistic psychotherapy) **3.** 리튬(lithium) **4.** 정신병약(antipsychotic drugs) **5.** 정신분석(psychoanalysis) **6.** 항우울제(antidepressant drugs)

H. **1.** 전신마취(general anesthesia) **2.** 국소마취(local anesthesia) **3.** 국소마취(topical anesthesia) **4.** 부위마취(regional anesthesia)

I. **1.** h **2.** c **3.** b **4.** g **5.** f **6.** a **7.** d **8.** e **9.** i

J. **1.** range of motion **2.** occupational therapy **3.** activities of daily living **4.** lower extremity **5.** electromyogram **6.** transcutaneous electrical nerve stimulation **7.** physical therapy **8.** passive range of motion **9.** electrical stimulation **10.** ultrasound

K. **1.** 마사지(massage) **2.** 데브리망(debridement) **3.** 물치료법(hydrotherapy) **4.** 두드림 및 체위배출술(postural drainage with clapping) **5.** 능동운동(active exercises) **6.** 음파영동법(phonophoresis) **7.** 냉동요법(cryotherapy) **8.** 당김(traction)

L. **1.** h **2.** e **3.** j **4.** g **5.** a **6.** i **7.** c **8.** f **9.** b **10.** d

M. **1.** magnetic resonance imaging **2.** barium **3.** anteroposterior **4.** computerized tomography **5.** right lateral **6.** posteroanterior **7.** left lateral **8.** positron emission tomography **9.** upper gastrointestinal series **10.** kidneys, ureters, bladder

N. **1.** h **2.** d **3.** g **4.** j **5.** f **6.** b **7.** i **8.** a **9.** e **10.** c

국문 찾아보기

ㄷ

ㅂ

ㅅ

ㅇ

영문 찾아보기

A

B

C

D

F

G

H

J

K

L

M

N

O

P

S

T

U

V

W

X

Y

Z

기타